CLARK'S
POSITIONING IN RADIOGRAPHY

クラーク
X線撮影技術学

編著
ホワイトリー／スローン／ホードリー／ムーア／オルソップ

監訳
島本佳寿広／山田和美／齋藤陽子／丸橋一夫

訳
杜下淳次／梶原孝彦／山口弘次郎／酒井　崇／村松佑哉／木元　愛／小山修司
辻岡勝美／中西左登志／真田　茂／宮地利明／藤井茂久／大塚昌彦／吉村公美子
島本佳寿広／浅田恭生／津坂昌利／山本英明／大場久照／小笠原克彦／坂田元道

西村書店

CLARK'S POSITIONING IN RADIOGRAPHY
12th edition

A. Stewart Whitley
Charles Sloane
Graham Hoadley
Adrian D. Moore
Chrissie W. Alsop

First published in Great Britain in 2005 by Edward Arnold (Publishers) Limited,
an imprint of Hodder Education, an Hachette UK company

Copyright © 2005 A. S. Whitley, C. Sloane, G. Hoadley, A. D. Moore & C. W. Alsop
Japanese edition copyright © 2009 Nishimura Co., Ltd.

All rights reserved.
Printed and bound in Japan.

本書の記載事項については，正確を期すよう努力を払っていますが，著者（訳者）ならびに出版社は，本文中の誤り，省略，および内容について保証するものではありません。また，本文中の情報を用いた結果生じたいかなる不都合に対しても責任を負うことは一切ありません。

翻訳にあたって

　本書はX線撮影学の世界的名著"Clark's Positioning in Radiography"第12版の全訳である。原書は特にEU圏で最も広く使われているスタンダードなテキストであるが，日本語版は本書が初登場となる。本書は単純X線写真撮影に関するポジショニングのノウハウを網羅したきわめて充実した内容となっており，豊富な写真・図を駆使し，基本となる撮影法から代替法や追加撮影法まで臨床的意義と関連づけて理解できるように工夫されている。特定の撮影部位に偏ることなく，歯科や小児領域，病棟撮影，術中撮影，死体撮影に至るまで多くの紙数を割いており，臨床現場で遭遇するあらゆる状況に対応できるよう配慮されている。

　診療放射線技師もさまざまな専門性が要求されているが，放射線診療の基本は単純X線写真撮影にある。「なぜこのようなポジショニングをとらなければならないか」を熟知することは，写真の良悪を判断し，悪い場合にはその原因は何で，どう対処すればよいのかといった問題解決能力に直結する。これらは決して一朝一夕に習得できるものではなく，多くの臨床経験を積み重ね技師としての能力が成熟するのを待たなければならないだろう。本書はこのような面でも指針となるべき内容を含んでおり，類をみない高水準なテキストといえよう。

　本書の翻訳にあたっては，診療放射線技師の資格を有する専門家に担当していただいた。専門用語の統一については(社)日本医学放射線学会編『放射線診療用語集』および(社)日本放射線技術学会編『放射線技術学用語集』を参考に訳出したが，最終的には監訳者の判断で決定した。また，原書の序文にあるように単純X線写真のディジタル化により「フィルム」を含む用語の多くが現状にそぐわなくなっているが，適宜訳注を挿入することで原書どおりの訳とした。検診マンモグラフィについては日本独自の精度管理方法が普及しており，EUとの相違点が対比できるように配慮した。

　本書は診療放射線技師を目指す学生はもとより，臨床現場の第一線で活躍している技師にも「痒いところに手が届く」内容であると確信している。MDCTやMRIが画像診断学の主流となり単純X線撮影の臨床的意義が減じた時代であるからこそ，世に問う価値があるといえよう。本書が日本の放射線診療の向上に寄与することを願ってやまない。

監訳者代表　島本佳寿広

訳者一覧

監訳者

島本 佳寿広（しまもと・かずひろ）　名古屋大学医学部保健学科放射線技術科学専攻　教授

山田 和美（やまだ・かずみ）　前・小平記念東京日立病院放射線科　科長

齋藤 陽子（さいとう・ようこ）　弘前大学医学部保健学科放射線技術科学専攻　教授

丸橋 一夫（まるはし・かずお）　日本大学歯学部付属歯科病院放射線室　主任（放射線室責任者）

訳　者

杜下 淳次（もりした・じゅんじ）
九州大学大学院医学研究院保健学部門
医用量子線科学分野　准教授
第1章

梶原 孝彦（かじはら・たかひこ）
藤田保健衛生大学医療科学部放射線学科　講師
第2章

山口 弘次郎（やまぐち・こうじろう）
藤田保健衛生大学医療科学部放射線学科　准教授
第3章

酒井 崇（さかい・たかし）
名古屋大学医学部附属病院
第3章

村松 佑哉（むらまつ・ゆうや）
京都府立与謝の海病院
第3章

木元 愛（きもと・めぐみ）
藤田保健衛生大学大学院保健学研究科
医用放射線科学領域
第3章

小山 修司（こやま・しゅうじ）
名古屋大学医学部保健学科放射線技術科学専攻
講師
第4章

辻岡 勝美（つじおか・かつみ）
藤田保健衛生大学医療科学部放射線学科　准教授
第5章

中西 左登志（なかにし・さとし）
鈴鹿医療科学大学保健衛生学部
放射線技術科学科　准教授
第6章

真田 茂（さなだ・しげる）
金沢大学医薬保健研究域保健学系　教授
第7章

宮地 利明（みやち・としあき）
金沢大学医薬保健研究域保健学系 教授
第 8 章

藤井 茂久（ふじい・しげひさ）
藤田保健衛生大学医療科学部放射線学科 講師
第 9 章

大塚 昌彦（おおつか・まさひこ）
広島大学大学院医歯薬学総合研究科
病態情報医科学講座（歯科放射線学） 助教
第 10 章

吉村 公美子（よしむら・くみこ）
名古屋大学医学部保健学科 教務職員
第 11 章

島本 佳寿広（しまもと・かずひろ）
名古屋大学医学部保健学科放射線技術科学専攻
教授
第 11 章

浅田 恭生（あさだ・やすき）
藤田保健衛生大学医療科学部放射線学科 准教授
第 12 章

津坂 昌利（つざか・まさとし）
名古屋大学医学部保健学科放射線技術科学専攻
准教授
第 13 章

山本 英明（やまもと・ひであき）
埼玉県立小児医療センター放射線技術部
副技師長
第 14 章

大場 久照（おおば・ひさてる）
弘前大学大学院保健学研究科
放射線生命科学分野 助教
第 15 章

小笠原 克彦（おがさわら・かつひこ）
北海道大学大学院保健科学研究院 教授
第 16 章

坂田 元道（さかた・もとみち）
北海道大学大学院保健科学研究院 准教授
第 16 章

序　文

　　本書最新版（第 12 版）においても，「すべての単純 X 線撮影技術を 1 冊に収める」という旧版からのスタイルを踏襲した．そのため，現代の画像部門において一般的に利用可能な単純 X 線撮影以外のモダリティによる画像技術の詳細については，姉妹編である "Clark's Special Procedures in Diagnostic Imaging" で取り扱うこととした．また，現在では実施されていない撮影法や患者への高線量被曝をともなう撮影法については，削除するか，最適な代替法となる最新技術について言及するようにした．

　　全面的な改訂を施した本版では，以前の版と同様に各分野における卓越した専門家に執筆をお願いし，何百もの新しい撮影体位の写真や X 線写真を掲載した．歯科（第 10 章）およびマンモグラフィ（第 15 章）では，章全体をその分野の専門家 1 人に執筆していただいた．また，小児と法医学に関する新たな項は，現代の放射線部において変化しつつあるさまざまな要求を反映したものである．さらに本書では外傷の項を含むように増補を行い，二次外傷救命処置 Advanced Trauma Life Support（ATLS）にも言及した．救急（外傷）撮影，体内異物，断層撮影，拡大撮影，全身骨撮影，軟部組織の項で構成された「その他のさまざまな撮影法」（第 16 章）は，新たに「法医学的 X 線撮影」を加え全面的な改訂を行った．

　　優勢となっているディジタル画像についても触れた．コンピューテッドラジオグラフィ（CR）の記述において，「フィルム」という表現は「カセッテ」あるいは「受像系 image receptor」という用語に置き換えられ，一方，イメージングプレートを用いないダイレクトのディジタル X 線撮影を行う際の「受像系 image receptor」という用語は，この発展途上にある状態を反映するために例外的に使用されていると認識している．同様に，「フィルム」および「画像」という言葉は，通常のスクリーン・フィルム系によって得られた画像観察の記述では置き換え可能である．第 1 章では，ディジタル画像の基本的な概念を理解し，最適な画像取得を適切な線量で確実に達成するためにはどのように技術を適応させればよいのかを，より深く学ぶことができるであろう．

　　本版では，診療放射線技師の役割が発展していることを反映し，すべての章にわたり「放射線医学的考察」を取り入れることによって，読者が画像読影の要点と画像が依頼される臨床的局面をよりよく理解できるように留意した．コメディカルが画像読影において果たす役割は増大しており，いかなる検査においても診療放射線技師が目的を明確に理解することによって画質改善は図られると認識している．

　　本書のレイアウトをより洗練させ，「画像が備えるべき特徴」や「よくある失敗と対処法」などの見出しを取り入れた．目的とする内容を探す際の読者の補助となるとともに，それぞれの撮影法についての全般的なガイドとなるであろう．

　　これらの変更によって，本書の有用性と現在の放射線診療への妥当性がさらに高まり，また，創始者である K.C. クラーク女史への変わらぬ賛辞となることを著者らは期待している．

旧版への謝辞

　K.C.クラーク女史は 1935～1958 年まで，Tavistock House にあるイルフォード社の Radiography and Medical Photography 部門長を務めた。彼女は X 線撮影のポジショニングと検査手順の教育および発展に強い関心を持っていたため，結果的に「X 線撮影のポジショニング」を体系化するためにイルフォード社に招かれることになったのである。

　この問題に関係するあらゆることに対する彼女の熱意は周囲にも伝染した。同僚の支援を受け，彼女は放射線医学における多くの革新に重責を担い，集団検診の X 線撮影の発展において大きな役割を果たした。

　彼女の能力，そして放射線科医と診療放射線技師とのチームワークを強固なものとするための懸命の努力は，世界中から尊敬を集めた。

　彼女は，放射線技師会の会長としての在任期間の最後となる 1939 年，名誉会員に選出された。1959 年には放射線学会の名誉会員，オーストラレーシア放射線学会の特別会員に選出された。

　1968 年，クラーク女史は亡くなった。彼女の X 線撮影学への功績を称え，放射線技師会によってロンドンの Upper Wimpole Street に Kathleen Clark Memorial Library が設立された。今日では，ロンドンの Portland Place にある英国放射線学会のライブラリー内にある。

　第 9 版は，James McInnes によって編集・改訂され，2 分冊で刊行された。彼は 1946 年に Tavistock House で Clark 女史のチームに加わり，「X 線撮影のポジショニング」に関わることになった。彼は X 線撮影学において多くの新しい技術を創始し，1958 年には Tavistock House の Lecture and Technical Services の所長になり，英国，カナダ，米国，南アフリカおよび西アフリカの各国の放射線技師会に講師として招聘されるようになった。

　第 10 版は，Louis Kreel により改訂・編集され，二分冊で刊行された。彼は国際的に高い評価を得ている放射線科医で，新しい画像診断技術に幅広い経験を有している。

　第 11 版は，全面的に単純 X 線撮影に充てられることになり，Alan Swallow と Eric Naylor が編集し，E.J. Roebuck と Steward Whitley が補佐した。Eric と Alan は，ともに放射線技術学科長で，X 線撮影法の世界で尊敬を集めており，X 線撮影学の教育の発展，および多くの診療放射線技師や社会にその教育を広めることに指導的役割を果たした。

　これらの編者と，これまでの版に貢献した多くの診療放射線技師および放射線科医が，最新版の拠り所を提供してくれたことに対して，われわれは多大な恩恵を受けている。本書がこれまでの版と同等に高い水準を維持できていることを願っている。

執筆者一覧

Chrissie Alsop
Superintendent Radiographer, Department of Diagnostic Radiology, Manchester Medical School and Manchester Royal Infirmary, Manchester, UK

J. Valmai Cook
Consultant Radiologist, Queen Mary's Hospital for Children, Epsom and St Helier University NHS Trust, Carshalton, UK

Sue Field
Advanced Practioner in Radiography Reporting, Blackpool, Fylde and Wyre Hospitals NHS Trust, Blackpool, Lancashire, UK

Graham Hoadley
Consultant Radiologist, Directorate of Radiology and Physiotherapy Services, Blackpool, Fylde and Wyre Hospitals NHS Trust, Blackpool, Lancashire, UK

Gail Jefferson
Clinical Tutor, Radiography Department, Carlisle Infirmary, Carlisle, UK

Gill Marshall
Chair of Faculty Academic Standards/Principal Lecturer, Division of Medical Imaging Sciences, St Martin's College, Lancaster, UK

Adrian Moore
Dean, Faculty of Science and Technology, Anglia Polytechnic University, Cambridge, UK

Vivian E. Rushton
Senior Lecturer in Dental and Maxillofacial Radiology, School of Dentistry, University of Manchester, Manchester, UK

Kaye Shah
Superintendent Radiographer, Queen Mary's Hospital for Children, Epsom and St Helier University NHS Trust, Carshalton, UK

Charles Sloane
Senior Lecturer, Division of Medical Imaging Sciences, St Martin's College, Lancaster, UK

A. Stewart Whitley
Directorate Manager, Directorate of Radiology and Physiotherapy Services, Blackpool, Fylde and Wyre Hospitals NHS Trust, Blackpool, Lancashire, UK

目　次

第1章　X線の基本的な理論とディジタル技術　　1

- 専門用語 2
- X線画像 12
- ディジタル画像 22
- X線照射に関する因子 29
- X線画像の画質に影響する因子のまとめ 33
- 放射線防護 34

第2章　上　肢　　39

- 推奨撮影法 40
- 患者と撮影台の位置 41
- 手 42
- 手　指 48
- 母　指 50
- 舟状骨 52
- 手根管 56
- 手関節 57
- 前　腕 61
- 肘 63
- 上腕骨顆上骨折 71
- 上腕骨幹 73
- 上腕骨結節間溝（二頭筋溝） 75
- 上腕骨頸 76

第3章　肩　79

- はじめに ... 80
- 推奨撮影法 ... 81
- 基本撮影法 ... 82
- アウトレット位（斜投影） ... 85
- 肩甲上腕関節 ... 87
- 撮影技術の工夫（整復後） ... 89
- 反復性脱臼 ... 90
- 腱の石灰化 ... 93
- 肩鎖関節 ... 96
- 鎖　骨 ... 97
- 胸鎖関節 ... 101
- 肩甲骨 ... 103
- 烏口突起 ... 105

第4章　下　肢　107

- 推奨撮影法 ... 108
- ポジショニング用語 ... 109
- 足　部 ... 110
- 足　趾 ... 114
- 足関節 ... 116
- 踵　骨 ... 120
- 距骨下関節 ... 122
- 脛骨と腓骨 ... 126
- 近位脛腓関節 ... 127
- 膝関節 ... 128
- 大腿骨骨幹部 ... 138
- 下肢のアライメント（配列） ... 140

第5章 股関節，骨盤および仙腸関節　　143

- 推奨撮影法 ………………………………………… 144
- 画像解剖学 ………………………………………… 145
- 下肢の回転と外転の効果 ………………………… 149
- 股関節，上部大腿骨3分の1と骨盤 …………… 150
- 股関節と上部大腿骨3分の1 …………………… 152
- 寛骨臼と股関節 …………………………………… 157
- 骨　盤 ……………………………………………… 158
- 仙腸関節 …………………………………………… 161

第6章 脊　椎　　165

- 推奨撮影法 ………………………………………… 166
- 脊椎弯曲 …………………………………………… 167
- 脊椎レベル ………………………………………… 168
- 頸　椎 ……………………………………………… 170
- 頸胸椎 ……………………………………………… 180
- 胸　椎 ……………………………………………… 181
- 腰　椎 ……………………………………………… 184
- 腰仙接合部 ………………………………………… 190
- 仙　骨 ……………………………………………… 192
- 尾　骨 ……………………………………………… 194

第7章 胸郭と上部気道　　195

- 胸郭：咽頭と喉頭 ………………………………… 196
- 胸郭：気管（胸郭上口を含む）………………… 198
- 肺 …………………………………………………… 200

心臓と大動脈	216
骨性胸郭	222
下位肋骨	224
上位肋骨	226
胸　骨	228

第8章　頭蓋骨　231

はじめに	232
頭蓋骨撮影技術の手引：推奨撮影法	239
頭蓋：アイソセンタを使用しない撮影法	240
頭蓋：アイソセンタ頭蓋骨撮影法	257

第9章　顔面骨と副鼻腔　261

はじめに	262
顔面骨	265
副鼻腔	277

第10章　歯科X線撮影法　281

はじめに	282
咬翼法	294
根尖撮影法	297
咬合法	308
上下顎骨の側斜位撮影法	316
パノラマX線撮影法	320
頭部X線規格撮影法	327

第 11 章　腹部と骨盤腔　　　　　　　　　　　　　　333

- はじめに 334
- 腹部と骨盤腔 340
- 肝臓と横隔膜 345
- 呼吸時の横隔膜の動き 346
- 尿　路 347
- 膀　胱 349
- 胆管系 350

第 12 章　病棟 X 線撮影法　　　　　　　　　　　　　353

- はじめに 354
- 心臓と肺 357
- 心臓と肺（液面形成） 358
- 心臓と肺（一時ペーシング体外式ペースメーカー） 359
- 心臓と肺（手術後の X 線撮影） 360
- 腹　部 361
- 頸　椎 364
- 下肢と骨盤の骨折 365
- 大腿骨骨折 366
- 小児の大腿骨骨折（吊り上げ式牽引） 367
- 心臓と肺（乳幼児集中治療病棟） 368

第 13 章　手術室における X 線撮影法　　　　　　　369

- はじめに 370
- 非外傷性矯正整形外科手術 372
- 外傷性整形外科手術 373

DHS の挿入	376
インターベンショナルウロロジー	378
術中胆道造影	380
子宮卵管造影	381
緊急末梢血管手術	382

第 14 章　小児の X 線撮影法　　　383

はじめに	384
患　児	386
撮影機器	390
画質，放射線防護の方法と線量測定	392
一般的な小児科の検査	393
胸部（新生児）	394
胸部（新生児期以降）	397
腹　部	402
頭　部	406
副鼻腔	411
歯科撮影	412
骨盤および股関節	413
脊椎（側弯症）	416
脊椎（頸椎，胸椎および腰椎）	422
下肢全長	423
肘	426
骨年齢	430
足の負荷撮影法	431
非偶発的外傷（小児虐待）のための全身骨撮影	435
症候群の評価のための全身骨撮影	439

第15章　マンモグラフィ　　443

- はじめに　444
- 放射線医学的考察　453
- 45°MLO方向　458
- 頭尾方向（基本法）　460
- 頭尾方向（外側回転）　462
- 頭尾方向（内側回転）　463
- 頭尾方向（外側強調）　464
- 側方向　465
- 腋窩部撮影　467
- スポット撮影　468
- 拡大撮影　469
- 定位的（ステレオタクティック）穿刺手技/マンモトーム生検　470
- 乳房インプラント　472
- 針生検と標本組織のX線撮影　473

第16章　その他のさまざまな撮影法　　475

- 救急（外傷）撮影　476
- 体内異物　482
- 断層撮影　489
- 拡大撮影　499
- 全身骨撮影　502
- 軟部組織　504
- 法医学的X線撮影　506

- 和文索引　515
- 欧文索引　523

第1章

X線の基本的な理論とディジタル技術

専門用語 2
　解剖学に関する専門用語　2
　ポジショニングに関する専門用語　3
　四肢のポジショニングを説明するための
　　専門用語　6
　撮影方向に関する専門用語　7

X線画像 12
　画像形成　12
　投影と外観　13
　デンシティとコントラスト　13
　拡大とひずみ　17
　画像の鮮鋭度　18
　画像の撮影と表示　21

ディジタル画像 22
　はじめに　22
　画像の撮影　22
　画質に影響する因子　24
　ネットワーク　25
　画像処理　27
　典型的なPACSの構成とワークフロー　28

X線照射に関する因子 29
　mAs　29
　管電圧　29
　FFD　30
　増感紙　30
　ディジタル画像入力　31
　グリッド　31
　X線照射に関する因子の選択　32

X線画像の画質に影響する因子のまとめ 33

放射線防護 34
　線量　34
　放射線のリスク　35
　医療被曝に関する法律　35
　実践的な防護手段　36

1 専門用語

人体は複雑な構造を持っているので，身体とその動きを記述するための共通のルールがなければ，X線撮影におけるポジショニングや診断の誤りが起こりやすい。

この節ではX線撮影に関連する専門用語について述べる。専門用語の正しい理解は，本書に示すさまざまなテクニックをよく理解して実施するために，きわめて重要である。

以下にあげる基本的な専門用語はすべて，解剖学的姿勢として知られる標準的な姿勢について述べたものである（右図参照）。

解剖学に関する専門用語

患者の外観

- 前方向 anterior からの外観：患者を前方向から眺めた様子。
- 後方向 posterior あるいは背面 dorsal からの外観：患者を後方向（背面）から眺めた様子。
- 外側方向 lateral からの外観：部位によらず，患者を横から眺めた様子。したがって，頭の側面は頭蓋の外側方向となる。
- 内側方向 medial からの外観：身体の側面で，正中に最も近い側，例えば，四肢ではその内側面を指す。

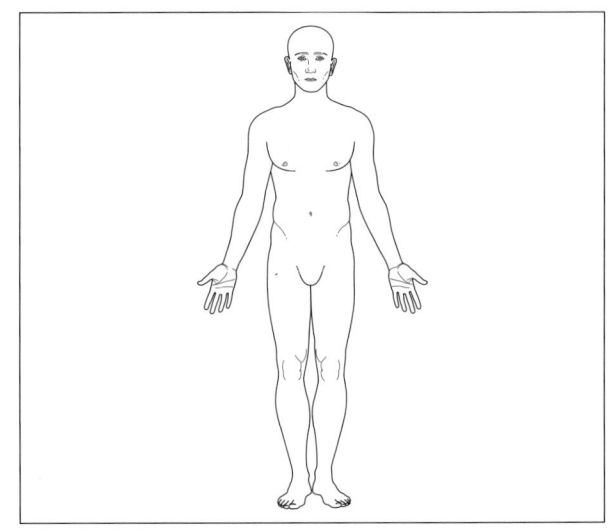

解剖学的な標準の姿勢

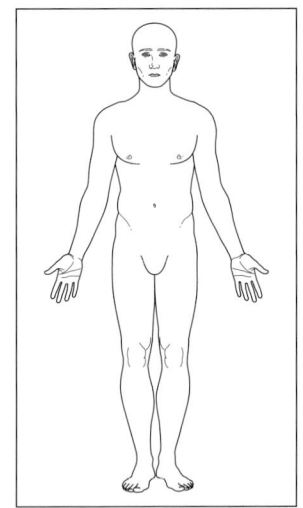

身体の前方向からの外観

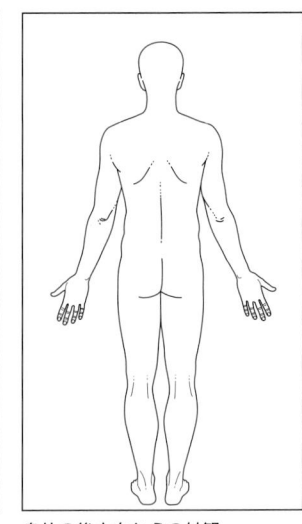

身体の後方向からの外観

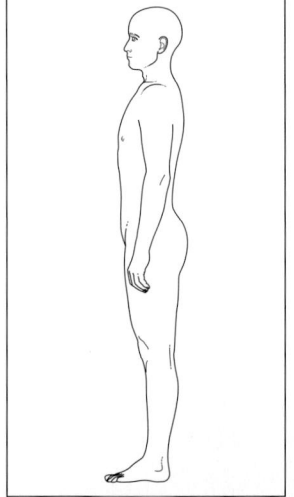

身体の外側方向からの外観

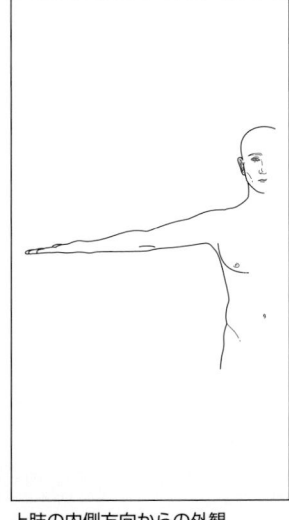

上肢の内側方向からの外観

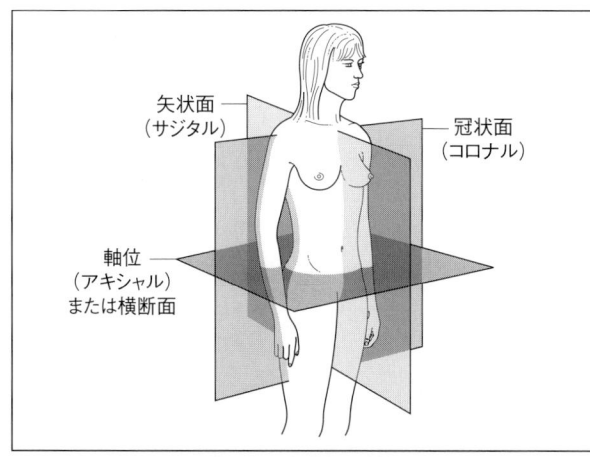

専門用語

ポジショニングに関する専門用語

身体の面

　単純X線撮影と断層撮影の両方で，ポジショニングを説明するために体の3つの面が広く用いられている。これら3つの面は，互いに直交している。
- 正中矢状面 median sagittal plane：身体を左右に2等分する面。左右不均等に分割するこれに平行な面を単に矢状面 sagittal plane あるいは傍矢状面 parasagittal plane という。
- 冠状面 coronal plane：身体を前後に分割する面。
- 横断面 transverse plane または軸位 axial plane：身体を上下に分割する面。

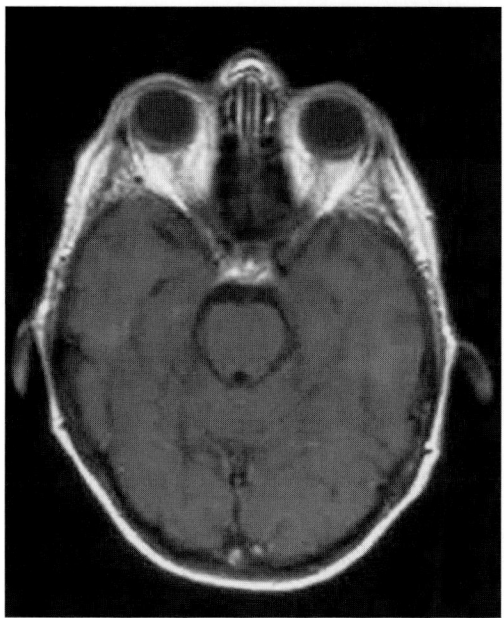

軸位または横断面

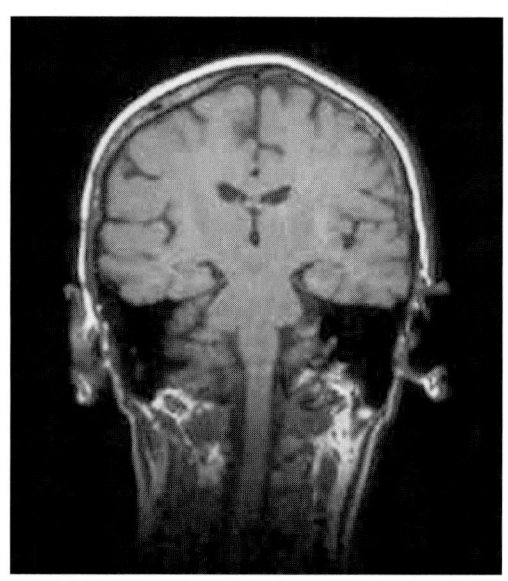

冠状面

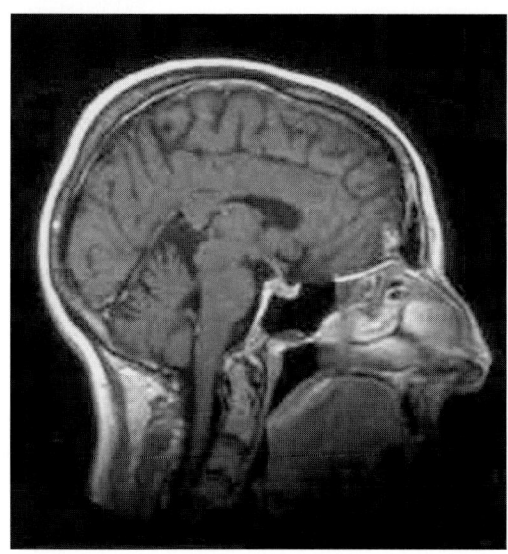

矢状面

3

1 専門用語

この項では，本書で述べる各種撮影法において，患者をどのようにポジショニングするのかについて述べる。

直立位 erect：この撮影法では患者は，
- カセットに対して体の後側をつけて
- カセットに対して体の前側をつけて
- カセットに対して体の右側面または左側面をつけて

立位または坐位で撮影される。

デクビタス decubitus（横臥位）：この撮影法では，患者は以下に示すいずれかの状態で横たわる。
- 仰臥位 supine／背臥位 dorsal decubistus：背中を下にして横たわる。
- 腹臥位 prone／ventral decubitus：顔を下にして横たわる。
- 側臥位 lateral decubitus：体の横をつけて横たわる。右側臥位：体の右横をつけて横たわる。左側臥位：体の左横をつけて横たわる。
- 半臥位 semi-recumbent：仰臥位と，坐位による直立位の中間で，カセットに対して体の後部をつけてもたれかかった体位。

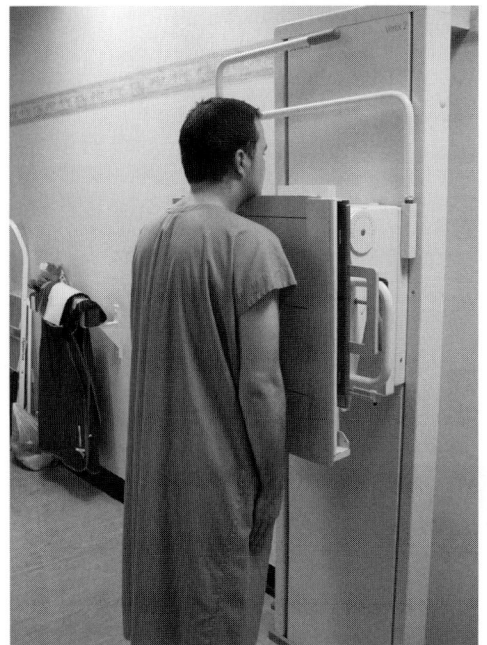

直立位：立位ブッキー台に対して胸部の前面をつけた立位

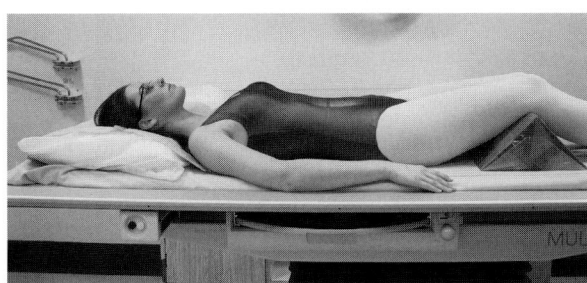

背臥位または仰臥位：撮影台に対して正中矢状面が垂直で冠状面は平行

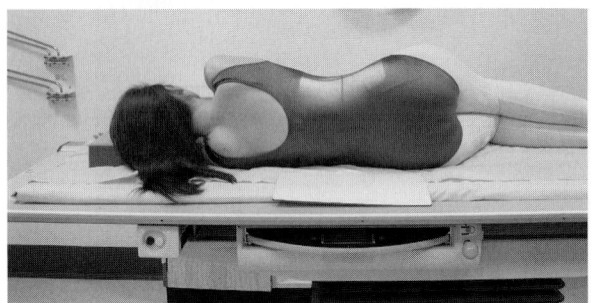

左側臥位：撮影台に対して正中矢状面が平行で冠状面は垂直

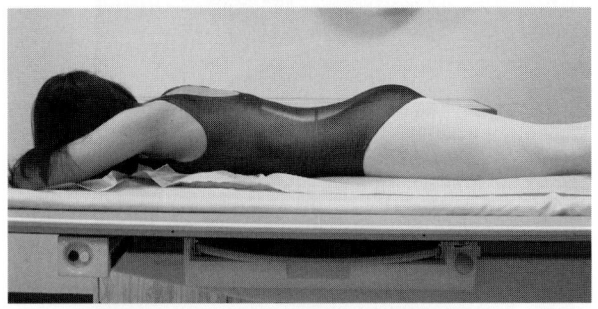

腹臥位：撮影台に対して正中矢状面が垂直で冠状面は平行

専門用語

すべてのポジショニングは身体の面を参照することでより正確に説明できる。例えば，「患者は撮影台の面に対し正中矢状面を垂直とした仰臥位」あるいは「患者はカセッテに体の左側をつけた直立位で，カセッテに対して冠状面は直交する」などである。

上肢のポジショニングを説明するとき，患者はしばしば「撮影台の脇」に腰掛ける。下に示した写真は，上肢のX線撮影で使う撮影台の短軸に対して冠状面がほぼ直交した正しいポジションを示している。患者の足は撮影台の下には入れないで，カセッテや撮影台で減弱されない一次X線が生殖腺を照射することを避ける。

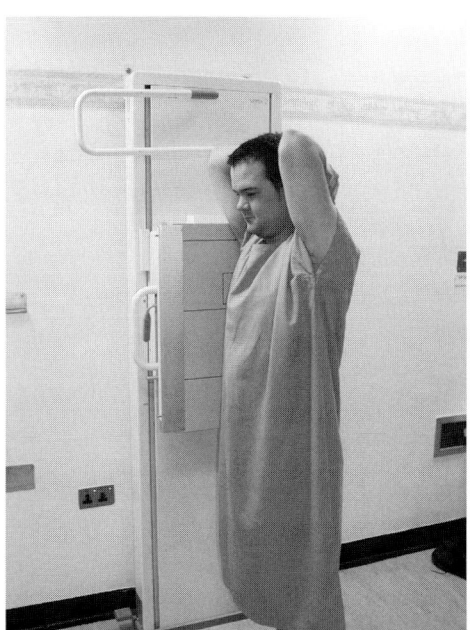

右側面直立位：立位ブッキー台に対して体の右側をつけた立位

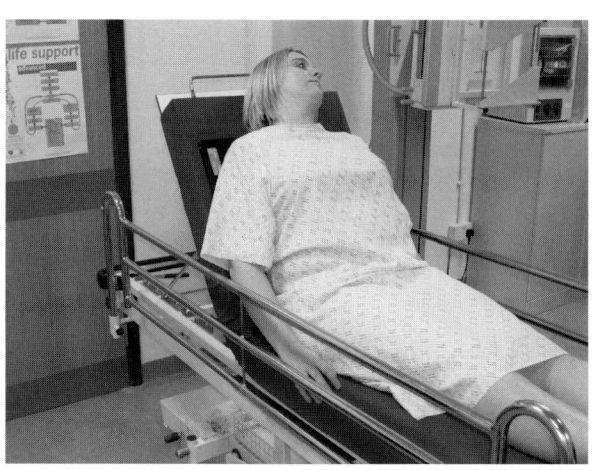

カセッテに胸部の後側をつけて正中矢状面をカセッテに対して垂直とした半坐位

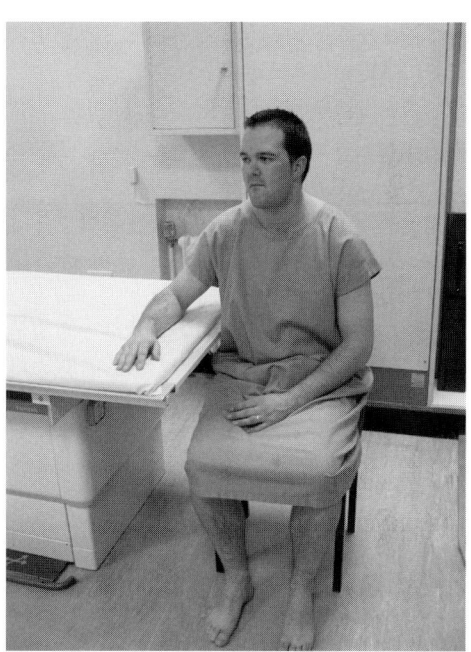

患者が座った状態で上肢を撮影するための正しいポジショニング

1 専門用語

四肢のポジショニングを説明するための専門用語

　四肢のX線撮影に関するポジショニングには，以下の項目がある．
- カセッテに密着させる四肢の面の説明．
- 解剖学的位置に関係した四肢の回転方向，例えば，正中に向かう内側方向への回転，あるいは正中から遠ざかる外側方向への回転．
- 2つの仮想的な指標を結ぶ線がカセッテとなす最終的な角度．
- 関係するさまざまな関節の動きとその程度．
   ・伸展：関節の角度が大きくなるときの表現．
   ・屈曲：関節の角度が小さくなるときの表現．
   ・外転：正中から遠ざかる方向の動き．
   ・内転：正中へ近づく方向の動き．
   ・回転：体の一部分をそれ自体の軸の周りに動かすこと．例えば，軀幹に近づく内側へ回転(内旋)や，軀幹から遠ざかる外側への回転(外旋)など．
   ・回内：解剖学的に手掌の前面がみえる状態から裏側(手背)がみえる状態へと回転させる手と前腕の動き．
   ・回外：回内と逆の動き．
　このほかの身体の特定の場所における動きに関する用語についても図中に示す．

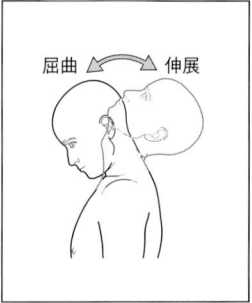

首の屈曲と伸展

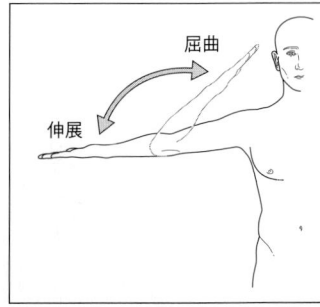

肘関節の屈曲と伸展

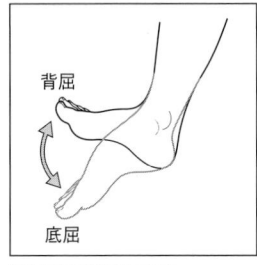

足関節の背屈と底屈

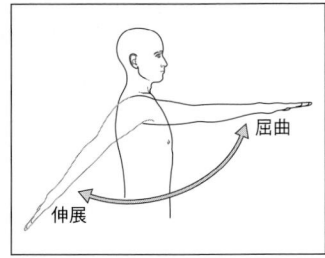

肩関節の屈曲と伸展

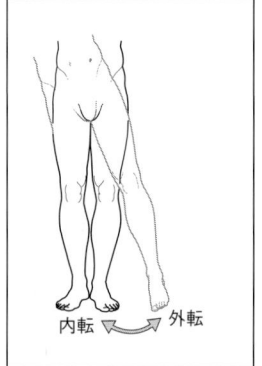

股関節の外転と内転

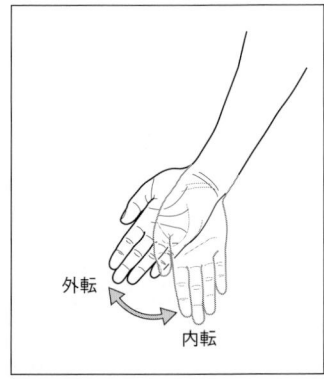

手関節の外転と内転

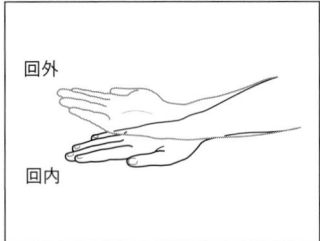

手/前腕の回内と回外

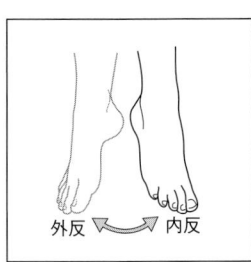

足の内反と外反

専門用語

撮影方向に関する専門用語

撮影方向は，身体の外観や面に対するX線束の入射方向で表現される。

前後方向 antero-posterior（AP）

X線束中心は，体の前面から入射し，正中矢状面あるいはそれと平行な面に沿って進み，体の後面（背面）から抜ける。

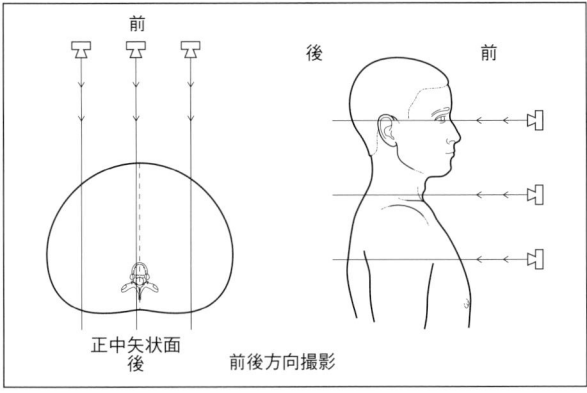

後前方向 postero-anterior（PA）

X線束中心は，体の後面（背面）から入射し，正中矢状面あるいはそれと平行な面に沿って進み，体の前面から抜ける。

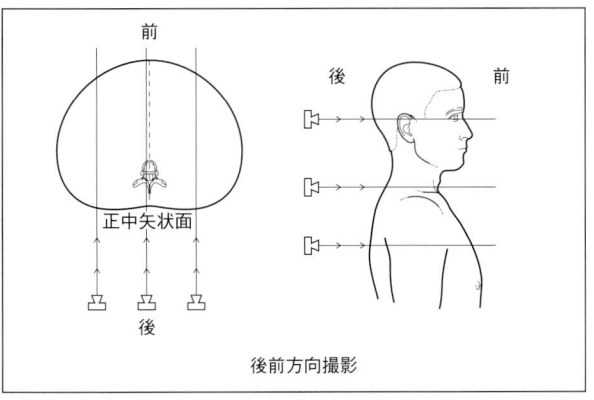

側方向 lateral

X線束中心は，体の一方から入射し，冠状面と横断面に沿って他方へと進む。この際，X線束中心が体の左側から入射し，体の右側に配置した放射線受光系へ通り抜けるのを右側面方向という。左側面方向は，X線束中心が体の右側から入射し，体の左側で正中矢状面に平行に配置した放射線受光系へ通り抜ける方向をいう。

四肢の場合には，X線束中心が，側面から入射し中心側から抜け出る（latero-medial），あるいは中心側から入射し側面から抜け出る（medio-lateral）撮影方向をいう。"latero-medial"や"medio-lateral"という用語は2つの撮影方向を区別する必要のある部位で用いられる。

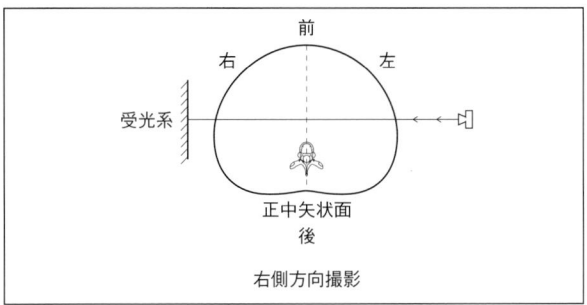

X線束の角度づけ

X線撮影の方向は，横断面に対してX線束の入射角度をつけることで，しばしば修正される。すなわち，頭尾方向または尾頭方向のどちらかに角度修正が行われる。この撮影方向は，例えば「側面からみて20°尾側方向」「側面からみて15°頭側方向」のように表現される。

1 専門用語

斜位 oblique

X線束中心は，正中矢状面と冠状面の間を一定の角度をなし横断面に沿って身体を通過する。この撮影方向では，患者の正中矢状面がカセッテに対して0°～90°の間の角度になる位置でポジショニングされ，X線束中心はカセッテに対して垂直に入射される。もし，患者の正中矢状面がカセッテに対して垂直あるいは平行になるようにポジショニングするなら，X線束中心を正中矢状面に対してある角度をつけて入射させることで斜位になる。

前方斜位 anterior oblique

X線束中心は，体の後面から入射し，正中矢状面に対して角度を持つ横断面に沿って通過し，体の前方から抜け出る。またこの撮影方向は，カセッテに対して体幹部のどちら側がより近いかによっても表現される。左下図では，体の左側が最もカセッテに近いので，左前方斜位 left anterior oblique（LAO）という。

後方斜位 posterior oblique

X線束中心は，体の前面から入射し，正中矢状面に対して角度を持つ横断面に沿って通過し，体の後方から抜け出る。前方斜位と同様に，カセッテに対して体幹部のどちら側がより近いかによっても表現される。右下図は，左後方斜位 left posterior oblique（LPO）を示す。

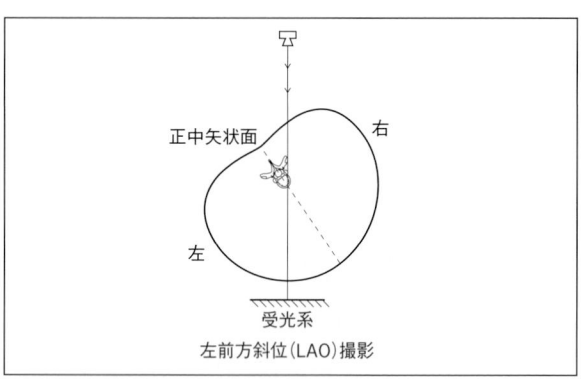

左前方斜位（LAO）撮影

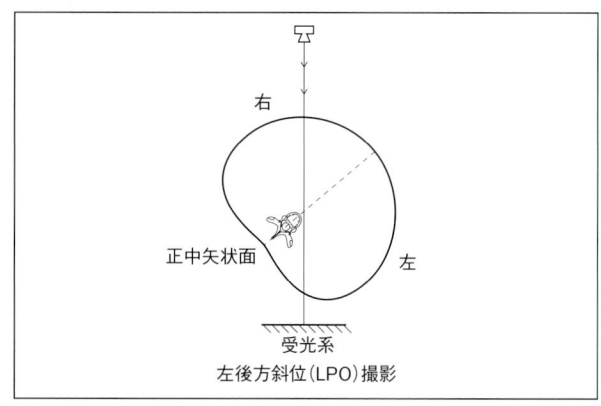

左後方斜位（LPO）撮影

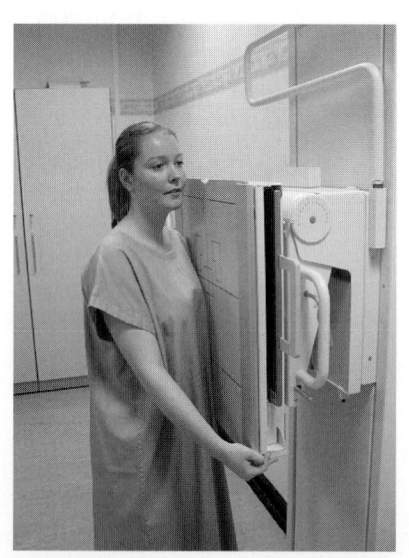

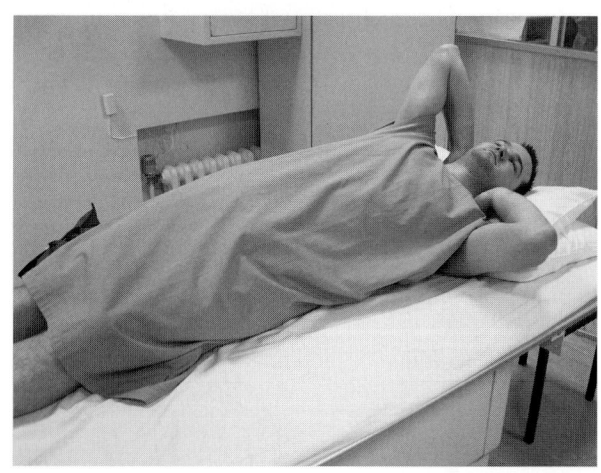

専門用語

X線束の角度づけによる斜位

　正中矢状面がカセッテに対して垂直であるとき，X線束を正中矢状面に対して角度をつけて入射すれば，左右の前方斜位あるいは後方斜位となる（この手法はグリッドの縞目がX線束に平行でなければ用いることができない）。

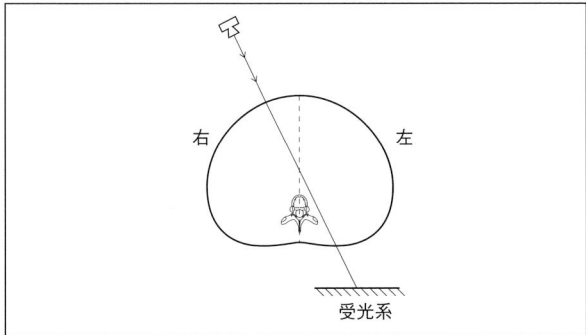

X線束の角度づけによる左後方斜位撮影の例

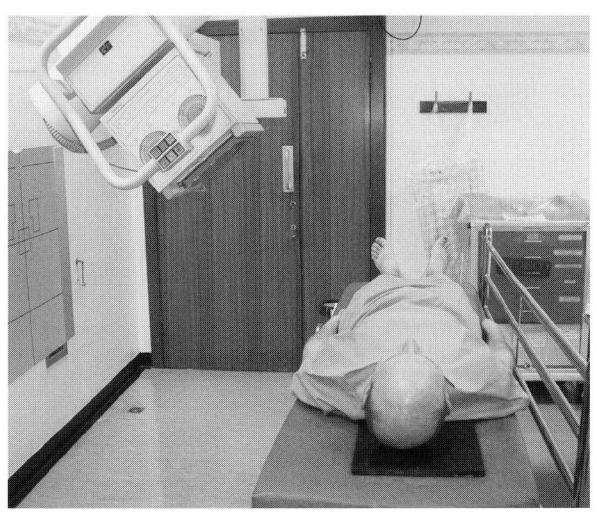

右後方斜位（RPO）撮影におけるポジショニングの例

側方斜位 lateral oblique

　X線束中心は，体の側面から入射し，冠状面に対して角度のついた横断面を通過し，反対側の側面から抜け出る。

　冠状面がカセッテに対して垂直であれば，側方斜位の投影は，冠状面に対してX線束の角度をつけて得られる（この手法はグリッドの縞目がX線束に平行でなければ用いることができない）。

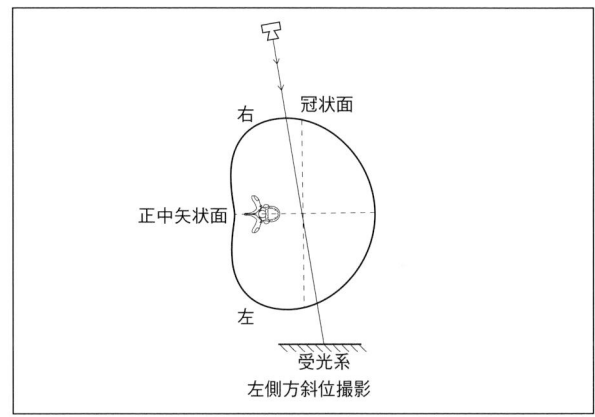

X線束の角度づけによる側方斜位撮影の例

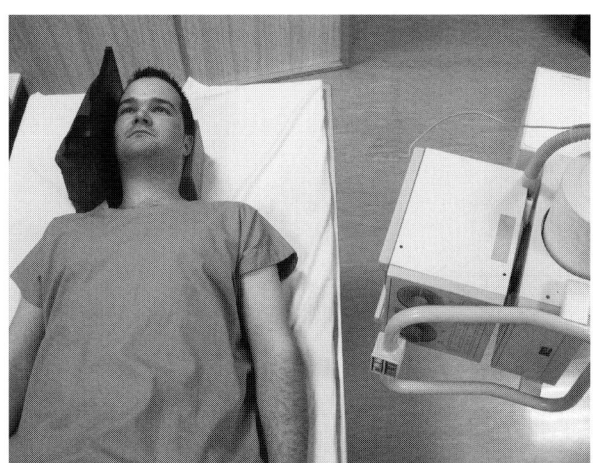

右側方斜位撮影におけるポジショニングの例

1 専門用語

　以下の章では次に述べる基準に従ってX線写真の撮影方向について説明する。
- カセッテに対する患者のポジショニング。
- X線束の方向と入射点：これはX線束の仮想的な中心を基準として示される。
- 水平または垂直方向に対するX線束の角度づけ。

いくつかの例を以下に示す。

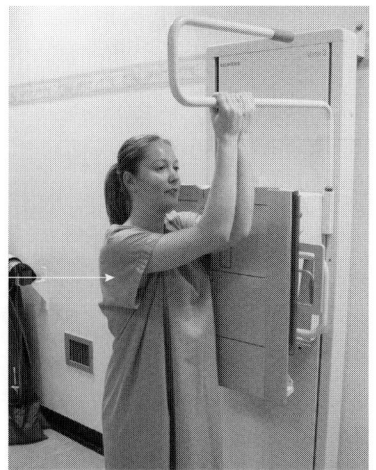

撮影方向：左側方向
ポジショニング：直立位。立位ブッキー台に体の左側をつけ，正中矢状面はカセッテに対して平行
X線束の方向と入射点：X線束中心は，第7胸椎棘突起の前方5 cmに向けて水平（正中矢状面に直交する方向）に入射

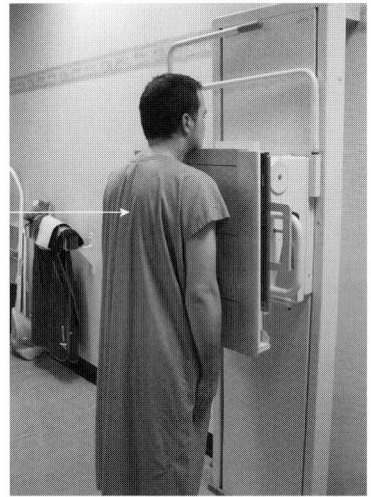

撮影方向：後前方向
ポジショニング：直立位。カセッテに体の前面をつけ，正中矢状面はフィルムと直交
X線束の方向と入射点：X線束中心は，水平に（正中矢状面に沿って），第6胸椎棘突起に向けて入射

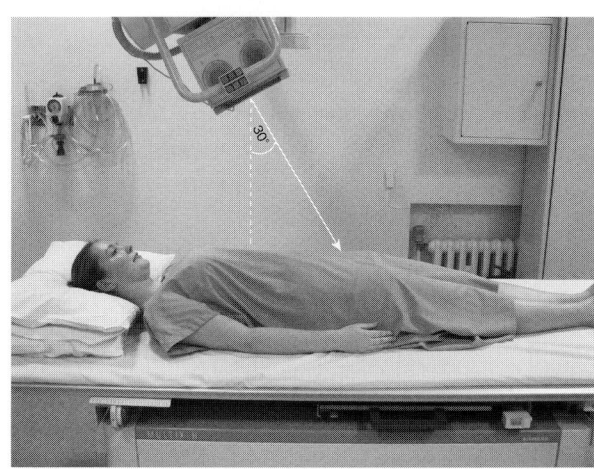

撮影方向：前後方向30°尾側
ポジショニング：背臥位。正中矢状面はカセッテに対して直交
X線束の方向と入射点：X線束中心は，垂直方向から尾側に30°傾け，恥骨結合の上方2.5 cmに向けて入射

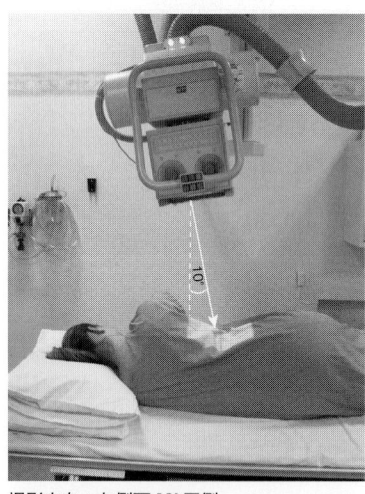

撮影方向：左側面10°尾側
ポジショニング：左側臥位。正中矢状面はカセッテに対して平行
X線束の方向と入射点：X線束中心は，垂直方向に対し尾側へ10°傾け，肋骨下縁の高さで患者の背面から7.5 cm前方の腋窩中線上に向けて（冠状面に沿って）入射

専門用語

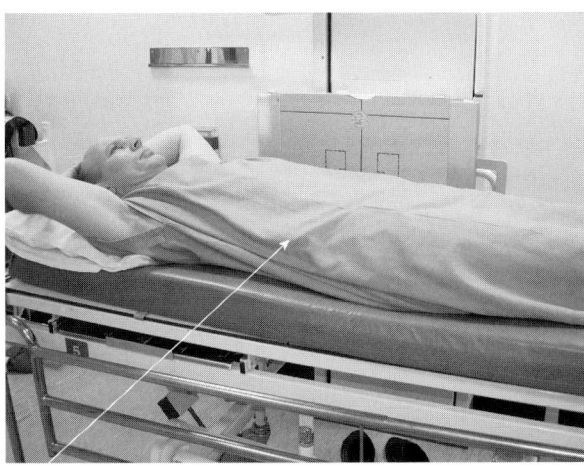

撮影方向：左側方向
ポジショニング：背臥位。体の左側を立位ブッキー台につけて，正中矢状面はカセットに平行
X線束の方向と入射点：水平X線束を腋窩中線で肋骨下縁に向けて入射（正中矢状面に対して直交）

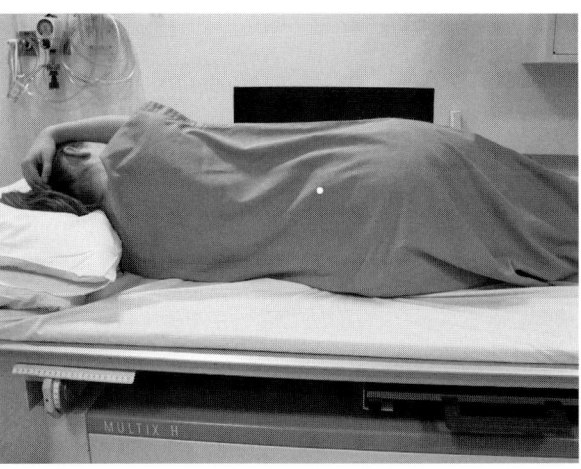

撮影方向：側臥位後前方向
ポジショニング：左側臥位。正中矢状面は撮影台に平行で，さらに体の前面に垂直に立てたカセッテに対して垂直
X線束の方向と入射点：第3腰椎の高さで，背側の正中線上へ垂直に入射（正中矢状面に沿って通過する）

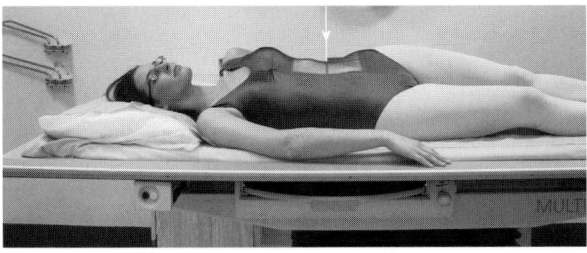

撮影方向：右後方斜位（RPO）
ポジショニング：背臥位で，体の左側をテーブルから離すように回転させ，正中矢状面が撮影台に対して45°となるようにする
X線束の方向と入射点：第3腰椎の高さで，正中線の右2.5cmに向けで垂直に入射

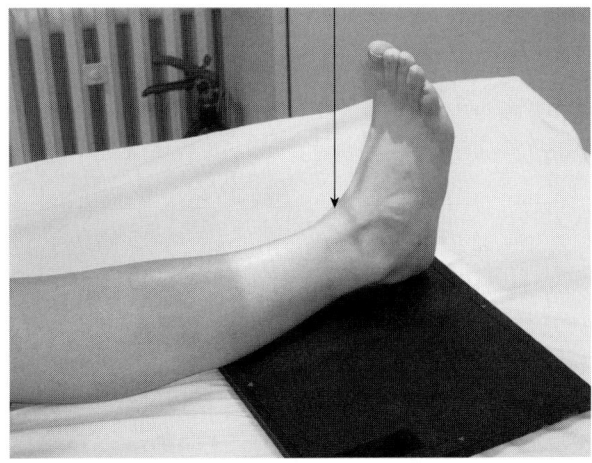

撮影方向：前後方向
ポジショニング：半臥位または背臥位。足を伸展，かかとをカセッテに密着，外果と内果はカセッテから等しい距離とする
X線束の方向と入射点：垂直なX線を両側果の中点に入射

1 X線画像

画像形成

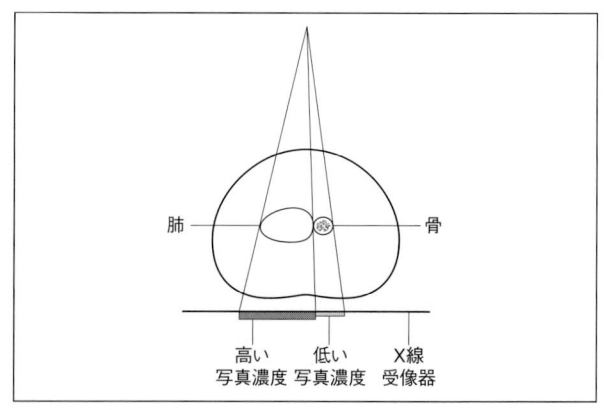

　臨床診断などで使われるX線は，照射を行うときにX線管内の小さな領域（焦点）で発生する。焦点から放射されたX線は直進し，医用画像形成のためのさまざまな装置で検出される。

　X線が体を通過するとき，その一部は体の中の臓器や構造で吸収され，そのほかは体の中を通り抜けて画像を形成するための機器に到達する。

　X線写真ではデンシティ density という言葉がよく使われるが，これは状況によって異なる意味で用いられる。右図において，身体に入射したX線束は，さまざまな構造に遭遇する。骨は単位体積あたり大きな質量があり密度が高いので，近傍の肺よりも多くのX線を吸収する。一方，肺は空気を含み単位体積あたりの質量が小さいので，密度が低い。X線が体から抜け出るとき，骨の領域よりも肺の領域の方がより多くのX線が透過することになる。

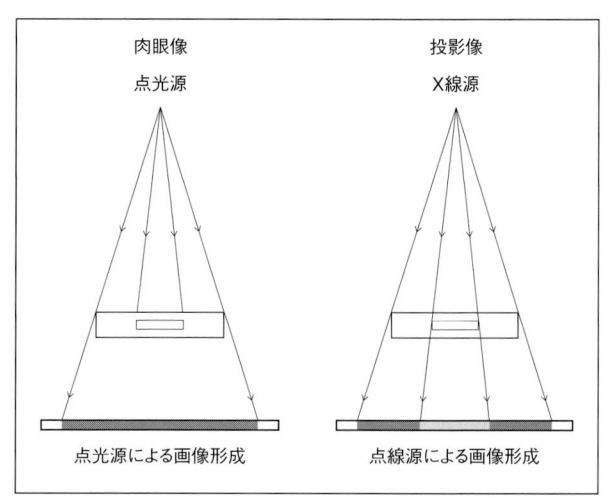

　こうして透過したX線は検出器を用いることで画像としてとらえられる。肺の領域のように相対的に多くのX線が検出器に入射する場合は，その画像は非常に黒くなり，高い写真濃度として表現される。一方，骨の領域では検出器に入る X 線が少ないために明るくなり，低い写真濃度を示す。

　病気に対して画像検査を行う場合，診断医は画像上の濃度差として病巣を認識する。少しややこしいが，周囲組織と比較して高濃度とか低濃度と呼ぶことがある。例えば，肺野にある腫瘍は高濃度，骨の中の腫瘍は低濃度（腫瘍の種類にも依存するが）のように，病変を含む組織や臓器に依存して，表現する。

　結局，デンシティという言葉は以下のように使われることがある。

- **患者の密度あるいは物理的な密度**：患者の構造の単位体積あたりの質量と吸収特性に関係する。
- **画像の写真濃度**：画像の受光系で検出された信号量，あるいは単に画像の黒化度を指す。フィルムの黒化度を写真濃度計で測定した場合，これを**光学濃度**という。
- **診断領域**：限定された小さな病変部を指す。

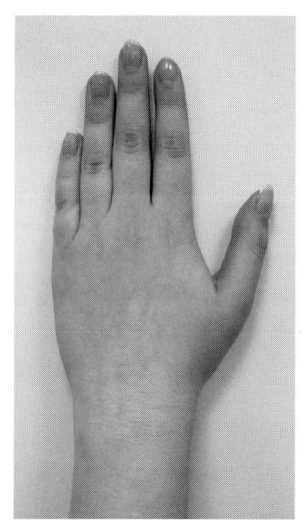
肉眼像

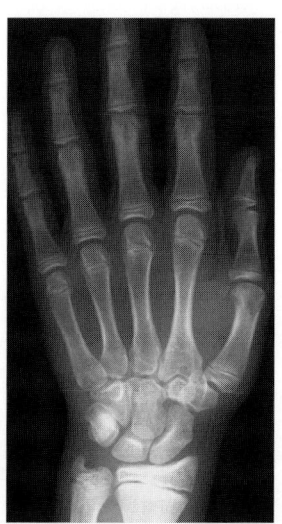
投影像

投影と外観

X線画像は投影像であると知っておくことは重要である。つまり，物体を通過したX線像は，写真感光材料などのような画像を取り込む受光系に投影される。眼の網膜やカメラのフィルム上で形成される画像では，光が対象物から記録媒体に到達して物体の**外観**を示すが，X線画像は，これとは異なり物体の**投影像**である。

デンシティ

前項で簡単に述べたようにデンシティという用語はいろいろな意味で使われる。X線写真を考えるとき，前述したように，デンシティは画像の黒化度と定義される。検出器に入射したX線量が多いほど，画像の黒化度は高くなる。

一般的な用語としてのデンシティは，受像器の種類が決まればより正確に定義することが可能である。

X線写真フィルム

画像を写真乳剤で記録する場合，写真濃度または光学濃度という用語を使うべきである。より高い写真濃度は，より多くのX線照射によって得られる。X線照射により写真乳剤から金属銀が生成され，この銀は現像処理の後フィルム上に残り，画像を黒化させる。写真濃度あるいは光学濃度は，フィルムの不透明度，つまり現像処理後のフィルムに吸収された光に比例する量によって測定できる。

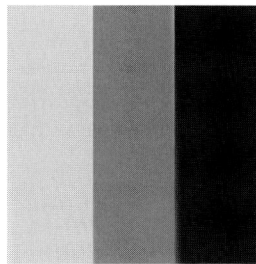

フィルムに現れた3つの異なる写真濃度（最も高い写真濃度は右側）

ディジタルX線画像

画像をコンピューテッドラジオグラフィ（CR）やダイレクトラジオグラフィ（DR）で取り込んだ場合，「画像のデンシティ」という用語は，画像表示用モニタに表示されたグレイスケールのことをいう。簡単にいえば，モニタ上の輝度を指すのである。

画像処理ソフトウェアは，画像の検出器（CRの場合，蛍光スクリーン）が検出した線量幅を解析する。そして，医用画像を表示したモニタ上で最も明るい領域は，相対的に少ない線量（低い画像のデンシティ）として割り当てられる。これとは逆に，最も暗い領域は，相対的に多い線量（高い画像のデンシティ）に割り当てられる。

デンシティとコントラスト

コントラスト

病変を見つけるためにX線撮影システムは，病変部とその周辺の正常組織とのデンシティの差（患部のデンシティ）を検出する必要がある。すなわち，最終的な画像（またはフィルム濃度）において読影者が認識できるようなデンシティの差に変換されなければならない。コントラストとは，画像の中で関心のある構造間のデンシティの差のことである。低コントラスト画像は，構造間のデンシティの差がほとんどなく，高コントラスト画像は構造間のデンシティの差が大きい。

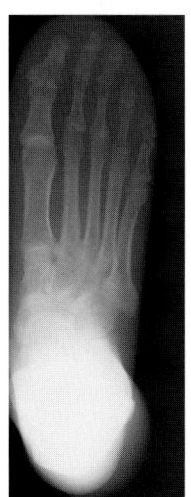 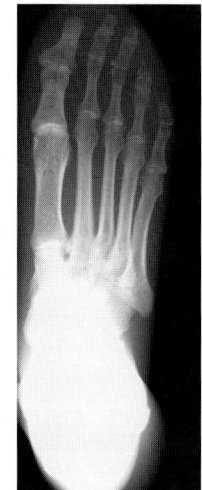

低コントラスト　　高コントラスト

X線写真においては，主に3つのコントラストが考えられる。

- **被写体コントラスト** subject contrast は，検査される被写体の特徴を示す。被写体を通り抜けてくるX線強度の差は，被写体の中の線減弱係数の空間的な分布に依存する。あるエネルギーのX線で，解剖学的な

1 X線画像

構造を通り抜けるX線の減弱の程度は，それらの構造の物理的な密度と原子番号で決定される。被写体コントラストは，X線のエネルギー (kV) が変化したときや，原子番号を変化させる造影剤を用いたときには変わる。

- **X線写真コントラスト** radiographic contrast は，体から抜け出たX線の強度の幅が，現像したフィルムの異なる部分での光学濃度の差，あるいは画像を表示するモニタ画面での輝度の差となって現れる。
- **主観的なコントラスト** subjective contrast は，画像を観察するときに個人が認識する光学濃度やモニタ上の輝度の主観的な違いをいう。

次に，これらの各コントラストに影響する因子について述べる。

被写体コントラスト

X線が体を通り抜けるとき，体を構成する各部の厚みの違い，密度，原子番号によって，減弱される量が異なる。患者を透過するX線束の強度は変化し，薄い軟部組織を通過する場合にはより強い強度が抜け出てくる。透過するX線束の差は被写体コントラストあるいは放射線コントラストと呼ばれる。

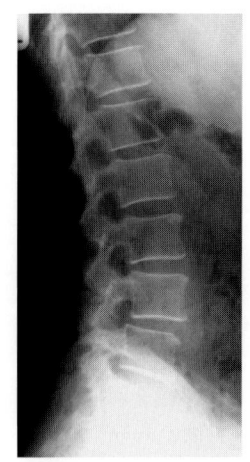

腰椎棘突起と人体内部の間にみられる高い被写体コントラストの効果を示すX線写真

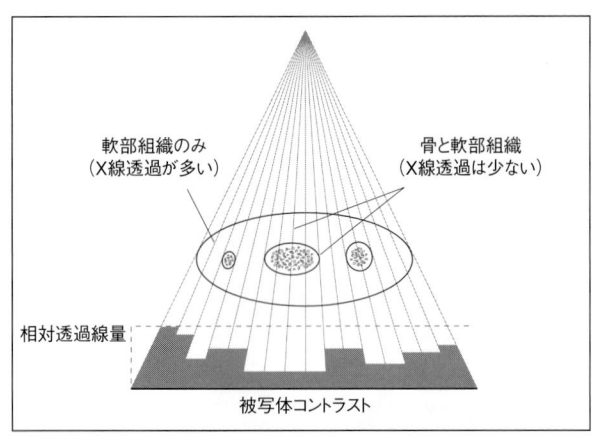

被写体コントラストに影響を与える因子を以下に示す。

- **検査部位**：すべての部位が同じような線減弱係数を持つならば，被写体コントラストは小さい。しかし，乳房のような軟部組織は低い被写体コントラストを持ち，骨を含む領域や組織の厚みに大きな違いがあるときには被写体コントラストは増加する。体の中で高い被写体コントラスト示す例としては，脊椎側方向撮影における軟部組織と腰椎の棘突起や，頸胸椎移行部などがある。
- **造影剤**：正常組織よりも高い密度や原子番号，あるいは低い密度や原子番号の物質を腔内に入れると，周辺の組織とのX線吸収の差が大きくなり被写体コントラストが増加する。
- **病理学**：密度が病理学的に変化すれば，被写体コントラストは変化する。例えば，骨粗鬆症で骨密度が低下すると，被写体コントラストは低下する。
- **管電圧**：高い管電圧よりも，低い管電圧の方が密度や原子番号が異なる構造の減弱の差が大きくなる。したがって低い管電圧では，より大きな被写体コントラストを示す。このことは，乳房のように低い被写体コン

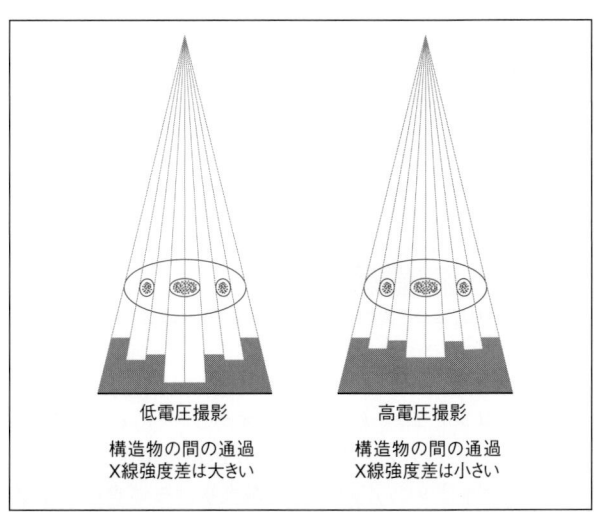

低電圧と高電圧

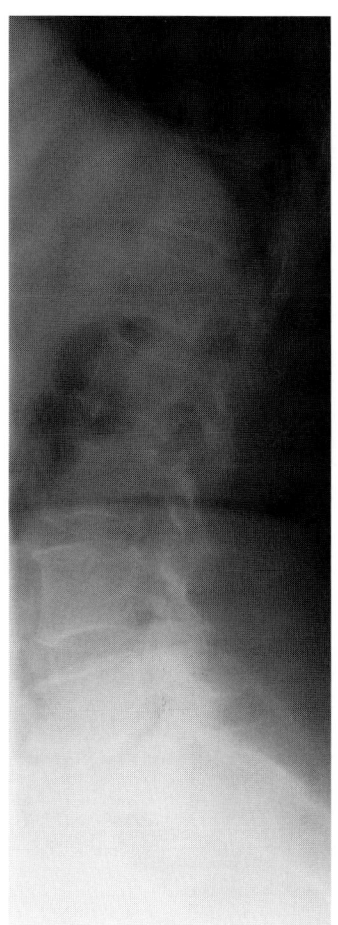

骨粗鬆症による低コントラストなX線写真の例

絞り collimation 不足による低コントラストなX線写真

X線画像

トラストの検査を行うときに利点となる。これとは逆に，胸部には高い被写体コントラスが存在する(肺と心臓を比べるとその密度には著明な差がある)。高い管電圧を用いた撮影は被写体コントラストを低下させ，より均一な画像となる。

主観的なコントラスト

X線写真を読影するとき，異なる写真濃度または輝度で表された1枚の画像をみている。しかし，読影者が違えば異なる画像コントラストとして認識することもある。各個人によるコントラストの認識を**主観的なコントラスト**という。主観的なコントラストは，読影者だけではなく，読影環境にも依存する。例えば窓の近くに置いたコンピュータのモニタに画像を表示した場合，画面上に入り込んだ太陽光が，読影者のデンシティの差の識別能力をかなり低下させる。写真コントラストは十分高いかもしれないが，読影者は画面に入り込む太陽光のために識別できないので主観的なコントラストは低下する。

主観的なコントラストは以下に示した内容に依存する。

- 読影者：眼の知覚，疲労など。
- 読影条件：例えば，周辺光。

X線写真コントラスト

患者を通過したX線は画像撮影装置に到達するが，X線が体を通過するとき，その一部は散乱する。この散乱X線は体の異なる部位を通り抜けるX線強度の差を減少させてコントラストを低下させる。散乱X線の発生は，X線束を絞り込むことや圧迫することで減らすことができる。この理由は照射体積が小さくなるためである。大部分の検査では，X線検出器に到達することで画像コントラストを低下させる散乱X線を多く取り除くために，患者と画像の検出器の間にグリッドを配置して撮影している。いったん画像が撮影されたならその画像はX線フィルムまたはコンピュータのモニタのような電子的な装置で読影される。患者のデンシティの違いは，写真濃度の違いか，あるいはモニタの輝度の差として記録される。これらの異なるデンシティの差は，客観的なコントラストの測定のために，写真濃度計あるいは解析用ソフトウェアで測定される。このようにX線画像の特定の場所の間で測定された画像のデンシティの差を，**写真コントラスト**あるいは**客観的なコントラスト**という。

1 X線画像

X線写真（客観的なコントラスト）は以下の因子に依存する。
- 被写体コントラスト
- 画像の検出器に到達する散乱X線：画像の検出器に到達する散乱X線を減らすために患者とカセッテの間に配置するグリッドは，X線写真コントラストを向上させる。鉛箔をカセッテの裏側につけるか，カセッテの下に鉛ゴムを敷くことで，後方散乱線を減らしてX線写真コントラストを向上させることもできる。カセッテを患者から離してある程度の距離を取ると，その空間を斜めに通る散乱X線は画像の検出器に到達しない。
- 画像撮影装置：画像撮影装置のデザインと機能はコントラストに重大な影響を与える。例えば，ある種のフィルム乳剤や増感紙，そして蛍光板は高いコントラストが得られるように設計されている。ディジタルシステムのコントラストは，装置が検出した画像の初期処理に使われるソフトウェアの影響も受ける。
- フィルムのカブリ：間違ったフィルムの取り扱いや保管によるフィルムのカブリはX線写真コントラストを低下させることがある。
- 撮影線量：多すぎるあるいは少なすぎる線量で撮影すると，画像撮影装置はある値で飽和するか，反応できなくなり適切に機能しない。このような例では，デンシティの幅が狭くなるか，画像上でデンシティの差がなくなり，その結果，X線写真コントラストが低下する。
- 現像処理：写真乳剤で画像を検出する場合，最適なX線写真コントラストは，そのフィルムを正しく現像処理をしたときだけ得られる。そのため，現像温度，現像時間，処理液の化学活性，などの因子を注意深くコントロールしなければならない。これを確実に行うためには，厳密な管理体制を必要とする。

主観的なコントラストは以下の因子に依存する。
- X線写真コントラスト
- 読影者：視力，疲労。
- シャウカステン：輝度，均一性，照明の色調。
- コンピュータのモニタ：モニタの構造の違いとデザインに関する多くの因子が，コントラストのみえ方に影響する。
- 周辺光：部屋が暗くて，しかも目に余計な光が入り込まなければ主観的なコントラストは向上するであろ

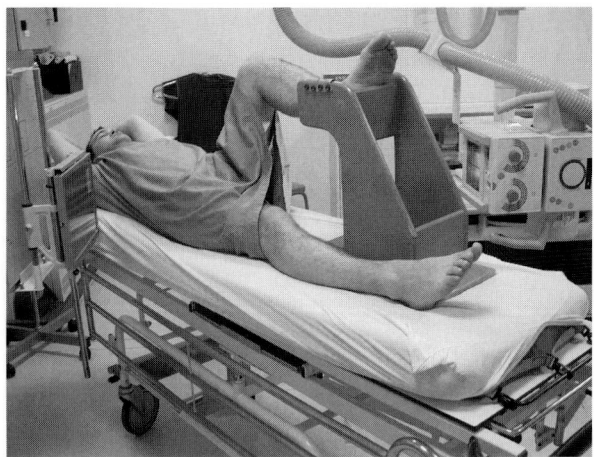

股関節側方向撮影におけるエアギャップ法とグリッドによる散乱線の除去

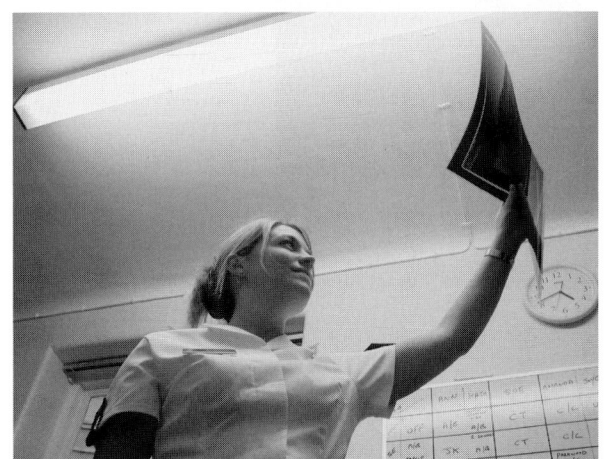

主観的なコントラスト：不適切な観察の例

う。病院，特に病棟ではX線写真がしばしば適切ではない状況で読影されている。診療放射線技師は，最適な環境でX線写真を見ることの利点を，すべての病院のスタッフに教育する重要な任務がある。

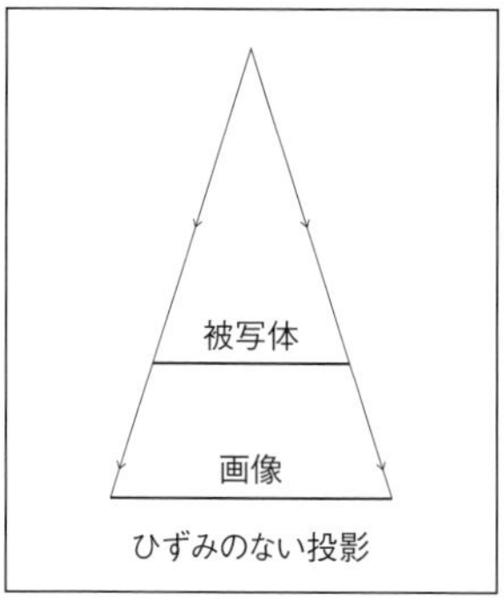

X線画像

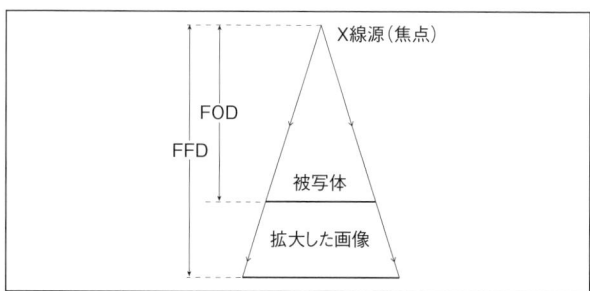

拡大とひずみ

拡大

投影画像では，X線は被写体を通過し画像撮影装置（以後，単にフィルムという）に至るまで広がり続けるため，常に拡大されることになる。X線源はX線管の焦点である。ある焦点–フィルム間距離 focus-to-film distance（FFD）において，被写体–フィルム間距離 object-to-film distance（OFD）が大きくなれば，画像の拡大率は大きくなる。拡大率を最小とするには，検査する被写体をできるだけフィルムに近づける必要がある［訳注：わが国ではフィルムレス化が急速に進んでおり，「フィルム」を含まない用語を用いるようになってきた。例えば，焦点–フィルム間距離（FFD）と同義の用語としてSID（source-image distance）が用いられている］。

$$拡大率 = \frac{画像の大きさ}{被写体の大きさ} = \frac{FFD}{FOD}$$

ここでFOD（focus-to-object distance）は，焦点–被写体間距離である。

もしも，OFDを長くしなければならないとき，例えば患者がストレッチャーに乗っている場合にはFFDも大きくすることで，先に述べた拡大率は小さくなる（注意：拡大するとX線束強度が距離の逆二乗で減少するために線量を増加させる必要がある）。

画像のひずみ

画像のすべての部分が同じように拡大されない場合，ひずんだ画像となる。薄くて平坦な被写体では，拡大率は一定となり，フィルムを被写体と平行に配置すればひずまない。ひずみを避けるには，撮影する部分をできる限りフィルムと平行にすべきである。逆に被写体とフィルムが平行でなく，被写体の各部で違った拡大率であれば，ひずみが生じる。

左の図に被写体とフィルムが互いに平行ではない状態を示す。X線束中心が被写体に垂直に入射したとしても，被写体とフィルムが平行でなければ，ひずんで引き伸ばされた画像となる。また，X線束中心がフィルムに垂直に入射したとしても被写体に対して角度がついていれば，ひずみで短縮された画像となる。

被写体とフィルムを平行に配置できない場合は，妥協

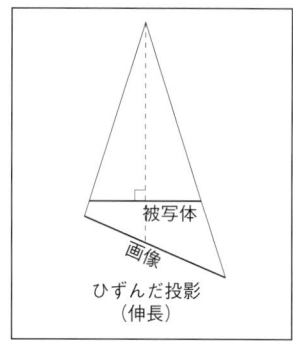

ひずみのない画像　　　ひずみ：伸長

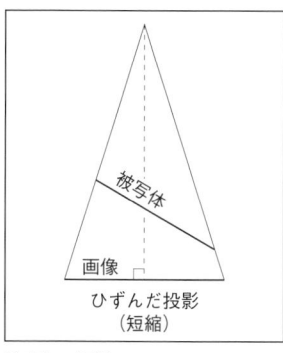
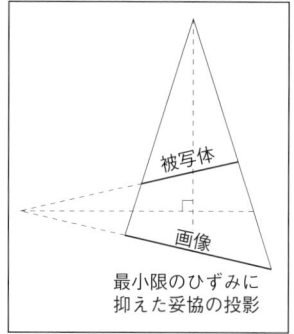

ひずみ：短縮　　　妥協の結果として考えられる投影

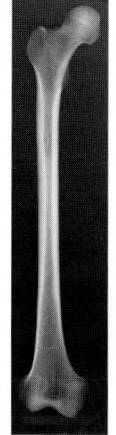

ひずみのない長管骨（大腿骨）　　短縮された長管骨（大腿骨）

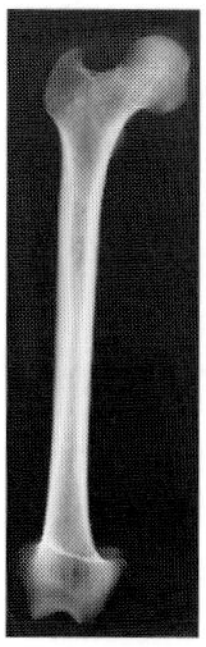

1 X線画像

策として，被写体とフィルムを 2 等分する仮想の線に垂直に X 線束の中心を入射させると，ひずみは発生するが，総合的効果としては画像の伸長も縮小も生じない。長管骨を撮影するときに，患者の四肢をフィルムに対して平行にすることが困難な場合，このテクニックが必要とされる。

画像の鮮鋭度

X 線写真において，画像の中に細かいディテールを映し出すには，できるだけシャープな画像が必要である。このことは骨構造の中の軽微な骨折や淡い構造変化を見つけ出すために特に重要である。

残念なことに，画像の不鮮鋭を導くいくつかの因子があり，それらは，
- 幾何学（Ug）
- 動き（Um）
- 吸収（Ua）
- 画像撮影因子（Up）

である。

幾何学的な不鮮鋭

X 線が点線源から放射されるなら，常にシャープな画像が得られるであろう。しかし，X 線管では X 線は陽極にある焦点と呼ばれる小さな領域から発生する。このことは，右の図に示すように，半影または被写体のエッジの影をつくり，幾何学的な不鮮鋭の原因となる。

幾何学的な不鮮鋭の程度は，焦点サイズが大きいほど，また被写体-フィルム間距離が長くなるほど増加する。

$$幾何学的な不鮮鋭(Ug) = \frac{OFD}{FOD} \times 焦点サイズ$$

被写体がフィルムに近く，さらに微小焦点を使うと幾何学的な不鮮鋭を少なくできる。例えば，手関節の後前方向 postero-anterior（PA）を撮影するとき，OFD が最大で約 5 cm，通常の撮影距離 100 cm とすると，幾何学的不鮮鋭は焦点サイズ 1 mm で約 0.05 mm，焦点サイズ 2 mm で約 0.1 mm となる。より大きな焦点サイズが必要となる体の厚い部分を撮影するときは，OFD が長くなるので，画像全体の不鮮鋭に対する幾何学的な不鮮鋭の関与が増す。

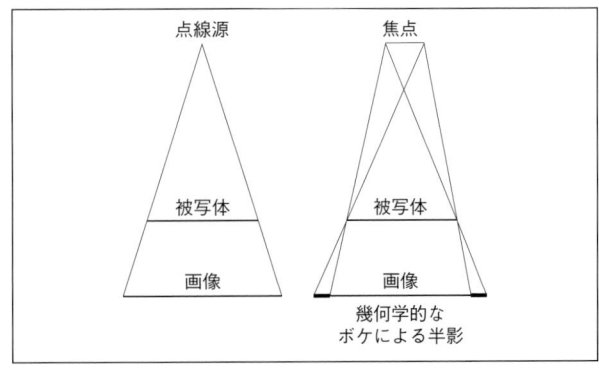

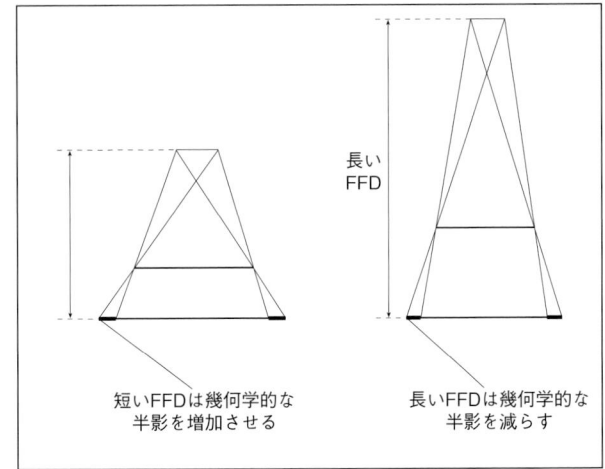

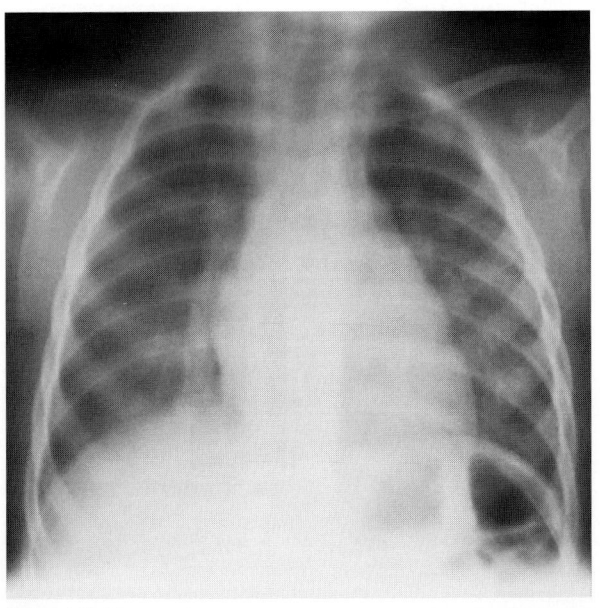

動きによるボケ

X線画像

X線透過性のスポンジや四肢を固定するための砂嚢など、さまざまな固定具が使われている。

体幹部や頭部の固定にはバンドやベルクロ［訳注：面ファスナーの一種］などが用いられる。これらの固定具は、すべての検査室に準備しておき日常的に使用するべきである。そして、患者をできるだけ快適にし、検査の手順を十分に説明することも重要である。診療放射線技師は検査に関して患者からの質問にも答え、患者の全面的な協力を得ることが大切である。実際にX線を照射する前に呼吸法のリハーサルをすることも役立つ。

吸収による不鮮鋭

これは体の構造物の形状によるものである。図に示すように、被写体の端が放射状に広がるX線束と平行になるような特別な形状をした構造でない限り、X線束の吸収は被写体を通過するところで変化する。均一な密度で構成されている球形の物体を考えると、厚みが異なるために、X線の吸収は中心部で最大となり、周辺では少ない。このように周辺に向かって徐々にX線吸収が低下することは不鮮明な境界の画像をつくり、これは吸収による不鮮鋭と呼ばれる。体の多くの構造は丸い形をしているのでこのことが問題になる。この種の不鮮鋭を減らすためには、画像のコントラストを向上させることや、ディジタルのエッジ強調技術を使う以外、ほとんど対策がない。

写真的な不鮮鋭

X線画像はX線の写真乳剤に対する直接作用によって形成される場合もあるが、一般的にはまず最初に増感紙（スクリーン）で光の像に変換される。このことはX線の写真効果を増加させ、照射線量を大幅に減らすことにつながる。増感紙にはX線が照射されると蛍光を発する結晶が含まれている。写真的な不鮮鋭は、結晶と写真乳剤の間の光の拡散による。この光の拡散は大きな結晶ほど（高感度な増感紙）大きく、結晶とフィルムの間の距離が離れる（増感紙とフィルムの密着不良）ことによっても大きくなる。照射線量を減らすためにフィルムベースの両面に乳剤を塗布したフィルムが一般によく使われるが、片面乳剤フィルムより鮮鋭度は低い。その理由は、乳剤の一方の画像が反対側にも通り抜けるからである。そして、光は広がるので反対側では少し大きな画像を形成する。両面乳剤フィルムにおける不鮮鋭のもう1つの原因は、最終的な画像を観察するときに起こりうる。

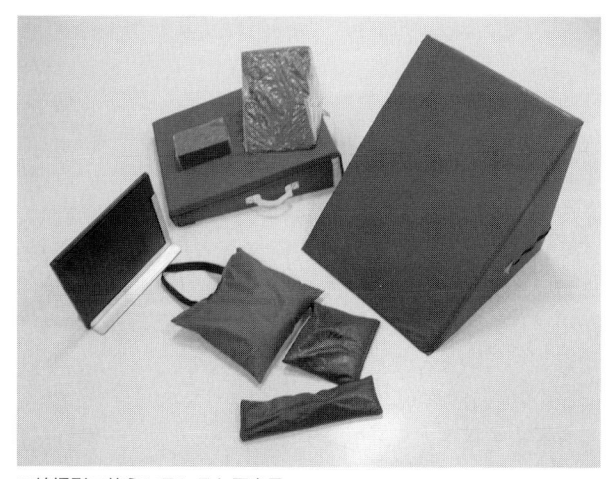

X線撮影で使ういろいろな固定具

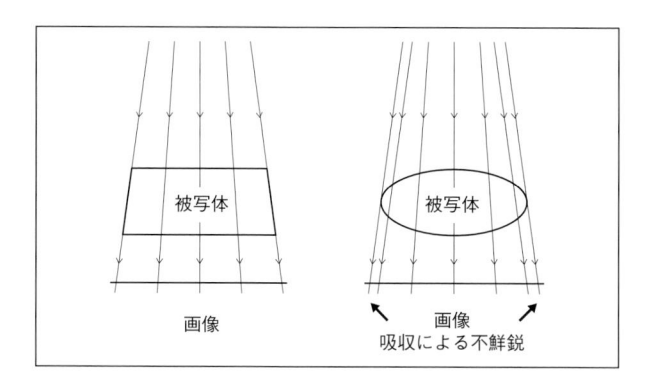

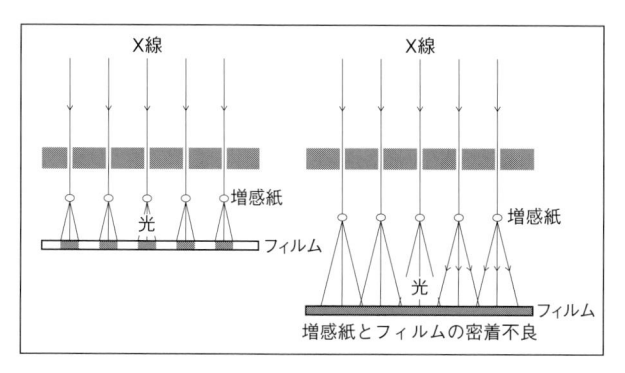

動きによる不鮮鋭

この種の不鮮鋭は撮影中の患者、装置あるいはフィルムの動きに起因する。患者の動きは心臓の拍動や消化管の蠕動運動のような不随意的なものや、固定することで制御できるものがある。どのような患者の動きも、動いている被写体とフィルムの間に距離があるので画像上は拡大されることに注意する必要がある。短時間撮影（より高電圧かつ少ないmAs値、より高いmA、あるいはX線管負荷を増すことで実現）や、短いOFD、そして特に患者を動かないように固定すると鮮鋭度は増加する。

1 X線画像

　読影者が，片面の乳剤と他方の乳剤が正確に重ならないような位置から画像を観察した場合には，視差として知られている不鮮鋭をまねくのである。

　すべてのカセッテで増感紙とフィルムの密着不良が起こらないように保ち，適切と考えられるなら細かい粒子の増感紙あるいは片面乳剤フィルムを使うことで，写真的な不鮮鋭を減らすことができる。増感紙を使わなければ写真的な不鮮鋭を最小に抑えられるが，ほとんどのX線検査において増感紙を使わないことは不適切である。

　いくつかの因子によって全体の不鮮鋭を計算する複雑な式がある。このとき，不鮮鋭に関係するある1つの因子が他よりも大きいのであれば，その因子を改善することによってのみ画像の鮮鋭度を有意に改善できる。例えば，じっとしていられない患者を撮影するとき，不鮮鋭の最大の原因は患者の動きである。そして，他の因子をいくら改善しても画像の鮮鋭度は目に見えるほど良くならないであろう。

　異なったタイプの不鮮鋭を減らすさまざまな手法を表に示す。

　残念なことに，グループAの因子は互いに関係しており，1つの因子を減らすことは他の因子を増加させる。例えば，写真的な不鮮鋭を減らすために微粒子の増感紙を使うと，mAsを増加する必要があるので照射時間を長くすることにつながり，動きによる不鮮鋭が増加する。このmAsの増加によって陽極の熱負荷を高めることになるため焦点サイズを大きくする必要があり，結果的に幾何学的な不鮮鋭を増加させることになる。グループAにおける因子の選択は診療放射線技師の技術の一部である。もしも，じっとしていられない患者のように動きによる不鮮鋭が最も支配的な因子ならば，照射時間を短くするために，大焦点を使いX線管負荷をかけるか，あるいは感度の高い増感紙を用いる必要がある。大焦点を用いる方法では幾何学的な不鮮鋭が増し，感度の高い増感紙を用いると写真的な不鮮鋭が増す。しかし，患者を完全に固定できるならば，このような方法を取らなくても鮮鋭な画像が得られるであろう。

　グループBの因子は，どの因子を改善しても他の因子による不鮮鋭を増加させない。例えば，増感紙とフィルムの密着が良いシステムを使うことでは，動きによる不鮮鋭も幾何学的な不鮮鋭も増加することはない。また，患者を固定しても，幾何学的な不鮮鋭や写真的な不鮮鋭は増加しない。

　できる限り鮮鋭な画像を得るためには，まずグループAの因子について判断しなければならず，大焦点と小焦点の選択や，微粒子の増感紙か高感度な増感紙のどちらを使うのかなどの選択がある。しかし，グループBの因子については判断の余地はない。そこでわれわれは，常に，検査する部位をできる限りカセッテに近づけ，患者の快適なポジションで固定し，患者に明確な説明をしてその説明が理解されたかを確認するといった努力をするだけである。また，すべてのカセッテは増感紙とフィルムの密着を保ち，その他の撮影装置を定期的に保守管理しておく必要がある。

	幾何学	動き	写真
A	小焦点の使用，標準化された（長い）FFD。	高い管球負荷を伴う短時間照射。	高鮮鋭な増感紙，片面乳剤の使用，またはノンスクリーンフィルムの使用（もし適切ならば）。
B	短いOFD，装置の振動を避ける。	短いOFD，固定具の使用，患者を楽な姿勢にする，動かないことを患者に明確に説明する，必要ならリハーサルをする，装置が振動しないようにする。	すべてのカセッテでフィルムと増感紙の良好な密着を保つ。

FFD：焦点-フィルム間距離 focus-to-film distance
OFD：被写体-フィルム間距離 object-to-film distance

X線画像

画像の撮影と表示

X線画像は，特定の画像部門で使用される装置に依存して，以下に示すようなさまざまな異なる方法で撮影される。
- 通常のスクリーン・フィルム系
- 透視/透視撮影
- ディジタルX線画像
  - コンピューテッドラジオグラフィ computed radiography（CR）
  - ダイレクトディジタルラジオグラフィ direct digital radiography（DDR）

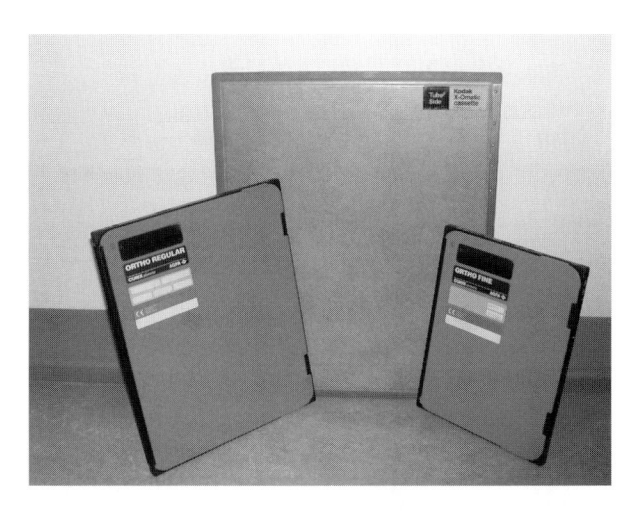

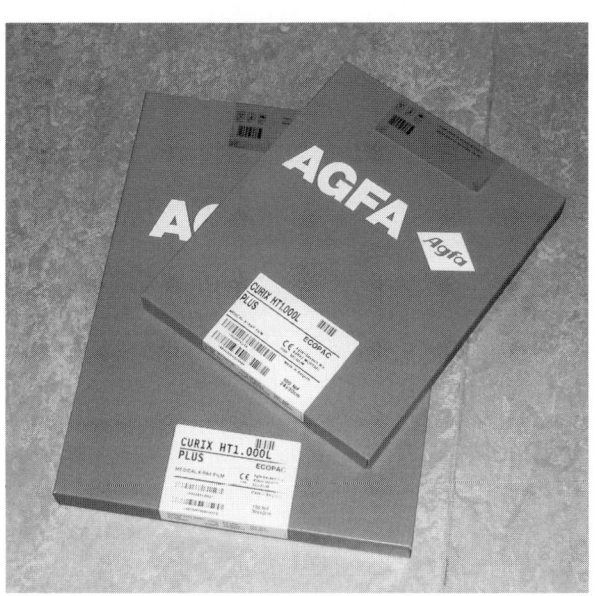

以下に，これらについて簡単に述べる。

通常のスクリーン・フィルム(S/F)系

現時点では最も安価で多目的に使える画像撮影方法である。フィルムだけでも画像を記録できるが，X線のエネルギーを光に変換する2枚の増感紙の間にフィルムをはさんで用いるとかなり線量を減らすことができる。フィルムとカセッテはいろいろなサイズがあり，それらはほとんどの撮影装置で使用できる。フィルムに記録した画像は，他の画像撮影システムと比べると照射線量のラチチュード latitude は狭いが，高い解像特性を持つ。狭いラチチュードは，診療放射線技師が撮影条件を選択するときに許容できる間違いの幅が狭いことを意味している。他の画像撮影装置と比べると相対的に過剰照射や過少照射の画像になりやすい。

特定の目的に合うように，さまざまなスクリーン・フィルム系を選択できる。異なる増感紙とフィルムを選ぶことで，感度と鮮鋭度を臨床の状況に応じて合わせることができる。被写体コントラストの高い脊椎や胸部のX線写真を強調するために，連続的または部分的に感度を変化させるシステム［訳注：感度補償型増感紙］が使われたこともあった。

X線フィルムはその保管に場所を取るが持ち運びには便利である。従来からの画像技術を使う放射線部門では，X線フィルムの自動現像機が必要で，定期的に清掃して一貫性のある性能を確保するための品質管理プログラムを実行しなければいけない。

透視/透視撮影

この方法ではイメージインテンシファイア image intensifier（I.I.）を使って画像を取り込み，リアルタイムに画像をモニタに表示したり，あるいは静止画像をモニタに表示する。透視は造影剤を使う検査でたいへん役に立つが，他の画像撮影法と比べて解像力は劣っているので，現在では単純X線写真を撮影するためには使われていない。透視撮影ではI.I.からの画像を記録するために写真フィルムを使っている。現在，この方法の多くはディジタルで画像を取り込む方法に代わりつつある［訳注：直接変換型FPDシステム］。

1 ディジタル画像

はじめに

スクリーン・フィルム系を用いて撮影するX線写真は徐々にディジタル画像に置き換わりつつある。ディジタル画像ではワークフローが速くなり，しかも1枚の画像から臨床の情報を引き出すための最適な画像処理が可能であるなど多くの利点がある。

ディジタルシステムの利点

ディジタル画像は従来のスクリーン・フィルム系の画像と比べて以下に示す多くの利点がある。
- ラチチュードとダイナミックレンジの拡大。
- 画像の撮影と表示の分離。
- 複数のワークステーションから同時に画像へアクセスできる。
- 画像観察用端末 viewing station はどこにでも設置可能。
- フィルムで保存するのではなくディジタル画像として保存が可能。
- 画像の呼び出しが速く，しかも紛失しにくい。
- 解剖学的構造および病的所見のみえ方を改善するための画像処理が行える。
- 電子的なレポート作成 soft copy reporting が可能。
- DDR (direct digital radiography) システムではカセッテを取り扱う必要がない。
- 患者被曝線量低減の可能性。
- 電子的にレポート作成をすることにより維持費が抑えられる可能性。
- 化学的な現像処理が不要。

使用

CRはマンモグラフィを含めて現在スクリーン・フィルム系で撮影されているすべての部位で使われている。DDRは一般X線撮影でも移動型X線撮影でも使うことができる。DDRは小さな撮影領域のマンモグラフィでよく使われており，フルフィールドマンモグラフィ full field mammography の導入が始まっている。DDRの検出器は，現在，透視におけるI.I.の代わりに使われるようになっている。

画像の撮影

技術の概要

X線写真をディジタル画像として得るためには多くの技術が使われている。それらの技術はCRとDDRに大別できる。

CRは一見するとスクリーン・フィルム系での使用法と似ている。CRのプレート plate (輝尽性蛍光板) はカセッテに収められており，検査台やブッキー Bucky にフィットし，また移動型X線装置でも使える。このプレートは明室現像処理装置とほぼ同じ大きさの読み取りシステムの中で走査される。このことは従来のシステムが，ディジタルX線写真に容易に置き換えられることを示している。

DDRシステムでは必然的にX線の撮影台やブッキー台のデザイン，さらにX線管の構成にまで変化をもたらす。取り外し可能なCRカセッテとは違い，DRプレートまたは検出器は，X線撮影装置の中に一体化されている。患者の撮影後，数秒するとワークステーションに画像が表示される。ここで画像は最適化され，読影のために転送されるか，あるいは必要があれば再度撮影される。

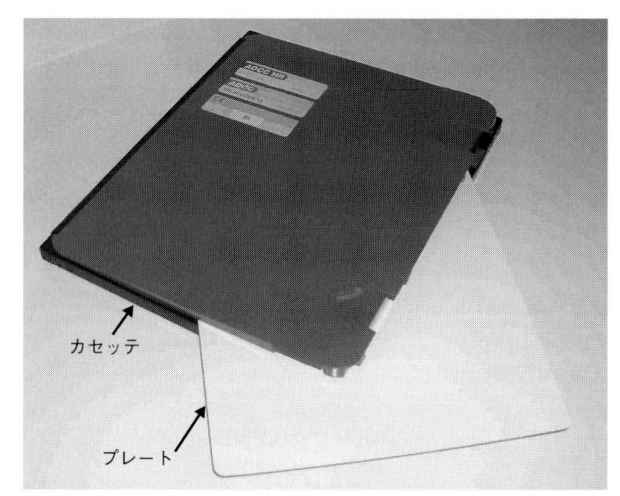

CRのプレートとカセッテの一例

CR 技術

CRプレートの蛍光体層は，通常，やや柔軟性のある

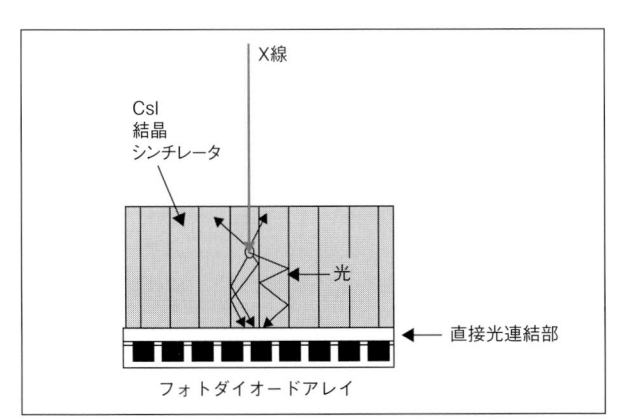

シンチレータとアモルファスシリコンフォトダイオード薄膜トランジスタアレイを用いるフラットパネルディテクタの概略図

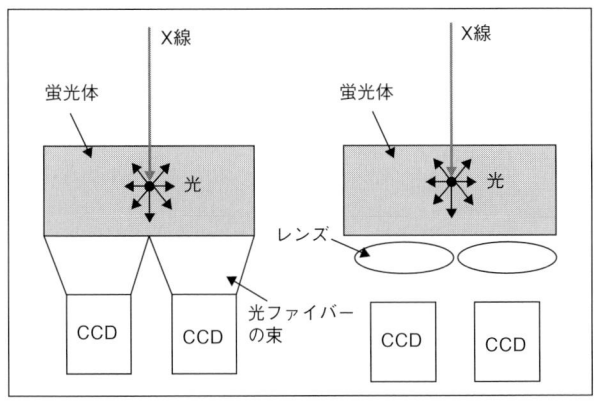

レンズ系や光ファイバーによる蛍光体とCCDとの連結の概略図

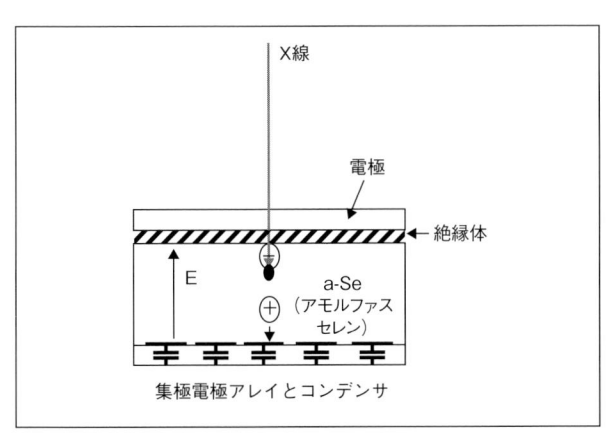

アモルファス・シリコン/薄膜トランジスタを用いたフラットパネルディテクタの概略図

ポリエステルベースの上に，ユーロピウム活性のフッ化ハロゲン化バリウムを塗布した層で構成されている。この蛍光体層に吸収されたX線光子は蛍光体電子を励起して高いエネルギーレベルに上げ，準安定な高いエネルギー準位に捕獲される。捕獲された電子は，蛍光板に蓄えたエネルギーに応じた潜像を形成する。この蓄えたエネルギーは，外部からエネルギーを加えると(レーザー ビームによる刺激)解放される。そして，捕獲した電子が基底状態に戻るとき，エネルギーを光として放出する。この現象は輝尽発光 photostimulable luminescence (PSL) と呼ばれている。放出する光の強度はプレートに吸収されたX線の強度に比例している。この光を検出してディジタル化される。このデータは可視的な診断画像をつくるためにディジタルで処理され，モニタに表示される。そしてこの蛍光板に残っている捕獲された電子は，明るい白色光の照射により消去され，次の撮影に使うことができる。

ディジタル画像

ディジタルラジオグラフィ技術

ディジタルラジオグラフィ(DR)の検出器で使われる主な技術には，

- 読み出しアレイ〔アモルファスシリコンフォトダイオード amorphous silicon photodiode/薄膜トランジスタアレイ thin-film transistor (TFT) array〕またはCCD (電荷結合素子 charge-coupled device)に接合したX線蛍光体
- TFT読み出しアレイに接合したアモルファスセレン amorphous selenium

などがある。両者ともフラットパネル検出器で使われる技術である。

蛍光体検出器

X線の検出器として，酸硫化ガドリニウム(Gd_2O_2S)も使われるが，たいていの場合，タリウムを混ぜたヨウ化セシウム〔CsI(Tl)〕が使われている。この蛍光体がX線を光に変換する。CsIは読み出し装置に光を導く柱状の結晶構造をしており，極端に鮮鋭度を低下させることなく，蛍光体の粉末よりも厚くすることが可能である。フィルムカセッテにおける蛍光体のように，粉末状の薄い蛍光体(例えばGd_2O_2S)ほど鮮鋭度が高い。Gd_2O_2SはCsIの蛍光体よりも薄いが，高い変換効率を持つ。

通常，蛍光体はアモルファスシリコンフォトダイオードTFTというフラットパネルの読み出しアレイに直接に接合している。蛍光体からの光は，フォトダイオードで電荷に変換され各ピクセルから信号を読み出すまで蓄えられる。これは一般にアモルファスシリコンシステムと呼ばれている。

CCD

蛍光体の検出器から出力された光は，CCDカメラで読み出される。CCDは蛍光体より小さく，レンズまたは光ファイバの束で接合されている。像が縮小されるの

23

1 ディジタル画像

で，縮小率が高いときには感度の低下をまねく。

アモルファスセレン/薄膜トランジスタ FPD（フラットパネルディテクタ）

この検出器は電極の格子配列を持つアモルファスセレンの層で構成されている。X 線エネルギーはセレン層で正孔電子対をつくり，電界によって電極に集められ TFT アレイで読み出される。この種の検出器は光による散乱がないので蛍光体を X 線の検出器に用いたシステムよりも解像力が高い。

走査技術

画像全体を変換するためのもう 1 つの検出法は，スロットスキャン技術 slot-scanning technology である。複数の検出器で構成される 1 本のアレイが，幅の狭い X 線束とともに患者を走査する。この方法は散乱線除去に優れコントラストが高い画像が得られるが，照射時間が長い，X 線管負荷が大きい，などの欠点がある。走査する X 線束と検出器を配置するには，機械的な耐容性が高いことと走査機構の機械的な安定性が必要である。

画質に影響する因子

装置デザインをはじめ多くの画質に影響する因子があり，以下に主な因子を示す。

フィルファクタ fill factor

フラットパネル検出器には入射する光や電子に反応しない読み出しの回路が含まれている。このことから，検出器の実効的なピクセルの面積に対する感度を持ったピクセルの面積の比で表すフィルファクタという概念（下式参照）が導かれる。

解像度の改善にはピクセル間隔を小さくすることが要求されるが，読み出しのための電気回路が検出器の要素のなかで大きな割合を占め，検出器の感度が低下するようになるため，解像度の改善とともにフィルファクタは小さくなる。

$$\text{フィルファクタ} = \frac{\text{area}_{\text{sensitive}} (\text{検出器として感度を持つ領域の面積})}{\text{area}_{\text{pixel}} (\text{検出器の 1 画素の面積})}$$

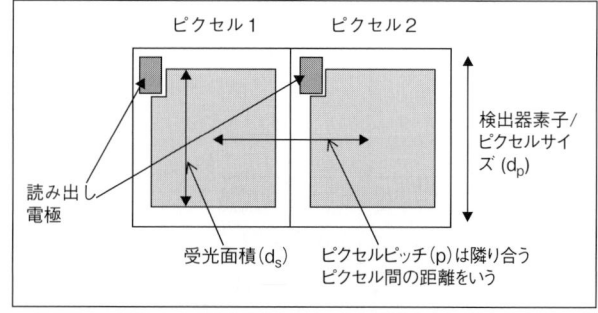

フィルファクタを示す図

タイリング tiling

数多くの検出器をタイル状に配置したアレイが隣接して画像全体をカバーしている。しかし，検出器（典型的な大きさは 150〜200 μm）間のギャップが原因で感度を持たない小さな領域がある。これを補う画像処理もあるが，それは編み目状のアーチファクト artifact を生じさせることがある。

グリッド

低いグリッド密度は，画像にモアレ moiré と呼ばれる干渉パターンを引き起こす。この現象は移動型グリッドや 60 本/cm を超える高密度グリッドを使うことで解消される。CR では，理想的には画像読み取りのための走査線に対して直交する方向にグリッドの縞目を配置すべきである。

線量（画像の最適化）

画質は検出器が受けた線量に関係する。相対的に少ない線量では雑音の多い画像となるが，診断を行うために許容できる十分な情報を含んでいることもある。線量を増加させるとカンタムノイズ quantum noise が減少するので，画質が向上する。しかし画質の改善は直線的ではなく，プレートに過剰な照射をするとカンタムノイズは主なノイズの原因ではなくなる。理想的には，できるだけ少ない線量で最適な画質が得られるようなシステムを設計するべきである（最適化）。

自動露出制御応答

スクリーン・フィルム系において自動露出制御 automatic exposure control（AEC）は，電圧が変化してもほぼ一定の写真濃度となることを確実にしてくれる。しかしこの手法は，線量に関係なくあらかじめ決めたパラメータで画像が表示されるディジタル画像においては実用的ではない。AEC は，放射線部および医学物理部門，そし

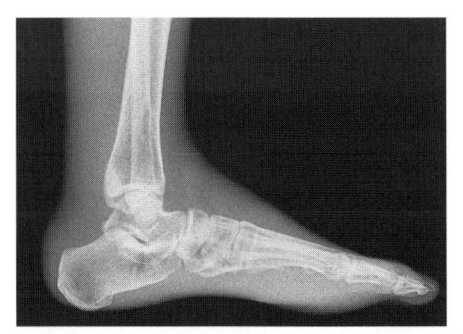

照射線量不足の足部側面像(スクリーン・フィルム系の例)

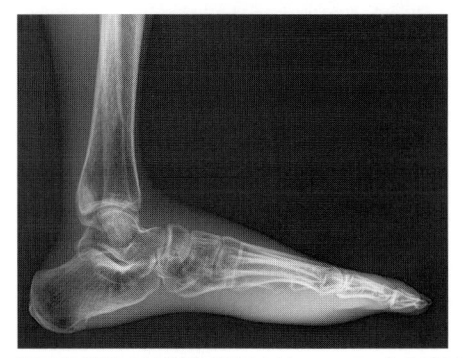

照射線量過多の足部側面像(スクリーン・フィルム系の例)

てメーカーが協力して調整する必要がある。撮影線量のレベルは，選択した検査および検出器の線量の実測値について最適化されなけれならない。

スクリーン・フィルム系を CR システムに置き換えるときのもう1つの考え方は，スクリーン・フィルム系で使用していた AEC のセッティングと同じにすることである。しかし，この方法では，スクリーン・フィルム系と感度やエネルギー応答が違うディジタルシステムでは最適な線量レベルにならないかもしれない。現在ほとんどのシステムでは，従来からの AEC システムを使用しているが，DDR システムによっては X 線検出器自体を AEC として使用する場合もある。

ビット数と画像サイズ

1 ピクセルとはディジタル化した画像の最小の構成単位である。ピクセルサイズを小さくすると一般的には画像の空間分解能が向上する。ピクセルピッチ(またはサンプリングピッチ)は，隣り合うピクセルの中心間の距離をいう。

マトリクスサイズとは，ある画像を分割したピクセルの数をいう。1,024×1,024 マトリクスのピクセル数は 1,048,576 であり，これを1メガピクセルと定義している。

画像におけるビット数は，コントラスト分解能を決定

ディジタル画像

する。各ピクセルから出力されたアナログ値はディジタル値に変換され，マトリクスの各ピクセルの位置に保存される。階調数は，例えば8ビットの場合，$2^8 = 256$ 階調となる。

各ビット数に対する階調数

ビット数	階調数
1	2
2	4
4	16
8	256
10	1,024
12	4,096

臨床画像では，高いコントラスト分解能が要求されるが，X 線画像に固有なノイズがあるためにこれを達成するのは困難である。一般に，高いコントラスト分解能を実現するためには大きなビット数が必要である。必要とされるビット数はノイズレベルに依存し，ノイズが少ないほど大きなビット数が使われている。

ネットワーク

ここまで，ディジタル X 線画像の技術について述べてきたが，ディジタル画像の大きな利点は，幅広いヘルスコミュニティシステムに統合できることである。ディジタル X 線画像と病院情報システム hospital information system(HIS)や放射線部門情報システム radiology information system(RIS)と連携させ，そして，医用画像管理システム picture archiving and communication system(PACS)に画像を保管することは，さまざまな読影室，外来や病棟などで画像を読影することを可能にする。画像はテレラジオロジー teleradiology によって離れた場所でも読影が可能となる(28頁の PACS の構成要素とワークフローの概要を参照のこと)。

HIS と RIS

HIS や RIS は患者の基本情報や検査情報を含んでいる。ディジタル画像撮影システムと PACS が HIS/RIS に連携すれば，RIS のデータを利用することで部門のワークフローは改善し，患者のスループットが高まる。つまり，RIS から患者情報や検査情報を取り出して，これらを自動的に添付した画像を迅速に最終的な目的地に運ぶことができる。その結果，レポート，画像の保管，

1 ディジタル画像

そして画像の呼び出しも効率が良くなる。HIS/RIS システムでは，通常，患者情報に関して health level 7（HL7）という規格を採用している。

Digital Imaging and Communications in Medicine（DICOM）

DICOM バージョン 3.0 は，複数の業者が製造した装置間で，画像と関連する情報を転送し，PACS を構築するための標準的な送受信規格である。

装置を購入するときは，その装置とソフトウェアが特定の機能についての標準規格に対応しているかを示す DICOM コンフォーマンスステートメント conformance statement を入手すべきである。あるモダリティが DICOM フォーマットの画像を出力できず，しかも DICOM 規格にアップグレードできない場合には，DICOM 規格に一致する画像に変換するために二次的な DICOM 画像取り込み装置が必要となる。しかし，それを用いることでこのシステムを PACS に接続することができる。

PACS

PACS は画像の管理と通信のシステムで，画像とその情報を保管してシステム内に配信する。画像とその情報を適切な配信先に送るためにディジタル画像撮影装置やそのほかのモダリティと接続している。HIS や RIS から得られる患者データは，正しいルートで画像を呼び出すために利用され，プリンタは必要に応じてハードコピー出力のために使われる。

PACS には，たった 1 つの読影用ワークステーションを持ち，少数の画像モダリティだけを対象にしたミニ PACS と呼ばれるシステムから，多数の読影用ワークステーションを配置し，すべての画像データを扱い，病院内外の必要な場所に画像を配信する大規模な PACS まで幅広いものがある。PACS には多くのモデルが存在するが，典型的な放射線部門での簡単な概略図を 28 頁に示す。

画像は PACS システムのいろいろな場所で観察することができるが，画像に操作を加える範囲は装置が持つ機能に依存している。典型的には以下の構成要素からなる。

- 画像の収集，読影のための複数のワークステーション
- 複数の画像表示モニタ
- 複数のレーザープリンタ

画像収集と読影ワークステーション

画像収集のためのワークステーションでは，まず画像データを受け取って前処理が行われる。この方式はあるメーカーの装置にはあてはまるが，CR では画像読取装置で行っている。理想的には，CR システムが正しく構成されており，しかも正しく操作されたならば，その画像はそれ以上の処理をする必要はない。

読影ワークステーションは，PACS の構成要素の 1 つか，あるいはディジタルシステムに付属している。どちらの場合でも幅広い後処理機能を持った高性能なワークステーションである。

画像表示モニタ

本書を執筆している時点では，モニタの最大輝度には限界があるため，性能評価では周囲光の照度を明記することが賢明である。隣接する黒と白を識別するためには，30：1 程度の明るさの差が必要である。

画像の中で最も暗い部分は，何も光っていない CRT 表面から読影者に向かう反射光とおおむね同程度の輝度であるべきである。この場合の輝度は，周囲光の明るさのレベル，蛍光体の色，ガラスのフィルタに依存する。

周囲光の明るさのレベルは，通常の読影位置から電源を切ったモニタ中心にスポット輝度計を当てて測定する。読み値は 1～10 cd/m^2 の間になるべきである。理想値は，3.3 cd/m^2 であるが，周囲光を正確にこの明るさに合わせることは困難な場合が多い。

モニタの限界解像度は CRT の陰極電流，すなわち輝度に依存する。おおよその指標として，高品質のモニタは，最大の輝度が約 100 cd/m^2 のときに高画質の画像が得られる性能を持つべきである。

［訳注：医用画像観察用モニタは CRT から液晶モニタへと取って代わられている。高精細液晶モニタの最大輝度は 700 cd/m^2 以上あるが，通常は最大輝度を 450～500 cd/m^2 としてキャリブレーションしている］

レーザープリンタ

画像は離れた部門で利用する目的でレーザープリンタから出力できるが，ディジタルシステムの利点を最大限に活用するにはソフトコピーで読影するべきである。レーザープリンタで出力したフィルムは，通常の X 線写真をフィルムに出力するよりも高価であることに注意する必要がある。

ディジタル画像

画像処理

理想的なワークステーションは以下の機能を持つことが望ましい。
- 解剖学的なマーカーを付加できる機能
- 統計学的な補正機能
- 画像に注釈（アノテーション）をつける機能
- ウインドウとレベルの調整
- 電子的なコリメーション機能
- 拡大機能
- 異なるルックアップテーブル look-up table（LUT）に適応できる機能

読影用のワークステーションは，総合的な後処理機能を持つ高性能なワークステーションであり，先にあげたような項目に加え，次のような機能を持っている。
- エッジ強調機能
- ノイズ低減機能
- ピクセル値や距離，角度が計測できる機能
- 拡大した状態で画像全体をサーチする機能

［訳注：zoom-and-pan, zoom-and-roam, zoom- and-scroll など，いずれも「拡大機能」と「画面の移動」を組み合わせて画像観察するものである。ビューワーの機種により画像全体を拡大した状態で移動させるタイプと，一部分だけを拡大して表示するタイプ（いわゆる「虫めがね機能」）がある］

LUT

LUT は個々のピクセル値を新しいピクセル値に変換する。LUT は主に 2 つの目的で利用される。
- ディジタル X 線検出器は，通常，臨床画像の持つダイナミックレンジより広いので，臨床的に重要なデータだけを取り扱うようにデータを圧縮させる。
- 臨床的に重要な領域のコントラストを強調するためには，直線ではなく曲線の関係がよく，検査部位に応じて適切な複数の曲線を設定する。

右の図は，12 ビットの画像を 10 ビットに圧縮した一例である。

画像圧縮

画像データの圧縮は画像処理アルゴリズム algorithm によって実行される。画像圧縮によって画像のデータ量は少なくなり，より多くの画像が保存でき，さらに画像転送が速くなる。圧縮には可逆圧縮と非可逆圧縮がある。可逆圧縮した画像を復元すると原画像とまったく同じ画像となるが，非可逆圧縮では少し画像が変化する。システムによっては非可逆圧縮であるが，原画像と復元した画像に視覚的な差がないような圧縮技術を利用している。圧縮比は圧縮後の画像サイズに対する圧縮前の画像サイズと定義され，4：1 圧縮では画像のサイズが 1/4 に減る。

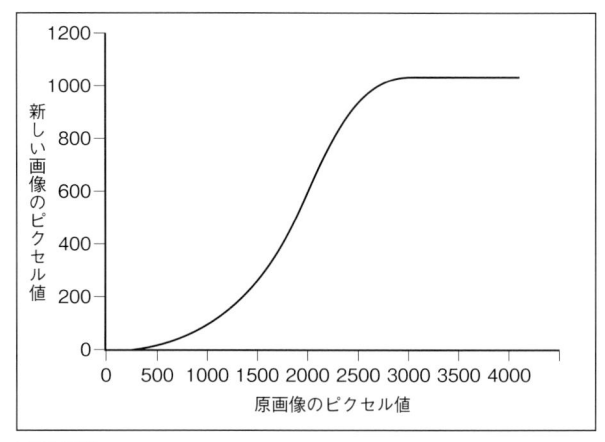

LUT の例

1 ディジタル画像

典型的なPACSの構成とワークフロー

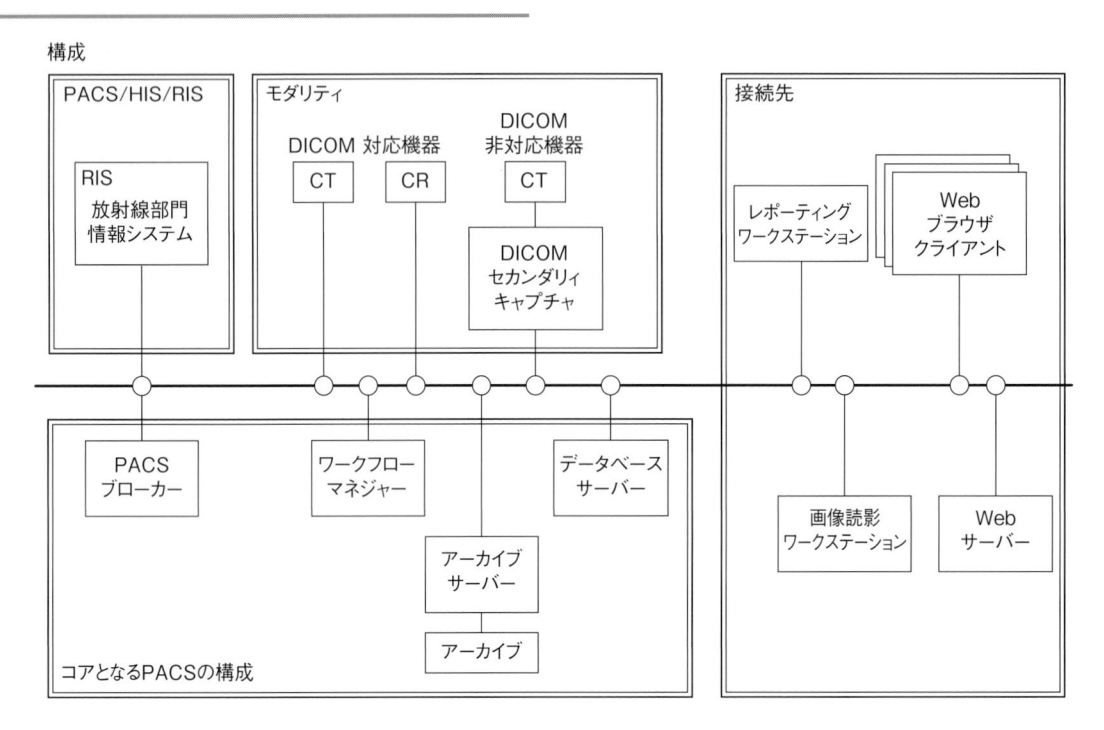

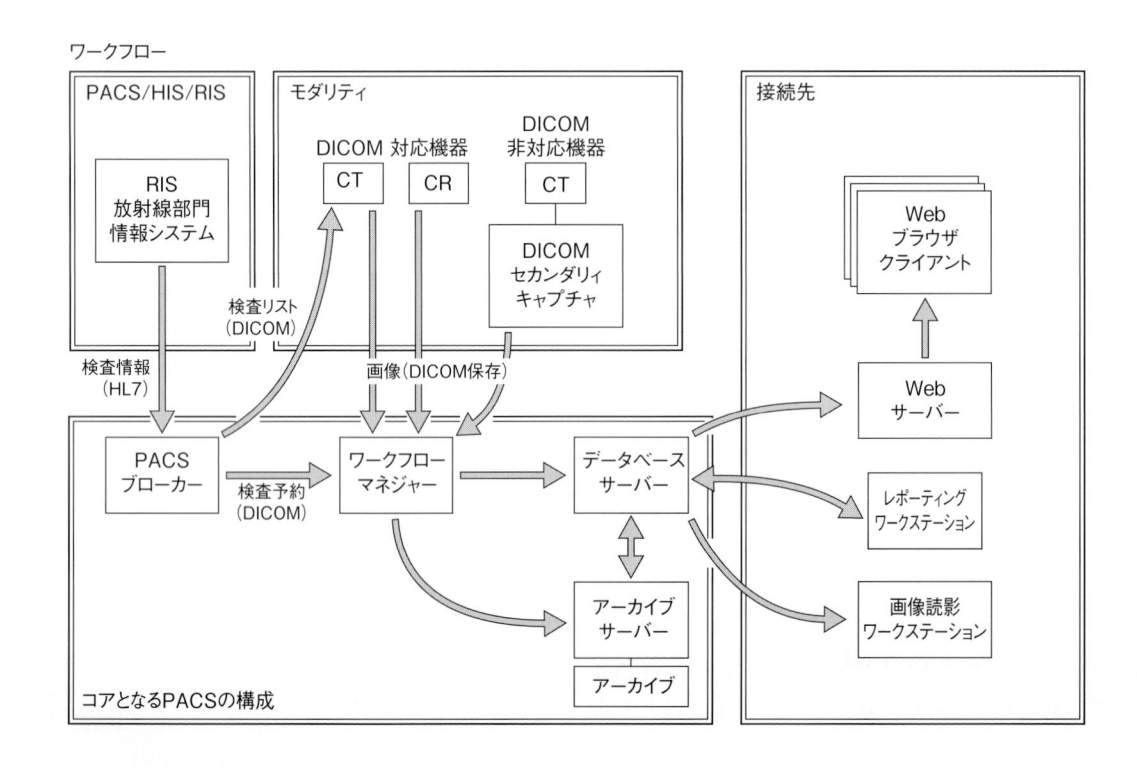

構成

- PACS/HIS/RIS
  - RIS 放射線部門情報システム
  - PACSブローカー
- モダリティ
  - DICOM対応機器：CT、CR
  - DICOM非対応機器：CT
  - DICOMセカンダリィキャプチャ
  - ワークフローマネジャー
  - データベースサーバー
  - アーカイブサーバー
  - アーカイブ
  - コアとなるPACSの構成
- 接続先
  - レポーティングワークステーション
  - Webブラウザクライアント
  - 画像読影ワークステーション
  - Webサーバー

ワークフロー

- PACS/HIS/RIS
  - RIS 放射線部門情報システム
  - 検査情報（HL7）
  - PACSブローカー
  - 検査予約（DICOM）
- モダリティ
  - 検査リスト（DICOM）
  - DICOM対応機器：CT、CR
  - DICOM非対応機器：CT
  - DICOMセカンダリィキャプチャ
  - 画像（DICOM保存）
  - ワークフローマネジャー
  - データベースサーバー
  - アーカイブサーバー
  - アーカイブ
  - コアとなるPACSの構成
- 接続先
  - Webブラウザクライアント
  - Webサーバー
  - レポーティングワークステーション
  - 画像読影ワークステーション

X線写真を撮影するたびに，検査の対象に応じた照射因子を選ぶ必要がある。これらの因子の選択は撮影部位の厚み，密度，病変などに依存する。選択するX線の照射因子は，

- ミリアンペア秒(mAs)
- 管電圧(kV)
- 焦点-フィルム間距離(FFD)

である。

選択する因子は，画像撮影装置の種類によって異なり，グリッドが使われるかどうかにも依存する。

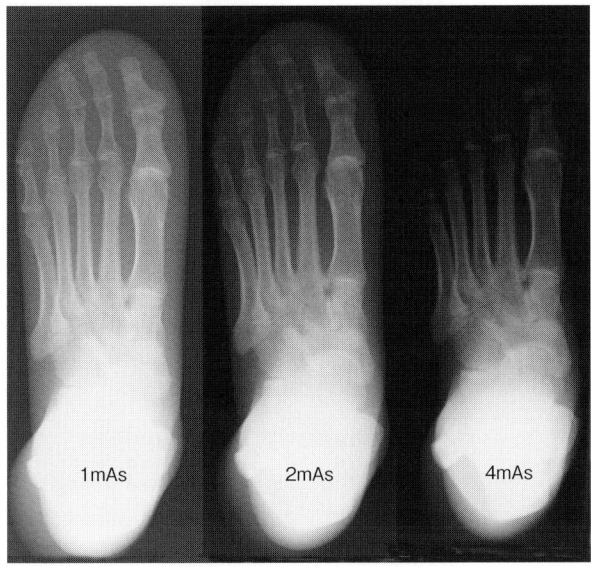

mAsの変化による写真濃度への影響(管電圧一定，スクリーン・フィルム系の場合)

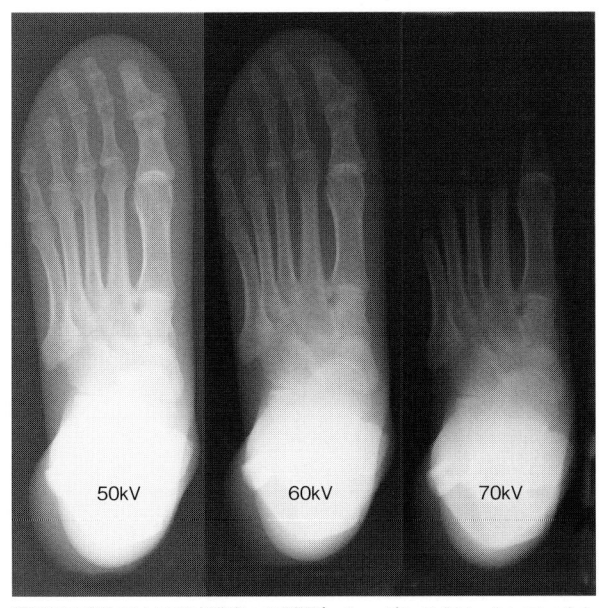

管電圧の変化による写真濃度への影響(mAs一定，スクリーン・フィルム系の場合)

X線照射に関する因子

mAs

mAsは，X線の強度，あるいは簡単にいうと使用するX線の量を示している。もしもX線が体を透過するのに十分なエネルギーを持つなら，画像撮影装置に検出されて画像のデンシティまたは黒化度を決定する。

mAsはX線管電流(mA)と撮影時間(sec)との積によって求まる。通常，動きによる不鮮鋭のリスクを減らすために，できるだけmAを大きく，撮影時間を短く設定する。X線発生器がX線管に対する熱負荷の範囲内で自動的に大電流短時間の組み合わせを選択する装置もある。しかし，診療放射線技師は短時間撮影をするために管電流を増加する選択肢があり，じっとしていられない患者を撮影するような場合にはこれを実行する。

小さなmAを使うと，過少線量となり，写真濃度が低くコントラストが低下する。電子的な画像撮影装置では，画像処理ソフトウェアによってモニタ上で最適な輝度(画像の濃度)で表示したとしても，不十分なmAsであればノイズが顕著に現れる。あまりにも大きいmAsは，過大照射となりコントラストを低下させる。ディジタル化された電子的な画像撮影装置では，mAsの増加によって，かなりノイズが少なく，信号対雑音比(SN比)が改善された高画質の画像をつくることができる。

管電圧

管電圧はX線の透過力を決定する。診断放射線領域で使われる管電圧の範囲は，マンモグラフィのような特殊な軟部組織で25 kVを使うこともあるが，通常は50～120 kVである。胸部X線写真のような高圧撮影では120 kVを超える管電圧を使用することもある。

管電圧は画像のデンシティに大きく影響する。管電圧が高くなると，X線は高いエネルギーを持ち，その結果，体を透過しやすくなり，画像撮影装置に検出される。また，管電圧はX線画像のコントラストを制御する重要な因子なので，注意深く選択しなければならない。

管電圧は，X線が体を透過し画像撮影装置に到達するために十分なエネルギーを持つ必要がある。最も高いコントラストは，適切な一定量のX線が体を透過することのできる範囲内で，可能な限り低い管電圧を使うことで得られる。体の中で骨のような密度の高い構造は低いエネルギーのX線を吸収するが，軟部組織のような密

1 X線照射に関する因子

度の低い構造は相対的にほとんどX線を吸収しない。このことはこれらの構造間の写真濃度に大きな差をもたらし高いコントラストとなる。管電圧が高くなると，体の厚みが厚い部分は薄い部分と比べて，比例的に多くのX線が透過する。その結果，写真濃度の差は小さくなり低いコントラストの画像となる。

胸部のように密度の幅が広いと，かなり高いコントラストを示すので，関心領域全体にわたり診断に適切な画像濃度とするためには画像のコントラストを低下させる必要がある。胸部X線撮影では，一般に，管電圧を高くする方法が取られる。

管電圧を上げるもう1つの理由は，mAsや撮影時間を短くできることである。管電圧が高くなると，エネルギーが高くなるだけではなく，より多くのX線が発生し，その結果mAsを下げることができる。しかしながら，このような手法による撮影時間の短縮は，画像コントラストを犠牲にすることになる。

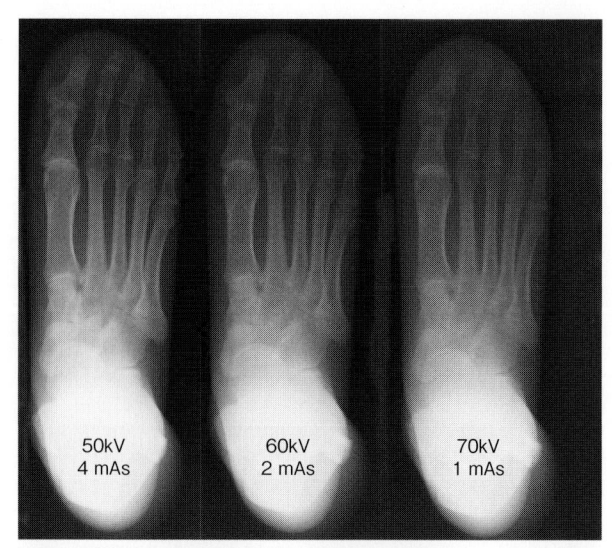

管電圧の増加とmAsの減少による写真濃度への影響(スクリーン・フィルム系の場合)

FFD

ある一定の管電圧とmAsにおいて，FFDを長くするとフィルムに到達するX線量は減少する。したがって，FFDを長くするのであれば同じ黒化度を得るために，mAsを増やさなければならなくなる。

FFDを決めるときは，次のような因子を考慮する必要がある。
- X線管を患者の皮膚にあまりにも近づけすぎない。近づけすぎると放射線障害が引き起こされることがある。
- 短いFFDは容認できない幾何学的な不鮮鋭を増加させる。
- FFDをあまりにも長くしないこと。長すぎる場合にはmAsの増加がX線管の負荷を増加させる。

ほとんどのX線撮影検査はFFDを100 cmで行っている。100 cmは，容認できる範囲の焦点-皮膚間距離と幾何学的不鮮鋭であり，しかもX線管に極端な熱負荷をかけることがない。100 cmのFFDを通常使うなら，焦点距離が100 cmのグリッドを準備する必要がある。

被写体とフィルムの距離が大きい場合には，幾何学的不鮮鋭と拡大を少なくするためにFFDを長くする必要がある。

撮影距離の変更に伴う新しい撮影条件は次式で計算できる。

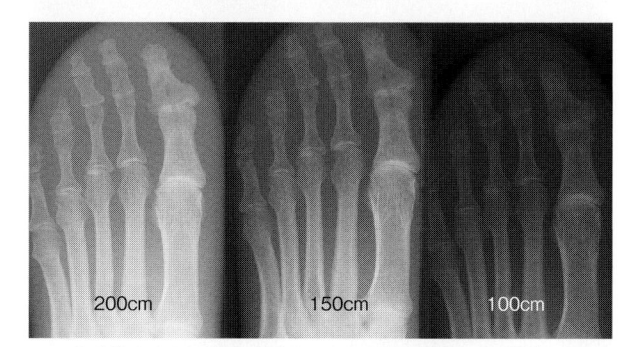

mAsを変化させずにFFDを変えたときの写真濃度への影響(スクリーン・フィルム系の場合)

$$\text{新しい mAs} = \frac{(\text{変更後の撮影距離})^2}{(\text{変更前の撮影距離})^2} \times (\text{変更前の mAs})$$

例えば，もし65 kV，20 mAs，FFD 100 cmで満足できる写真が得られるなら，FFD 200 cmにすると新しいmAsは次のように計算される。

$$\text{新しい mAs} = \frac{200^2}{100^2} \times 20 = 4 \times 20 = 80 \text{ mAs}$$

このように，FFD 200 cmで必要な撮影条件は，65 kVで80 mAsとなる。

増感紙

増感紙(スクリーン)とフィルムの組み合わせでは，通常増感紙を2枚用いてフィルムをはさみ，堅くて遮光性の高いカセッテの中に入れる。

異なる種類の増感紙にX線が照射されると，違った

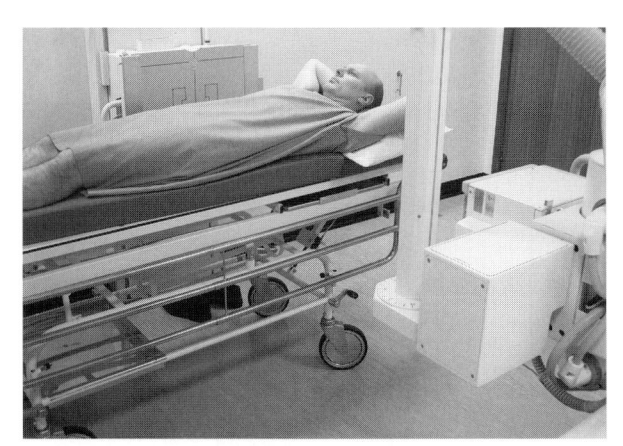

長いOFDによる幾何学的な不鮮鋭の増加を減らすためにFFDを長くした様子

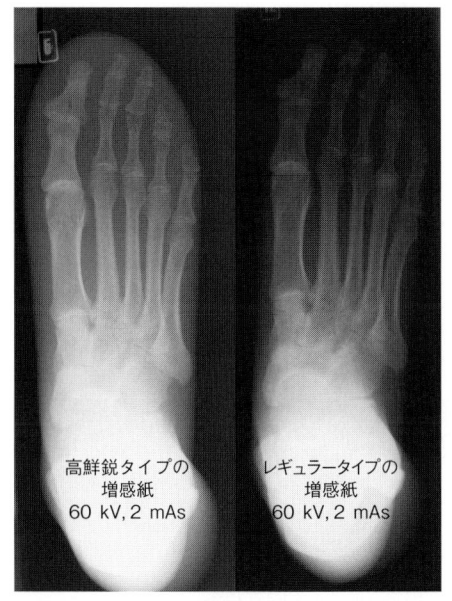

異なる種類の増感紙を使用したときの写真濃度への影響
高鮮鋭タイプの増感紙 60 kV, 2 mAs
レギュラータイプの増感紙 60 kV, 2 mAs

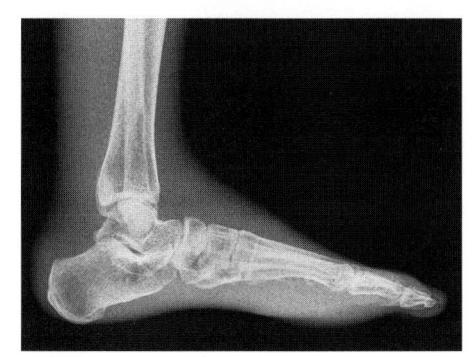

照射線量不足のディジタルX線画像

X線照射に関する因子

強度と色の光が放出される。増感紙からの光の色がフィルムにとって最も感光性が良いように，使用するフィルムの種類を特定の増感紙に一致させることは重要である。

高感度または通常の感度の増感紙は，四肢などで使う感度の低い増感紙よりも少ないX線量で同じ黒化度が得られる。したがって，低感度から高感度の増感紙に変更するときは，撮影条件を少なくする必要がある。その結果，患者が受ける線量は少なくなるという利点がある反面，感度が高い増感紙ほど鮮鋭度が低下し画質が劣化する。各部門で使う特定の増感紙の感度の違いについて知ることは重要である。

ディジタル画像入力

CRのようなディジタルの画像撮影法を利用すれば，幅広い線量域に対応した画像をつくることができる。しかし，その装置が最適な線量で撮影されない場合には，ノイズとモトルが増加して診断には適さない。最適な撮影線量を超えてもある程度までは許容できる画像が得られるが，患者にとっては最適化されていない余分な被曝を受けることになる。

ディジタルの画像撮影装置は，特定の検査でどれくらいの線量を使うのかについてのなんらかの指標を持つべきである。診療放射線技師はこのことを考慮すべきであるし，製造業者の推奨する最適な線量の幅と実際の撮影時の線量を比較すべきである。

グリッド

体の厚い部分や密度が高い部位を撮影するときは散乱X線が画像のコントラストを著しく低下させるので，グリッドを使用する。静止型や移動型のグリッドは，患者とカセッテの間に配置する。グリッドは一次X線の大部分を透過させてフィルムまたはX線の検出器に到達させ，散乱X線の多くを吸収するように設計されている。

グリッドは一次X線と二次X線の両方を吸収するので，グリッドを使用する場合はmAsを増やす必要がある。通常は2～4倍程度の増加になるが，使用するグリッドの種類によって変化する。

グリッドには集束距離があり（例えば100 cm），グリッドを通り抜ける一次X線を最大とするために，X線管

1　X線照射に関する因子

とグリッドの距離をこの集束距離に合わせる必要がある。

　低格子比のグリッド(鉛箔と鉛箔の間隔に対する鉛箔の高さ)や小さな照射野では，集束距離はX線写真を左右するものではなく，グリッドの集束距離の上下約20～30 cmでもX線写真上には目立った効果は現れない。しかし，高格子比グリッド(14：1や16：1)を大きな照射野で使う場合には，X線管からグリッドまでの距離をグリッドの集束距離にできる限り一致させないと(数 cm以内)，グリッドの縞目に平行な方向のフィルムの両端でX線量の低下を生ずることになる。

　X線束は，グリッドの縞目の方向には角度をつけてもよいが，縞目と直交する方向に角度をつけないようにする。そうしないとグリッドを透過するX線量が減少し，画像全体あるいは一部の濃度が低下する(グリッドによるカットオフ cut off)。

　X線の照射中，もしもグリッドが静止していたならば，グリッドの縞目のパターンがX線写真上に現れる。この現象は静止型グリッドを使うときに発生し，病棟や急患の患者の撮影などはその一例である。画像撮影部門では，グリッドは撮影装置に付属している場合もあり，撮影に同期して動くのでグリッドの縞目はみえない(ブッキーブレンデ)。もしもグリッドが1 cmあたり50本かそれ以上の鉛箔があるなら(高密度グリッド)，静止型グリッド(リスホルムブレンデ)でもX線写真には明から縞目がみえない。

X線照射に関する因子の選択

　管電圧の設定によって必要なX線の透過力と被写体コントラストが決まる。mAsは正しい画像の濃度が得られるように選択される。その値は，
- 画像撮影装置の種類(例えば，増感紙の相対感度)
- FFD
- グリッド使用時にはグリッドファクタ(露出倍数)

などに依存する。

　患者の動きによるボケが問題になりそうな場合は，X線管負荷を100%にするなどして撮影時間を短くすることを心がけるべきである。

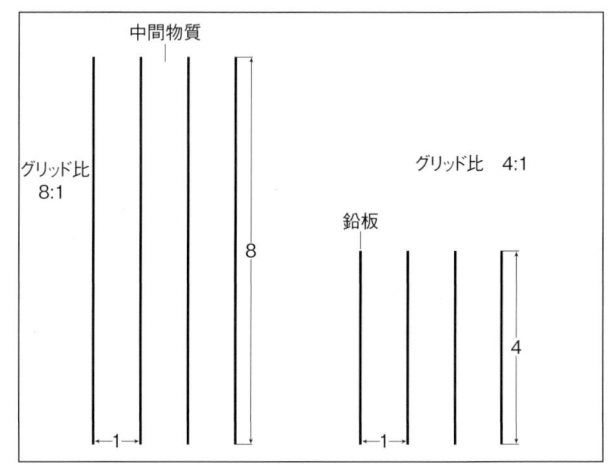

グリッド比(格子比)

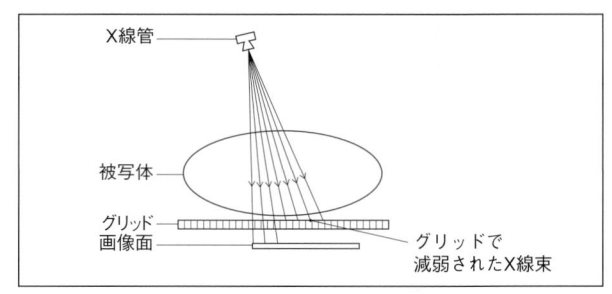

グリッドカットオフの1つの原因：グリッドの縞目に対してX線束を斜めに入射

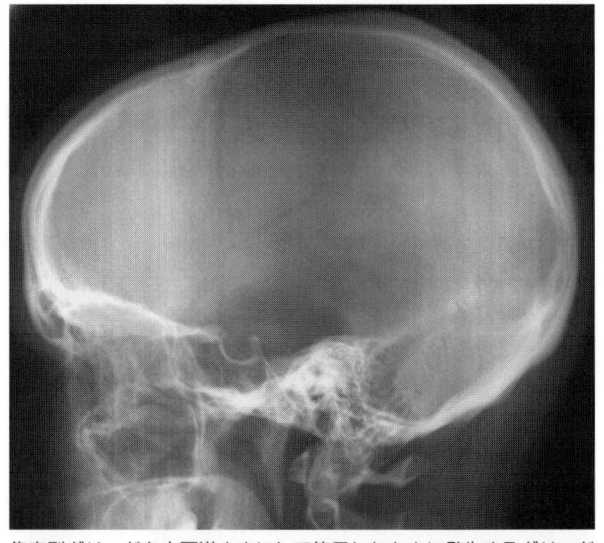

集束型グリッドを上下逆さまにして使用したときに発生するグリッドカットオフ

X線画像の画質に影響する因子のまとめ

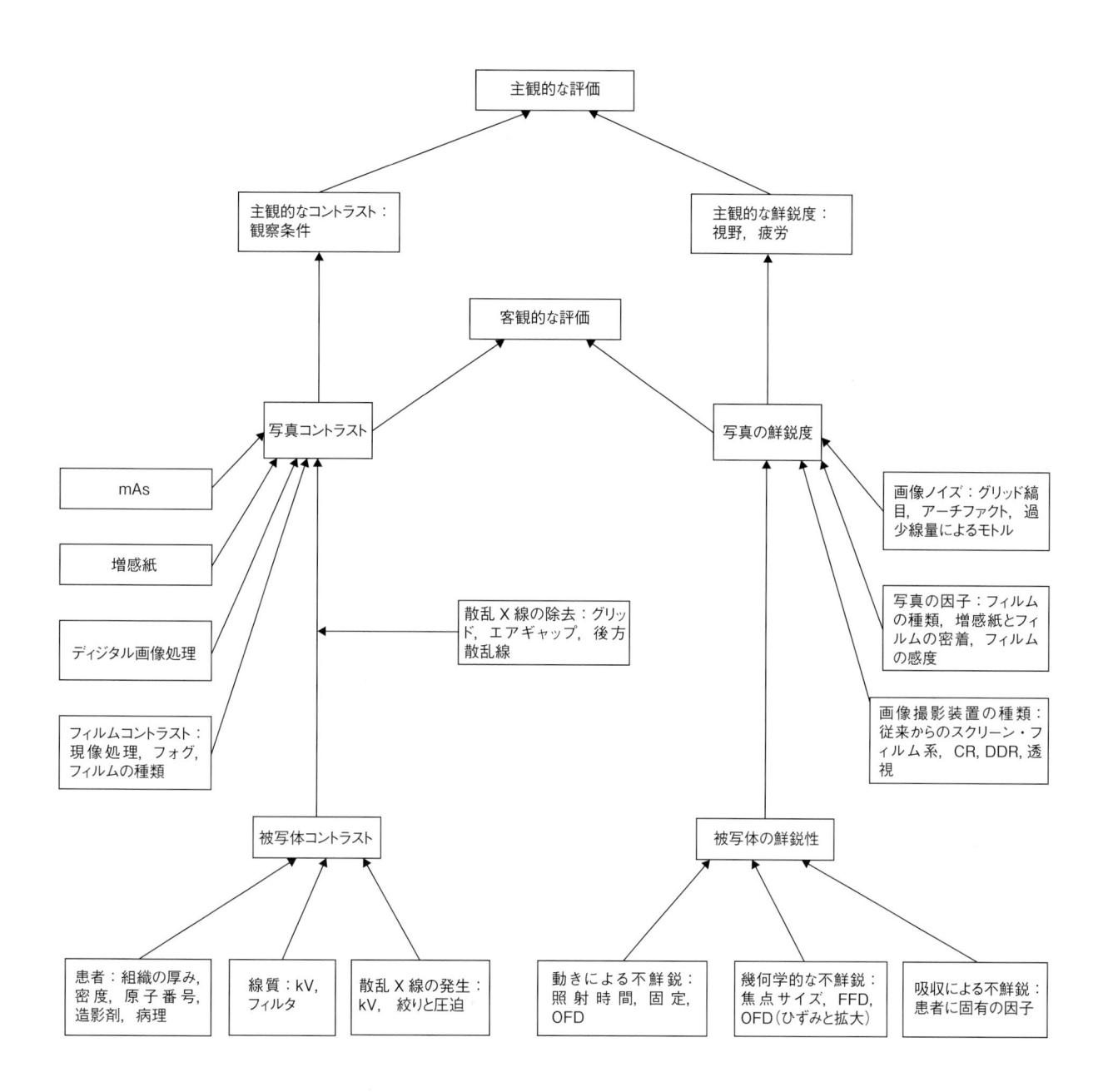

1

```
                              主観的な評価
                             ↗            ↖
          主観的なコントラスト：              主観的な鮮鋭度：
              観察条件                      視野，疲労
                ↑                              ↑
                         客観的な評価
                        ↗            ↖
            写真コントラスト            写真の鮮鋭度
```

- mAs → 写真コントラスト
- 増感紙 → 写真コントラスト
- ディジタル画像処理 → 写真コントラスト
- フィルムコントラスト：現像処理，フォグ，フィルムの種類 → 写真コントラスト
- 散乱X線の除去：グリッド，エアギャップ，後方散乱線 → 写真コントラスト

- 画像ノイズ：グリッド縞目，アーチファクト，過少線量によるモトル → 写真の鮮鋭度
- 写真の因子：フィルムの種類，増感紙とフィルムの密着，フィルムの感度 → 写真の鮮鋭度
- 画像撮影装置の種類：従来からのスクリーン・フィルム系，CR，DDR，透視 → 写真の鮮鋭度

被写体コントラスト → 写真コントラスト
- 患者：組織の厚み，密度，原子番号，造影剤，病理
- 線質：kV，フィルタ
- 散乱X線の発生：kV，絞りと圧迫

被写体の鮮鋭性 → 写真の鮮鋭度
- 動きによる不鮮鋭：照射時間，固定，OFD
- 幾何学的な不鮮鋭：焦点サイズ，FFD，OFD（ひずみと拡大）
- 吸収による不鮮鋭：患者に固有の因子

1 放射線防護

線量

X線検査は，診断のための道具として患者に多大な利益をもたらすが，電離放射線を利用するので障害を引き起こすリスクもわずかながらある。

障害の可能性と重篤度は患者が吸収したX線のエネルギー量に依存する。J/kgまたはGyで表される放射線量は，組織の単位質量あたりに吸収されるエネルギーの量を示す。同じ吸収線量であっても放射線の種類によっては他よりも多くの障害を引き起こす。Svで表される等価線量は，「臓器または組織の吸収線量」と「放射線の種類に応じた線質係数」との積によって求められる。診断領域のX線に関する線質係数は1.0で，X線の場合，吸収線量と等価線量は同じ値となる。被曝によるリスクは照射される臓器や組織にも依存する。そのためこのことを考慮して，放射線障害の感受性により加重係数を決めている。組織加重係数の積で求められた線量は，その組織に対して重みづけされた実効線量を示す。ある検査に対する実効線量(Sv)は，照射を受けた組織や臓器に対して重みづけされた等価線量を加算して求められる。実効線量は，ある検査部位に対するある照射条件によるX線被曝が健康へ及ぼす影響を評価するための指標となる。

ほとんどの臓器や組織に対して，吸収した線量を直接測定することは困難であるが，違った検査や照射条件に対して，仮想的な患者に対する線量分布の数学モデルを用いて算出することができる。このモデルでは，患者の線量と面積の積($Gy \cdot cm^2$)または測定した皮膚入射線量(mGy)から，臓器または組織の線量へ変換する。重みづけされた組織の線量を組み合わせることにより，ある検査での実効線量が求められる。通常，皮膚線量は熱ルミネセンス線量計(TLD)で実測するか，X線管の出力と後方散乱線のデータから間接的に計算して求めている。

いろいろな装置を使って行った違う種類の検査に対する相対的な患者線量レベルをモニタするためには，通常，実効線量ではなく，線量と面積の積または皮膚線量を解析することで十分な場合が多い。基準線量としての診断レファレンスレベル diagnostic reference level (DRL) もこれらの線量によって示されている。いくつかの推奨値を表に示す［訳注：DRLは1990年にイギリスで導入された考え方であるが，その後ヨーロッパガイドラインとして発展した。成人および小児の一般撮影と成人のCT検査のDRLが利用できる］。

放射線の量

線量の種類	単位	定義
吸収線量	Gy	単位質量あたりの組織が吸収したエネルギー
組織線量	mGy	特定の組織の平均線量
実効線量	mSv	放射線によるリスクを示す，異なる組織の放射線感受性で重みづけされた全体の線量
入射表面線量	mGy	入射面で測定した線量で，X線撮影のDRLを決めるためや線量のモニタに使う
線量と面積の積	$Gy \cdot cm^2$	空中線量とビームの積で，X線撮影のDRLを決めるためや線量のモニタに使う

DRL：診断レファレンスレベル

National Radiological Protection Board (NRPB)*で提案された診断レファレンスレベル(DRL)

X線写真	入射表面線量 (mGy)	線量と面積の積 ($Gy \cdot cm^2$)
頭部正面前後方向/後前方向	3	–
頭部側方向	1.5	–
胸部正面後前方向	0.2	0.12
胸部側方向	1.0	–
胸椎正面前後方向	3.5	–
胸椎側方向	10	–
腰椎正面前後方向	6	1.6
腰椎側方向	14	3
腰椎仙椎移行部	26	3
腹部正面前後方向	6	3
骨盤正面前後方向	4	3

検査	透視時間(分)	線量と面積の積 ($Gy \cdot cm^2$)
バリウム検査(または水溶性造影剤)食道造影	2.3	11
バリウム食(上部消化管造影)	2.3	13
バリウムフォロースルー	2.2	14
バリウム(または水溶性造影剤)注腸検査	2.7	31
逆行性小腸造影	11.0	50
排泄性尿路造影	–	16
排尿時膀胱造影	2.7	17

* 2000年のNRPBによる患者線量データベースに基づく。英国のDepantment of Health (DoH) は国の定める診断領域の基準レベルとして，これらの一部を採択しそうである

放射線のリスク

放射線はさまざまな形で障害を引き起こす。X線撮影検査における線量は，基本的に放射線宿酔のような細胞死による急性障害を引き起こす閾値よりも低いレベルである。そのほかの閾値または確定的影響（皮膚の紅斑や目の水晶体への障害など）は，長時間経過した後，あるいは1〜2 Gyを超えて繰り返されたX線の照射によって発症する。複雑なインターベンショナル手技 interventional radiology（IVR）の後で，まれに皮膚障害がみられることがあり，IVRではこのようなリスクを管理する必要がある。器官形成中の胎児への100〜200 mGyを超える照射では，奇形や知能発育障害のような確定的影響を引き起こすこともある。

しかし，たとえどんなに少ない線量でも細胞のDNAを変化させ，その結果，被曝から何年も経過した後に癌が発生する可能性がわずかに増加する。被曝により致命的な癌が発生するリスクの増加の程度は，胸部や四肢，歯科の検査など100万人に1人より少ないものから，腹部X線撮影の3万人に1人，腹部CT検査やバリウム検査における1万人に1人以上のものまで幅がある。小児に対するリスクは平均的な大人より2〜3倍高く，高齢者のリスクは平均的な大人より5倍低い。放射線防護は，診断情報を得るために使うX線量をできるだけ少なくすることによって患者に対する確率的影響のリスクの減少を図る必要がある。

患者の体細胞への障害に加えて，将来遺伝的な障害を引き起こす可能性もあり，患者の生殖腺への照射は，その子どもたちに遺伝的な病気のリスクを与えるかもしれない。このリスクは自然に発病するリスクと比べると小さいが，生殖腺への被曝を少なくするように注意を払い，防護を実施することは予防的な効果がある。

放射線防護

平均的な成人に対する放射線被曝のリスク

検査	典型的な実効線量 (mSv)	リスク*
胸部	0.02	1/1,000,000
乳房	0.06	1/300,000
腹部	0.7	1/30,000
腰椎	1.3	1/15,000
頭部CT	2	1/10,000
バリウム注腸検査	7.2	1/2,800
体幹部CT	9	1/2,200

*被曝による発癌のリスク

電離放射線（医療被曝）についての規則（IRMER）に基づく，X線検査について行うべきリストの一例

患者認証
検査の依頼者，臨床医，診療放射線技師の認証
医療における照射の正当化
出産可能な年齢の女性
検査の評価と線量の記録
患者被曝線量の評価
DRLの利用
IRMERの品質保証
医療目的の照射
医学研究に関する照射
意図しない照射の減少
意図しない照射の調査

医療被曝に関する法律

医療被曝を受ける人に対する放射線防護についての基本的な尺度は，1990年の国際放射線防護委員会 International Commission on Radiological Protection（ICRP）勧告に示されている。1997年には，European Councilは，会員国が適用するための，Medical Exposure Directive（医療被曝についての指導法）（Council Directive 97/43/Euratom）を示した。イギリスは，電離放射線（医療被曝）についての規則 Ionizing Radiations Medical Exposure Regulations（IRMER）2000の指導規定のほとんどを適用した。

IRMERは，患者の防護，その他の医療被曝，そしてそれらを「合理的に可能な限り低くする」総合的な枠組み〔ALARP（as low as reasonably practicable）と呼ばれる〕を示している。IRMERの要求では，すべての医療被曝はその実行の前に最適化されなければならないという放射線防護の基本原則に則っている。代替可能な手段を考えることや，可能性のある障害に対して重きが置かれなければならない。いったん照射が正当化されると，検査で使う装置や手法はALARPに従うように最適化しなければならない。

患者に関する線量の情報は，既定のDRLにあるかどうかを定期的に審査するために記録する。

IRMERは初期の検査依頼からできあがった画像の評価まで，すべての検査の過程について言及している。医療被曝に関係するすべてのスタッフ，すなわち検査を依頼する者，検査を正当化する臨床医，患者の認証から装

1 放射線防護

置を扱い実際の照射までを行う診療放射線技師は，患者を防護する義務を負っている。

IRMER の導入についての責任は管理者にある。管理者は，義務を果たすべき人に対して書面で明確な方法を示し，責任感を持たせ，さらに，検査のさまざまな段階で患者を正しく防護することを確実にするための手段を示す必要がある。標準的な技術に矛盾がないようにするために，撮影部位ごとに，標準的な画像の撮影方向についての照射条件を示す必要がある（例えば，頭蓋）。

放射線によって引き起こされる可能性のある障害のリスクが大きかったり，あるいは被曝による利益が不明確であるかもしれないので，患者を防護する義務のあるスタッフは，特別に考慮する必要がある問題に焦点を絞る必要がある。これには，小児への照射，被曝の多い検査，妊娠可能な女性への照射，医学研究や医療の正当化のための目的に対する照射などが含まれる。

管理者は，患者を防護する義務を負うスタッフに必要となる適切な訓練を受けさせ，責任を持つことを保障しなければならない。例えば，ある医療目的の照射を行う人は，最低の線量で必要な情報を得るために，すべての状況に対する最適な方法を知っている必要がある。つまり，十分な教育と訓練を受け，資格を持った診療放射線技師はその義務を果たすために最適なのである。この能力を維持するために，臨床医や診療放射線技師は，卒後教育を通して患者の防護に関する最近の進歩や改善された技術に関する知識を常に最新のものに保つ必要がある。

実践的な防護手段

患者を防護するための実践的な手段を用いることは，医療での照射を行う診療放射線技師の義務である。以下の内容が関連する。

- 患者に対する準備
- 患者の認証
- 小児や妊娠可能な女性など特別な患者の問題
- 撮影装置の選択
- X線撮影のための検出器の種類
- 患者のポジショニング
- 撮影技術
- 撮影方向
- 線束の絞り込み
- 撮影条件
- 患者の放射線防護や遮蔽

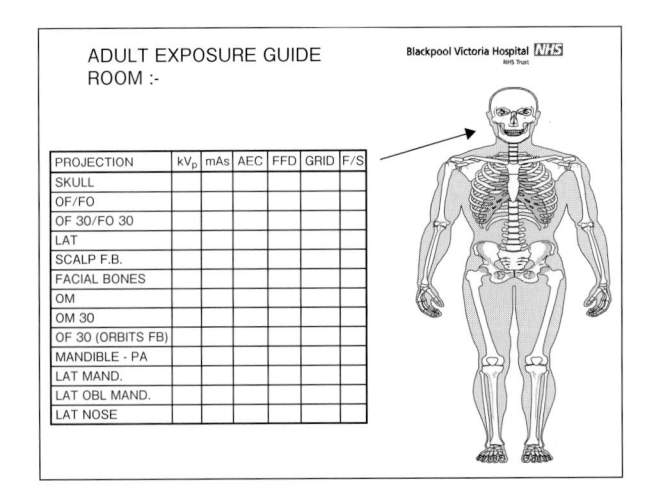

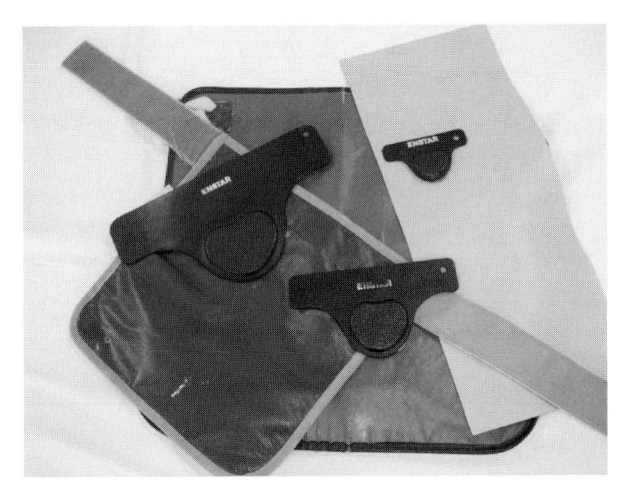

生殖腺防護のために含鉛ゴムでつくられた防護用品

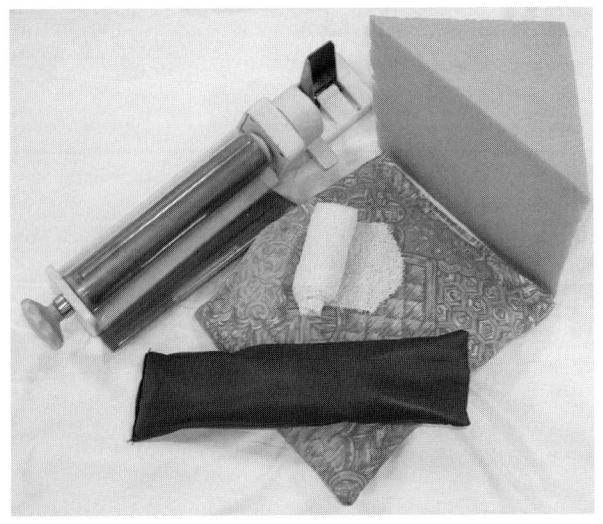

固定器具の例

放射線防護

不必要な一次X線や散乱X線から患者を防護しなければならない。腹部以外の撮影では，生殖腺に一次X線が当たらないようにし，手のX線撮影（5頁参照）のときのように注意深い撮影技術が基本である。

組織への不必要な照射を避け，散乱X線の発生を減らすためにも関心のある部位だけにX線束を絞り込む特別な配慮が必要である。撮影領域内に放射線感受性が高い臓器などが入るときには，生殖腺防護のための遮蔽を行い，水晶体（眼）や甲状腺への照射を減らすために撮影法の修正を行うなど，可能な限り照射野内にこれらの臓器が入らないようにするべきである。

散乱X線から生殖腺を防護するには，鉛の防護具などを使い，四肢の撮影でも必ず防護する。

患者の動きによる再撮影を減らすために，砂嚢などの固定具を使用し，さらに患者はできるだけ楽な姿勢を取らせる必要がある。短い撮影時間は，動きによる不鮮鋭を避けるために選択すべき方法である。

診断に必要な情報が得られる最適な高感度の画像システムを選ぶことで，線量はALARPを保つことにつながる。

妊婦に対するルール

胎児への照射を避けるためには妊娠に対するルールに注目する必要がある。IRMERでは，管理者に対してこのことを明記することを要求している。もしも出産可能な年齢の女性，または妊娠しているかどうか不明な場合には，腹部や骨盤部へ直接X線を照射することを避けるべきである。このルールの唯一の例外は，検査を依頼する医師が臨床的な理由から何よりも優先してX線検査の実施を要求することであり，検査が正当化された場合である。このようなときには，すべての検査で照射回数を少なくし，1照射あたりの吸収線量を少なくする必要がある。腹部や骨盤部以外の検査を行うときには，X線束の絞り込みを確実に行い，鉛の防護器具で腹部や骨盤部を覆う。

参考文献

Manaster BJ (1997). *Handbook of Skeletal Radiology*, 2nd edn. St Louis: Mosby.

第 2 章

上　肢

推奨撮影法 40

患者と撮影台の位置 41

手 42
    基本撮影法　42
    後前方向（背掌方向）　42
    Ｘ線画像解剖　43
    回内斜方向（背掌斜方向）　44
    両手後前方向　45
    両手回外斜方向（捕球 ball catcher 位，
      ノーガード Nørgaard 位）　46
    側方向　47

手指 48
    基本撮影法　48
    後前方向　48
    示指・中指側方向　48
    薬指・小指側方向　49

母指 50
    側方向　50
    前後方向　50
    後前方向（異物）　51

舟状骨 52
    尺屈位後前方向　52
    尺屈位回内斜方向　53
    回外斜方向　54
    側方向　55

手根管 56
    軸方向：第 1 法　56
    軸方向：第 2 法　56

手関節 57
    基本撮影法　57
    後前方向　58
    側方向：第 1 法　58
    側方向：第 2 法　59
    斜方向（回内斜方向）　60

前腕 61
    前後方向（基本法）　61
    側方向（基本法）　62

肘 63
    側方向　63
    前後方向　64
    前後方向（部分屈曲）　64
    前後方向（前腕接触）　65
    前後方向（上腕接触）　65
    全屈曲位　66
    軸方向（上腕接触）　66
    軸方向（前腕接触）　67
    側方向（橈骨頭）　68
    斜方向（橈骨尺骨関節近位部）　69
    軸方向（尺骨神経溝）　69

上腕骨顆上骨折 71
    側方向　71
    前後方向　72

上腕骨幹 73
    背臥位前後方向　73
    背臥位側方向　73
    立位前後方向　74
    立位側方向　74

上腕骨結節間溝（二頭筋溝） 75
    軸方向　75
    軸方向（代替法）　75

上腕骨頸 76
    前後方向　76
    軸方向　77
    側方向（上下方向）　77
    側方向（下上方向）　78
    側方向（斜方向）　78

推奨撮影法

部位	適応	撮影法
手	中手骨骨折，脱臼	後前方向(基本法) 回内斜方向(基本法)
	重篤傷害，異物	側方向(基本法) 前後方向(代替法)
	病変(関節リウマチ)	両手後前方向 両手回外斜方向(捕球 ball catcher's 位)
手指	骨折，脱臼，異物	後前方向(基本法) 側方向(基本法)
母指	指骨骨折，脱臼	前後方向(基本法) 側方向(基本法)
	第1中手骨底部の傷害 ベネット Bennett 骨折	前後方向(基本法) 側方向(基本法)
手根骨	舟状骨	手を内転した後前方向(尺屈位) 回内斜方向(基本法) 回外斜方向 側方向(基本法)
手根管症候群		軸方向 後前方向
橈骨・尺骨遠位部	外傷，病変	後前方向(基本法) 側方向(基本法) 斜方向
前腕	外傷，病変	前後方向(基本法) 側方向(基本法)
	重篤傷害	前後方向(変法) 側方向(変法)
肘関節	外傷，病変	側方向(基本法) 前後方向(基本法)
	肘が伸ばせない場合	側方向(基本法) 前後方向 軸方向
	橈骨頭の外傷，病変	前後方向(基本法) 側方向(橈骨回転変化時) 軸方向(2)
	橈骨・尺骨関節近位部	側方向(基本法) 斜方向(前後方向)
	尺骨神経溝	前後方向(基本法) 軸方向
	顆上骨折	前後方向(変法) 側方向(変法)
上腕骨	外傷，病変	立位前後方向 立位側方向
	結節間溝(二頭筋溝)	前後方向(基本法) 軸方向
上腕骨頸	骨折	前後方向 側方向(斜方向) 側方向(頭尾方向) 側方向(尾頭方向)

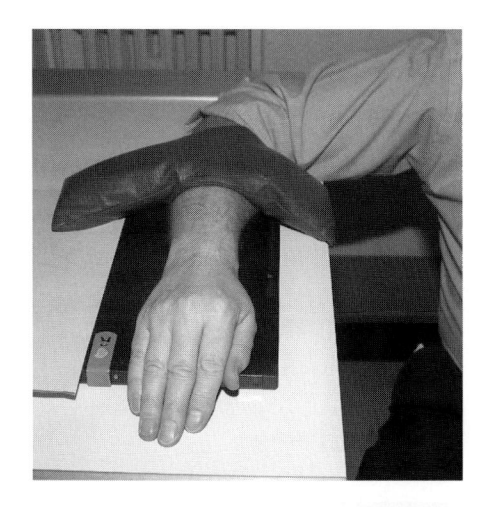

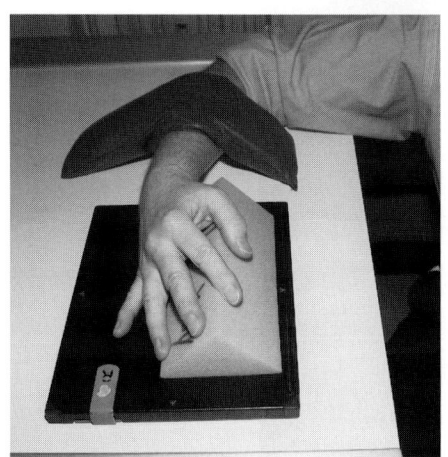

患者と撮影台の位置

　上肢のX線撮影はルーチン検査であり，高水準のX線写真を維持しなくてはならない。特に肘と手関節の診断は，将来にわたって患者の動作や仕事，所得にまで影響を与えるため，可能な限り品質の良いX線写真を撮影する必要がある。

　X線撮影に際しては左右のマーカーを正しく置き，患者の正確な情報や検査日を記録することも大切である。

　可能な限り放射線防護をするには，患者の下肢や生殖腺を直接線から遠ざけ，撮影台の脇や端に座らせて撮影する。すなわち，脚部を撮影台の下よりも脇に置くように座らせる方がよい。X線束はカセッテの使用域内に絞る。カセッテの使用部以外を含鉛ゴムで遮蔽することで，1枚のカセッテに複数回の撮影をすることができる。

　照射野内は透過性パッド，照射野外は砂嚢を用いて上肢を固定する。患者が快適に楽な姿勢で上肢の固定を維持できるよう努めることが重要である。手や手関節の検査では，前腕と手を撮影台の上に置いて撮影する。前腕，肘および上腕の検査では，肩，肘，手関節がカセッテ面に平行となるようにする。これは，撮影台上のカセッテに対して，肩，肘，手関節が同一平面上にあることを意味し，上腕，肘，前腕は撮影台に接していなければならない。

手

基本撮影法

通常，24×30 cm サイズのカセッテに後前方向と回内斜方向の分割二方向撮影をする。できる限り高解像増感紙を使用し，フィルムの分割使用部以外は含鉛ゴムで遮蔽する。

後前方向（背掌方向）

患者とカセッテの配置

- 患側の腕を撮影台側にして，患者を撮影台脇に座らせる。
- 前腕を回内し撮影台上に置き，手掌面をカセッテにつける。
- 手指をカセッテにつけて軽く分離，伸展させる。
- 橈骨・尺骨の各茎状突起がカセッテ端から等距離となるよう手関節を調整する。
- 砂嚢を前腕の遠位に載せて固定する。

X線束の方向と入射点

- 垂直X線束中心は第3中手骨頭上に入射する。

画像が備えるべき特徴

- 指先の軟部組織から，手根骨，中手骨，橈骨・尺骨遠位端を含むすべての指骨がみえること。
- 指節（IP）関節，中手指節（MP）関節，手根中手骨関節がはっきりみえること。
- 回内，回外のない正確な正面像であること。

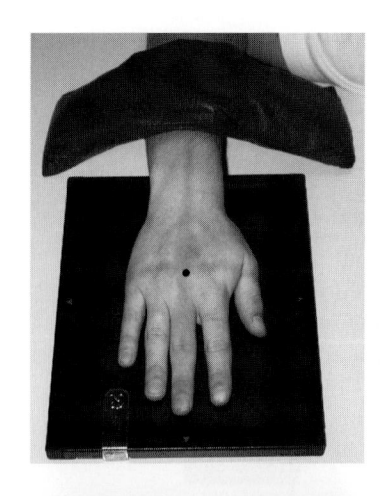

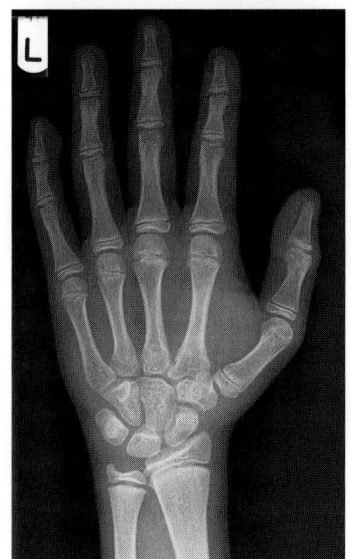

左手後前方向像（正常）

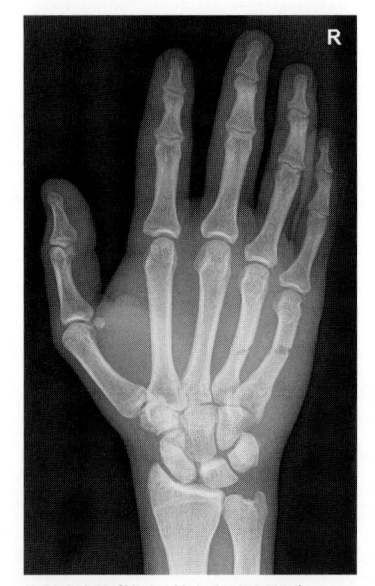

後前方向像（第4・第5中手骨骨折）

手

X線画像解剖

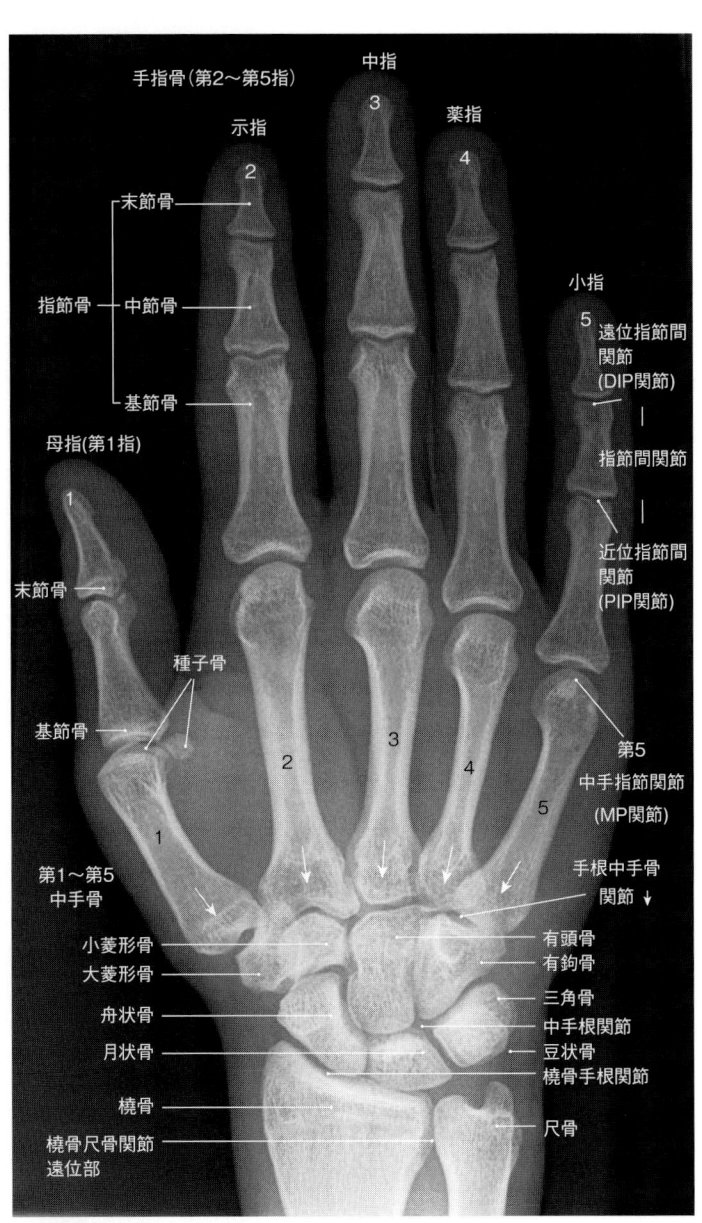

手指骨（第2〜第5指）
中指 3
示指 2
薬指 4
末節骨
指節骨 — 中節骨
基節骨
母指(第1指)
1
末節骨
種子骨
基節骨
第1〜第5中手骨
小菱形骨
大菱形骨
舟状骨
月状骨
橈骨
橈骨尺骨関節遠位部

小指 5
遠位指節間関節(DIP関節)
指節間関節
近位指節間関節(PIP関節)
第5中手指節関節(MP関節)
手根中手骨関節
有頭骨
有鉤骨
三角骨
中手根関節
豆状骨
橈骨手根関節
尺骨

右手後前方向像

43

2 手

回内斜方向（背掌斜方向）

患者とカセッテの配置
- 手指を伸ばした状態で，手を後前位から45°回外する。
- 手指を軽く分離し，45°傾斜した透過性パッド上に手を載せる。
- 砂嚢を前腕の遠位に載せて固定する。

X線束の方向と入射点
- 垂直X線束中心を第5中手骨頭上に合わせる。
- その後，X線束中心が第3中手骨頭を通過するよう管球に角度をつける。このとき，照射野はできるだけ絞る。

画像が備えるべき特徴
- すべての指節骨，および指尖の軟部組織や手根骨，中手骨，橈骨・尺骨遠位端がみえること。
- X線入射角度が正確であれば，第1・第2中手骨頭が分離し，第4・第5中手骨頭は重なる。

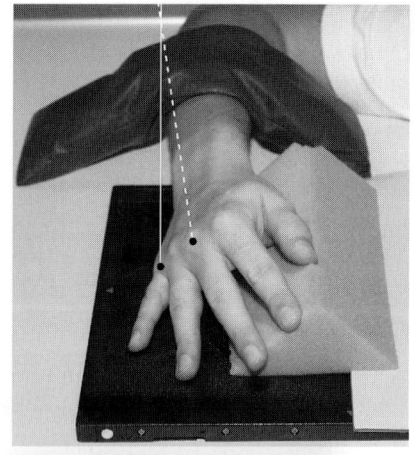

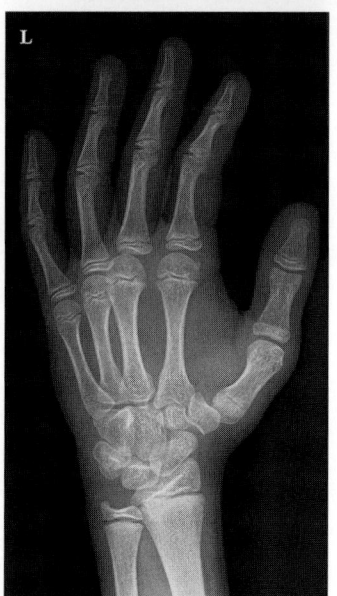

左手回内斜方向像（正常）

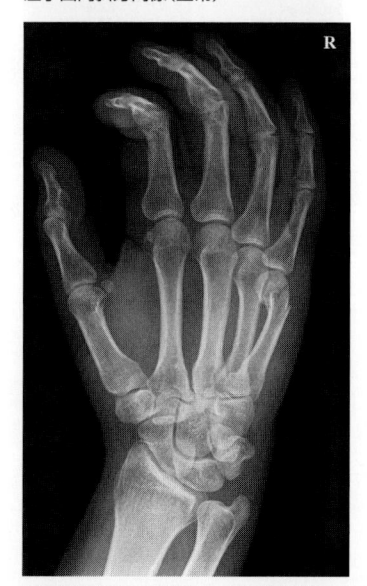

右手回内斜方向像（第5中手骨頸骨折，ボクサー boxer 骨折）

手

両手後前方向

この撮影法は，関節リウマチの初期微細変化や病気の進行度を診断するために用いられる。

患者とカセッテの配置

- 理想的には患者を撮影台の脇に座らせる。この姿勢が取れない場合は，撮影台に向かって座らせる（36〜37頁「放射線防護」参照）。
- 両前腕を回内して撮影台の上に置き，手掌面をカセッテにつける。
- 手指をカセッテにつけて軽く分離，伸展させる。
- 橈骨・尺骨各茎状突起がカセッテ端から等距離になるよう手関節を調整する。
- 砂嚢を前腕の遠位に載せて固定する。

X線束の方向と入射点

- 垂直X線束中心は両母指指節間(IP)関節の中点に入射する。

画像が備えるべき特徴

- すべての指節骨，および指尖の軟部組織や手根骨，中手骨，橈骨・尺骨遠位端がみえること。
- 最良の写真濃度・コントラストを得る撮影条件が選択され，関節の細部までみえること。

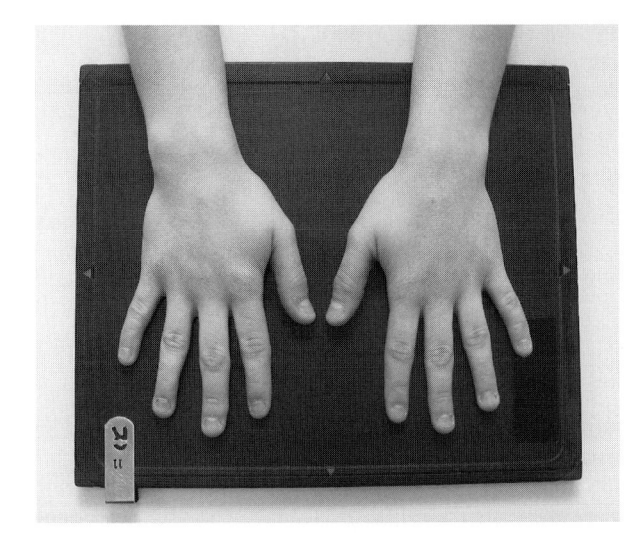

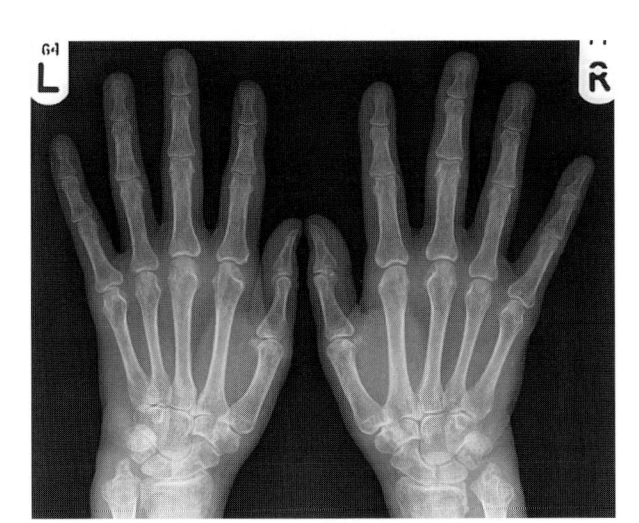

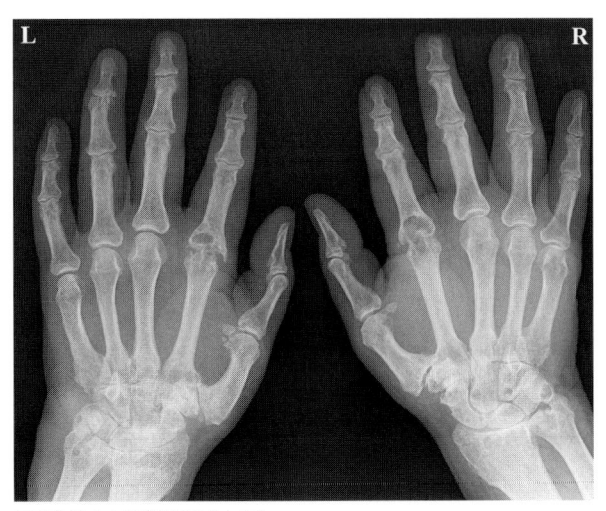

両手後前方向像（正常）

両手後前方向像（重度びらん症）

2 手

両手回外斜方向（捕球 ball catcher 位，ノーガード Nørgaard 位）

　この撮影法は，関節リウマチの診断に用いられる。また，第 5 中手骨底骨折の診断にも用いられる。

患者とカセッテの配置

- 理想的には患者を撮影台の脇に座らせる。この姿勢が取れない場合は，撮影台に向かって座らせる（36～37 頁「放射線防護」参照）。
- 両前腕を回外して撮影台の上に置き，手背面をカセッテにつける。
- この位置から，両手でボールをつかまえるような状態で 45°回内する。
- 指は軽く分離して伸展させ，母指以外の指はカセッテにつけたままの状態にする。
- 手を，45°傾斜した透過性パッドに載せる。
- 砂嚢を前腕の遠位に載せて固定する。

X 線束の方向と入射点

- 垂直 X 線束中心は両手第 5 指中手指節間（MP）関節の中点に入射する。

画像が備えるべき特徴

- すべての指節骨，および指尖の軟部組織や手根骨，中手骨，橈骨・尺骨遠位端がみえること。
- 最良の写真濃度・コントラストを得る撮影条件を選択し，関節の細部までみえること。
- 各中手骨頭が重ならないこと。

放射線防護

　患者を撮影台に向かって座らせる場合は，下肢や生殖腺の放射線防護を必ず行う。直接線を減弱させるため，含鉛ゴムシートをカセッテ直下の撮影台上に敷く。

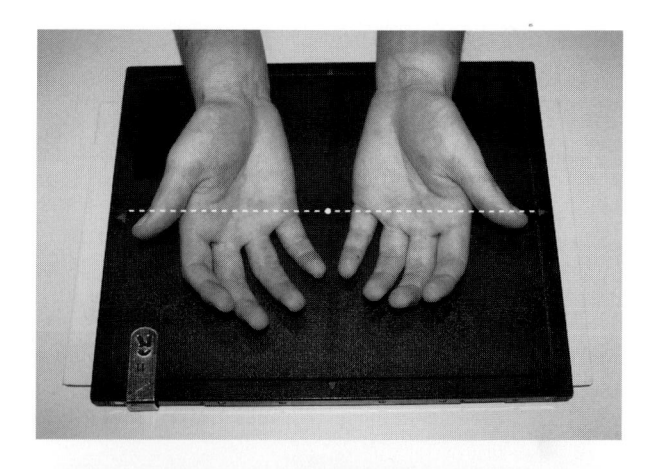

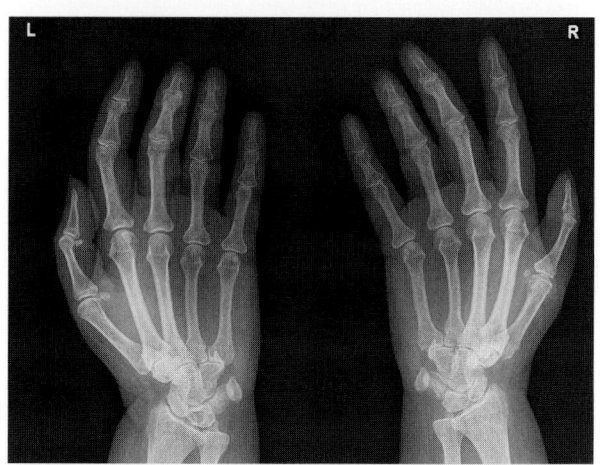

両手捕球位像（正常）

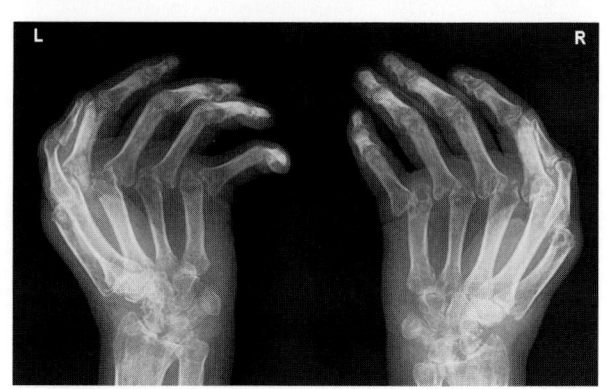

両手捕球位像（重度びらん症）

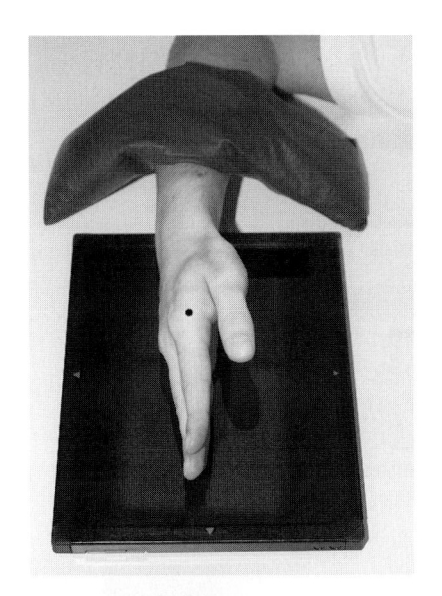

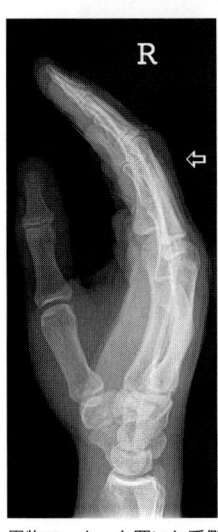

手

側方向

　この撮影法は，異物の位置確認のため後前方向像に追加して用いられる。また，手根骨の骨折や脱臼の診断にも用いられる。

患者とカセッテの配置

- 手を後前位から 90°回外する。
- 手指を伸展させ，手掌面はカセッテと垂直とする。この際，母指は外転し，カセッテと平行になるよう透過性パッドで支える。
- 橈骨・尺骨の各茎状突起が重なるようにする。

X 線束の方向と入射点

- 垂直 X 線束中心は第 2 中手骨頭上に入射する。

画像が備えるべき特徴

- 指尖の軟部組織や橈骨・尺骨各茎状突起が画像内に含まれること。
- 各中手骨頭が重なること。
- 母指が他の構造物と重ならず明瞭であること。

注意事項

- 異物の位置確認を目的とする場合，管電圧を低く設定し，異物が軟部組織内にあるのか否かを判別できるようにする。
- 通常，異物の位置を示すため，侵入位置に隣接して金属マーカーを置く。

放射線医学的考察

- 手や手関節（足，足関節も同様）には多くの副小骨があり，病理学的診断を誤らせる原因になる。
- 第 5 中手骨頭のボクサー骨折は簡単に判別できるが，中手骨底骨折では過度の回転や線量不足により，異常を見逃すことがある。

異物マーカーを置いた手側方向像（第 5 中手骨の古い骨折が認められる）

手指

基本撮影法

　通常，18×24 cm サイズの高解像増感紙カセッテに後前方向と側方向の分割二方向撮影を行う。

　隣接した手指像（第 2 指と第 3 指，第 4 指と第 5 指）を必要とする場合が多い。特に側方向では互いの指が重ならないよう配慮し，一方の指を全伸展させ，もう一方は少し屈曲させる。カセッテと接しない指は透過性パッドで支える。

　カセッテの使用部以外は含鉛ゴムで遮蔽する。

後前方向

患者とカセッテの配置

- 手の後前方向撮影と同様に，患者を撮影台の脇に座らせる。
- 前腕を回内し，手指前面（手掌面）をカセッテにつける。
- 手指は伸展させ，分離する。
- 砂嚢を手関節の背面に載せて固定する。

X 線束の方向と入射点

- 垂直 X 線束中心は目的とする指の近位指節間（PIP）関節上に入射する。

画像が備えるべき特徴

- 指先から中手骨遠位 3 分の 1 まで画像に含まれること。

示指・中指側方向

患者とカセッテの配置

- 患者を撮影台の脇に座らせる。腕を外転し，示指の外側面がカセッテにつくまで回内する。
- 浮いている前腕部を支える。
- 示指を伸展させ，中指は重ならないよう少し屈曲させる。
- 中指を透過性パッドで支える。
- 他の指は手掌内に全屈曲させ，母指で押さえる。

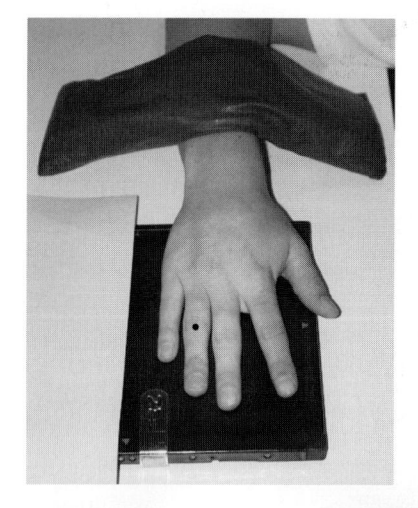

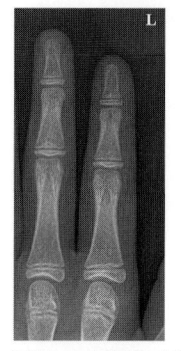

示指・中指後前方向像　　示指・中指側方向像

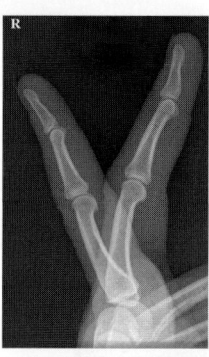

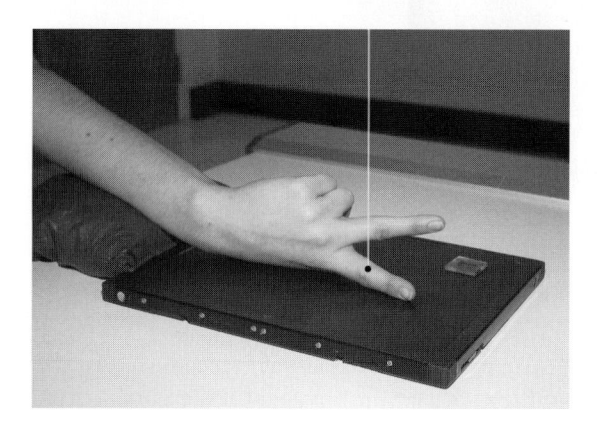

X 線束の方向と入射点

- 垂直 X 線束中心は目的とする指の PIP 関節上に入射する。

画像が備えるべき特徴

- 指先から中手骨遠位 3 分の 1 まで画像に含まれること。
- 手掌板骨折を明確にするために各関節丘が重なっていること。

手指

薬指・小指側方向

患者とカセッテの配置

- 患者を撮影台の脇に座らせる。手掌面を撮影台に垂直とし、小指の側面をカセッテにつける。
- 目的とする指を伸展させ、重なりを避けるため、他の指は手掌内に全屈曲させて母指で押さえる。
- 薬指はカセッテと平行になるよう透過性パッドで支持する。

X線束の方向と入射点

- 垂直方向X線束中心は目的とする指のPIP関節上に入射する。

画像が備えるべき特徴

- 指先から中手骨遠位3分の1まで画像に含まれること。

注意事項

重度の外傷で指が曲がらない場合、手の側方向のようにX線束中心は示指のPIP関節上に入射し、すべての指が重なる側方向像を撮影する。

放射線医学的考察

- 強皮症(レイノー Raynaud 病の一種)は指肉軟部組織の破壊や石灰化を起こす。
- 末節骨背面底部のチップ(破砕)骨折は破片による指伸筋腱の断裂を引き起こし、ハンマー指奇形の要因となる。

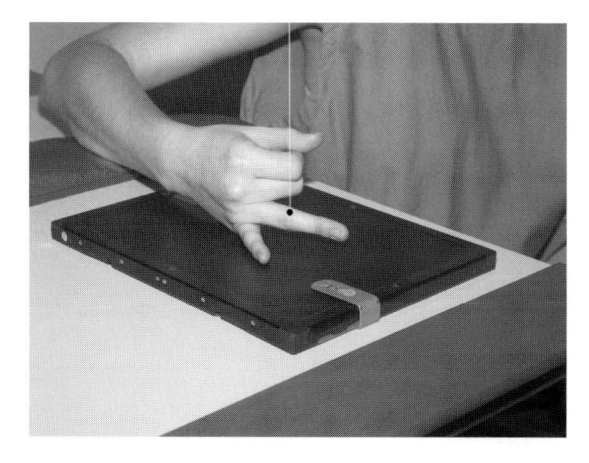

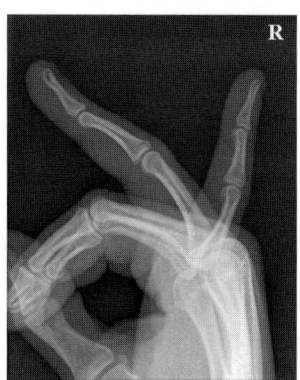

薬指・小指側方向像(正常)

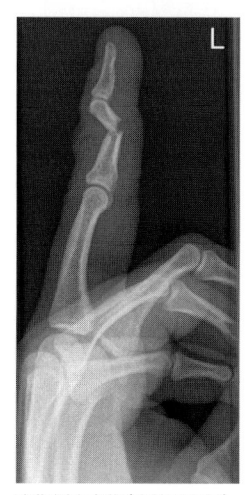

中指側方向像(中節骨骨折)

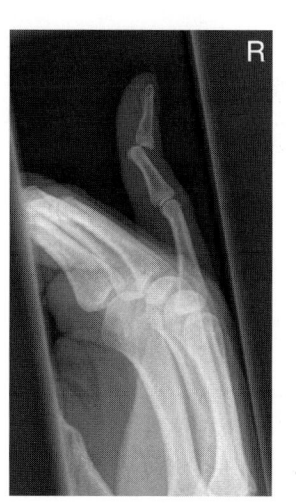

小指側方向像〔遠位指節間(DIP)関節脱臼〕

母指

通常，18×24 cm サイズの高解像増感紙カセッテに後前方向と側方向の分割二方向撮影を行う。

母指球の異物を疑う場合，周りの構造物との位置関係をみるため後前方向を撮影する。

カセッテの使用部以外は含鉛ゴムで遮蔽する。

側方向

患者とカセッテの配置

- 患者を撮影台脇に座らせ，腕を外転する。肘を曲げ，前腕前面部を撮影台に載せる。
- 母指は少し曲げ，手掌をカセッテにつける。
- 手掌を少し持ち上げ母指外側面をカセッテにつける。母指以外の指は軽く屈曲し，透過性パッドで支える。

X線束の方向と入射点

- 垂直X線束中心は第1指MP関節に入射する。

画像が備えるべき特徴

- 第1中手骨底の傷害を疑う場合は，手根中手骨関節が必ず画像に含まれること。

前後方向

患者とカセッテの配置

- 患者を撮影台に対して後ろ向きに座らせ，腕を後方に伸展し，肩を少し内旋する。手は，第2，第3，第4中手骨が第1中手骨底に重ならないよう少し内旋する。
- 第1中手骨が撮影台面と平行となるまで，前方へ寄りかかるように患者の肩を下げる。
- カセッテを手関節と母指の下に置き，カセッテ長軸に中手骨長軸を合わせる。

X線束の方向と入射点

- 垂直X線束中心は第1中手骨底上に入射する。

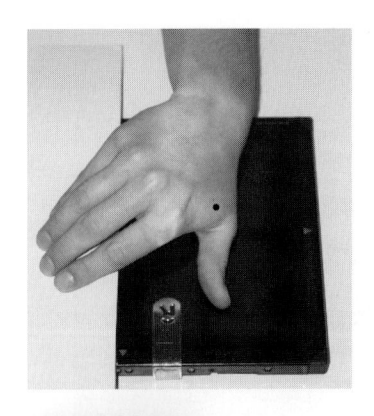

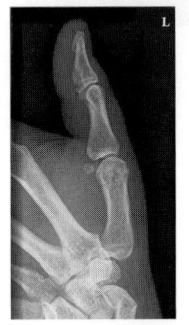

母指側方向像（正常）

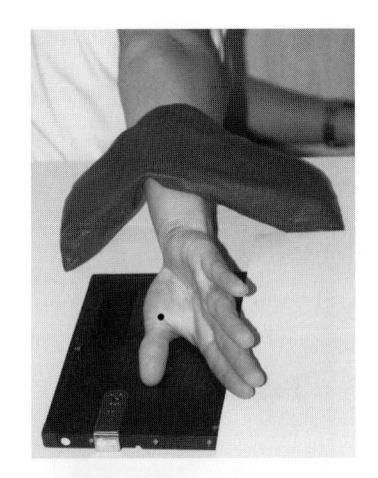

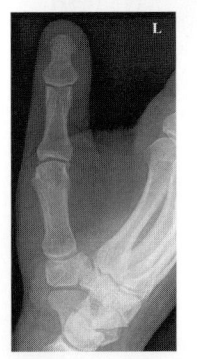

母指前後方向像（正常）

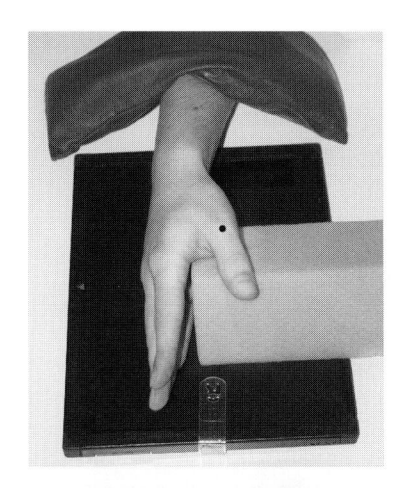

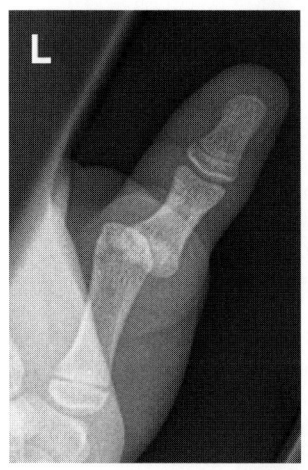

母指後前方向像(第1指MP関節脱臼)

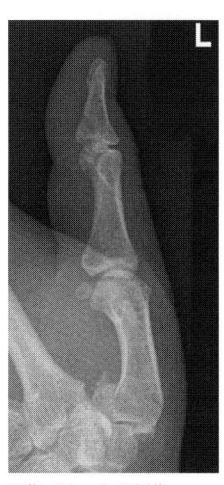

母指ベネット骨折像

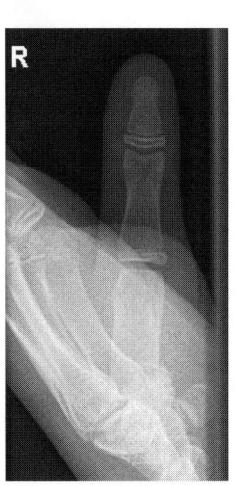

母指前後方向像(不適当なポジショニング例)

母指

後前方向(異物)

患者とカセッテの配置

- 手の後前位から90°回外し、手内側面を撮影台につけて手掌を垂直とする。
- 手と手関節の下にカセッテを置き、カセッテ長軸に母指長軸を合わせる。
- 手指は伸展させ、母指前面がカセッテ面と平行になるように手を少し前方に回す。
- 母指を透過性パッドで支える。

X線束の方向と入射点

- 垂直X線束中心は第1指MP関節に入射する。

画像が備えるべき特徴

- 第1中手骨底の傷害を疑う場合は、手根中手骨関節が必ず画像内に含まれること。
- 第1中手骨が第2、第3、第4、第5中手骨と重ならないこと。

注意事項

- 後前方向像は被写体-フィルム間距離が長いため、不鮮鋭になる可能性がある。しかし、簡単に撮影でき、患者に苦痛の少ない体位である。
- 後前方向像は、隣接骨(橈骨・尺骨)の関係を判定したり、母指球の異物を疑う場合は不可欠である。

放射線医学的考察

　関節面を含む第1中手骨底骨折は、母指の外転筋と伸筋腱の伸展に起因する脱臼を考慮する必要がある。これはベネットBennett骨折として知られ、整形しない場合、機能障害や早期変性症を起こす。対照的に、関節面のズレが認められない骨折では、脱臼がなく同様な心配をする必要がない(ローランドRolando骨折)。

2 舟状骨

尺屈位後前方向

　一般に，舟状骨を検査する場合は手根骨像を撮影する。以下に示すように，この撮影法は舟状骨以外の手根骨の診断にも用いられる。

　24×30 cm サイズのカセッテに，手根骨に関する 4 方向の画像を分割撮影する。他の 4 分の 3 は含鉛ゴムで覆い，4 分の 1 ずつ順に使用して撮影する。

　通常，舟状骨骨折の場合，後前方向，回内斜方向，側方向の 3 方向を撮影する。

患者とカセッテの配置

- 患者を撮影台脇に座らせ，患側を撮影台側にできるだけ近づける。
- 腕を撮影台に向けて伸ばし，肘を曲げ，前腕を回内する。
- 肩，肘，手関節はできる限り撮影台面と同じ高さにする。
- カセッテの 4 分の 1 分割使用部に手関節を置き，手を内転する(尺屈位)。
- 橈骨・尺骨の各茎状突起がカセッテから等距離にあることを確認する。
- 手と前腕下部を砂嚢で固定する。

X 線束の方向と入射点

- 垂直 X 線束中心は橈骨・尺骨各茎状突起間の中点に入射する。

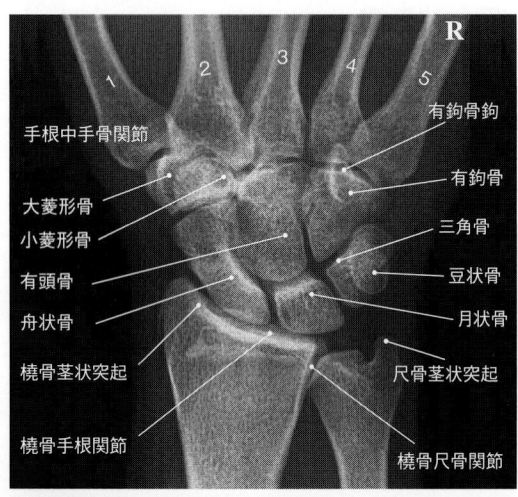

手首後前方向像

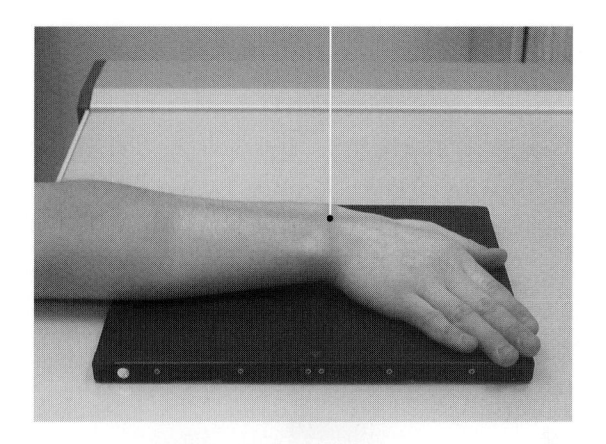

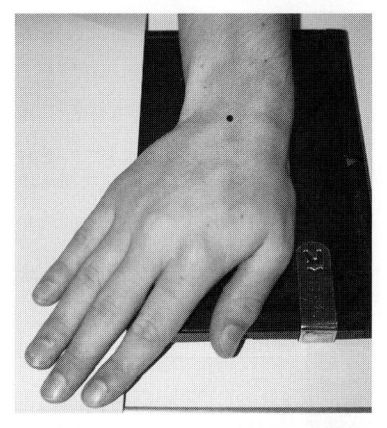

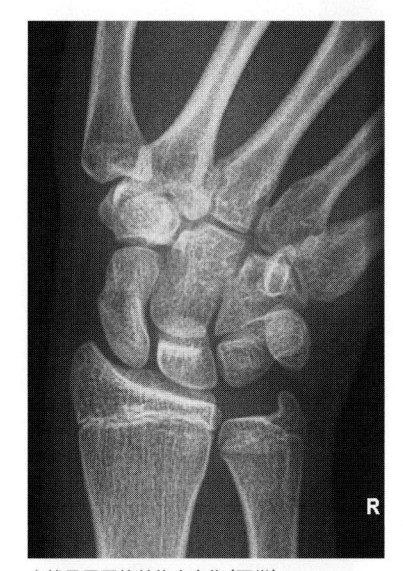

舟状骨尺屈位前後方向像(正常)

画像が備えるべき特徴

- 橈骨・尺骨遠位端から中手骨近位端まで画像に含まれること。
- 舟状骨周囲の関節腔が明瞭であること。

舟状骨

尺屈位回内斜方向

患者とカセッテの配置

- 後前位から手と手関節を 45° 回外し，カセッテ未露光部の 4 分の 1 分割に置く．手は内転した状態で尺屈位とする．
- 母指の下部に透過性パッドを置き，手を所定の位置で支える．
- 前腕を砂嚢で固定する．

X 線束の方向と入射点

- 垂直 X 線束中心は橈骨・尺骨各茎状突起間の中点に入射する（60 頁参照）．

画像が備えるべき特徴

- 橈骨・尺骨遠位端から中手骨近位端まで画像に含まれること．
- 舟状骨長軸がカセッテと平行で，明瞭であること．

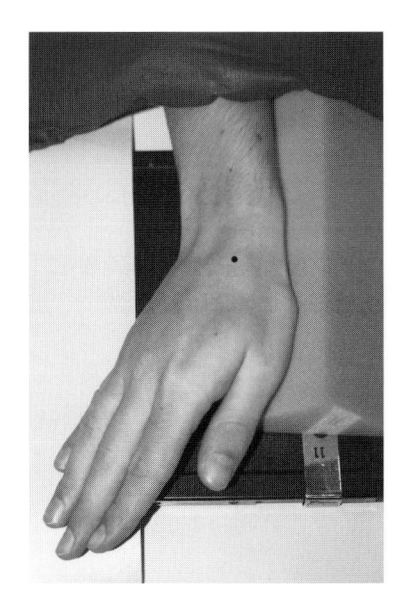

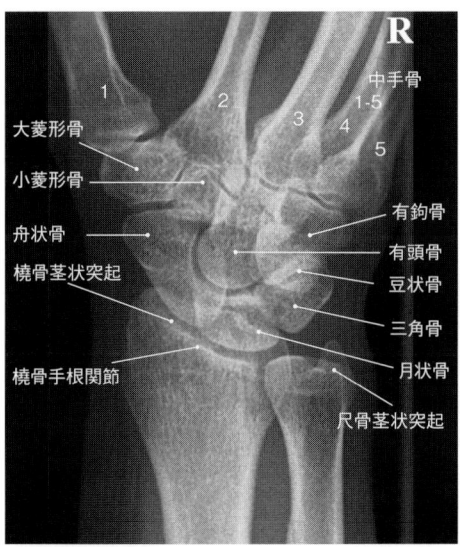

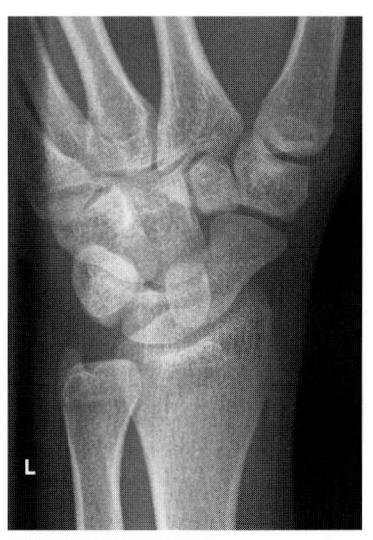

舟状骨回内斜方向像

舟状骨回内斜方向像（正常）

舟状骨

回外斜方向

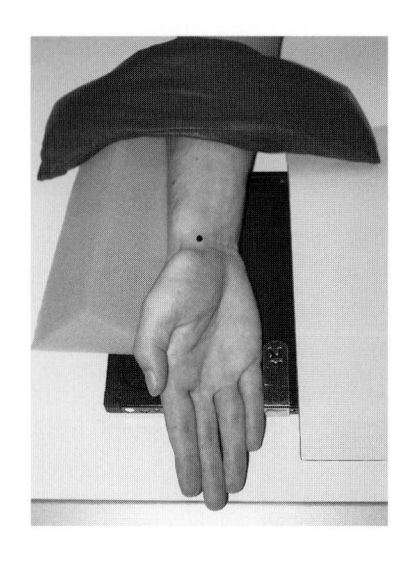

患者とカセッテの配置
- 回内斜位から手と手関節を90°回外し，手と手関節の背面をカセッテに対して45°とする。
- 45°傾斜の透過性パッドで手，手関節を支え，手関節をカセッテ未露光部の4分の1分割に置く。
- 前腕を砂嚢で固定する。

X線束の方向と入射点
- 垂直X線束中心は尺骨茎状突起上に入射する。

画像が備えるべき特徴
- 橈骨・尺骨遠位端から中手骨近位端まで画像に含まれること。
- 豆状骨外観が三角骨前方に位置し，明瞭であること。
- 舟状骨長軸がカセッテに垂直であること。

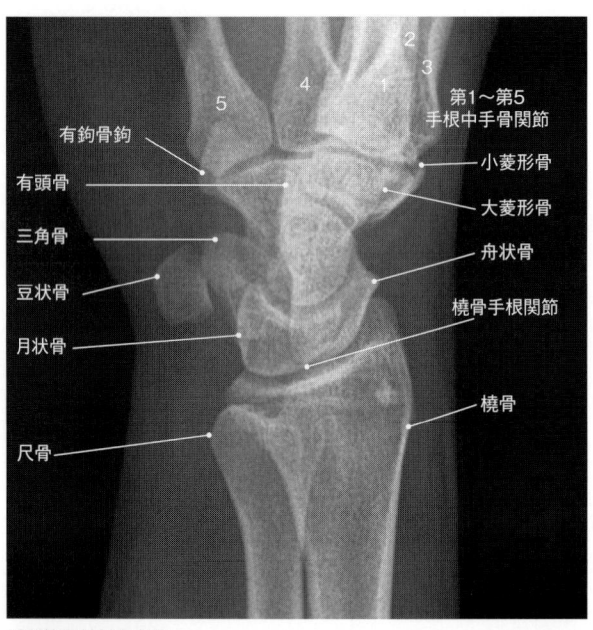

手関節回外斜方向像

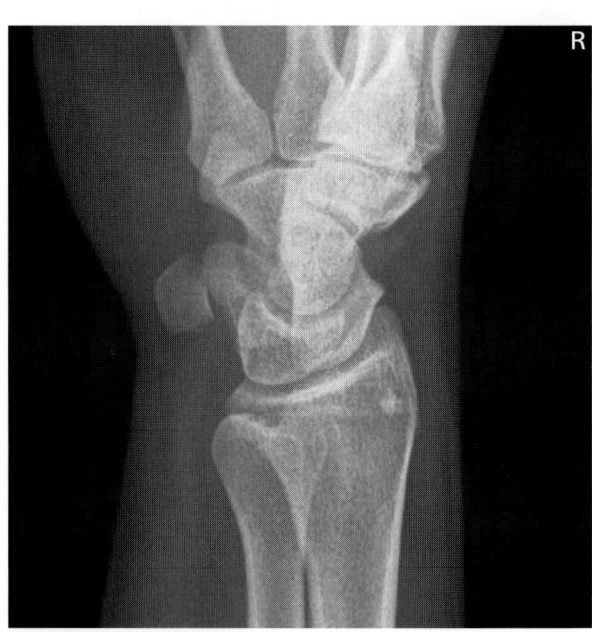

手関節回外斜方向像（正常）

舟状骨

側方向

患者とカセッテの配置
- 回外斜位から手と手関節を45°回内し，手関節内側面をカセッテにつける。
- 橈骨・尺骨各茎状突起が重なるように手を調整する。
- 砂嚢と透過性パッドで手と手関節を固定する。

X線束の方向と入射点
- 垂直X線束中心は橈骨茎状突起上に入射する。

画像が備えるべき特徴
- 橈骨・尺骨遠位端から中手骨近位端まで画像に含まれること。
- 手根骨の亜脱臼あるいは脱臼が明瞭に判別できること。

放射線医学的考察
- 舟状骨腰部骨折はX線検査ではあまりよくわからない。しかし，この骨折は後で末梢部壊死が起こる危険性が高く，その場合，重度の機能障害をまねくことがある。臨床的には10日間の固定後，再度X線検査をするか，もしくはすぐにテクネチウム骨シンチあるいはMRI検査を行い診断する。

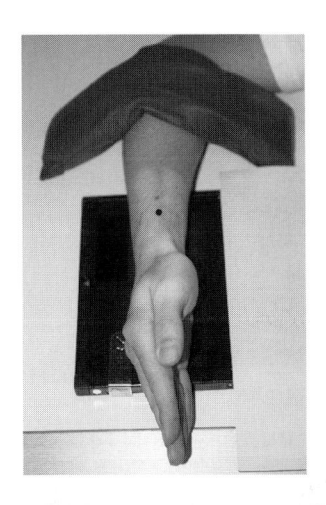

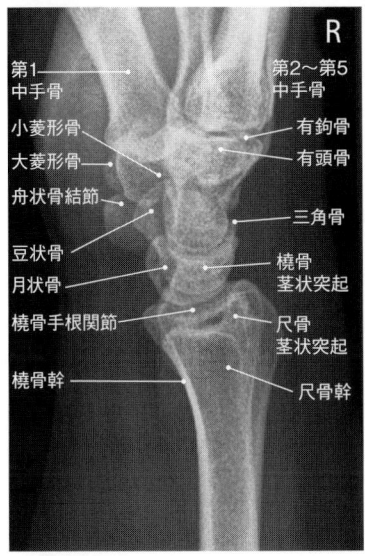

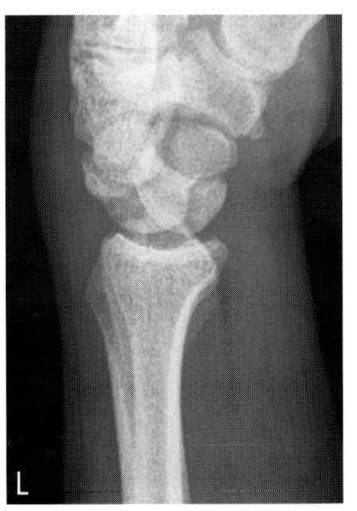

手関節側方向像

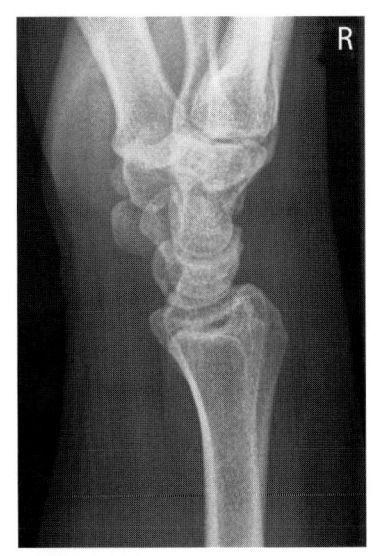

手関節側方向像（正常）

手関節側方向像（月状骨脱臼，月状骨が回転し前方に押し出されている）

手根管

手根骨は屈筋支帯をつなぐことで浅い凹面状となり，手根管を形成する。屈筋支帯は 2 つの内側突起（豆状骨と有鈎骨鈎）および 2 つの外側突起（舟状骨結節と大菱形骨結節）に付着している。屈筋腱に沿って走る正中神経が管内を走行する。この部位になんらかの腫脹があると，手根管症候群の原因となる正中神経の圧迫を引き起こす。管状骨部の X 線検査は，内側・外側隆起，凹部をみることのできる軸方向を撮影する。

最近では，より高度な解剖学的情報をもたらす電子工学技術の改善や MRI の出現により，この検査はあまり行われない。

18×24 cm サイズのカセッテを用い，患者の状態に対応した 2 つの選択的ポジショニングを以下に示す。

軸方向：第 1 法

患者とカセッテの配置

- 患者を撮影台に背中を向けて立たせる。
- カセッテを撮影台面の端に置く。
- 手関節を約 135°背屈させ，手掌をカセッテに押しつける。
- 手指を固定するため，撮影台の縁をつかませる。

X 線束の方向と入射点

- 垂直 X 線束中心は豆状骨・有鈎骨鈎内側と舟状骨結節・大菱形骨隆起外側間の中点に入射する。

軸方向：第 2 法

患者とカセッテの配置

- 患者を撮影台脇に座らせる。
- カセッテを約 8 cm の高さのプラスチック台上に置く。
- 前腕下端部をできるだけ台の縁に置き，手関節を内転して 135°の背屈位とする。
- 牽引包帯を使って片方の手で引き，この位置を保つ。

X 線束の方向と入射点

- 垂直 X 線束中心は豆状骨・有鈎骨鈎内側と舟状骨結節・大菱形骨隆起外側間の中点に入射する。

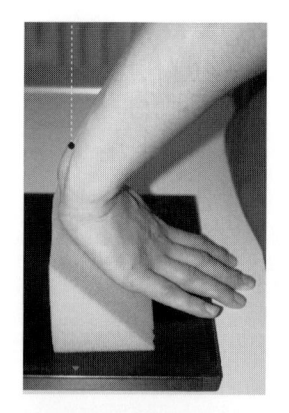

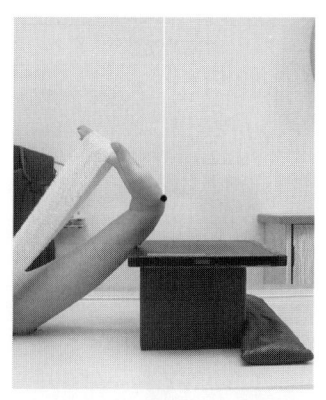

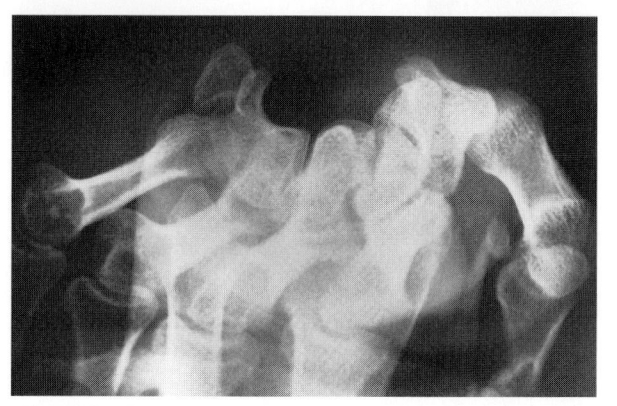

手根管像（正常）

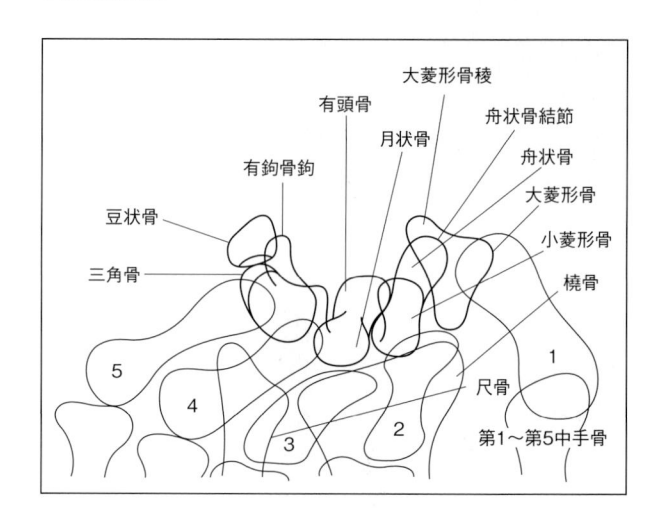

画像が備えるべき特徴

- 豆状骨・有鈎骨鈎内側と舟状骨結節・大菱形骨隆起外側がはっきりみえること。

手関節

基本撮影法

　一般に，18×24 cm サイズの高解像増感紙カセッテに後前方向と側方向の分割二方向撮影を行う。この際，カセッテの分割使用部以外は含鉛ゴムシートで遮蔽する。さらに情報を必要とする場合は斜方向を追加する。

　橈骨と尺骨を目的部位とする場合，X 線検査実施時に上肢関節の動きに注意する必要がある。手掌面を撮影台につけた状態から，手を直角に回外すると尺骨の回転がほとんどない状態となる。この動作では，橈骨上端は橈骨長軸に対して回転するが，橈骨下端は手とともに尺骨下端周囲を回転する。

　上腕骨滑車面と尺骨滑車段で構成する関節は，上腕骨の回転がない限り尺骨の回転を妨げる。このため，手関節の後前方向撮影後，単に手を回転させて側方向撮影すると，橈骨は 2 方向であるが尺骨は 1 方向のみの撮影像となる。橈骨と尺骨の両方が直角の関係となる二方向撮影をするためには，単に手を回転するのではなく，上腕骨を 90°回転する必要がある。すなわち，橈骨尺骨関節を回転させてはならない。

　このため，橈骨・尺骨下端を目的とする X 線検査では，手関節のポジショニングに関して基本的に 2 つの方法があるが，このうち 1 つだけが橈骨・尺骨の両方の 2 方向像を得られる。

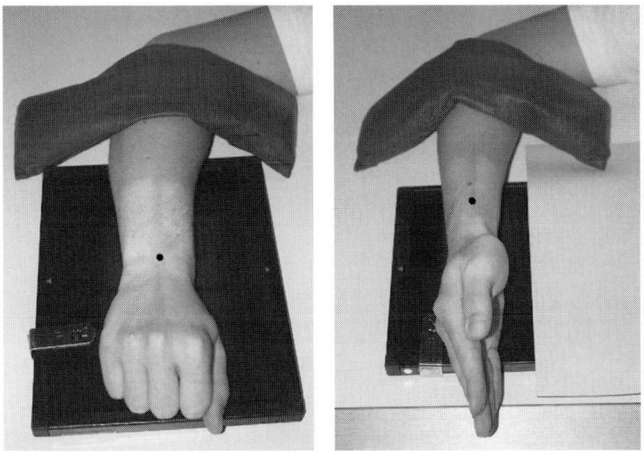

第 1 法

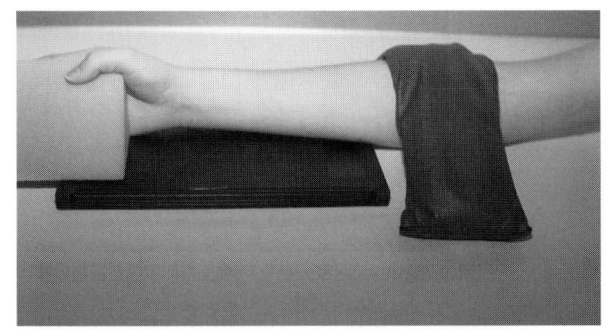

　後前位から前腕をそのままの状態で，手の回転により側位へ位置を変える。この動きでは，橈骨は回転するが尺骨は回転しないため，橈骨は直角な 2 方向像が得られるが，尺骨は同じ像となる。

　2 つの骨のうち橈骨を損傷している場合が多く，患者が手を回転できる場合に限りこのポジショニングを使用する。しかし，ほとんどの場合，患者は手を回転できないため，第 2 法で撮影する。

第 2 法

　上腕骨の回転によりポジショニングを変える。上腕骨の回転により尺骨も回転するため，この方法では橈骨・尺骨ともに直角関係の 2 方向像を得ることができる。

第 1 法

第 2 法

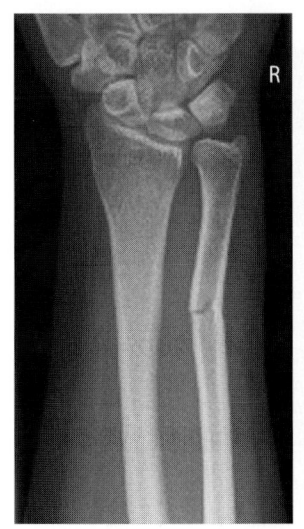

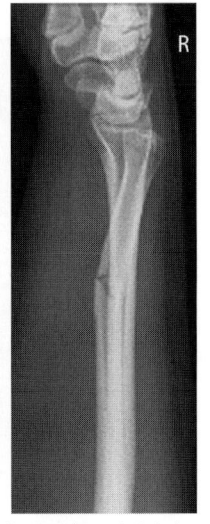

後前方向像と第 1 法の側方向像（尺骨像がほぼ同一方向を向いている。尺骨遠位部の骨折が同じ方向を向いていることに注意する）

手関節

後前方向

患者とカセッテの配置

- 患者を撮影台脇に座らせ，患側を撮影台にできるだけ近づける。
- 肘関節を 90°屈曲し，上腕を外転する。前腕前面と手掌面をカセッテ上に載せる。
- 患者の動作が可能ならば，肩関節と前腕を同じ高さとする。
- 手関節をカセッテ分割使用部に置き，橈骨・尺骨下方部から中手骨近位 3 分の 2 を含むよう調節する。
- 手指を少し曲げ，手関節前面をカセッテにつける。
- 橈骨・尺骨各茎状突起がカセッテと等距離となるよう手関節を調節する。
- 前腕を砂嚢で固定する。

X 線束の方向と入射点

- 垂直 X 線束中心は橈骨・尺骨各茎状突起間の中点に入射する。

画像が備えるべき特徴

- 中手骨近位 3 分の 2 から橈骨・尺骨遠位 3 分の 1 まで画像に含まれること。
- 手関節の回転がないこと。

側方向：第 1 法

患者とカセッテの配置

- 後前位から手掌面が垂直となるよう手関節を 90°回外する。
- 手関節をカセッテ分割使用部に置き，橈骨・尺骨下方部から中手骨近位 3 分の 2 を含むよう調節する。
- 手を少し回外し，橈骨・尺骨各茎状突起がより重なるようにする。
- 前腕を砂嚢で固定する。

X 線束の方向と入射点

- 垂直 X 線束中心は橈骨茎状突起上に入射する。

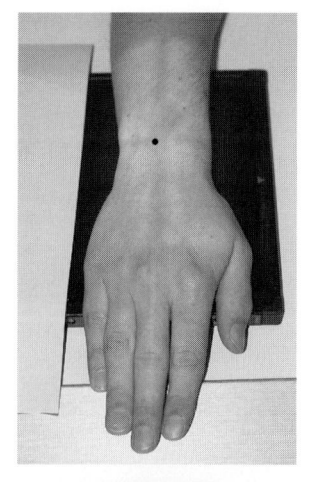

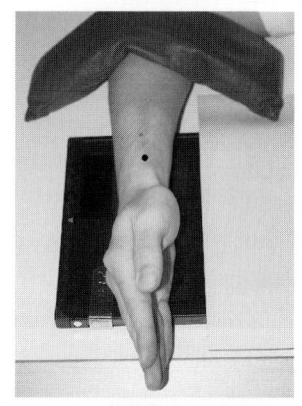

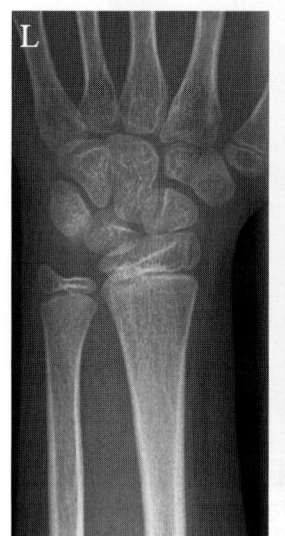

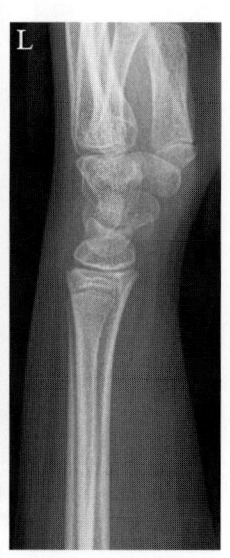

手関節後前方向像（正常）　　手関節側方向像：第 1 法（正常）

画像が備えるべき特徴

- 適正条件で撮影され，手根骨がよくみえること。
- 橈骨・尺骨各茎状突起が重なっていること。
- 中手骨近位 3 分の 2 から手根骨，橈骨・尺骨遠位 3 分の 1 まで画像に含まれること。

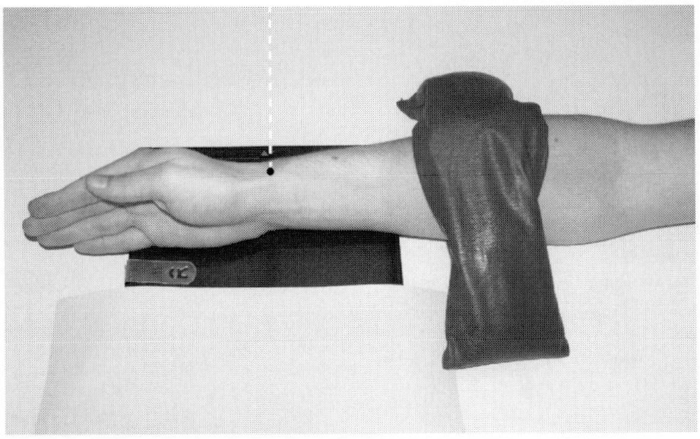

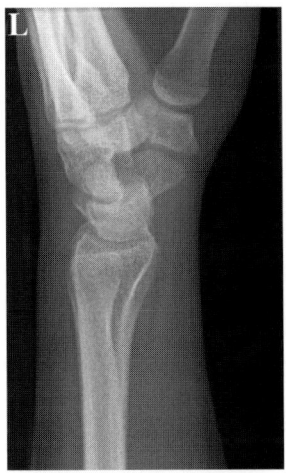

手関節

側方向：第2法

　この撮影法では橈骨・尺骨の両者とも後前方向像に対して直角となる。

患者とカセッテの配置

- 後前位から上腕骨を90°外旋する。
- 肘関節を伸展し，前腕・手関節・手の各内側面を撮影台につける。
- 手関節をカセッテ分割使用部に置き，橈骨・尺骨下方部から中手骨近位3分の2を含むよう調節する。
- 手を少し回外し，橈骨・尺骨各茎状突起がより重なるようにする。
- 前腕を砂嚢で固定する。

X線束の方向と入射点

- 垂直X線束中心は橈骨茎状突起上に入射する。

画像が備えるべき特徴

- 適正条件で撮影され，手根骨がよくみえること。
- 橈骨・尺骨各茎状突起が重なること。
- 中手骨近位3分の2から手根骨，橈骨・尺骨遠位3分の1まで画像に含まれること。

注意事項

- 上肢が石膏ギプスで固定されている場合，正確な後前方向像，側方向像が得られるよう患者のポジショニングを修正する必要がある。また，石膏を貫通させるため撮影条件を増す必要があり，その結果，画像コントラストが低下する。
- ポリエステルニット素材の軽量石膏はX線を通しやすく，ギプスのない範囲と同等条件で撮影できる。

手関節側方向像：第2法（正常）

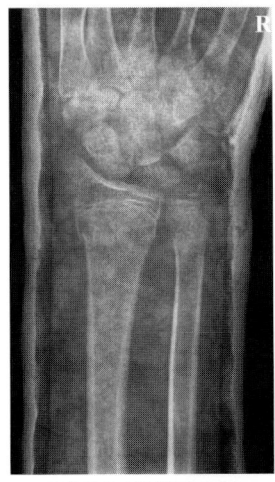

手関節後前方向像（標準石膏）　　手関節後前方向像（軽量石膏）

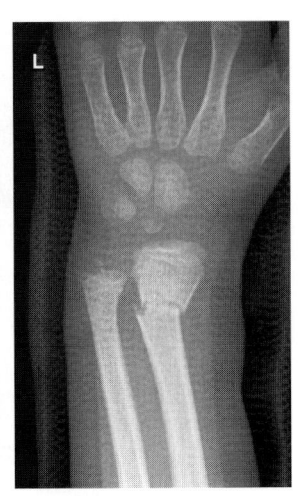

手関節

斜方向（回内斜方向）

患者とカセッテの配置

- 患者を撮影台脇に座らせ，患側を撮影台にできるだけ近づける。
- 肘関節を90°屈曲し，上腕を外転する。前腕前面と手掌面を撮影台上に載せる。
- 患者の動作が可能ならば，肩関節と前腕を同じ高さにする。
- 手関節をカセッテ分割使用部に置き，橈骨・尺骨下方部から中手骨近位3分の2を含むよう調節する。
- 手を45°回外し，この状態を透過性パッドで支える。
- 前腕を砂嚢で固定する。

X線束の方向と入射点

- 垂直X線束中心は橈骨・尺骨茎状突起間の中点に入射する。

画像が備えるべき特徴

- 適正条件で撮影され，手根骨がよくみえること。
- 中手骨近位3分の2から手根骨，橈骨・尺骨遠位3分の1まで画像に含まれること。

注意事項

- この撮影を追加することにより，中手骨，手根骨，橈骨下端部の斜方向像が得られる。なお，尺骨下端部の斜方向像を得るためには上腕骨の回転が必須となる（59頁「手関節，側方向：第2法」参照）。
- 3方向像（後前方向，側方向，斜方向）はすべて同一カセッテ上に撮影する。この際，他の分割部を含鉛ゴムで覆いながら，それぞれカセッテの3分の1分割部を使用して順次撮影を行う。

放射線医学的考察

- 橈骨遠位部骨折は，背側弯曲（コーレスColles骨折）や腹側弯曲（スミスSmith骨折）を伴うため動かすことが困難である。特にスミス骨折はコーレス骨折ほど安定性がないことに注意する。
- 手根部の脱臼はまれであるが，後に重度障害となる可能性がある。月状骨脱臼の徴候の1つとして，月状骨と舟状骨間隙の増加が認められる。この場合，手関節を後前位から回外した斜方向像では見逃す可能性がある。

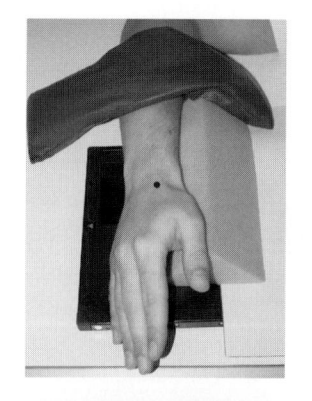

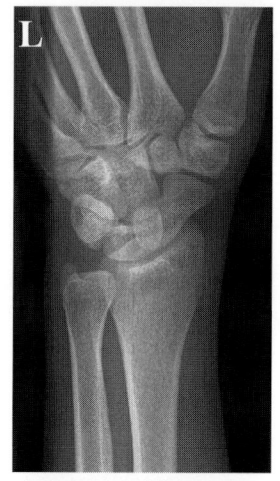

手関節回内斜方向像（正常）

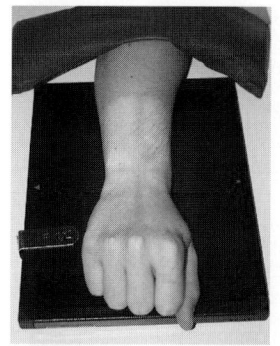

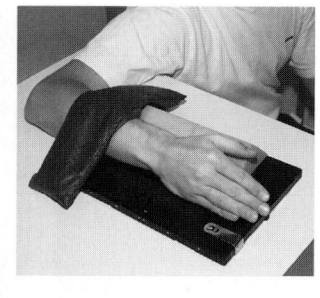

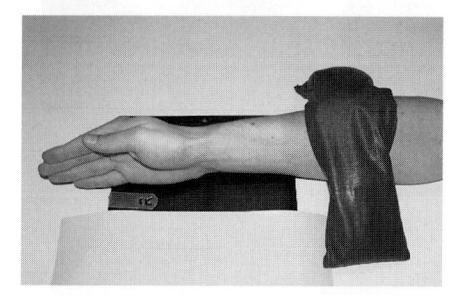

尺骨像を変化させるため，上3枚の写真のように腕を回転する

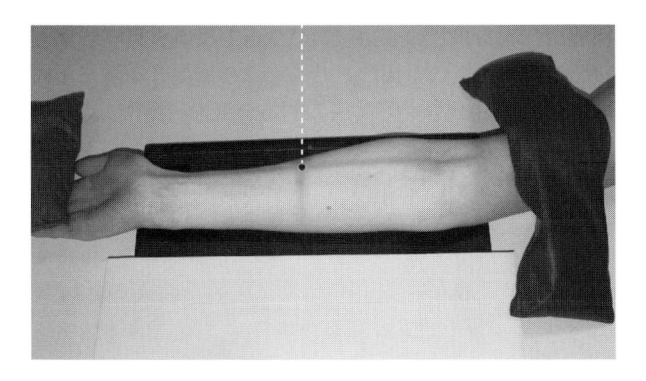

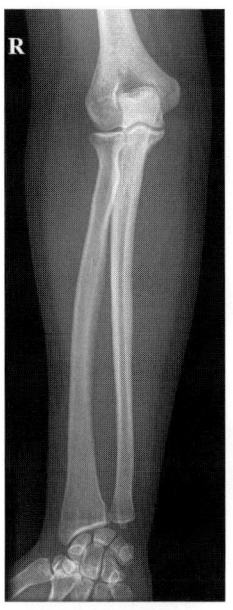

前腕前後方向像(正常)

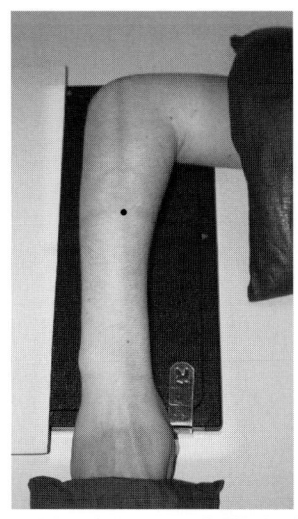

不適当なポジショニング例(後前方向像では橈骨と尺骨が重なる)

前腕

前腕像は手関節から橈骨・尺骨全長，肘関節までを含み，直角関係の2方向像(前後方向と側方向)が必要とされる。

前腕を回外する前後方向像は橈骨と尺骨が並走する。

24×30 cmサイズの高解像増感紙カセッテを使用し，1画像内に必ず両関節を含むようにポジショニングする。通常，分割使用部以外は含鉛ゴムで遮蔽し，1枚のフィルム上に二方向撮影をする。

前後方向(基本法)

患者とカセッテの配置

- 患者を撮影台脇に座らせ，患側を撮影台にできるだけ近づける。
- 腕を外転し，肘関節は完全に伸展する。前腕を回外し撮影台に載せる。
- 肩を肘関節と同じ高さまで下げる。
- 手関節と肘関節を含むようカセッテを前腕の下に置く。
- 橈骨・尺骨茎状突起と内側・外側上顆がカセッテと等距離となるよう腕を調節する。
- 上腕骨下端部と手を砂嚢で固定する。

X線束の方向と入射点

- 垂直X線束中心は前腕正中線上で手関節と肘関節間の中点に入射する。

画像が備えるべき特徴

- 肘関節と手関節の両方が画像に含まれること。
- 両関節が正確な前後方向像で，橈骨・尺骨茎状突起と上腕骨上顆が互いにカセッテ端から等距離であること。

注意事項

手関節と前腕を回内する後前方向像は，橈骨長軸が尺骨と重なるため，十分な像が得られない。

前腕

側方向（基本法）

患者とカセッテの配置

- 前後位から肘を 90°屈曲する。
- 上腕骨を 90°内旋し，上腕，肘，手関節，手の各内側面を撮影台につける。
- 手関節，肘関節を含むようカセッテを前腕の下に置く。
- 橈骨・尺骨各茎状突起，内側・外側上顆がそれぞれ重なるよう腕を調節する。
- 上腕骨下端部と手を砂嚢で固定する。

X 線束の方向と入射点

- 垂直 X 線束中心は前腕正中線上で手関節と肘関節間の中点に入射する。

画像が備えるべき特徴

- 肘関節と手関節の両方が画像に含まれること。
- 両関節が正確な側方向像で，橈骨・尺骨各茎状突起，上腕骨上顆がそれぞれ重なること。

注意事項

- 外傷では記述したポジショニングまで腕を動かせない場合がある。このため，変法により 2 方向像が直角関係となるように撮影する。
- 腕を 90°曲げられない場合は，X 線束を水平方向で撮影する。
- どの場合も両関節を画像内に含まなければならない。
- 患者の手を回転させないよう注意する。

放射線医学的考察

- 橈骨・尺骨のように 2 つ以上の骨が環状構造で，特に骨折により骨がずれていたり骨端が重なり合う場合は，1 箇所に骨折があると環のどこか他の箇所にも骨折や脱臼を合併していることが多い。ガレアッチ Galeazzi 骨折では尺骨遠位部脱臼を伴う橈骨骨折が認められ，モンテギア Monteggia 骨折では橈骨頭脱臼を伴う尺骨骨折が認められる。このため，前腕骨骨折の場合，橈骨尺骨関節近位・遠位部に加え，両骨端部も画像内に含めなければならない。
- 通常，前腕撮影像は肘に関して適正ではなく，橈骨頭外傷の診断には用いない方がよい。
- 肘関節に腫脹が認められる場合，正式な肘関節の撮影を行うべきである。

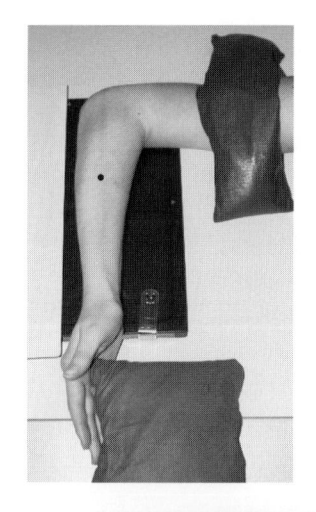

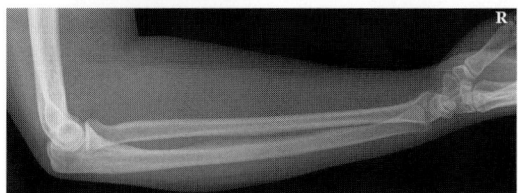

前腕側方向像（基本法，正常）

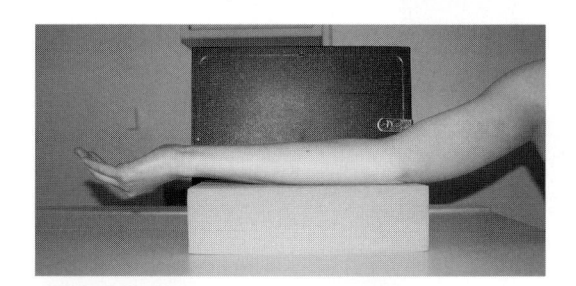

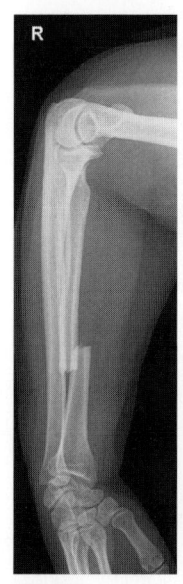

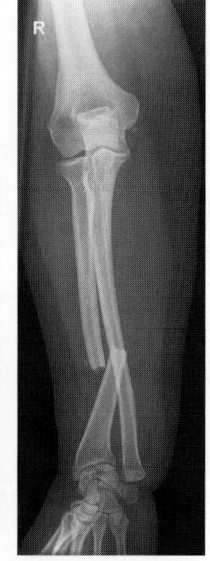

側方向像　　前後方向像
前腕像（ガレアッチ骨折）

肘側方向像

- 顆上隆線
- 上顆
- 肘頭
- 上腕骨幹
- 上腕骨滑車面
- 上腕骨小頭
- 橈骨頭
- 鉤状突起
- 上腕骨滑車切痕
- 橈骨粗面
- 尺骨幹

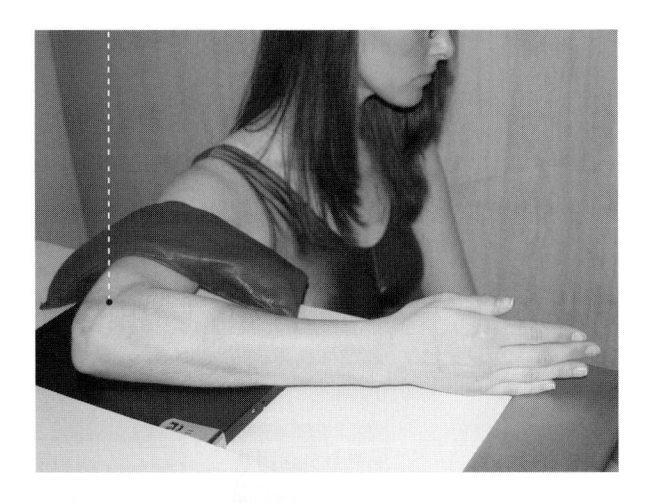

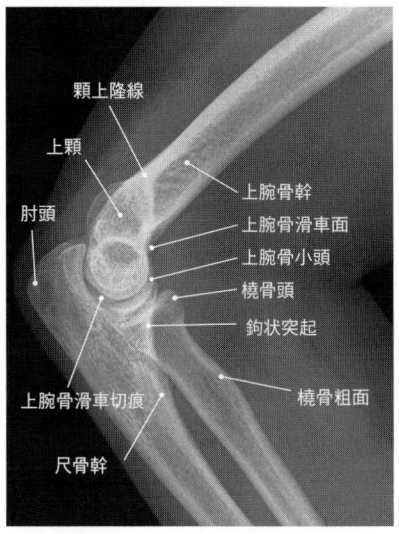

肘側方向像

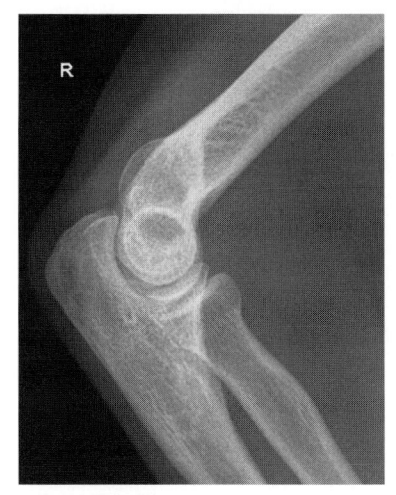

肘側方向像（正常）

肘

　肘関節像は，上腕が前腕と同一面にあるとき最も良い状態で得ることができる。通常の検査では，患者を撮影台の脇に座らせ，上腕，肘，前腕が同一平面になるよう肩をできるだけ下げた状態で撮影する。この姿勢が想像していたより楽だと患者に思わせるため，まず最初に側方向像を撮影する。側方向から前後方向へポジショニングを変更する場合は，橈骨・尺骨のみならず上腕骨も2方向像が直角関係となるように，上腕骨を90°内旋する。また，上肢が動かせない場合，上肢を同じ位置で保持した状態で管球角度を90°変更し，2方向像が直角関係となるようにする。

　側方向像ではX線束中心と上腕骨両上顆を結ぶ線が平行となり，前後方向像では直角となる。場合によっては管球角度を変更して撮影する必要がある。

　患者が肘を完全に伸展できない場合，前後方向による代替法を用いる。

　小児の場合，上腕骨顆上骨折による苦痛があり，基本体位が取れないときは特に注意する必要がある。

　含鉛ゴムでカセッテ分割部を交互に遮蔽し，同一カセッテ上に基本法の側方向，前後方向の順に撮影する。各方向撮影時には分割使用カセッテの中央に肘を置くよう配慮する。これにより関節の2方向像が同じ目の高さで観察できる。

側方向

患者とカセッテの配置

- 患者を撮影台脇に座らせ，患側を撮影台にできるだけ近づける。
- 肘を90°屈曲し，手掌面は撮影台面に対し90°とする。
- 腕全体の内側面を撮影台面につけ，肩が肘，手関節と同じ高さとなるようできるだけ下げる。
- 肘関節の下にカセッテ分割使用部の中心を置き，前腕がカセッテ分割部長軸と平行になるよう配置する。
- 砂嚢で上肢を固定する。

X線束の方向と入射点

- 垂直X線束中心は上腕骨外側上顆上に入射する。

画像が備えるべき特徴

- X線束中心が上腕骨に対し90°で入射するため，両上顆が重なる。
- 上腕骨遠位3分の1から橈骨・尺骨近位3分の1が画像に含まれること。

肘

前後方向

患者とカセッテの配置

- 側位の状態から，患者の腕を外旋する。
- 腕を完全に伸展し，上肢部背面全体を撮影台面につけ，手掌面を上向きにする。
- 肘関節の下にカセッテ分割使用部を置き，前腕がカセッテ分割部長軸と平行になるよう配置する。
- 内側・外側上顆がカセッテから等距離となるよう腕を調整する。
- 上肢を砂嚢で固定する。

X線束の方向と入射点

- 垂直X線束中心は上腕骨内側・外側上顆間の中点より遠位 2.5 cm の関節間隙に入射する。

画像が備えるべき特徴

- X線束中心は上腕骨に対し 90° で関節間隙を通し，適正な関節間隙像を得る。
- 上腕骨遠位 3 分の 1 から橈骨・尺骨近位 3 分の 1 が画像に含まれること。

注意事項

- 上腕骨顆上骨折の疑いがあるときは特に注意が必要で，肘関節を伸ばさないようにして変法で撮影する。
- 肘を 90° 伸展できない場合，前後方向の変法で撮影する。
- 上肢を動かせない場合，同じポジショニングのままでX線管を 90° 回転移動し，2 方向像が互いに直角関係となるよう撮影する。

前後方向（部分屈曲）

　患者の肘を完全に伸展できない場合，前後方向を修正した変法で行う。目的部位が肘関節全体，あるいは橈骨・尺骨近位端ならば，前腕背面をカセッテにつける。目的部位が上腕骨遠位端の場合には上腕骨背面をカセッテにつける。

　肘が全屈曲の状態で動かない場合は，軸方向像を前後方向像の代わりとして用いる。

　上記のどちらの場合もなんらかの骨の重なりが生じる。しかし，重度の損傷や骨配置像は認識可能である。

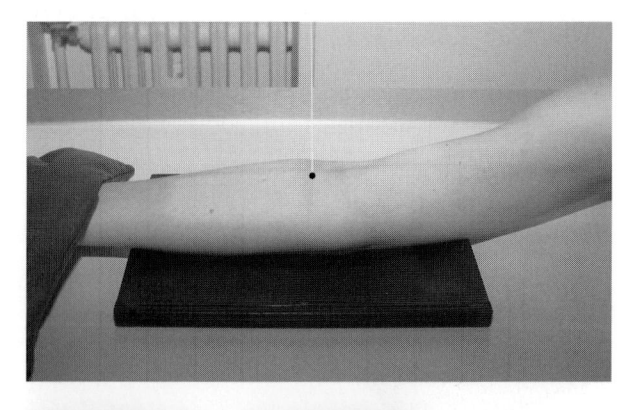

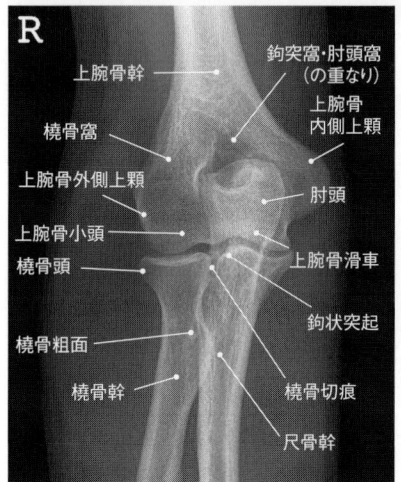

肘前後方向像

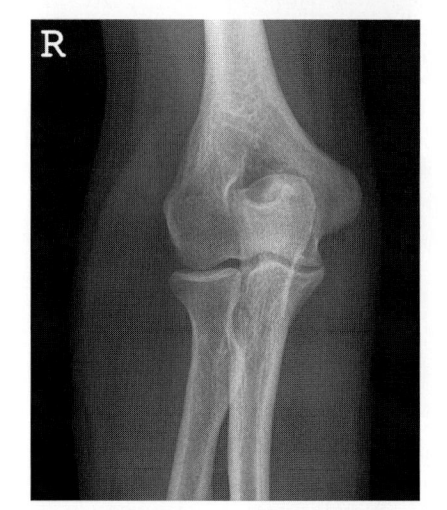

肘前後方向像（正常）

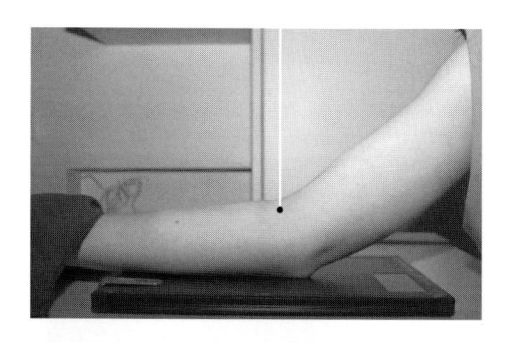

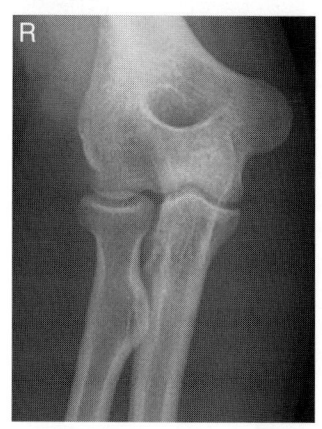

肘前後方向像（部分屈曲）

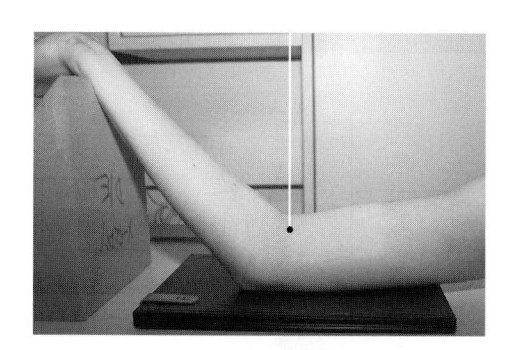

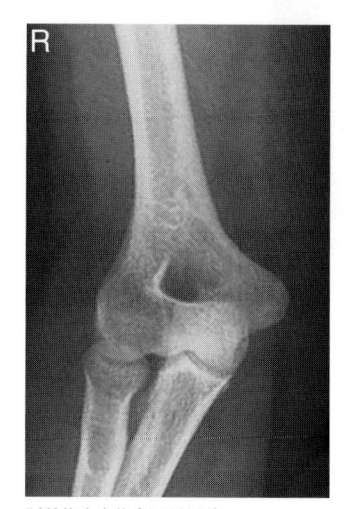

肘前後方向像（上腕接触）

肘

前後方向（前腕接触）

患者とカセッテの配置

- 患者を撮影台脇に座らせ，患側を撮影台にできるだけ近づける。
- 手掌面を上向きにし，前腕背面を撮影台につける。
- 肘関節を中心とし，カセッテを前腕の下に置く。
- 上腕骨内側上顆・外側上顆がカセッテから等距離となるよう腕を調節する。
- 手をこの位置で支え，固定する。

X線束の方向と入射点

- 垂直X線束中心は前腕正中線上で肘の皺から遠位2.5 cmに入射する。

画像が備えるべき特徴

- 上腕骨遠位3分の1から橈骨・尺骨近位3分の1が画像に含まれること。

前後方向（上腕接触）

患者とカセッテの配置

- 患者を撮影台脇に座らせ，患側を撮影台にできるだけ近づける。
- 手掌面を上向きにし，上腕骨背面を撮影台につける。
- 肘関節を中心とし，カセッテを前腕の下に置く。
- 上腕骨内側上顆・外側上顆がカセッテから等距離となるよう腕を調節する。
- 手をこの位置で支え，固定する。

X線束の方向と入射点

- 垂直X線束中心は両上顆間の中点に入射する。

画像が備えるべき特徴

- 上腕骨遠位3分の1から橈骨・尺骨近位3分の1が画像に含まれること。

肘

全屈曲位

　肘が全屈曲で固定されている場合は，前後方向像の代わりに軸方向像が用いられる。

　この場合，上腕骨遠位端や尺骨肘頭を目的とする検査では上腕をカセッテにつけ，橈骨・尺骨近位端では前腕をカセッテにつける。

　どちらの場合も前腕骨は上腕骨と重なるが，重度の損傷や骨配置像の診断は可能である。

軸方向（上腕接触）

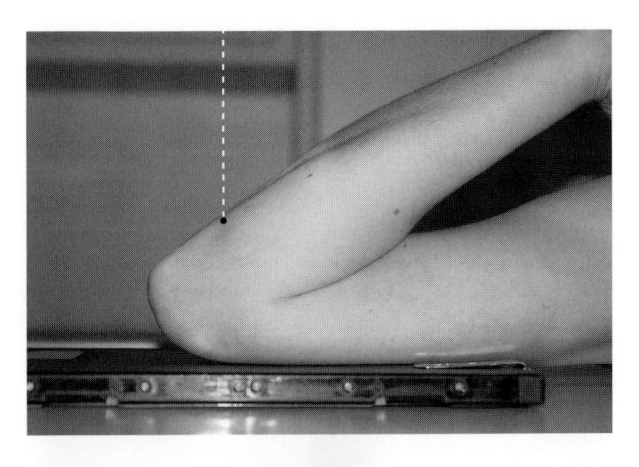

患者とカセッテの配置

- 患者を撮影台脇に座らせ，患側を撮影台にできるだけ近づける。
- 肘を全屈曲させ，手掌を肩の方に向ける。
- 腕をカセッテ長軸と平行にし，上腕背面をカセッテにつける。
- 上腕内側・外側上顆がカセッテと等距離になるよう患者の体を移動し，調節する。

X線束の方向と入射点

- 上腕骨下端や尺骨肘頭を目的とする場合，垂直X線束中心は肘頭の遠位5 cmの点に入射する。
- 橈骨上腕骨関節を含む橈骨・尺骨近位端の場合，X線束は前腕に直角となるよう角度をつけ，X線束中心は肘頭の遠位5 cmの点に入射する。

画像が備えるべき特徴

- 肘頭と上腕骨下方部3分の1が重なり，この部分と橈骨・尺骨下方3分の1が画像に含まれること。
- 適正な条件で撮影され，上記の3つの骨がすべてみえること。

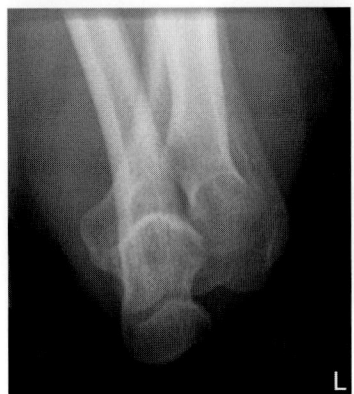

肘軸方向像（上腕接触）

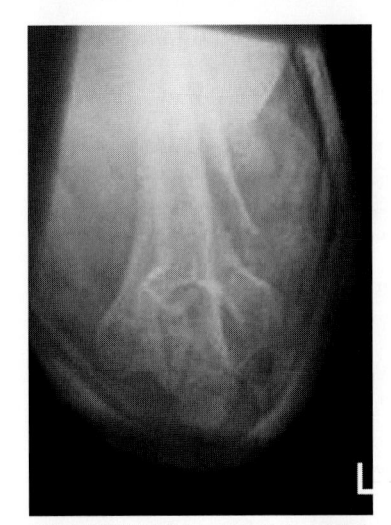

肘軸方向像（上腕接触，石膏ギプスで固定）

肘

軸方向（前腕接触）

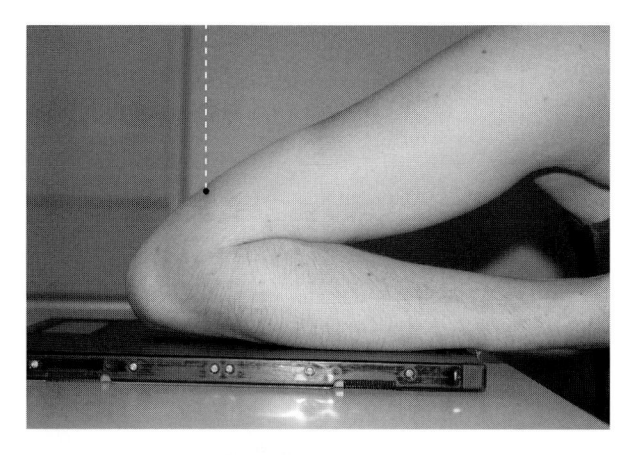

患者とカセッテの配置

- 患者を撮影台脇に座らせ，患側を撮影台にできるだけ近づける。
- 肘を全屈曲させ，手掌を上に向ける。
- 腕をカセッテ長軸と平行にし，手掌を上に向けた状態で前腕背面をカセッテにつける。
- 上腕骨内側・外側上顆がカセッテと等距離になるよう患者の体を移動し，調節する。

X線束の方向と入射点

- 橈骨上腕骨関節と橈骨・尺骨近位端を目的とする場合，垂直X線束中心は上腕背面上，肘頭の近位5 cmの点に入射する。
- 上腕骨下端や尺骨肘頭の場合，X線束は上腕に直角となるよう角度をつけ，X線束中心は肘頭の近位5 cmの点に入射する。

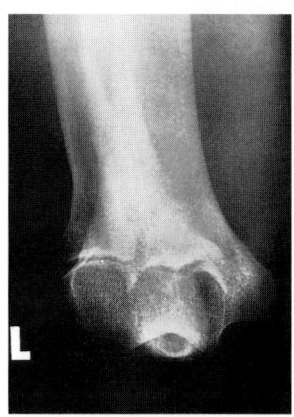

肘軸方向像（前腕接触）

肘

側方向（橈骨頭）

　撮影には 18×24 cm サイズの高解像増感紙カセッテを使用する．あるいは 18×43 cm サイズのカセッテを使用し，複数の画像を撮影する．この場合，含鉛ゴムでカセッテ使用部以外を遮蔽しながら行う．
　ポジショニングは肘の側方向と同様に行い，橈骨頭の小さな亀裂骨折を判別できるようにするため，手の回転角度を変えて撮影する．

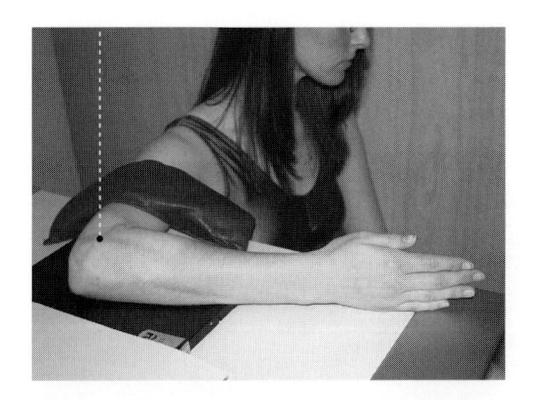

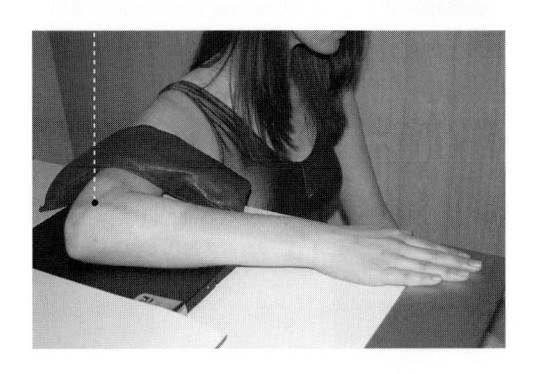

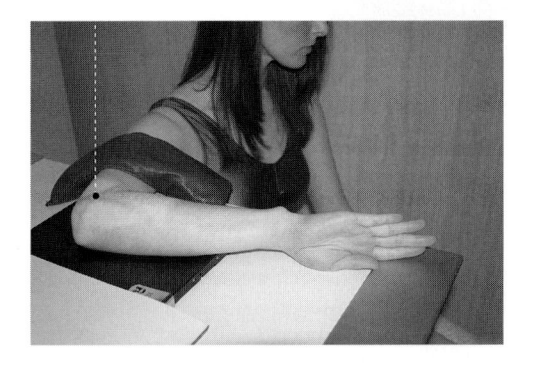

患者とカセッテの配置

- 第1撮影は肘の側方向と同様の体位で，手掌を垂直とする．上腕を砂嚢で固定する．
- 第2撮影は上腕，肘は同じ位置で，手を回内し手掌を撮影台につける．上腕を砂嚢で固定する．
- 第3撮影は上腕・肘は同じ位置で，さらに手を回内し，手掌が体に対して逆向きで垂直となるまで回転する．上腕を砂嚢で固定する．

X線束の方向と入射点

- いずれの場合も，垂直X線束中心は上腕骨外側上顆に入射する．

画像が備えるべき特徴

- どの画像も肘関節が正確な側方向であること．
- 小さな骨折も判別できるように骨梁の微細像がはっきりみえること．

注意事項

　照射野をよく絞ることで散乱線による画像劣化を防ぐことができる

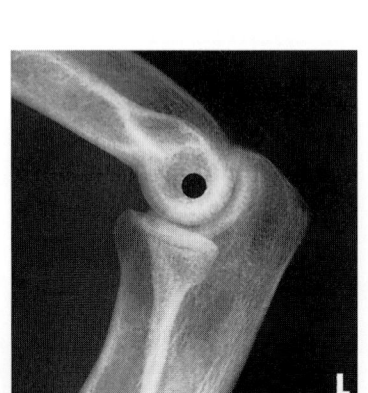

肘側方向像（橈骨頭，手掌は撮影台に直角） 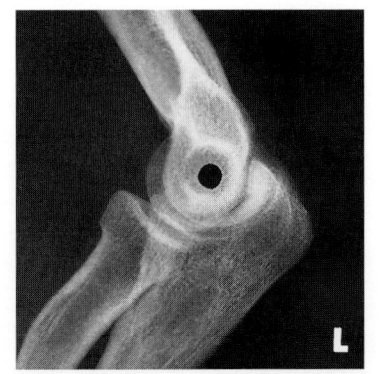　　肘側方向像（橈骨頭，手掌を撮影台につける） 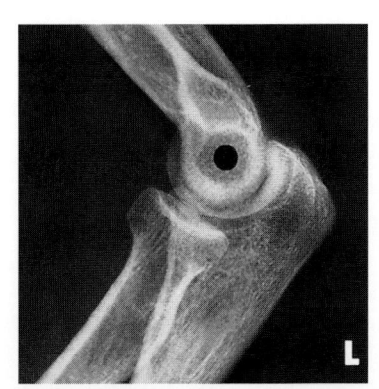　　肘側方向像（橈骨頭，手掌を体の外側に向ける）

肘

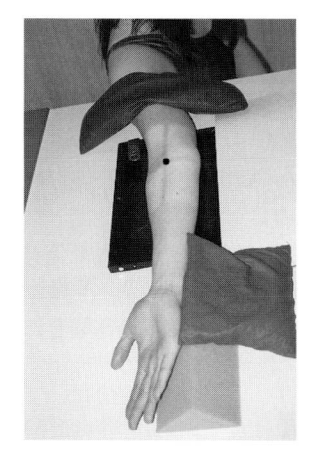

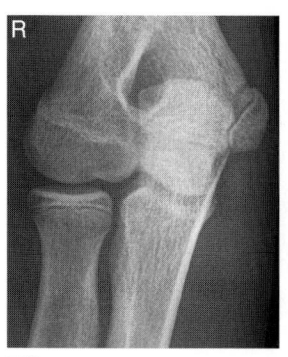

斜方向（橈骨尺骨関節近位部）

18×24 cm サイズの高解像度増感紙カセッテを使用する。

患者とカセッテの配置

- 肘関節前後方向と同様にポジショニングを行う。
- 前腕をカセッテ長軸に平行とし、カセッテを肘関節の下に置く。
- 両上顆を結ぶ線がカセッテに対し約20°となるまで上腕骨を外旋する（検査時に患者を撮影台脇方向に傾ける）。
- 前腕と上腕を砂嚢で固定する。

X線束の方向と入射点

- 垂直X線束中心は両上顆間の中心から遠位 2.5 cm の点に入射する。

画像が備えるべき特徴

- 橈骨・尺骨関節間隙がはっきりみえること。

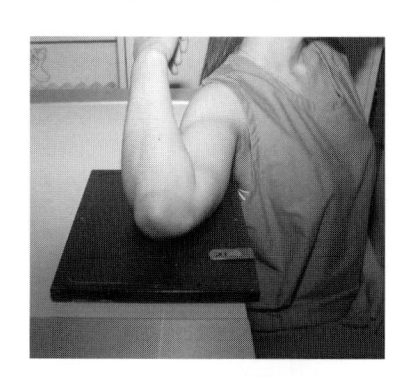

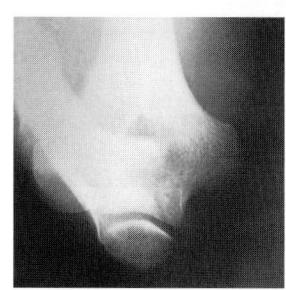

軸方向（尺骨神経溝）

尺骨神経が通る尺骨神経溝は上腕骨内側上顆と滑車内側唇間にあり、尺骨神経圧迫を起こす可能性がある場所である。

全屈曲による肘関節軸方向変法の画像により、神経溝の状態や尺骨の外側変位の判定を行う。尺骨の外側変位は尺骨神経と重なって走行する靭帯の伸縮を阻害する。18×24 cm サイズの高解像増感紙カセッテを使用する。

患者とカセッテの配置

- 患者を撮影台脇に座らせ、患側を撮影台にできるだけ近づける。
- 肘を全屈曲させ、上腕背面を撮影台面につける。
- 上腕骨両上顆間の中点を中心とし、カセッテを上腕骨下端下に置く。
- 肘を全屈曲した状態で腕全体を45°外旋し、この位置を保持する。

X線束の方向と入射点

- 垂直X線束中心は上腕骨内側上顆上に入射する。

正常　　　　　　　橈骨頭骨折
肘斜方向像（橈骨尺骨関節近位部）

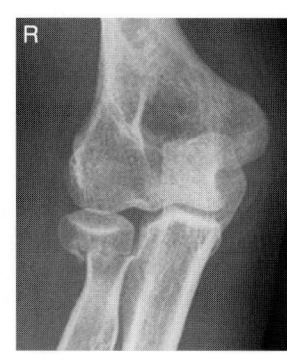

尺骨神経溝像

肘

画像が備えるべき特徴

- 尺骨神経溝の輪郭がよくみえるように撮影条件を決めること。

注意事項

散乱線による画像劣化を減らすため，十分に照射野を絞る。

放射線医学的考察

- 貯留物は病気の有用な指標であり，外傷における感染症や炎症状態を示すものである。回転のない正確な側方向像により前後の脂肪層の厚みが増しているかどうかで判定する（下の写真参照）。また，橈骨頭不顕性骨折と上腕骨顆上骨折を判別する重要な手がかりとなる。
- 橈骨頭骨折はほとんどの場合不顕性骨折で，超微細な皮質性亀裂骨折や頸部骨梁の不規則性，および関節内貯留物を示す。
- 上腕骨上顆のどちらか一方が剥離した場合，剥離骨が肘頭や鉤状突起あるいは他の骨に隠れていると見逃す可能性がある。剥離の判定はそれらがどういう場合にどの位置に現れるかという情報が必要である。

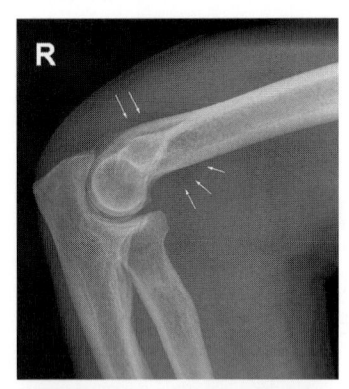

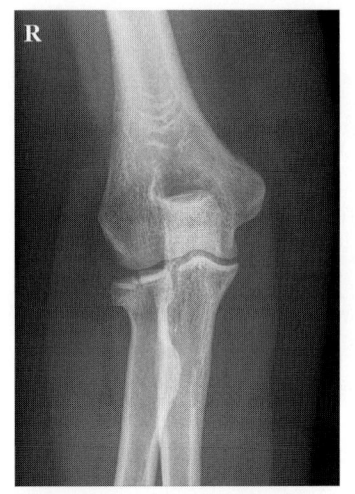

肘側方向像（前後の脂肪層の増強を示す）

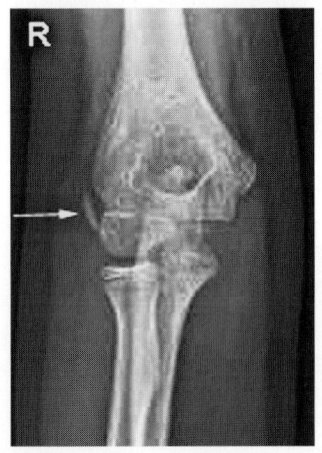

肘前後方向像（外側上顆剥離）

肘前後方向像（橈骨頭縦方向骨折）

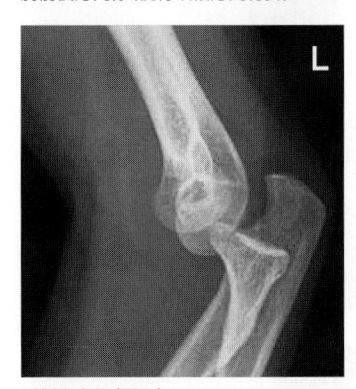

肘側方向像（脱臼）

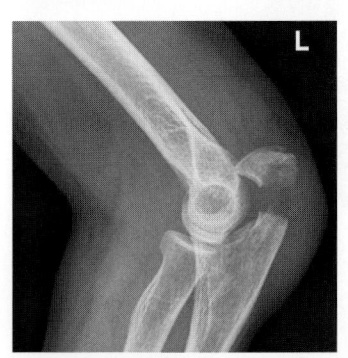

肘側方向像（三頭筋牽引による転位を伴う鉤状突起骨折）

小児によくみられるけがとして、関節丘近位部の上腕骨下端骨折がある。これは非常に強い痛みを伴い、上肢のわずかな動きでさえ隣接する神経や血管をさらに損傷し、症状を悪化させる。

補助用吊り包帯を外さずに撮影し、肘関節を伸ばしたり、腕や前腕を回転してはならない。

24×30 cm サイズのカセッテを使用する。

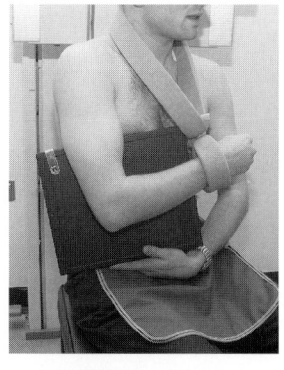

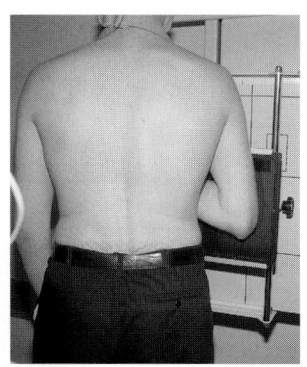

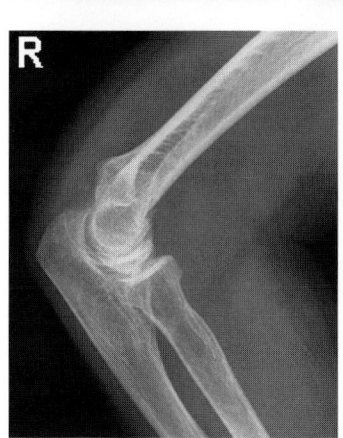

肘側方向像（骨移動がない顆上骨折）

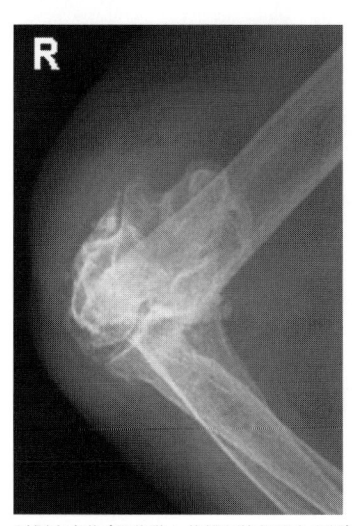

肘側方向像（骨移動と分離を伴う顆上骨折）

上腕骨顆上骨折

側方向

患者とカセッテの配置

第1法
- 患者はX線管に向かって坐位または立位とする。
- 肘腹面をカセッテにつけ、カセッテを患者の体と肘の間で支える。
- 患者の体を、含鉛ゴムなどの放射線防護用具で直接線から遮蔽する。

第2法
- カセッテをホルダに垂直に取りつける。
- 患者を斜めに立たせ、肘を曲げて患側外側をカセッテにつける。腕を肩から後方にゆっくり伸ばす。肘をカセッテにつけたまま、両上顆を結ぶ線がカセッテに直角となり、胸郭から肘が外れるまで患者を前方に回転する。

X線束の方向と入射点

第1法
- X線束が上腕骨幹に垂直となるよう管球に角度をつけ、X線束中心は外側上顆に入射する。

第2法
- 水平X線束中心は内側上顆に入射し、肘に照射野を合わせる。

画像が備えるべき特徴

- 上腕骨下端から橈骨・尺骨上部3分の1が画像に含まれること。

注意事項

- できるだけ苦痛のない状態で患者を固定する。
- 患者の負担を減らすため、立位用カセッテホルダなどの器具を使用し、カセッテを支持する。
- 直接線がカセッテの範囲外に及ばないよう注意深くX線束を絞る。

上腕骨顆上骨折

前後方向

側方向と同様に，カセッテを立位用ホルダで支持し，患者は立位または坐位とする。

患者とカセッテの配置

- 患者の上半身を側方向から患側方向に回転する。
- カセッテを立位用ホルダに取りつけ，上腕背面がカセッテにつくよう患者の位置を調整する。

X線束の方向と入射点

- 肘関節が完全に屈曲している場合は，X線束は上腕骨に対して垂直とし，X線束中心は前腕を通過して上腕骨両上顆を結ぶ線の中点に入射する。
- 肘関節が少ししか屈曲できない場合，X線束は上腕骨に対して垂直とし，X線束中心は上腕骨両上顆を結ぶ線の中点に入射する。この際，直接線が前腕を通過しないよう注意する。

画像が備えるべき特徴

- 肘関節が全屈曲している場合は，前腕のX線通過分を考慮に入れて撮影条件を選択すること。

注意事項

- ポジショニング中は肘関節を動かさないよう配慮する。
- 放射線防護にも特に注意を払う。

放射線医学的考察

- 顆上骨折を示す画像上の異常はきわめてわかりにくい。上腕骨幹の前皮質骨線に関係する顆上突起像は特に重要であり，正確な側方向像が求められる。

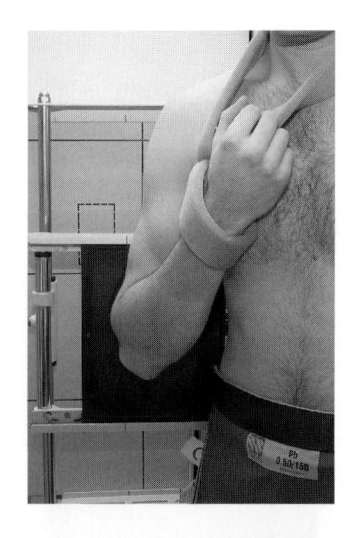

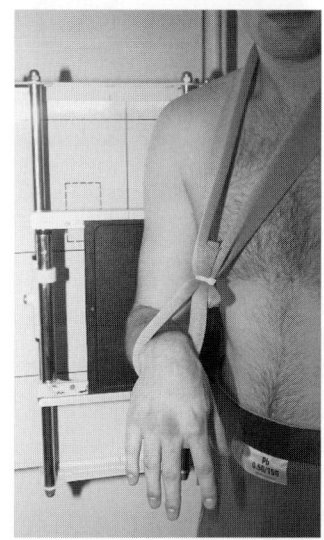

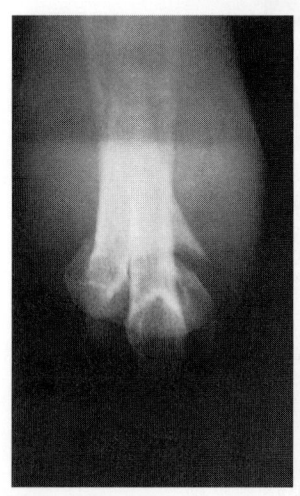

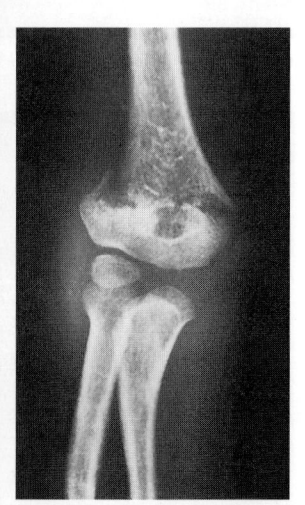

前後方向像（全屈曲，顆上骨折）　　前後方向像（部分屈曲，顆上骨折）

上腕骨幹

背臥位前後方向

　35×43 cm サイズの標準感度増感紙カセッテを使用する。このサイズは1枚のフィルムに肘と肩が十分に入る大きさである。撮影は呼吸停止下で行い，体動を防止する。

　腕の動きが制限される場合は修正法を用いる。

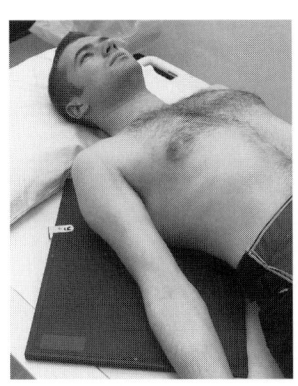

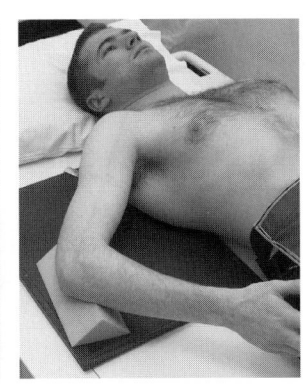

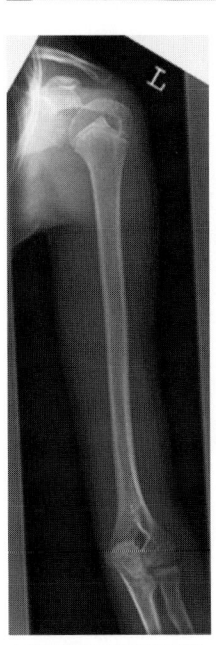

患者とカセッテの配置

- 患者を撮影台に背臥位に寝かせ，非患側を持ち上げ補助具で保持する。
- カセッテを患側上肢の下に置き，肩から肘関節を含むよう調節する。
- 腕を少し外転し，上腕背面がカセッテにつくよう肘関節を全伸展する。
- 内側・外側上顆がカセッテから等距離となるよう腕を調節する。
- 前腕を砂嚢で固定する。

X線束の方向と入射点

- 垂直X線束中心は肩と肘関節の中点に入射する。

背臥位側方向

患者とカセッテの配置

- 前後位から肘関節を90°屈曲させる。
- 腕を外転し，腕，肘，前腕の各内側面が撮影台につくよう90°内旋する。
- カセッテを腕の下に置き，肩から肘関節を含むよう調節する。
- 内側・外側上顆が重なるように上腕骨を調節する。
- 前腕を砂嚢で固定する。

X線束の方向と入射点

- 垂直X線束中心は肩と肘関節の中点に入射する。

注意事項

- 上腕骨を内旋させる場合，前腕と手は胴体上でなく撮影台上に置くこと。
- 上腕骨撮影は立位ホルダにカセッテを取りつけ，立位で行うのが普通である。撮影技術は立位と同様であるが（水平X線を使用する場合を除く），以下に述べるような点で患者固定に注意すべきである。

画像が備えるべき特徴

- 肩，肘両関節が画像に含まれること。
- 肘関節が正確な側方向，前後方向であること。

上腕骨前後方向像（正常）　上腕骨側方向像（正常）

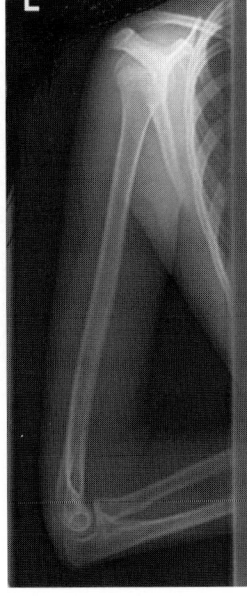

2 上腕骨幹

立位前後方向

患者とカセッテの配置

- カセッテを立位用ホルダに取りつける。
- 患者を坐位または立位として，背中をカセッテにつける。
- 肩，上腕，肘の各背面がカセッテにつくよう患側方向に回転する。
- 上腕骨内側・外側上顆がカセッテから等距離になるよう患者の位置を調節する。

X線束の方向と入射点

- X線束中心は上腕骨幹に直角とし，肩と肘関節の中点に入射する。

立位側方向

腕が固定された状態で正確な側方向像（前後方向に対して直角）を撮影するとき，正中矢状面がカセッテに平行となり，患側の腕の外側面がカセッテにつき，水平X線束中心が胸部を通って患側の腕に入射する。この際，肋骨や肺が上腕骨に重なるため，損傷や治癒の詳細部を不明瞭にし，被曝量が増すという不利益を生じる。次に記述するポジショニングは前後方向に対して正確に直角ではないが，この重なりを回避することができる。

患者とカセッテの配置

- カセッテを立位用ホルダに取りつける。
- 前後位から，患側の腕の外側面がカセッテにつくまで患者を90°回転する。
- この際，腕がカセッテについた状態で胸郭から外れるまでさらに患者を回転する。

X線束の方向と入射点

- 水平X線束中心は上腕骨幹に直角とし，肩と肘関節の中間点に入射する。

画像が備えるべき特徴

- 目的範囲がはっきりみえるように撮影条件を決めること。

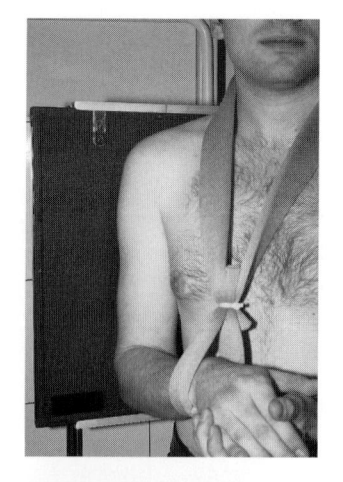

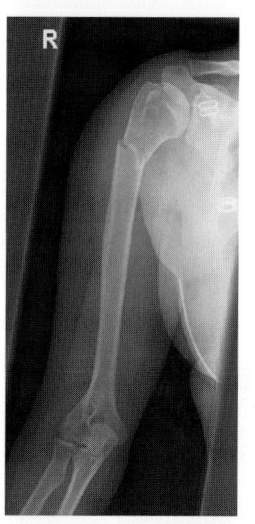

前後方向像（上腕骨幹近位部骨折）

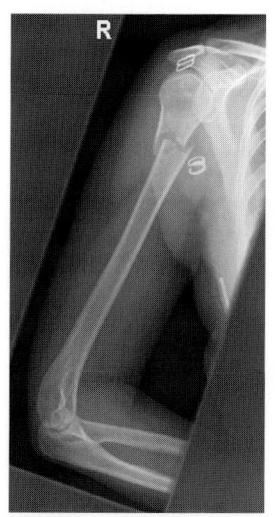

上腕骨側方向像（左の写真と同じ患者）

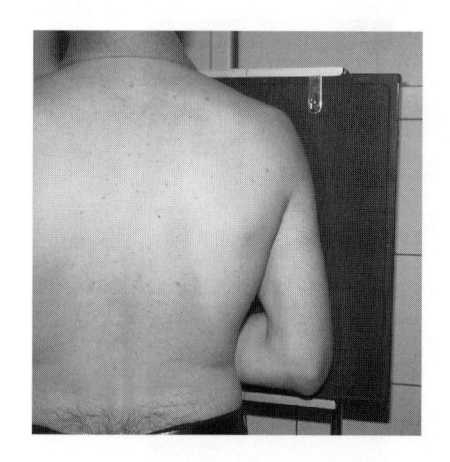

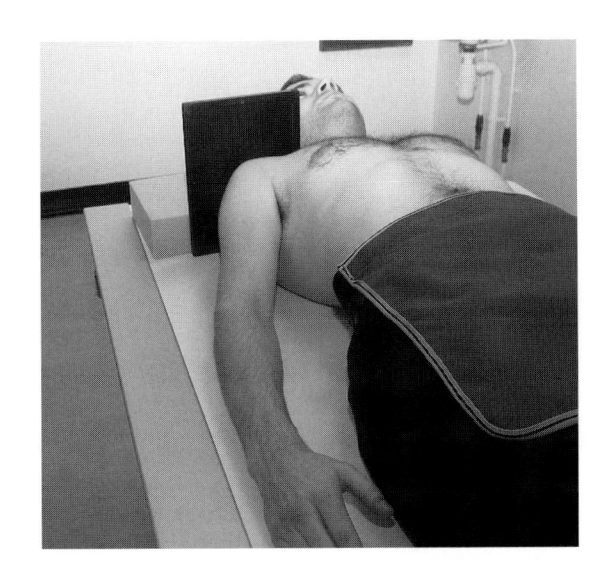

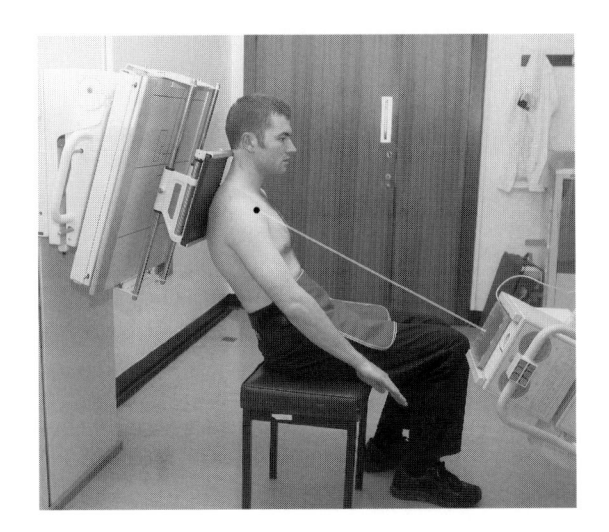

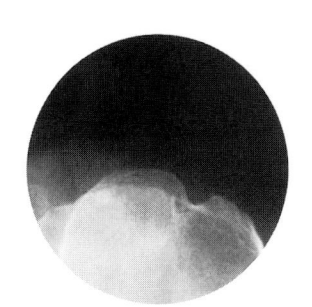

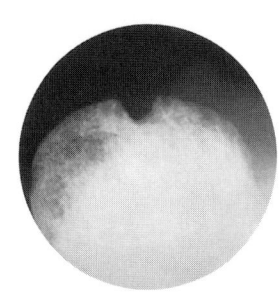

二頭筋溝像（基本法）　　二頭筋溝像（代替法）

上腕骨結節間溝（二頭筋溝）

結節間溝（二頭筋溝）は上腕骨大結節と小結節間に位置し，中を二頭筋長頭腱が走行する。

18×24 cm サイズの高解像増感紙カセッテを使用する。

軸方向

患者とカセッテの配置

- 患者を撮影台に背臥位に寝かせる。
- 肩の上方でカセッテを垂直に支持する。
- 患側手掌面を撮影台につけ，腕は上腕骨両上顆を結ぶ線が撮影台に対し 45°となるよう撮影台上に置く。

X線束の方向と入射点

- 水平X線束中心は上腕骨頭前部に入射する。

画像が備えるべき特徴

- 溝の輪郭，溝上，溝内の傷害がみえるように撮影条件を決めること。

注意事項

- 体動を抑えるため，呼吸停止下で撮影する。
- 溝内の軟部組織構造物もみえるように撮影条件を決めること。

軸方向（代替法）

患者とカセッテの配置

- 患者を立位用カセッテホルダにもたれかかるように座らせ，肩関節をつける。
- できればホルダ面を前方に 15°傾ける。カセッテにこの角度をつけられない場合は，カセッテを肩の上方に移動して支持する。
- 腕は前方に外転し，上腕骨幹長軸とカセッテが直角となるようにする。
- 手を背掌位から 45°回外し，X線束中心は二頭筋溝内を通す。

X線束の方向と入射点

- X線束は上腕骨長軸に沿って頭方に向け，X線束中心を上腕骨頭前部に入射する。照射野は上腕骨頭に絞る。

上腕骨頸

上腕骨頸を撮影する最も一般的な目的は，骨折が病的なものかあるいは外傷によるものかを判断するためである。

前後方向と軸方向，あるいは前後方向と側方向という組み合わせで，直角関係の2方向像を撮影する。腕の動きが限定される場合は，それに対応した修正法が必要となる。可能なら補助用吊り包帯は取り外して行う。

外傷例ではストレッチャー上や撮影台上で背臥位で行う場合が多いが，患者の状態によっては上体を起こし，適切な固定を行って撮影する方がよい。

撮影は呼吸停止下で行う。

24×30 cm サイズの標準感度増感紙カセッテを使用する。

前後方向

患者とカセッテの配置

- 患者はX線管に向かって立位とするか，背臥位に寝かせる。
- 患側の肩の背面をカセッテ中央につけ，患側方向に患者を回転する。
- 肩峰突起から上腕骨近位2分の1を含むようカセッテの位置を調整する。

X線束の方向と入射点

- X線束は上腕骨に垂直とし，X線束中心は上腕骨頭に入射する。

画像が備えるべき特徴

- 肩峰から上腕骨幹近位2分の1が画像に含まれること。
- 上腕骨頸が胸部と重ならずはっきりみえるように撮影条件を決めること。

注意事項

- 撮影は呼吸停止下で行う。
- 非患側の手で患側前腕を支え，固定する。背臥位の場合は砂嚢を前腕の上に置く。

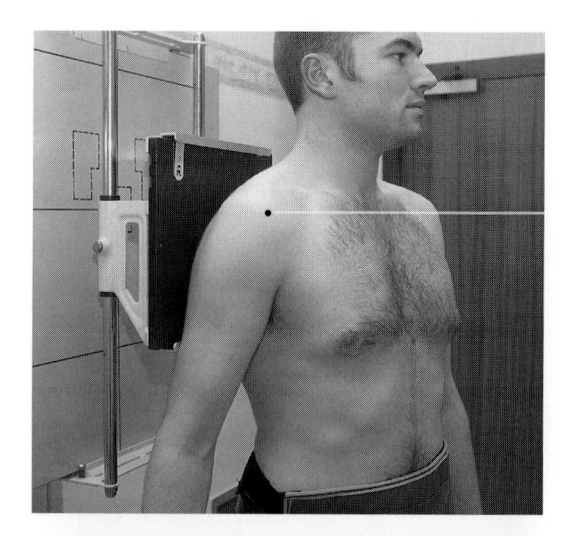

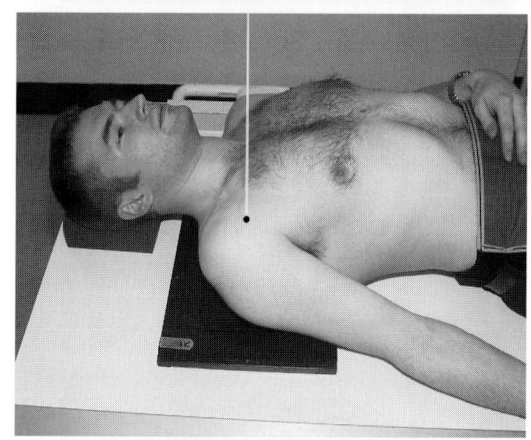

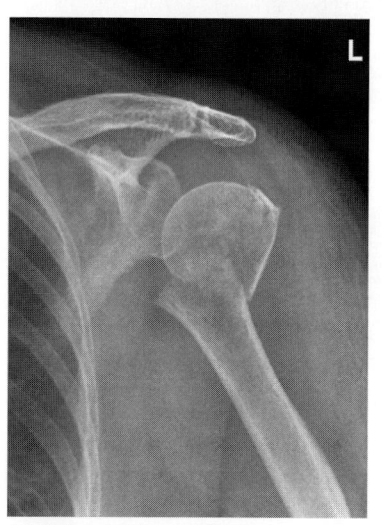

立位前後方向像（上腕骨頸骨折）

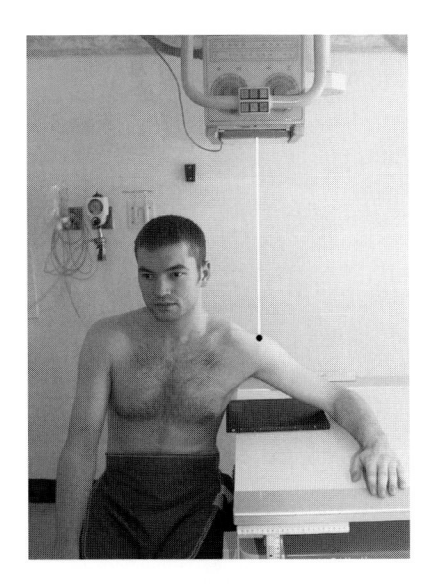

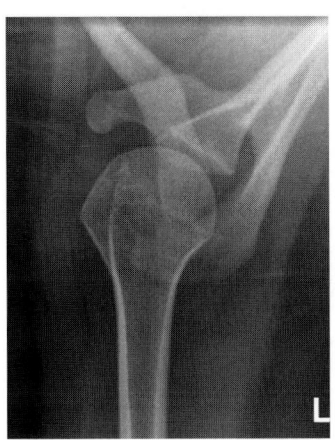

上腕骨頸上下方向像(正常)

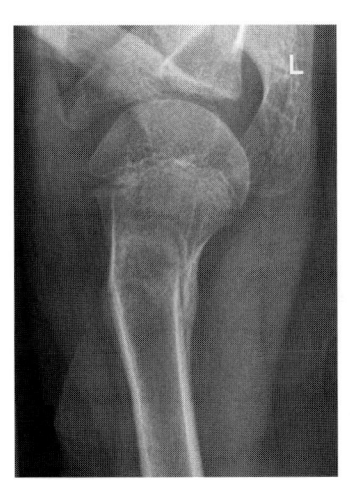

上腕骨頸上下方向像(上腕骨幹近位部傾斜骨折治癒後)

上腕骨頸

軸方向

側方向の撮影は腕がどの程度動かせるかによって決まる。腕を外転できる場合は撮影台の端に患者を座らせ,上下(頭尾)方向で撮影することを推奨する。患者がストレッチャー上に寝ている場合は下上(尾頭)方向で撮影する。しかし,腕が十分に動かない場合は,軸方向の代わりに側方向(斜方向)撮影(肩甲骨側方向のような)を選択する。

側方向(上下方向)

小さく外転ができる場合に限りこの方法で撮影する。患者が自分でできる以上に外転してはならない。
$18 \times 24\,cm$ サイズのカセッテを使用する。

患者とカセッテの配置

- 患者を撮影台の端に座らせる。体幹を撮影台方向に寄りかからせ,患側の腕を最大限まで外転して撮影台上に肘を載せる。
- 上腕骨頸から肩関節全域まで十分含み,患者が楽な姿勢が取れるように撮影台の高さを調節する。
- カセッテは肘と体幹間の撮影台上に置く。

X線束の方向と入射点

- 垂直X線束中心は肩甲骨肩峰突起上に入射する。
- 被写体-カセッテ間距離が増加した場合は,焦点-フィルム間距離(FFD)を増やすとともに小焦点を選択する。

画像が備えるべき特徴

- 肩峰,烏口突起,関節窩,上腕骨近位頭頸部が画像に含まれること。
- 上腕骨頸がはっきりみえるように撮影条件を決めること。

上腕骨頸

側方向（下上方向）

通常，患者をストレッチャーあるいは撮影台に背臥位に寝かせて撮影する。

患者とカセッテの配置

- 患者をストレッチャー上で背臥位に寝かせ，手掌は上向きとする。患側の腕をできるだけ外転し（理想的には体幹と直角），上腕骨内側・外側上顆が撮影台端から等距離になるよう調整する。
- 透過性パッドで肩と腕を少し持ち上げ，カセッテを肩に対して垂直となるよう取りつけ，首にあてがう。このとき，肩甲骨ができるだけ広範囲に画像内に含まれるよう配慮する。

X線束の方向と入射点

水平X線束はやや上向きとし，体幹方向に向けてわずかに角度をつける。X線束中心は患者腋窩部に入射する。

画像が備えるべき特徴

- 肩峰，烏口突起，関節窩，上腕骨近位頭頸部が画像内に含まれること。
- 上腕骨頭がはっきりみえるように撮影条件を決めること。

注意事項

- 撮影は呼吸停止下で行う。
- 患者が自分でできる以上に外転してはならない。

側方向（斜方向）

腕が動かせず外転ができない場合にはこの方向で撮影を行う。より良い画質を得るためには立位ブッキー装置が必要である。

患者とカセッテの配置

- 患者は立位または坐位とし，カセッテまたは立位ブッキー装置に患側の腕の外側面をつける。
- 肩甲骨内側・外側縁を結ぶ線がカセッテと直角になるまで患者を前方に回転する。
- 上腕骨頭と肩甲骨全体を含むようカセッテを配置する。

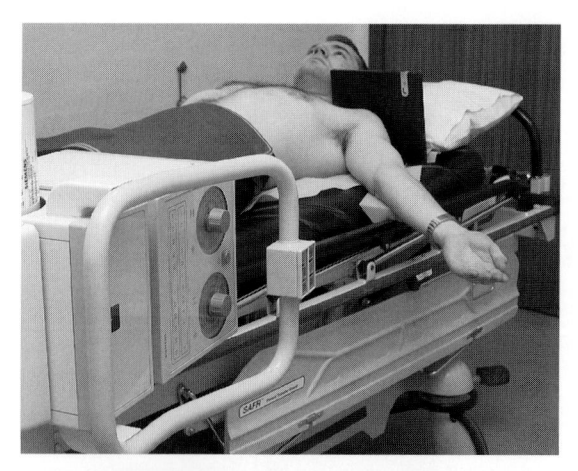

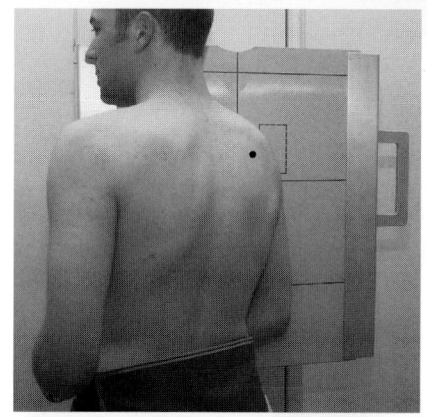

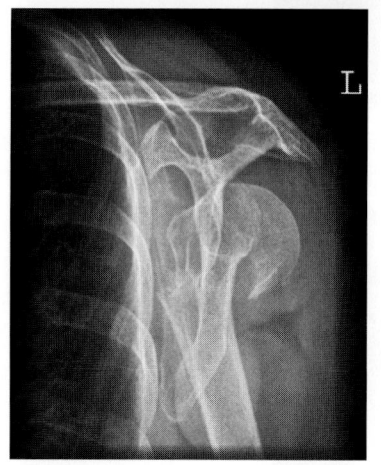

上腕骨頸斜方向像（骨折）

X線束の方向と入射点

- 水平X線束中心は肩甲骨内側縁に向け，上腕骨頭に入射する。

画像が備えるべき特徴

- 肩甲骨と上腕骨上端が胸郭と重ならずはっきりみえること。

第3章

肩

はじめに 80
　放射線医学的考察　80

推奨撮影法 81

基本撮影法 82
　立位前後方向(15°，概観像)　83
　軸位上下(頭尾)方向　83
　下上(尾頭)方向(代替法)　84

アウトレット位(斜投影) 85
　アウトレット位前後方向　85
　アウトレット位側方向　86

肩甲上腕関節 87
　立位前後方向　87
　背臥位前後方向(外傷時)　88
　側斜方向 "Y" 撮影
　　(代替法，脱臼・近位上腕骨骨折)　88

撮影技術の工夫(整復後) 89
　前後方向(頭尾方向25°)　89

反復性脱臼 90
　上腕骨側位前後方向　90
　上腕骨斜位前後方向　91
　前後方向(変法，ストライカー法)　92
　下上方向　92

腱の石灰化 93
　前後方向　94
　前後方向(頭尾方向25°)　95
　下上方向　95

肩鎖関節 96
　前後方向　96

鎖骨 97
　立位後前方向(基本法)　97
　背臥位前後方向(代替法)　98
　下上方向　99
　背臥位下上方向　100

胸鎖関節 101
　後前斜方向(基本法)　101
　半腹臥位(代替法)　101
　後前方向　102
　側方向　102

肩甲骨 103
　立位前後方向(基本法)　103
　側方向(基本法)　104
　側方向(代替法)　104

烏口突起 105
　前後方向(腕を外転)　105

はじめに

　肩関節と肩甲帯の放射線診断は，患者を撮影台やストレッチャーの上で背臥位にすることで行う．しかし，ほとんどの場合，肩の背部をカセッテにあて，坐位または立位で撮影する方が患者は楽である．立位はポジショニングが容易で，上腕骨頭部における潜在的なインピンジメント impingement 症候群の診断がより正確にできるようになる．また，わかりにくい関節内骨折がある部位での脂肪血関節症を発見できることもある．

　特に眼の放射線防護のためには，患者の頭を非患側へ回転させるべきである．

　X 線束中心は烏口突起に合わせた後に頭尾方向に向けられる．したがって，直接線は撮影部位のみに絞ることができる．

　一般的な肩の検査では，けががある場合，照射野はけがをしている側の肩甲帯全体が入るように十分大きくしなければならない．しかし，腱の石灰化や関節腔など限られた範囲を検査するときは十分に小さくしなければならない．

　X 線画像のコントラストを改善するために，大きな患者には散乱線を除去するグリッドが用いられている．しかし，コントラスト分解能が向上した CR 画像装置ではグリッドを使う必要は少なくなる．

　肩関節の検査では上腕骨頭を触知し，上腕骨遠位の上顆をポジショニングすることが重要である．内外上顆を結ぶ線が撮影台（または垂直にしたカセッテ）に平行ならば，上腕骨頭の前後方向は正しい位置にある．しかし，上腕骨の回転の程度を手の位置で判断すると非常に間違えやすい．

　画像のみえ方は患者の姿勢に大きく影響を受ける．患者が体を反った姿勢を取った場合，上腕骨頭は肩峰突起と重なる．逆に，前傾姿勢を取った場合は，上腕骨頭は下方に投影され亜脱臼のような画像になる．

　他のすべての骨格診断と同様，小さな骨折，腱の付着点のけがや病的な骨の変化など骨の詳細がみえる良質な X 線写真が要求される．

放射線医学的考察

　球状の上腕骨頭は，関節可動域を最大にするためにかなり滑らかな関節腔とつながっている．関節の安定性は，肩関節窩縁の軟骨，靱帯，回旋腱板の腱によって維持されている．回旋腱板は肩甲上腕関節を取り囲んでいる 4 つの広い腱である．これらの一番上にあるのは棘上筋で，肩峰の下面と上腕骨の上面の間の肩峰下を横断している．

　肩峰下の空間が変性疾患によって狭くなるときに発生するインピンジメントは，一般に外科領域の疾患で，肩峰の先天的な奇形によってしばしば悪化する．棘上筋の腱は上腕骨と肩峰の間で圧迫され，機械的な痛みや，腱炎と腱の裂傷を引き起こす．放射線医学的な指標は明確ではないが，X 線写真は肩峰下の空間の幅と肩峰の形を評価するのに役立つ．インピンジメントが疑われる患者の肩の画像では，十分に肩峰下の空間を示すことが重要である．患者の回転または X 線の入射角が不正確なときは，徴候を覆い隠すことがある．

　腱炎（炎症）によって目にみえる石灰化ができることがあり，適切な前後方向（AP）像の棘上腱で最もよくみられる．さらに，アウトレット位を追加撮影することは有効であろう．石灰化は，未熟な技術では隠れてしまうことがある．

　さまざまな種類の関節炎において，主に影響を受けるのは肩甲上腕関節である．この関節窩の幅は病気の重篤度と進行具合の指標となる．したがって，関節の輪郭の画像を得ることは重要である．

　後方脱臼はまれである．AP 像での変化は，関節窩と上腕骨関節表面の間が正常像からわずかにずれる程度のことがある．したがって，後方脱臼が疑われるときは，軸方向撮影が特に重要である．

　肩全体のメカニズムの詳細な検査は複数の画像を必要とする．したがって，開業医は臨床的な障害に対処するためにどの撮影法が最適であるかに精通していなければならない．

　熟練者による超音波検査は，肩の評価，特に回旋腱板裂傷には有効な手段である．石灰化によっては，単純 X 線写真よりも有効かもしれない．超音波検査は一般に MRI よりも画像を得るのは簡単であるが，肩甲上腕関節の画像を得ることができない．

　MRI は回旋腱板を含むすべての関節の構造を示すことができ，超音波検査で目的の領域をうまくみることができないとき，超音波検査ではあいまいなとき，超音波検査の技術が十分でないときに用いられる．

　単純 CT は肩周辺の複雑骨折の程度を評価する役割がある．

　反復性脱臼では回旋腱蓋と同様に骨ばった関節唇，関節包と関節上腕靱帯の正確な撮影が必要である．関節腔造影法を用いた断面像（MRI や CT）がしばしば必要である．

推奨撮影法

肩（概観）	立位/背臥位前後方向（15°） 軸位上下方向 軸位下上方向（代替法） アウトレット位前後方向 アウトレット位側斜方向
肩甲上腕関節の損傷	立位前後方向 背臥位前後方向 側斜方向"Y"撮影
整復後撮影	前後方向（30°）（頭尾方向25°）
反復性脱臼	上腕骨側位前後方向 上腕骨斜位前後方向 前後方向（変法，ストライカー法） 下上方向
腱の石灰化	前後方向 上腕骨を内旋させた前後方向 上腕骨を外旋させた前後方向 前後方向（頭尾方向25°） 下上方向
肩鎖関節	立位前後方向
鎖骨	立位後前方向 背臥位前後方向（代替法） 下上方向 背臥位下上方向（代替法）
胸鎖関節	立位後前斜方向 半腹臥位後前斜方向（代替法）
肩甲骨	立位前後方向 立位側方向 腹臥位側方向（代替法）
烏口突起	前後方向（腕を外転） 軸位上下方向 軸位下上方向（代替法）

基本撮影法

　肩関節においては，特に脱臼が疑われる場合では2つの画像を撮影することが一般的である。背臥位前後方向では 24×30 cm サイズのカセッテを使用し，軸位上下（頭尾）方向では 18×24 cm のカセッテを使用する。上腕骨大粗面の剥離骨折は一般に軸方向像でのみみられる。

　肩のインピンジメント症候群が疑われる場合は，肩峰突起の前部分を投影するために変法で撮影されることもある。

　これらの撮影は患者を立位か坐位にして，十分固定した状態で行われる。

　肥満した患者では，画像のコントラストを改善するためにグリッドカセッテまたはブッキーが用いられるが，結果として被曝量が増加する。

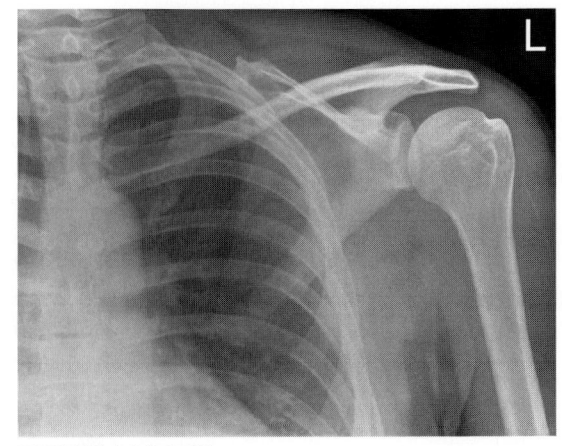

肩関節前後方向像（正常）

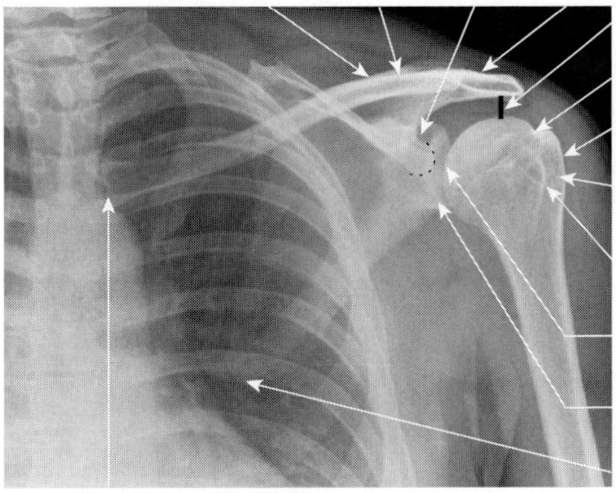

胸鎖関節

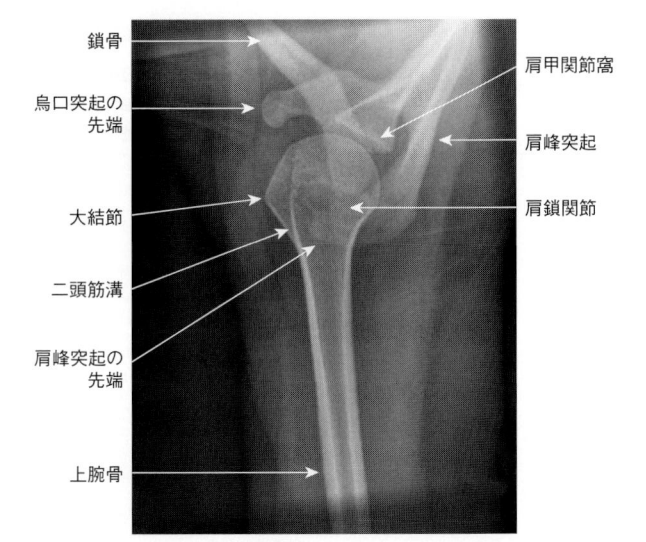

立位前後方向（15°，概観像）

患者とカセッテの配置

- カセッテに背を向けて患者を立たせ，カセッテに肩を近づけるために15°の斜位にして，肩鎖関節の面が中心と平行となるようにする。
- 腕は回外させ，少し外転して体から離す。上腕骨の内外上顆を結ぶ線はカセッテと平行でなければならない。
- 斜めに入射したX線が肩をカセッテ外に投影しないように，カセッテの上縁は肩より少なくとも5cm上になければならない。

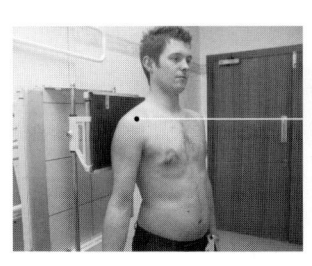

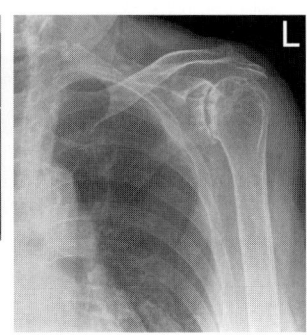

基本撮影法

X線束の方向と入射点

- 水平X線束中心は肩甲骨の烏口突起に入射する。線束は頭尾方向に向けて照射野を絞る。
- X線束中心は肩峰突起から上腕骨の関節表面を分離するために関節窩の上を通る。

画像が備えるべき特徴

- 画像には，上腕骨頭と上腕骨近位部，肩甲骨の下角部，鎖骨全体が示されていること。
- 上腕骨頭はわずかに関節窩と重なり，肩峰突起とは分離されていること。
- 急性外傷において，呼吸停止下で撮影され，肋骨の詳しい情報が得られること。

軸位上下（頭尾）方向

患者とカセッテの配置

- 腰の位置まで降ろした撮影台の横に患者を座らせる。
- カセッテは撮影台の上に置き，患側の上腕をカセッテの上に外転させて置く。
- 被写体-フィルム間距離（OFD）を短くするため，また関節窩が確実に画像に含まれるように体を撮影台の方に傾ける。カーブカセッテが使用できればOFDを短くすることができる。
- 肘は曲げたままでよいが，腕は可能であれば最低45°は外転していなければならない。限られた範囲しか外転できない場合，OFDを短くするためにカセッテをパッドで支える。

X線束の方向と入射点

- 垂直X線束中心は上腕骨頭の近位表面に入射する。X線管を手掌方向へ傾け，かつ関節窩の面との一致が必要なこともある。
- OFDが大きい場合，拡大を減らすために焦点-フィルム間距離（FFD）を大きくする必要がある。

肩関節前後方向像
（重症関節炎を示す）

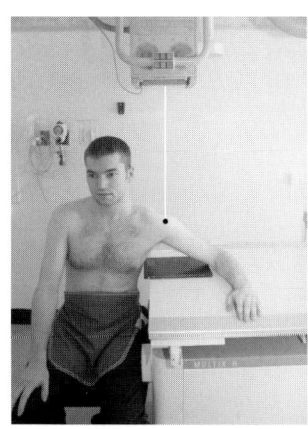

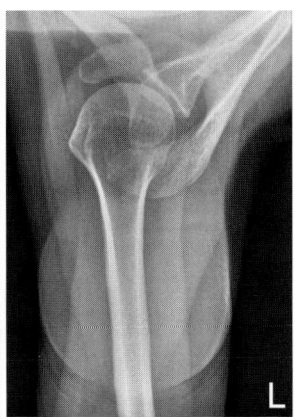

肩関節上下方向像（正常）

基本撮影法

下上(尾頭)方向(代替法)

　この撮影法は，脱臼している場合や背臥位で腕を少ししか外転できない場合に上下方向の代わりとして行われることがある。患者が自分でできる以上に外転してはならない。カセッテは 18×24 cm サイズを用いる。

患者とカセッテの配置

- 患者を背臥位にして，患側の腕を患者が辛くない程度で少し外転・回外させる。
- 患側の肩と腕は透過性パッドで持ち上げる。
- カセッテを垂直にして肩に当て，画像の中にできるだけ肩甲骨を含めるため首に押し当てる。

X 線束の方向と入射点

- 水平 X 線束中心は体幹方向へ最小限の角度で腋窩に向けて入射する。
- X 線管球を撮影台の下端に配置しなければならないので FFD は大きくなってしまう。

画像が備えるべき特徴

- 画像には，上腕骨頭，肩峰突起，烏口突起，肩甲骨の関節窩が示されていること。
- 小結節を示し，また肩峰突起と関節窩の上面は上腕骨頭に重ねること。

注意事項

　肩の脱臼で最も一般的なタイプは前方脱臼であり，上腕骨頭が烏口突起，関節窩の前方に外れる。一方，後方脱臼は非常にめずらしい。いくつかの実例において，前後方向像では後方脱臼をほとんど確認できないが，下上方向像または上下方向像では常に確認できる。

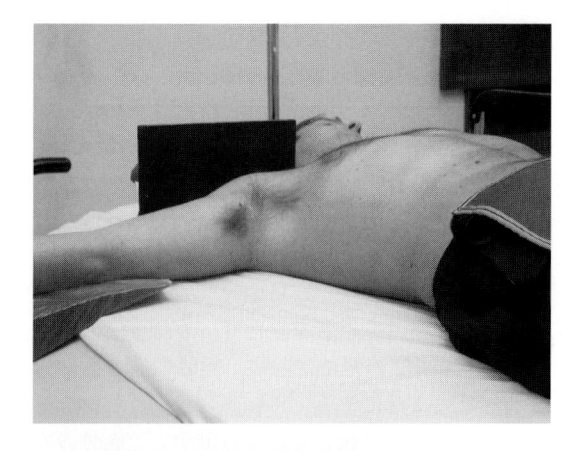

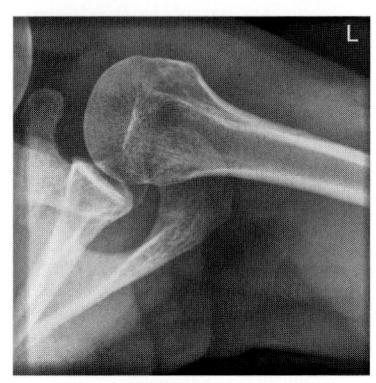

肩関節下上方向像(正常)

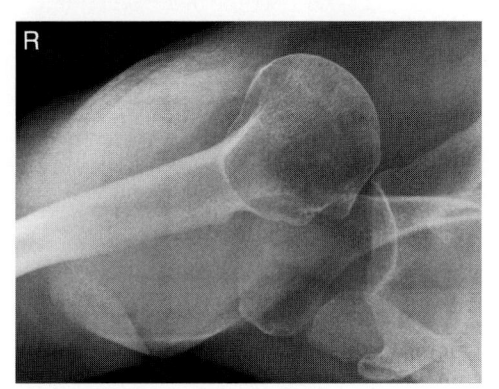

肩関節軸方向像(後方脱臼を示す)

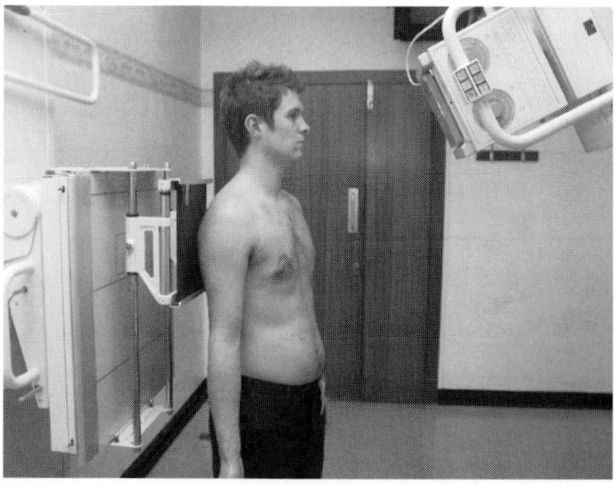

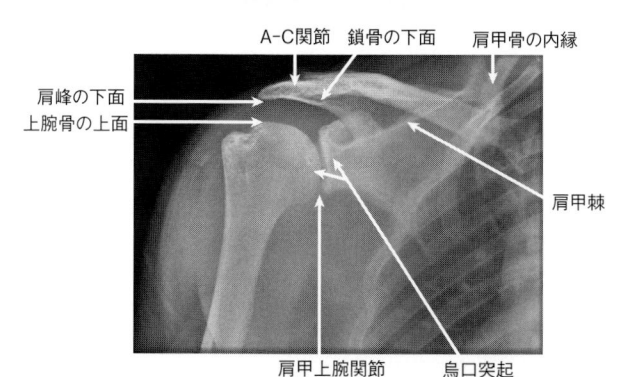

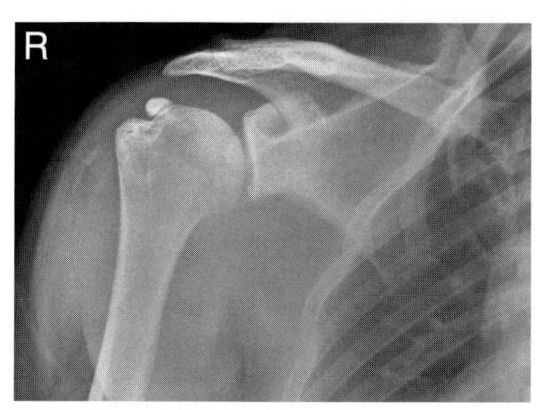

アウトレット位（斜投影）

　肩のインピンジメント症候群が疑われる場合，肩峰突起の前部分を視覚化することが重要である。肩峰の前部分が肩峰の体部と重なってしまうので，先に述べた概観像ではしばしば不十分である。X線束中心を頭尾方向に30°傾けて前後方向像を撮影すると，肩峰の前部は肩峰体部の下に投影され，より明確に視覚化される。

　側方向像は頭尾方向に10°傾けて撮影される。

アウトレット位前後方向

患者とカセッテの配置
（前後方向像の概観画像として）

- 患側の背をカセッテにつけて患者を立たせ，カセッテと肩甲骨の面を平行にするために15°回転させる。
- 上腕は外旋させ，少し外転して体から離す。上腕骨の内外上顆を結ぶ線はカセッテと平行でなければならない。
- 斜めに入射したX線が肩をカセッテ外に投影しないように，カセッテの上縁は肩より少なくとも5cm上になければならない。

X線束の方向と入射点

- 水平X線束中心は頭尾方向に30°傾け，肩甲骨の烏口突起の中心に入射する。
- 18×24cmサイズのカセッテを使い，照射野は肩甲上腕関節に絞る。

画像が備えるべき特徴

- 画像は骨状突起または異常に長い肩峰突起の存在を視覚化するために肩峰体部の下に肩峰の前部を示すこと。
- 肩峰下関節の空間は上腕骨頭より上に示すこと。

肩関節アウトレット位前後方向像（正常肩峰の下面を示す。棘上筋腱に偶発的な石灰化が認められる）

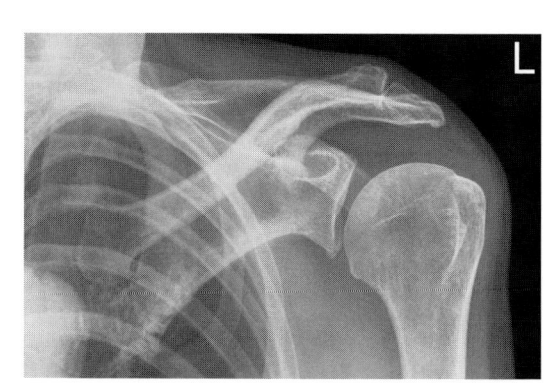

肩関節前後方向像（肩峰突起の横下面にある骨状突起を示す）

アウトレット位(斜投影)

アウトレット位側方向

患者とカセッテの配置

- 患者を，カセッテに向かって立位または坐位とし，患側をカセッテにつける。
- 患側の腕を後方に伸ばし，手の甲を腰に当てる。
- 上腕骨頭(烏口突起)をカセッテの中央に合わせる。
- 患側の肩甲骨の内側と外側の境界を結ぶ線がカセッテに直角になるように体を回転させる。肩甲骨の体部がカセッテに対して直角になり，肩甲骨と上腕骨の近位部が胸郭から離れるようにする。

X線束の方向と入射点

- X線束中心は水平から頭尾方向に10°傾け，上腕骨頭の中心に入射する。
- 照射野は18×24 cmサイズのカセッテに合わせる。

画像が備えるべき特徴

- 画像は肩峰の前部分と肩峰下の空間を示すこと。

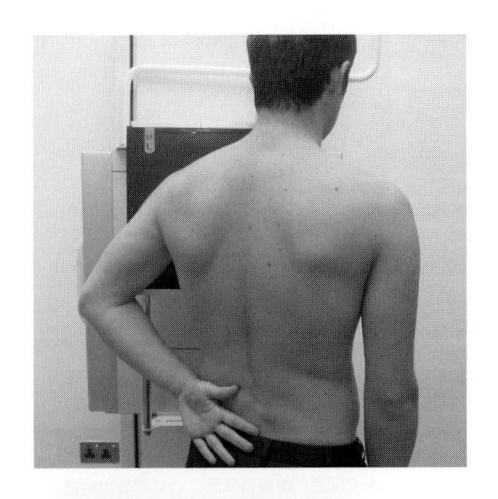

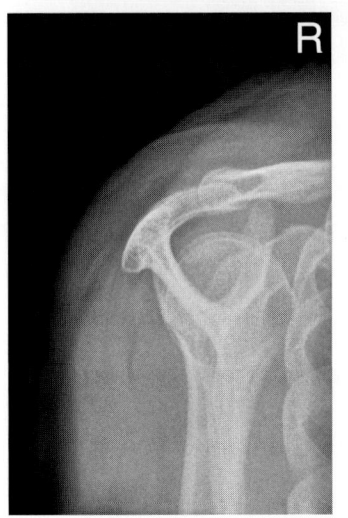

肩関節アウトレット位側方向像(正常)

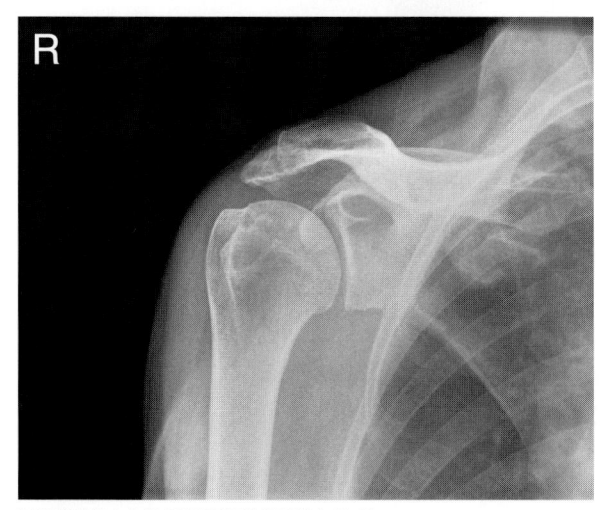

肩関節前後方向像（正常肩甲上腕関節を示す）

肩甲上腕関節

立位前後方向

関節窩と肩甲上腕関節の空間を示すために，肩甲骨体部をカセッテと平行にし，関節窩はカセッテと直角にしなければならない。このときX線束中心は肩甲骨の関節窩と平行である。

患者とカセッテの配置

- 患側の背側をカセッテにつけて患者を立たせ，関節窩の面をカセッテに対して垂直にするために約30°回転させる。
- 腕は外旋させ，少し外転して体から離す。
- 斜めに入射したX線が肩をカセッテ外に投影しないように，カセッテの上縁は肩より少なくとも5 cm上になければならない。

X線束の方向と入射点

- 水平X線束中心は肩甲骨の烏口突起に入射する。
- 照射野は18×4 cmサイズのカセッテに合わせる。

画像が備えるべき特徴

- 画像は上腕骨頭と関節窩の空間を明確に示すこと。
- 画像は上腕骨頭，大結節，小結節を示すとともに，肩甲骨の側面，鎖骨の末端部を示すこと。

肩甲上腕関節

背臥位前後方向（外傷時）

複数の外傷や動くことができないために，立位での検査ができないときがある。そのような患者はしばしばストレッチャーで救急搬送されて来る。

患者とカセッテの配置

- 患者をストレッチャーに背臥位に寝かせ，患側の肩甲骨をカセッテと平行にするために非患側の肩を少し持ち上げる。
- 腕を少し外転，外旋させて体から離す。
- カセッテは患者の下に置き，斜めに入射した X 線が肩をカセッテ外に投影しないように，カセッテの上縁は肩より少なくとも 5 cm 上になければならない。患者を動かせない場合には，カセッテをストレッチャーの下に置いてもよい。

X 線束の方向と入射点

- 垂直 X 線束中心は肩甲骨の烏口突起に入射する。
- 肩峰突起の下に上腕骨頭を投影するために X 線束中心は頭尾方向に入射させる必要がある。

画像が備えるべき特徴

- 肩峰下の空間がみえていること。
- 上腕骨の近位部，肩甲骨の側面，鎖骨全体を含むこと。
- 腕を外旋させたとき，大粗面は横からの像を示す。
- 腕を外旋できない場合，上腕骨頭は「電球」のような形を示す。

側斜方向 "Y" 撮影
（代替法，脱臼・近位上腕骨骨折）

腕を動かすことができず，外転させることができない場合，側斜方向 "Y" 撮影を行う。この撮影法では 24 × 30 cm サイズのカセッテを垂直にして用いる。また，患者がかなり大きいときは立位ブッキー台を用いる。

患者とカセッテの配置

- 患側の腕の側面を垂直にしたカセッテに患者をつけて立位か坐位とし，腋窩をフィルムの中心に合わせる。
- 非患側の肩をあげて体とカセッテの角度を約 60° とする。このとき肩甲骨の内側と外側の境界を結ぶ線をカセッテに対して直角にする。
- カセッテは肩甲骨の上縁を含むように配置する。

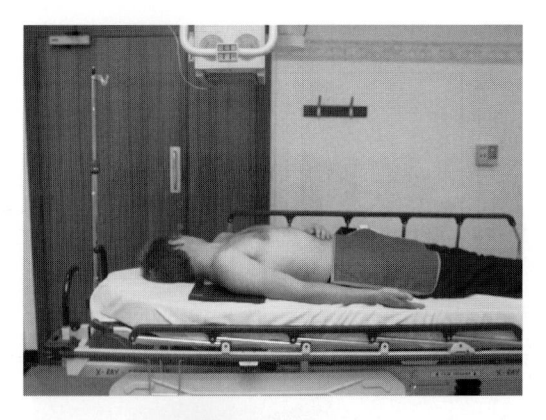

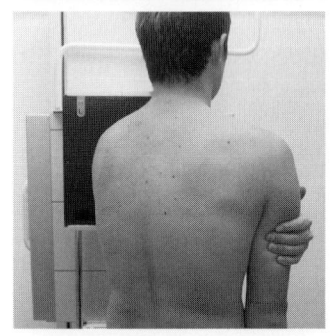

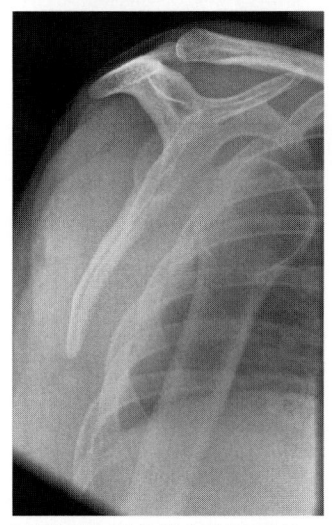

肩関節側斜方向像（前方脱臼を示す）

X 線束の方向と入射点

- 水平 X 線束中心は肩甲骨の内側の境界に向けて上腕骨頭に入射する。

画像が備えるべき特徴

- 肩甲骨体部はカセッテに対して直角で，肩甲骨と上腕骨の近位端が胸郭から離れるようにすること。
- 烏口突起と肩峰突起の関節窩と上腕骨頭の位置関係を示していること。

肩を整復した後は脱臼の整復が成功であったかどうかを確認するために，すぐに以下の撮影を行う必要がある。患側の腕は通常，首から手首を支える吊り具によって固定されている。関節は 18 × 24 cm サイズのカセッテを用いて前後方向像を撮影する。このとき，非患側を約 30° 持ち上げる。

周囲の関節窩縁からの剥離骨折を明確に示すためには，得られる画像から肩甲上腕関節を正確に評価できることが重要である。

未熟なポジショニングでは次のような結果を引き起こす。
- 患者は，立位が不十分でかつ頭尾方向に適切な角度がついていない状態で撮影される。
- 固定された腕が内側に回転した状態で治療される。その結果，冠状面が非患側に傾いた状態になる。

未熟な技術では，関節の空間がみえない，上腕骨頭が肩峰に重なっている，上腕骨頭が大粗面のみえない「電球」様として示される，というような結果に終わる。

撮影技術の工夫（整復後）

前後方向（頭尾方向 25°）

患者とカセッテの配置

- 事故や救急時にストレッチャーのまま撮影するときは，ストレッチャーの頭側を持ち上げて患者が垂直の体位を取りやすいようにする。可能であれば患者を完全に垂直に座らせる。
- 首から手首を支える吊り具で固定されている場合，患者を 30° 患側へ回転させる。
- 非患側の肩は，患側の肩の後面をカセッテに近づけるためにパッドで支える。カセッテは患側の腕の下に置き，患者の体重で支える。
- カセッテは斜めに入射した X 線が肩をフィルム外に投影しないように，その上縁は肩より少なくとも 5 cm 上になければならない。

X 線束の方向と入射点

- 水平 X 線束中心は頭尾方向に 25° 傾け，肩甲骨の烏口突起に入射する。
- 照射野は 18 × 24 cm サイズのカセッテに合わせる。

画像が備えるべき特徴

- 関節窩が上腕骨頭と離れ，また上腕骨頭の関節表面が肩峰突起と離れていること。
- どのような剥離骨折の断片も関節の空間に明確にみえていること。

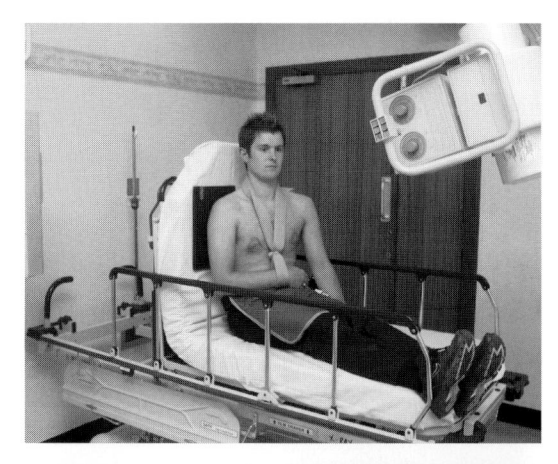

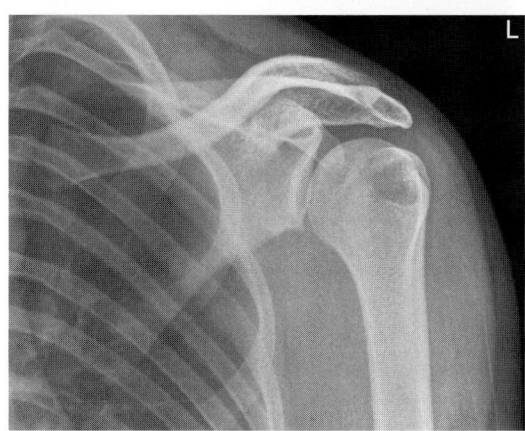

肩関節前後方向像（正しい技術による整復後）

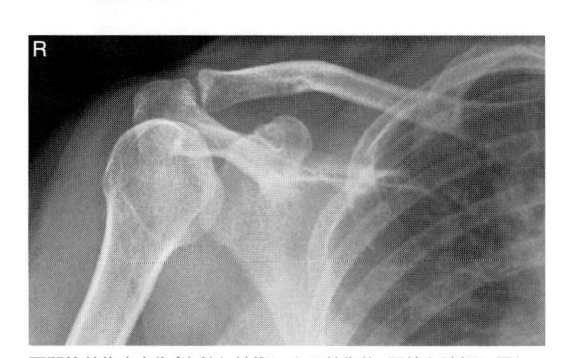

肩関節前後方向像（未熟な技術による整復後，関節を適切に示していない）

反復性脱臼

上腕骨頭の圧迫欠損(斧状欠損 hatchet-shaped defects とも呼ばれる)は肩の反復性脱臼を伴う。反復性前方脱臼の場合,欠損は上腕骨頭の後側面に生じる(ヒル-サックス病変 Hill-Sachs lesion)。反復性後方脱臼の場合,欠損は上腕骨頭の前部分に生じる。どちらの場合においても,上腕骨頭が脱臼すると関節窩縁に衝撃を与える。

肩の反復性脱臼の X 線診断に求められることは,欠損を示す上腕骨頭を撮影するのと同様に,下縁に影響を及ぼす骨折の徴候を示す関節窩を撮影することである(バンカート病変 Bankart lesion)。上腕骨の上顆とカセッテのなす角度が上腕骨の回転角度を示すということを覚えておくとよい。ただし,上腕骨の回転を手の位置で判断すると間違いが起こりやすい。

撮影法は以下の中から選択する。
- 上腕骨側位における前後方向
- 上腕骨斜位における前後方向
- 前後方向変法(ストライカー Stryker 法)
- 下上方向

上腕骨側位前後方向

患者が静止を維持できるならば撮影は立位で行う。そうでない場合は,体動の影響を減らすために背臥位で行う。カセッテは 18×24 cm サイズを用いる。

患者とカセッテの配置

- 患者を立位にして,カセッテと関節窩を直角にするために非患側の肩を約 30° 前に出す。
- 腕を少し外転させる。肘を曲げて腕を少し内旋させ,手掌を腰に当てる。
- カセッテは上縁を肩より 5 cm 上にし,中心を関節に合わせる。

X 線束の方向と入射点

- 水平 X 線束中心は上腕骨頭とカセッテの中心に入射する。
- 撮影は呼吸停止下で行う。

画像が備えるべき特徴

- 画像は,上腕骨頭,上腕骨頸部,肩甲上腕関節および関節窩を明確に示していること。

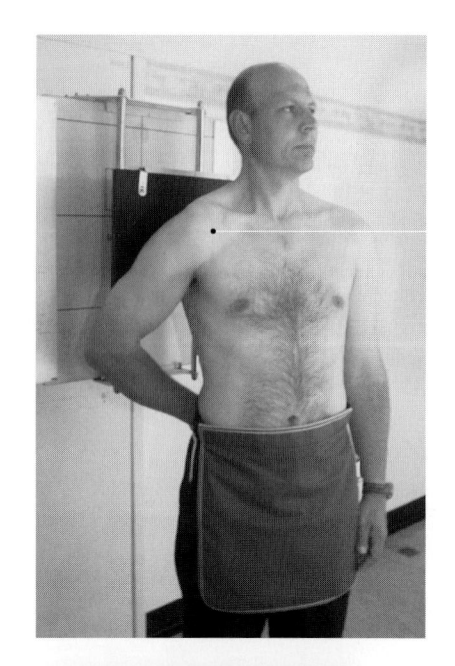

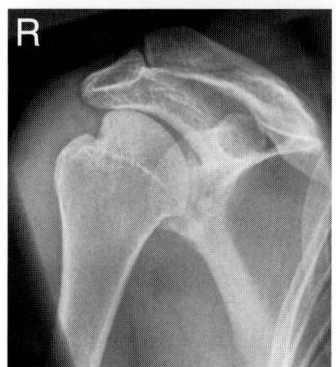

肩関節上腕骨側位前後方向像(反復性脱臼によるヒル-サックス病変を示す)

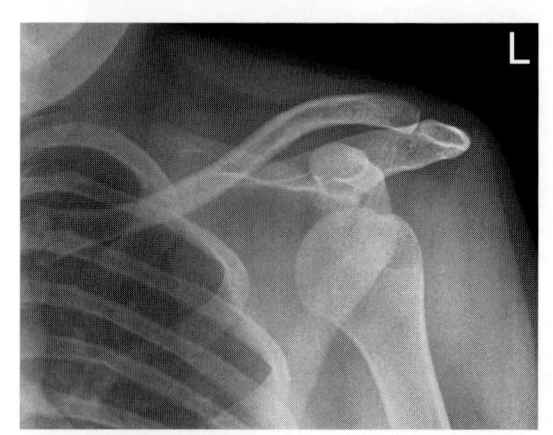

肩関節前後方向像(前方脱臼を示す)

注意事項

画質の改善と被曝線量の低減のために照射野は注意して決めなければならない。

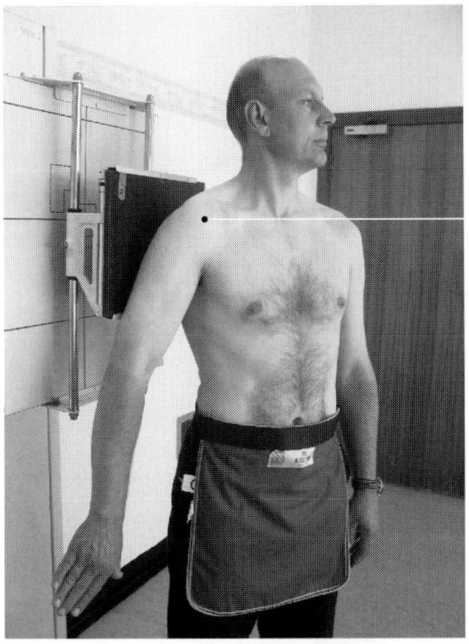

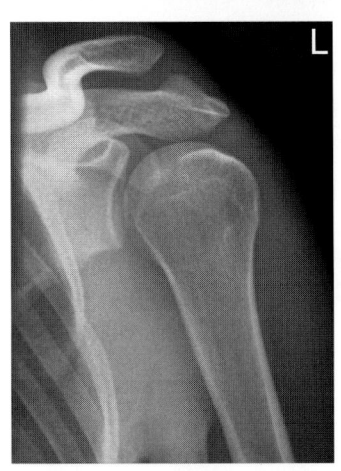

上腕骨斜位前後方向像(正常，反復性脱臼における上腕骨を示す)

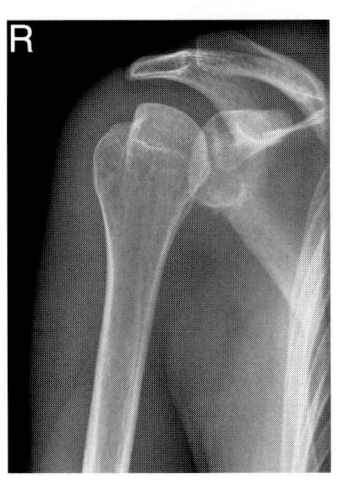

上腕骨斜位前後方向像(反復性脱臼によるヒル-サックス病変を示す)

反復性脱臼

上腕骨斜位前後方向

患者とカセッテの配置

- 患者を立位とし，カセッテと関節窩を直角にするために非患側の肩を約30°前に出す。
- 肘を伸ばし，腕は少し外転させて体の横に動かさないようにする。
- このとき，上腕骨は前後方向と側方向の中間の斜位である。
- カセッテは上縁を肩より5 cm上にし，中心を関節に合わせる。

X線束の方向と入射点

- 水平X線束中心は上腕骨頭とカセッテの中心に入射する。
- 撮影は呼吸停止下で行う。

画像が備えるべき特徴

- 画像は，上腕骨頭，上腕骨頸部，肩甲上腕関節および関節窩を明確に示していること。

注意事項

画質の改善と被曝線量の低減のために照射野は注意して決めなければならない。

反復性脱臼

前後方向（変法，ストライカー法）

この体位は上腕骨頭のヒル-サックス病変を示すための姿勢である。

患者とカセッテの配置

- 患者を撮影台上で背臥位にする。
- 患側の腕を完全に伸ばし，それから肘を曲げて手を頭の上に載せる。
- 上腕骨の内外上顆を結ぶ線は撮影台と平行にする。
- カセッテの中心は上腕骨頭の2.5 cm上とする。

X線束の方向と入射点

- X線束中心は尾頭方向に10°とし，腋窩の中心から上腕骨頭とカセッテの中心に入射する。

下上方向

これは上腕骨頭の追加撮影として行う，関節窩の第2の撮影法である。

患者とカセッテの配置

- 患者を撮影台上で背臥位にし，患側の腕を患者が苦痛とならない程度に外転させる。
- 手掌は上に向け，上腕骨の内外上顆を結ぶ線は撮影台と平行にする。
- カセッテは肩に対して垂直に立て，画像の中にできる限り肩甲骨を含むように首に押し当てる。
- 肩と腕は透過性パッドで少し持ち上げる。

X線束の方向と入射点

- 水平X線束中心は体幹となす角度をできる限り小さくして，腋窩に向けて入射する。

画像が備えるべき特徴

- 画像は，上腕骨頭，肩峰突起，烏口突起，肩甲骨の関節窩を示していること。
- 小結節は側面から撮影され，肩峰突起と関節窩の上面が上腕骨頭と重なって撮影されていること。

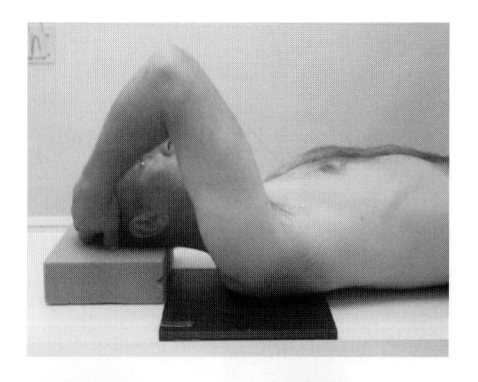

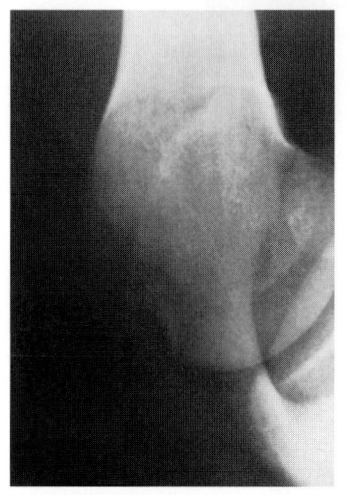

ストライカー法

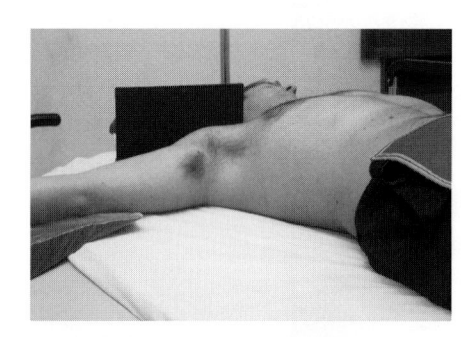

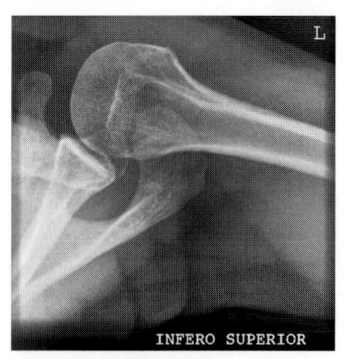

肩関節下上方向像（正常）

[図：肩甲骨後面の筋の起始・走行・停止を示す解剖図]
- 棘上筋
- 上腕骨大結節
- 棘下筋
- 小円筋
- 肩甲骨の外縁
- 大円筋
- 肩甲骨上角
- 肩甲棘
- 肩甲骨の内縁
- 肩甲骨下角

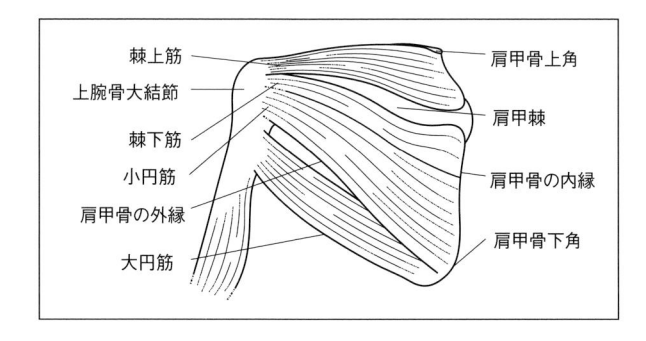

腱	撮影法	確認点
棘上筋	前後方向 アウトレット位側方向	上腕骨を回旋させない
肩甲下筋	下上方向 前後方向	上腕骨を外旋させる
棘下筋	前後方向 下上方向	頭尾方向に25°傾ける
小円筋	前後方向	上腕骨を内旋させる

腱の石灰化

　多くの腱病変はMRIや超音波検査で最もよく示される。一方，石灰化はMRIではよくみることができないが，石灰化腱炎は単純X線写真や超音波検査で最もよくみることができる。X線撮影技術を以下に示す。

　X線撮影で肩関節周辺の腱の石灰化を示すためには，それぞれの腱の走行を骨と重なることなく示さなければならない。さらに，腱が付着する上腕骨の近位端も含めなければならない。対象となる腱は，棘上筋，肩甲下筋，棘下筋，小円筋である。図は，これらの筋の起始，走行，停止を示す。

　棘上筋は肩甲骨後面の肩甲棘の上にある棘上窩に起始する。その腱は肩峰突起の下を通り，それから肩関節の後面上部の上を通って大結節に付着する3つの腱で一番上に停止する。

　棘下筋は肩甲骨後面の肩甲棘の下にある棘下窩に起始する。その腱は肩峰の後ろに沿って走り，肩関節の関節包の後ろを通って，上腕骨大結節に付着する3つの腱の中央に停止する。

　小円筋は肩甲骨の側縁に起始し，その腱は肩関節の関節包の後ろを通り，上腕骨大結節に付着する3つの腱の一番下に停止する。

　肩甲下筋は肩甲骨前面の深い面にある肩甲下筋窩に起始し，その腱は肩関節の前を横断し，上腕骨の小結節に停止する。

　それぞれの腱の推奨される撮影法を左の表に示す（超音波検査は石灰化の位置を特定するには効果的で，軟部組織の腱に関する情報が得られることを覚えておくとよい）。

腱の石灰化

前後方向

18×24 cm サイズの垂直カセッテホルダを用いる。

患者とカセッテの配置

- 患側の肩の背側を立位カセッテホルダにつけて患者を立たせ、肩甲骨の面とカセッテを平行にするために体を 15°回転させる。
- 斜めに入射した X 線がカセッテ外に肩を投影しないよう、カセッテ上縁は肩より少なくとも 5 cm 上とする。

腕の位置

- 腕は体の横で回外させて手掌を前に向け、上腕骨の内外上顆を結ぶ線は立位カセッテホルダと平行にする。
- 肘を曲げて上腕を少し外転させ、内旋する。そして手の甲は腰の後ろに置く。上腕骨の内外上顆を結ぶ線は立位カセッテホルダと垂直になるようにする。
- 肘を曲げて上腕を外転させ、外旋する。そして手を肩の上まであげる。手掌は前に向け外側上顆は後ろになる。上腕骨の内外上顆を結ぶ線は立位カセッテホルダと垂直になるようにする。

X 線束の方向と入射点

- いずれの場合も、水平 X 線束中心は上腕骨頭とカセッテの中心に入射する。

画像が備えるべき特徴

- いずれも腱の検査で上腕骨近位端が示されていること。
- 回転の角度を変えることによって、石灰化が上腕骨と関係して動くかどうかを判断できること。
- 軟部組織を詳細にみることができるよう撮影条件を設定すること(通常、一般の撮影よりも 5 kVp 低くする)。

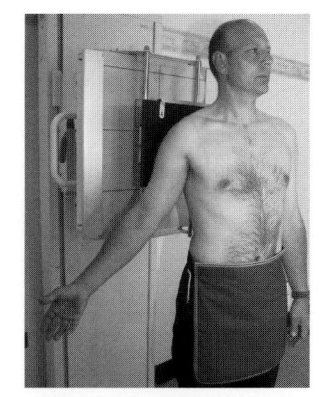

回旋なし(腕の位置 1)

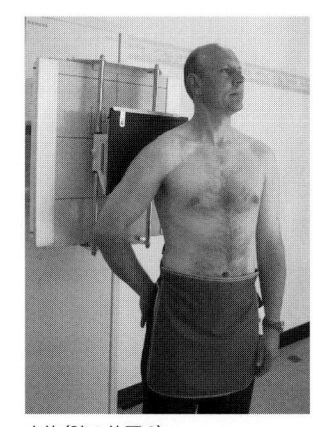

内旋(腕の位置 2)

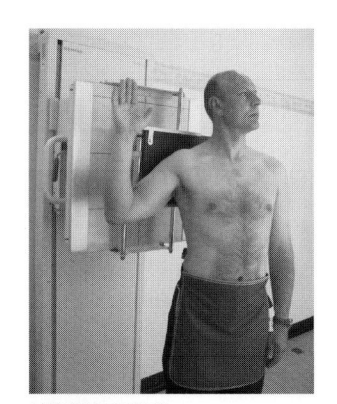

外旋(腕の位置 3)

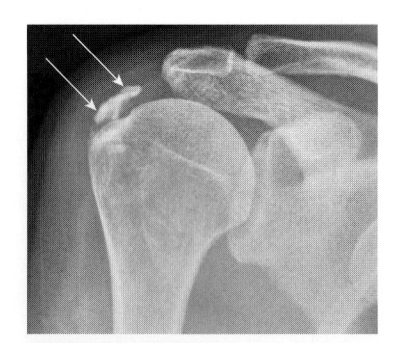

回旋なし(腕の位置 1)

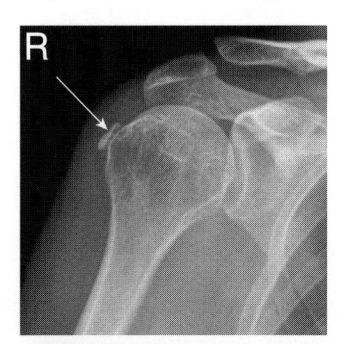

内旋(腕の位置 2)

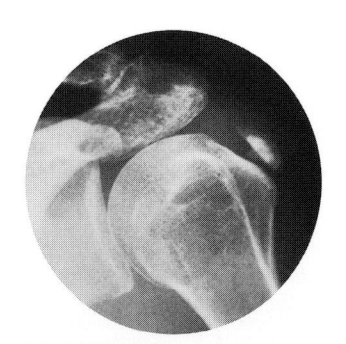

外旋(腕の位置 3)

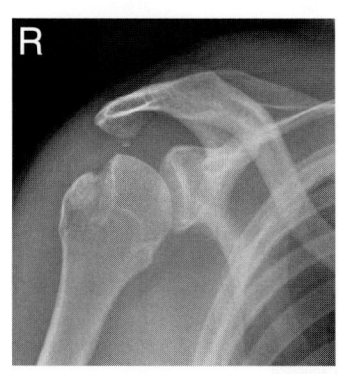

肩関節前後方向像(石灰化を示すために頭尾方向25°に入射)

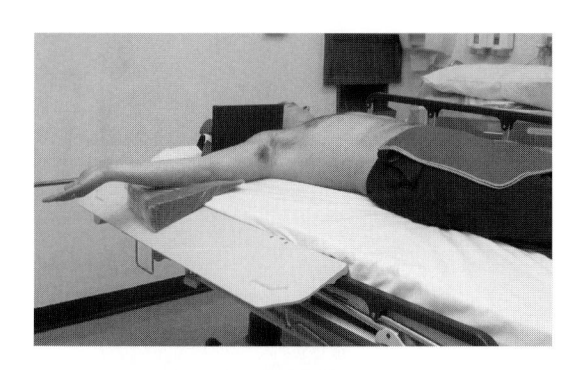

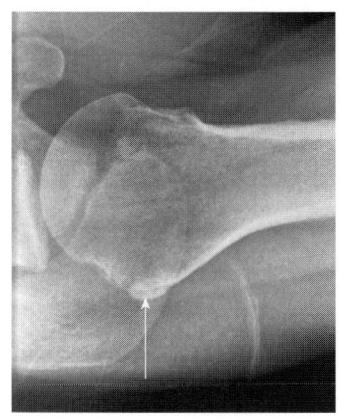

肩関節下上方向像(石灰化を示す)

腱の石灰化

前後方向(頭尾方向25°)

患者とカセッテの配置

- 患側の肩の背側を立位カセッテホルダにつけて患者を立たせ，肩甲骨の面とカセッテを平行にするために体を15°回転させる。
- 腕は体の横で回外させ，手掌を前に向け，上腕骨の内外上顆を結ぶ線は立位カセッテホルダと平行にする。
- X線が頭尾方向で入射することとカセッテを垂直にしていることを考慮に入れ，カセッテの中心は上腕骨頭の5cm下とする。

X線束の方向と入射点

- 水平X線束中心は頭尾方向に25°傾け，上腕骨頭とカセッテの中心に入射する。
  画像に示すもの：棘下筋の停止，棘上腱の肩峰下部分。

下上方向

患者とカセッテの配置

- 患者を撮影台の上で背臥位にし，患側の腕を外転させて直角にする。
- 手掌は上に向け，上腕骨の内外上顆を結ぶ線は撮影台と平行にする。
- カセッテは肩の上縁に垂直に立て，首に押しつける。

X線束の方向と入射点

- 水平X線束中心は腋窩に入射する。このとき体幹となす角度をできる限り小さくする。
  画像に示すもの：肩甲下筋と小円筋の停止，肩関節の関節包の前後を走行する腱。

画像が備えるべき特徴

- いずれの場合も，腱の検査では上腕骨の近位端を示すこと。

肩鎖関節

前後方向

問題とする関節の前後方向像では，通常すべてを含んでいる必要がある。亜脱臼は，重いおもりを患者が持つことで確認される。
18×24 cm サイズの立位カセッテホルダを用いる。

患者とカセッテの配置

- 患者を X 線管の方を向いて立たせ，腕は体の横で楽にさせる。患側の肩の後面をカセッテにつけ，肩鎖関節をカセッテと直角にするために非患側の肩を前に出して約15°回転させる。
- カセッテの中心を肩峰突起に合わせる。

X 線束の方向と入射点

- 水平 X 線束中心は肩鎖関節の鎖骨の末端を入射点とする。
- 肩甲棘上の関節の重複を避けるために，X 線束中心は尾頭方向25°で入射する。

画像が備えるべき特徴

- 画像は肩鎖関節を示し，鎖骨が肩峰突起より上に示されていること。
- 関節周辺の軟部組織を示していること。

注意事項

- 関節の幅は通常変化する(3～8 mm)。左右での幅の差は通常 2～3 mm 未満でなければならない(Manaster, 1997)。
- 通常，肩峰の下面と鎖骨の下面は直線となる。

負荷撮影前後方向

- 肩鎖関節の関節包は弱く，外傷によって傷つきやすい。亜脱臼は標準的な前後方向では診断が難しい。なぜなら，関節の幅は変化することがあり，正常の関節が広がっただけのようにみえるからである。
- 亜脱臼を証明するためには両方の肩鎖関節の負荷撮影を行う必要がある(このとき骨の画像は分離する)。
- 患者とカセッテの配置は上記と同じである。
- 生体力学が関係して偽陰性とならないために，おもりは患者が手に持つのではなく手首に結びつける方が望ましい。

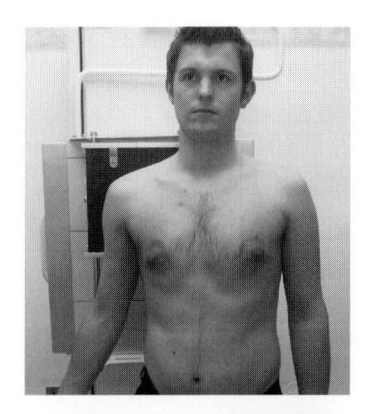

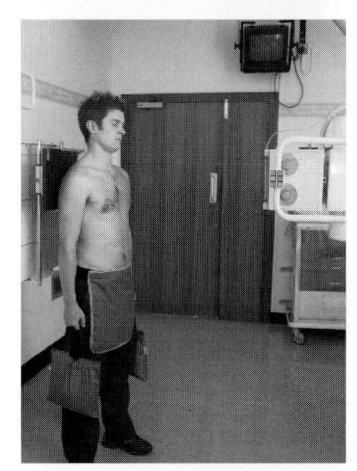

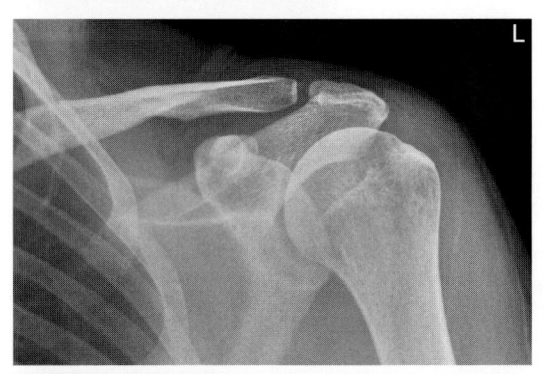

肩鎖関節前後方向像(正常)

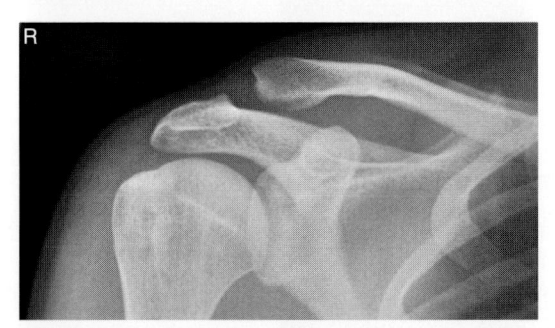

肩鎖関節前後方向像(亜脱臼を示す)

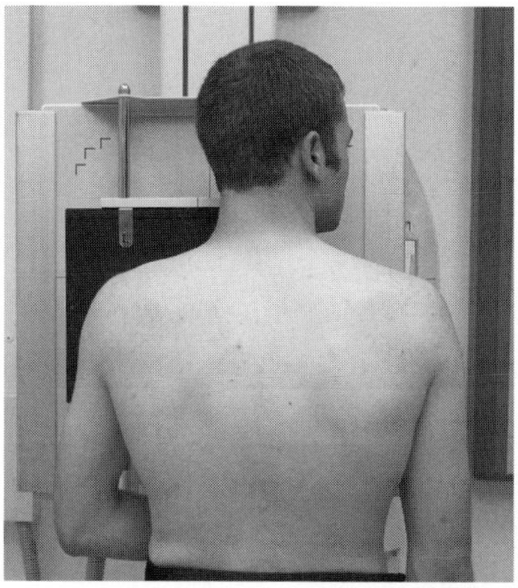

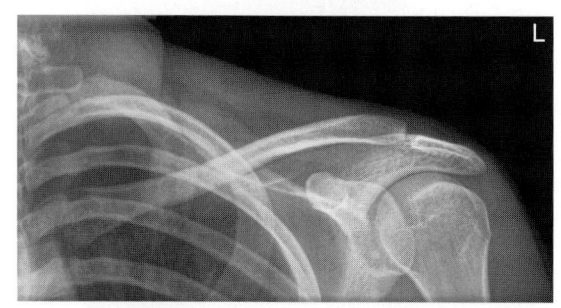

鎖骨後前方向像（正常）

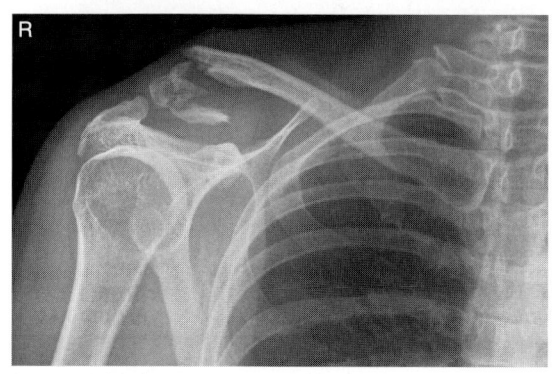

鎖骨後前方向像（粉砕骨折を示す）

鎖骨

立位後前方向（基本法）

　鎖骨は前後方向の概観像で示されるが，骨の詳細をみるためには鎖骨をカセッテに近づける方が望ましい。後前方向は，骨折のフォローアップ検査において考慮すべき甲状腺や目の被曝線量を低減できる。または体動を考慮して，撮影台やストレッチャーに背臥位にして前後方向撮影を行う。

　24×30 cm サイズのカセッテを立位カセッテホルダに横にして用いる（患者が特に大きいときは立位ブッキー装置を用いる）。

患者とカセッテの配置

- 患者をカセッテの方に向けて立位または坐位とする。
- 患者の位置は鎖骨の中央がカセッテの中心になるように合わせる。
- 頭は非患側に向け，患側の肩を少し前に回転させて鎖骨をブッキー装置に近づける。

X 線束の方向と入射点

- 水平 X 線束中心は鎖骨の中央とカセッテの中心に向けて入射する。照射野は鎖骨の範囲に絞る。

画像が備えるべき特徴

- 画像に鎖骨全体を含んでいること。
- 鎖骨の末端を胸郭の外に明確に示していること。
- 鎖骨が短縮していないこと。
- 鎖骨の内側と外側の両端を示していること。

注意事項

　撮影は，患者の体動を減らすため呼吸停止下で行う。

鎖骨

背臥位前後方向（代替法）

患者とカセッテの配置

- 患者を寝台の上に背臥位にする。
- 鎖骨の内側の端が脊柱と重ならないように，小さな砂嚢を非患側の肩の下に置いて，患側に少し回転させる。
- 患側の腕は体の横で楽にする。
- 24×30 cm サイズのカセッテを横にして患者の下に置き，鎖骨が中央にくるように合わせる。

X 線束の方向と入射点

- 垂直 X 線束中心は鎖骨の中心に入射する。

画像が備えるべき特徴

- 画像に鎖骨全体を含んでいること。
- 鎖骨の外側端を胸郭と分離して示していること。
- 鎖骨が短縮していないこと。
- 鎖骨の内側と外側の両端を示していること。

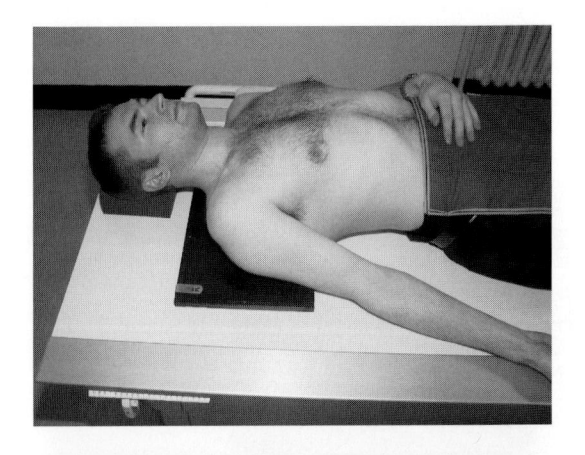

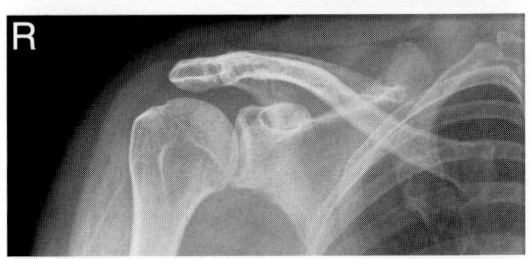

鎖骨背臥位前後方向像（正常）

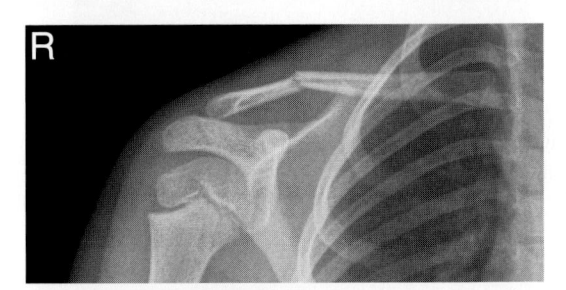

鎖骨背臥位前後方向像（骨折を示す）

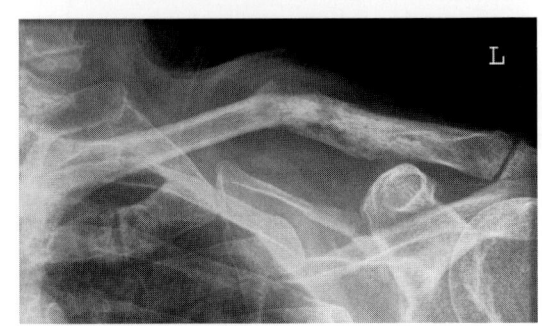

鎖骨背臥位前後方向像（骨硬化性転移による病的骨折）

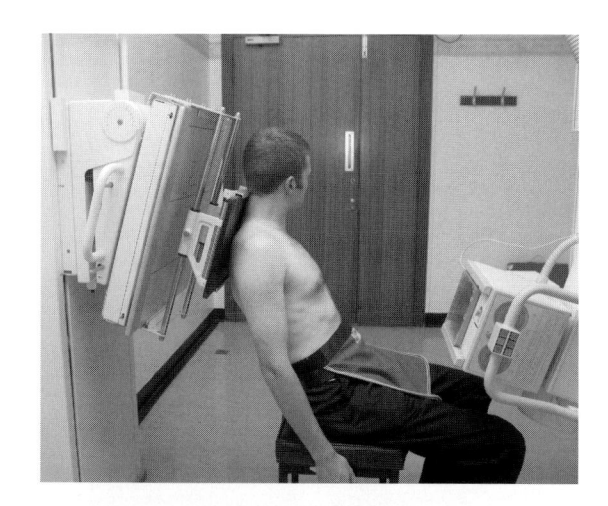

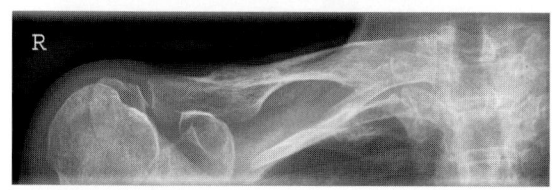

鎖骨立位下上方向像

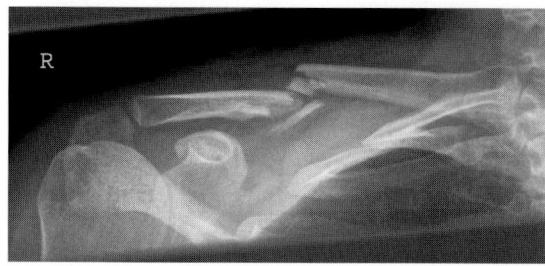

鎖骨下上方向像（骨折を示す）

鎖骨

下上方向

この撮影法は後前方向，前後方向でみられた骨折の可能性を確定するために非常に有効である。骨折圧排の程度を評価し，肋骨と重なる鎖骨の内側端を明確に示す。

急性外傷の場合，立位で撮影する方が患者にとって楽である。

患者とカセッテの配置

- X線管の方を向いて患者を座らせ，24×30 cmサイズのカセッテをカセッテホルダにセットする。ホルダによっては，カセッテを肩の方へ15°前傾させることができる。これにより，X線束中心が尾頭方向に入射することよるひずみを減らすことができる。
- 非患側の肩は，肩甲骨をカセッテに近づけるために少し前に出す。
- 患者の頭は非患側に向ける。
- カセッテは鎖骨が画像の中心にくるように肩の上の方にずらす。

X線束の方向と入射点

- 水平X線束中心は水平から尾頭方向に30°傾け，鎖骨の中心に入射する。
- 重なっている肋骨から鎖骨を分離するためには，患者のポジショニングと中心の角度を30°傾ける必要がある。
- 鎖骨の内側端は，X線束中心を横に15°傾けることでより詳細にみることができる。

画像が備えるべき特徴

- 画像は胸鎖関節と肩鎖関節を含む鎖骨全体を示していること。
- 内側端を除く鎖骨全体を胸郭と分離して示していること。
- 鎖骨は水平であること。

放射線医学的考察

- 鎖骨骨折が上部肋骨の骨折と一緒に起こった場合は重症であり，鎖骨下の血管の損傷や気胸をともなっていることもある。

鎖骨

背臥位下上方向

患者とカセッテの配置

- 撮影台の上で患者を背臥位にし，患側の肩を透過性パッドで持ち上げて腕は体の横で楽にさせる。
- 頭は非患側に向ける。
- カセッテは垂直の状態から後ろに20°傾けて肩の上端側につけて砂嚢で固定し，首の横に押しつける。

X線束の方向と入射点

- X線束中心は尾頭方向に45°傾けて鎖骨の中央に入射する。

画像が備えるべき特徴

- 画像は胸鎖関節と肩鎖関節を含む鎖骨全体を示していること。
- 内側端を除く鎖骨全体を胸郭と分離して示していること。
- 鎖骨は水平であること。

注意事項

カセッテが首の横に十分に押し当てられていないと，鎖骨の内側端はカセッテの中に入らない。このような場合，X線束中心を尾頭方向に45°傾けてまず患側の胸鎖関節に入射させ，それから鎖骨の中央に入射するように管球を回す。

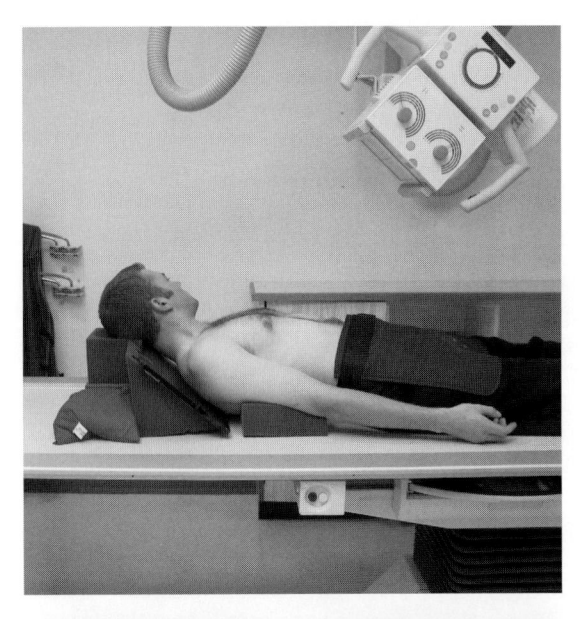

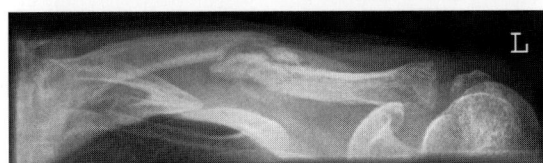

鎖骨背臥位下上方向像（骨折の早期治癒段階を示す）

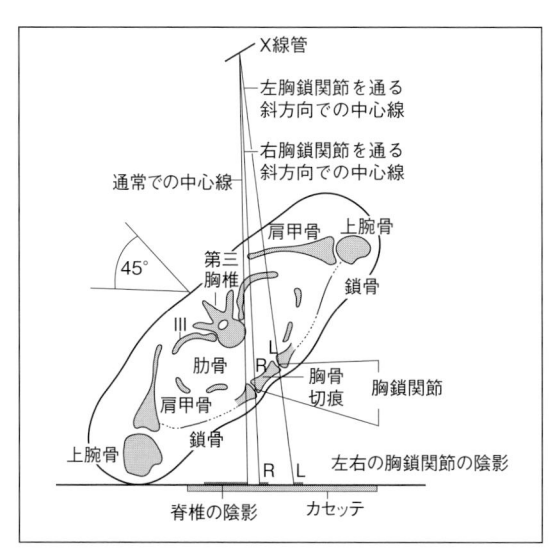

右胸鎖関節撮影時の軸方向断面図

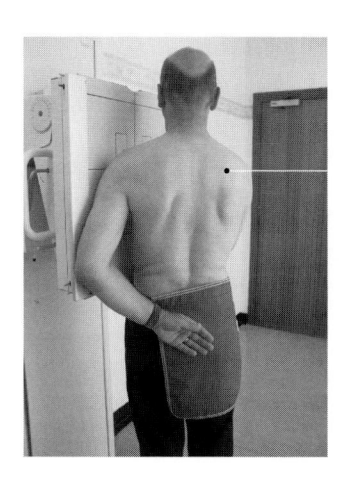

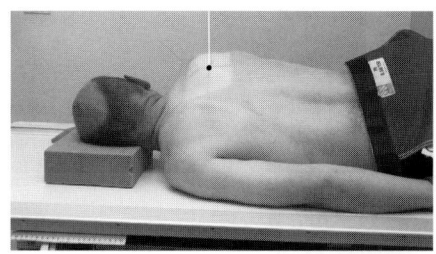

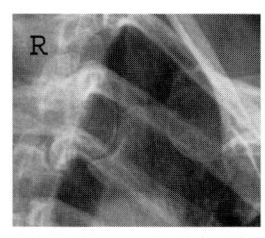

右胸鎖関節のX線写真（正常）　　左胸鎖関節のX線写真（正常）

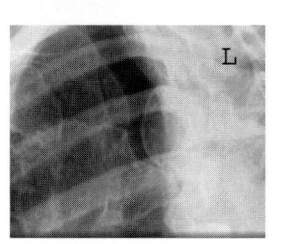

胸鎖関節

　前後方向，後前方向では脊柱が重なり胸鎖関節をはっきりみることができないので，脊柱と分離して関節のすき間をみるために斜方向が用いられる。斜方向では関節をできる限りカセッテに近づけて直角になるようにする。比較のために両側とも撮影する。

後前斜方向（基本法）

患者とカセッテの配置

- 患者をブッキー台に向けて立たせる。
- 体の中央矢状面がカセッテと45°になるように回転させ，患側の胸鎖関節をカセッテに近づけ，中心にくるように合わせる。
- 患者が動かないように立位撮影装置をつかむ。呼吸は撮影中も続ける。

X線束の方向と入射点

- 水平X線束中心は第4胸椎の高さで体の中心から非患側に10cmのところに入射する。

画像が備えるべき特徴

- 胸鎖関節が脊柱と分離し，明確に示されていること。

注意事項

　肺の陰影は，患者に呼吸してもらうことで減らすことができる。

半腹臥位（代替法）

　代わりに半腹臥位で撮影することもできる。腹臥位の状態から始め，患側の関節を撮影台の中央に置き非患側を体の中央矢状面が撮影台と45°になるまで持ち上げる。X線束中心は第4胸椎の高さで，体の中心から非患側に10cmのところとする。

放射線医学的考察

　優れた技術を有していても，これらの関節を示すのは難しい。そのほかの方法としては，超音波，CT（特に三次元表示や多断面再構成），MRIがある。

胸鎖関節

後前方向

　亜脱臼を疑う場合は，比較のために1回の撮影で両側の関節を写す。
　24×30 cmサイズのカセッテを用い，立位カセッテホルダに横にして置く。

患者とカセッテの配置

- 立位カセッテホルダに向かい患者を立位または坐位とし，顎をカセッテホルダの上に載せる。
- 体の中央矢状面がカセッテと直角になるようにポジショニングする。
- カセッテは胸骨柄の中心の高さに合わせる。
- 腕は体の横で楽にするか，カセッテホルダを持つ。

X線束の方向と入射点

- 水平X線束中心は上腕骨頭の高さで胸郭の中心に入射する。

注意事項

- 撮影条件は肩の前後方向と同様である。
- 線束は胸鎖関節に絞る。

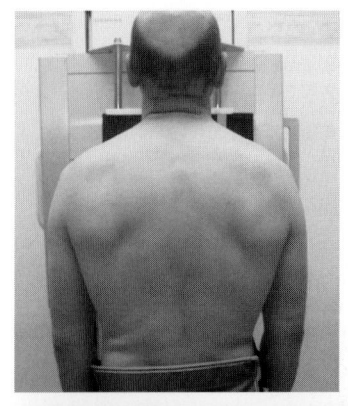

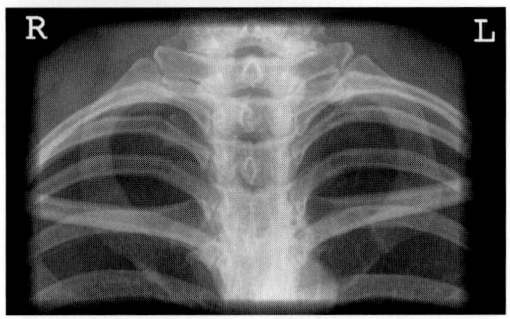

胸鎖関節後前方向像（正常）

側方向

　18×24 cmサイズのカセッテを用い，立位カセッテホルダに縦に置く。

患者とカセッテの配置

- 患者を立位または坐位とし，患側をカセッテにつけて横向きにする。
- 正中矢状面をカセッテと平行にし，上腕をカセッテにつける。
- 患者の両手を体の後ろで握り，関節を隠さないよう肩を十分に後ろに引かせる。
- カセッテの中心は胸鎖関節の高さに合わせる。

X線束の方向と入射点

- 水平X線束中心は胸骨切痕の下の胸鎖関節の中心に入射する。

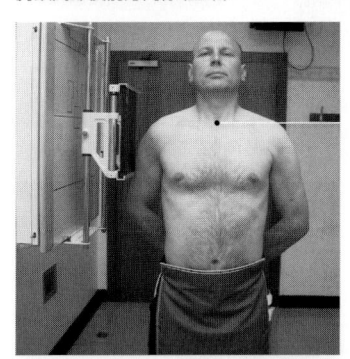

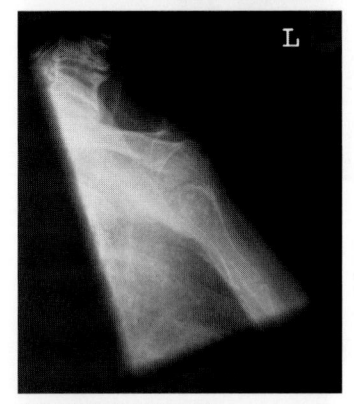

胸鎖関節側方向像（正常）

注意事項

- 典型的な前方亜脱臼は臨床的に診断できる。後方亜脱臼は気道を傷つけることがある。

肩甲骨

　肩甲骨と胸郭の位置関係は，腕を外転，内転，屈曲，伸展，回転させることによって変化する。肩が後ろに押されるとき，肩甲骨の内縁は脊柱に近づき，平行になる。そのため前後方向では肩甲骨の大部分が胸郭と重なる。腕を内側いっぱいに内旋させると肩甲骨は肋骨の横にずれ，胸郭に対してより明確に肩甲骨をみることができる。

　24×30 cm サイズのカセッテを使用し，立位カセッテホルダに縦に置く。または，特に大きい患者の場合にはブッキー台を使用する。

立位前後方向（基本法）

　肩甲骨は，腕を内旋させて撮影する前後方向の肩の概観撮影でみることができる。けがが疑われるとき，患者が楽な場合は立位で撮影するのが望ましい。隠れた肋骨の骨折が見つかることもある。

患者とカセッテの配置

- 患側の肩をカセッテにつけて患者を立たせ，肩甲骨をカセッテと平行にするために体を少し回転させる。
- 腕を少し外転させて体から離し，内旋する。
- カセッテは斜めに入射したX線が肩をフィルム外に投影しないように，フィルム上縁を肩より少なくとも5 cm 上にする。

X線束の方向と入射点

- 水平X線束中心は上腕骨頭に入射する。

注意事項

　撮影時間を長目に設定して，患者には静かに呼吸させる。それにより，外傷がない場合は画像上で重なる肺や肋骨をぼかすことができる。

画像が備えるべき特徴

- 肩甲骨全体が示されていること。
- 肩甲骨の内縁は縦隔から分離していること。
- 肩甲骨の内縁は肋骨から分離していること。

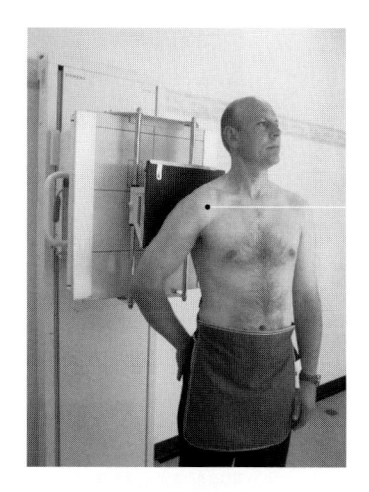

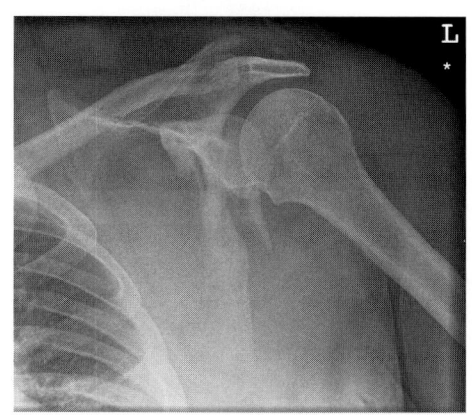

肩甲骨前後方向像（関節窩骨折を示す）

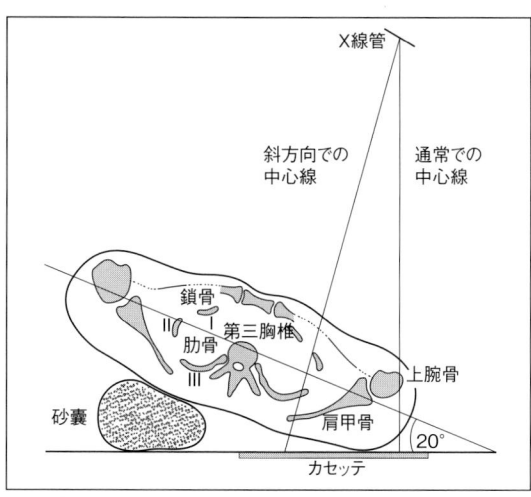

肩甲骨撮影時のカセッテとX線束の関係を示す軸方向断面図

肩甲骨

側方向(基本法)

患者とカセッテの配置

- 患側を立位ブッキー台につけて立たせる。
- 肩甲骨の中心がカセッテの中心と合うようにする。
- 腕は内転させて体と交差させるか,または肘を曲げて外転し,腰に手を当てる。
- 患側の肩をブッキー台に接触つけたままで,体幹を肩甲骨がカセッテと直角になるまで回転させる。下角の近くで肩甲骨の内縁と外縁を触診することで確認する。

X線束の方向と入射点

- 水平X線束中心は肩甲骨内縁の中央,カセッテの中心に入射する。

画像が備えるべき特徴

- 肩甲骨は肋骨と分離していること。
- 内縁と外縁が重なっていること。
- 上腕骨が分離していること。
- 肩甲骨全体を十分に示していること。

側方向(代替法)

患者とカセッテの配置

- 患者を撮影台の上に腹臥位にする。
- 患側の腕は少し外転させ,肘を曲げる。
- 非患側の肩を持ち上げ,触知できる肩甲骨の体部が撮影台の中央で直角になるようにする。

X線束の方向と入射点

- 垂直X線束中心は肩甲骨内縁の中央,ブッキー台の中央に入射する。

放射線医学的考察

- 肩甲骨はいくつかの濃度の異なる器官や上部肋骨と重なって写される薄い骨なので,骨折や肩甲骨の全体を評価するのは難しい。多断面再構成機能を用いるCTは完全な評価に特に有効で,一度で骨折を見つけることができる。

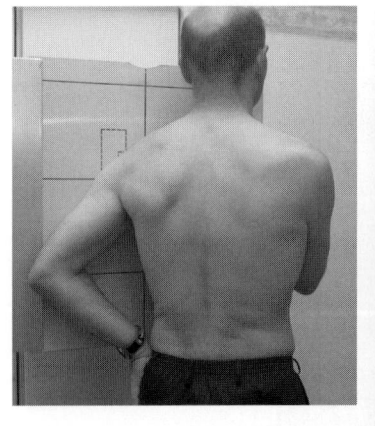

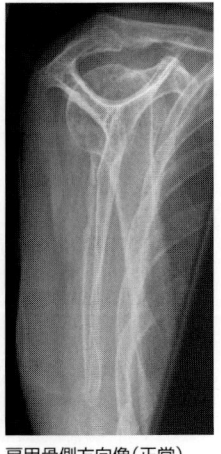

肩甲骨側方向像(正常)

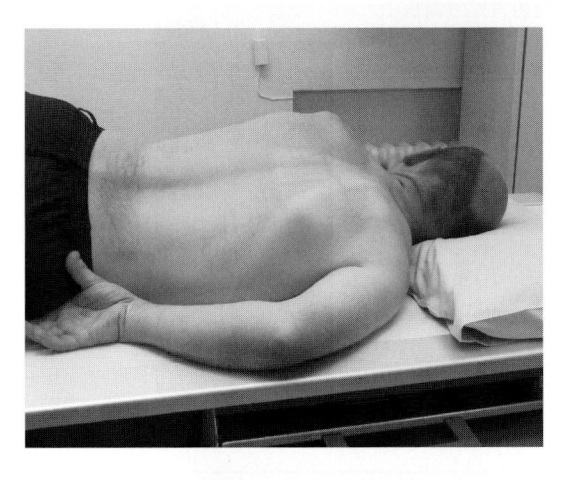

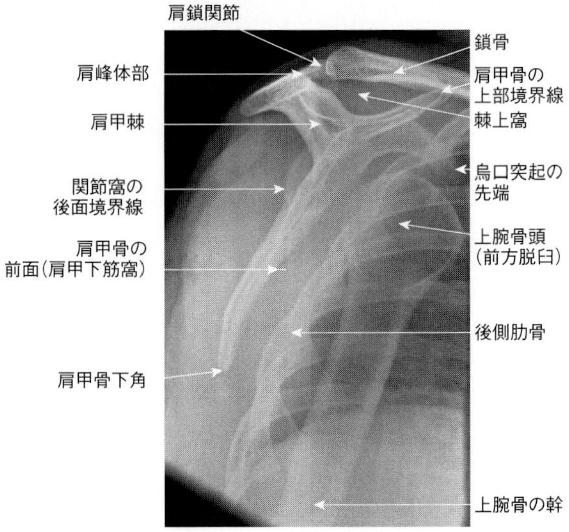

肩鎖関節
肩峰体部
肩甲棘
関節窩の後面境界線
肩甲骨の前面(肩甲下筋窩)
肩甲骨下角
鎖骨
肩甲骨の上部境界線
棘上窩
烏口突起の先端
上腕骨頭(前方脱臼)
後側肋骨
上腕骨の幹

烏口突起

烏口突起は前後位で腕を肩の高さまで外転させるとより明確に示すことができる。加えて，烏口突起は肩の軸方向撮影（上下方向，下上方向）で示される(83, 84頁参照)。

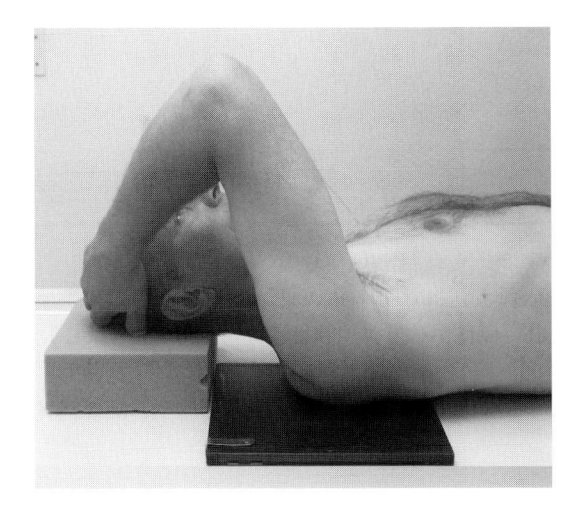

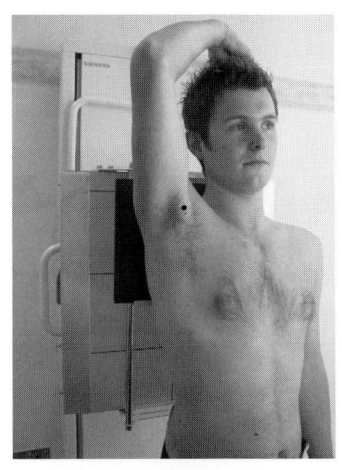

前後方向（腕を外転）

24×30 cmサイズのカセッテを立位カセッテホルダに置く。特に患者が大きいときは，立位ブッキー台を使用する。

患者とカセッテの配置

- 患者を背臥位または立位とし，患側の肩の後面をカセッテにつける。
- 患側の腕を肩の位置まで外転させて腕を曲げ，手を頭の上に置く。
- 少しだけ回転してカセッテから患側の肩を離す。
- カセッテの中心を腋窩に合わせる。

X線束の方向と入射点

- 垂直X線束中心はカセッテに垂直で，患側の腋窩中心に入射する。

注意事項

この撮影では重なった構造と分離した肩鎖関節も示される。

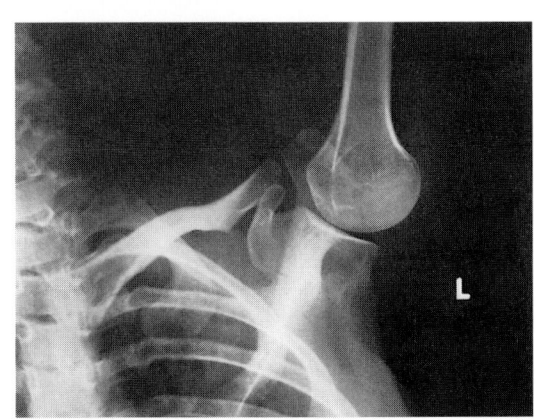

烏口突起前後方向像（正常）

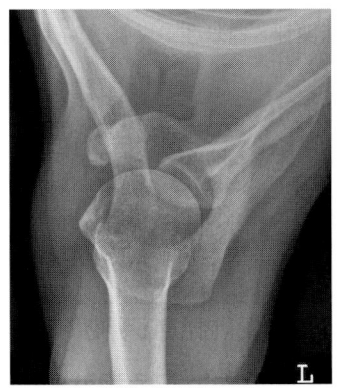

肩関節上下方向像（正常烏口突起を示す）

参考文献

Manaster BJ (1997). *Handbook of Skeletal Radiology*, 2nd edn. St Louis: Mosby.

第4章

下　肢

推奨撮影法 108

ポジショニング用語 109

足部 110
　基本撮影法　110
　　足背足底方向(基本法)　110
　　足背足底斜方向　111
　　側方向　112
　　立位側方向　113
　　立位足背足底方向　113

足趾 114
　基本撮影法　114
　　足背足底方向(基本法)　114
　　足背足底斜方向(基本法)　114
　　母趾側方向(基本法)　115
　　第1中足趾節(関節)の種子骨　115
　　側方向　115
　　軸方向　115

足関節 116
　基本撮影法　116
　　前後方向(基本法)　116
　　側方向(基本法)，内側外側方向　117
　代替法　118
　　前後方向　118
　　側方向(代替法)，外側内側方向(水平X線束)　118
　　亜脱臼のためのストレス撮影　119
　　前後方向(ストレス)　119
　　側方向(ストレス)　119

踵骨 120
　基本撮影法　120
　　側方向(基本法)　120
　　軸方向(基本法)　121

距骨下関節 122
　推奨撮影法　122
　　内旋斜方向　123
　　外旋斜方向　124
　　外側斜方向　125

脛骨と腓骨 126
　基本撮影法　126
　　前後方向(基本法)　126
　　側方向(基本法)　126

近位脛腓関節 127
　基本撮影法　127
　　外側斜方向(基本法)　127
　　前後斜方向　127

膝関節 128
　基本撮影法　128
　　前後方向　128
　　側方向(基本法)　129
　追加撮影法　130
　　側方向(水平X線束)　130
　　立位前後方向　131
　　亜脱臼のためのストレス撮影　131
　　前後方向(ストレス)　131
　　膝蓋骨　132
　　後前方向　132
　　スカイライン撮影　133
　　通常の下上方向　133
　　上下方向　134
　　腹臥位下上方向　135
　　後前斜方向　136
　　前後斜方向　136
　　顆間窩(トンネル撮影)　137

大腿骨骨幹部 138
　基本撮影法　138
　　前後方向　138
　　側方向(基本法)　138
　　側方向(水平X線束，追加撮影)　139

下肢のアライメント(配列) 140
　通常のスクリーン・フィルム系　140
　ディジタル・コンピューテッド
　　ラジオグラフィ法　141

推奨撮影法

足部	中足骨の骨折/脱臼	足背足底方向(基本法)	足背足底斜方向(基本法)	側方向(依頼により)
	足根骨の骨折/脱臼	足背足底方向(基本法)	足背足底斜方向(基本法)	側方向(依頼により)
	異物	足背足底方向(基本法)	側方向(基本法)	
	病変	足背足底方向(基本法)	足背足底斜方向(基本法)	
	扁平足	立位側方向(比較のため両側)		
	外反母趾	立位足背足底方向(比較のため両側)		
足趾	外傷または病変(母趾)	足背足底方向(基本法)	側方向(基本法)	
	外傷または病変(その他の足趾)	足背足底方向(基本法)	足背足底斜方向(基本法)	
第1中足趾節関節の種子骨	外傷または病変	側方向	軸方向	
足関節	外傷または病変	前後方向(基本法)	側方向(基本法または代替法)	前後斜方向(依頼により)
	亜脱臼(側方靱帯断裂)	前後方向(基本法)	側方向(基本法または代替法)	
	骨折が認められなければ次を行う	前後方向(ストレス)	側方向(ストレス)	
踵骨(踵)	外傷	軸方向(基本法)	側方向(基本法)	
	病変	側方向(基本法)	依頼により軸方向(基本法または代替法)	
距骨下関節	外傷または病変	依頼による撮影		
脛骨/腓骨	外傷または病変	前後方向(基本法)	側方向(基本法または代替法)	
近位脛腓関節	外傷または病変	外側斜方向(基本法),または前後斜方向(代替法)		
膝関節	外傷	前後方向(基本法)	側方向水平X線束	
	追加の外傷撮影	斜方向	スカイライン下上方向または上下方向	顆間窩
	遊離体	前後方向(基本法)	側方向(基本法)	顆間窩
	病変	前後方向(基本法)	側方向(基本法)	前後方向(立位)
	亜脱臼	前後方向(ストレス)		
大腿骨/骨幹部	外傷または病変	前後方向(基本法)	側方向(基本法または水平X線束)	
下肢	下肢の配置と測定	通常の方法	ディジタル法	

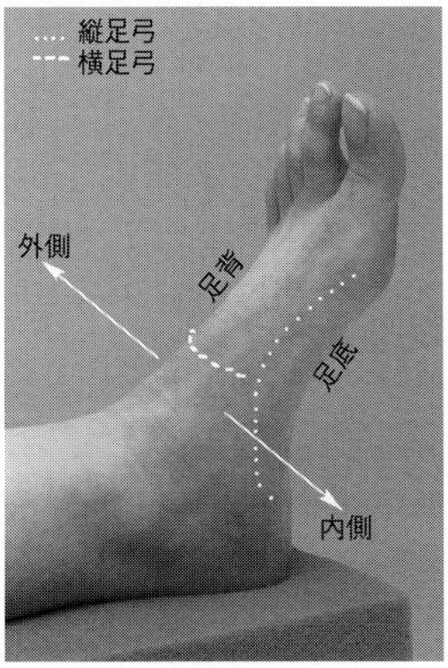

縦足弓
横足弓
外側
足背
足底
内側

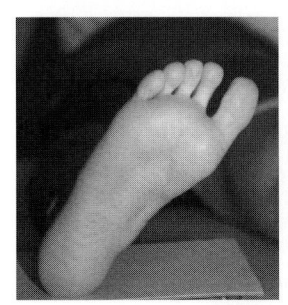

内旋 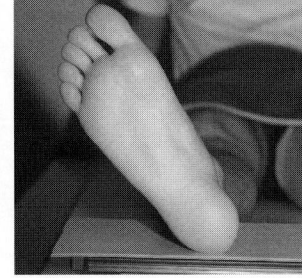　　外旋

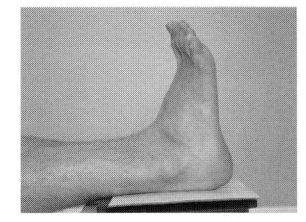

背屈 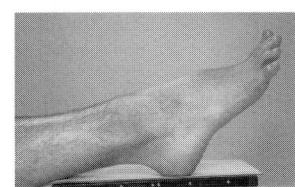　　底屈

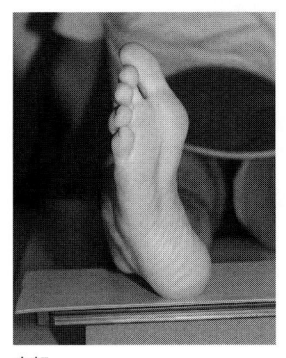

内転 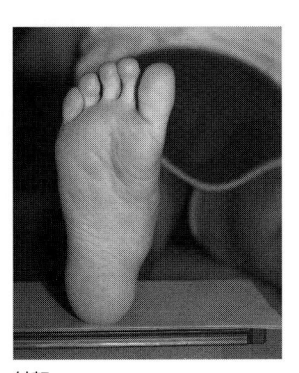　　外転

ポジショニング用語

　下肢の回旋は股関節で起こり，足部の向きは回旋の方向と関係する。

- **足背面**：足部の上の面は足背面といわれ，足関節からつま先に，内側面から外側面に，異なった角度で下方向へと傾斜していく。
- **足底面**：足部の下の面は足底面といわれる。
- **内側面**：体の正中線に近い面は内側面である。
- **外側面**：体の正中線から遠い面は外側面である。
- **内旋**：下肢前面が中央を向くように，内側に回旋する。これは股関節の内側への回旋をともなう。
- **外旋**：下肢前面が外側を向くように，外側に回旋する。これは股関節の外側への回旋をともなう。
- **背屈**：足背面を上の方向に動かすと，足関節は背屈となる。
- **底屈**：足底面を下の方向に動かすと，足関節は底屈となる。
- **内転**：下肢を伸ばした状態で，足部の底面を内側に向けると内転となる。
- **外転**：下肢を伸ばした状態で，足部の底面を外側に向けると外転となる。
- **膝関節の屈曲**：膝関節の屈曲の角度は，膝関節を伸ばしたときと曲げたときの，脛骨の軸同士がつくる角度で決まる。

足部

基本撮影法

　足背足底方向と足背足底斜方向の2方向の画像を得ることが一般的である。高解像増感紙を装着した24×30 cmサイズのカセッテを使用する。分割撮影で，カセッテの使用していない方の半分を覆うためには含鉛ゴムのマスクを使用する。

足背足底方向（基本法）

　足根骨と足根中足関節の描出を確実に行うために，足部をカセッテ上に平らに置き，X線管を頭方向に15°角度をつけて撮影を行う。または，足部を15°の傾きのX線透過性パッドで持ち上げ，垂直X線束を用いて撮影する。この角度は，縦足弓の傾きを補償し，足根骨の投影像の重なりを減らす。

患者とカセッテの配置

- 患者を撮影台上で坐位にし，必要であれば支持をして，患側の股関節と膝関節を曲げる。
- 患側の足底面をカセッテ上に置き，反対側の膝で患側下腿を垂直に支える。
- また簡便法としては，パッドを使ってカセッテを15°持ち上げる。

X線束の方向と入射点

- X線束中心を，触知可能な舟状骨結節と第5中足骨結節の中間にある，立方舟関節を通るように入射する。

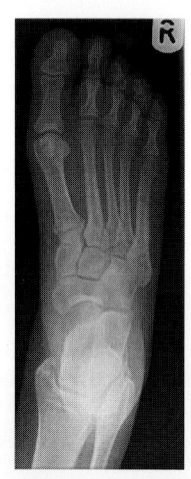

足部の足背足底方向像（正常）

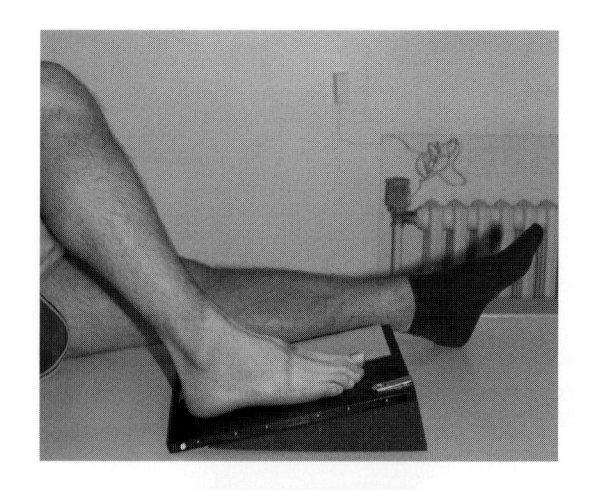

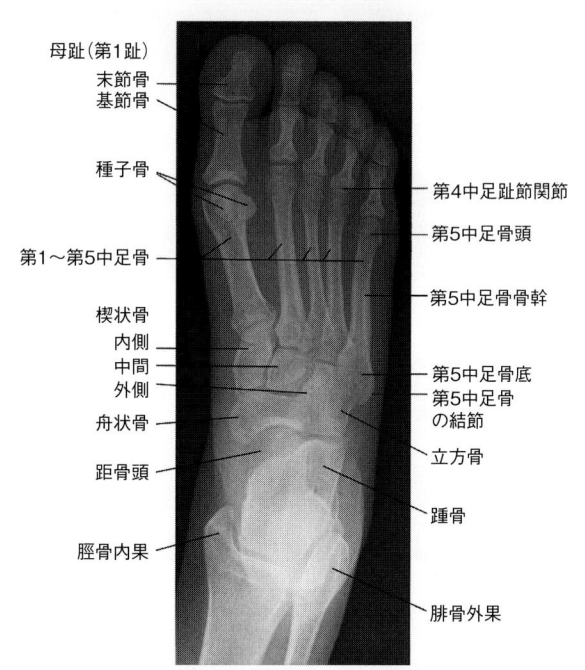

- カセッテを撮影台に水平に置く場合は，X線管を15°頭方向に傾ける。
- カセッテを15°持ち上げるときは，X線束を垂直にする。

画像が備えるべき特徴

- 足部全体の検査のときは，足根骨と足根中足関節がみえること。
- 足部全体を均一な写真濃度コントラストにするために，足趾と足根骨との厚さの違いによる被写体コントラストの差が少なくなる撮影条件が選択されていること。

注意事項

　組織の厚みの違いを補償するために，楔型のフィルタを使用するとよい。

母趾（第1趾）
末節骨
基節骨
種子骨
第1～第5中足骨
楔状骨
　内側
　中間
　外側
舟状骨
距骨頭
脛骨内果

第4中足趾節関節
第5中足骨頭
第5中足骨骨幹
第5中足骨底
第5中足骨の結節
立方骨
踵骨
腓骨外果

足部

足背足底斜方向

この撮影法は，足根骨の遠位部分と中足骨の配列を評価するのに適している。

患者とカセッテの配置

- 基本法の足背足底位の姿勢から，足底面がカセッテから約30°～45°持ち上がるように，患側下肢を内側に傾ける。
- この姿勢を維持するため，X線透過性の傾斜パッドを足部の下に置き，患側下肢を反対側の下肢で支える。

X線束の方向と入射点

垂直X線束中心は立方舟関節を通るように入射する。

画像が備えるべき特徴

- 足部全体を均一な写真濃度コントラストにするために，足趾と足根骨との厚さの違いによる被写体コントラストの差が少なくなるような撮影条件が選択されていること。
- 均一な濃度範囲を得るために，楔形の補償フィルタを使用するのもよい。
- 足背足底斜方向では，足根骨間関節と足根中足関節がみえること。

注意事項

歩行不能あるいは車椅子の患者に対しては，カセッテはパッドや腰掛けの上に直接置き，その上に足底面を載せる。

放射線医学的考察

- 足部の骨配列中や足関節の周りに，手関節と同様の多数の副小骨がみられることがある。これらは，小さな剥離損傷と混同されることが多い。
- 第5中足骨底は，骨の長軸に平行に発生する副骨端核から骨化する。これは，横方向に発生する骨折と区別しにくい。
- 副化骨核が中足骨と平行でない場合は，剥離損傷によるものと推測される。
- 中足骨の底のリスフラン Lisfranc 脱臼骨折は，斜方向像を除き発見することが難しく，露出不足により描出されにくい。

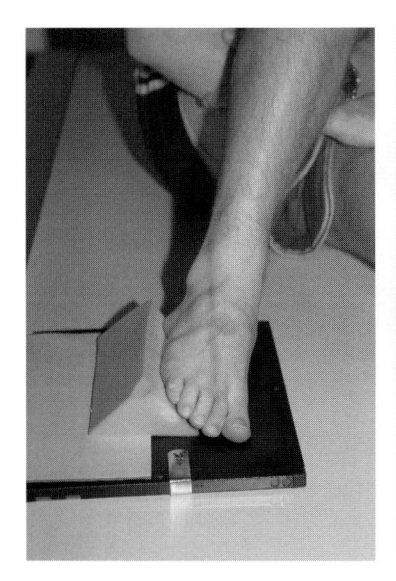

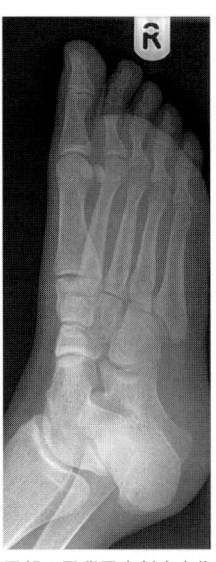

足部の足背足底斜方向像（正常）

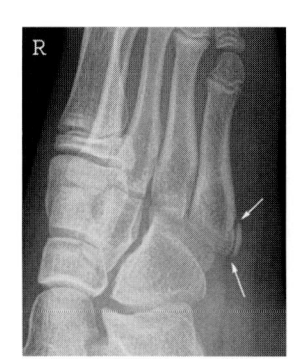

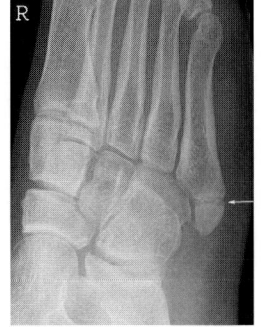

左：正常な第5中足骨骨端核，右：第5中足骨の底部骨折（矢印）

足部

側方向

この撮影は、異物の位置を特定するため、通常行われる足背足底方向撮影に追加して行う。また、足根骨の骨折や脱臼、中足骨底の骨折や脱臼を描出するためにも使用する。

患者とカセッテの配置

- 足部の外側面をカセッテにつけるために、足背足底方向の姿勢から下肢を外旋する。
- 膝関節の下にパッドを置いて支える。
- 足部の位置は、足底面がカセッテに垂直になるよう調整する。

X線束の方向と入射点

- 垂直X線束中心は楔舟関節を通るように入射する。

画像が備えるべき特徴

- 異物の疑いによる検査の場合は、軟部組織構造に対して異物が十分に描出されるような撮影条件が選択されていること。

注意事項

通常、異物の位置の特定のために、侵入部位の上に金属マーカーを置いて撮影する。

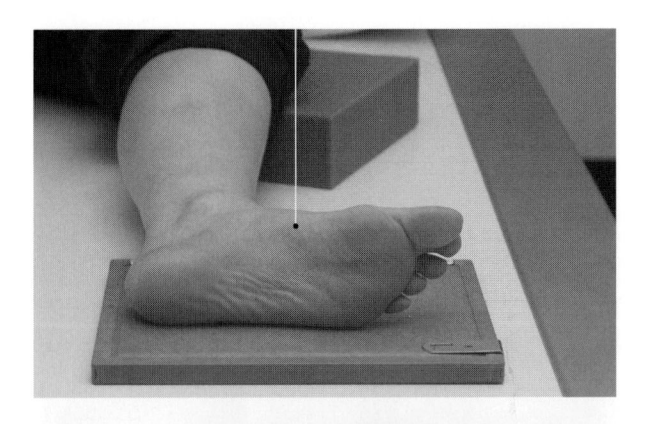

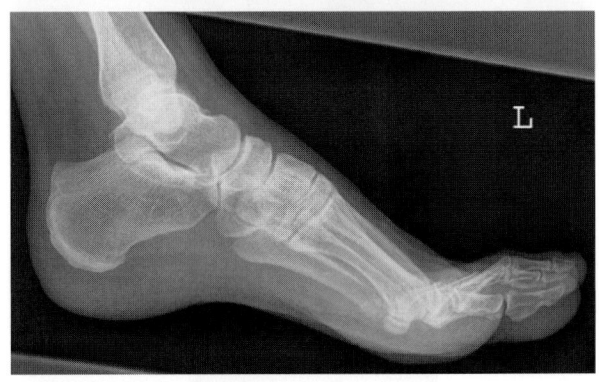

足部側方向像(正常)

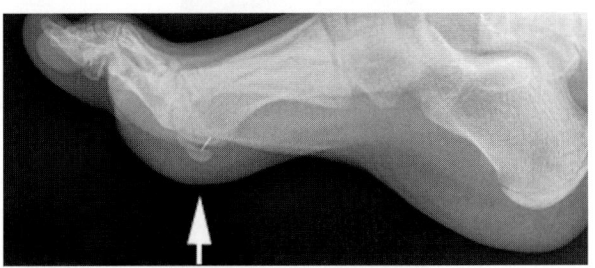

足部側方向像(金属製の異物を示す)

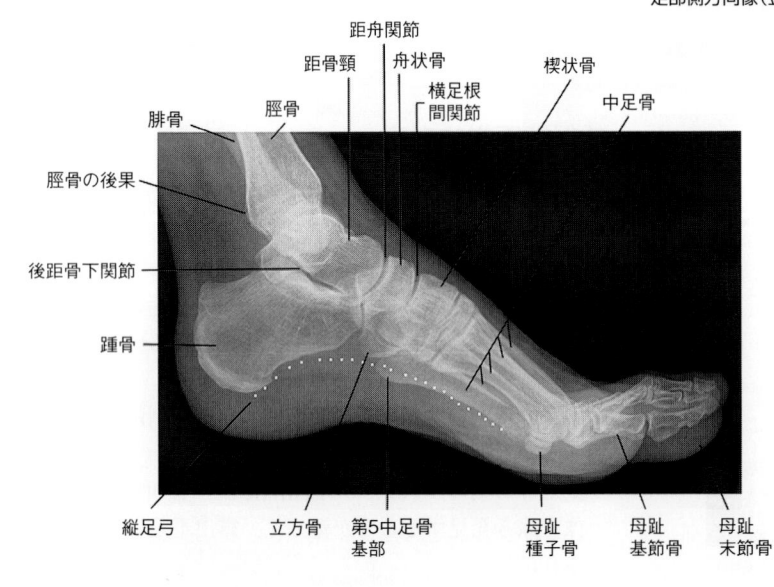

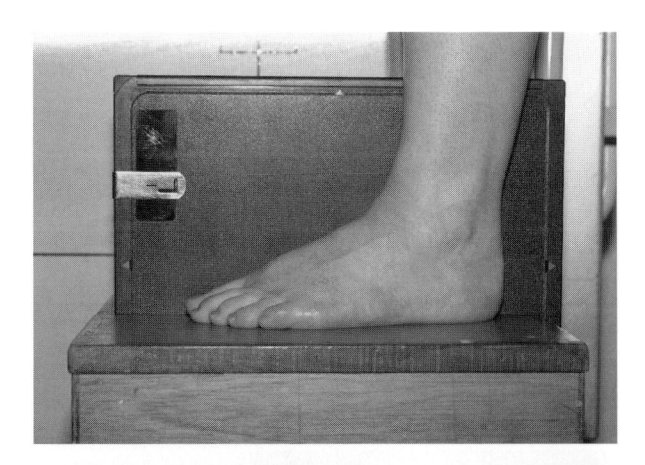

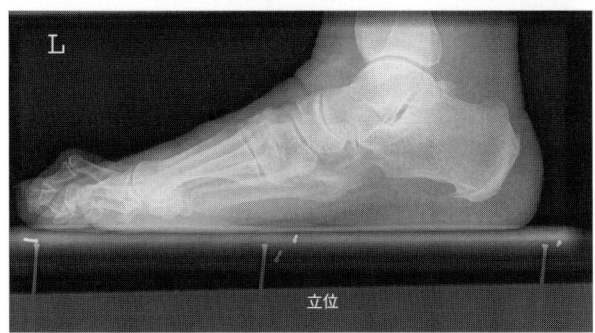

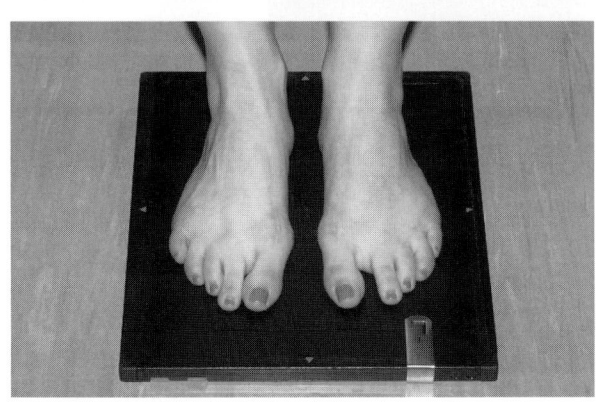

足部立位足背足底方向

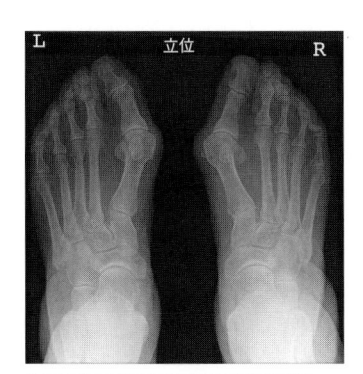

両足立位足背足底方向像（外反母趾）

足部

立位側方向

この撮影は，縦足弓の状態，特に扁平足を描出するために使用する．比較のために，左右両足を撮影する．

患者とカセッテの配置

- 患者を高さの低い台の上に立たせ，両足の間に垂直にカセッテを置く．
- 両足を合わせて閉じ，体重を左右の足に均等に配分する．
- 姿勢を維持するために，両前腕を立位ブッキー台など適当な垂直の支持物の上に置くとよい．

X線束の方向と入射点

- 水平X線束中心を第5中足骨基部に入射する．

立位足背足底方向

この撮影は，外反母趾の症例において中足骨と趾節骨の配列をみるときに使用する．比較のために，左右の前足部を撮影する．

患者とカセッテの配置

- 患者をカセッテの上に両足部を載せて立たせる．
- カセッテは，すべての中足骨と趾節骨を含むように位置を決める．
- 体重を左右の足に均等に配分する．
- 姿勢を維持するために，両前腕を立位ブッキー台など適当な垂直の支持物の上に置くとよい．

X線束の方向と入射点

- 垂直X線束中心は，第1中足趾節関節の位置で両足の中間に入射する．

足趾

基本撮影法

通常，高解像増感紙を装着した 18 × 24 cm サイズのカセッテを用いて，足背足底方向と足背足底斜方向の二方向撮影を行う。側方向の撮影は，母趾趾節骨の骨折をみるために行う。分割撮影で，カセッテの使用していない方の半分を覆うために，含鉛ゴムのマスクを使用する。

足背足底方向（基本法）

患者とカセッテの配置

- 患者を撮影台の上で坐位とし，必要であれば支持をして，股関節と膝関節を曲げる。
- 患側の足底面をカセッテの上に載せる。このカセッテは 15°のパッドの上に置いてもよい。
- 患側下腿は，反対側の膝を使って垂直に保つとよい。

X 線束の方向と入射点

- 全足趾を描出する場合は，垂直 X 線束中心が第 3 中足趾節関節を通るようにし，カセッテに垂直に入射する。
- 特定の足趾を撮影する場合は，垂直 X 線束中心がその足趾の中足趾節関節を通るように中心を合わせ，対象の足趾のどちらか隣の足趾を含んで照射野を絞る。

足背足底斜方向（基本法）

患者とカセッテの配置

- 基本の足背足底位の姿勢から足底面がカセッテに対して約 45°持ち上がるように，患側下肢を内側に傾ける。
- 患側の足部の下に 45°の透過性のパッドを置いて姿勢を保ち，さらに患側下腿を反対側の下腿で支える。

X 線束の方向と入射点

- 全足趾を描出する場合は，X 線束中心が第 3 中足趾節関節を通るようにし，カセッテに垂直に入射する。
- 特定の足趾を撮影する場合は，X 線束がその足趾の中足趾節関節を通るように中心を合わせ，カセッテに垂直に入射する。

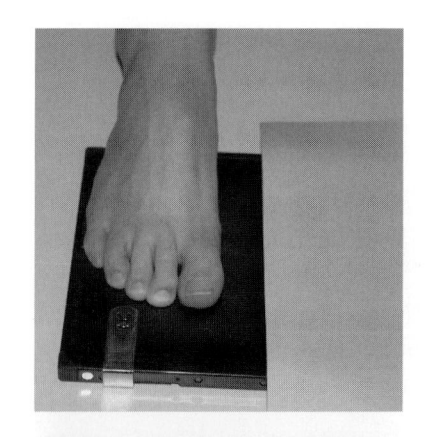

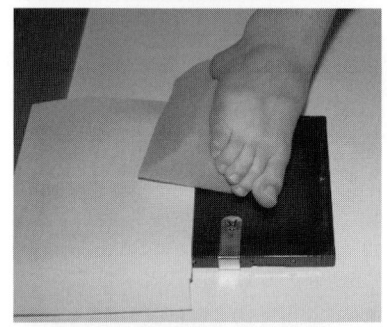

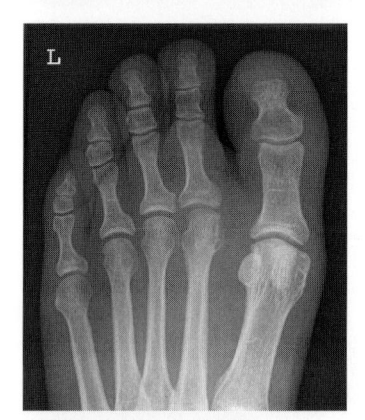

全足趾足底足背方向像（正常）

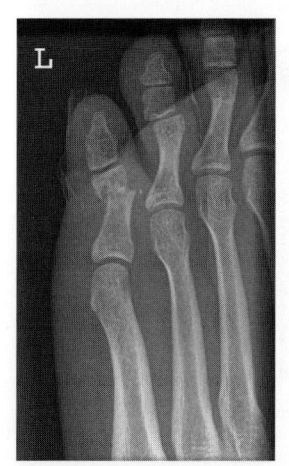

第 5 足趾の照射野を絞った足背足底斜方向像（基節骨の骨折）

母趾側方向(基本法)

患者とカセッテの配置

- 足背足底位の姿勢から,母趾の内側面がカセッテにつくまで足部を内旋する。母趾が他の骨と重ならないように描出するために,残りの足趾の周りに包帯を巻き(損傷の疑いがない場合),患者自身に適度に手前に引

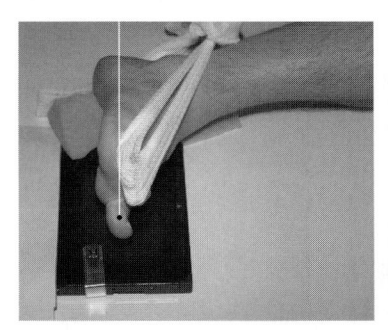

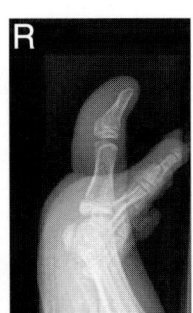

母趾側方向像(正常)

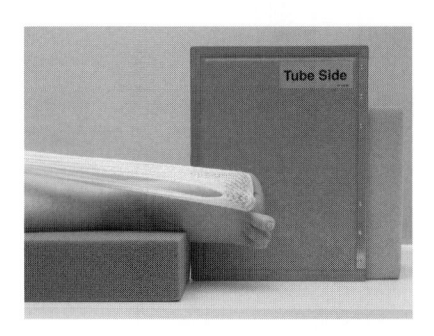

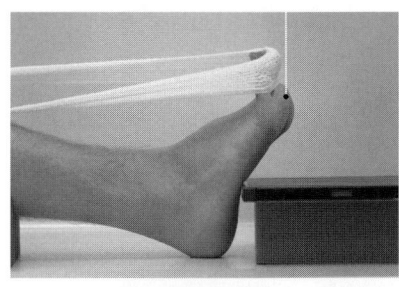

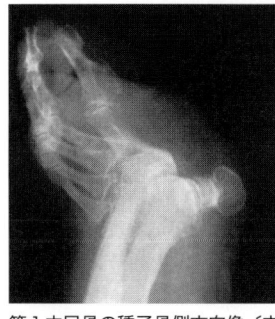

第1中足骨の種子骨側方向像〔内側種子骨の骨軟骨腫(外骨腫)に注意すること〕　第1中足骨の種子骨軸方向像(正常)

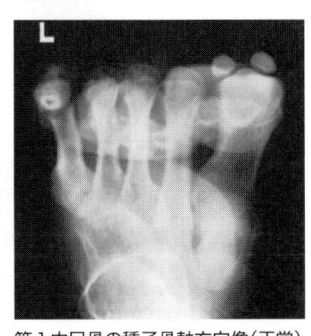

足趾

いてもらう。あるいは,それらを下側に引く。この方法では,中足趾節関節がより明瞭に描出される。

X線束の方向と入射点

- 垂直X線束中心は第1中足趾節関節を通るように入射する。

第1中足趾節(関節)の種子骨

種子骨は,足部の側方向像で描出される。しかし,個別に依頼があった場合は,さらに詳しく描出するために変法による側方向撮影と軸方向撮影が必要となる。

側方向

患者とカセッテの配置

- 患者を,非患側を下に側臥位として患側の下腿と足部の内側面を撮影台につける。
- カセッテは,母趾趾骨と第1中足骨の遠位端を含むように,足部の下に置く。
- その状態から,母趾に包帯を巻き,患者に引いてもらって背屈する。

X線束の方向と入射点

- 垂直X線束中心は,第1中足趾節関節を通るようにし,カセッテに垂直に入射する。

軸方向

患者とカセッテの配置

この撮影には,以下に示す2つのポジショニングの選択がある。
1. 患者を,足部の側方向を撮影する姿勢にする。足部を台の上に載せて,カセッテを垂直に立て,十分に母趾を足の背側に引く。この場合,水平X線束が使用される。
2. 患者を撮影台の上に座らせ,両脚を伸ばす。母趾を包帯で巻いて患者に引いてもらい背屈する。カセッテを支持台の上に載せ,足背方向にしっかりと固定する。

X線束の方向と入射点

- X線束中心は,第1中足趾節関節に対し接線方向とし,種子骨に入射する。

足関節

基本撮影法

　高解像増感紙を装着した 18×24 cm サイズのカセッテを使用し，通常，前後方向と側方向の 2 方向撮影を行う．分割撮影で，カセッテの使用していない方の半分を覆うためには含鉛ゴムのマスクを使用する．

前後方向（基本法）

患者とカセッテの配置

- 患者を撮影台上で背臥位か坐位とし，左右の下腿を伸ばす．
- 姿勢を楽にするために，膝関節の下にパッドを置いてもよい．
- 患側の足関節は，足底面をしっかりとした 90°のパッドに接して背屈の姿勢を維持する．内果と外果がカセッテと等距離になるまで，下肢を内旋（約 20°）する．
- カセッテは，その下縁が踵の底面より少し下になるように配置する．

X 線束の方向と入射点

- 垂直 X 線束中心を内果と外果を結ぶ仮想線に 90°となるようにし，その中央に入射する．

画像が備えるべき特徴

- 脛骨と腓骨の下 3 分の 1 が含まれること．
- 脛骨，腓骨，距骨の関節腔がはっきりみえること．

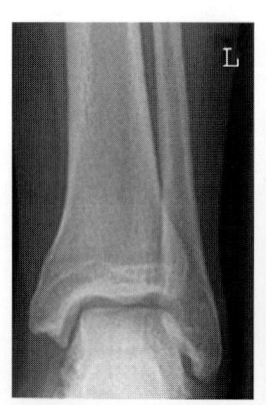

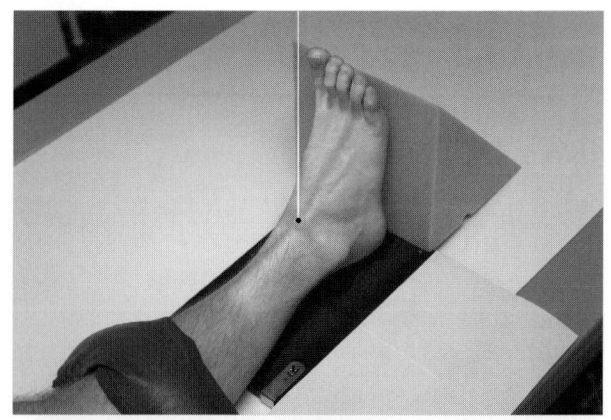

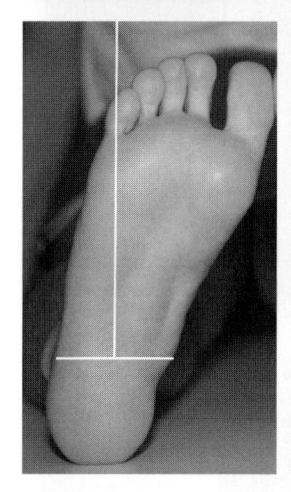

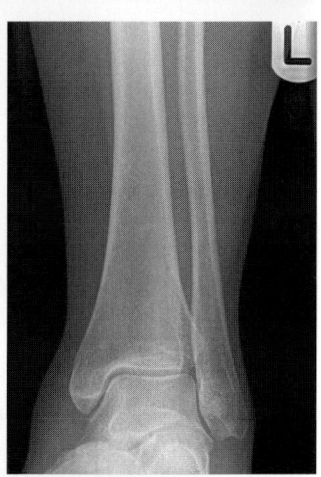

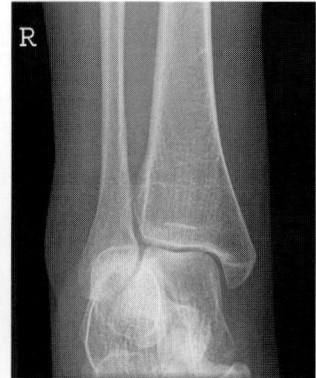

足関節前後方向像（正常）

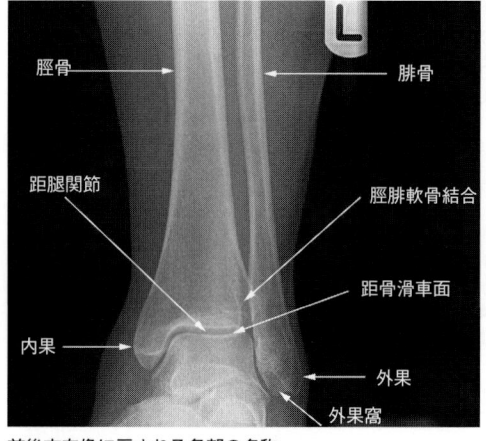

前後方向像に示される各部の名称

脛骨　腓骨　距腿関節　脛腓軟骨結合　距骨滑車面　内果　外果　外果窩

よくある失敗と対処法

- 不十分な背屈では，踵骨が外果と重なることになる．
- 不十分な内旋では，腓骨と距骨の間の関節腔が明瞭に描出されず，脛腓関節の重なりを引き起こす．
- 下肢の内旋が困難な場合は，外果と内果を結ぶ仮想線に正確に 90°になるように，X 線束中心の角度を補正する．

内旋不十分　　背屈不十分

側方向（基本法），内側外側方向

患者とカセッテの配置

- 足関節を背屈させた状態で，内果と外果が垂直に重なり脛骨がカセッテに平行になるまで，患側に体を回す。
- 15°の楔形のパッドを前足部端の外側面に置き，さらに膝関節の下にパッドを置いて支える。カセッテは，その下縁が，踵の底面より少し下になるように配置する。

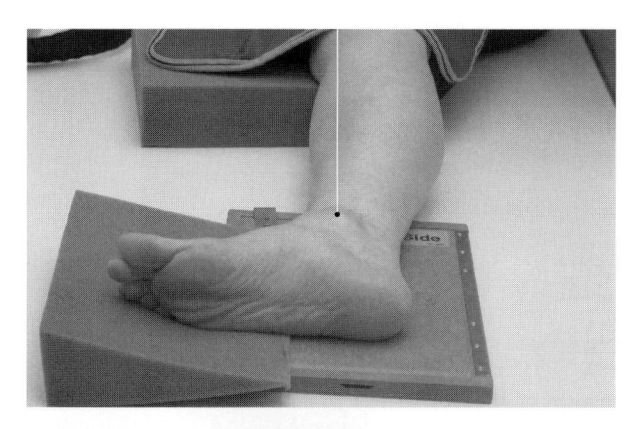

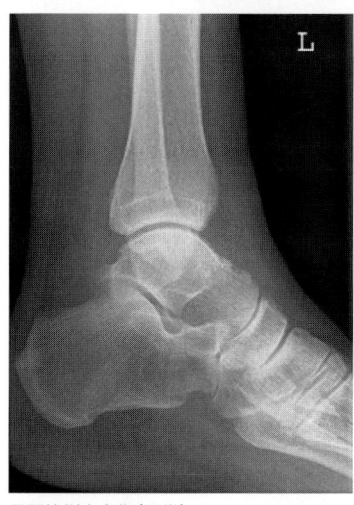

X線束の方向と入射点

- X線束中心は脛骨の軸と直角となるようにし，内果に入射する。

画像が備えるべき特徴

- 脛骨と腓骨の下3分の1が含まれていること。
- 距骨の滑車関節面の内側縁と外側縁が，画像上重なっていること。

よくある失敗と対処法

- 外旋過多は，腓骨を脛骨の後方に投影し，滑車関節面の内側縁と外側縁が重ならない像となる。
- 外旋不足は，腓骨の骨幹を脛骨上に重ねて投影し，滑車関節面の内側縁と外側縁が重ならない像となる。
- 骨折の疑いを排除するため，第5中足骨底と舟状骨が画像上に含まれるようにする。

放射線医学的考察

- 足関節の内転損傷はよく起こり，外果または第5中足骨底の骨折，または両方の骨折という結果をもたらすことがある。そのため，損傷の検査は両方の領域をカバーする必要がある。
- 骨折を伴わない側副靱帯の断裂は，X線像が正常であっても足関節を不安定にする。ストレス撮影はこの問題を解消し，また超音波やMRIが診断に有用である。骨折を起こすことにともなう内外果の複雑な損傷，特に脛骨と腓骨の遠位端の軟骨結合分裂，さらに脛骨後部の骨折を併発(いわゆる三果骨折)している場合は，足関節の距腿関節窩の重大な不安定をもたらす。これらの損傷は，外科的な固定を必要とすることが多い。

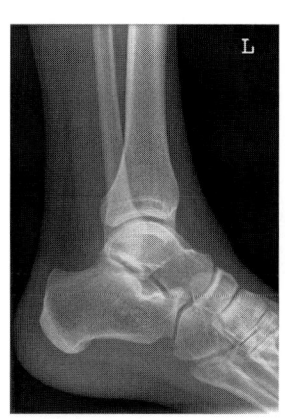

足関節

足関節側方向像（正常）

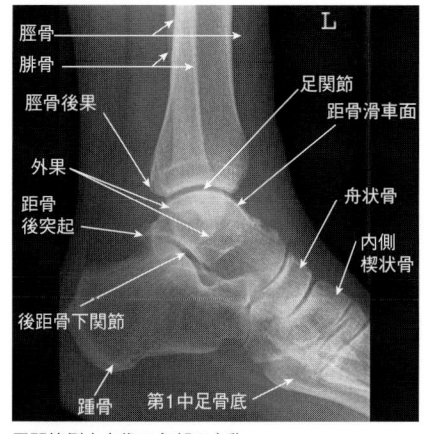

足関節側方向像の各部の名称
- 脛骨
- 腓骨
- 脛骨後果
- 足関節
- 距骨滑車面
- 外果
- 距骨後突起
- 舟状骨
- 内側楔状骨
- 後距骨下関節
- 踵骨
- 第1中足骨底

外旋過多 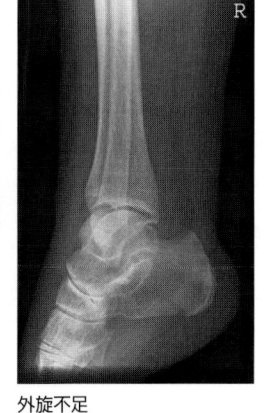　　外旋不足

足関節

代替法

外傷症例では，患者を車椅子の上から移動させず，またはストレッチャー上に横たわっている患者の下腿を動かさずに，基本の画像を得るために撮影手技を修正する。このことは，膝関節から下に石膏ギプスを施された骨折の患者に対しても適用される。後者の場合は，ギプスを透過するように線量の増加が求められるため，通常のフィルムを使用する場合は標準感度の増感紙を装着したカセッテを使用する。

ここで述べる水平X線束の撮影手技は，足関節に線束の中心を合わせるため，天井走行支持装置によってX線管を十分に低く降ろすことのできる撮影室でのみ行われる。

前後方向

患者とカセッテの配置

- 患者は車椅子に座った状態で，腰掛け上に下肢全体を持ち上げて支え，膝関節の下にもパッドを置いて支える。
- 下腿は，内果と外果がカセッテから等距離になるまで，約20°内旋する。角度のついた透過性のパッドを足部の内側縁に接して置き，砂嚢を下腿の両側に置いて支える。
- カセッテは，その下縁が，踵の底面よりやや下になるように配置する。

X線束の方向と入射点

- X線束中心は，外果と内果を結ぶ仮想線に対し90°の角度となるようにし，その中央に入射する。足部がまっすぐで内旋できない場合は，線束の角度を補正する。

注意事項

足部がまっすぐのまま(内旋できない状態)で垂直X線束で撮影を行うと，脛腓関節の重なりが起こる。

側方向(代替法)，外側内側方向(水平X線束)

患者とカセッテの配置

- 患者は坐位のまま，もしくはストレッチャー上で背臥位のまま，下肢をしっかりした透過性の台の上に持ち上げて支える。
- カセッテは下肢の内側面に接して置き，その下縁が踵

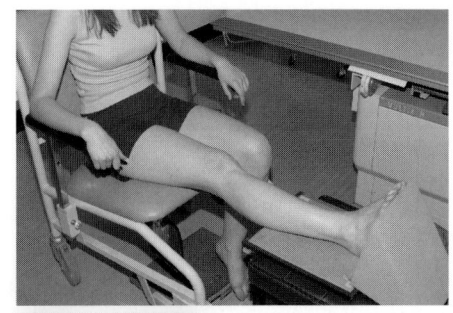

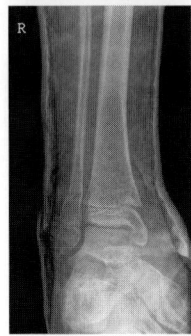

石膏ギプス透過の前後方向像(腓骨の骨折)

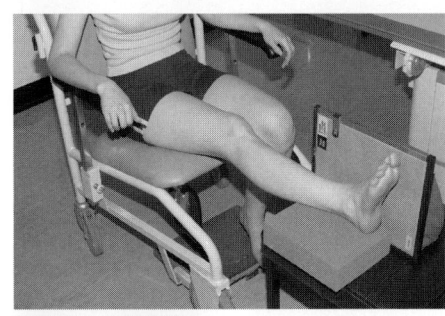

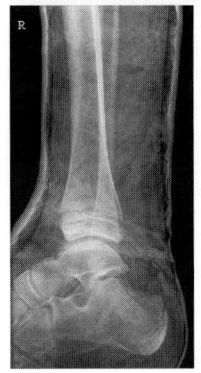

石膏ギプス透過の足関節側方向像(水平X線束)

の底面のやや下になるように配置する。

X線束の方向と入射点

- 水平X線束中心を外果へ向けて入射する。

注意事項

足部の内旋が不可能な場合は，腓骨遠位端が脛骨遠位端の後方に投影され，"真の側面"像として描出できない。内外果が重なるように内旋できない場合は，X線束が斜め下方向から入射するよう角度補正(約20°)を行う。

亜脱臼のためのストレス撮影

足関節のストレス撮影は，外側靱帯の断裂による亜脱臼を描出するために撮影する．この撮影は X 線撮影室で行われていたが，最近では，手術室において移動式のイメージインテンシファイアを用いて行われることが多い．ストレス撮影の負荷は，医療スタッフ，通常，整形外科医が関節に加える．

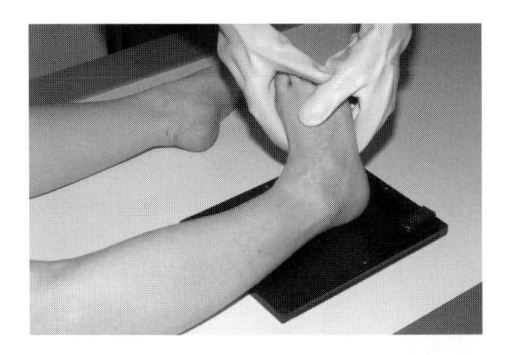

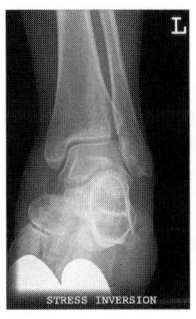

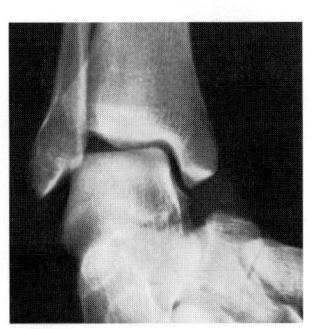

正常　　　亜脱臼
内転ストレスを加えた前後方向像

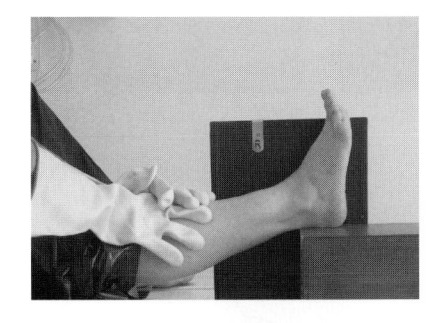

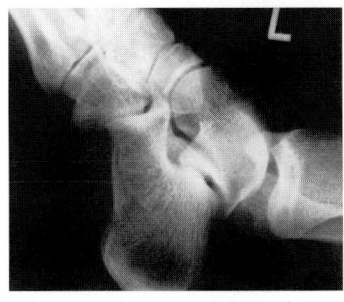

ストレスを加えた側方向像（亜脱臼）

足関節

前後方向（ストレス）

患者とカセッテの配置
- 患者とカセッテは，通常の前後方向の撮影と同じ配置とする．
- 医師は，下肢が内旋しないように足部に力をかけて内転させ，そのまま保持する．

X 線束の方向と入射点
- X 線束中心が外果と内果を結ぶ仮想線に直角となるようにし，その中央に入射する．

側方向（ストレス）

患者とカセッテの配置
- 患者を撮影台の上で背臥位にして，下肢を伸ばす．
- 足部を持ち上げ，しっかりしたパッドで保持する．
- 足関節を背屈し，外果と内果が撮影台の表面と等距離になるまで，下肢を内旋する．
- カセッテは，足部の内側面と接して垂直に保持する．
- 医師が，下腿に対して下方向に強く力を加える．

X 線束の方向と入射点
- 水平 X 線束中心は外果に入射する．

注意事項
- 踵腓靱帯が断裂している場合は，前後方向のストレス撮影により関節腔の広がった状態が描出される．
- 前距腓靱帯が断裂している場合は，側方向のストレス撮影により前部の亜脱臼が描出される．
- 同様の撮影手技が，足関節の上に配置したイメージインテンシファイアを用いて手術室で行われる．加えた負荷の強さを測り，記録する．

放射線防護
- 負荷を加える医師は，適当な鉛当量の鉛防護エプロンと鉛防護グローブを着用しなければならない．
- この手技が移動式イメージインテンシファイアで行われる場合，施設内の規則にそって行われ，全スタッフが防護衣を着用しなければならない．

踵骨

基本撮影法

　高解像増感紙を装着した 18×24 cm サイズのカセッテを用い，通常，側方向と軸方向の二方向撮影を行う。分割撮影で，カセッテの使用されない方の半分を覆うために，含鉛ゴムのマスクを使用する。

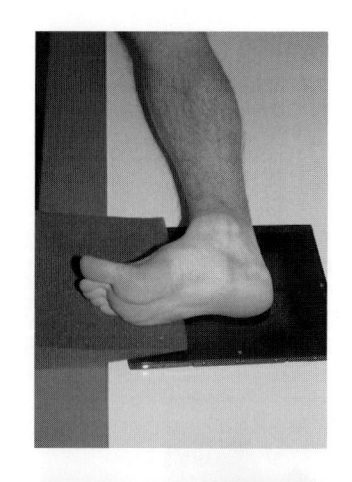

側方向（基本法）

患者とカセッテの配置

- 患者を，背臥位から患側に回旋する。
- 下腿は，外果と内果が垂直に重なるまで回旋する。
- 姿勢を維持するため，15°のパッドを膝関節前面の下と前足部の外側面の下に置く。
- カセッテは，その下縁が踵の底面よりわずかに下になるように配置する。

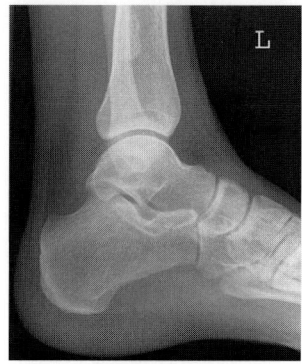

X 線束の方向と入射点

- 垂直 X 線束中心をカセッテに垂直にし，内果より 2.5 cm 遠位に入射する。

画像が備えるべき特徴

- 近隣の足根骨が，足関節とともに側方向像に含まれること。

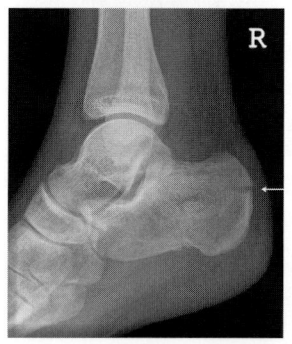

注意事項

　この撮影は，踵骨棘を描出するために使用する。比較のために，左右両側の踵骨側面像が必要である。

放射線医学的考察

- 若年における正常な踵骨の骨端核は X 線不透過で，断裂して描出されることが多い。この骨端核の描出は，まれに骨折の存在を隠し，精査のために反対方向の側面の撮影を必要とすることがある。
- 主要な骨梁は，最大負荷の線に沿って走る。そのため，踵骨ではその中央部が透過像として描出されるが，これを病変と誤診しないようにしなくてはならない。
- 踵で激しく着地することによる踵骨の骨折は，距骨による中央部分の陥没を伴う圧迫損傷を引き起こす。これは，図に示すベーラー Böler 角が，40°より小さくなる角度狭小化として観察することができる。

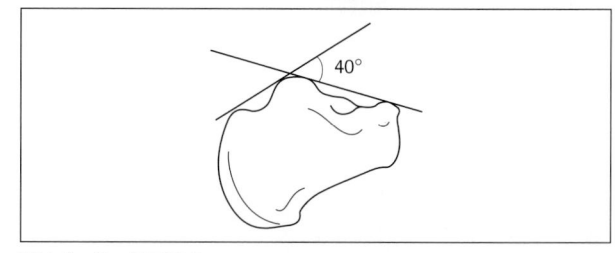

踵骨側方向像（正常）

踵骨側方向像（踵骨骨折）

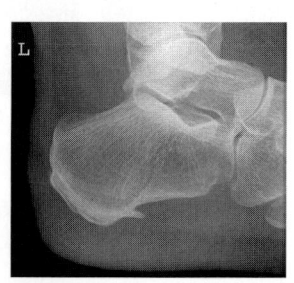

踵骨棘

図はベーラー角を示す

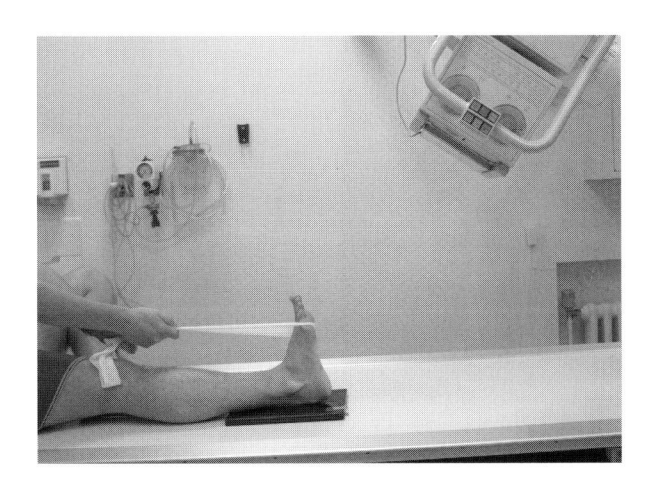

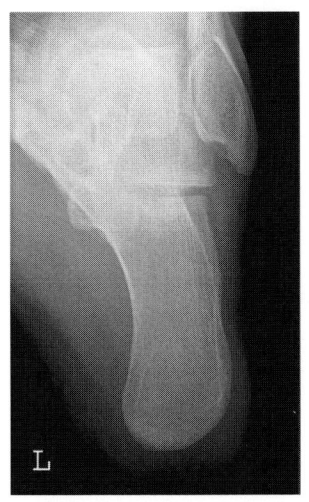

踵骨の軸方向像（正常）

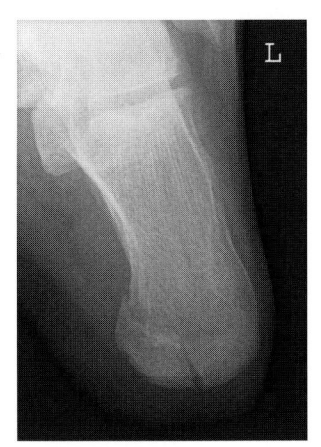

踵骨軸方向像（骨折）

踵骨

- アキレス腱 Achilles tendon と足底靱帯の踵骨付着部では，小さな骨棘や「引っ張り」損傷がよくみられる。それは不明瞭であることが多く，臨床的にもろい。それらの評価には超音波が有効である。さらには，CTを用いた直接の冠状断やマルチプラナー（多断面再構成），三次元再構成の使用などが，踵骨複雑骨折の詳細な評価にたいへん役立つ。

軸方向（基本法）

患者とカセッテの配置

- 患者を撮影台の上で坐位または背臥位にして，両下肢を伸ばす。
- 患側の下腿を，外果と内果がカセッテと等距離になるまで内旋する。
- 足関節は背屈する。この姿勢は，前足部の周りに包帯を巻きつけ，患者がそれを引くことにより維持する。
- カセッテは，その下縁が踵の底面よりやや下になるように配置する。

X線束の方向と入射点

- X線束中心は第5中足骨基部の高さとし，踵の底面に入射する。
- X線束中心は踵の底面に対して，頭側に40°の角度をつける。

画像が備えるべき特徴

- 距骨下関節が，軸方向像で観察できること。

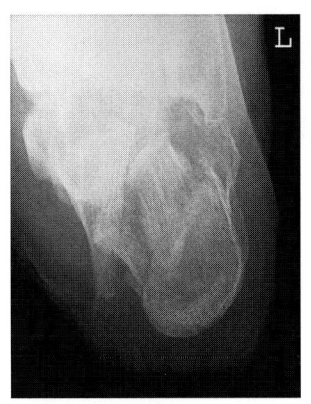

踵骨軸方向像（粉砕骨折）

距骨下関節

推奨撮影法

距骨下関節には，前関節，中関節，後関節の3つの関節面がある．撮影される関節と対応する撮影法を下の表にまとめて示し，それぞれに対応する画像を示す．

撮影方向	関節
足背足底斜方向	前関節
外旋斜方向〔20°下方(頭尾方向)傾斜〕	中関節と後関節
内旋45°斜方向〔10°上方(尾頭方向)傾斜〕	前方からの後関節
外旋45°斜方向〔15°上方(尾頭方向)傾斜〕	外側からの後関節

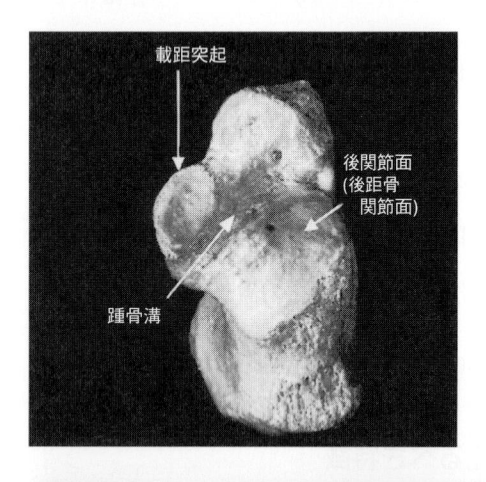

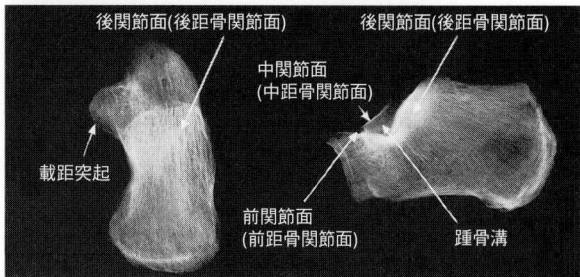

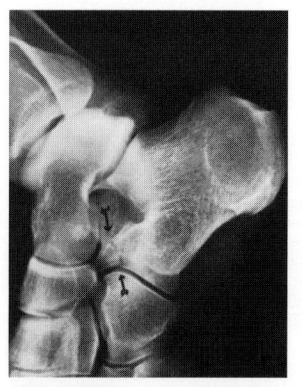

足背足底斜方向

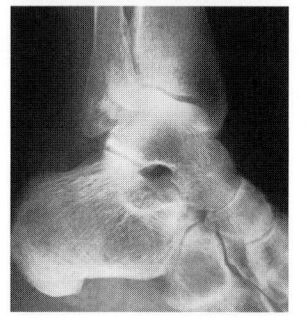

外旋斜方向〔20°下方(頭尾方向)傾斜〕

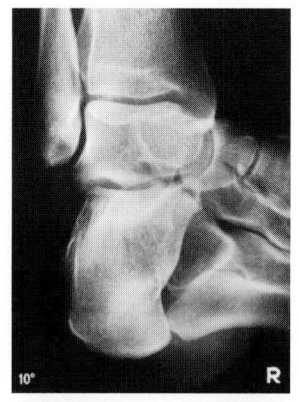

内旋45°斜方向〔10°上方(尾頭方向)傾斜〕

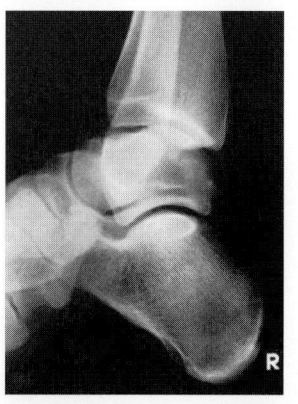

外旋45°斜方向〔15°上方(尾頭方向)傾斜〕

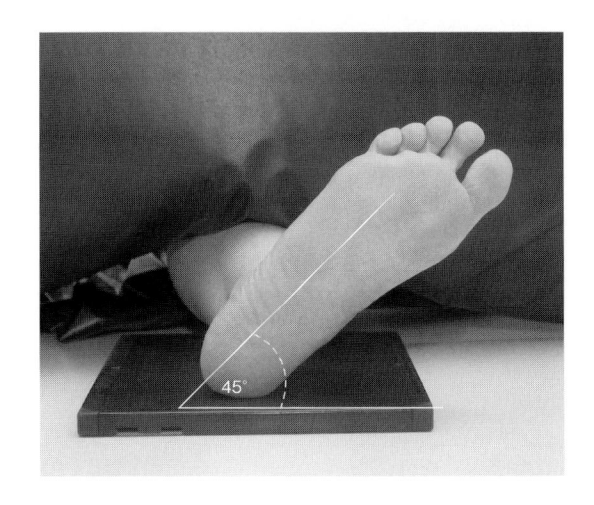

距骨下関節

内旋斜方向

患者とカセッテの配置

- 患者を撮影台の上に背臥位として、患側の下肢を伸ばす。
- 足関節を背屈し、外果と内果がフィルムと等距離になるようにする。
- 下腿を、45°まで内旋する。
- 膝関節の下にパッドを置き、支える。
- 足関節の背屈を維持するために、直角の透過性のパッドと砂嚢を足部の底面に接して置いてもよい。
- カセッテは、その下縁が踵の底面の位置になるように配置する。

X線束の方向と入射点

- 下の表に記した上方(尾頭方向)への角度とし、外果の遠位2.5 cmに中心を入射する。

10°	後関節の後方部分
20°～30°	後関節の中間部分と中関節
40°	後関節の前方部分

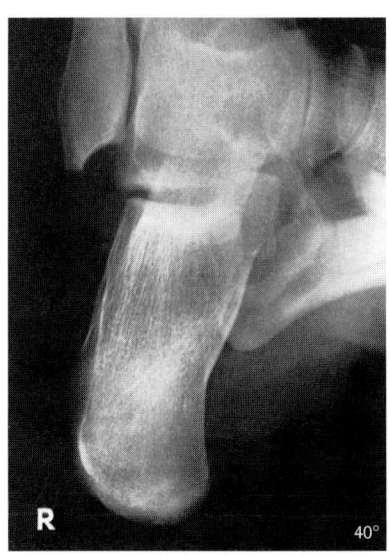

40°の角度をつけた場合の効果

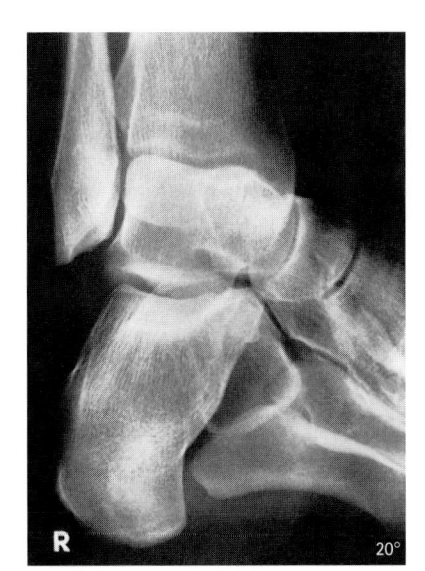

20°の角度をつけた場合の効果

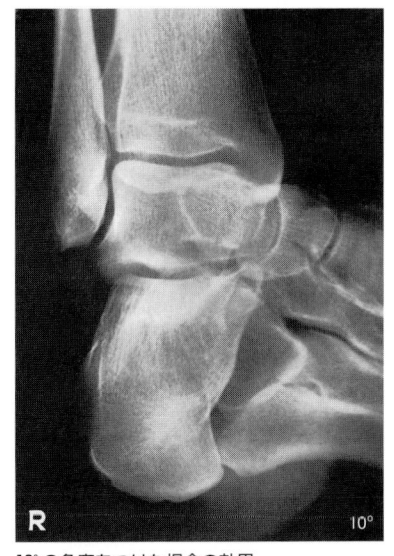

10°の角度をつけた場合の効果

距骨下関節

外旋斜方向

患者とカセッテの配置

- 患者を撮影台の上に背臥位として，患側の下肢を伸ばす。
- 足関節を背屈し，外果と内果がカセッテと等距離になるようにする。
- 下腿を，45°まで外旋する。
- 膝関節の下に台を置き，支える。
- 足関節の背屈を維持するために，直角の透過性パッドと砂嚢を足部の底面に接して置いてもよい。
- カセッテは，その下縁が踵の底面の位置になるように配置する。

X線束の方向と入射点

- X線束中心を15°上方（尾頭方向）に向け，内果の遠位2.5 cmに入射する。

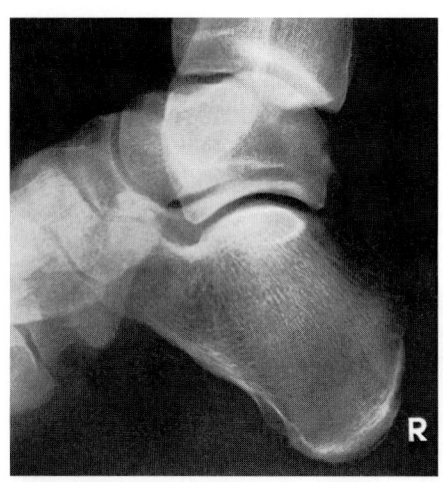

15°上方（尾頭方向）の管球角度での斜位外側

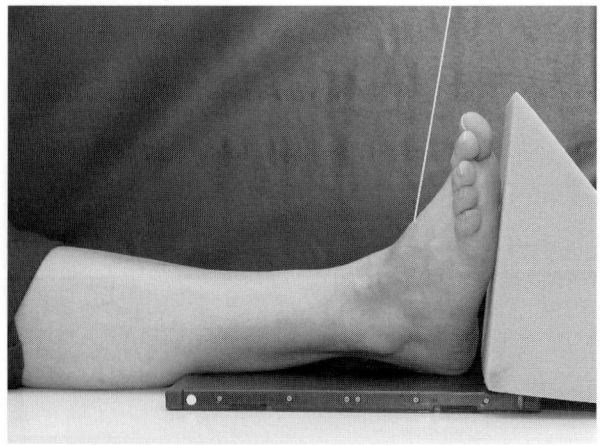

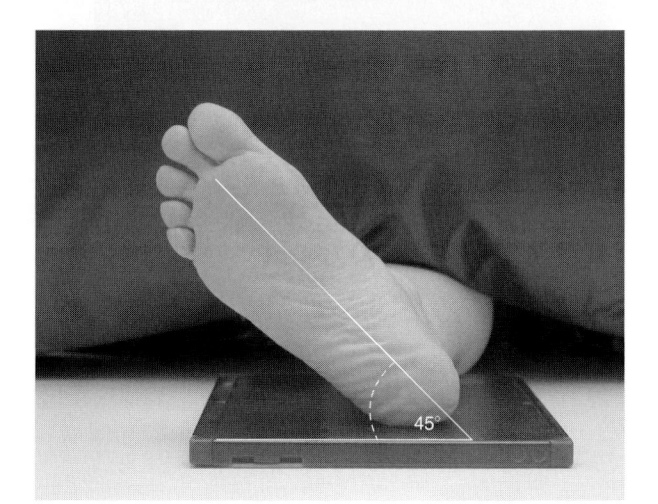

距骨下関節

外側斜方向

患者とカセッテの配置

- 患者を，患側を下にして側臥位にする。
- 非患側の下肢を曲げて，患側下肢の前に出す。
- 患側の足部と下腿は，この状態からさらに足底面がカセッテに対して約45°になるまで外旋する。
- カセッテは，その下縁が踵の底面よりやや下になるように配置する。

X線束の方向と入射点

- X線束中心を20°下方向(頭尾方向)に角度をつけ，内果に入射する。

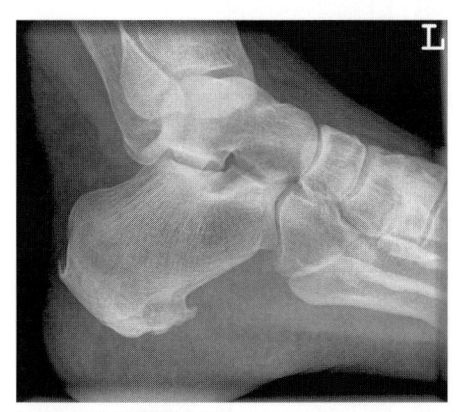

距骨下関節の外側斜方向像

脛骨と腓骨

基本撮影法

下腿全長の2方向を撮影する。脛骨と腓骨の全長に適した十分な大きさで、標準感度の増感紙を装着したカセッテを選択する。

前後方向（基本法）

患者とカセッテの配置

- 患者を撮影台の上に背臥位または坐位として、両下腿を伸ばす。
- 安定した90°のパッドを足底面に接して置き、足関節を背屈の状態で支える。下肢は、外果と内果がカセッテから等距離となるまで内旋する。
- カセッテは、その下縁が踵の底面よりやや下になるように配置する。

X線束の方向と入射点

- X線束中心は、脛骨長軸および外果と内果を結ぶ仮想線との両方に直角になるようにし、カセッテの中央に入射する。

側方向（基本法）

患者とカセッテの配置

- 患者は、背臥位または坐位の姿勢から、患側が下になるように横向きにする。
- 下腿は、外果と内果が垂直に重なるまで回旋する。
- 脛骨はカセッテと平行にする。
- 支持のために、膝関節の下にパッドを置く。
- カセッテは、その下縁が踵の底面のやや下になるように配置する。

X線束の方向と入射点

- X線束中心は、脛骨の長軸に垂直で外果と内果を結ぶ仮想線に平行になるようにし、カセッテの中央に入射する。

画像が備えるべき特徴

- 腓骨遠位端に骨折がある場合、腓骨近位端にも骨折の可能性があるため、1枚の画像に膝関節と足関節の両方が含まれていること。

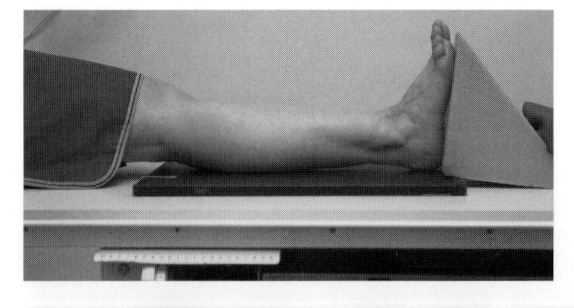

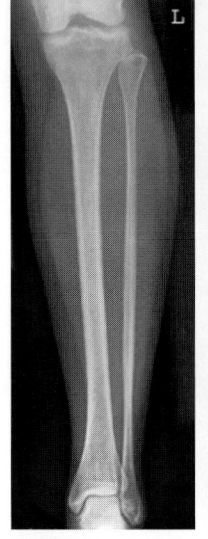

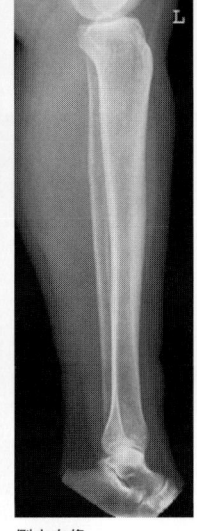

前後方向像　　側方向像　　前後方向像（近位腓骨と遠位脛骨の骨折）

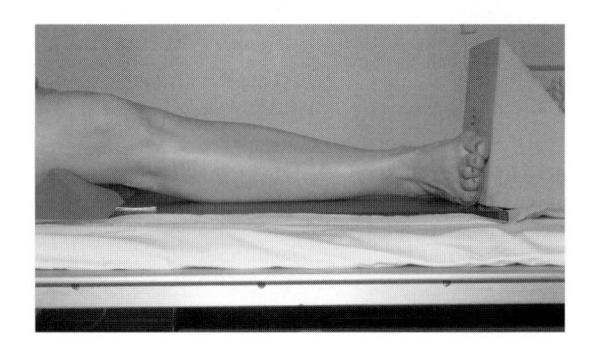

注意事項

- 1枚の画像に両関節を含むことが不可能な場合は、1枚が足関節を含みもう1枚が膝関節を含むように、2枚の写真をそれぞれ撮影する。それぞれの画像は、骨の全体の配置が観察できるように、3等分した骨の長軸の中央部分を含むようにする。
- 患者が患側を下に横向きになれない場合は、カセッテを下腿の内側面に接するように垂直に置いて、水平X線束をカセッテ中央に向けて撮影する。

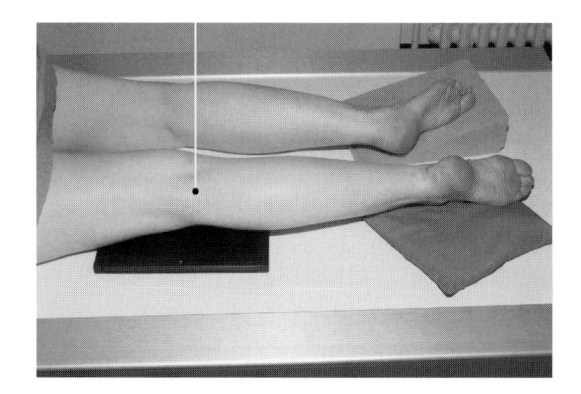

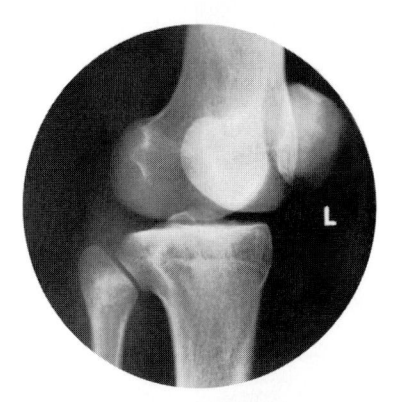

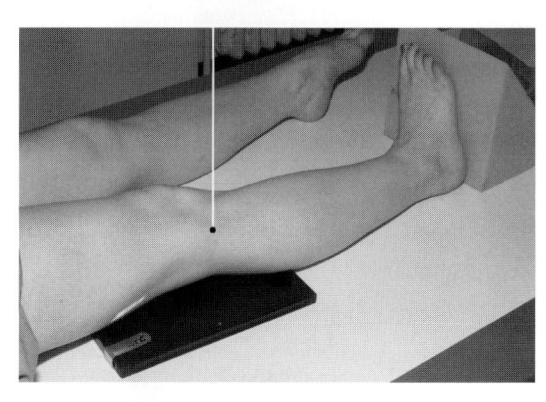

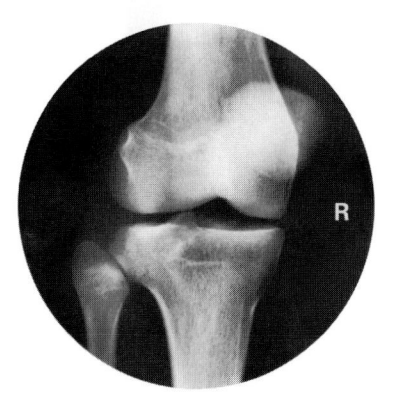

近位脛腓関節

基本撮影法

脛腓関節を描出するために，外側斜方向か前後斜方向のどちらかで撮影する。

外側斜方向（基本法）

患者とカセッテの配置

- 患者は，患側を下にして側臥位にし，膝関節を少し曲げる。
- 非患側の下肢は，患側下肢の前に出し，砂嚢で支える。
- 患側の腓骨頭と脛骨外側顆を触って確認し，脛骨顆の重なりがなく関節が撮影されるように，下肢を外旋する。
- カセッテは，その中央が腓骨頭の位置になるように配置する。

X線束の方向と入射点

- 垂直X線束中心は腓骨頭に入射する。

前後斜方向

患者とカセッテの配置

- 患者を撮影台の上に背臥位または坐位として，両下肢を伸ばす。
- 腓骨頭と脛骨外側顆を触って確認する。
- 脛骨顆が，関節と重なりがなく撮影されるように，下肢を内旋する。
- 下肢は，パッドと砂嚢で支える。
- カセッテは，その中央が腓骨頭の位置になるように配置する。

X線束の方向と入射点

- 垂直X線束中心を腓骨頭に入射する。

放射線医学的考察

脛骨と腓骨の2つの骨の組み合わせは，輪状の構造を構成する。このような輪状構造の骨では，1箇所に骨折があると他にも骨折がある可能性がある。例えば，メゾヌーブ Maisonneuve 骨折があり，これは遠位脛骨と近位腓骨の骨折である。どちらかの骨折が，脛骨と腓骨の重なりや下腿の長軸方向の長さの短縮をともなってみられる場合は，両方の骨の全長を描出する必要がある。

膝関節

基本撮影法

通常，前後方向と側方向の2方向の撮影を行う。それぞれの撮影には，標準感度の増感紙を装着した 18×24 cm サイズのカセッテを使用する。

前後方向

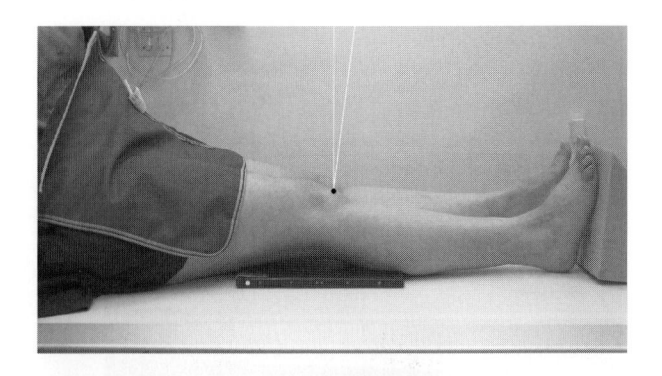

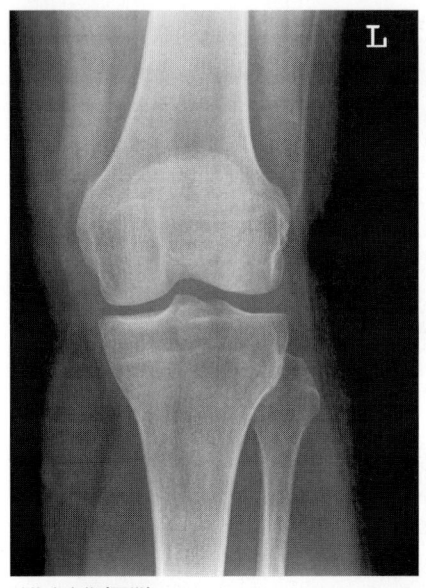

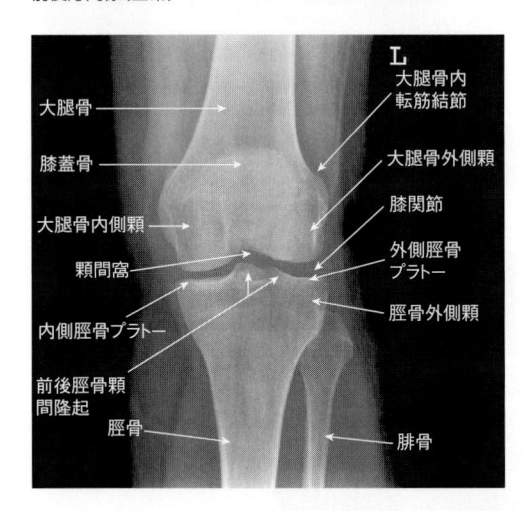

患者とカセッテの配置

- 撮影台の上に患者を背臥位または坐位として，両下腿を伸ばす。患側の下肢は，外側顆と内側顆の中央に膝蓋骨が位置するように回旋し，この姿勢を維持するために砂嚢を足関節に接して置く。
- カセッテは，その中心を脛骨顆の上縁の位置に合わせ，膝関節の背面に近接して配置する。

X線束の方向と入射点

- X線束中心は脛骨の長軸に対して 90°とし，膝蓋骨尖の 2.5 cm 下の関節腔を通るように入射する。

画像が備えるべき特徴

- 膝蓋骨が大腿骨の上で中央にくるよう位置を合わせること。

注意事項

- 関節腔の正確な評価を可能にするため，X線束中心は脛骨の長軸に対して 90°でなければならない。そして，必要であればわずかに上方（尾頭方向）に角度をつける。X線束中心が脛骨長軸と直角でない場合は，脛骨プラトーの前方と後方の間隙が広く開いて描出され，関節腔の真の幅の評価が困難となる。
- X線束中心が高すぎる場合は，膝蓋骨が下がり関節腔上にずれて撮影され，関節腔は狭く描出される。
- 膝関節が曲がったままの場合や，患者が下肢を伸ばせない場合は，膝関節の後面にできるだけ近づくように，カセッテをパッドの上に載せて高くしてもよい。
- 前後方向において，膝蓋骨はカセッテから離れる。この撮影は，膝蓋骨とそれを取り巻く構造との関係は評価できるが，大腿骨の骨梁が重なってしまうため，膝蓋骨を分離してその骨の異常を描出するのには適さない。

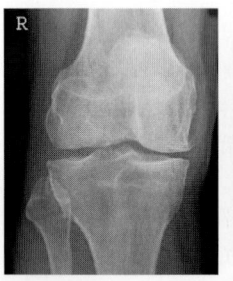

前後方向像（正常）

大腿骨／膝蓋骨／大腿骨内側顆／顆間窩／内側脛骨プラトー／前後脛骨顆間隆起／脛骨／大腿骨内転筋結節／大腿骨外側顆／膝関節／外側脛骨プラトー／脛骨外側顆／腓骨

内旋の影響 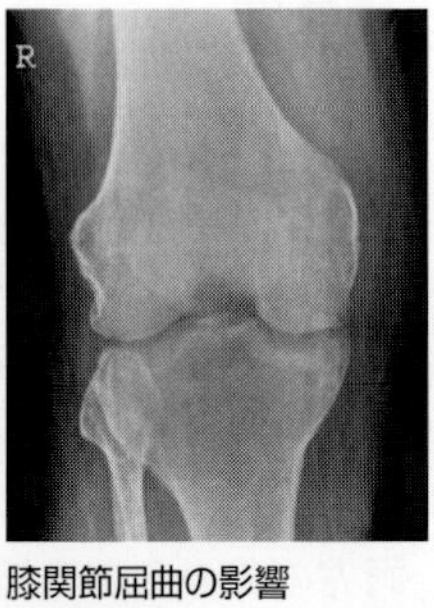　　膝関節屈曲の影響

側方向(基本法)

患者とカセッテの配置

- 患者は，患側を下に側臥位として，膝関節を45°または90°曲げる(後述参照)。

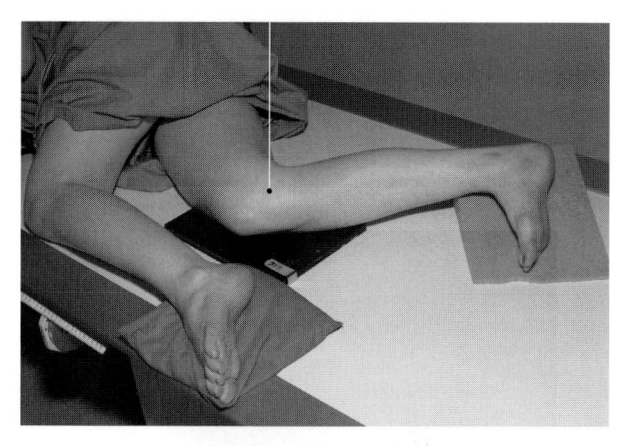

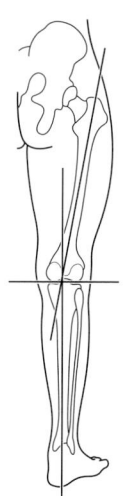

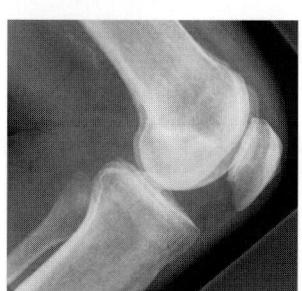

90°屈曲の膝関節側方向像

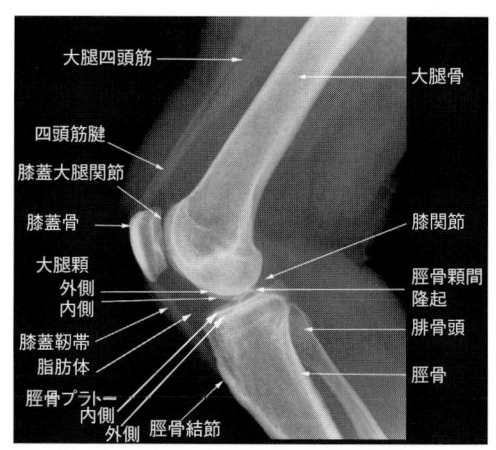

45°屈曲の膝関節側方向像

膝関節

- 非患側の下肢は，患側下肢の前方に出し，砂嚢で支える。
- 脛骨の長軸がカセッテと平行になるように，患側の足関節の下にも砂嚢を置く。
- 下肢の位置は，大腿骨の外側顆と内側顆が正確に垂直に重なるようにするため，さらに調整する。
- カセッテは，その中央が脛骨内側顆の位置になるように配置する。

X線束の方向と入射点

- X線束中心は，脛骨の長軸と90°になるようにし，脛骨内側顆の上縁に入射する。

画像が備えるべき特徴

- 膝蓋骨が大腿骨から分離されて描出されること。
- 大腿骨外側顆と内側顆が重なっていること。
- 近位の脛腓関節はみえにくい。

注意事項

- 外旋過多である場合は，大腿骨内側顆は外側顆の前に投影されるが，近位脛腓関節は良好に描出される。
- 外旋不足である場合は，大腿骨内側顆は外側顆の後ろに投影され，腓骨頭は脛骨に重なって投影される。
- X線束中心が脛骨長軸に90°でない場合は，大腿骨外側顆と内側顆は重ならない。
- 膝関節の90°屈曲は最も簡単に再現しやすい角度であり，膝蓋骨がどの程度高いか低いかについて評価できる。90°の膝関節屈曲で正常位置の膝蓋骨は，大腿骨の前面と後面の表面に沿って引かれた2本の平行線の間に位置する。
- 90°までの屈曲が困難な患者では，45°の屈曲で検査を行う。この角度は，膝蓋大腿関節がより明瞭になる。

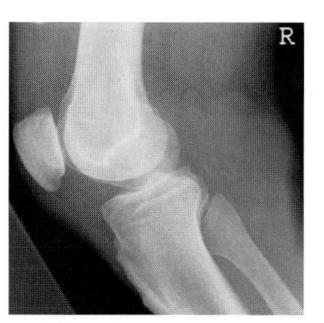

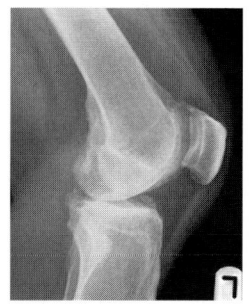

外旋過多の影響　　外旋不足の影響

膝関節

追加撮影法

膝蓋骨と顆間窩の骨折を描出するために，さらに撮影が追加される．靭帯断裂が疑われる場合は，ストレス撮影も行う．

膝関節と脛骨結節の側方向像はオスグッド・シュラッター Osgood-Schlatter 病の診断に有効であり，まず最初に行われる方法である．この撮影は，他の病変が疑われる場合にも行われる．この病変ではまた，超音波検査も有効である．

側方向（水平X線束）

この撮影は，重篤な障害のあるすべての症例と膝蓋骨骨折の疑いの症例において，通常の側方向像に置き換えて行う．

患者とカセッテの配置

- 患者をストレッチャーまたは撮影台の上に臥したままの状態とし，下肢を適度にあげてパッドで支える．
- 可能であれば，大腿骨外側顆と内側顆の中央に膝蓋骨がくるように，下腿をわずかに内旋する．
- カセッテは，膝関節の内側面に接して垂直に支える．
- カセッテは，その中心が脛骨顆の上縁の位置になるよう配置する．

X線束の方向と入射点

- 水平X線束中心を，脛骨長軸に対し 90°となるようにし，脛骨外側顆の上縁に入射する．

注意事項

- 膝関節を，曲げたり伸ばしたりしてはならない．
- 屈曲を加えることは，膝蓋骨横骨折の骨片を，対向する筋肉の引っ張りによって分離させることになる．
- 下肢のどのような回旋を行うにしても，下肢全体を支えながら，股関節から行わなければならない．
- 水平X線束を使用することにより，脂肪血関節症が示す液面が描出される．

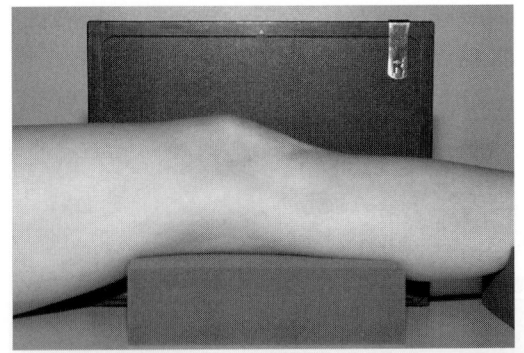

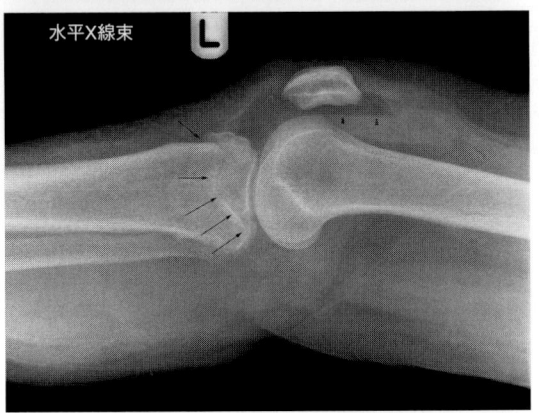

側方向像〔水平X線束，脛骨プラトーの陥没骨折（矢印）と脂肪血関節症（矢頭）を示す〕

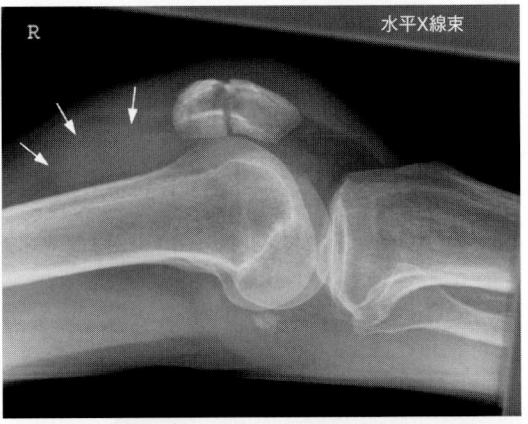

側方向像〔水平X線束，膝蓋骨の横骨折と膝蓋骨上滑液包の中の関節滲出液（矢印）を示す〕

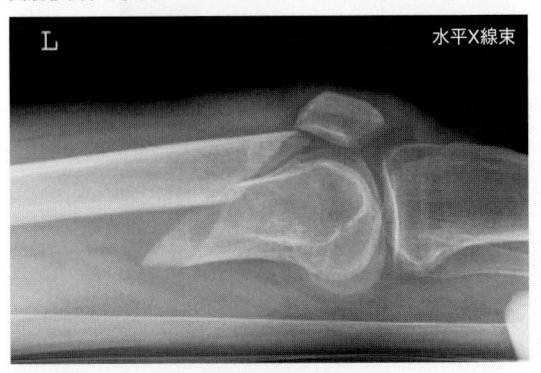

側方向像（水平X線束，遠位大腿骨骨折を示す）

立位前後方向

　この撮影は，内反変成(内反膝)と外反変成(外反膝)の検査において，大腿骨と脛骨の配列の描出のために有効

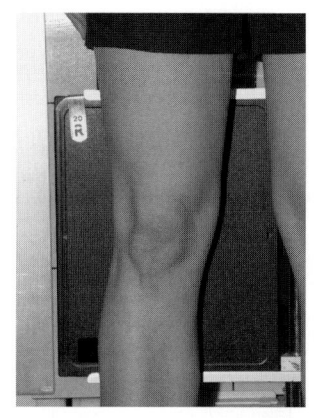

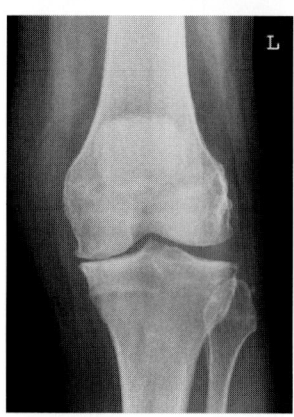

膝関節立位前後方向像(変形性関節症により内側の関節間隙の減少を示す)

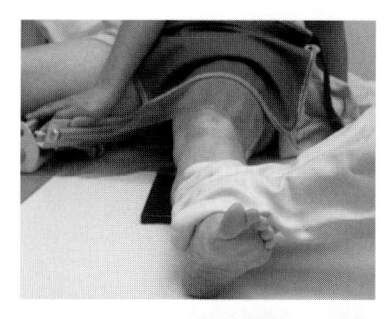

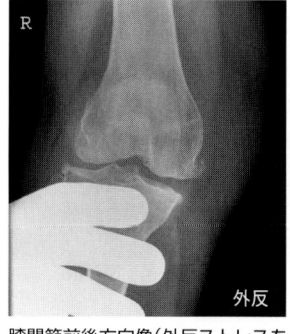

膝関節前後方向像(外反ストレスを負荷)　　膝関節前後方向像(内反ストレスを負荷)

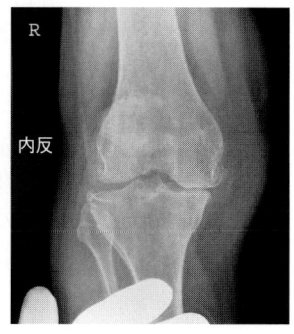

膝関節

である。どのような変成も，負荷をかけることによってより現実に近い状態に強調して描出される。片側の関節腔が反対側の関節腔より狭小化することが，外反もしくは内反の傾斜をつくりだすため，この撮影は通常，関節の置換術の前にその配列の評価用に依頼される。左右の膝関節を比較する場合は，両膝関節を含めて撮影する。

患者とカセッテの配置

- カセッテは，立位カセッテホルダに装着する。
- 患者は，必要であれば立位ブッキー台を持って身体を支え，膝関節の背面をカセッテに接して立つ。
- 体重は，両足に等しく配分する。
- 膝関節は，膝蓋骨が大腿骨外側顆と内側顆の中央にくるように回旋する。
- X線束中心を両膝関節の中央に向ける場合は，線束の広がりを補正するため，下肢はわずかに内旋する。
- カセッテは，その中心が脛骨顆の触知可能な上縁の位置となるよう配置する。

X線束の方向と入射点

- 水平X線束中心は，脛骨外側顆と内側顆の触知可能な上縁の中央に入射する。

亜脱臼のためのストレス撮影

　膝関節のストレス撮影は，側副靭帯の断裂による亜脱臼を描出するために撮影する。これらの撮影手技は撮影室で行われるが，最近では，移動式のイメージインテンシファイアを用いて，手術室で同様に行われる。関節への負荷は，医療スタッフ，通常，整形外科医によって加えられる。

前後方向(ストレス)

患者とカセッテの配置

- 患者とカセッテは，通常の前後方向と同様の配置とする。
- 医師は，下腿を回旋させないように，力を加えて外転もしくは内転させる。

X線束の方向と入射点

- X線束中心は，脛骨の長軸に対し90°になるようにし，脛骨外側顆と内側顆の上縁の中央に入射する。

膝関節

膝蓋骨

膝蓋骨を十分に描出するために，付加的な撮影が必要となることがある。

後前方向

患者とカセッテの配置

- 患者を撮影台に腹臥位として，膝関節をわずかに曲げる。
- 姿勢の維持のために，発泡スチロールパッドを足関節と下腿の下に置く。
- 膝蓋骨が中央にくるように，下肢を回旋する。
- カセッテは，その中央が膝の(曲がる部分の)皺と同じ位置になるように配置する。

X線束の方向と入射点

- 脛骨長軸に対して90°のX線束中心を，膝の(曲がる部分の)皺の高さで，脛骨外側顆と内側顆の中央に入射する。

注意事項

- X線束中心は，脛骨の長軸に垂直にするために，下方向(頭尾方向)に角度をつけなくてはならない。
- この方向では膝蓋骨がカセッテに近づくため，通常の前後方向撮影に比べてより鮮明に描出される。
- 大腿骨の骨梁配列が優位に観察されるために，微細な異常陰影はみつけにくい。
- この撮影は患者の健康状態に依存し，膝蓋骨に過度の不快な状態をまねく場合や，患者の病状を悪化させたりするような場合は試みてはならない。

放射線医学的考察

- 側方向像で，膝蓋骨の後上面の上の位置に，関節滲出液が卵形の濃度上昇として描出されることがある。これは，原因として感染や出血，関節炎の場合があるが，いわゆる脛骨顆間隆起や脛骨プラトーの骨折などのわかりにくい骨折の指標となることもある。骨折が骨髄を含む髄腔にまで達すると，脂肪血関節症が発生する。脂肪(骨髄液)の関節への漏れは，水平X線束を使用したときにみられる脂肪と液体(血液)による液面を形

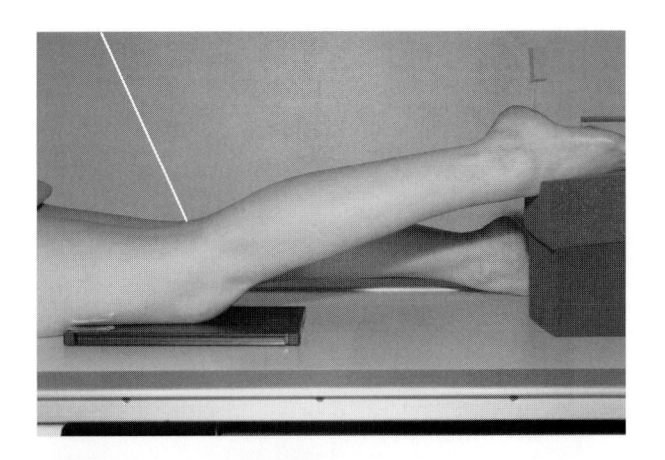

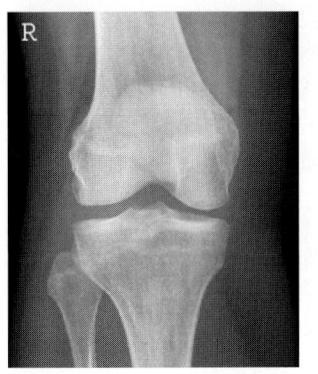

膝蓋骨の後前方向像(正常)

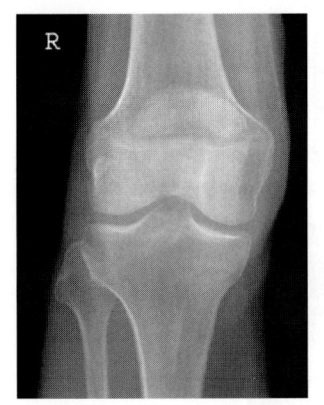

膝蓋骨像(横方向の骨折を示す)

成する。
- 前脛骨顆間隆起の骨折は，描出のために撮影条件や下肢の回旋に注意が必要であり，描出しにくい。この部位は，前十字靭帯の付着部として重要な部分であり，その剥離が膝関節を弱め不安定を起こす。
- 膝蓋骨の縦骨折は側方向像では観察することができず，前後方向像により適切に撮影されたとき(すなわち，低露出でないとき)のみ観察される。この骨折が臨床的に疑われる場合は，スカイライン撮影が求められる。

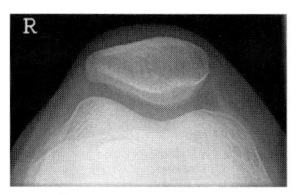

30°屈曲
通常の下上方向像

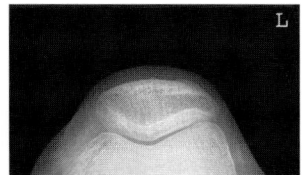

60°屈曲

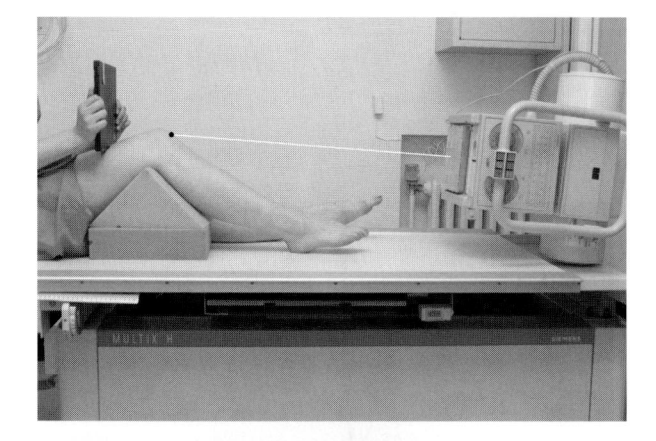

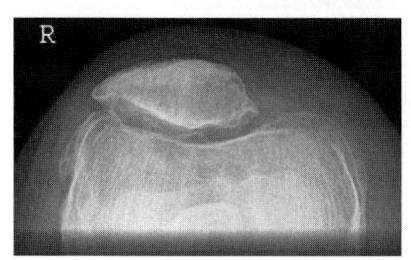

通常の下上方向像（膝蓋大腿関節に影響を及ぼす骨増殖症を示す）

- 脛骨プラトー骨折は見つけにくいが，この部位は機能上非常に重要である。これを見つけるには，適切な撮影手技が鍵となる。症例によっては，正確な評価のために三次元CTが有効である。
- 腓腹筋頭種子骨は，大腿骨内側顆の前方，腓腹筋の内側頭の腱の中にある種子骨であり，遊離体と混同しないことが重要である。
- オスグッド・シュラッター病は，臨床的な症状に基づいて診断がなされる疾患であり，通常，X線撮影を必要としない。確定診断が必要な場合は，超音波検査が有用である。非患側の膝関節の撮影は，通常，必要としない。

スカイライン撮影

スカイライン撮影は，以下の場合に有効である。
- 変性病変に対する膝蓋大腿関節腔の評価
- 靭帯の弛緩による膝蓋骨の外側への亜脱臼の程度の決定

膝関節

- 膝蓋軟骨化症の診断
- 急性外傷による膝蓋骨の縦骨折の存在の確認

適切な膝蓋大腿関節腔の描出は，膝関節が約30°～45°曲げられたときに得られる。過度の屈曲は膝蓋骨を顆間窩の方に引き寄せ，関節腔を狭くする。屈曲が増すにつれて，膝蓋骨は大腿骨外側顆の上に沿って動く。膝蓋骨は，膝関節を完全に伸展したときから完全に屈曲したときまでに，2 cmの距離を移動する。

スカイライン撮影を行う方法は，以下に示す3つのものがある。
- 通常の下上方向
- 下方にX線束を向けた上下方向
- 患者を腹臥位にした下上方向

通常の下上方向

この撮影手技は18 × 24 cmサイズのカセッテを使用して行われる。

患者とカセッテの配置

- 患者は，撮影台の上で坐位にし，膝関節を30°～45°屈曲し，膝の下に台を置き支える。
- カセッテは，大腿の前方遠位部分に接した状態で大腿の上の面に固定して患者に持ってもらい，透過性パッドで支える。

X線束の方向と入射点

- X線管は下に降ろす。X線束中心は足部を避け，膝蓋骨の長軸と平行に，膝蓋骨尖を通して上方(頭方向)に向ける。
- 体幹部と頭部への散乱線を少なくするために，X線束は膝蓋骨と大腿骨顆の範囲に絞る。

放射線防護

- 両足の膝蓋骨の撮影を依頼されたときは，1回の撮影で両膝を撮影するのでなく，片方ずつ撮影することを勧める。
- 照射野を小さくすることができるので，散乱線も少なくなる。
- 体幹部の防護のために含鉛ゴムエプロンを装着し，生殖腺の上に含鉛ゴムの防護具を追加する。

膝関節

上下方向

この撮影手技は，X線束が生殖腺の方向に直接向かないという利点を持つ。

患者とカセッテの配置

- 患者を撮影台の上に腰掛けさせ，患側の膝関節を撮影台の端から出して曲げる。
- 理想的には，通常のスカイライン撮影と同じ膝の位置関係となるように，下腿を45°曲げる。過度の屈曲は，膝蓋大腿関節腔を狭くする。患者をクッション上に座らせると，ポジショニングがしやすくなる。
- カセッテは，脛骨粗面の前方の辺縁の位置で，腰掛けの上に水平に置く。

X線束の方向と入射点

- 垂直X線束中心を膝蓋骨の近位端の後面に向け，膝蓋骨の長軸と平行にする。
- X線束は膝蓋骨と大腿骨顆に絞る。

注意事項

- 屈曲の不足は，大腿膝蓋関節に脛骨粗面の陰影の重なりを起こす原因となる。
- 過度の屈曲は，膝蓋骨が大腿骨外側顆上に沿って移動する原因となる。

放射線防護

生殖腺を放射線から防護するため，患者の体を後方に傾けて直接線から遠ざける。

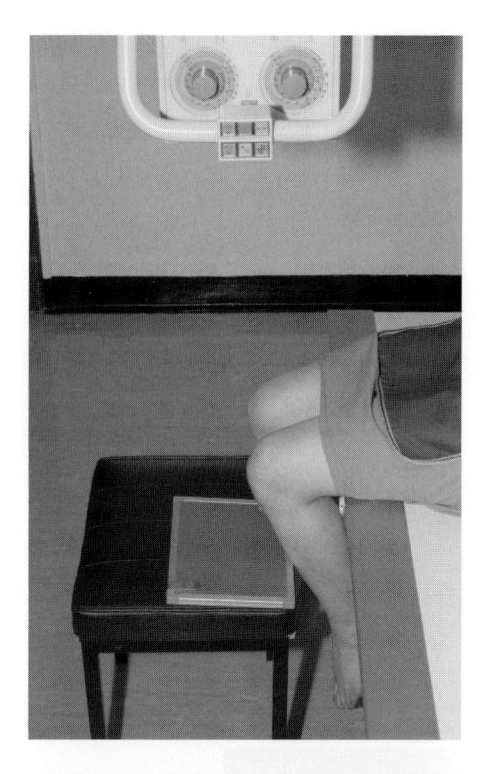

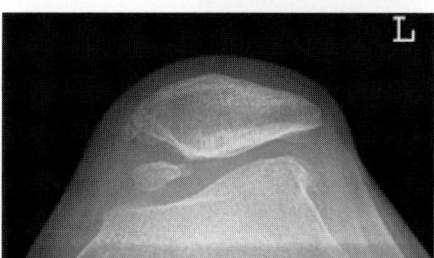

上下方向像（いくつかの変性変化と遊離骨片を示す）

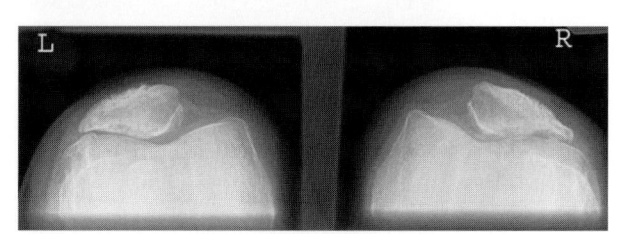

上下方向像（進行した変性変化を示す。膝関節の屈曲過多であるが，膝蓋骨の外側亜脱臼を描出している）

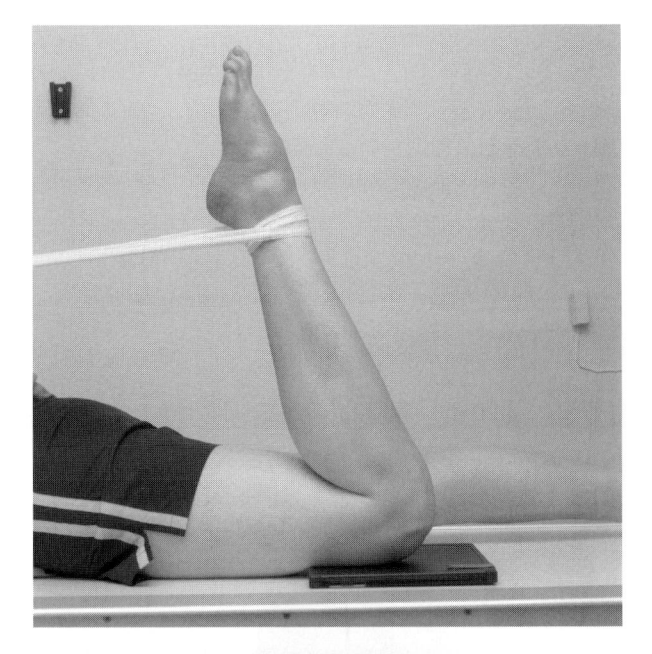

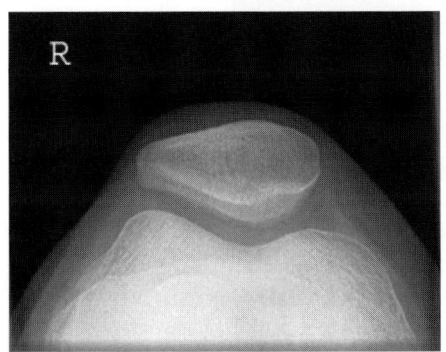

膝関節

腹臥位下上方向

　この撮影手技は，通常の下上方向撮影と異なり直接線が生殖腺の方向に向かないという利点を持っている。しかし，患者が腹臥位の姿勢を取る必要があり，すべての患者に適するわけではない。

患者とカセッテの配置

- 患者を撮影台上に腹臥位として，カセッテを膝関節の下に置き，膝関節を90°まで屈曲する。
- 包帯を足関節の周りに巻き，その端を垂直に立っている支持体に結ぶか患者に持ってもらい，膝の動きを防止する。

X線束の方向と入射点

- 垂直X線束中心は，前足部を避けて膝関節に対し約15°角度をつけ，膝蓋骨の後方に入射する。

膝蓋骨の下上方向像（正常，患者は腹臥位）

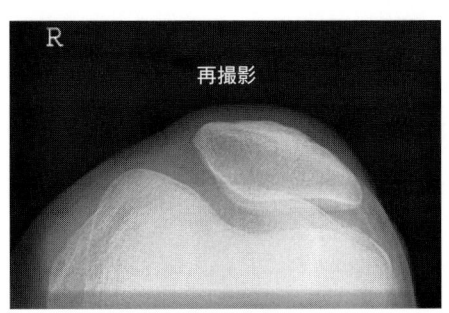

不十分な屈曲での下上方向像（脛骨の膝蓋骨への重なりを起こしている）

膝関節

後前斜方向

患者とカセッテの配置

- 患者は,撮影台の上に腹臥位とする。
- その姿勢から,膝関節の内側面か外側面のどちらか一方の面がカセッテに対し約45°になるように体を回転する。
- 膝関節は少し曲げる。
- 姿勢の維持のために,足関節の下に砂嚢を置く。
- カセッテは,その中心を脛骨顆の最も高い位置に合わせて配置する。

X線束の方向と入射点

- 垂直X線束中心を脛骨顆の最も高い位置に入射する。

前後斜方向

患者とカセッテの配置

- 患者を撮影台の上に背臥位とする。
- その姿勢から,患側下肢を45°まで内旋もしくは外旋させるため,体を回転する。
- 膝関節は少し曲げる。
- 姿勢の維持のために,足関節の下に砂嚢を置く。
- カセッテは,その中心を高い方の脛骨顆の上縁に合わせて置く。

X線束の方向と入射点

- 垂直X線束中心を脛骨顆の最も高い位置の中央に入射する。

注意事項

- この撮影は,膝蓋骨の左右半分のどちらかが大腿骨と重ならずに描出されるため,基本撮影法に追加して使用する。
- 後前斜方向か前後斜方向かの選択は,患者の状態による。後前斜方向は,膝蓋骨がカセッテに近接するためよりよい膝蓋骨像が得られる。

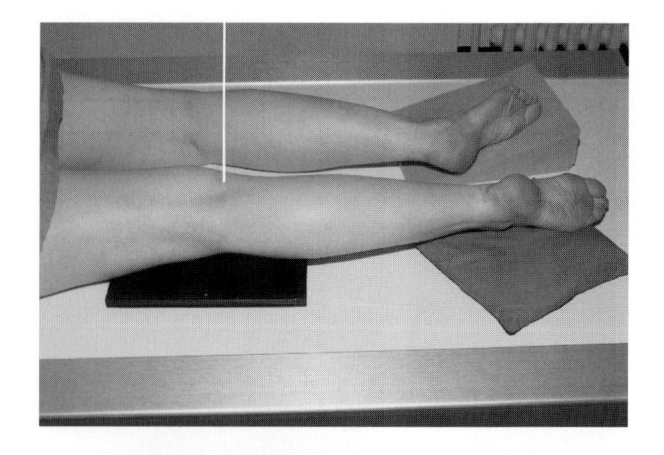

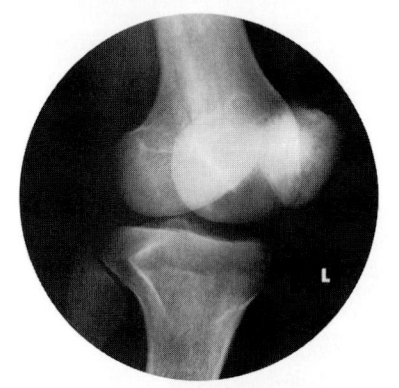

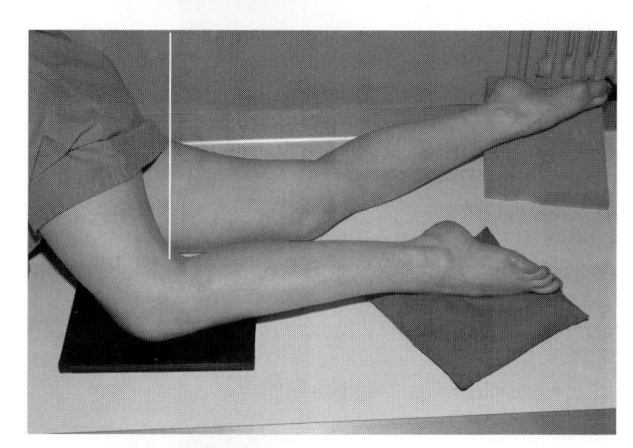

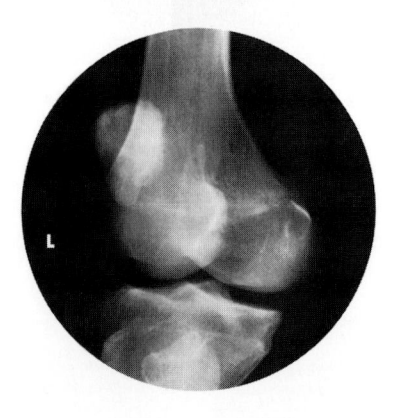

膝関節

顆間窩（トンネル撮影）

　この撮影は膝関節中の遊離体を描出するために行われる。可能であれば，標準感度増感紙を装着した弯曲カセッテを使用する。ディジタル画像システムでは弯曲カセッテが利用できないので，この場合は 18×24 cm サイズのカセッテを使用する。

患者とカセッテの配置

- 患者は，撮影台の上で背臥位か坐位かのどちらかの姿勢で，患側の膝関節を約 60°曲げる。
- 姿勢を維持するために，膝関節の下に適当な台を置く。
- 膝蓋骨が大腿骨上の中央にくるように，下肢を回旋する。
- カセッテは，膝関節の後面と可能な限り近づくように台の上に置き，大腿骨側へずらす。

X 線束の方向と入射点

- 顆間窩の前面か後面かのどちらか片方を描出するために，X 線束中心は下の表に示す角度とし，膝蓋骨尖の真下に入射する。

脛骨長軸に対する角度	描出される解剖部位
110°	顆間窩の前面
90°	顆間窩の後面

注意事項

- 一般に，角度 90°の撮影のみ行われる。
- この撮影は，十字靭帯が付着する顆間隆起の骨折を描出するために依頼されることがある。その場合，膝関節を屈曲するときは注意を払わなくてはならない。

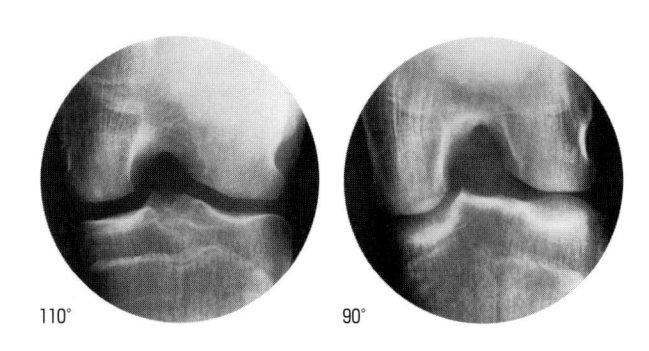

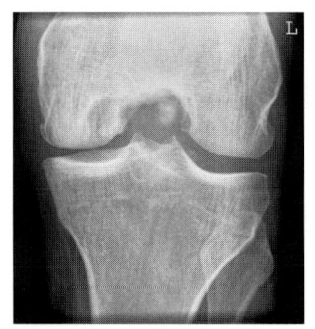

顆間窩の X 線写真（遊離体を示す）

大腿骨骨幹部

基本撮影法

　できる限り膝関節と股関節の両方を1枚の画像に含むようにし，通常，2方向を撮影する。両関節を含むことが不可能な場合は，傷害のある部分に近い方の関節を含むようにする。

　大型のカセッテを，散乱線の影響を少なくするためにブッキーの中に装着する。ただし，大腿骨遠位端の画像のみが必要とされる場合は，患者被曝線量を低減するためにブッキーを使用しないで撮影する。

前後方向

患者とカセッテの配置

- 患者を撮影台上で背臥位として，両下肢を伸ばす。
- 大腿骨上で膝蓋骨が中央にくるように，患側下肢を回旋する。
- その姿勢を維持するために，膝関節の下に砂嚢を置く。
- カセッテは，股関節と膝関節の両方を含むようにして，大腿後面の真下にあるブッキーに装着する。
- または，膝関節を含むようにし，カセッテを大腿の背面に直接置く。

X線束の方向と入射点

- X線束中心は大腿骨外側顆と内側顆を結ぶ仮想線に対して90°とし，カセッテの中央に入射する。

注意事項

- 骨折が疑われる症例では，下肢を回旋させてはならない。
- 両関節が1つの画像に含まれない場合は，骨折部位から遠位にある関節の前後方向の1枚を追加して撮影しなければならない。この画像は，骨折の見落としをなくし，骨折側の回旋の評価が可能になる。
- 扇状に広がるX線束により，股関節が頭方向に，膝関節が尾方向に広がって投影される。カセッテの位置を決めるとき，両方の関節がフィルムの範囲内に確実に含まれるように注意しなくてはならない。

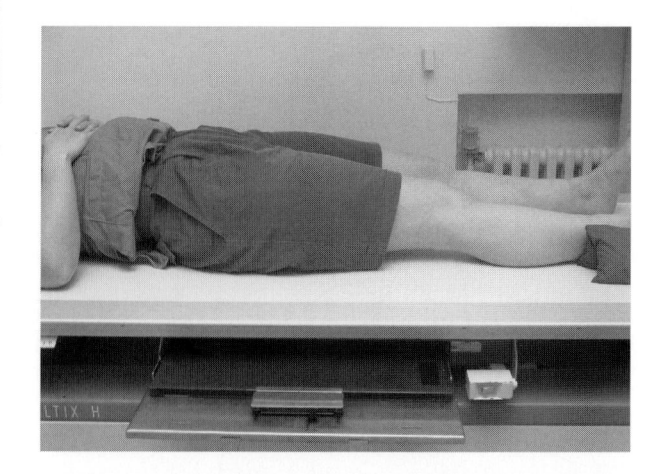

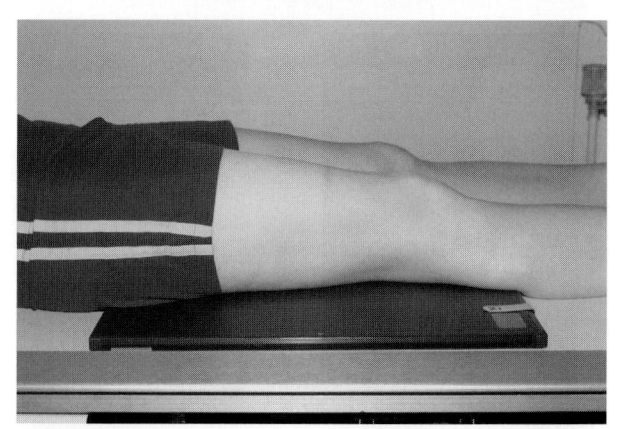

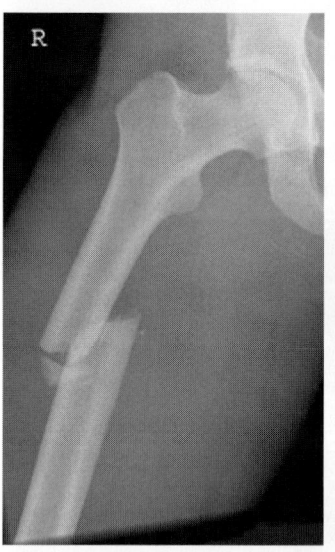

大腿骨と股関節下部の前後方向像（上部大腿骨骨幹の骨折を示す）

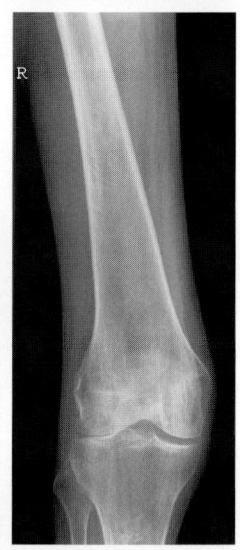

大腿骨と膝関節上部の前後方向像（正常）

側方向（基本法）

患者とカセッテの配置

- 患者を前後方向の姿勢から患側の方に回転させ，膝関

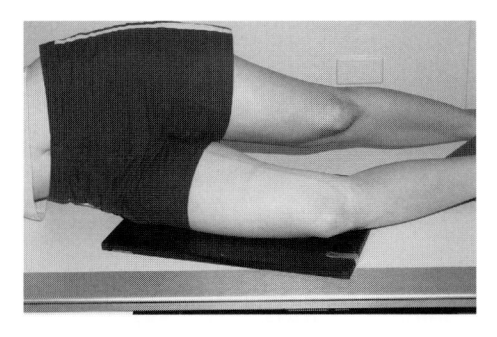

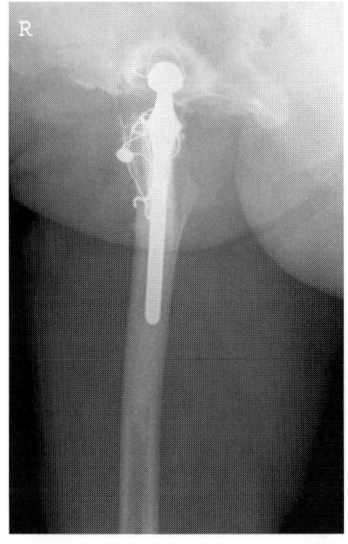

大腿骨と股関節下部の側方向像(人工股関節を示す)

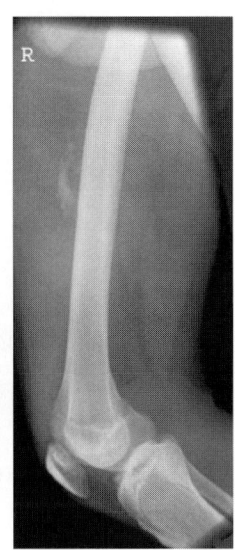

大腿骨と膝関節上部の側方向像(一部に骨化性筋炎を示す)

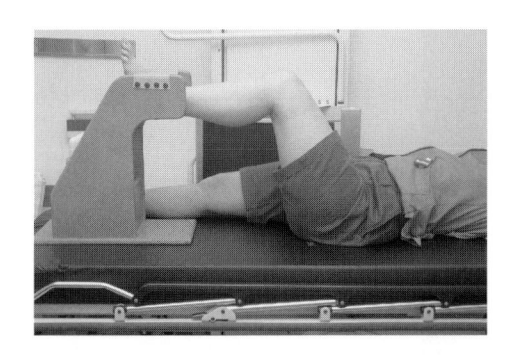

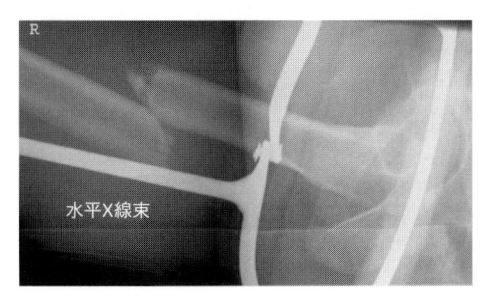

水平X線束

節を少し曲げる。
- 左右の大腿を離すために、骨盤は、後方に回す。
- 大腿骨外側顆と内側顆が垂直に重なるように、下肢の位置は微調整する。

大腿骨骨幹部

- 患側下肢の後ろに非患側の下肢を置き、パッドで支える。
- カセッテは、膝関節とできる限り多くの大腿骨骨幹部を含むように、大腿外側面の真下にあるブッキー装置に装着する。
- または、膝関節を含むようにし、カセッテを大腿の外側面に直接置く。

X線束の方向と入射点

- 垂直X線束中心は大腿骨外側顆と内側顆を結ぶ仮想線と平行になるようにし、カセッテの中央に入射する。

側方向(水平X線束、追加撮影)

この撮影は、著しい傷害がある場合や骨折が疑われる場合のすべてについて、通常の側方向撮影に代わって用いられる。

患者とカセッテの配置

- 患者は、ストレッチャーまたは撮影台上に臥したままとする。可能であれば、膝蓋骨が大腿骨外側顆と内側顆の中央にくるように、下腿をわずかに回旋させる。
- カセッテは、その下縁の位置が脛骨顆の上縁と同じになるようにし、大腿の外側面に接して垂直に立てて保持する。
- 非患側下肢は膝を曲げ、患側下肢の上に持ち上げて、台や専用の支持具で支持する。

X線束の方向と入射点

- 水平X線束中心をカセッテの中央に入射する。

注意事項

傷害が大腿骨の下部3分の2の間に含まれている場合には、カセッテは大腿の内側面に接して垂直に置き、下肢の外側面からカセッテの中心にX線束を向ける。

放射線防護

- すべての症例において、X線束は十分に絞ること。
- 防護具なしの場合、焦点外X線や散乱線が生殖腺に入射するため、外傷以外のすべての症例について、生殖腺防護を施さなければならない。
- 外傷の症例では、生殖腺防護は、それにより傷害部分が覆い隠される可能性があるため、最初の撮影では使用しない。2回目以降のフォローアップの撮影では、生殖腺防護を施さなければならない。

下肢のアライメント(配列)

　下肢のアライメント(配列)を描出するためには，両下肢の画像が必要である。この撮影は，いろいろな理由で依頼されるが，大人では主に人工関節置換の前後に，小児では主に内反膝と外反膝の診断のために行われる。小児への撮影の手技は，第 14 章の脚長測定(423 頁参照)で述べられているのと同様である。

　成人での撮影手技は，患者を立位にし，体重がかかった状態で，以下に述べる通常のスクリーン・フィルム系や，ディジタル・コンピューテッドラジオグラフィ(CR)を用いて行われる。

通常のスクリーン・フィルム系

　通常のスクリーン・フィルム系の撮影による評価は，感度を段階的に変えた増感紙を張りつけた長尺カセッテ(35×105 cm)に，できれば 1 枚の長尺サイズのフィルム(3 つ折りフィルム)を装填し，大きな FFD(通常 180〜200 cm)にして，1 回で撮影する。増感紙の高感度側は股関節の位置にし，低感度側を足関節の位置にする。立位での撮影を容易にするため，カセッテは専用のホルダに装着する。この方法で，扇状に広がる X 線束は下肢を拡大して投影するが，この程度の不正確さは外科的に些細であると考えられ，下肢のアライメントの評価を行う場合問題とはならない(詳細は第 14 章 423〜425 頁参照)。

患者とカセッテの配置

- 患者を，左右の両下腿の後面を長尺カセッテに接して，高さの低い台の上に立たせる。両腕は胸の前で組む。両側の上前腸骨棘は，カセッテから等距離となるようにする。正中矢状面は垂直で，カセッテの縦の中心軸と完全に一致するようにする。
- 左右の両下腿は，両足関節の間隔が両股関節の間隔と同じになるように足を開き，左右それぞれの膝蓋骨が前面を向くようにして，できるだけ骨盤との関係を同じにする。
- 理想的には，膝関節と足関節がそれぞれの前後方向のポジショニングとなるようにする。これが不可能な場合は，足関節よりむしろ膝関節が前後方向でポジショニングされていることがより重要である。
- 下腿を固定させ，姿勢を保つために，発泡スチロールパッドと砂嚢を使用する。骨盤の傾きがなく，下肢を確実に直線に整列させるために，必要に応じて短く

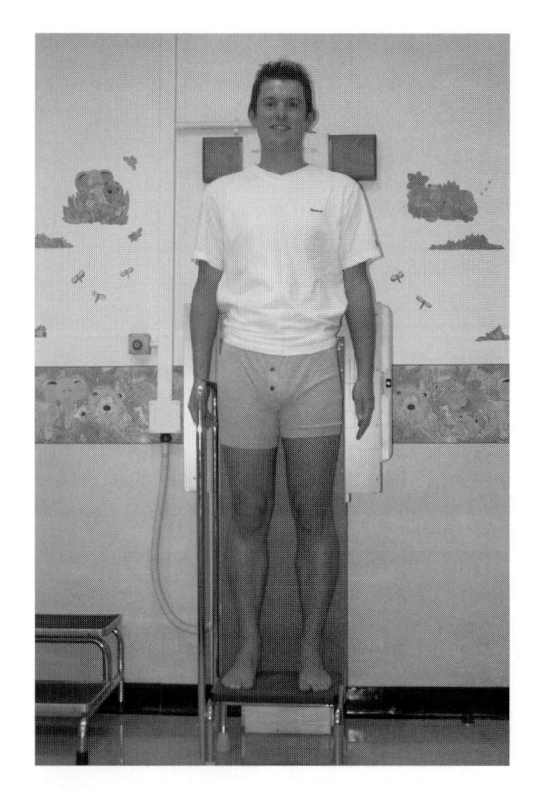

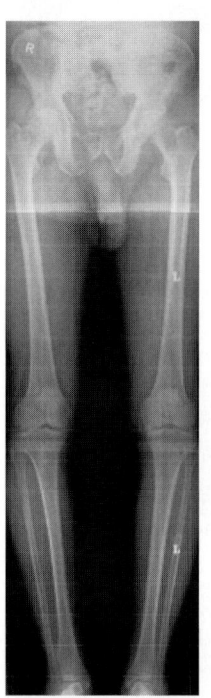

下肢のアラインメントを示す手術前の CR 画像

なっている方の足の下に台を置いてもよい。

X 線束の方向と入射点

- 水平 X 線束中心を両膝関節の中間点に入射する。
- X 線束は，両下肢の股関節から足関節を含めて絞る。

ディジタル・コンピューテッドラジオグラフィ法

通常のスクリーン・フィルム系で述べたような水平X線束撮影は，大きなFFDを使って行うため，専用の3枚のカセッテ保持具を垂直に固定する。この方法により，1回の撮影で両下肢の3枚の個々の画像が収集できる。これらは，引き続き専用の画像処理ソフトウエアを用いて，電子的に「1枚の写真につなぎ合わされる」。患者のポジショニングやX線束の方向と中心位置合わせは，通常のスクリーン・フィルム系で述べたのと同じである。

画像収集

3枚の35×43 cmサイズのカセッテが，垂直なカセッテ保持具の中に縦に挿入される。このカセッテ保持具は，3枚のカセッテを別々の場所に収めるように設計されており，画像上でわずかにオーバーラップするようになっている。保持具は，異なった身長の患者に合わせるために，それ自身で垂直方向の調整ができる。患者の身長が低い場合には，2枚のカセッテで足りることもある。

解剖学的情報を示すマーカーを，垂直にしたカセッテ保持具の前面に固定するが，それらが個々の画像上でみられるように配置することが重要である。右と左の下肢を識別するために，最低限3つのマーカーが使用される。

X線束は，股関節から足関節までの関心領域が全部観察できるように絞る。つなぎ合わせのソフトウエアの条件に合わせるため，X線束中心は頭尾方向へ2°〜3°角度をつける。

画像解析

撮影に続き，カセッテは注意深く確認され画像読取部に送られ，部位による厚みの違いを補正するため画像の後処理が行われる。3枚の画像は，さらにメーカーの手法に従って，1枚の全長の画像をつくるために「つなぎ合わされる」。この最終的な画像は，適正にウインドウ処理（階調処理）され，撮影の情報が付される。

下肢のアライメントの評価は，その後，いろいろな後処理のツールを用いて行うことができる。1つの計測法では，大腿骨頭中央から大腿骨顆中央に大腿骨に沿って線を引き，さらに足関節中央から膝関節中央に脛骨の縦方向に沿って線を引き，それをさらに延長する。次に，脛骨からの延長線と大腿骨の線の交差した角度を測る。この角度は，正常例では3°よりも小さくなければならない。代わりの計測法では，大腿骨頭中央から足関節中心点を結ぶ線（機能軸）を引く。これは膝関節の中央を通過するはずである。機能軸の反りの幅が測定可能で，角度は$(m/3 + 1)°$という式から得られる。ここで，mはミリ単位で測定された反りの幅である。

放射線医学的考察

画像は，機能軸の終点を明瞭に描出していなければならない，すなわち，3つの関節（股関節，膝関節，足関節）すべてが適正に撮影され，膝蓋骨が左右対称に正面を向いた状態で，両下腿が適正に中立の解剖学的位置でなければならない。

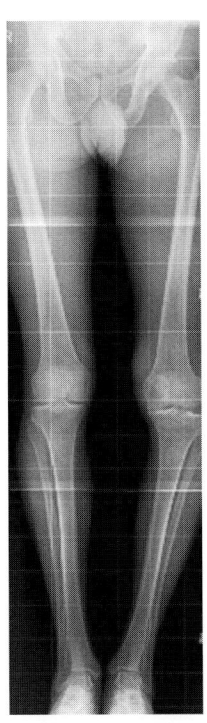

CR画像による下肢のアライメントの評価（左膝関節の変形性関節症とそれによる内反膝を示す）

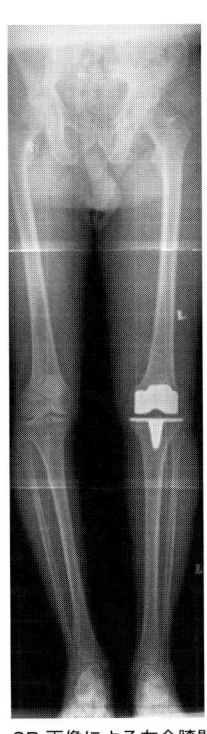

CR画像による左全膝関節人工関節置換後のアライメントの評価（140頁の写真と同じ患者）

第5章

股関節，骨盤および仙腸関節

推奨撮影法 144

画像解剖学 145
　はじめに　147

下肢の回転と外転の効果 149

股関節，上部大腿骨3分の1と骨盤 150
　骨盤および股関節前後方向（基本法）　150

股関節と上部大腿骨3分の1 152
　片側股関節前後方向（基本法）　152
　後斜方向（ラウエンシュタイン Lauenstein 法）　153
　大腿骨頸正側方向（基本法）　154
　片側股関節側方向の変法（代替法）　155
　側斜方向の変法：代替法1　155
　側斜方向の変法：代替法2　155
　両股関節開脚位側方向　156

寛骨臼と股関節 157
　前斜方向（ジューデット Judet 法）　157
　後斜方向（逆のジューデット法）　157

骨盤 158
　腸骨　158
　後斜方向（基本法）　158
　後斜方向（代替法）　158
　側方向　159
　恥骨結合　160
　立位前後方向　160

仙腸関節 161
　後前方向　161
　前後方向　162
　前後斜方向　163

143

推奨撮影法

股関節	大腿骨近位端骨折	両股関節前後方向(基本法) 大腿骨頸側方向(基本法) 片側股関節側方向(第1法) 片側股関節側方向変法(第2法)
	脱臼	両股関節前後方向(基本法) 片側股関節前後方向(整復後) 大腿骨頸側方向(基本法)
	寛骨臼骨折	両股関節部前後方向(基本法) 大腿骨頸側方向(基本法) 後斜方向(ラウエンシュタイン法) 前斜方向(ジューデット法)
	その他の疾患	両股関節部前後方向(基本法) 状況に応じた他の撮影法
	小児科の疾患 　発育異形成症(DDH/CDH) 　股間節の炎症 　骨端すべり症術後 　外傷	第14章参照
骨盤	骨折と疾患	両股関節前後方向(基本法) 後斜方向(基本法) 後斜方向(代替法) 側方向
	恥骨結合亜脱臼	立位前後方向
仙腸関節	疾患	後前方向(基本法) 前後方向 状況に応じた後斜方向

画像解剖学

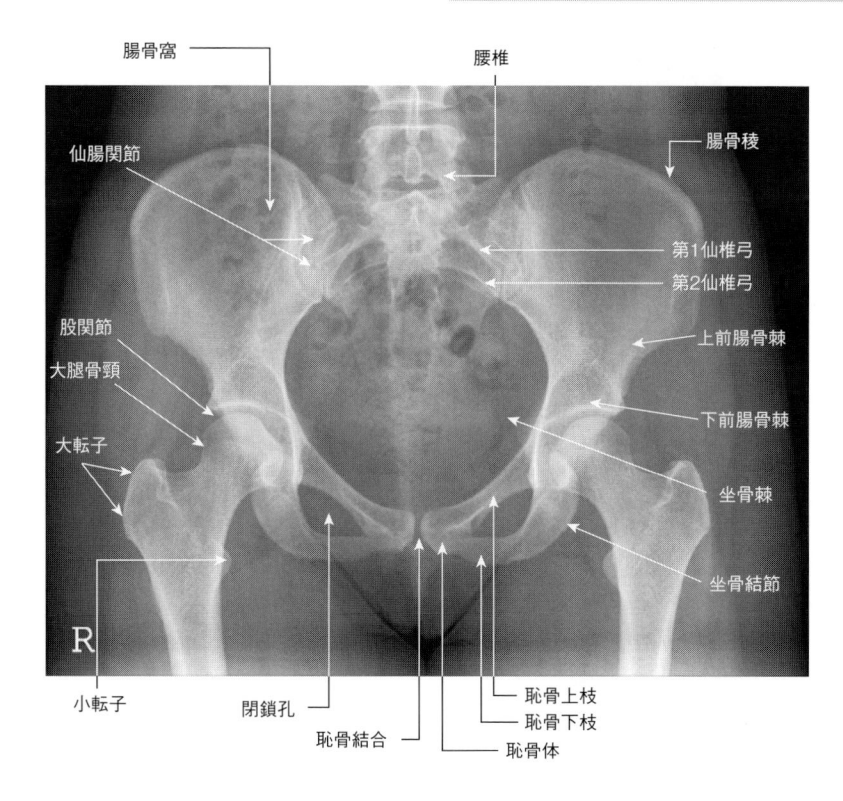

骨盤前後方向像

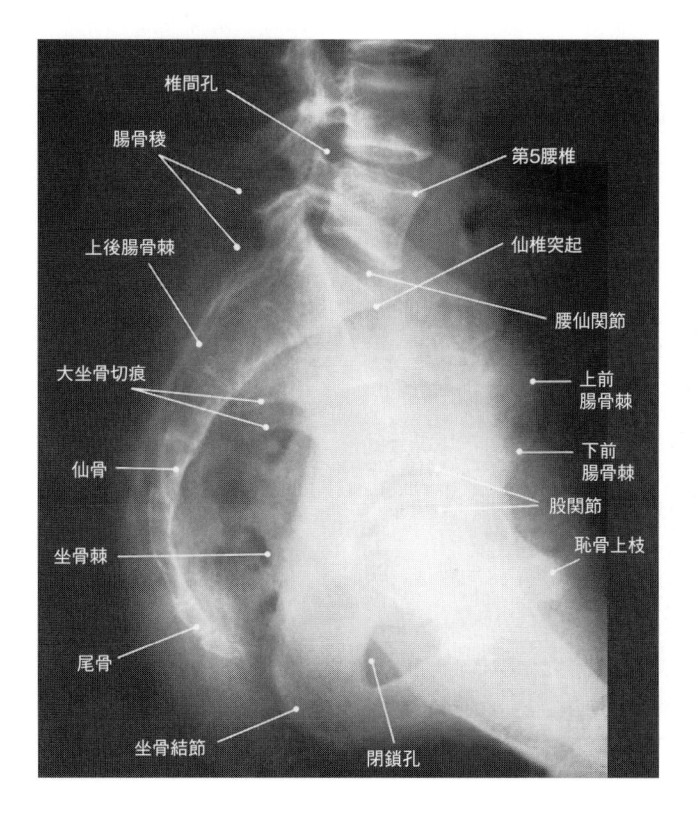

骨盤側方向像

画像解剖学

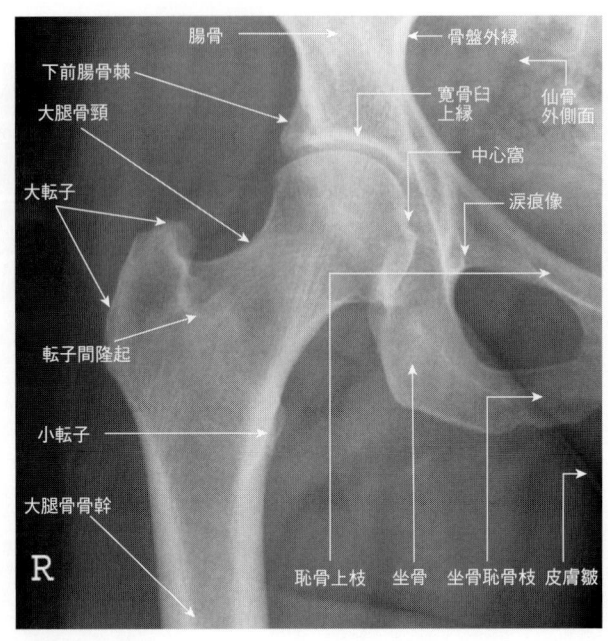

股関節前後方向像

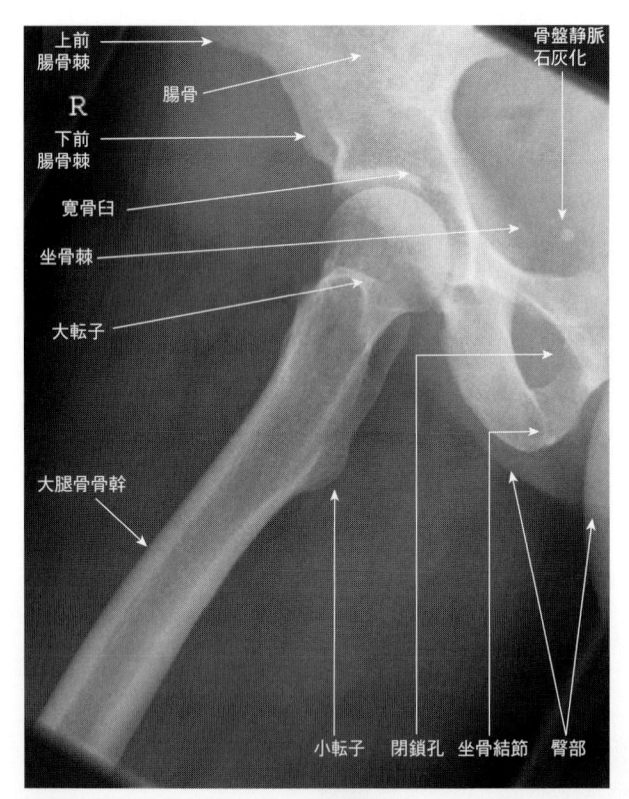

股関節部の後斜方向(ラウエンシュタイン法)像

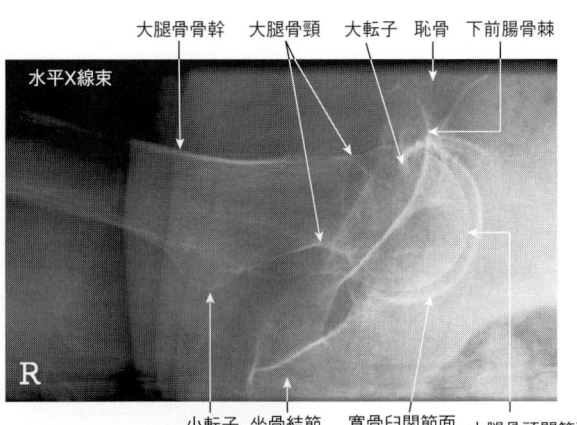

股関節前後方向像(大腿骨頭)

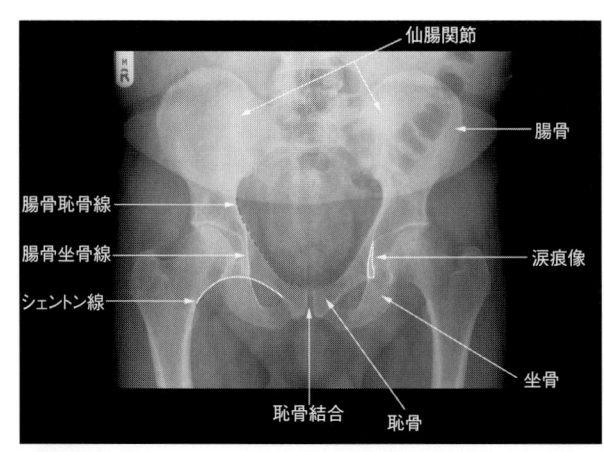

骨盤前後方向像

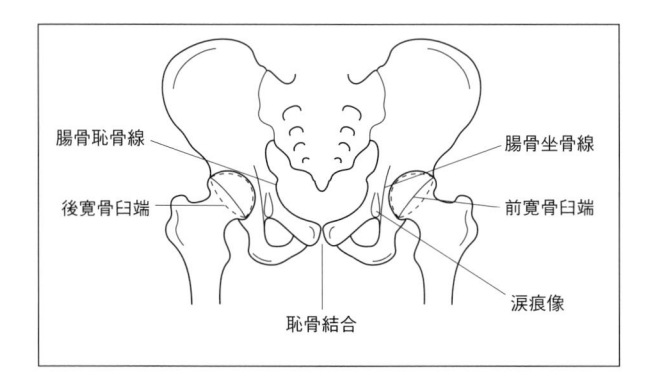

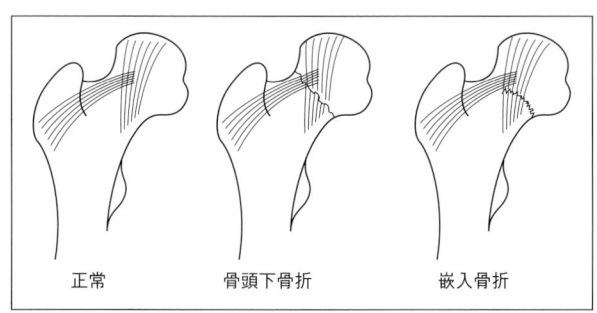

- 仙腸関節
- 腸骨
- 腸骨恥骨線
- 腸骨坐骨線
- シェントン線
- 涙痕像
- 坐骨
- 恥骨結合
- 恥骨

- 腸骨恥骨線
- 後寛骨臼端
- 恥骨結合
- 腸骨坐骨線
- 前寛骨臼端
- 涙痕像

大腿骨頸部の骨梁パターン

正常　骨頭下骨折　嵌入骨折

画像解剖学

はじめに

　股関節は平滑な球状の大腿骨頭と寛骨臼による球関節であり，寛骨の3つの部分によって形づくられている。

　大腿骨の近位は，頭部，頸部および大転子と小転子よりなる。大腿骨頭は，大腿骨体とほぼ130°の角度をなし（頸体角），寛骨臼と関節で正常に結ばれているときはほぼ20°前方（足側）に角度づけられている（前捻角）（Rogers, 2002）。

　146頁の図譜は，本書において使われる解剖基準を示す。

　骨梁の2つの主要な集まりが，大腿骨頭と頸部の範囲内に存在する。骨梁の模様は老年者においてより明らかであり，微細な骨折はその模様がゆがむことで見つけられる。

　骨盤は，2対の寛骨（寛骨は，腸骨，坐骨および恥骨からなる）と仙骨によって形成され，骨盤臓器の保護帯となり，下肢を支持する。寛骨は，前方に恥骨結合を持ち，後方には仙骨との仙腸関節を持つ。骨盤は，わずかに可動関節を持つ骨の輪であるので，一方の骨外傷は対応した反対側にも外傷を生じさせることがある。

　骨盤にはいくつかの突出部位があり，X線写真の重要な指標として役に立つ。それらは，以下のとおりである。
- 恥骨結合上辺縁：膀胱の前で尾骨と並ぶ。
- 上前腸骨棘 anterior superior iliac spine（ASIS）：第2仙椎部と一致する。
- ヤコビー Jacoby 線：第4，第5腰椎の間で，大動脈の分岐部と一致する。
- 上後腸骨棘 posterior superior iliac spine（PSIS）：第5腰椎と第1仙椎の間で，仙腸関節と一致する。

　外傷において骨盤と股関節の健全性を評価するために使うことができるX線解剖学上の基準線は，ほかにも以下のようなものがある。
- シェントン Shenton 線：恥骨上枝の下縁と大腿骨頸部の下縁に沿ってできる曲線で，骨盤の曲線は，急性骨外傷がない場合は両側が同じでなければならない。
- 涙痕像 teardrop：寛骨臼の内側壁にみえる。
- 腸骨恥骨線：寛骨臼前柱。
- 腸骨坐骨線：寛骨臼後柱。

画像解剖学

姿勢

患者が背臥位であるとき，骨盤上口は第5腰椎と第1仙椎の結合部の角度に従って傾き，これは画像所見にかなりの変化をもたらす。下脊部の著しい脊椎前弯症では，閉鎖孔はきれいな楕円のようにみえ，恥骨結合が短く写る原因になりうる。膝の下に小さいパッドを置くと，この脊椎前弯症を軽減し，画像の所見が改善する。

女性では第5腰椎と第1仙椎の角度が増加するので，男性に比べて骨盤の画像所見は異なることがある。

被検者の体型

画像でみられるように，被検者の体型と性別によって骨盤の幅と深さに差がある。男性の骨盤は，女性より狭いが，より大きな深度を持っている。したがって，女性の骨盤すべてを撮影するときには，多くの場合慎重なポジショニングが必要となる。

放射線防護

股関節，上部大腿骨，骨盤，および下部の腰椎を検査するとき，不要なX線照射からの性腺保護は重要である。患者へのX線照射は，合理的に達成可能な限り低くする(ALARP)原則と，イギリスの電離放射線(医療被曝)規則(IRMER)2000に従って行われなければならない。

幼年から中年までの患者の性腺には鉛による直接線の防護を適用するべきである。しかし，その使用が解剖学的情報をあいまいにするような場合は，最初の検査には勧められない。

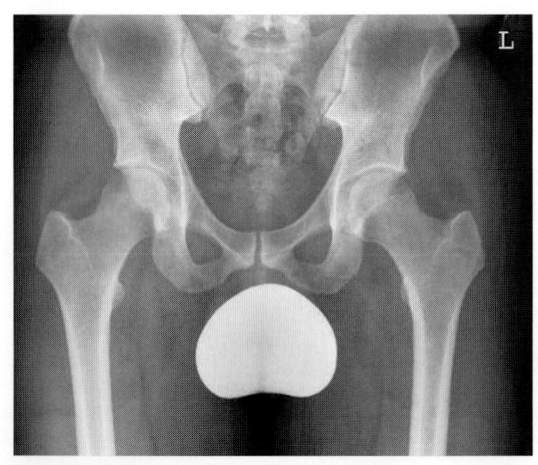

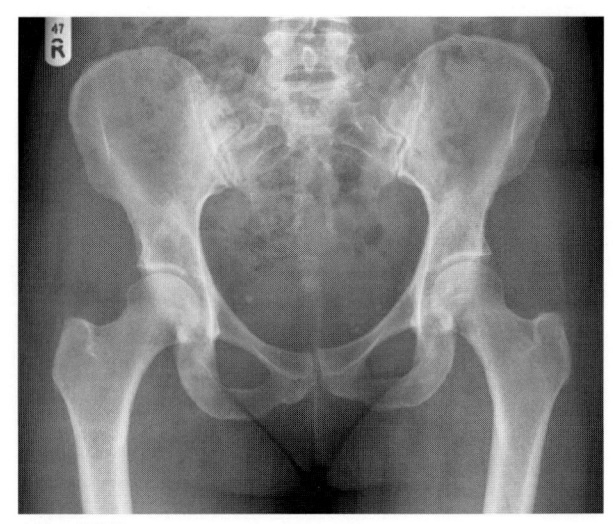

女性の骨盤像

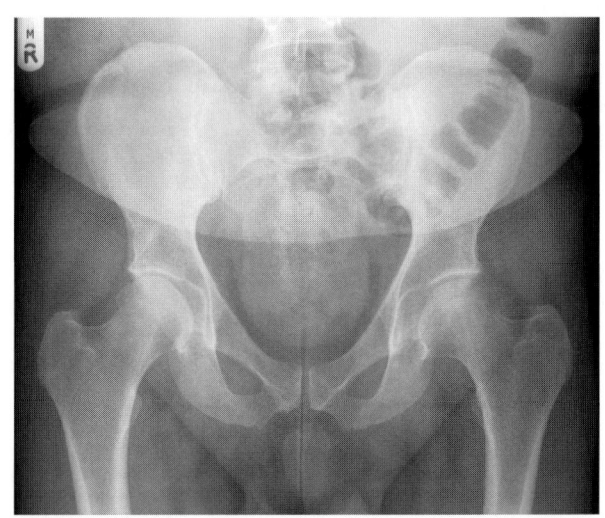

男性の骨盤像

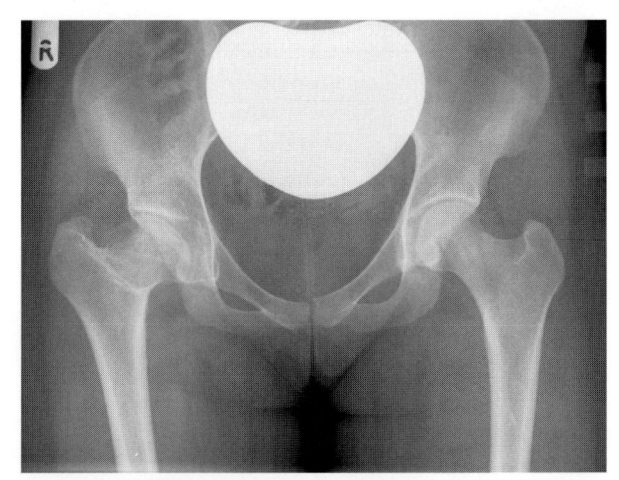

男性の性腺防護

誤った位置に性腺防護具を置いた女性の骨盤像

足の位置	解剖学的な所見
自然位：足の垂直長軸	大腿骨頸斜位 小転子がはっきりみえる
内旋	大腿骨頸は最も長くみえ，カセッテ面に平行になる 大腿骨によって小転子がみえにくい
外旋	大腿骨頸が短くみえる 小転子が明確にみえる

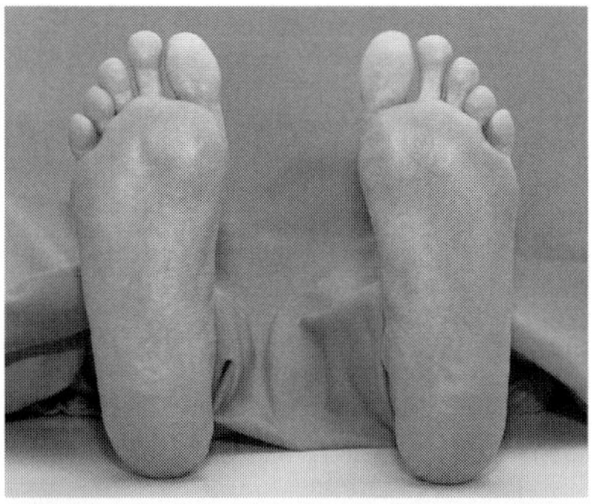

下肢の回転と外転の効果

　下肢の位置の違いは股関節の異なった解剖学的画像を示す。大腿骨頭は，寛骨臼と関節で正常に接合するときは，大腿骨転子の前方に位置する。その傾きは前方に18°〜19°の角度をなし（前捻角），それは骨盤の側方向撮影で最もよく示される（Rogers, 2002）。

　股関節をおよそ50°内旋すると，大腿骨頸は大腿骨頭および転子骨と同じ高さで，カセッテと平行になる。

　股関節に異常がある場合，足の位置は負傷の重要な手がかりとなる。大腿骨頸部と転子領域を含む位置のずれた骨折の場合は，患側の下肢は外旋し，しばしば短縮する。

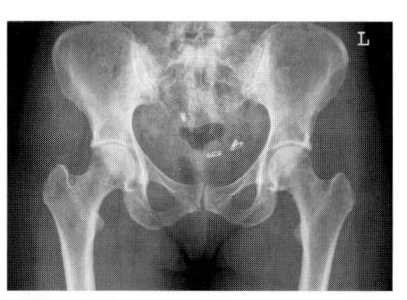

自然位

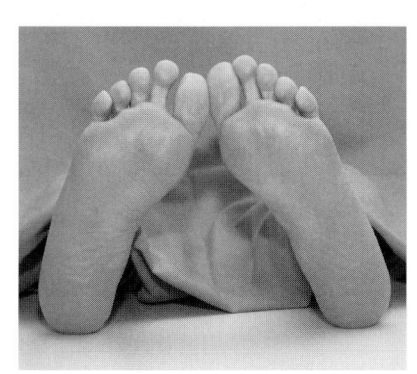

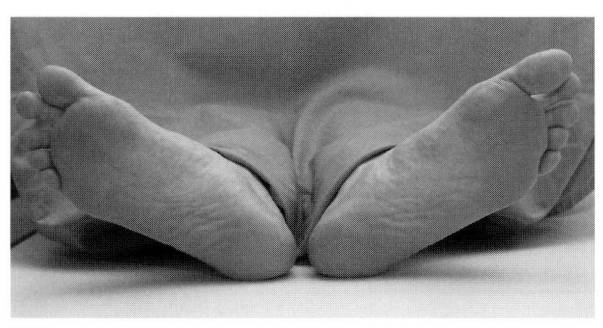

内旋

外旋

明確な小転子

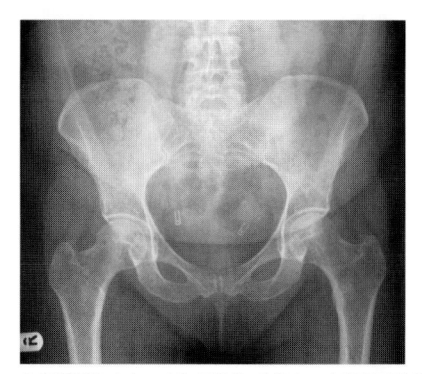

大腿骨頸をカセッテに平行にすると，小転子はみえにくい

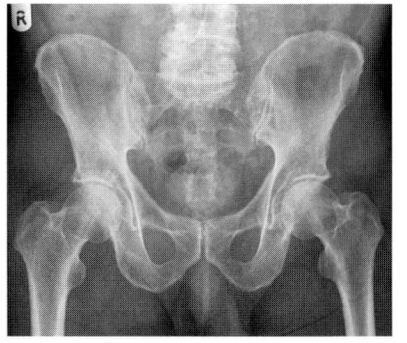

明確な小転子

股関節，上部大腿骨3分の1と骨盤

骨盤および股関節前後方向（基本法）

　前後方向の画像は，骨盤と股関節の最初の評価として使用される一般的な画像である。股関節と骨盤の画像を得るには，患者の体位は同じであるが，入射点は異なる。股関節と大腿骨上部に関しては，例えば，外傷の場合では入射点はより下方である。

　両側の股関節の比較は前後方向の画像によってなされる。外傷の場合，恥骨枝など骨盤末端の骨折を見逃さないよう確実に行う。

　股関節の骨折が疑われる症例では，負傷した足は通常外旋しており，動かしてはならない。できれば，反対の足も患側と同じ程度の角度をつけるとより正確な比較ができる。

患者とカセッテの配置

- 患者を，撮影台上に背臥位で左右対称にし，正中矢状面が撮影台に垂直になるようにする。
- 患者の正中線はX線束中心およびブッキーの中心と一致しなければならない。
- 患者がストレッチャー上にいる場合，理想的には，患者をX線束中心の下に置き，患者の状態にもよるができるだけ良好な画像が得られるようにポジショニングを行う。
- 骨盤の回転を防ぐために，両側の上前腸骨棘は撮影台から等距離にする。また，冠状面を撮影台と平行にするために，腰の下に透過性パッドを置いて骨盤の高さを調整する。
- カセッテに対して大腿骨頸を平行にするため，下肢をわずかに外転させ，内旋する。
- この位置を維持するために，砂嚢とパッドを足関節にあてがう。

X線束の方向と入射点

- X線束中心をカセッテの中心に向け垂直に入射する。
- カセッテの中心は，骨盤全体と近位大腿骨を含めるために恥骨結合上縁と上前腸骨棘の中点に合わせる。骨盤全体を確実に含めるには，像の拡大を考慮して，腸骨稜の上縁より5cm上をカセッテの上縁とするべきである。
- カセッテの中心は，股関節と上部大腿骨の画像を得るために，恥骨結合上縁に合わせる。

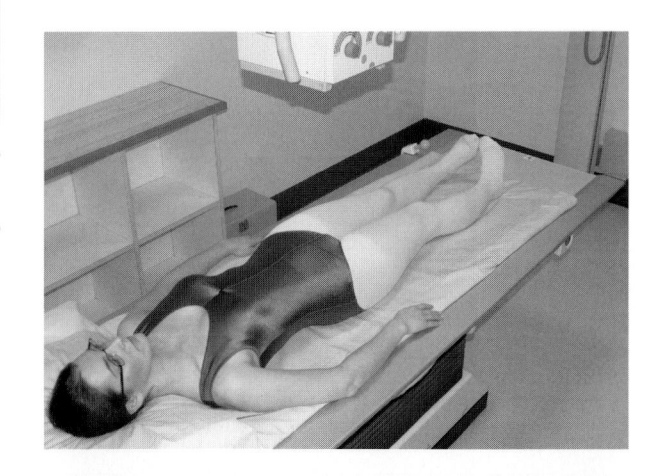

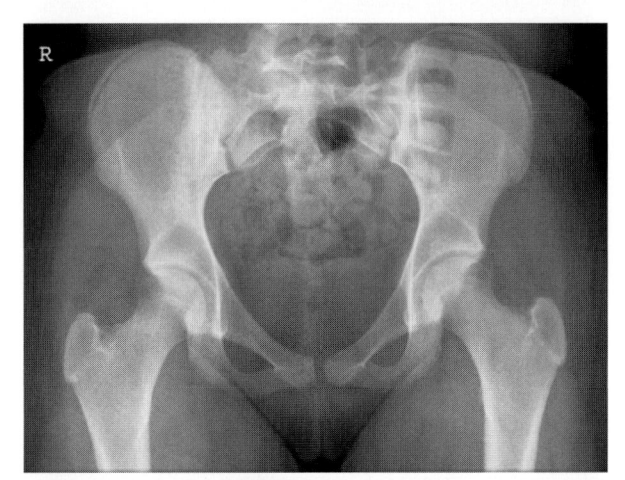

全骨盤前後方向像（大腿骨の内旋時）

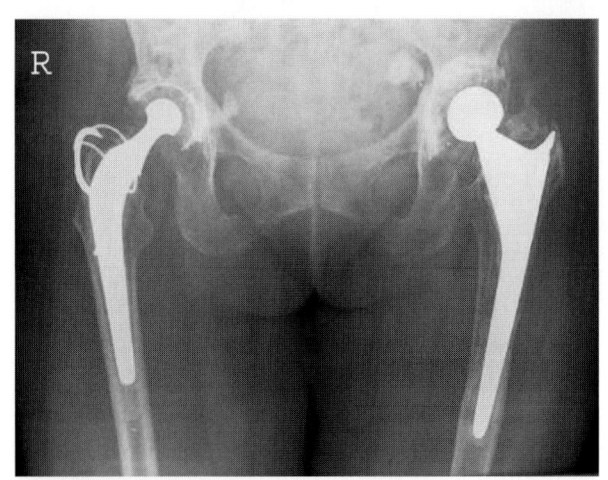

両股関節および大腿骨上部前後方向像（人工関節を示す）

骨盤前後方向像（仙骨左側の結合骨折，シェントン線の崩壊により坐骨と恥骨の骨折を示す）

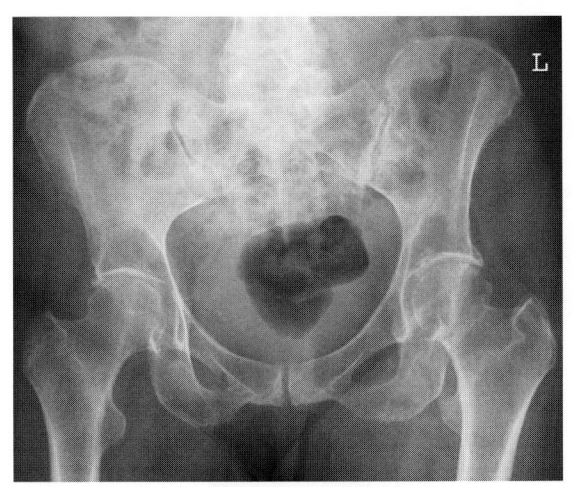

骨盤前後方向像（左の大腿骨頸の骨折を示す）

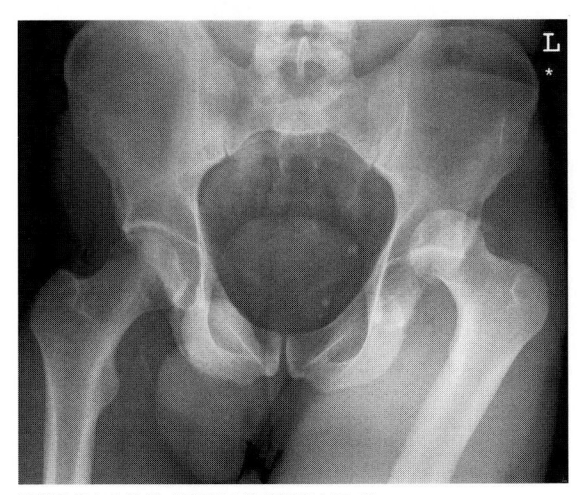

骨盤前後方向像（左股関節の後部脱臼を示す）

股関節，上部大腿骨3分の1と骨盤

画像が備えるべき特徴

- 両股関節の基本的な画像では，両方の股関節と転子および上部大腿骨3分の1が画像上でみえること。
- 基本的な骨盤画像においては，両方の腸骨稜と小転子を含む近位大腿骨がみえること。
- 左右の腸骨，閉鎖孔は同じ大きさ，形でなければならないので，回転させないこと。
- 小転子，大腿骨頸と恥骨結合の下縁間で連続した曲線を形成するシェントン線が識別できること。
- 理想的には，写真濃度は骨盤と近位大腿骨全体が同じであること。管電圧が低すぎたり，mAsが高すぎると，特に痩せた患者では，腸骨と大転子の上外側部分がみえにくくなることがある。
- 画像コントラストは大腿骨頸の骨梁模様を識別できること。骨盤に過剰な軟部組織があるような患者では圧迫をすることで画像コントラストは改善する。
- 衣服からのアーチファクトがないこと。

注意事項

- 患者の正中線をカセッテ中心に合わせるとき，拡散を補正するために足を内旋させる。そうすることによって，大転子と小転子の両方の画像が得られる。
- 患者が呼吸することで，仙骨と腸骨にかかる腸の陰影を軽減するのに利用できる。

放射線防護

- 外傷の場合，最初に撮影するときは性腺保護具を使用しない。それは骨盤を隠し，必要な情報を見落とすことがあるからである。しかしフォローアップでは，不要な再撮影をしないように注意を払って，性腺保護具が使用されなければならない。
- X線束はカセッテのサイズに合わせて絞る。理想的には，絞りの跡が画像上で確認できるべきである。
- フォトタイマの適切な使用は，撮影条件の誤った選択による再撮影を減少させる。
- 撮影条件または面積線量 dose-area product（DAP）は記録するべきである。

股関節と上部大腿骨3分の1

片側股関節前後方向（基本法）

患者とカセッテの配置

患者を骨盤および両股関節撮影と同じようにポジショニングする。
- 患者を背臥位で左右対称にし，正中矢状面を撮影台に垂直となるようにする。
- 骨盤の回転を避けるために，両側の上前腸骨棘は撮影台から等距離とする。
- 患側の下肢は，大腿骨頸部を撮影台と平行にするために内旋させ，砂嚢で支える。

X線束の方向と入射点

- X線束中心は，上前腸骨棘と恥骨結合上縁を結ぶ線の中点から直角に外側遠位方向2.5 cmの点に入射する。
- 照射野は検査の範囲に絞り，適切な性腺防護を行う。

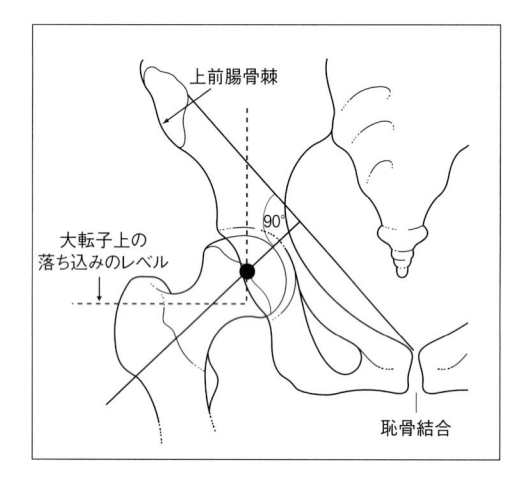

注意事項

- 画像は，上部大腿骨3分の1を含むこと。術後の関節の位置とその状態を撮るときは，固定具（プレートやピン）のすべてが写らなければならない。
- 斜位の側方向撮影は，骨折後の開腹を確認するために使われる。
- mAsが高すぎると，特に痩せた患者の場合，大転子のあたりがみえにくくなる。
- 下肢を過度に内旋させることで大転子の輪郭を写すことができる。この撮影法は，大転子に剥離骨折が疑われる場合に役立つ補足的な撮影法である。

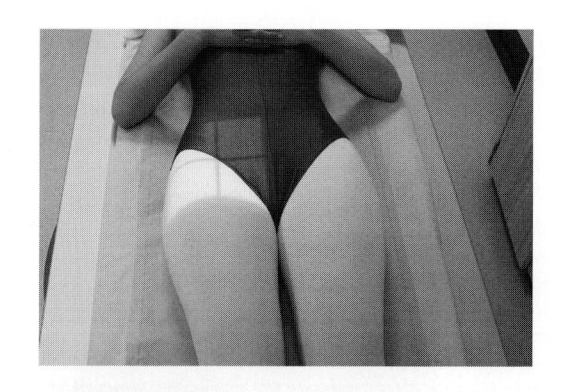

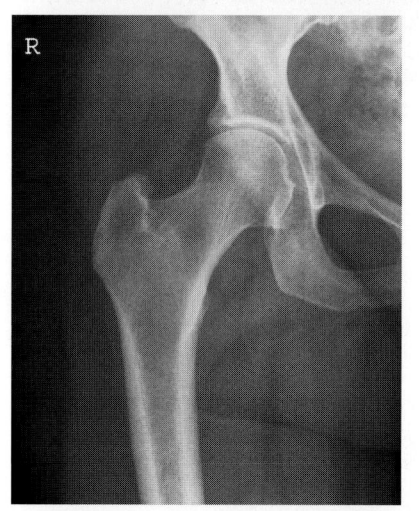

片側股関節前後方向像

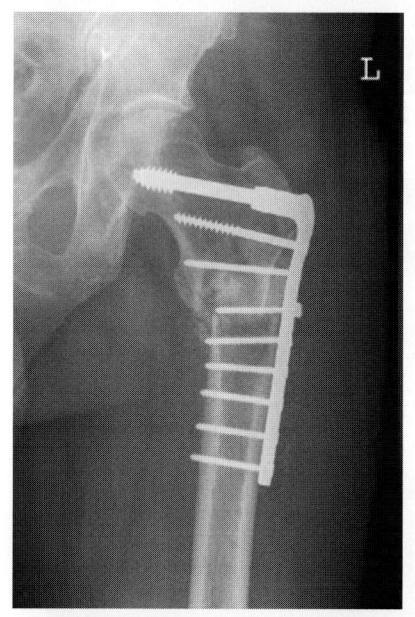

片側股関節前後方向像（固定用のピンとプレートを示す）

後斜方向（ラウエンシュタイン Lauenstein 法）

この撮影法は，上部大腿骨3分の1の側方向像および大腿骨頭と寛骨臼の関係を示す。寛骨臼縁（接線像）もみられる。

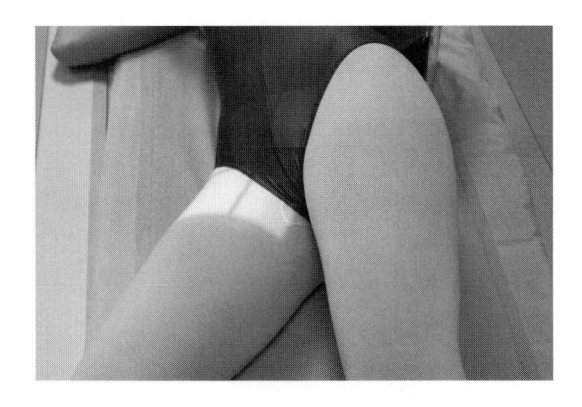

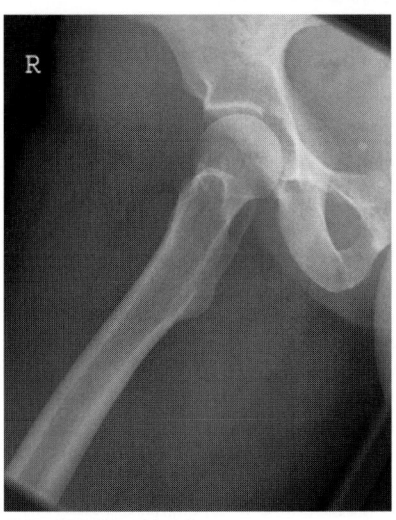

通常の股関節後斜方向像

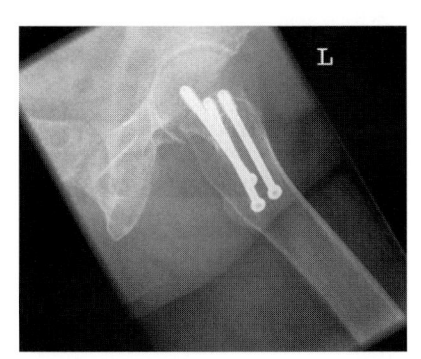

股関節後斜方向像（ガーデンスクリューの位置を示す）

股関節と上部大腿骨3分の1

患者とカセッテの配置

- 撮影台上に患者を背臥位として，下肢を伸ばす。正中矢状面は，ブッキーの長軸と一致させる。
- 体を患側に45°回転する。患側の股関節は外転45°，屈曲45°として，透過性パッドでこの位置を支える。
- 膝は，撮影台の上面と大腿の側面を接触させるために曲げて，側方向にするために倒す。
- 非患側の下肢をあげ，患側の後ろで支える。
- 24×30 cm サイズのカセッテを使用し，目的部位が入るようにカセッテは長軸方向に置く。
- カセッテは大腿骨頭の中央に置いて，上部大腿骨3分の1が含まれようにする。カセッテの上縁は，上前腸骨棘と同じ高さにする。

X線束の方向と入射点

- カセッテに対して垂直に入射し，患側鼠径部の大腿骨頭の中心に合わせる。
- 直接線を大腿骨の長軸と一致させるために可動絞り（LBD）で調整する。
- 照射野は検査の範囲に絞る。

注意事項

- 非患側が45°以上あがると，上恥骨枝が寛骨臼に重なる可能性がある。
- 大腿骨の軸は，体の長軸に対して45°になる。

放射線医学的考察

- 骨折が疑われる場合，この撮影法は最初の検査に用いてはならない。骨盤全体の前後方向撮影は，他の骨の骨盤外傷を評価するときにも用いられる。
- ポジショニングするときは患者の協力が必要であるが，必要な体位を維持するために患者にどのような不快感も与えてはならない。
- 内部の固定ピンとプレートの正確な位置をみるために，前後方向撮影を用いる。
- この撮影法によって得られる画像は前斜方向の撮影法（ジューデット Judet 法）と併用することで，寛骨臼端の全体を評価することができる。

股関節と上部大腿骨3分の1

大腿骨頸正側方向（基本法）

　この撮影法は，通常大腿骨頸の骨折が疑われるすべての場合に行う．骨折の可能性のある患者を動かすことは望ましくないので（患側下肢の外旋，短縮，痛みなどが生じるため），ストレッチャー上で撮影する．股関節骨折患者の多くは高齢者であり，体力が非常に衰えている．股関節骨折をした患者に対してまず行わなければならないことは，痛みを軽減することである．患者の気持ちになって考え，検査中は患者の自尊心にも配慮する．

　24×30cm サイズのグリッドカセッテ（カセッテと静止したグリッド）または立位ブッキー台とフォトタイマが使われる．フィルタを使うか否かにかかわらず，エアギャップ技術を用いることができる．

患者とカセッテの配置

- ストレッチャーまたは撮影台に患者を背臥位にする．
- 脚は伸展させ，骨盤の正中矢状面は撮影台に対して垂直とする．患者が非常に痛がっている場合，この検査は困難なこともある．
- 非常に痩せた患者の場合，患側股関節全体を描出できるように，臀部の下に透過性パッドが必要なこともある．
- 腸骨稜より少し上に短軸がくるようにグリッドカセッテを垂直に置き，患側腰部につけて固定する．
- カセッテの長軸は，大腿骨頸と平行でなければならない．カセッテと骨盤の側面との間に45°の発泡スチロールパッドを置くことで平行にできる．
- カセッテは砂嚢でこの位置に支えるか，特別なカセッテホルダを撮影台に取りつける．
- 非患側の下肢は膝を曲げて，大腿骨が垂直になるまであげる．下肢を机または特別な用具で支えることによってこの位置を維持する．

X線束の方向と入射点

- 水平X線束中心は患側鼠径部から大転子と大腿骨頭の間を通し，カセッテに垂直で大腿骨頸に対して垂直に入射する．撮影範囲を狭くすると画像コントラストが改善する．

注意事項

- 立位ブッキー台が使える場合，ストレッチャーの長軸がブッキー台と45°の角度になるようにストレッチャーを回転させると，大腿骨頸はカセッテと平行になる．中間のフォトタイマの検出器は大腿骨頸部と同じ高さに置く．それは患者とブッキー装置の間にエア

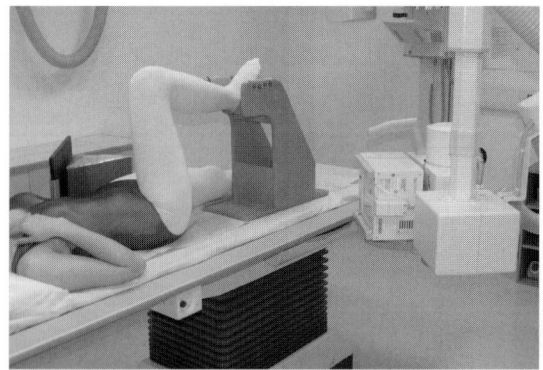

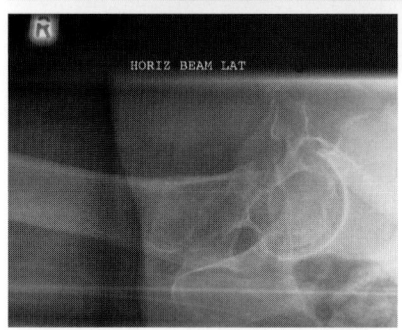

股関節側方向像（頸部と大腿骨の骨折を示す）

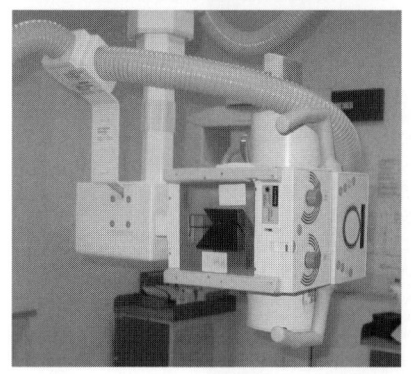

可動絞りにつけたフィルタの例

ギャップが存在することを意味する．結果として生じる拡大は，FFD を大きくすることで補償される．
- 外傷患者で，骨折が疑われるとき，下肢は多く外旋している．このような場合，足はこの位置から決して回旋させてはならない．前後方向，側方向撮影は，このままで行う．
- 比較的高い管電圧（例えば100 kVp）を使うことで大腿骨転子部を高濃度とすることなく画像を得られる．フィルタを使うことで全体的な光学濃度は均等になる．
- グリッドカセッテまたは静止グリッドとカセッテを使うときに，グリッドラインと線束の方向が合っていない場合は，骨の分解能の低下が生じる．

放射線医学的考察

　この撮影法は，大腿骨頸部骨折が疑われるときに行われる．大腿骨頭すべり症が疑われるときの骨端の評価と，寛骨臼の骨折に対しての評価にも非常に有用である．

片側股関節側方向の変法（代替法）

患側に患者を回転できなかったり，非患側の足をあげられないときは，これらの撮影法が用いられる。

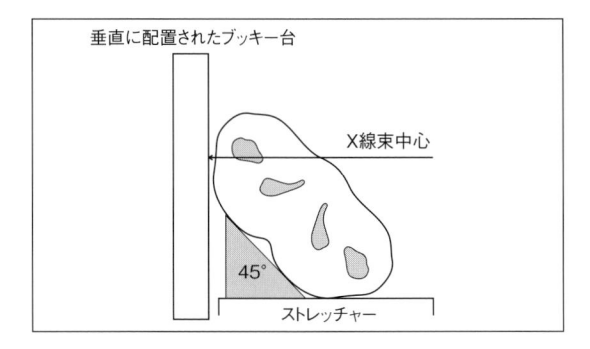

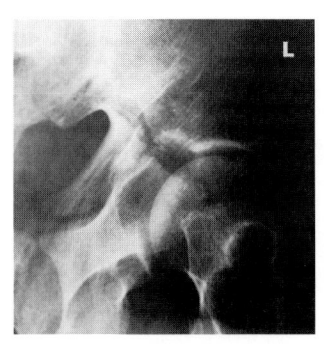

側方向(変法)像(寛骨臼骨折を示す)

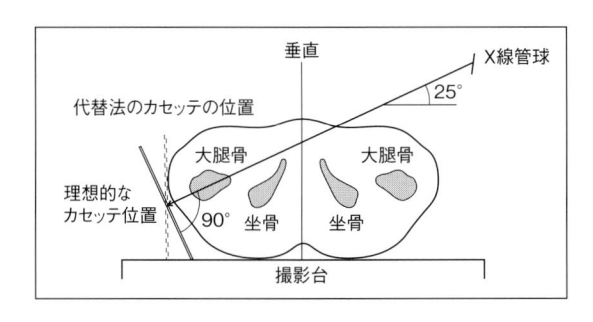

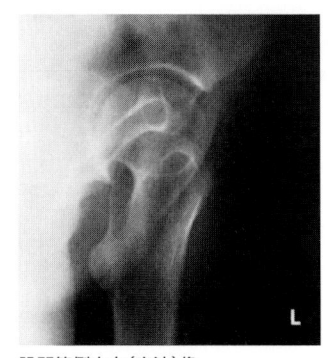

股関節側方向(変法)像

股関節と上部大腿骨3分の1

側斜方向の変法：代替法1

患者とカセッテの配置

- 動ける程度や痛みの程度に従って，患者を背臥位から非患側におよそ45°傾ける。
- 体と下肢はX線透過性パッドで支える。
- 患者をストレッチャー上で検査する場合は，ストレッチャーは立位ブッキー台に対して直角に置く。ブッキー台を使用できないときは，グリッドを用いたカセッテを患側に垂直につけて固定する。
- その断面図は，骨盤を傾けたときの両股関節の位置とカセッテの位置，X線束の方向を示している。

X線束の方向と入射点

- 患側の大腿骨の中心に水平X線束中心を向けて，立位ブッキー台やカセッテに対して直角となるように入射する。
- 診断に適した画像を得るために，患者の回転やX線束の下方への角度づけなど，適切な組み合わせが必要である。
- X線束を検査部位に絞る。

側斜方向の変法：代替法2

この撮影法は，両足を負傷するか，または外転したままでギプス固定されて背臥位の位置から動かせないときに使われる。

患者とカセッテの配置

- 患者は背臥位とする。
- カセッテは患側臀部の側面に接して垂直にし，大腿骨頭の中心位置に置く。
- カセッテは後方に25°傾けて，患側臀部の少し下に置き，パッドと砂嚢を使って支える。

断面図は骨盤を傾けたときの両股関節とカセッテの位置およびX線束の方向を示す。

X線束の方向と入射点

- X線束中心を水平位置から下方に25°傾け，大腿骨頭の中心に向けてカセッテへ直角に入射させる。
- X線束を検査部位に絞る。

股関節と上部大腿骨3分の1

両股関節開脚位側方向

　小児における股関節のX線撮影は第14章で詳述する。
　自由に動かせる場合，両股関節は大腿骨頸と大腿骨頭の側方向像を同時に撮影することができる。結果として得られる股関節側方向像は前述した後斜方向(ラウエンシュタイン法)に類似している(153頁)。
　基本的な前後方向に加えて，両股関節の比較が必要なときこの撮影法が用いられる。これは小児の大腿骨頭の軟骨骨炎(ペルテス病)を診断するのに用いる。この患者の体位は，一般に開脚位と称される。
　性腺防護具は，正しい位置に確実に固定しなければならない。
　43×35 cm または 30×40 cm サイズのカセッテは，年齢と患者の大きさに従い，ブッキーに水平に置く。

患者とカセッテの配置

- 患者を撮影台に背臥位とし，骨盤の回転を避けるために上前腸骨棘を撮影台から等距離とする。
- 正中矢状面は撮影台と直角にし，ブッキーの中心と一致させる。
- 股関節と膝は曲げ，下肢は側方におよそ60°傾ける。この体位は膝を開き，足底を互いに合わせる。
- パッドと砂嚢で下肢をこの位置に固定する。
- カセッテは，両股関節を含むように大腿骨頭の位置の中心に置く。

X線束の方向と入射点

- X線束中心はカセッテに対して垂直とし，大腿骨頭の位置で中心線に入射する。X線束を検査部位に絞る。

注意事項

- 60°の側方回転は，股関節の側方向像を示す。
- 変法は下肢を側方に15°に傾け，足底の面を寝台と接することで大腿骨頸を描出する。
- 患者が60°まで回転することができない場合でも，対称性を失わないように両足下肢を同じ程度開くことが重要である。
- 小児ではグリッドは不要で，カセッテに直接置く。

放射線防護

　性腺防護は正しく実施し，確実に固定する。

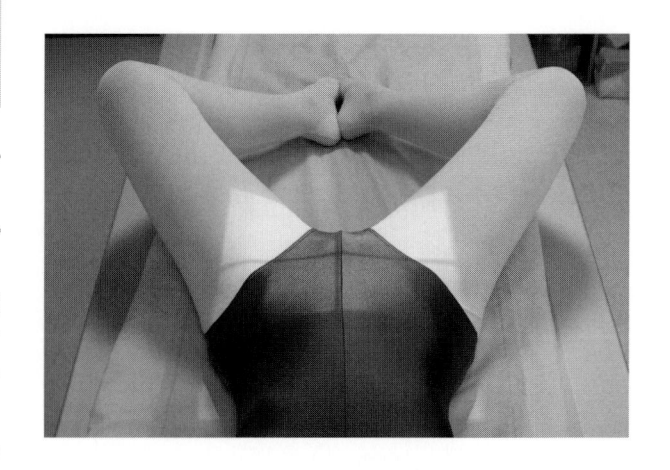

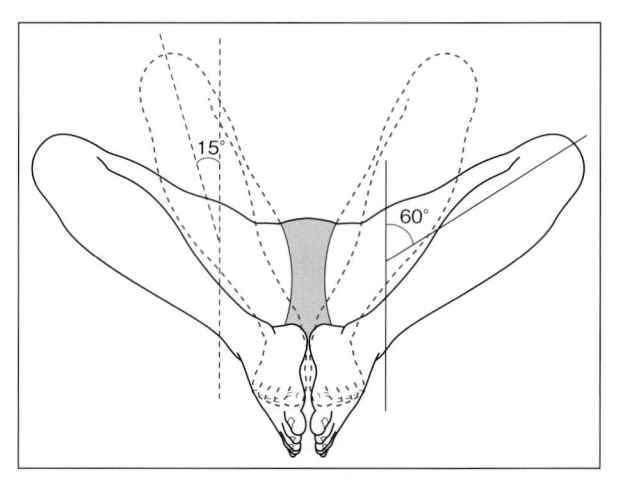

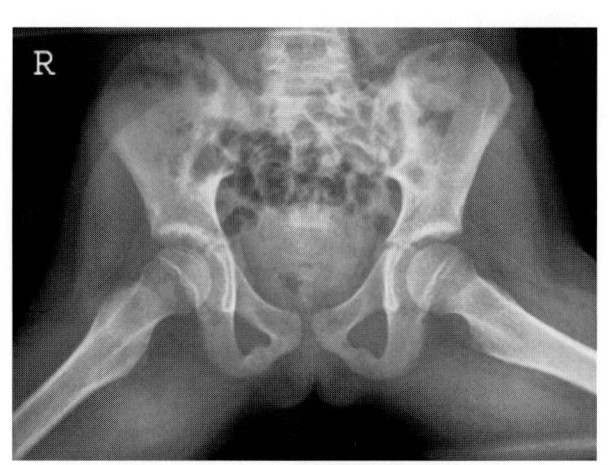

両股関節開脚位側方向像

前斜方向（ジューデット Judet 法）

この撮影法は寛骨臼の骨折が疑われる場合に使われる。寛骨臼は前後方向で骨盤上に描出されるが、前縁と後縁は大腿骨頭と坐骨上に描出される。患者を動かせな

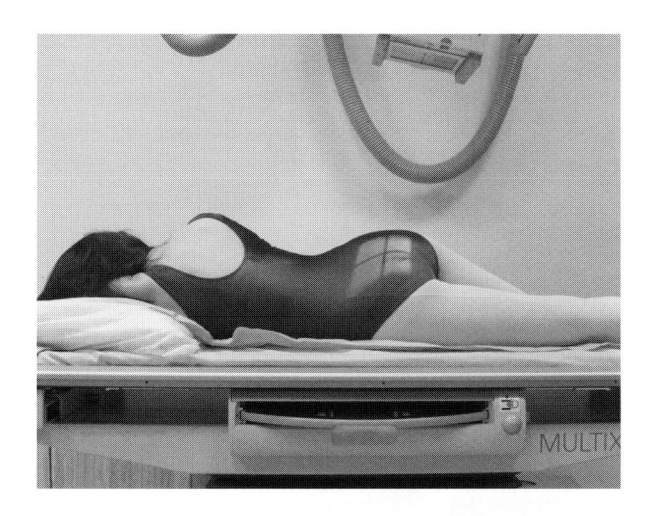

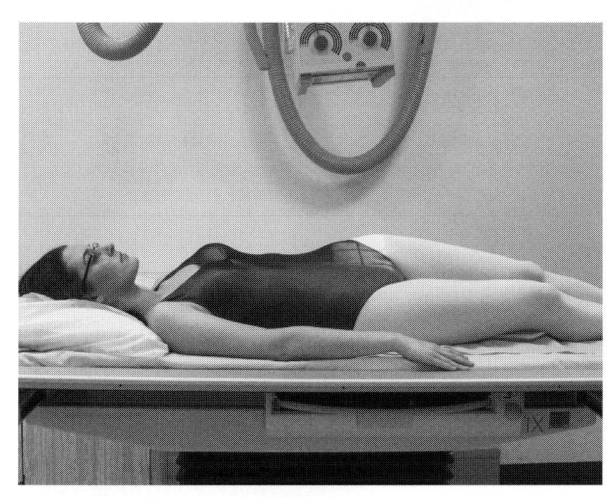

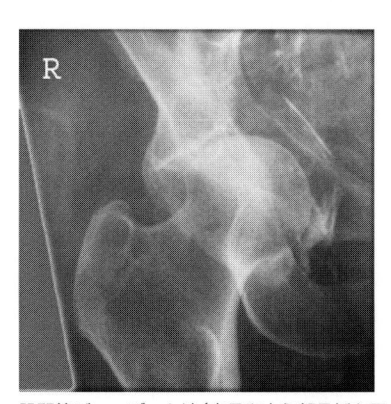

股関節ジューデット法（寛骨臼中心部骨折を示す）

寛骨臼と股関節

い場合や痛みがある場合は、逆のジューデット法が用いられる。

腹臥位でのジューデット法は、寛骨臼の前縁を描出する。

背臥位での後斜方向撮影（ラウエンシュタイン法）は、寛骨臼の後縁を描出する。

患者とカセッテの配置

- 患者は、撮影台上で腹臥位とする。
- 体は非患側に45°程度傾け、患側は持ち上げて、X線透過性パッドで支える。
- この撮影法で非患側の寛骨臼端はカセッテとほぼ平行となる。
- 24×30 cm サイズのカセッテをブッキーに縦置きにする。

X線束の方向と入射点

- X線束中心は尾骨先端とし、尾頭方向に12°傾ける。X線束を検査部位に絞る。

後斜方向（逆のジューデット法）

患者とカセッテの配置

- 患者を背臥位とする。
- 患側を約45°あげて、X線透過性パッドで支える。

X線束の方向と入射点

- X線束中心は患側の大腿骨頭とし、頭尾方向に12°傾ける。
- カセッテは、大腿骨頭位置を中心とする。X線束を検査部位に絞る。

注意事項

- 外傷の場合、周囲の組織（下部の尿管、血管、神経）が損傷を受けているおそれがあるため、骨盤と寛骨臼の骨折の有無を適切に描出する必要がある。これらの骨折は、骨の断片の安定性によって安定または不安定に分類される。
- CT検査は、関節内の骨の断片の位置と軟部組織の損傷を評価するために行う。

骨盤

腸骨

　腸骨は基本的な骨盤撮影でみえるが，骨盤全体をみるのには斜位法が必要である。この撮影法は骨性外傷の患者に対して行われ，体位は背臥位である。しかし，この撮影法は重傷の患者には困難である。

　後斜方向は，腸骨翼，腸骨窩，坐骨棘，坐骨切痕と寛骨臼が描出される。それは前述の股関節と上部大腿骨の撮影に類似した撮影法であるが(153頁)，それよりもより患者の体位変換が少なく，より目的部位を中心に持ってくることができる。

後斜方向（基本法）

患者とカセッテの配置

- 患者を背臥位とする。これは基本的な骨盤の体位の前後方向である。
- この位置から，患者を患側におよそ40°傾け，挙上した非患側を固定する。
- 股関節と膝は屈曲させ，挙上した足をパッドで支える。
- 腸骨窩は，カセッテと平行である。
- 24×30 cm サイズのカセッテ上縁が腸骨稜より 5 cm 上の位置となるように，ブッキーに置く。

X線束の方向と入射点

- X線束中心を患側の上前腸骨棘と骨盤の正中線との中点とし，カセッテに対して垂直に入射する。

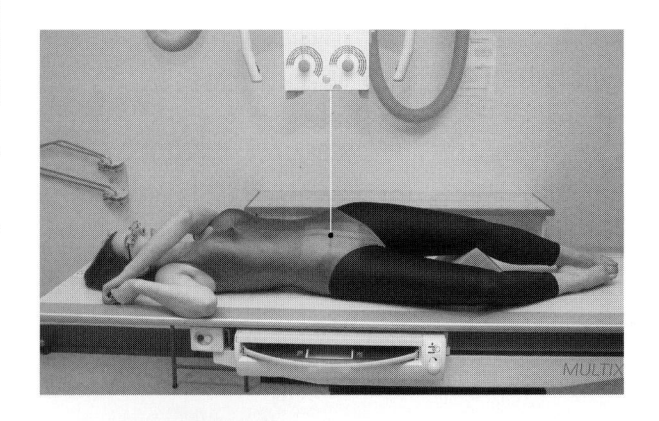

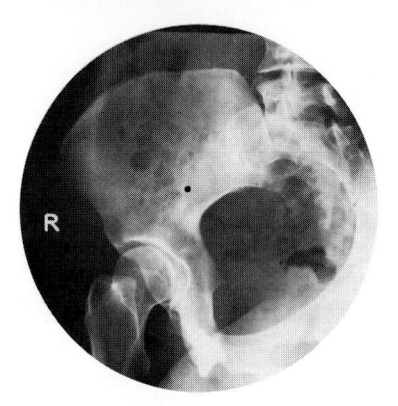

後斜方向（代替法）

　この撮影法は，腸骨の後面に関してさらなる情報が必要なときに使われることがあるが，一般的ではない。

患者とカセッテの配置

- 撮影台の上で患者を背臥位とする。
- この位置から非患側に対して約45°傾けて，挙上した患側を固定する。
- 24×30 cm サイズのカセッテ上縁が腸骨稜より 5 cm 上の位置になるように，ブッキーに縦に置く。

X線束の方向と入射点

- 垂直X線束中心は患側の上前腸骨棘に入射する。

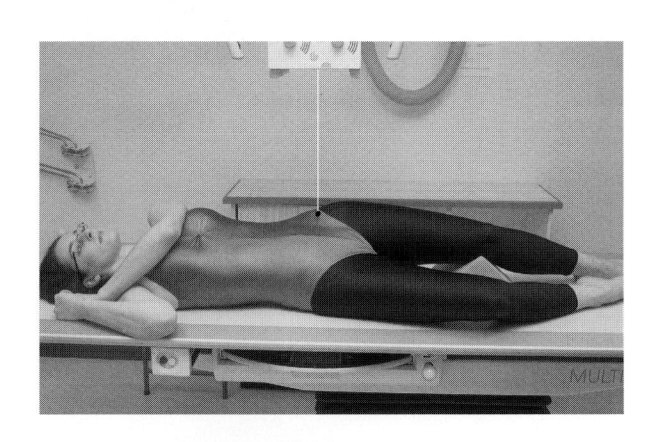

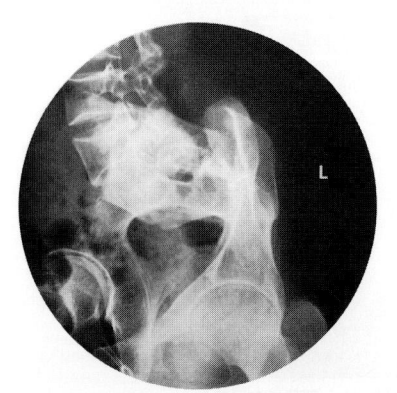

腸骨後斜方向像（基本法）

腸骨後斜方向（交差した）像（基本法）

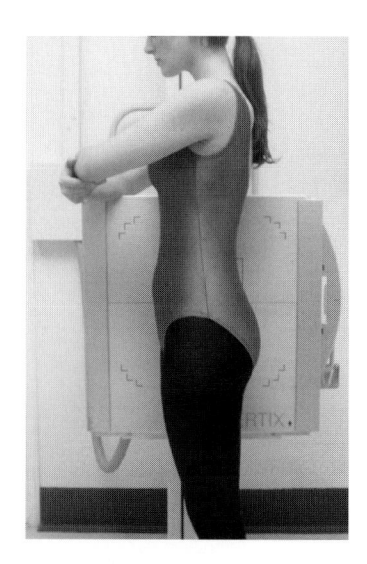

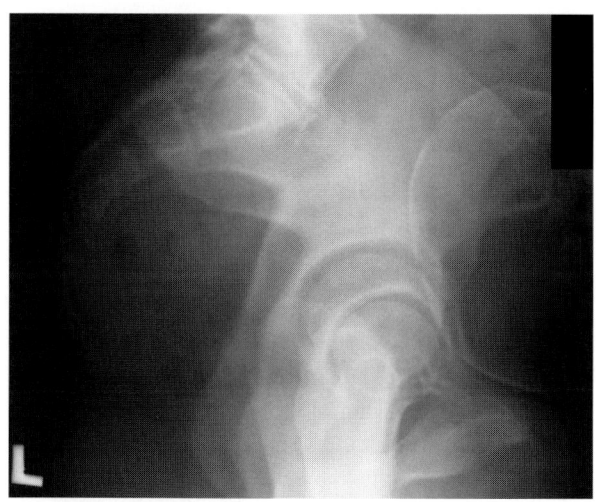

妊婦の骨盤立位側方向像

骨盤

側方向

　患者は，立位やデクビタス撮影，背臥位で撮影される。
　この撮影法は被曝量が多い割には得られる情報は少ないため，一般撮影では通常用いられない。これは妊娠中の骨盤入口部と出口部を評価するための特別な骨盤計測法として使われている（グースマン Guthmann 法）。大きな骨盤外傷の評価には，通常，CT が選択されている。
　ここでは立位法についてのみ記述する。

患者とカセッテの配置（立位）

- 患者を立位とし，どちらか一方の側面をブッキー台に接し，骨盤位置で垂直になるようにする。
- 固定を確実にするために，足を開く。
- 正中矢状面はカセッテに対して平行とし，冠状面は垂直とする。
- 脊柱がカセッテと平行，冠状面がカセッテに対して直角となるように注意する。後者は上前腸骨棘もしくは上後腸骨棘を触れることで確認する。左右の上前腸骨棘を結ぶ線がカセッテに対して垂直になるように患者を回転する。
- 腕は胸の前で組むか，あるいはブッキー台に近い腕は体を支えるためにブッキー台の上に載せることもある。

X線束の方向と入射点

- 適当なサイズのカセッテを立位ブッキーに置く。
- 水平 X 線束中心は大転子上部のくぼみに入射する。恥骨結合，坐骨と腸骨稜を含むように照射野を絞る。

骨盤

恥骨結合

　この撮影は恥骨結合が分娩後に広がることを示すために撮影されるが，臨床的にめったに用いられることはない。体重をかけていないときは，恥骨結合の亜脱臼の像を示すこともある。あるいは，患者の足に交互に体重をかけることで2枚の前後方向のX線写真が得られる。この撮影を行う場合は，確実に利益がリスクを上回るかどうか検討する必要がある。

立位前後方向

患者とカセッテの配置

- 患者を立位とし，立位ブッキー台に対して背中を向ける。
- 腕は胸部の前で交差させて組み，足は楽に立った姿勢で片足分開く。
- 上前腸骨棘はブッキー面から等距離とし，正中矢状面は立位ブッキー台の中心線に対して垂直とする。
- 立位ブッキーの水平中心線が恥骨結合と同じ高さになるように，ブッキー台を調節する。
- 両足に均等に体重をかけて，24×30 cmサイズのカセッテに1回撮影する。
- 体重負荷の撮影は24×30 cmサイズのカセッテを用いて，片足に全体重をかけて撮影する。次に別の足に同じように体重をかけてもう1枚撮影する。

X線束の方向と入射点

- 水平X線束中心は恥骨結合の高さで，カセッテに対して垂直に入射する。

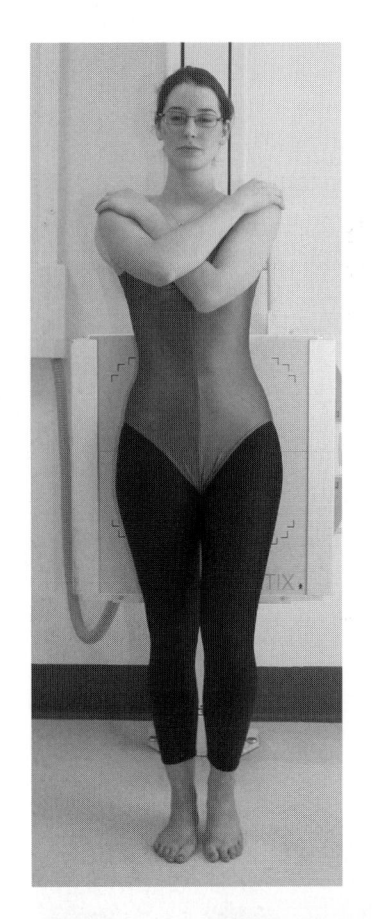

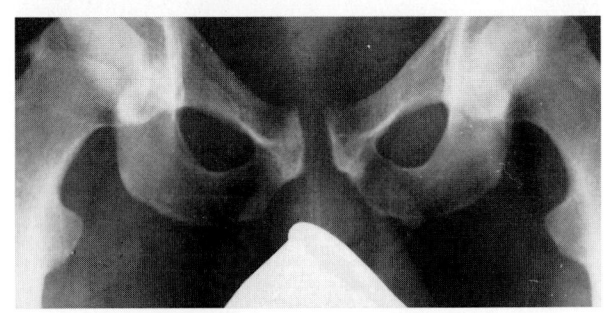

恥骨結合前後方向像（恥骨結合の開大を示す）

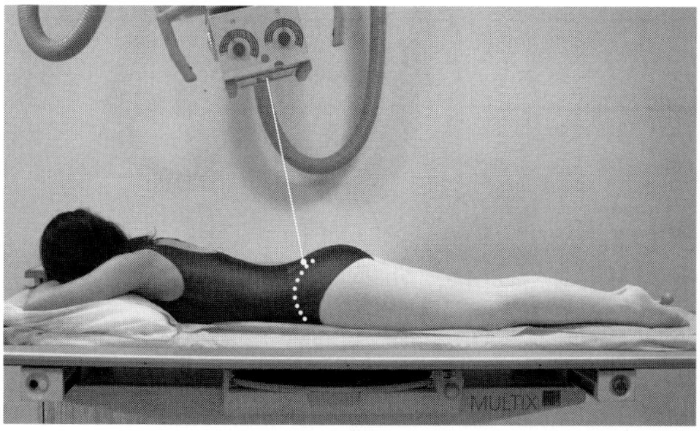

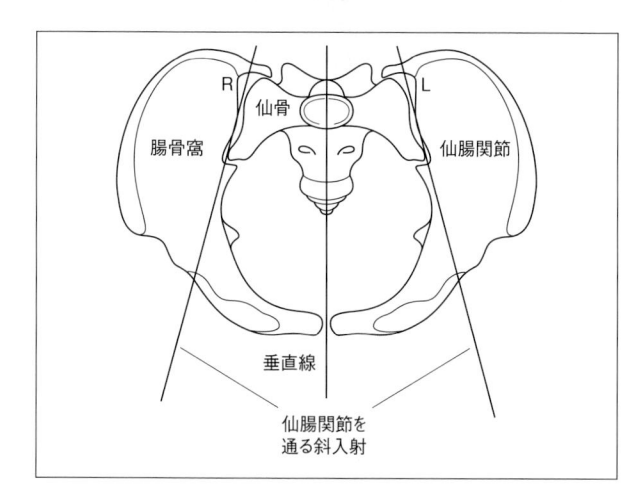

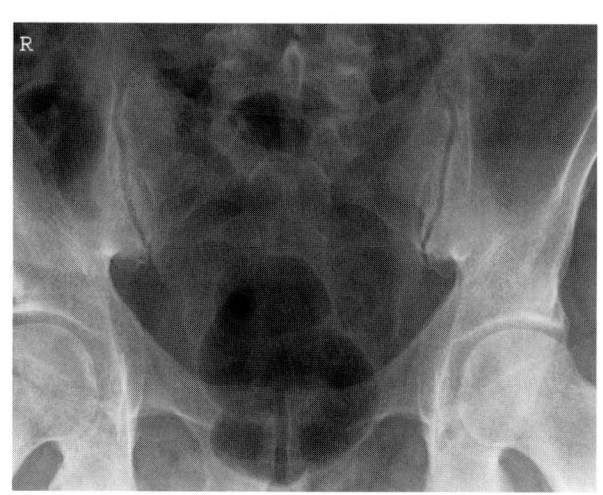

仙腸関節

後前方向

仙骨は2つの腸骨の間の後部にあり，それらの接した表面が仙腸関節を形成する。これらの関節面は後内下方に傾き，斜位である。

腹臥位において，斜位のX線は関節の方向と一致する。

後前方向は，前後方向より効果的に関節を示す。また，前後方向と比較すると性腺の被曝量が少ない。

患者とカセッテの配置

- 正中矢状面が撮影台面に垂直になるようにして，患者を腹臥位にする。
- 上後腸骨棘は，回転を避けるために撮影台の上面から等距離とする。
- 患者の正中線は，X線束中心およびブッキー台の中心と一致させる。
- 前腕はあげて，枕に置く。
- 24×30 cmサイズのカセッテをブッキーに置き，線束の中心がカセッテの中心を通るようにする。

X線束の方向と入射点

- X線束中心は上後腸骨棘の高さで正中線の中心に入射する。
- X線束中心は垂直から頭尾方向に5°～15°曲げるが，角度は患者の性別に依存する。女性は男性より角度を大きくする必要がある。
- X線束は関心領域に絞る。

仙腸関節後前方向像（正常）

仙腸関節

前後方向

　前後方向撮影は，1枚の画像で両方の仙腸関節をみたいとき，患者が腹臥位になれない場合に用いる。

　患者とカセッテの位置とX線束の方向は，仙骨の後前方向撮影と同様である。

　仙腸関節は通常，なんらかの疾患が背下部痛を引き起こすことがある場合に行う腰椎前後方向撮影に含まれる。

患者とカセッテの配置

- 患者を正中面に垂直な背臥位で撮影台に左右対称に寝かせる。
- 患者の正中線は，X線束中心およびブッキー台の中心と一致させる。
- 回転を避けるために，上前腸骨棘は撮影台面から等距離とする。
- 24×30 cm サイズのカセッテをブッキーに置き，X線束中心がカセッテの中心を通るようにする。
- 腰の弯曲を少なくするために，枕で肩を持ち上げる。
- 膝を屈曲して発泡スチロール台の上に置くと安定する。

X線束の方向と入射点

- X線束中心は正中線上で上前腸骨棘と恥骨結合上縁の中間の位置に入射する。
- 患者の性別によって，X線束中心を5°〜15°尾頭方向に向ける。女性の場合，男性より大きな角度を必要とする。
- X線束は関心領域に絞る。

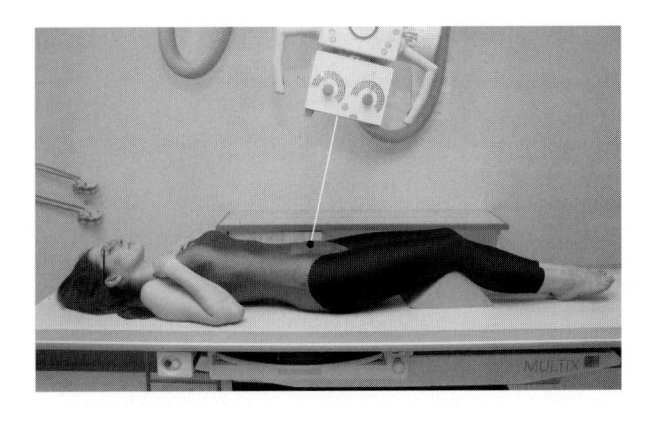

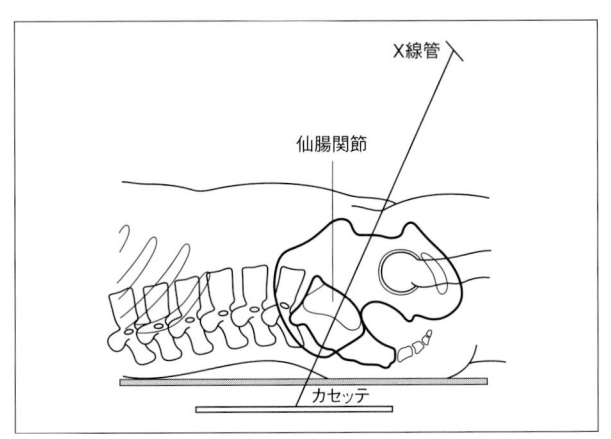

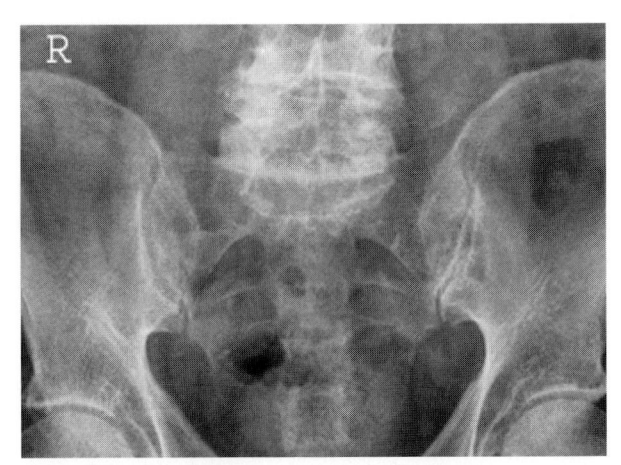

仙腸関節前後方向像（正常）

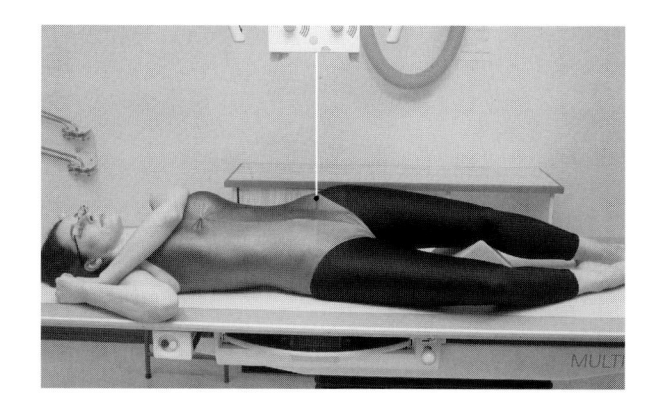

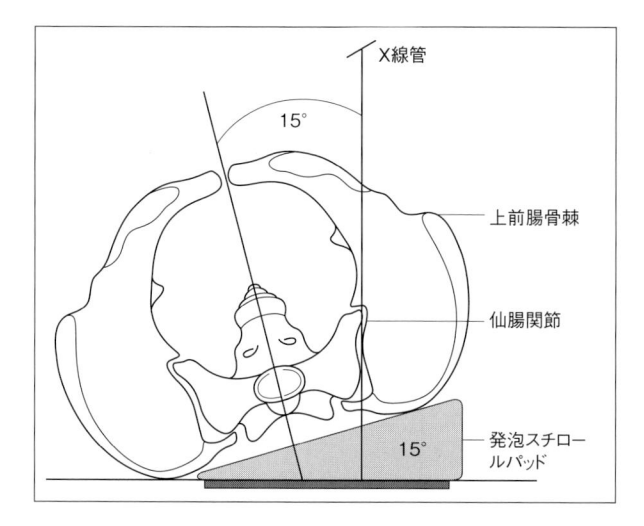

仙腸関節

前後斜方向

比較のために両側を調べる。

患者とカセッテの配置

- 患者を撮影台上で背臥位とする。
- この位置から，患者を非患側に 15°～25° 回転する。
- 挙上側の上前腸骨棘は，上後腸骨棘の側方になければならない。
- 挙上側は，体と挙上した大腿の下に X 線透過性パッドを置いて固定する。
- 膝の間にパッドを置くと安定する。

X 線束の方向と入射点

- X 線束中心はカセッテに対して垂直とし，挙上側（患側）の上前腸骨棘に対して 2.5 cm 内側とする。

注意事項

より明確に関節の下部を示すことが必要ならば，X 線束中心は患側（挙上側）で頭側に 15°傾斜させ，上前腸骨棘に対して 2.5 cm 内側，5 cm 下側とする。

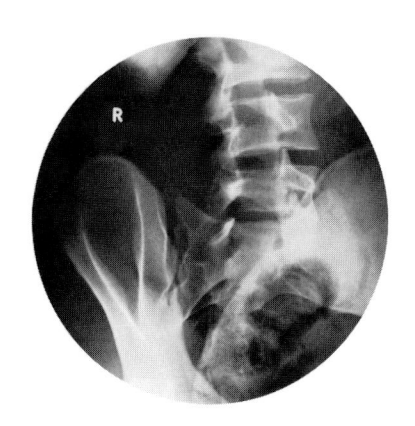

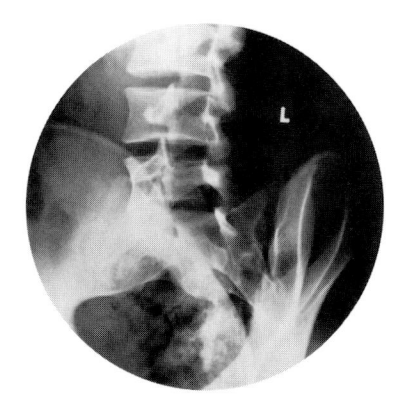

参考文献

Rogers LF (2002). *Radiology of Skeletal Trauma*, 3rd edn. London: Churchill Livingstone.

第6章
脊　椎

推奨撮影法 ……………………………………… 166

脊椎弯曲 ………………………………………… 167

脊椎レベル ……………………………………… 168

頸椎 ……………………………………………… 170
　基本撮影法　　170
　立位側方向　　170
　背臥位側方向　　171
　第1, 第2頸椎前後方向（開口法）　　172
　第3～第7頸椎前後方向　　174
　上部頸椎軸方向　　176
　前屈位・後屈位側方向　　177
　立位右・左後斜方向　　178
　背臥位右・左後斜方向　　179

頸胸椎 …………………………………………… 180
　側方向スイマー法　　180

胸椎 ……………………………………………… 181
　前後方向（基本法）　　181
　側方向（基本法）　　182
　選択的撮影法　　183

腰椎 ……………………………………………… 184
　前後方向（基本法）　　184
　側方向（基本法）　　185
　側方向（水平撮影法）　　187
　前屈位・後屈位側方向　　188
　右・左後斜方向　　189

腰仙接合部 ……………………………………… 190
　側方向　　190
　前後方向　　190
　右・左後斜方向　　191

仙骨 ……………………………………………… 192
　前後・後前方向　　192
　側方向　　193

尾骨 ……………………………………………… 194
　前後方向　　194
　側方向　　194

推奨撮影法

以下の推奨撮影法は単なる指針であり，それぞれ施設ごとに取り決められた撮影法で実践されている。

頸椎	重度外傷 (患者はストレッチャー上で頸椎固定)	背臥位側方向水平撮影(基本法) 背臥位前後方向(基本法) 背臥位第1・第2頸椎前後方向(開口法)(基本法) 第7頸椎〜第1胸椎が描出されない場合には背臥位側方向スイマー法または背臥位斜方向(追加撮影) 画像確認後必要に応じて前屈位および後屈位側方向(追加撮影)
	軽度外傷 (患者は歩行可能)	立位側方向(基本法) 立位または背臥位前後方向(基本法) 立位または背臥位第1・第2頸椎前後方向(開口法)(基本法) 第7頸椎〜第1胸椎が描出されない場合には背臥位側方向スイマー法または背臥位斜方向(追加撮影) 画像確認後必要に応じて前屈位および後屈位側方向(追加撮影)
	非外傷性疾患	立位側方向(基本法) 立位または背臥位前後方向(基本法) 前屈位および後屈位側方向(追加撮影) 立位斜方向(追加撮影) 頸椎胸椎接合部を観察目的の場合には側方向スイマー法(追加撮影)
胸椎	外傷(患者はストレッチャー上)	背臥位側方向水平撮影(基本法) 背臥位前後方向(基本法)
	非外傷性疾患	側方向(基本法) 背臥位前後方向(基本法)
腰椎	外傷(患者はストレッチャー上)	背臥位側方向水平撮影(基本法) 背臥位前後方向(基本法)
	非外傷性疾患	側方向(基本法) 前後方向または後前方向(基本法) 斜方向(追加撮影) 前屈位および後屈位側方向(追加撮影)
腰仙接合部	外傷(患者はストレッチャー上)	背臥位側方向水平撮影(基本法) 背臥位前後方向(基本法)
	非外傷性疾患	側方向(基本法) 背臥位前後方向(基本法) 斜方向(追加撮影)
仙骨	外傷	側方向(基本法)，患者が側臥位になれない場合には水平撮影 背臥位前後方向(基本法)
	非外傷性疾患	側方向(基本法) 前後方向(基本法) 第5章参照
尾骨	外傷/非外傷	患者が尾骨切除術を受ける場合を除いて通常は撮影しない 側方向(基本法)，前後方向(基本法)
脊柱側弯症および脊柱後弯症	第14章参照	

X線束

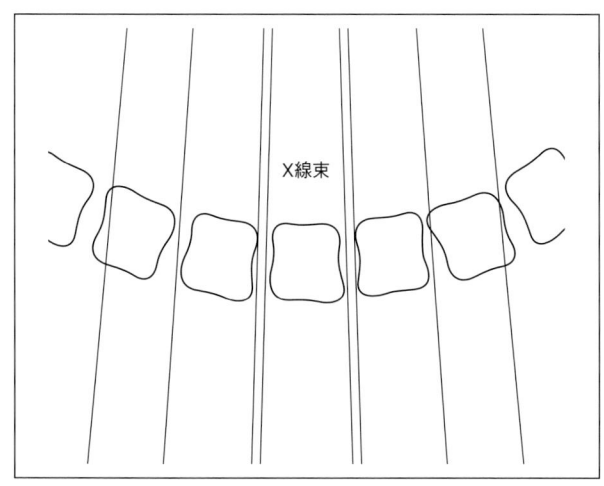

X線管に対して凹面となる弯曲

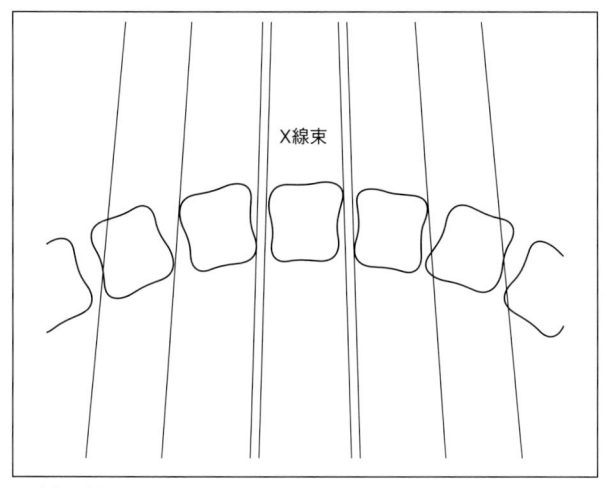

X線束

X線管に対して凸面となる弯曲

脊椎弯曲

　出生時，脊柱の大部分は後方に弯曲している。成長に従い，頭の持ち上げから歩行が始まると，これらの行動に応じて脊柱に新たな弯曲が発生する。後弯曲は胸椎と仙骨・尾骨部に残るので，これらは一次弯曲と呼ばれる。頸部と腰部には前弯曲が発生し，これらは二次弯曲と呼ばれる。

　撮影時には脊椎弯曲に関する知識は非常に重要で，それに対するX線入射方向が，正確な診断を行うために大切であり，最終的に得られる画像の質を決定する。

脊椎撮影時に考慮すべき重要事項

- X線は陽極上の焦点から拡散して照射され，決して平行に進行しない。
- 理想的には，各椎体は画像上で重なり合うことなく分離して描出されること。
- 椎間腔は椎体が重なることなく，明瞭に描出されること。
- 椎体終板は入射するX線に対して平行とすること。そうすればそれらの辺縁は重なって完全な四角形として描出される。
- 上記の目的のために，検査対象脊椎部の弯曲は，各椎体がX線焦点に対して正面となるように配置すること(図参照)。
- 検査目的部位の弯曲にはバリエーションがあり，個々の椎骨を分離して描出することを困難にしている。その場合，必要とする部分が分離して描出されるように入射X線束に角度をつけることも有効である。

脊椎レベル

　下の写真と次頁の模式図は椎体レベルに対応する体表面指標を示し，これらは撮影時に有用である。これらの相対的な位置は患者の体格と姿勢により一定とは限らない。

有用な指標

- 容易に触知可能な乳様突起の先端は第1頸椎レベル。
- 首の下部後面で目視可能な隆起は第7頸椎棘突起である。これより下の棘突起は触知可能である。注意：胸椎の棘突起は急勾配で下方に向かっているので，触知可能な棘突起は1個下の胸椎椎体レベルを表す。
- 腕を自然に下げた状態の肩甲骨下角は第7胸椎レベルを表す。
- 胸骨切痕は第2胸椎・第3胸椎接合部レベルに位置する。
- 胸骨角は第4胸椎レベル，胸骨剣結合は第9胸椎レベルに位置するが，これには個人差がある。
- 肋骨下縁は第3腰椎レベルに位置し，容易に確認でき，腰椎X線撮影のポジショニング時に非常に有用である。
- 腸骨稜上縁は第4腰椎レベルに位置し，腸骨稜結節は第5腰椎レベルに位置する。
- 上前腸骨棘および上後腸骨棘は第2仙椎レベルに位置する。
- 尾骨は両臀部の間で触知可能であり，恥骨結合上縁レベルに位置する。

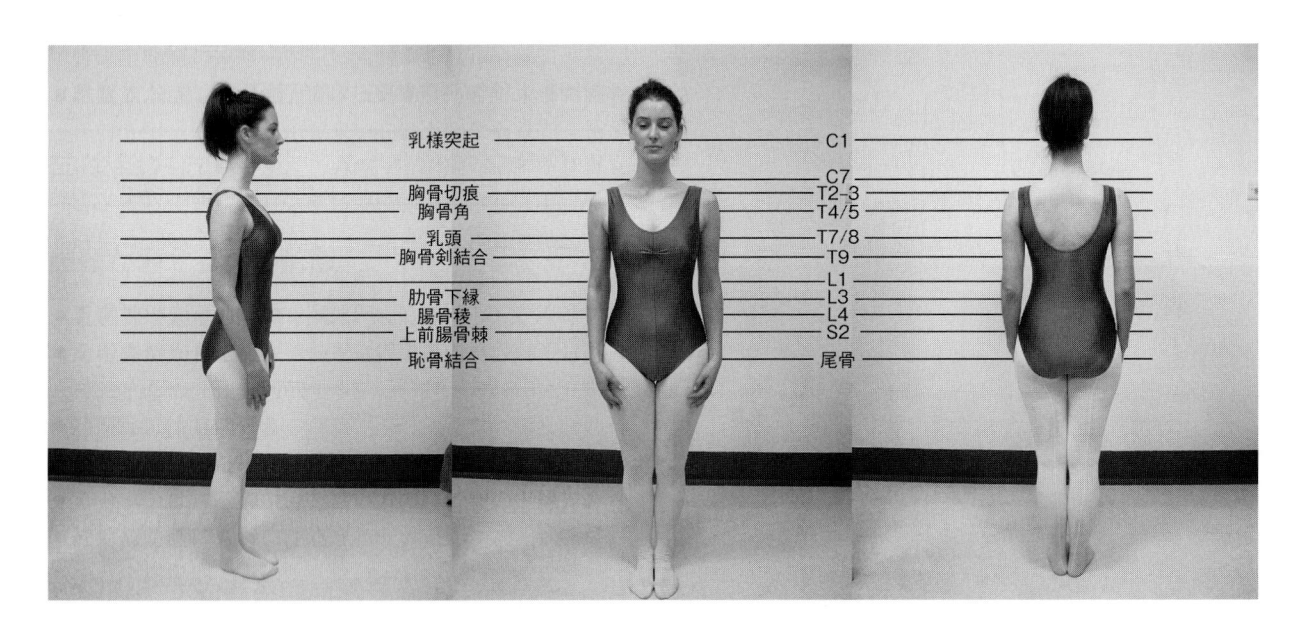

脊椎レベル

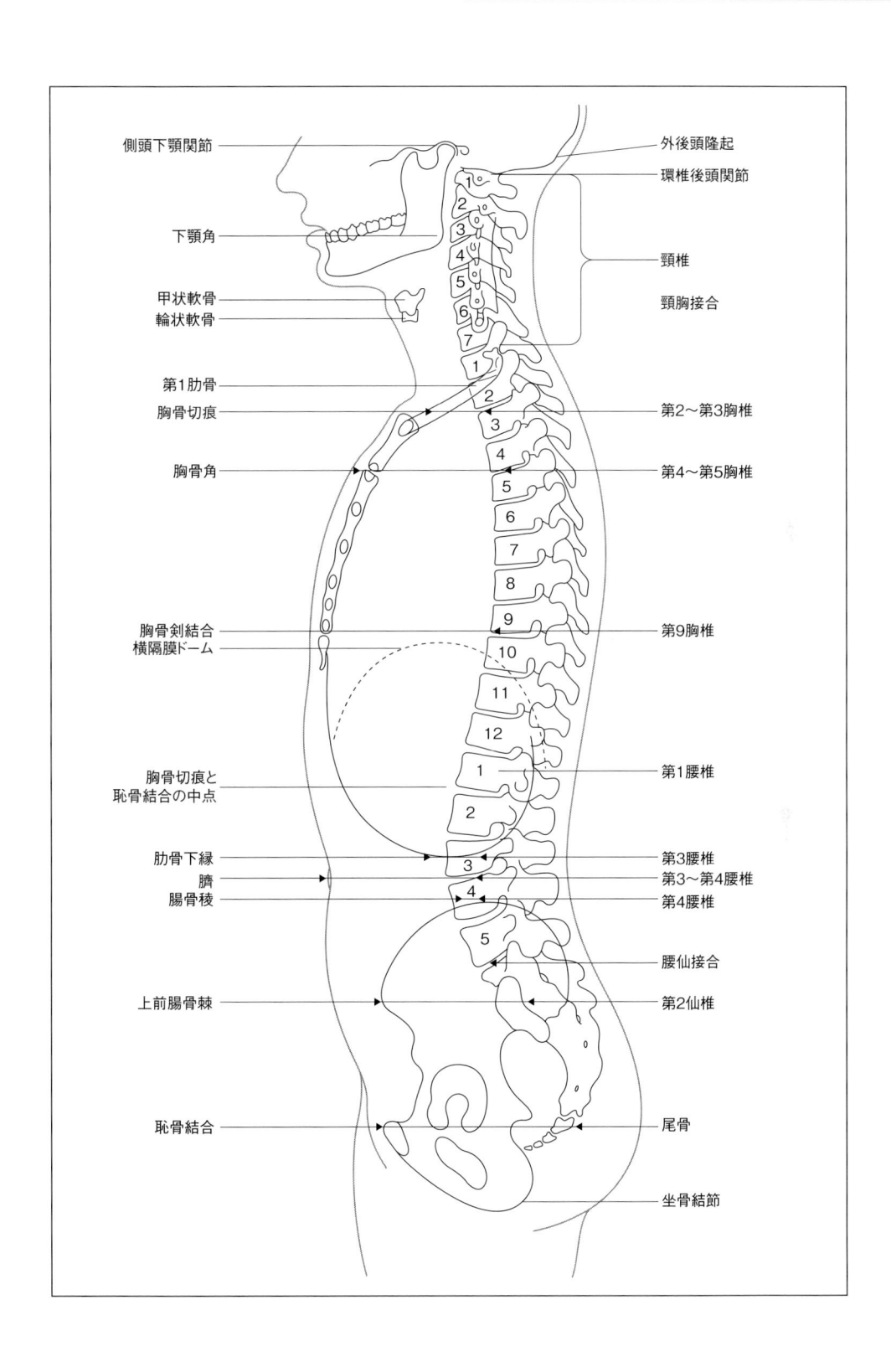

頸椎

基本撮影法

多くの施設で前後方向撮影と側方向撮影が行われ，患者に事故歴がある場合には，第1，第2頸椎部撮影が追加される。

カセッテサイズは 18 × 24 cm が用いられるが，ポジショニング困難時には 24 × 30 cm が用いられる。

立位側方向

患者とカセッテの配置

- 患者を立位または坐位とし，一方の肩をカセッテに近づける。
- 正中矢状面をカセッテと平行にする。
- 頭部は屈曲または伸展させ，下顎角が上部頸椎前部と重なったり，後頭骨が環椎後弓を不明瞭にすることを防ぐ。
- 立位の場合，固定を確実にするためにやや足を開いて患者を立たせ，肩をカセッテ保持具に寄りかからせる。
- 下部頸椎を描出するため，右の写真に示すとおり両肩を引き下げる。そのために，患者に対して肩の力を抜いて引き下げるように指示する。さらに確実にするため，可能ならば両手におもりを持つように患者に指示し，呼気時呼吸停止にて撮影する。

X線束の方向と入射点

- 水平X線束中心は，乳様突起の下方で甲状軟骨隆起部の高さに垂直に入射する。

画像が備えるべき特徴

- 環椎後頭関節から第1胸椎上部まで，頸椎全体が描出されていること。
- 下顎角または後頭骨が上部頸椎のどの部分とも重なって描出されていないこと。
- 両側の下顎角および両側の後頭蓋窩がそれぞれ重なって描出されていること。
- 頸部の軟部組織が描出されていること。
- 軟部組織から骨梁まで観察できるコントラストであること。

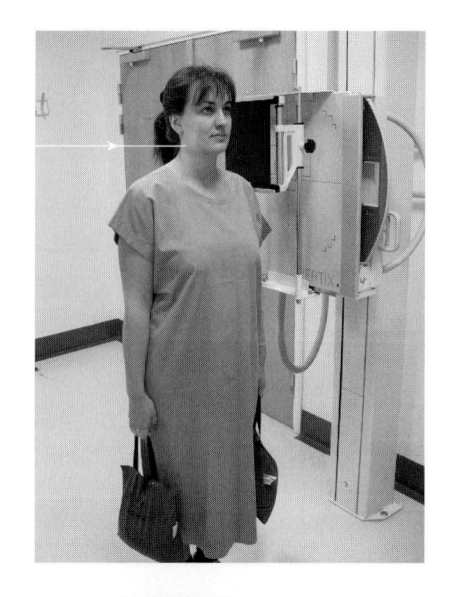

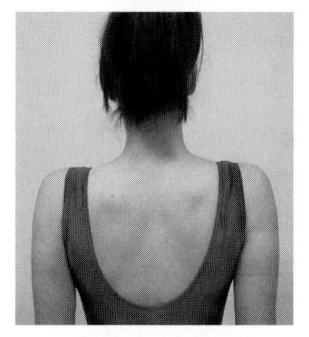

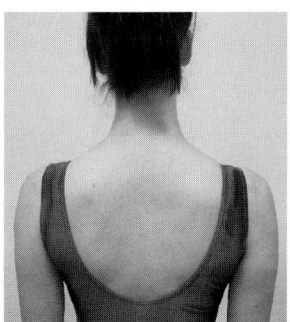

肩の引き下げ

後頭蓋窩底(後頭骨)

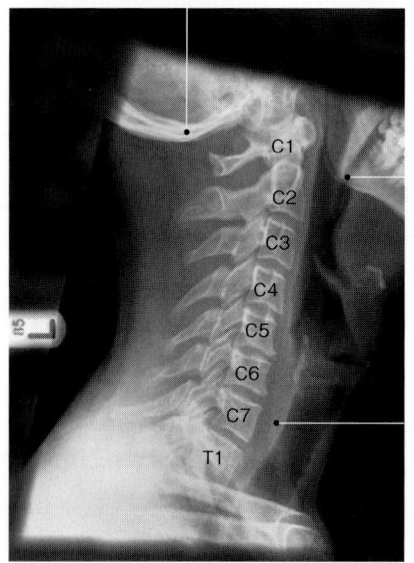

C1
C2
C3
C4
C5
C6
C7
T1

下顎角

椎前軟部組織

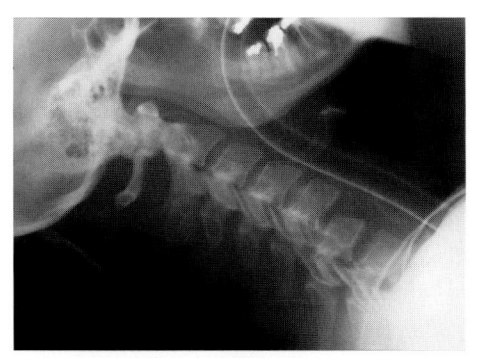

背臥位側方向像(第5, 第6頸椎の骨折と脱臼を描出)

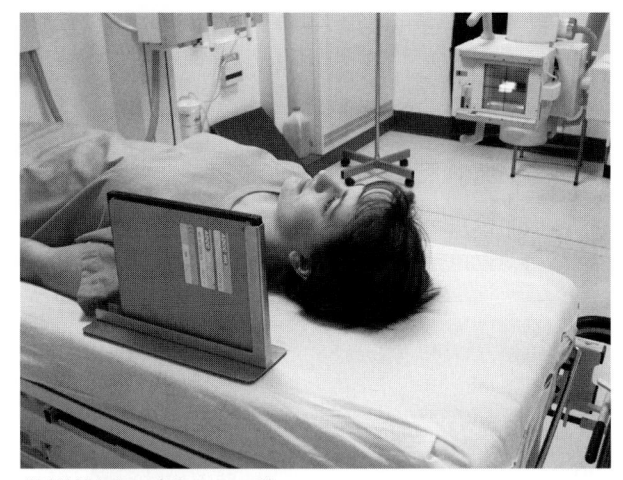

背臥位側方向のポジショニング

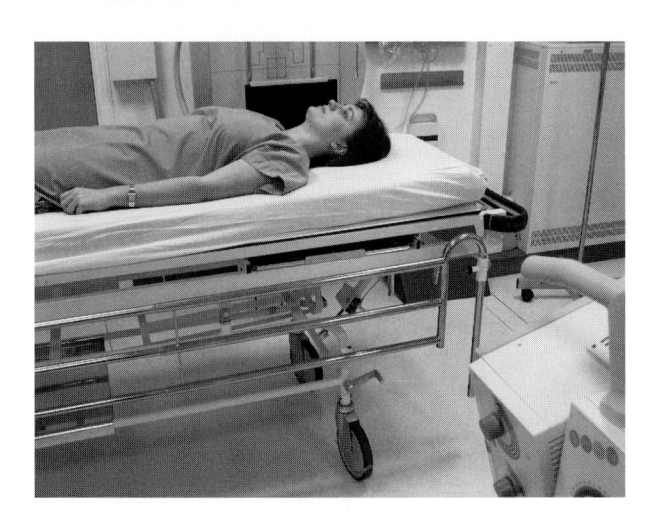

放射線医学的考察

- 側方向像により環軸亜脱臼が観察できる。可能ならば、前屈位撮影が最も描出しやすい。小児においてはこの正常間隔が広い(成人の2 mm未満に対して小児は3〜5 mm)ので、診断には注意を要する。
- 大後頭孔の辺縁を描出するのは困難であるが、頭蓋底

頸椎

陥入症のような種々の脳底異常の診断には不可欠である。撮影技術の未熟や、イヤリングやピアスの陰影があると観察不能となる。
- 脊椎外傷の二次徴候として椎体前方軟部組織の腫脹がある(正常な幅は正常椎体の幅より狭い)。首を前屈させるとこの厚みが増強されて誤診の原因となるので、画像は常に中間位となるように撮影しなければならない。

よくある失敗と対処法

- 第7頸椎と第1胸椎の欠落:おもりを持たせても肩の引き下げが不十分な場合はスイマー法による撮影を考慮すべきである。
- 鉛文字の置き位置に注意すること。特に小さいサイズのカセッテを用いた場合には重要な部位と重なってしまうことがある。

注意事項

- OFDが長いと幾何学的不鋭が増加する。FFDは150 cmが適している。
- 頸部とカセッテの間にできるエアギャップにより散乱線除去グリッドを用いる必要はない。

放射線防護

- 直接線による眼球被曝を防止するために、絞りを適切に行う。

背臥位側方向

外傷患者の状態によっては、ストレッチャー上での撮影を要求される場合が多い。患者を動かさずに、最初に頸椎背臥位側方向撮影を行う。この画像を担当医が読影し、その他の撮影時に頸部を動かすことの可否の判断を行う。第16章も参照されたい。

患者とカセッテの配置

- 通常、背臥位で患者を搬入する。
- 患者の肩を引き下げることが非常に重要である(腕に他の外傷がない場合)。
- カセッテはカセッテホルダなどを用いて垂直とし、カセッテ上縁が耳の上端の位置となるように保持する。
- さらに肩を引き下げるために、1名または2名のスタッフが撮影中に両腕を下方に牽引する。注意:管理

頸椎

区域内への立ち入りに関しては施設で定められている規定に従うこと。

よくある失敗と対処法

- 第7頸椎と第1胸椎の欠落：患者が精一杯肩を引き下げている場合は，下方への牽引を加えることによって下方の椎体の半分まで描出することができる。それでもなお頸椎胸椎接合部が描出されない場合は，スイマー法の側方向または斜方向撮影を用いるべきである。

放射線医学的考察

- この撮影法は二次外傷救命処置 Advanced Trauma Life Support（ATLS，米国外科学会が運営する重度外傷初期診療コース）の一次スクリーニングに含まれている。
- 第7頸椎と第1胸椎の接合部を明瞭に描出する必要があるのは，ここが外傷の好発部位であり，しかも重篤な神経学的疾病を伴うことが多いからである。一次外傷スクリーニングで全領域が描出されないことが多いので，必要に応じて別方向の追加撮影を行い，必ず全領域を描出しなければならない。

第1，第2頸椎前後方向（開口法）

患者とカセッテの配置

- 患者をブッキー台上に背臥位とするか，立位撮影が必要な場合には頭部および肩の後面を立位ブッキー台につけた坐位または立位とする。
- 正中矢状面をカセッテの中心線と一致させ，カセッテに対して垂直とする。
- 頭部は伸展し，可能ならば乳様突起先端と上切歯下端とを結ぶ線をカセッテに対して垂直とする。これによって上顎切歯と後頭骨が重なって描出され，観察部位を最大限に広く描出することができる。
- カセッテ中心の高さは乳様突起のレベルに合わせる。

X線束の方向と入射点

- 垂直X線束中心はカセッテに対して垂直とし，開いた口の中心に向けて入射する。
- 患者が首を屈曲させることが不可能で，上記のポジショニングが不可能な場合は，X線束中心を頭側または尾側に5°～10°の角度をつけて斜入し，上顎切歯と

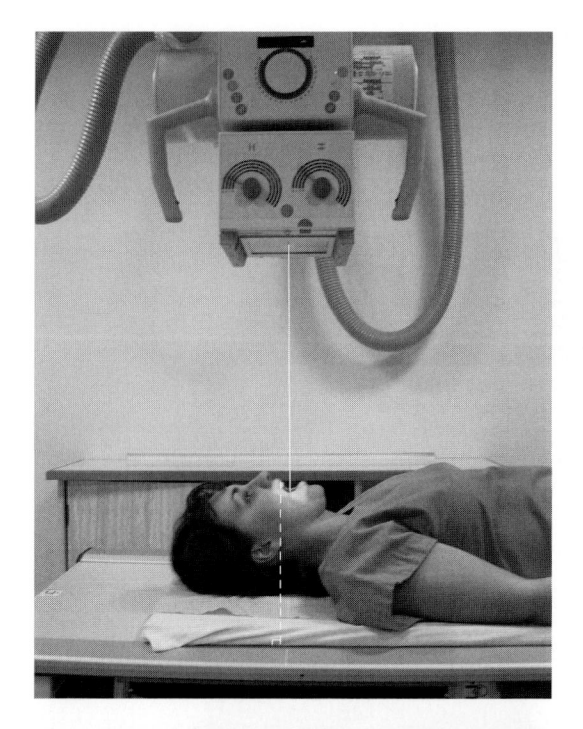

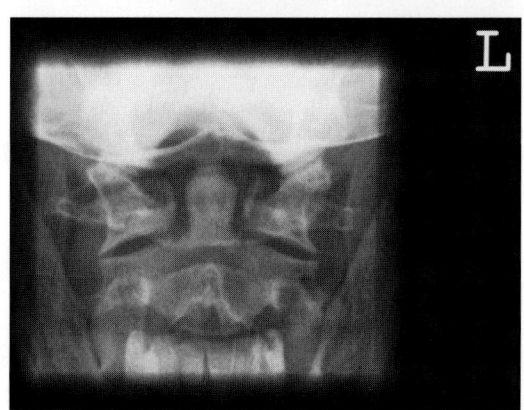

ポジショニングが正確に行われた画像例

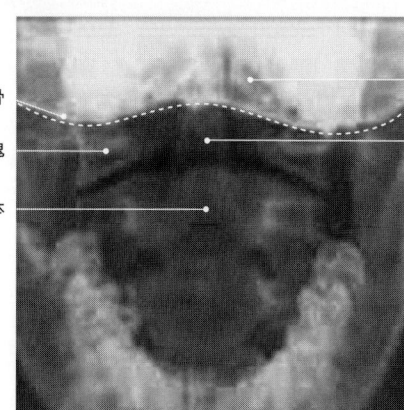

後頭骨
第1頸椎外側塊
第2頸椎椎体
上顎切歯
第2頸椎歯突起

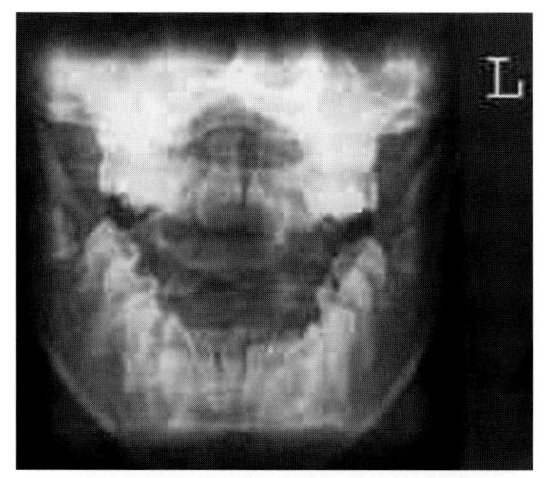

ポジショニング不良例（歯突起に上顎切歯が重なって描出）

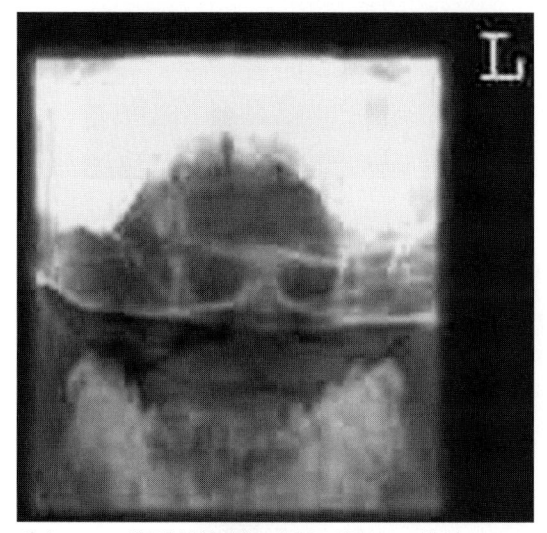

ポジショニング不良例（歯突起に後頭骨が重なって描出）

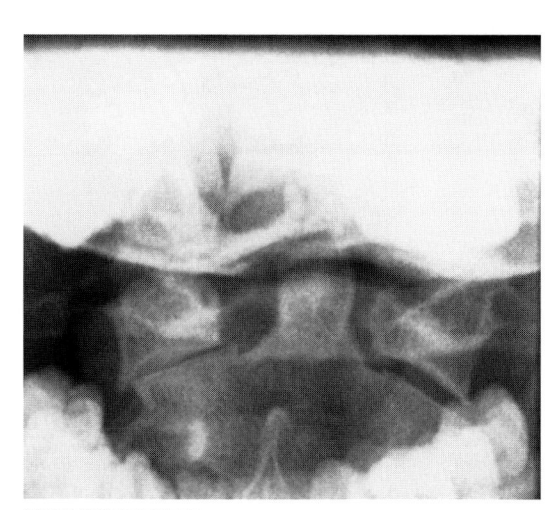

環椎外側塊の位置ずれ

頸椎

後頭骨が重なって描出されるようにする。
- X線束中心を斜入する場合には，カセッテの中心に入射するようにカセッテの位置を調整する。

画像が備えるべき特徴

- 上顎中切歯の下縁が後頭骨と重なって描出されていること。
- 環椎と軸椎の関節部全体が明瞭に描出されていること。
- 理想的には，歯突起と環椎外側塊の全体および軸椎のできる限り広い範囲が描出されていること。

放射線医学的考察

- 歯突起の骨折は，環椎を支える環椎横靱帯に対応する部位の直下部である底部が好発部位である。したがって，最初に撮影する単純写真で明瞭に描出することが必要であり，歯突起底部に骨または歯牙が重なって描出されてはならない。歯突起の描出に失敗した場合には別の画像診断が必要となる。頭部外傷でCT検査をする場合，ATLSの指針では頸椎はその範囲に含まれていない。それ以外の患者で第1および第2頸椎の描出に失敗した場合には，頸椎単独のCT撮影を行うか，患者は長時間完全な固定を余儀なくされ，それに従事する要員も必要となる。
- 破裂骨折（ジェファーソン Jefferson 骨折）は前後方向像上で外側塊辺縁の変位として描出される。患者が回転した画像ではこの評価が困難になる（この骨折はCT画像で明瞭に描出される）。

よくある失敗と対処法

- 開口不足：X線照射直前に可能な限り大きく開口してもらうよう，事前に患者に説明する。
- わずかな患者の回転が，下顎臼歯と関節腔外側を重なって描出させてしまうので，ポジショニング時には回転を起こさないよう注意する。
- 観察領域に上顎前歯が重なって描出された場合（左上の写真）には，顎を持ち上げる角度を大きくするか，X線束中心が頭側へ向かう角度をつけて再撮影を行う。
- 観察領域に後頭骨が重なって描出された場合には，顎を引く方向に修正するか，X線束中心が足側へ向かう角度をつけて再撮影を行う。
- 非常に突出した上顎を持つ患者の場合は対処のしようがない。その場合は目的部位に障害陰影を重ならせず

頸椎

に描出するのは非常に困難なので，別方向の撮影法か，別の検査方法を考慮するべきである。

注意事項

グリッドを使用しないことによって被曝線量を減少することができる。この場合，カセッテに到達する散乱線が増加するため，いくぶんコントラストが低下した画像になるが，診断能力が損なわれてはならない。グリッド使用の選択は指示医の要求や好みの影響を受ける。

放射線防護

- 施設によっては，この撮影法を変性疾患に対してはルーチンとして用いないと定めている場合がある。

第3～第7頸椎前後方向

患者とカセッテの配置

- 患者を撮影台上に背臥位とするか，立位撮影が必要な場合には頭部および肩の後面を立位ブッキー台につけた坐位または立位とする。
- 正中矢状面をカセッテに対して垂直とし，撮影台またはブッキー台の中心線に一致させる。
- 患者の状態が許すならば，首を伸展し，下顎の下部が上部頸椎と重ならずに描出されるようにする。
- カセッテはブッキー台に置き，中央にX線束中心が入射するようにする。特に，X線束中心を頭側に角度をつけて斜入する場合には頭側にずらして置く必要がある。

X線束の方向と入射点

- 下顎結合下縁が後頭骨と重なって描出されるように，5°～15°頭側に角度をつけて斜入する。
- X線束中心は正中線上で，甲状軟骨隆起部直下の第5頸椎レベルに入射する。

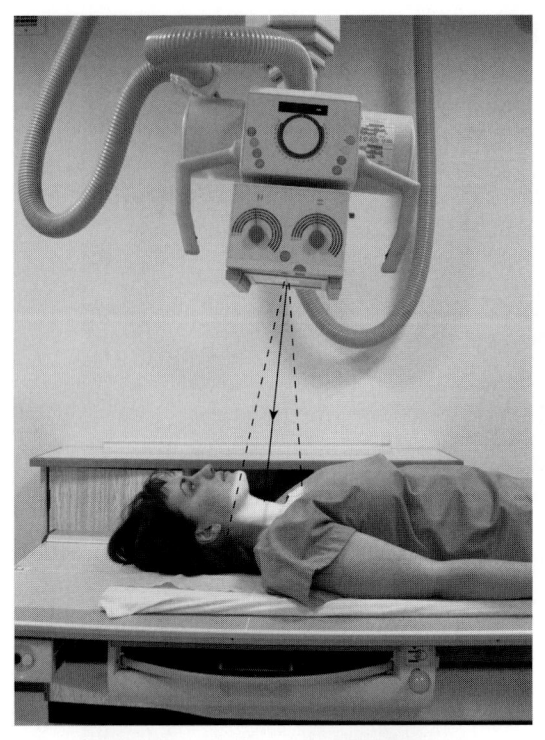

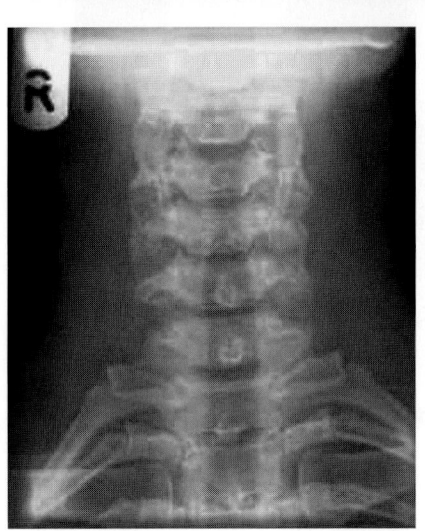

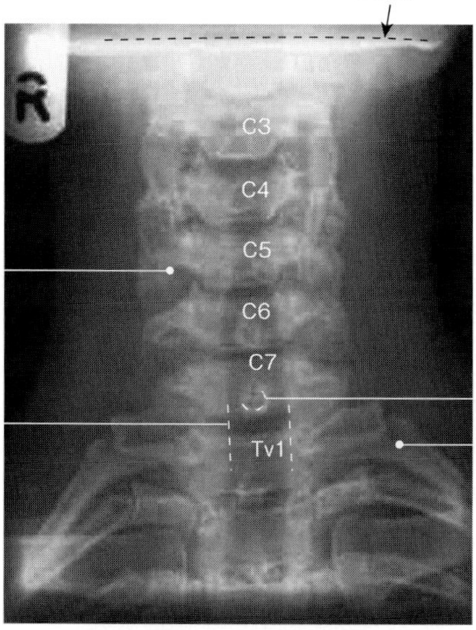

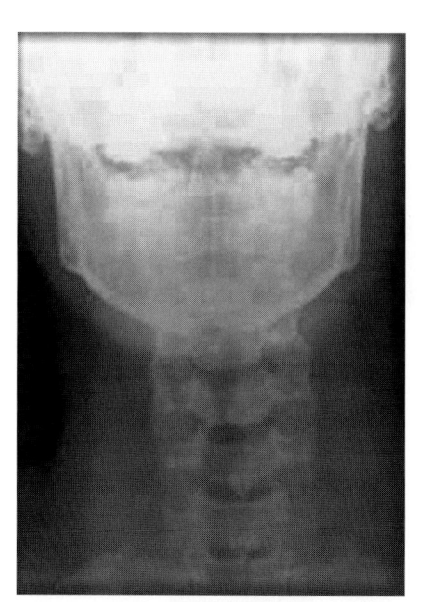

頸椎

放射線医学的考察

- 小関節面の脱臼は棘突起像の直線性喪失（または突起像の二分化）によって診断される。この読影は患者ポジショニングに回転を生じたり，露出不足画像では困難になる。

よくある失敗と対処法

- 上部頸椎の描出不良：解決のためには斜入角度を大きくするか，顎をあげさせる。

注意事項

- 近年，この撮影を後前方向で行うことの利点に関する研究が行われている。患者がカセッテに向かうことと，X線束中心を足側に15°の角度をつけること以外のポジショニングは前後方向とほぼ同じである。この撮影法を用いることによって椎間腔をより明瞭に描出でき，甲状腺への被曝を大幅に軽減できる。
- オートトモグラフィ（下顎移動時撮影法）は，被写体自体が動く断層撮影であり，下顎画像をボケさせることによって上部頸椎をより明瞭に描出できる。患者の頭部固定を確実に行い，撮影時間は開口と閉口を数回繰り返すのに十分な長さに設定する。
- 下顎や顔面骨と重なって描出されてしまう頸椎を描出するために，直線断層法も用いられる。

下顎が上部頸椎に重なって描出された失敗例

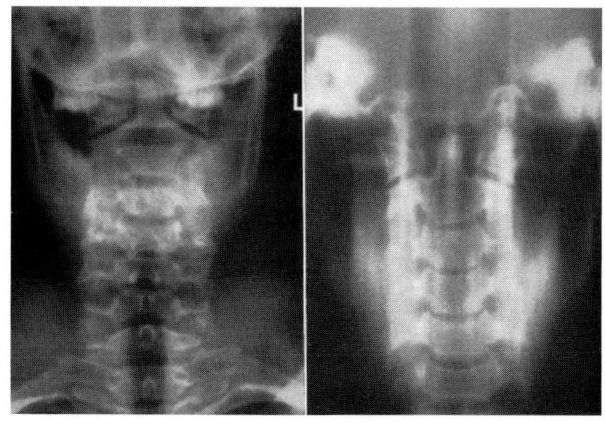

オートトモグラフィ（下顎移動時撮影法）

断層撮影法

頸椎

上部頸椎軸方向

この撮影法は，開口法にて歯突起が描出できない場合に有効である．重症時には頸部を屈曲させないように注意すること．

患者とカセッテの配置

- 患者を撮影台上に背臥位とし，正中矢状面をカセッテに対して直角として，撮影台の中心線に一致させる．
- 首は伸展し，眼窩耳孔線を撮影台に対して45°として，頭部を固定する．
- カセッテの位置は頭側に移動させ，X線束中心はカセッテの中心に入射する．

X線束の方向と入射点

- X線束中心は撮影台に対して垂直から頭側へ30°の角度をつけ，両側外耳孔を結ぶ直線の中点に向けて入射する．

画像が備えるべき特徴

- 歯突起は，後頭骨とは重なって描出されても，周辺の読影を困難にさせる構造物とは重ならずに描出されること．

注意事項

- 患者が頸椎固定カラーを着用している場合は，X線束中心の斜入角度をより大きくする．
- 直線断層撮影法も用いられる．

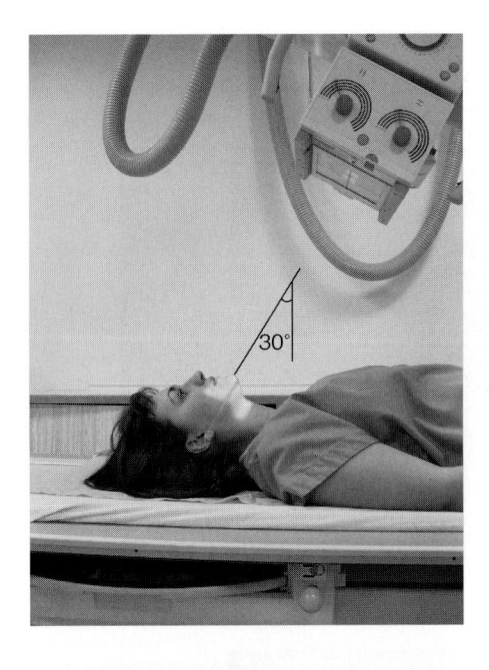

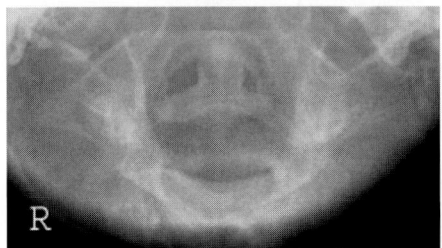

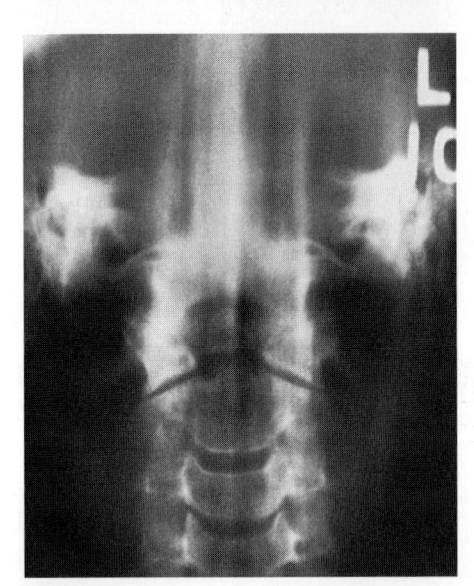

直線断層撮影像

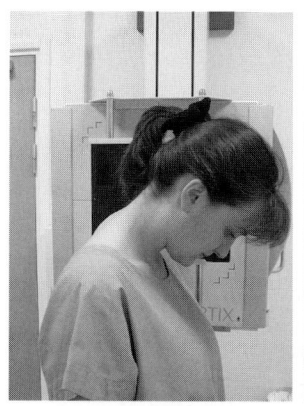

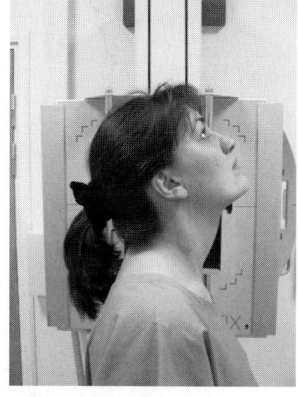

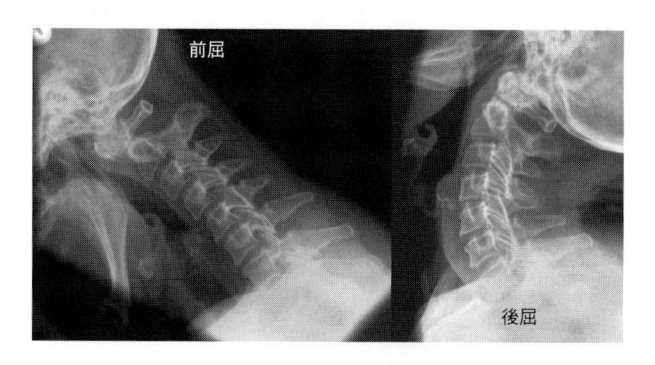

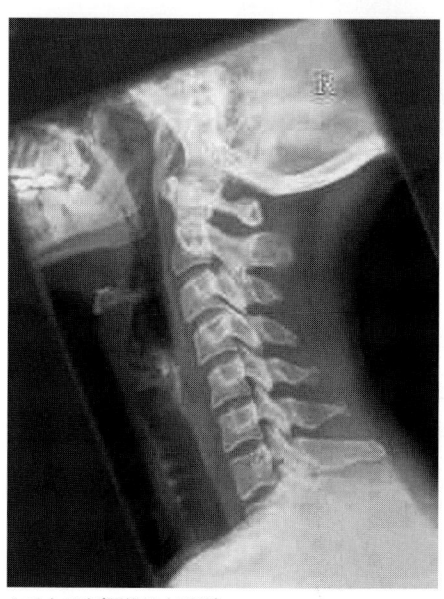

ムチウチ症（頸椎は中間位）

頸椎

前屈位・後屈位側方向

　これらの撮影法は，基本撮影像から亜脱臼のような外傷や関節リウマチのような疾病が疑われる場合に追加撮影として指示されることがある。また，場合によっては術前に，気管内チューブ挿入のために頸部の動きを確認する目的で撮影される。可動域および椎体間の位置関係の変化を観察する。外傷が疑われる場合やフォローアップ撮影の場合には救急専門医の立ち会いを求め，頸部の前屈および後屈時の指示を受ける。

患者とカセッテの配置

- 患者ポジショニングは立位側方向または背臥位側方向と同様であるが，立位の方が容易に撮影できる。最初の撮影では，患者に対して頸部を前屈して顎を胸部に可能な限り近づけるように指示する。
- 次の撮影では，患者に対して頸部を後屈して顎を可能な限り持ち上げるように指示する。
- 患者に対して，例えば椅子の背もたれのような動きにくいものにつかまるように指示することによって，撮影中に動くことを防止できる。
- カセッテの中心が頸部の中央に一致するように保持するが，前屈位撮影の場合には，屈曲の程度およびカセッテのサイズによっては横位置にする。
- 背臥位で撮影する場合には，前屈位では患者の頸を持ち上げるようにパッドを用い，後屈位では患者の肩を持ち上げるように枕を用いてポジショニングを行う。

X線束の方向と入射点

- 水平X線束中心を頸部中央（第4頸椎レベル）に入射する。

画像が備えるべき特徴

- 仕上がった画像には，すべての頸椎，環椎後頭関節，棘突起から頸部の軟部組織まで描出されること。

注意事項

- OFDが長いために画像が不鮮明になりやすいので，FFDは150 cmとする。
- 頸部とカセッテの間にできるエアギャップにより散乱線除去グリッドを用いる必要はない。
- この検査のために頸部固定カラーを取り外す場合は，各施設の基準に従うこと。

頸椎

立位右・左後斜方向

　斜方向撮影は，主に外傷時に基準撮影法への追加として指示される。この画像では，椎弓，椎間孔，突起間関節に変位や亜脱臼が疑われる場合の関節面の関係が観察される。また，変性疾患のような，ある種の病変の検査にも用いられる。

患者とカセッテの配置

- 患者を立位または坐位とし，立位ブッキー台（グリッドを用いない場合にはカセッテ）に頭部および肩の後側を近づける。
- 正中矢状面をブッキー台に対して45°の角度とし，右側および左側の両側を撮影する。
- 頭部はさらに回転して頭部の正中矢状面がカセッテと平行になるようにし，下顎が頸椎と重なって描出されることを防ぐ。
- カセッテの中心は甲状軟骨隆起部のレベルとする。

X線束の方向と入射点

- 水平X線束中心は頭側に15°の角度をつけ，X線管に面した頸部の中央部に向けて入射する。

画像が備えるべき特徴

- 椎間孔が明瞭に描出されること。
- 第1頸椎〜第1胸椎まで描出されること。
- 下顎および後頭骨と重ならずに頸椎が描出されること。

放射線医学的考察

　この撮影法およびスイマー法でも目的部が描出されない場合には，CTなど他の検査が必要となる。

注意事項

- 自立できる患者においては前斜方向撮影法が用いられる。この場合，後斜方向撮影法とまったく逆方向で行うので，患者はカセッテに面する方向の斜位とし，X線束中心は水平方向から尾側に15°の角度をつけて撮影する。前斜方向で撮影することにより，甲状腺被曝を軽減できる。
- 後斜方向撮影で描出されるのはX線管に近づいた側の椎間孔である。

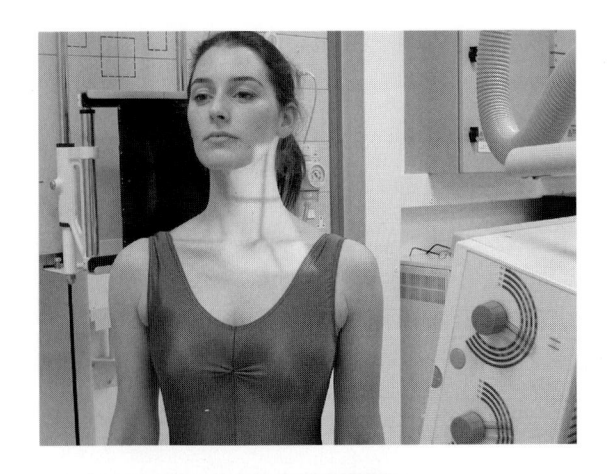

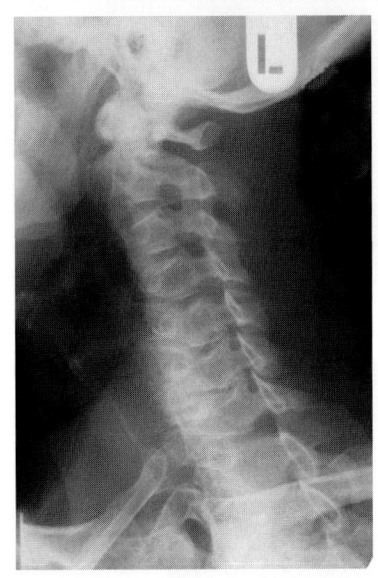

右後斜方向像

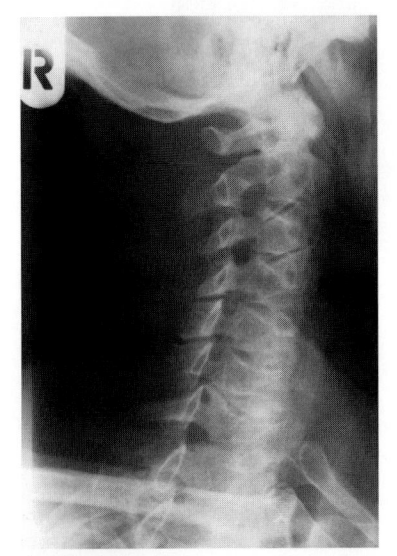

左後斜方向像

頸椎

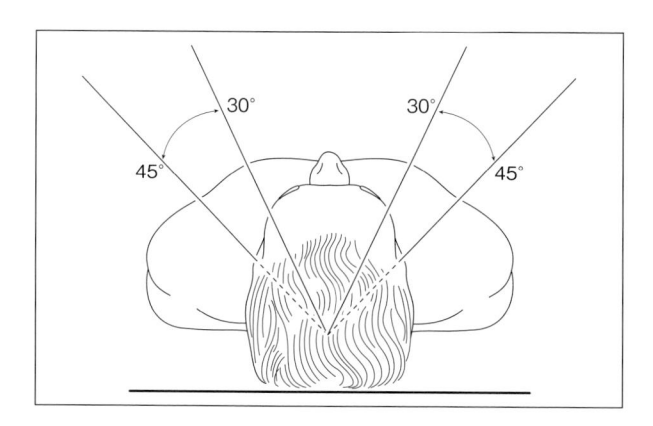

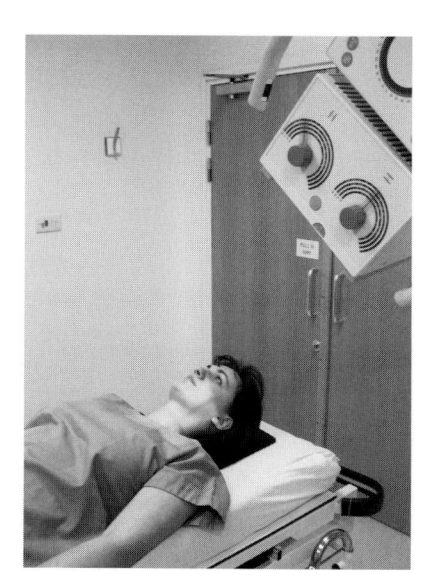

背臥位右・左後斜方向

この撮影法は重症例においてしばしば用いられ，特に，基本法で下部頸椎が描出できないときに行われる。

患者とカセッテの配置

- ストレッチャー上で患者を背臥位にしたまま撮影を行う。
- 頸部を動かさないために，カセッテはストレッチャーの下に置くのが理想的である。
- そのようなカセッテトレイが利用できない場合には，患者の頭を動かすことなく，慎重に必要な場所に滑り込ませる。

X線束の方向と入射点

- X線束中心は正中矢状面に対して30°～45°の角度で斜入する。この角度は施設の取り決めに従って決定する。
- X線束中心は甲状軟骨隆起部のレベルでX線管側の頸部中央部に入射する。

放射線医学的考察

- この撮影法およびスイマー法でも目的部が描出されない場合には，CTなど他の検査が必要となる。

よくある失敗と対処法

- X線管の傾斜に応じてグリッド面を変化させることができる機構になっている場合を除いてグリッドによって直接線が減弱される。
- グリッドによる直接線減弱を防ぐためには，グリッドを用いないか，用いる場合には横方向に置いてX線がグリッドラインに沿って入射するようにする。この撮影法では椎間孔を最適に描出することは不可能であるが，十分な診断能力を持った画像が得られる。

頸胸椎

側方向スイマー法

　外傷撮影時においては，すべての頸椎と頸椎胸椎接合部を描出することが求められる。特に外傷の場合，この部分が損傷を受けやすいので重要である。これらの椎骨に肩が重なって描出されてしまい，診断価値の少ない画像を撮影してしまうことをほとんどの診療放射線技師が経験している。多くの場合，側方向スイマー法を用いることによって，これらの椎骨のアライメントが明らかとなり，診断価値のある画像が得られる。

患者とカセッテの配置

- この撮影法では，患者は通常ストレッチャー上で背臥位の状態にある。ストレッチャーを，立位ブッキー台に対して患者の正中矢状面が平行になるように配置する。
- カセッテ側の腕は頭側に挙上し，患者が可能な限り，上腕骨がストレッチャーの頭側の端に近づくようにする。X線管側の腕は可能な限り足側に引き下げる。
- 上記のポジショニングによって両肩は体軸方向に分離される。
- ブッキー台の高さを調整し，椎骨のラインをカセッテ中心線に一致させる。
- この撮影法は患者が立位，坐位または背臥位でも用いられる。

X線束の方向と入射点

- 水平X線束中心は，ブッキー台の中心でX線管側の肩のすぐ上方のレベルに入射する。

画像が備えるべき特徴

- 第7頸椎〜第1胸椎接合部を含んで描出されていること。その確認のために解剖学上の指標となる，形に特徴のある第2頸椎が描出されれば有用である。そこから椎骨を数えることによって接合部が描出されていることを確認できる。

放射線医学的考察

- 背臥位右・左後斜方向参照（前頁）。

よくある失敗と対処法

- 挙上した腕をストレッチャーにできるだけ押しつけていないと，上腕骨頭が観察領域に重なって描出されてしまう。

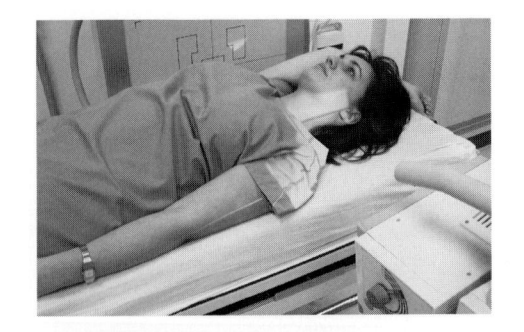

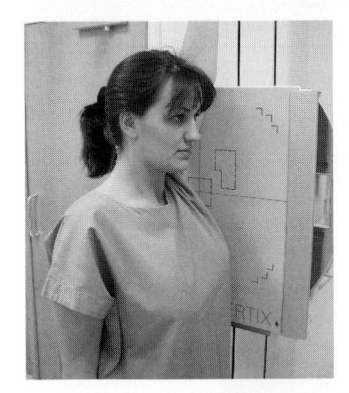

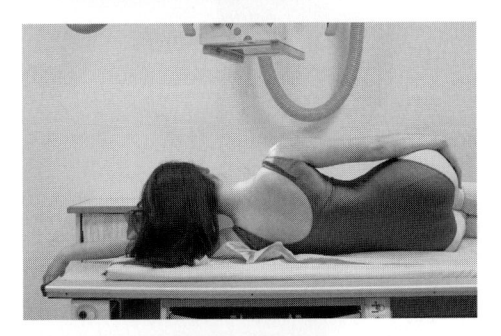

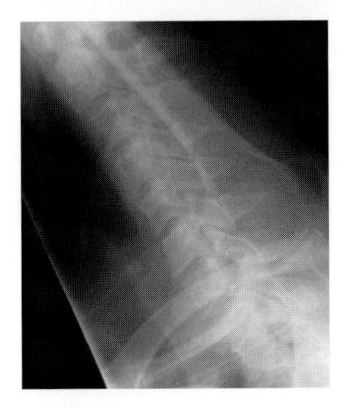

注意事項

- 患者によっては，X線管側を適切に前方に回転させることによって体軸に対して垂直方向にも両肩を分離することができ，有効な場合がある。この撮影法で得られた画像では椎骨は斜方向像として描出される。
- 固定式グリッドを用いるより立位ブッキー台を用いる方が画質は向上する。

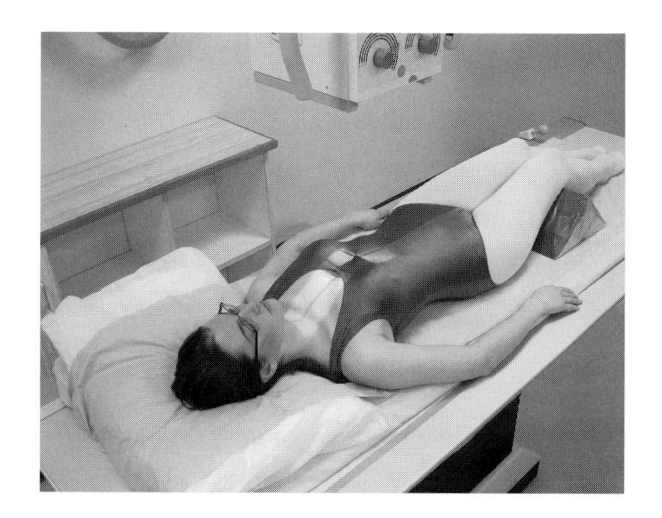

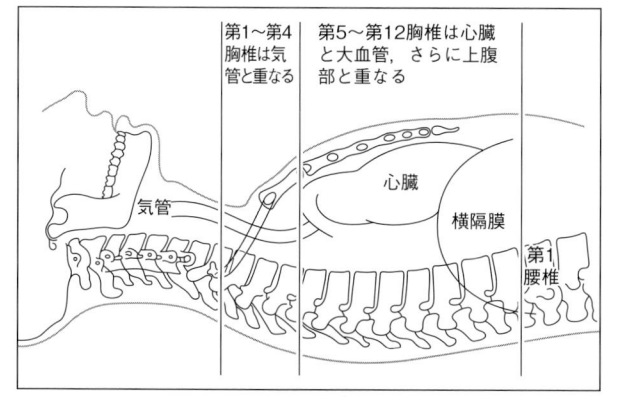

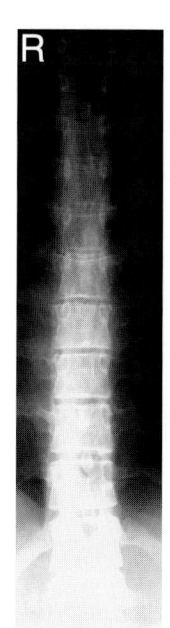

高すぎる写真コ
ントラスト

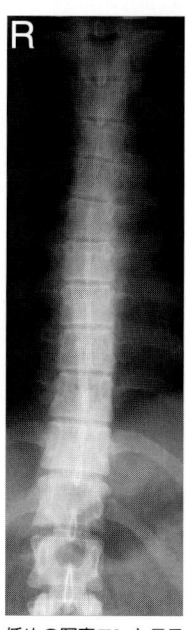

低めの写真コントラスト
によって上部胸椎から下
部胸椎まで観察できる

胸椎

前後方向（基本法）

患者とカセッテの配置

- 撮影台上に患者を背臥位とし，正中矢状面を撮影台に対して垂直としてブッキー台の中心線と一致させる。
- カセッテサイズは成人に対しては少なくとも40 cmとし，上端は甲状軟骨隆起部のすぐ下のレベルとして，上部胸椎が確実に含まれるようにする。
- 撮影時に吸気時呼吸停止とすることによって横隔膜が上部腰椎のレベルまで低位となり，肺野部と重なって描出される部分との黒化度差を小さくして，コントラストのつきすぎを防ぐことができる。

X線束の方向と入射点

- X線束中心はカセッテに対して垂直とし，胸骨角の下2.5 cmの点に入射する。
- 照射野は椎骨のみ描出されるように絞る。

画像が備えるべき特徴

- 第7頸椎から第1腰椎まで描出されること。
- 胸椎は上部から下部まで骨微細構造を観察できる黒化度であること。

放射線医学的考察

- 椎弓根に変形がみえないことは転移性病変を除外するための重要な徴候であるが，露出不足やポジショニング時に回転を生じた画像では観察が困難となる。

よくある失敗と対処法

- カセッテおよびX線束中心の位置が低めに設定されがちであり，上部胸椎が描出されない場合がある。
- 下部胸椎が描出されない場合もある。第1腰椎は肋骨を持たないことによって容易に確認することができる。
- 写真コントラストが高すぎると上部胸椎は黒化度過多，下部胸椎は黒化度不足の画像となる（左の写真参照）。

注意事項

- 撮影領域は被写体コントラストが高い。すなわち，上部胸椎は気道と重なるので透過線量は多く，写真黒化度が高くなるのに対して，下部胸椎は心臓および肝臓と重なるので透過線量は少なく，写真黒化度が低くなる。

胸椎

- この部位の写真コントラストを低めにするためにいくつかの方法がある。比較的高い管電圧（80 kVp 以上）を用いることによって写真コントラストを低くし，すべての椎骨を観察可能黒化度領域に描出することができる。
- 陽極のヒール効果を利用し，陽極を頭側，陰極を足側に配置することによっても黒化度を調整することができる。
- 感度補償型増感紙の利用，X線絞り装置へのウェッジフィルタの装着，あるいは上部胸椎部にX線吸収体を置くことも写真コントラストを低下させて観察域を広げるのに有効な方法である。

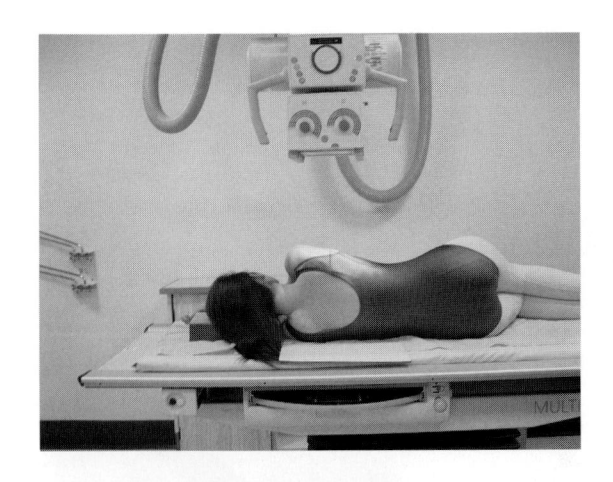

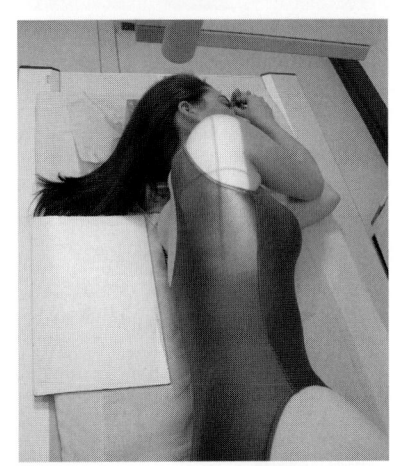

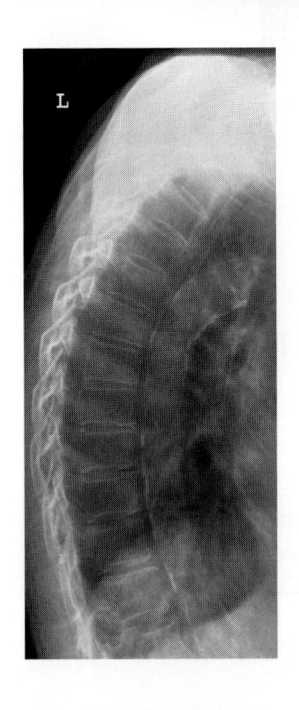

側方向（基本法）

患者とカセッテの配置

- 患者が立位でも撮影可能であるが，通常は撮影台上に側臥位とする。
- 正中矢状面をカセッテに対して平行とし，腋窩中心線を撮影台中心線またはブッキー台の中心線と一致させる。
- 腕は頭側に十分に挙上する。
- 頭には枕を用い，膝にはクッションを用いて患者に楽な姿勢を取らせる。
- カセッテサイズは少なくとも 40 cm とし，上端は第7頸椎棘突起より 3〜4 cm 上方に配置する。

X線束の方向と入射点

- X線束中心は胸椎長軸に対して垂直とする。場合によっては頭側に角度をつける必要がある。
- X線束中心は第6または第7胸椎棘突起より 5 cm 前方の点に入射する。これは肩甲骨下角の直下のレベルであり，そこは腕を挙上しているために突出するので容易に触知できる。

画像が備えるべき特徴

- 上部の2，3個の椎骨は両肩と重なるため，描出されない場合がある。
- 画面の下端に肋骨を持たない第1腰椎が描出されていることを確認すれば，第12胸椎まで描出されていることが確認できる。
- 肋骨後部が重なって描出されていれば，患者が前方または後方へ回転していないことを示す。
- 椎骨の骨梁が明瞭に描出されていれば，動きによるボケがないことを示す。
- 上部から下部の椎骨まで観察できる写真黒化度である

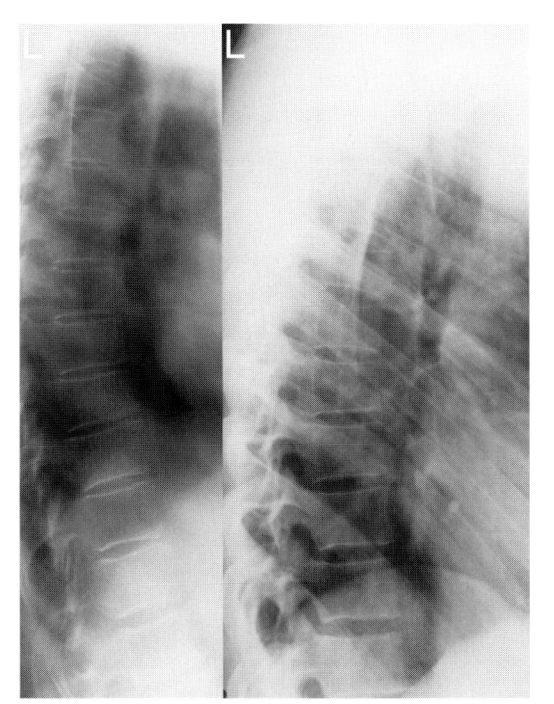

オートトモグラフィ（呼吸時撮影法）画像（左）は肺野および肋骨の陰影による椎骨への影響を除去できる

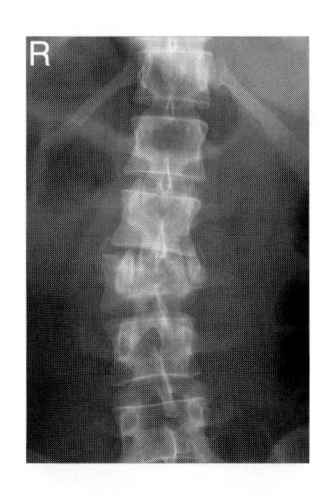

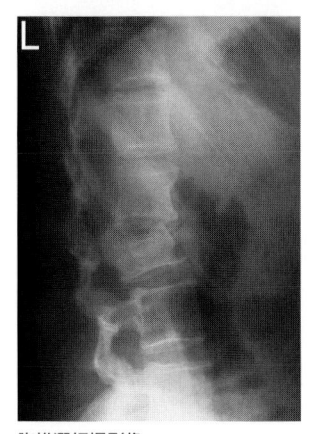

胸椎選択撮影像

胸椎

こと。前述の写真コントラストを低めにする撮影技術を用いること。

放射線医学的考察

- 椎体終板のわずかな変化（例えば，初期の骨粗鬆症性脊椎虚脱や部分楔状骨折）は椎間腔を明瞭に描出していない画像では診断が困難となる。
- 頸椎骨折患者の7～10％は胸椎骨折または腰椎骨折をともなっているので，ATLS および英国放射線科医師会 Royal College of Radiologists（RCR）の勧告では，頸椎骨折患者は全脊椎撮影を行うべきであるとされている。

よくある失敗と対処法

- 吸気時呼吸停止下で撮影を行うと，肋骨が椎骨と重なって描出され，画質を低下させる。オートトモグラフィ（呼吸時撮影法）の利用（次項参照）によってこの問題は解決できる。

注意事項

肺および肋骨陰影を拡散させるためにオートトモグラフィ（呼吸時撮影法）を用いれば，椎骨が最適に描出される。管電流を10～20 mA と低めに設定し，撮影時間を3～5秒と長くする。患者には撮影中，自然に呼吸をするように指示する。

選択的撮影法

骨折のフォローアップなどの場合には選択的撮影法または断層撮影法が指示されることがある。目的とする椎骨に X 線束中心を入射するようにする。以下の人体前面にある指標を利用して適切な入射点を求める。

- 輪状軟骨：第6頸椎
- 胸骨切痕：第2～第3胸椎
- 胸骨角：第4胸椎下端
- 剣状突起：第9胸椎

側方向撮影には人体後面の指標の方がより有用である。上部および中央部の胸椎は，容易に触知できる第7頸椎棘突起から順に触知しながら数えることによって場所を特定することができる。下部の椎骨は肋骨下縁レベルにある第3腰椎棘突起から上方に触知しながら数えることによって特定することができる。

第5胸椎から第10胸椎までの棘突起先端は1つ下の椎体のレベルにあることを忘れてはならない。

腰椎

前後方向（基本法）

患者とカセッテの配置

- 撮影台上に患者を背臥位とし，正中矢状面を撮影台に対して垂直として，撮影台およびブッキーの中央線と一致させる。
- 左右の上前腸骨棘から撮影台までの距離を等しくする。
- 股関節および膝関節は屈曲させ，足底を撮影台上に置いて腰椎の前弯曲を小さくして，脊柱の腰部がカセッテに対して平行な状態に近づくようにする。
- カセッテサイズは，胸椎下部から仙腸関節まで十分に含まれるものを選択し，中央を肋骨下縁レベルに合わせる。
- 横隔膜を高位とするために，撮影時は呼気時呼吸停止とする。これが不十分だと上部腰椎が肺野内に描出され，背景黒化度に大きな差が生じてコントラストが不適切な画像となる。

X線束の方向と入射点

- 垂直X線束中心を正中線上で肋骨下縁レベル（第3腰椎）に入射する。

画像が備えるべき特徴

- 第12胸椎から仙腸関節下端まで描出されること。
- 左右の仙腸関節から脊椎中心部までの距離が等しければポジショニング時の回転がないことを示す。
- 観察領域全体の骨微細構造を観察できる黒化度およびコントラストとすること。

放射線医学的考察

- 胸椎と同様の事項が適用される。
- 186頁参照。

よくある失敗と対処法

- 最も起こしやすい失敗は仙腸関節の一部または全部の欠落であり，その場合は仙腸関節の追加撮影を行うべきである。

注意事項

比較的体の自由がきく患者では，この撮影法は後前方向で行うことができる。この体位では，焦点から拡散されるX線束が腰椎の前弯曲や仙腸関節腔の向きに沿って通過するため，椎間腔および仙腸関節腔をより明瞭に描出することができる。拡大率は多少増加するが，画質に影響を与えるほどではない。

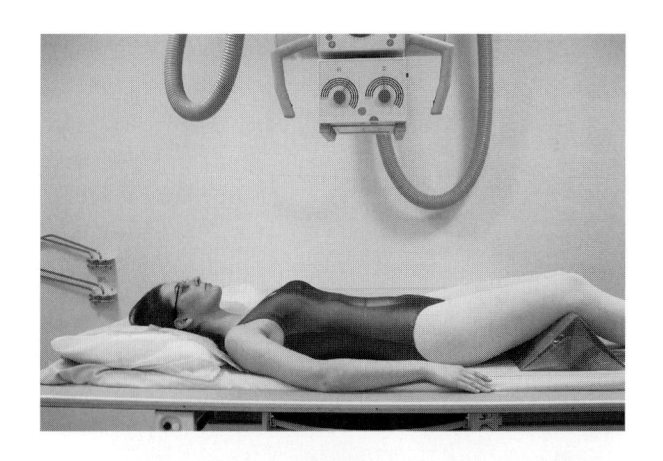

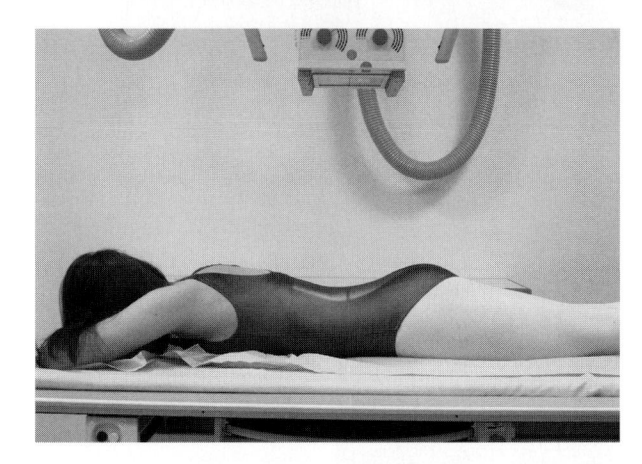

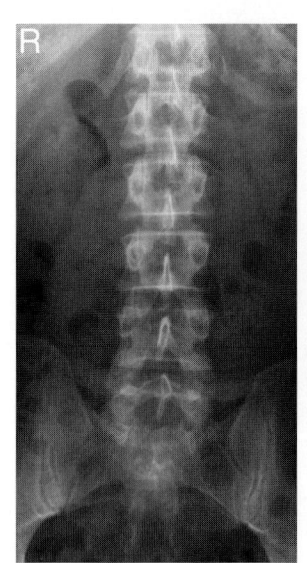

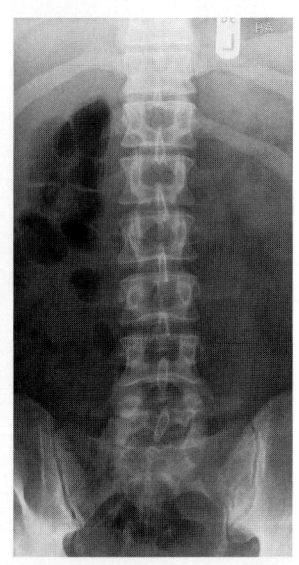

前後方向像　　　後前方向像（椎間腔および仙腸関節腔がより明瞭に描出される）

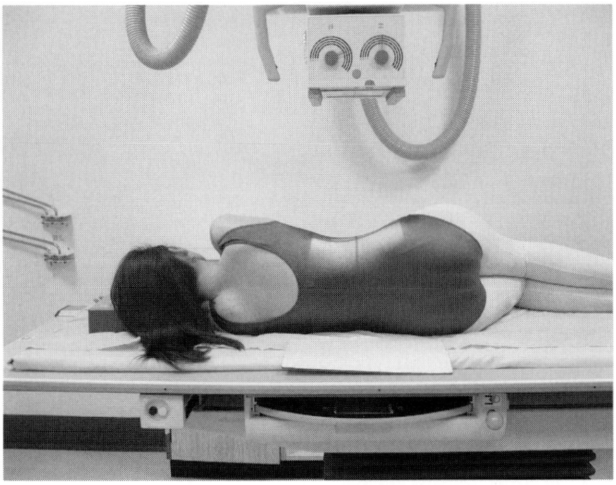

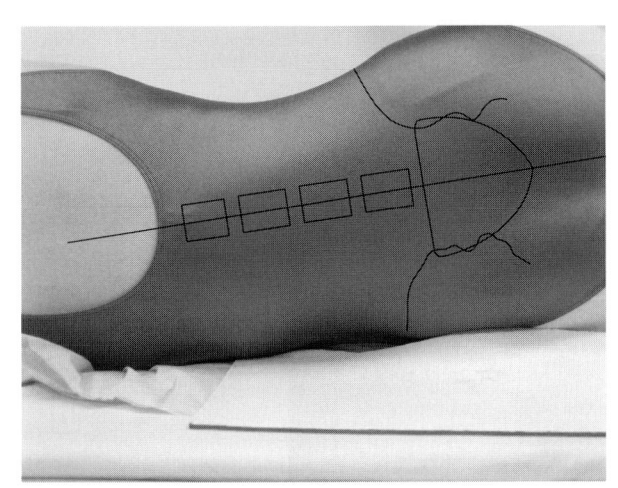

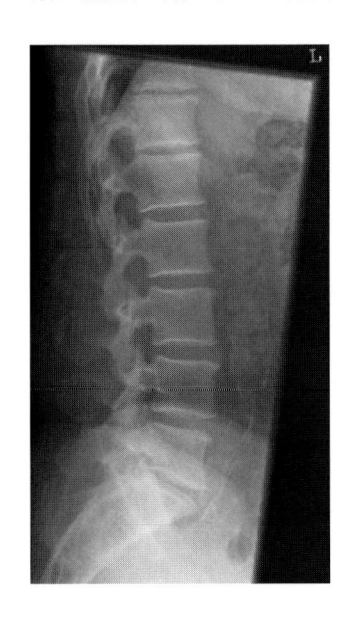

腰椎

側方向（基本法）

患者とカセッテの配置

- 患者を撮影台上に側臥位とする。患者に脊椎側弯症の徴候がある場合にはX線束の広がりが椎間腔を通りやすくなる方向の側臥位とする。
- 両腕は挙上して患者の顔の前に置いた枕上に置かせ、膝および股関節は屈曲して安定させる。
- 脊柱中央を通る冠状面を撮影台に対して垂直とし、ブッキーの中心線と一致させる。
- 必要に応じてX線透過性パッドを腰部と膝の下に置き、脊柱がカセッテと平行になるようにする。
- カセッテ中心を肋骨下縁レベルに合わせる。
- 撮影時は呼気時呼吸停止とする。
- この撮影は立位または坐位でも行える。

X線束の方向と入射点

- X線束中心は棘突起の並びに対して直角となるように角度を調整し、肋骨下縁レベルで、第3腰椎棘突起から7.5 cm前方の点に向けて入射する。

画像が備えるべき特徴

- 第12胸椎から腰椎仙骨移行部まで描出されること。
- 理想的には、各椎間腔が描出され、個々の椎体終板の左右縁が重なって描出されること。
- 各椎体の後縁および前縁の皮質も重なって描出されること。
- 棘突起も含めて、第12胸椎から第5腰椎仙骨接合部までの黒化度が適切になるような撮影条件を選択すること。

放射線医学的考察

- 胸椎の記載事項に準じる。
- 移行椎（次頁の図参照）は腰仙接合部にみられ、異常部のレベルを読み取るのを困難にする。仙骨化した第5腰椎は大きな横突起を有していて第1仙椎の形と似ており、部分的に仙骨上部と癒合している。その逆の形態は腰椎化した第1仙椎であり、第1仙椎の体部と付属物が第5腰椎の形と似ており、仙腸関節は高さが減少している。これらの奇形は異常部レベルの読み取りミスを引き起こしやすいので、肋骨によって確認で

脊柱が撮影台と平行にならない不適切なポジショニング

腰椎

きる第 12 胸椎も含めて描出し，下方に向かって椎体が確認できるようにする。MRI などの他のモダリティで発見された異常部の位置を単純 X 線画像で確認する場合には特に重要となる。

よくある失敗と対処法

- コントラストの高すぎる画像は棘突起の過露出と腰仙接合部の露出不足を生じる。高圧撮影またはその他の濃淡の幅を広くする撮影技術を用いる。
- 絞りすぎによって棘突起が撮影領域外となってしまうことがある。
- 椎体の前縁および後縁がそれぞれ重なって描出されていない場合は，患者ポジショニング時に前方または後方への回転があり，正中矢状面がカセッテに対して平行になっていなかったことを示す。
- 椎間腔が明瞭に描出されない場合は，脊柱がカセッテに対して平行になっていなかったか，患者が脊椎側弯症などの病変を有していることが考えられる。

注意事項

含鉛ゴムまたはその他の X 線吸収体を患者の背中側に置くことによって，カセッテに到達する散乱線を減少させ，画質を向上させるとともに，フォトタイマによるエラーの発生を防ぐことができる。

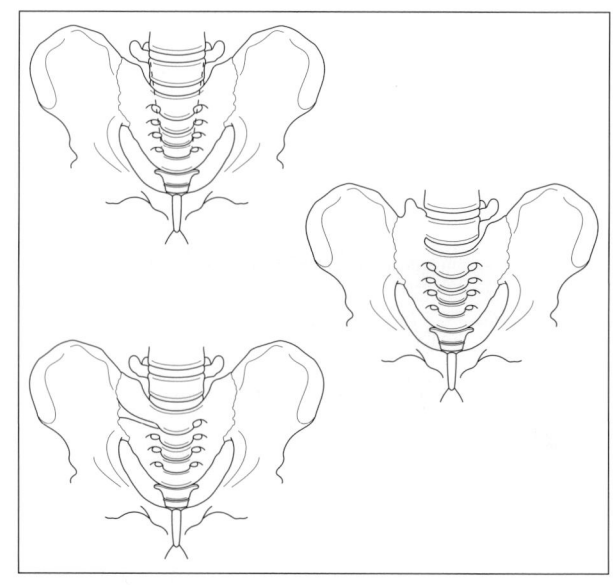

腰仙移行椎

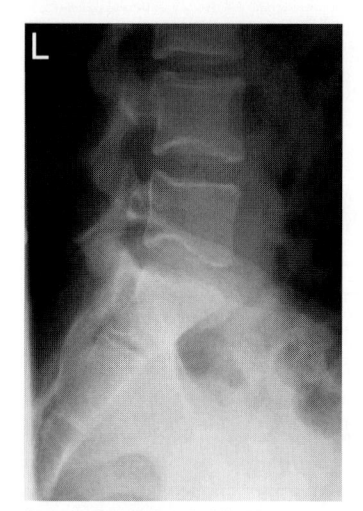

第 1，第 2 仙椎間の痕跡椎間板

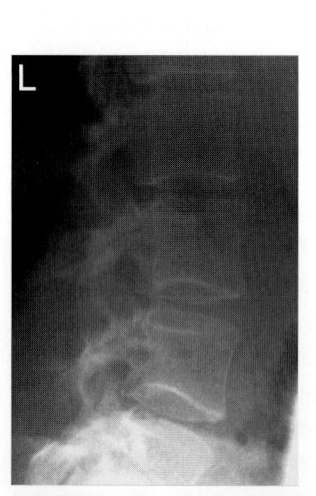

患者のポジショニング不良（椎体前縁陰影および後縁陰影の重積）

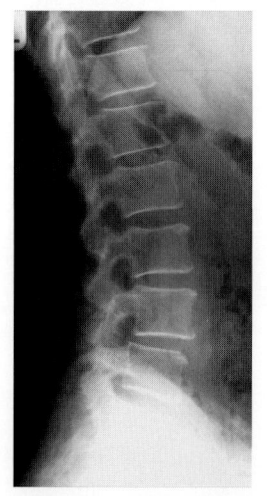

コントラストが高すぎる画像

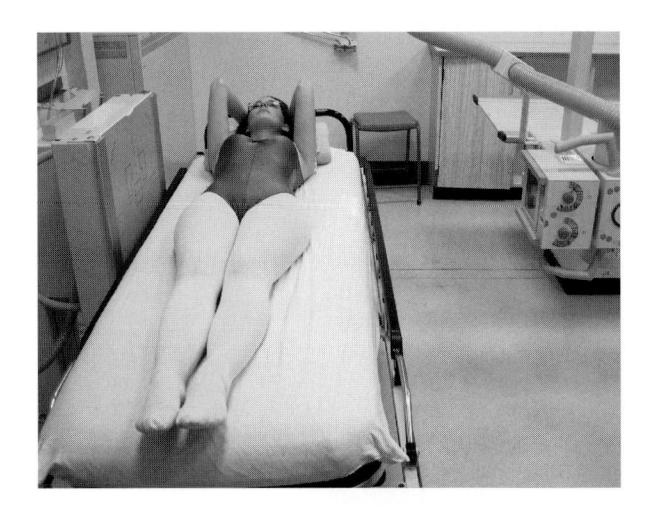

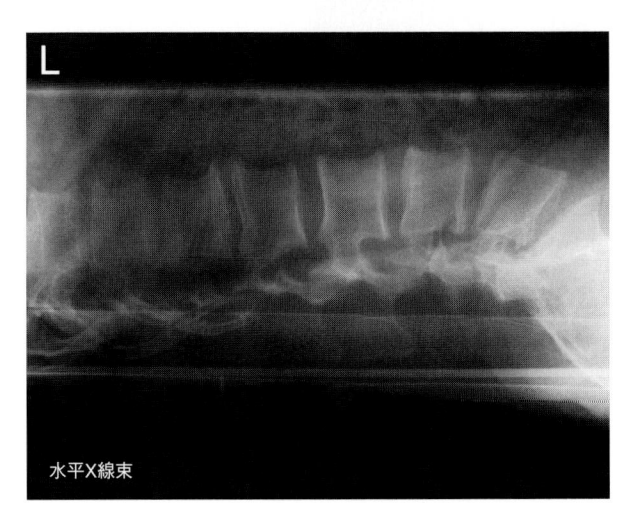

腰椎

側方向（水平撮影法）

患者に腰椎骨折が疑われる場合には，医師の監督指導なしにストレッチャー上から移動させるべきではない。同様に，そのような状況では患者を側臥位にするのも危険であるので，側方向像を得るために水平方向撮影を行う。

水平方向撮影法については第16章にも記載されている。

患者とカセッテの配置

- ストレッチャーの側面を立位ブッキー台につけるように配置する。
- 患者の肋骨下縁がブッキー台の中心線と一致するようにストレッチャーの位置を調整し，正中矢状面がカセッテに対して平行になるようにする。
- ブッキー台の高さを調整して，ブッキー内のカセッテの長軸と患者の中央冠状面とを一致させる。
- 可能ならば両腕を頭側に挙上する。

X線束の方向と入射点

- 水平X線束中心は左右の上前腸骨棘を結ぶ直線と平行にして，肋骨下縁レベルにある第3腰椎棘突起から7.5 cm前方の点に入射する。

画像が備えるべき特徴

- 腰椎側方向と同じ（185頁）。
- フォトタイマを用いるには細心の注意が必要である。選択した検出部が腰椎と一致しない場合には，不適切な撮影条件となる。
- 撮影条件を手動で設定する場合は，通常の側方向撮影よりも照射条件を増すべきである。これは重力によって内臓が腰椎両側の背側に移動し，側臥位や立位よりもX線吸収が増すためである。

腰椎

前屈位・後屈位側方向

　前屈位および後屈位における側方向撮影は，腰椎の可動性と安定性の観察を目的として指示される場合がある。

患者とカセッテの配置

- 背臥位でも撮影可能であるが，通常は坐位とし，立位ブッキー台に体側をつけて撮影する。
- 坐位が適している理由は，立位の場合は股関節の動きによって実際の腰椎の前屈および後屈の程度が小さくなってしまうからである。
- 背面がカセッテに対して直角になるようにし，脊柱がカセッテに対して平行になるようにする。
- 最初の撮影では，患者を前屈させ，腰部を可能な限り屈曲させて，腰掛けの前部を握らせ体位を維持させる。
- 二度目の撮影では，患者を後屈させ腰部を可能な限り伸展させて，腰掛けの後部または患者の後方に別の支持物があるならばそれを握らせる。
- カセッテの中心は肋骨下縁レベルに合わせ，撮影は呼気時呼吸停止にて行う。

X線束の方向と入射点

- X線束中心はカセッテに対して直角とし，肋骨下縁レベルにある第3腰椎棘突起から7.5 cm前方の点に入射する。

画像が備えるべき特徴

　腰椎側方向の項目参照（185頁）。前屈位および後屈位どちらの画像にも観察領域がすべて描出されていること。

よくある失敗と対処法

- フォトタイマを用いる場合は細心の注意が必要である。選択した検出部が腰椎と一致しない場合には，不適切な撮影条件となる。
- 撮影条件を手動で設定する場合は，通常の側方向撮影よりも照射条件を増すべきである。これは重力によって内臓が腰椎両側の背側に移動し，側臥位や立位よりもX線吸収が増すためである。
- 患者がこの姿勢を保つのは困難なので，短時間の撮影が望ましい。

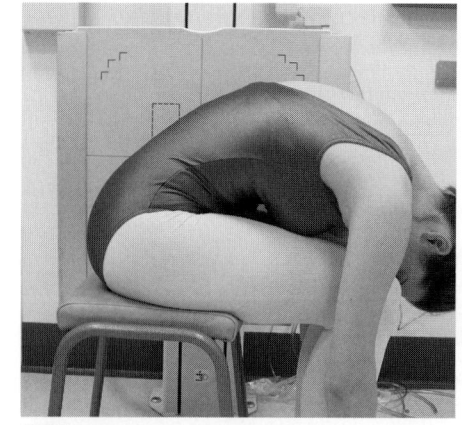

前屈位

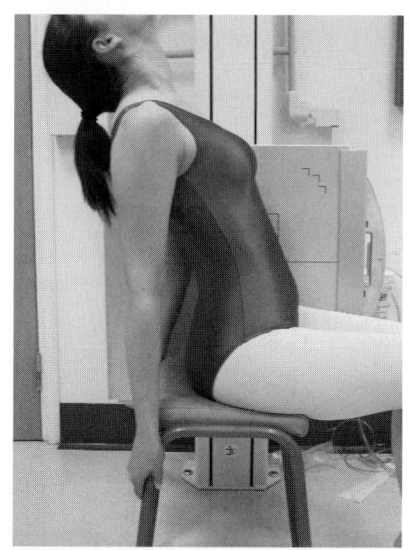

後屈位

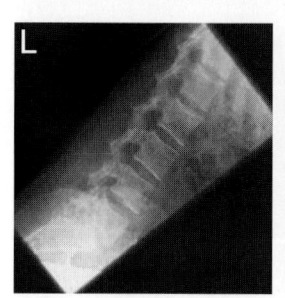

前屈位 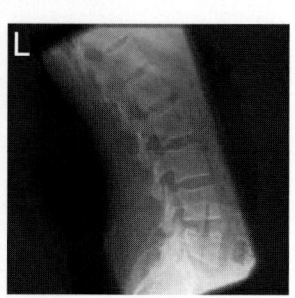　　　　　　後屈位

右・左後斜方向

これらの撮影ではカセッテに近い側の上下関節突起間部および突起間関節が描出される。比較のために両斜方向の撮影を行う。

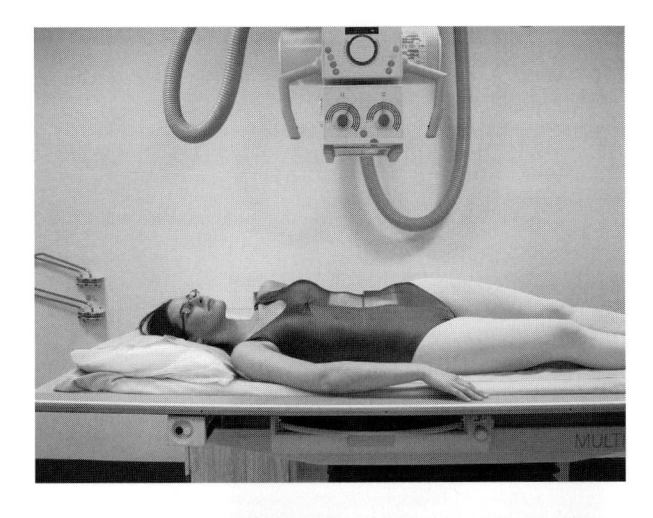

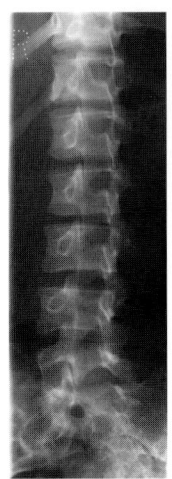

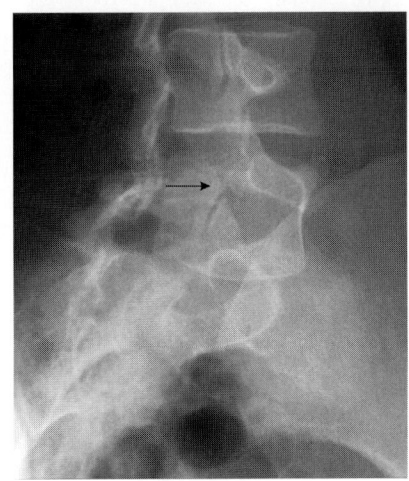

左後斜方向像（正常）　第5腰椎の上下関節突起間部の欠損像

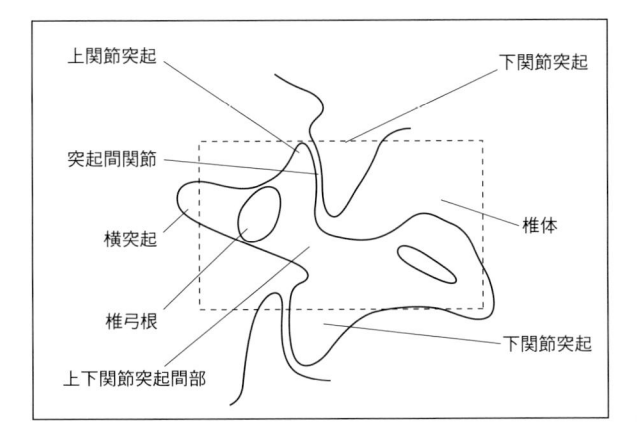

- 上関節突起
- 下関節突起
- 突起間関節
- 横突起
- 椎体
- 椎弓根
- 下関節突起
- 上下関節突起間部

腰椎

患者とカセッテの配置

- 患者の体を撮影台上で背臥位の状態から45°回転させ，右後斜方向および左後斜方向撮影を行う。患者の腕は挙上して枕の上に手を置く。
- 患者の股関節および膝関節は屈曲し，持ち上げた側に45°の発泡スチロールパッドを置いて患者を安定させる。
- カセッテの中心は肋骨下縁レベルに合わせる。

X線束の方向と入射点

- 垂直X線束中心は肋骨下縁レベルで挙上した側の鎖骨中央線上に入射する。

画像が備えるべき特徴

- 斜位の角度は，椎骨後部の構造物がいわゆる「スコッチテリア」状に並んで描出される角度とすること（図参照）。

放射線医学的考察

上下関節突起間部の欠損は先天的または外傷によるものである。椎骨が1つ下の椎骨より前にすべる状態（脊椎すべり症）を防ぐという構造上，損傷を受けやすい部分であり，腰痛の原因となる。欠損が両側性の場合は脊椎分離すべり症が強く疑われる。この欠損は「スコッチテリアの首輪」として表出されるので，「スコッチテリア」を描出することは重要である。

よくある失敗と対処法

- X線束中心の入射点を内側寄りにしてしまうと，椎体後部の構造物を描出できなくなる。

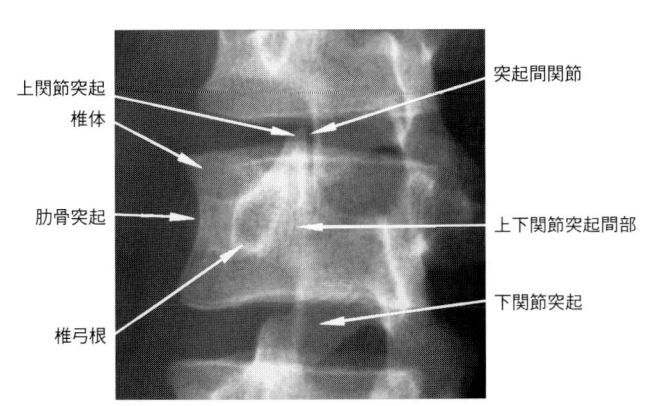

- 上関節突起
- 椎体
- 肋骨突起
- 椎弓根
- 突起間関節
- 上下関節突起間部
- 下関節突起

腰仙接合部

側方向

患者とカセッテの配置

- 撮影台上に患者を側臥位とし，両腕を挙上させ手を枕の上に置く．股関節と膝関節は少し屈曲して安定させる．
- 背面をカセッテに対して直角とするが，この確認は腸骨稜または上後腸骨棘を触知することによって行える．
- 脊柱の中央を通る冠状面を撮影台に対して垂直とし，ブッキー台の中心線に一致させる．
- カセッテの中心は第5腰椎棘突起レベルに合わせる．
- 必要に応じて固定パッドを腰部および膝の下に置き，脊柱がカセッテに対して平行になるようにする．

X線束の方向と入射点

- 垂直X線束中心は第5腰椎棘突起の7.5 cm前方の点に入射する．レベルは腸骨稜結節部であるが，これは腸骨稜上縁と上前腸骨棘との中点のレベルとしても確認できる．
- 患者の骨盤が大きく，脊柱を撮影台に対して平行とすることができない場合，関節腔を明瞭に描出するためにはX線束中心を足側に5°程度角度をつけて斜入する．

画像が備えるべき特徴

- 第5腰椎と仙骨第1分節が描出されること．
- 関節腔が明瞭に描出されること．

放射線防護

- この撮影には比較的大線量を必要とするので，ルーチン撮影として用いるべきではない．通常の腰椎側方向像で評価するべきであり，その画像にて腰仙接合部の診断が不可能な場合のみ，この撮影法を考慮する．

前後方向

　腰椎仙骨関節腔は，腰椎の前弯曲のために関節腔が撮影台に対して垂直になっていないので，通常の腰椎前後方向撮影では描出されない．この撮影法はこの関節腔を明瞭に描出する必要があるときだけ用いられる．

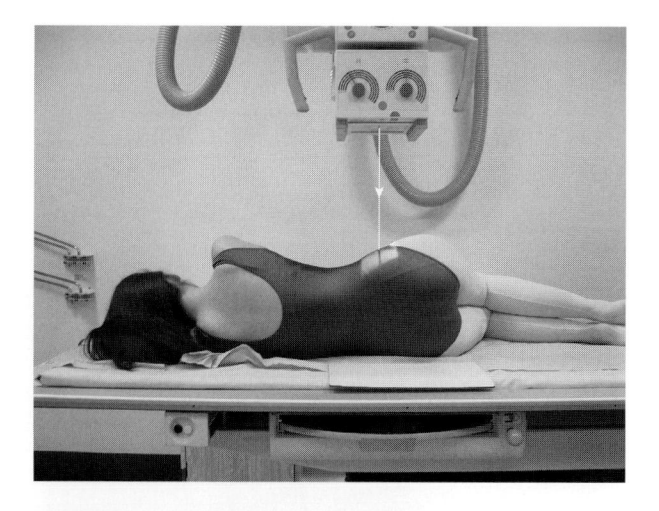

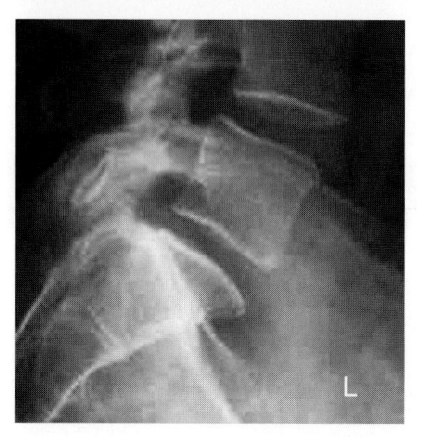

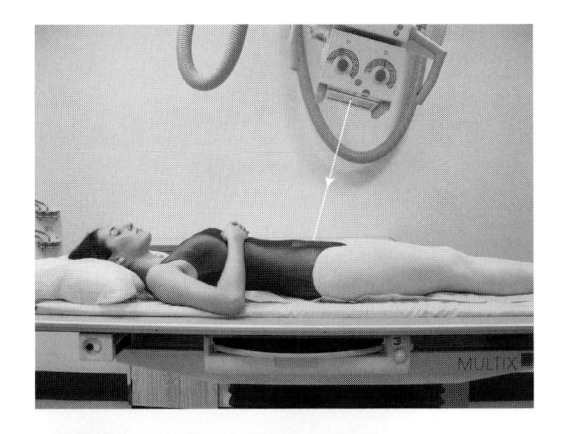

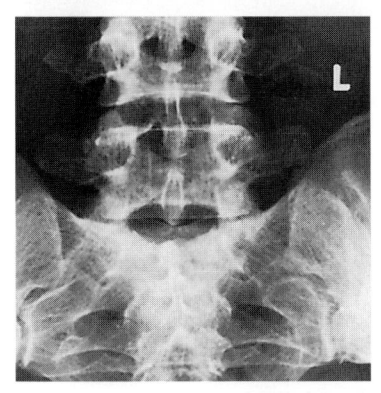

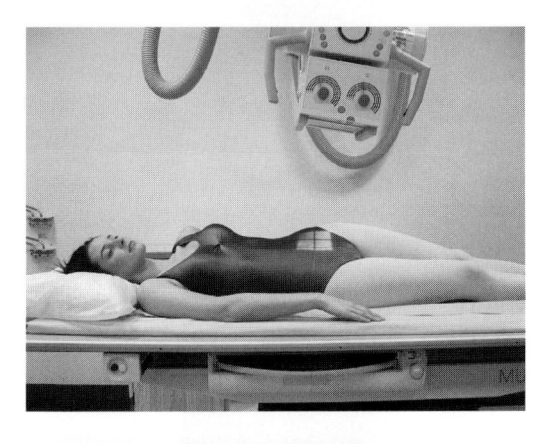

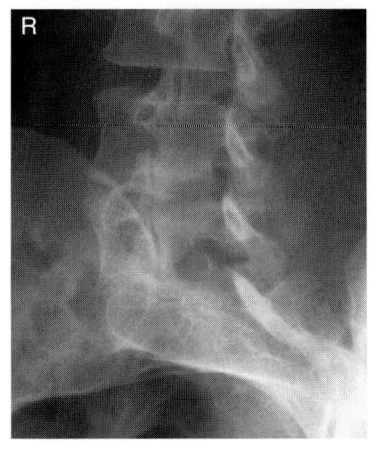

腰仙接合部

患者とカセッテの配置

- 患者は撮影台上に背臥位とし，正中矢状面を撮影台に対して垂直として，撮影台中心線に一致させる。
- 左右の上前腸骨棘から撮影台までの距離を等しくする。
- 膝関節は屈曲して発泡スチロールパッドの上に置き，体の安定と腰椎前弯曲を矯正する。
- カセッテの位置は頭側にずらし，X線束中心が中央部に入射するようにする。

X線束の方向と入射点

- X線束中心は撮影台に対して垂直の状態から頭側へ10°〜20°の角度をつけ，正中線上で上前腸骨棘のレベルに向けて斜入する。
- X線束中心の斜入角度は，通常は男性よりも女性の方が大きく，股関節および膝関節の屈曲を大きくすれば斜入角度は小さくできる。

画像が備えるべき特徴

- 照射野は，第5腰椎と仙骨第1分節が描出される大きさに絞ること。

右・左後斜方向

この撮影法では，カセッテに近い側の上下関節突起間部および突起間関節が描出される。

患者とカセッテの配置

- 患者の体を撮影台上で背臥位の状態から45°回転させ，右後斜方向および左後斜方向撮影を行う。
- 患者の股関節および膝関節は屈曲し，持ち上げた側に45°の発泡スチロールパッドを置いて患者を安定させる。
- カセッテの位置は頭側にずらし，X線束中心が中央部に入射するようにする。

画像が備えるべき特徴

- 第5腰椎の椎骨後部の構造物が，「スコッチテリア」の形に描出されること（腰椎斜方向参照，189頁）。

よくある失敗と対処法

- X線束中心の入射点を内側寄りにしてしまうと，椎体後部の構造物を描出できなくなる。

仙骨

前後・後前方向

　仙骨は前後方向でも後前方向でも撮影可能である。後前方向で撮影した場合，性腺の被曝線量は減少し，仙腸関節腔が拡散するX線束に沿って位置するために関節腔がより明瞭に描出されるという利点がある。患者が衰弱していたり外傷を負っている場合は，腹臥位の体位を維持するのは困難なので，前後方向撮影がより現実的な選択肢となる。

患者とカセッテの配置

- 撮影台上に患者を背臥位または腹臥位とし，正中矢状面を撮影台に対して垂直として，撮影台の中心線に一致させる。
- 左右の上前腸骨棘から撮影台までの距離を等しくする。
- 背臥位前後方向撮影の場合には，膝関節を屈曲して発泡スチロールパッド上に置き，体位を安定させるとともに骨盤の傾斜を小さくする。
- カセッテの位置は，前後方向撮影の場合は頭側に，後前方向撮影の場合は足側にずらし，X線束中心が中央に入射するようにする。

X線束の方向と入射点

- 前後方向撮影の場合は，X線束中心は撮影台に対して垂直な状態から頭側に10°〜25°の角度をつけ，両側の上前腸骨棘と恥骨結合上縁との中点に向けて入射する。
- X線束中心の斜入角度は，通常は男性よりも女性の方が大きく，股関節および膝関節の屈曲を大きくすれば斜入角度は小さくできる。
- 後前方向撮影の場合は，上後腸骨棘と尾骨を触知することによって仙骨の位置を確認できるので，正中線上で仙骨中央レベルに入射する。
- X線束中心の斜入角度は，骨盤の傾斜によって異なるが，仙骨が触知可能であるため，足側への傾斜角度は仙骨長軸に対して垂直となる角度にする(写真中央参照)。

放射線医学的考察

- 仙骨は薄い骨であるので，撮影条件が不適切であると骨折や転移巣のような重要な病変を見落としてしまう。

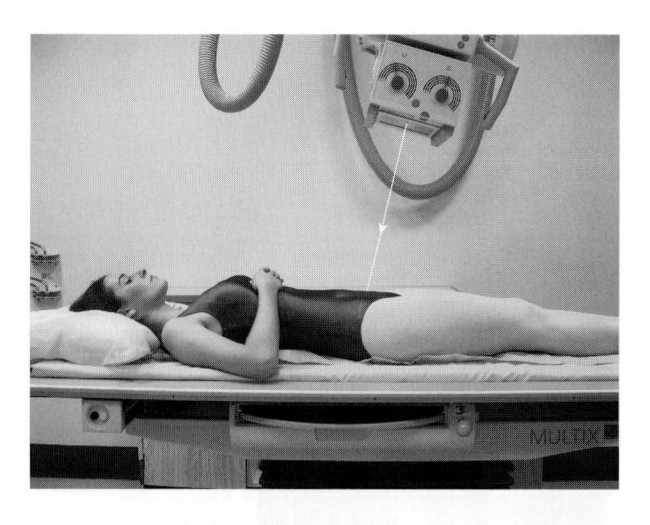

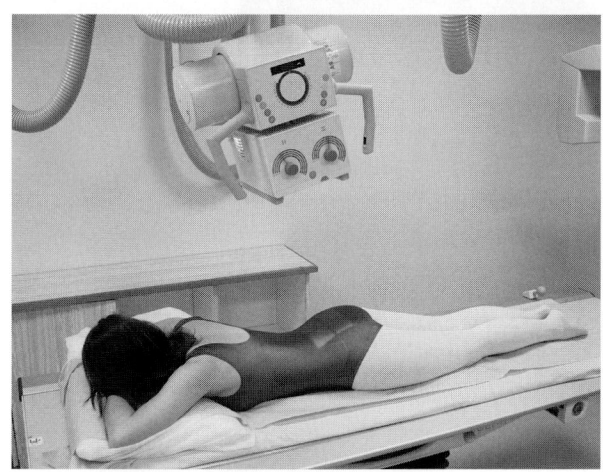

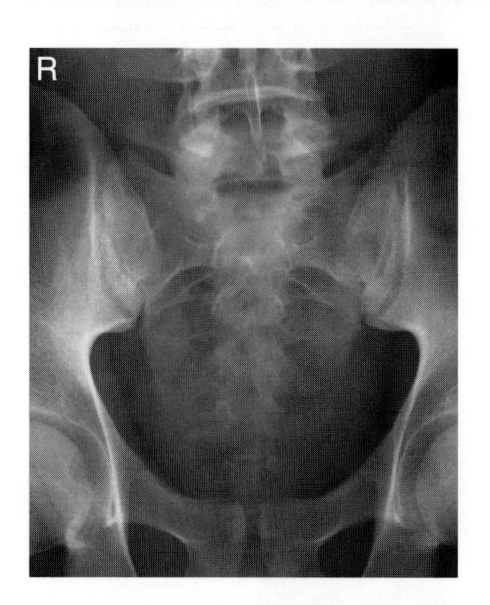

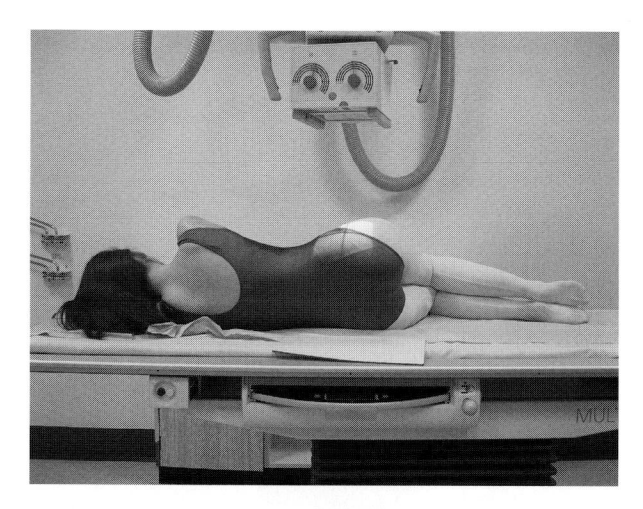

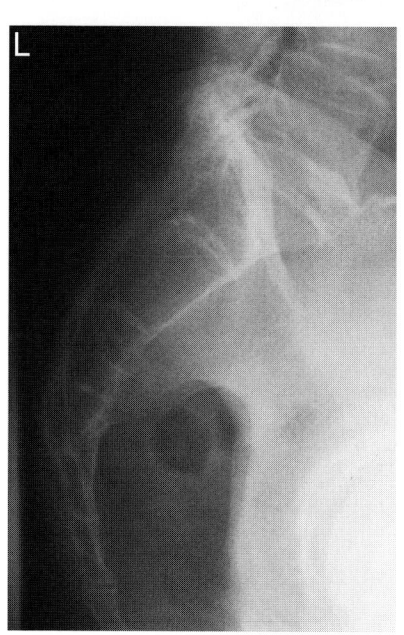

仙骨

側方向

患者とカセッテの配置

- 撮影台上に患者を側臥位とし，両腕は挙上して手を枕の上に置く。股関節と膝関節は少し屈曲して安定させる。
- 背面をカセッテに対して垂直とするが，この確認は腸骨稜または上後腸骨棘の触知にて行える。脊柱の中央を通る冠状面を撮影台に対して垂直とし，撮影台の中心線に一致させる。
- カセッテの中心は仙骨中央レベルとし，X線束中心が入射するように置く。

X線束の方向と入射点

- X線束中心は仙骨長軸に対して垂直とし，撮影台中心線上で上後腸骨棘と仙骨尾骨接合部との中央レベルの点に向けて入射する。

放射線医学的考察

- 撮影条件が不適切であったり，患者ポジショニングに回転が生じると，骨折を見落としやすい。

よくある失敗と対処法

- フォトタイマを用いる場合，中心点を後方にずらしてしまうと露出不足となる。

尾骨

前後方向

患者とカセッテの配置

- 撮影台上に患者を背臥位とし，正中矢状面を撮影台に対して垂直として，撮影台の中心線に一致させる。
- 左右の上前腸骨棘から撮影台までの距離を等しくする。
- 膝関節を屈曲して発泡スチロールパッドの上に置き，体位を安定させるとともに骨盤の傾斜を小さくする。
- カセッテの位置は足側にずらし，X線束中心が中央に入射するようにする。

X線束の方向と入射点

- X線束中心は撮影台に対して垂直な状態から足側に15°の傾斜をつけ，恥骨結合より2.5 cm頭側の点に向けて入射する。

放射線医学的考察

- 尾骨の形状は，分節数や傾斜角度等に幅広い個人差がある。
- この撮影法は高線量撮影であり，患者に尾骨切除術が予定されている場合を除いて通常は撮影しない。

側方向

患者とカセッテの配置

- 撮影台上に患者を側臥位とし，触知可能な尾骨を撮影台の中心線上に置く。両腕は挙上して手を枕の上に置く。股関節と膝関節は少し屈曲して安定させる。
- 背面をカセッテに対して垂直とするが，この確認は腸骨稜または上後腸骨棘の触知にて行える。正中矢状面を撮影台に対して平行とする。
- カセッテの中心は尾骨レベルとし，X線束中心が入射するように置く。

X線束の方向と入射点

- X線束中心は仙骨長軸に対して直角とし，触知可能な尾骨に向けて入射する。

放射線医学的考察

- 前後方向の項参照。

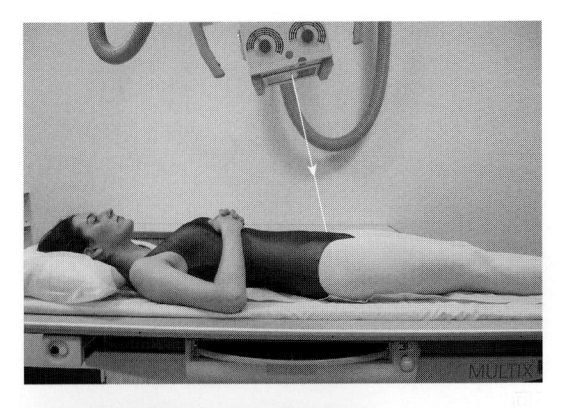

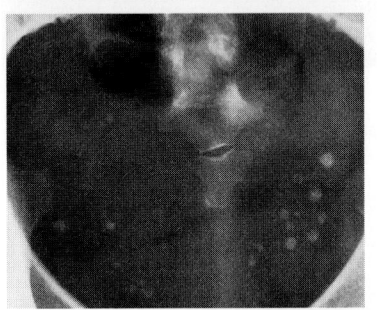

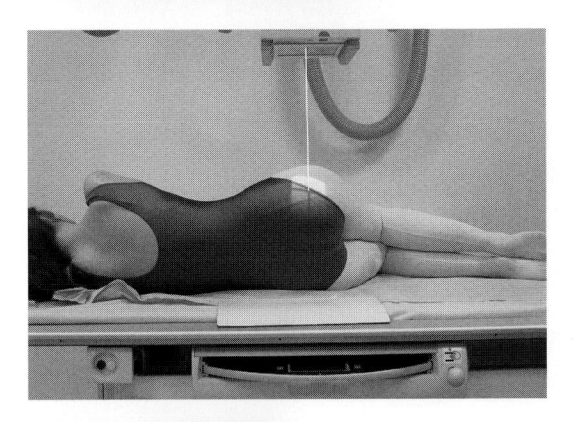

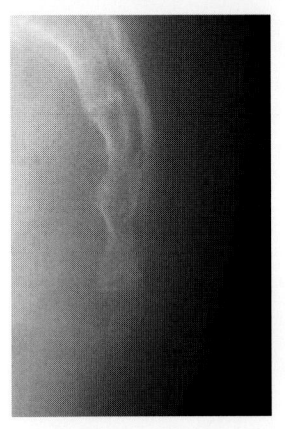

よくある失敗と対処法

- フォトタイマを用いる場合，検出器の位置がわずかでも尾骨より後方にずれてしまうと露出不足となる。

第7章

胸郭と上部気道

胸郭：咽頭と喉頭 196
 前後方向 196
 側方向 197

胸郭：気管（胸郭上口を含む） 198
 前後方向 198
 側方向 199

肺 200
 はじめに 200
 X線解剖 206
 一般的事項 207
 立位後前方向 208
 立位前後方向 210
 背臥位前後方向 211
 半坐位前後方向 212
 側方向 213
 肺尖部 214
 上前部側方向 215
 前弯（後傾）撮影 215

心臓と大動脈 216
 はじめに 216
 解剖 217
 後前方向 218
 左側方向 220
 右前斜方向 221

骨性胸郭 222
 はじめに 222
 推奨撮影法 223

下位肋骨 224
 前後方向（基本法） 224
 右・左後斜方向 225

上位肋骨 226
 右・左後斜方向 226
 第1，第2肋骨前後方向 227
 頸肋前後方向 227

胸骨 228
 前斜方向（X線管の角度づけによる） 228
 前斜方向（軀幹の回転による） 229
 側方向 230

胸郭：咽頭と喉頭

単純 X 線検査は，軟部組織の腫脹や，その気道への影響について診断するために依頼される。また，異物の存在位置や喉頭部の損傷の程度を評価できる。その他の疾患では精査として CT や MRI による断層像が用いられる。

通常，24×30 cm サイズのカセッテを用いて，前後方向と側方向の二方向撮影を行う。

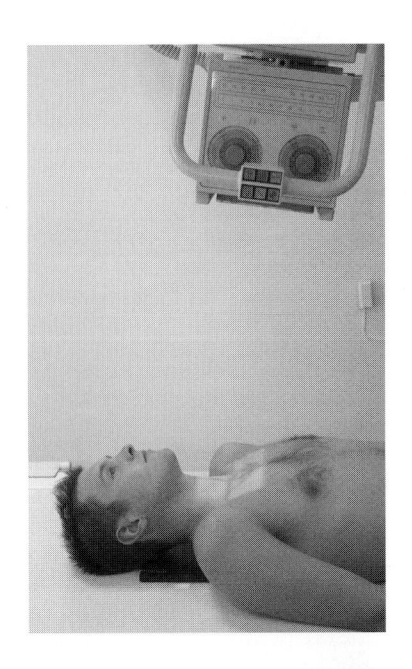

前後方向

患者とカセッテの配置

- 患者を背臥位とし，撮影台の長軸中央線に正中矢状面を一致させる。
- 軟部組織と下顎骨の重なりを少なくするため，ドイツ水平線が垂直面から 20°の角度になるように顎をあげる。
- カセッテの中心は，第 4 頸椎レベルとする。

X 線束の方向と入射点

- X 線束中心を第 4 頸椎正中に向け，10°下方から入射する。
- 呼気時に撮影する。

画像が備えるべき特徴

- 照射野を絞り，後頭骨から第 7 頸椎までを含むこと。

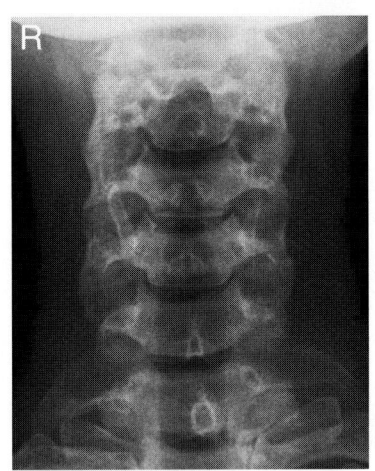

注意事項

- ブッキーグリッドは，用いても用いなくてもよい。
- 正面前後方向像は，頸椎と重なって小さな異物の確認が難しいことがあり，あまり施行されない。
- 咽頭や喉頭内の空気によって，頸部の被写体コントラストは増強する。しかし，高圧撮影ではコントラストは減弱する。

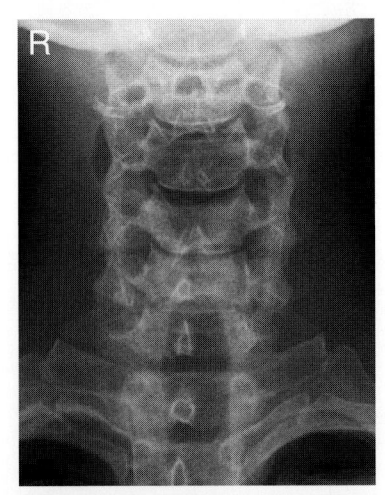

正面前後方向像（正常）

正面前後方向像（喉頭気腫）

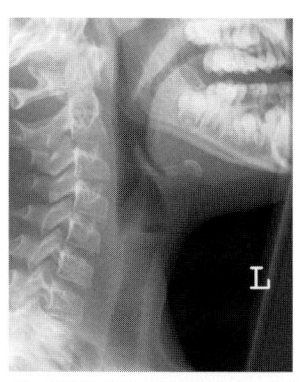

側方向像（正常に空気で満たされた喉頭）

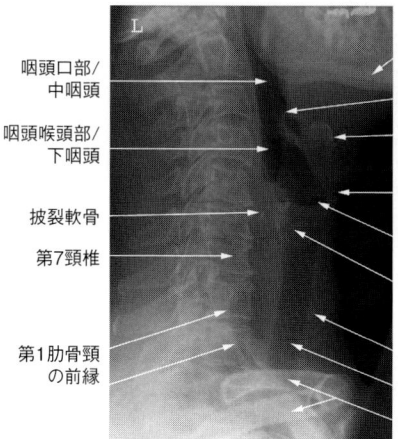

咽頭口部/中咽頭
咽頭喉頭部/下咽頭
披裂軟骨
第7頸椎
第1肋骨頭の前縁

下顎骨
喉頭蓋
舌骨
甲状軟骨の前縁
咽頭室
輪状軟骨
良性甲状腺石灰化
気管内の空気陰影
鎖骨

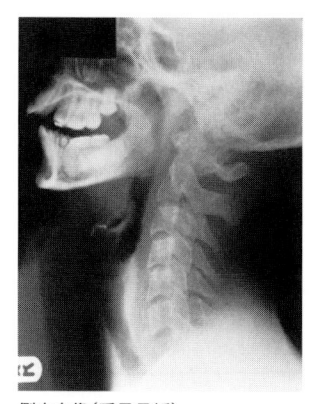

側方向像（舌骨骨折）

胸郭：咽頭と喉頭

側方向

患者とカセッテの配置

- 患者を立位または坐位とし，どちらかの肩を垂直に置いたカセッテにつける。2個の45°傾斜パッドを頭とカセッテの間に置いて，体が動かないようにしてもよい。
- 軀幹と頭部の正中矢状面をカセッテに平行にする。
- 顎を少しあげて，下顎角と上部頸椎が分離するようにする。
- 下顎角の後方2.5 cmの点をカセッテの垂直中心線に一致させる。
- カセッテの中心は，第4頸椎前方の甲状軟骨突起部とする。
- 撮影の直前に肩の力を抜くよう指示し，肩が第7頸椎よりも下方に投影されるようにする。
- このとき，上体と頭部が動かないように注意する。
- 呼気時に撮影する。

X線束の方向と入射点

- X線束中心を水平にし，乳様突起の下方で甲状軟骨と第4頸椎の高さの点に向けて入射する。

画像が備えるべき特徴

- 頭蓋底から頸椎下縁（C7）まで，軟部組織が描出されていること。
- 喉頭の軟骨や異物が明瞭に描出されていること。

放射線医学的考察

- C4～C6のレベルで椎体前面の軟部組織がその椎体よりも幅が広ければ，軟組織腫脹と診断できる（これはX線透過性の異物の唯一の徴候であることがある）。頭部が前屈しているとこれに類似の所見がみられ，また入射方向が斜めの場合にはみられないことがある。したがって，正しい側方向像であることが重要である。
- 喉頭の軟骨は一般的に斑状の石灰化をきたすので，異物とよく似た所見を示す。

胸郭：気管（胸郭上口を含む）

単純 X 線検査は，頸部と上部胸郭の軟部組織の腫脹や，その気道への影響，例えば胸骨背側の甲状腺腫などに関する検査として依頼される。

側方向像では頸部と体厚の大きな上部胸郭が撮影範囲に含まれる。そこで，気管の全長を描出するために高圧撮影を行う。

移動式グリッドを用いて，正面前後方向像と側方向像の二方向撮影を行う。気管の全長が照射野内に入るように，カセッテサイズを選択する。

精密検査としては，CT や断層撮影が行われる。

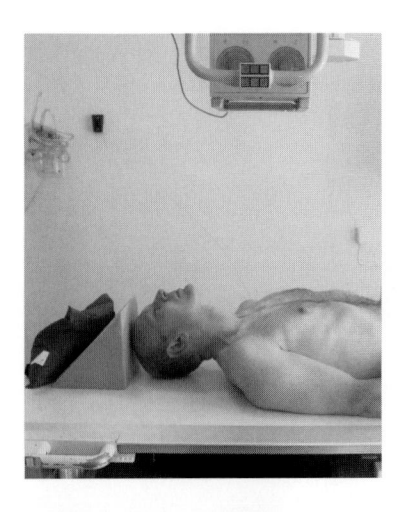

前後方向

患者とカセッテの配置

- 患者を背臥位とし，撮影台の長軸中央線に正中矢状面を一致させる。
- 軟部組織が下顎骨に隠れないように，ドイツ水平線が垂直から 20°の角度になるように顎をあげる。
- カセッテの中心は，胸骨上切痕レベルとする。

X 線束の方向と入射点

- X 線束中心は胸骨上切痕レベルの正中線上に向けて，垂直に入射する。
- 努力呼気時に撮影する。

画像が備えるべき特徴

- 気管の全長が投影されていること。

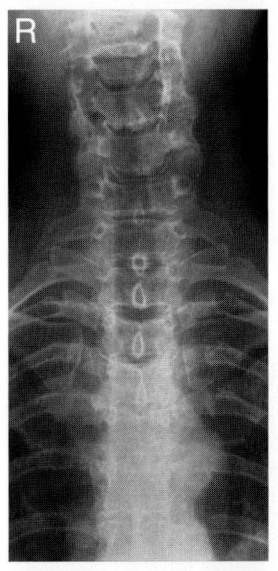

前後方向像（正常気管）

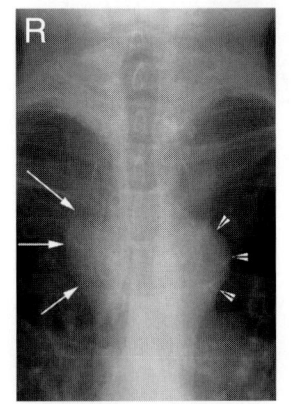

前後方向像（矢印：気管傍リンパ節腫大，矢頭：大動脈弓）

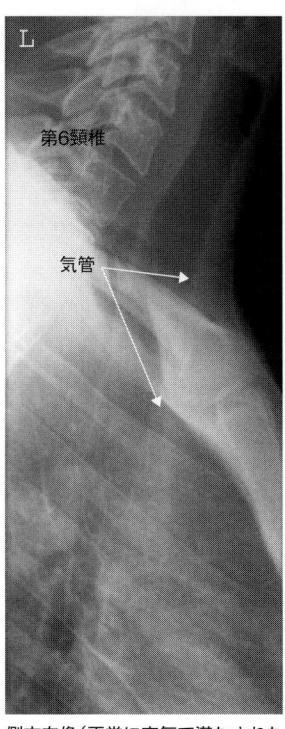

側方向像(正常に空気で満たされた気管)

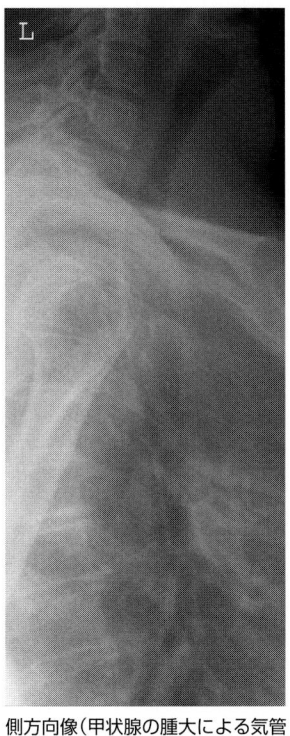

側方向像(甲状腺の腫大による気管の圧迫と後方への偏位。注:肩の後退が十分でないので上腕骨頭が気管に重なっている)

胸郭:気管(胸郭上口を含む)

側方向

関心領域に肩の陰影が入らないようにするために,撮影には立位が最もよい。

患者とカセッテの配置

- 患者を立位または坐位とし,一側の肩を垂直に置いたブッキー撮影面(カセッテ)につける。
- 上体と頭部の正中矢状面をカセッテに平行にする。
- カセッテは,下部咽頭から胸骨角レベルの気管下縁までが十分含まれる大きさでなければならない。
- 気管を明瞭に撮影するためには,肩を十分に後ろに反らす。
- 腰の後ろで両手を握って腕を後ろに引くとよい。
- 胸骨上切痕のレベルにカセッテの中心を合わせる。

X線束の方向と入射点

- X線束中心を水平にし,頸切痕のレベルに向けて入射する。
- 呼気時に撮影する。

注意事項

高圧撮影(29頁)を用いて,気管のすべてを1画像中に描出する。高圧撮影によって,頸部と体厚の大きい上部胸郭のコントラストが減少する。

放射線医学的考察

- 側面像は胸骨後方への甲状腺の進展を確認するのに役立つことがある。気管・気管支そのものの評価には気管支鏡検査やCT(特にMDCTによるMPR再構成画像と仮想気管支鏡像)が適している。
- 前縦隔腫瘤(胸腔内甲状腺腫など)は前縦隔領域の濃度を増加させる。腕を後ろに十分反らさないと軟部組織の陰影が重なり,この所見と紛らわしい。

肺

はじめに

　肺のX線検査は，肺の原発性疾患や他臓器疾患の肺への影響をみるなどさまざまな目的で行われる。それらの影響により肺実質の状態は顕著に変化し，疾患の性質や広がりによって経時的に変化する。

　画像検査はCTや核医学などのさまざまなモダリティでも行われる。

推奨撮影法

　表に示す撮影法が用いられる。

基本法	立位後前方向
代替法	立位前後方向
	背臥位前後方向
	半坐位前後方向
追加撮影	側方向
	正面後前方向（呼気時）
	肺尖
	前上肺野側方向
	側臥位撮影（デクビタス）
	断層撮影

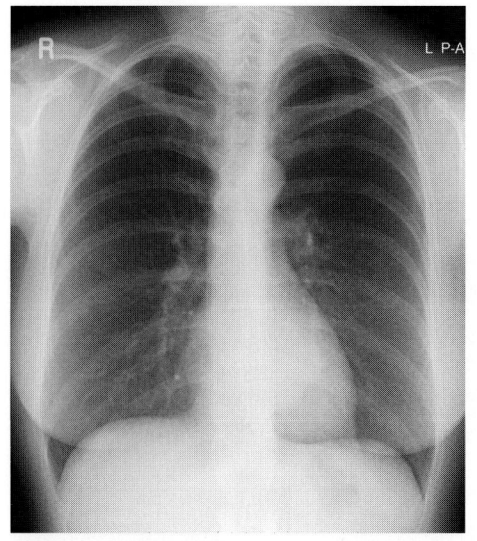

胸部正面後前方向像（正常）

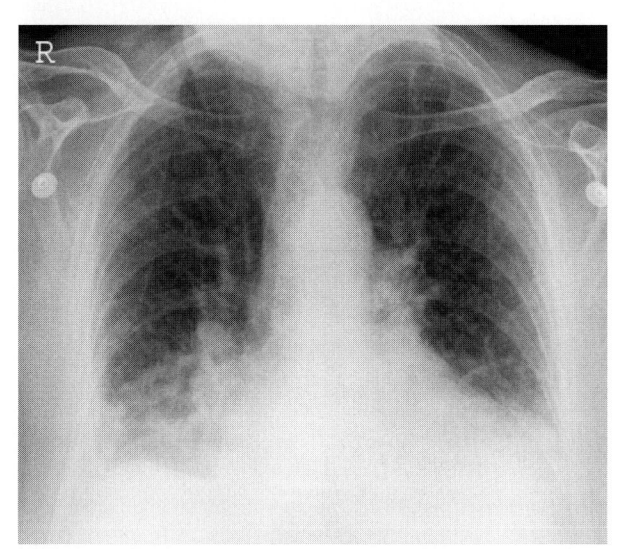

胸部正面後前方向像（肺底部が両側肺水腫のため不明瞭になっている）

ポジショニング

　立位か臥位かは基本的に患者の容体によって決定されるが，多くは立位で行う。容体が悪い患者や動けない患者は背臥位か半坐位で撮影する（第12章参照）。立位はポジショニングが容易で，呼吸のコントロールも十分にできる。また，重力の影響で腹部臓器が下方に移動し，肺内構造を最大限に描出できる。さらに，貯留液の水面位も明瞭となる。

　前後方向撮影よりも後前方向撮影の方が一般的である。これは腕の位置により肩甲骨を肺野から外しやすく，心臓の拡大が小さいためである。

　後前方向は乳房の圧迫にも有効であり，乳腺や甲状腺の被曝は減少する。

　しかしながら，縦隔や心陰影により肺野はどうしても不明瞭になることがあるので，側方向撮影が必要となる場合もある。

　また，臨床医や放射線科医の指示により，特殊な適応として追加撮影が必要となることがある（上の表を参照）。

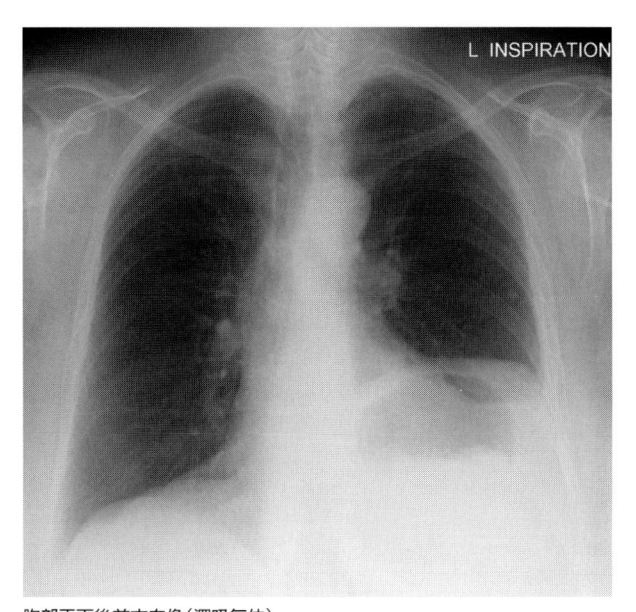

肺

呼吸

　肺は空気で満たされているとき最も明瞭に描出されるので，撮影は通常，深吸気停止下で行われる。吸気が十分であるか否かは，横隔膜上に肋骨が何本みえるかで評価できる。良好な画像では，前部肋骨が6本，あるいは後部肋骨が10本描出されている。

　簡単な説明とリハーサルをすることが，良い画像を得るために重要である。撮影する前に呼吸を数回繰り返して，呼吸状態を確認する。深吸気の後少し間を置いて静止しているのを確認し撮影する。20 ms の撮影時間が設定できるような装置であれば，体動によるボケは最小限に抑えられる。吸気の際，肩も同時にあがる傾向があるが，鎖骨が肺尖部と重なる可能性があるので，肩はあがらないようにしなければならない。

　正常乳頭は，胸部正面像の一側あるいは両側の下肺野に投影される。通常，その乳頭の外側辺縁は明瞭だが，内側辺縁が不明瞭なことが多い。したがって，肺内異常陰影と疑われるときは，金属マーカーを乳頭に貼りつけて再撮影を行う。当該陰影が金属マーカーと一致すれば，それは乳頭とみなせる。さらに呼気時に撮影して，当該陰影と金属マーカーが同様に移動するか否かで確認することもできる。被曝低減のため，このような追加撮影は放射線科医の指導のもとで行わなければならない。なお，軟部組織アーチファクトについては504頁で述べる。

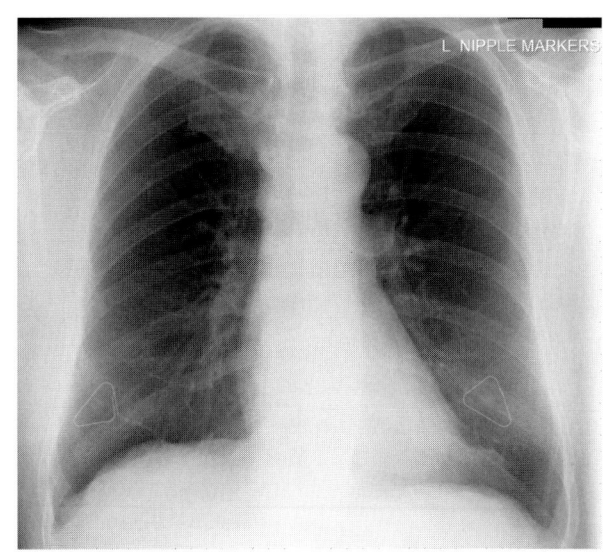

胸部正面後前方向像（深吸気位）

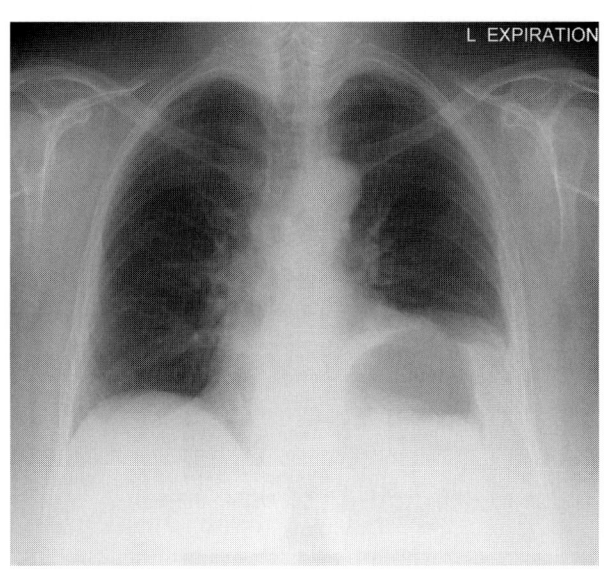

胸部正面後前方向像（呼気位）

胸部正面後前方向像（乳頭の位置に金属マーカー）

肺

撮影

胸部撮影にはさまざまな方法があり，以下のようなシステムが用いられる。

- スクリーン・フィルム系（低圧撮影）
- スクリーン・フィルム系（高圧撮影）
- スクリーン・フィルム系（選択的フィルタ）
- 非対称スクリーン・フィルム系
- 輝尽性蛍光体ディジタル系
- フラットパネルX線ディテクタ系間接方式
- フラットパネルX線ディテクタ系直接方式

どの撮影システムを選択するかは，各施設の運用プロトコルによる。しかし，システムの選択における最も重要なポイントは，胸郭内のすべての解剖学的構造をできるだけ良好に描出することである。すなわち，縦隔の背側の肺実質や肋骨横隔膜角領域などの腹部臓器と重なる肺領域も，良好に描出することが重要である。

下の表は，求められる最適な高コントラストおよび低コントラスト分解能の基準である。これは，標準的患者を対象としてスクリーン・フィルム系を用い，入射表面線量を 0.3 mGy としたときを想定している。

	高コントラスト	低コントラスト
小さな円形構造	直径 0.7 mm	直径 2 mm
線状および網状構造	幅 0.3 mm	幅 2 mm

撮影条件

介助なしで立てる成人の患者は，静止型または移動型グリッドを用いて胸部立位スタンドで行う。低圧撮影の場合，グリッドは用いない。

小児や乳児，あるいはポータブル撮影を要するような病状の成人を撮影する際には，代替の撮影法を工夫する。

下の表に，解像度およびコントラストともに最適な画像を得るための種々の条件を示す。

項目	コメント
焦点サイズ	≦ 1.3 mm
総ろ過	≧ 3.0 mm Al 等価
散乱線防止グリッド	R = 12, 40/cm
スクリーン・フィルムの組み合わせ	感度 200〜400
FFD（焦点-フィルム間距離）	180（140〜200）cm
管電圧	100〜150 kV
自動露出	検出器の選択：側方向
撮影時間	< 20 ms

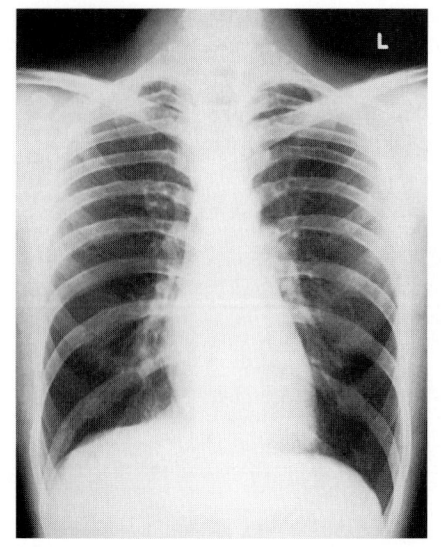

胸部正面後前方向像（スクリーン・フィルム系，低圧撮影）

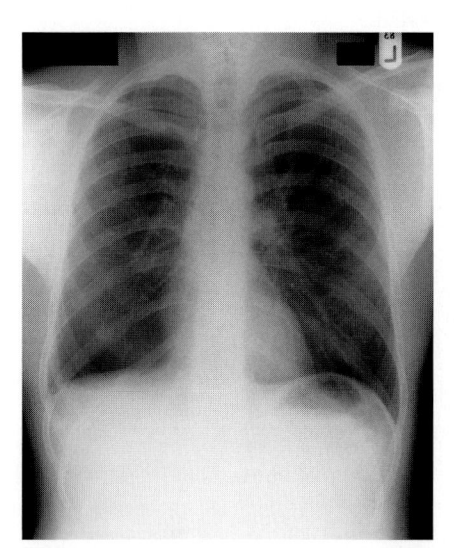

胸部正面後前方向像（スクリーン・フィルム系，高圧撮影）

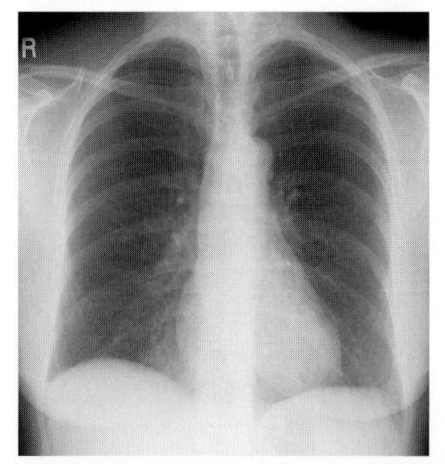

胸部正面後前方向像（輝尽性蛍光体によるディジタル撮影）

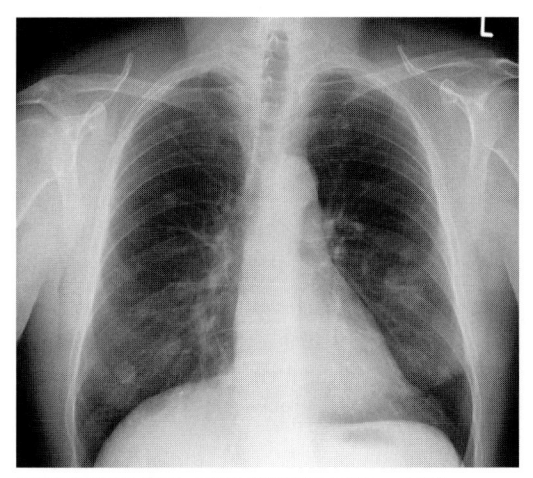

胸部正面後前方向ディジタル像（サブトラクション前）

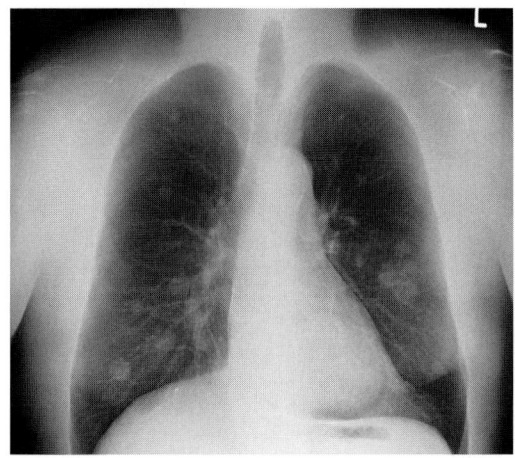

胸部正面後前方向ディジタル像（軟部組織画像）

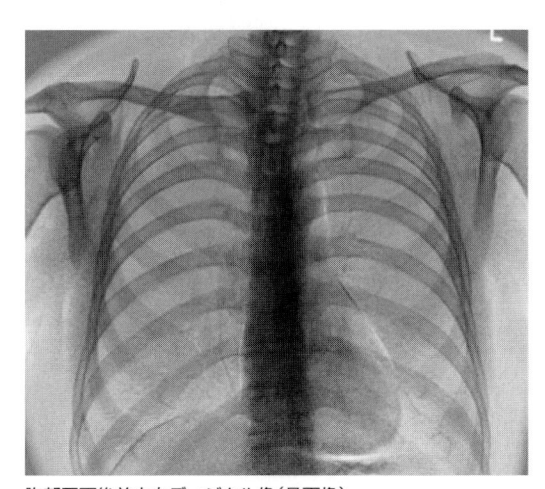

胸部正面後前方向ディジタル像（骨画像）
この症例では，200 ms 未満の撮影時間によるデュアルエネルギーサブトラクション法で得られた通常画像，軟部組織画像，骨画像を示す．軟部組織画像において肋骨との重複がないために腫瘤状陰影が良好に描出されていることがわかる

肺

管電圧の選択/デュアルエネルギーサブトラクション

　患者の体厚，体型，病状などを踏まえた適切な管電圧の選択により，肺門から肺野末梢側までの十分な透過像が得られる．通常，60～70 kV では正面後前方向像で肺の適切な透過像を得られるが，縦隔や心臓領域の X 線透過は十分ではない．X 線透過性が低い縦隔や心臓後方の肺を良好に描出するためには，十分な X 線透過が得られるように管電圧を上げる必要がある．非常に大きな乳房を持つ患者においても，同様に管電圧を上げないと肺底部が良好に描出されない．

　高圧撮影（120～150 kV）は，胸部撮影で描出すべき情報のダイナミックレンジを圧縮するので，1 枚の画像中に肺野から縦隔部までを良好に描出できる．高圧撮影はまた，患者被曝線量の軽減にも有用である．しかし，被写体コントラストの低減によって，軟部組織と同程度の密度の小病変は描出が難しくなる．また，肋骨の X 線透過性が大きくなるので肋骨病変の描出もより困難となる．

　ノングリッド低圧撮影と高圧撮影の中間である 80～100 kV の管電圧は，低圧および高圧撮影両者の長所と短所を併せ持つ方法として用いられる．

　ディジタルデュアルエネルギーサブトラクション法は，病変が骨に重なって不明瞭になるという問題を克服できる．この方法では，1 回の呼吸停止下において高エネルギー（高圧）画像と低エネルギー（低圧）画像の両者を 200 ms 未満の撮影時間で撮像する．そして，高圧画像から低圧画像をサブトラクションすることにより，骨画像と軟部組織画像を得る．観察には左図に示したように 3 画像を提示する．一般的には，電圧の境界は 80 kV である．

全体のコントラスト/グリッド使用

　散乱線は被写体コントラストを減少させ，ノイズを増加させる．この対策として，特に高圧撮影の際には少なくともグリッド比 10：1 以上のグリッドを使わなければならない．移動型グリッド（ブッキー）では，通常，焦点-フィルム間距離（FFD）180 cm で 12：1 のグリッド比が使われる．

　グリッド比の小さいグリッドは，それほど正確なグリッド配置を必要とせず，ポータブル撮影によく用いられる．

肺

エアギャップ（グレーデル）法

この方法は被写体とフィルムとの間隔を 15 cm 程度開けて行われる。このとき，幾何学的不鋭を減少させるため，FFD を 300 cm と大きくする。被写体-フィルム間距離（OFD）が拡大するために，斜め方向の散乱線の多くがフィルムに届かずに外側にそれる。カセット表面から 15 cm の距離を保って患者を安定させるためには，患者支持具が用いられる。

拡大率と FFD

特に心臓などの胸腔内構造やフィルムからの距離の異なる構造細部の拡大率を最小にするため，FFD は 150～180 cm の範囲が適当である。しかし，1 つの施設内では経過観察における画像比較のために FFD を一定にしなければならず，この範囲の FFD であれば幾何学的不鋭も非常に小さい。焦点サイズは X 線発生器の最大出力によって左右され，その選択は特定の X 線管電圧においてその検査に適した最短の撮影時間を設定することにも関連する。理想的には，FFD が 180 cm の場合，1.3 mm より大きくすべきではない。

FFD がこの推奨距離より小さいと，画像の拡大が生ずる。しかし，ポータブル X 線装置などの低出力装置を使う際，FFD を 120 cm 程度に設定することは短時間撮影をするために効果的である。

照射時間—被写体の動きとの関連

被検者の不随意運動による影響は，ミリ秒レベルの短時間撮影によって小さくできる。理想的には 20 ms 未満の撮影時間が望ましく，これは高出力 X 線管，高電圧と大電流設定，そして適切な感度のスクリーン・フィルムの組み合わせによって可能である。希土類スクリーンの使用と高感度フィルムの組み合わせは，短時間撮影に不可欠である。

高電圧撮影では，X 線管定格の許容範囲内で小焦点を選択することも可能であるという利点もある。

画質の均一性

よく品質管理された自動露出機構と自動現像器を用いることにより，一定期間内に繰り返される検査において画像の品質を良好に保持することが可能となる。しかし，自動露出機構を用いなくても，胸厚と対応させて管電圧を設定すると，良い画質の画像を得ることができる。

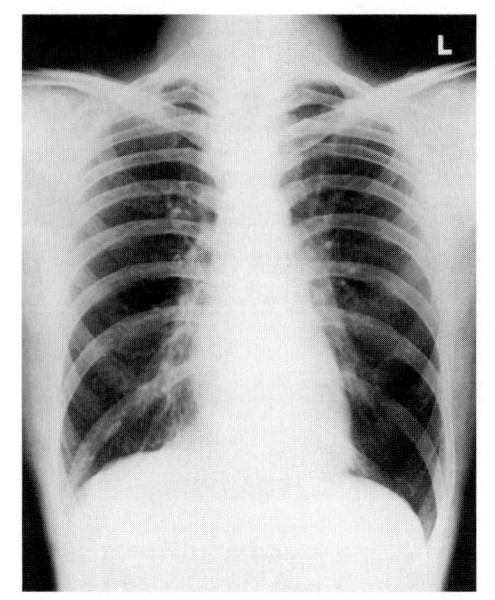

FFD = 180 cm

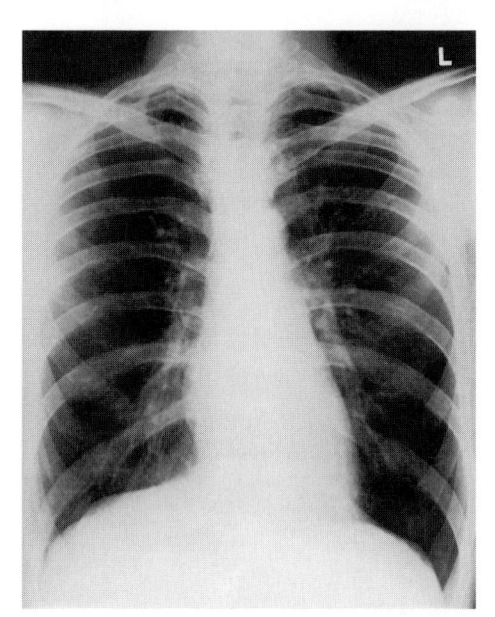

FFD = 75 cm

この技術は，さまざまな患者間の画像の均一性をも向上させる。

例えば，平均 22.5 cm の胸厚に対して 67.5 kV が適切な透過性と濃度を実現すると判断されたとすると，1 cm の胸厚の増減ごとに 2～3 kV の管電圧を上下させる。

照射条件や撮影法などは，診療録やコンピュータに記録しなければならない。これらの記録を参照することで，同じ施設内の異なる装置であっても，一定期間にわたり比較に耐えうるような良好な品質の画像を得ることができる。

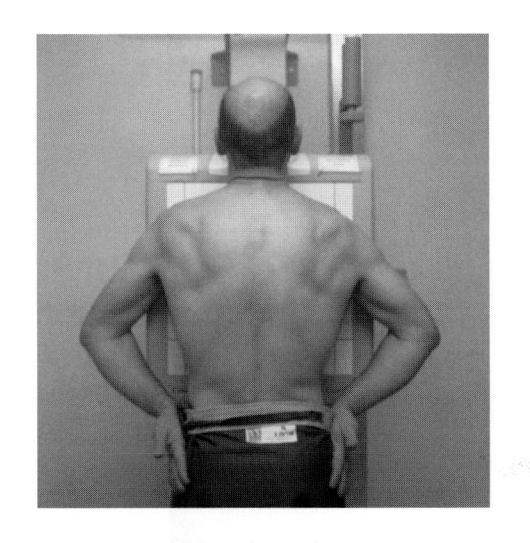

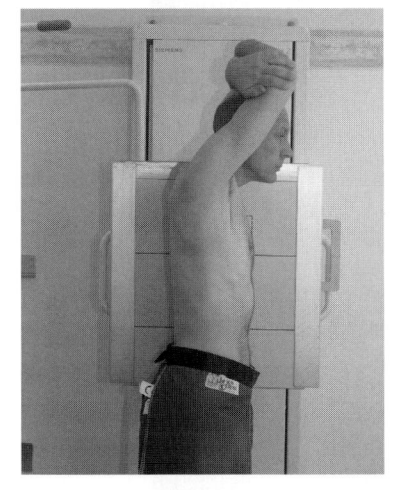

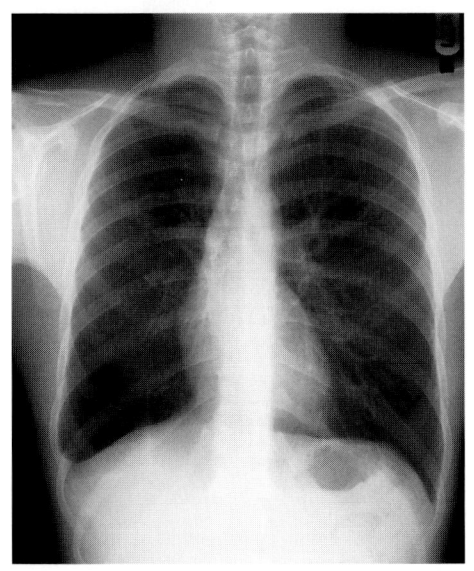

肺

放射線防護

　肺野サイズにX線を絞るためにX線可動絞りを用いる。これは患者被曝線量を減少させる。壁面からの後方散乱線は，立位スタンドの後ろやカセッテまたは立位ブッキーの直後に鉛ゴムを置くことで減少する。

　すべての胸部撮影において，可動式鉛防護衝立や鉛エプロンを用いて横隔膜下の軀幹のX線防護を行わなければならない。

　胸骨と乳腺への線量を最小にするために，できるだけ前後方向ではなく後前方向撮影とする。

スクリーン・フィルムの組み合わせ

　スクリーン・フィルム系は，体動によるボケと量子モトル（量子ノイズ）の小さい良好な画質の画像を得られるように選択する。感度200～400程度のスクリーン・フィルム系を用いると，患者被曝線量を大幅に減少できる。しかし，高感度のスクリーン・フィルム系は被曝線量を減少させられるが，量子モトルが増加するという不利益を生じる。

　非対称スクリーン・フィルム系は，1枚のフィルム上に大きなX線吸収差を記録することが可能である。これは，感度と空間分解能が異なる2種類のスクリーンと，クロスオーバー防止技術を施された非対称の両面乳剤フィルムによって構成される。前面の高空間分解能スクリーンと高コントラスト乳剤の組み合わせで肺野領域を記録し，背面の高感度スクリーンと高感度乳剤の組み合わせで縦隔，心臓後部，そして横隔膜下の領域を描出する。この前面，後面システムの組み合わせにより，広いラチチュードと高感度を実現できる。

　良好な画質を維持するために不可欠なものの1つが，ボケ防止のためのスクリーン・フィルム系の確実な密着である。カセッテは，ヒンジや角の損傷の検査と同様に密着テストを行わなければならない。また，スクリーンはメーカーの指針にそって，定期的に清拭しなければならない。

識別確認

　左右，患者名，撮影日，病院番号，放射線部番号などの情報は明確に識別されなければならず，撮影された胸部画像に関する厳密な認証がきわめて重要である。少数ではあるが先天性内臓逆位の場合もあり，正しい左右マーカーがないと誤診にもつながりかねない。患者の体位や標準とは異なるX線管などの追加情報も記録されなければならない。

胸部正面後前方向像（非対称スクリーン・フィルム系）

肺

X線解剖

　肺は，横隔膜で腹部と隔てられた胸腔内に位置し，縦隔の両側にある。心臓が左側に偏位しているので，右肺は左肺よりも大きい。通常の胸部X線正面後前方向像では，一部の肺組織は肋骨，鎖骨によって不明瞭になり，また，心臓，横隔膜および上腹部臓器によっても同様にある程度不明瞭となる部分がある。

　右肺は上葉・中葉・下葉の3葉，左肺は上葉・下葉の2葉に分かれる。肺葉を分ける葉間裂は，胸部の種々の撮影方向において，X線束と各葉間裂が平行になったときに描出される。しかし，正面後前方向像ではこれらの肺葉が重なるので，部位の記述のため仮想の水平線により肺を3領域に分ける。上肺野は第2肋骨の前方端より上方，中肺野は第2肋骨と第4肋骨の前方部分の間，下肺野は第4肋骨より下方である。側方向像では水平裂と斜裂が描出され，上・中・下葉は明瞭に分離されやすい。正面後前方向像では，上葉と中葉を分ける水平裂は右肺門から右第6肋骨の外側方レベルまで伸びているのがみられることがある。また，奇静脈葉と呼ばれる副葉が右上肺にみられることがある。これは，奇静脈の胎生学的な異所性走行の結果として描出される。臓側胸膜と壁側胸膜の二重層に包まれた奇静脈が，副葉間裂の下端にちょうどコンマ（,）を反転したような陰影として描出される。

　気管は空気で満たされたX線透過性の構造として胸郭上部に描出され，第4胸椎のレベルで左右の主気管支に分かれる。右主気管支は太く短く，左主気管支よりも垂直に近い。そのため，吸入した異物は右の気管支に吸い込まれやすい。主気管支は肺門から入り，気管支，細気管支へと分枝して最後は肺胞へと到り，徐々に径が小さくなる。

　これらの通路は空気で満たされており，その周囲の肺も空気で満たされているので，正常X線像では描画されない。しかし，肺実質が炎症性などでコンソリデーションを生じると，気管支透亮像 air bronchogram が認められる。

　肺門部はX線不透過性の高い領域として描出され，主として肺動脈の主枝によって構成される。肺門部から広がる肺紋理は肺動脈の分枝であり，肺門から遠ざかるに従い細くなる。右横隔膜の円蓋は左よりも高い。これは，主に肝臓が右に位置しているためである。肋骨横

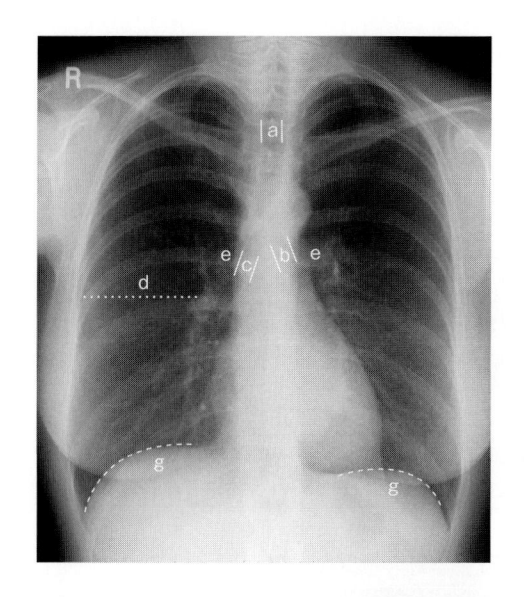

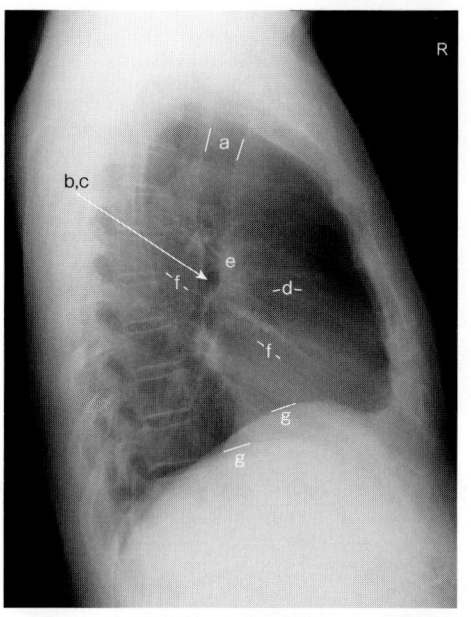

a：気管，b：左主気管支，c：右主気管支，d：水平裂 horizontal fissure，e：肺動脈，f：斜裂 oblique fissure，g：横隔膜

膜角と胸壁側面は明瞭に描画されなければならない。

　必ずしもみられるわけではないが，特殊な陰影がみられることもある。左肺尖部にかかる鎖骨下静脈と右心臓横隔膜角の内側に三角形の陰影として現れる下大静脈である。いずれも低濃度陰影で，右肺の上葉と中葉を分ける葉間裂の線状陰影と同等度である。

肺野の観察

　正面前後方向像以外はすべて，観察者が撮影時のX線管の方向をみるようにしてX線画像を観察する。

肺

一般的事項

概説

　胸部 X 線検査は，肺と心臓の状態を調べるために不可欠の検査である．これで診断がつくことも多く，またさらにどのような検査をすればよいかの手がかりになる．胸部 X 線画像は複雑で読影は簡単ではないが，適切な X 線照射と最新のスクリーン・フィルム系による高品質の検査技術は，肺実質や肺血管系と同様に心臓，縦隔，骨性胸郭などの豊富な初期診断情報をもたらす．

　読影者が得る診断情報量，ひいてはその検査の診断的有用性はさまざまな技術的なエラーや問題によって損なわれる．多くの X 線画像は，まず放射線科医でない医師により読影され診断される．しかし，彼らは品質の悪い検査における診断の限界に気づかない可能性がある．したがって，胸部 X 線検査では，心臓の後部のようにある程度不明瞭になる部分はあるものの，肺内臓器をできる限り良好に描出することを目標としなければならない．

吸気

　最大吸気に至らなかった場合，以下に示すような潜在的な悪影響がある．
- 心臓が水平寄りになって，拡大されて描出される．
- 肺底の膨張が足りず，病的変化のような様相を呈したり，異常部分が隠されたりする．
- 下葉の拡張が不十分だと，上葉の血流は相対的に増加し，心不全の初期所見と紛らわしい．

背臥位

　この体位は，病状の重い患者の撮影に最適である場合がある．しかし，外観が変化して描写される構造もある．その詳細は当該の章で述べる．

半坐位

　患者の上体をどの程度傾けるかは，年齢，健康状態，患者の位置，補助の可能性などの状況によって異なる．患者の身体が一方に傾いていたり，頭部が胸の方に垂れるような姿勢を取っている場合もある．このとき，X 線束中心がフィルムに直角であるか確認するのは難しいことがある．また，読影者にとっては，姿勢や撮影技術の影響がどの程度及んでいるのかの評価が難しい．このため半坐位よりも背臥位の画像（より標準化されている）を好む放射線科医もいる．

前後方向

　この撮影方向では，心臓が拡大されて投影されるため，心陰影の大きさの評価（心拡大の有無）が難しくなる．

上体の回転

　斜方向撮影では，フィルム面から遠い側の胸部の拡大と濃度低下をきたす．一方，反対側は一部胸椎に隠され，また濃度も高くなる．脊柱側弯症では，これと同じようなアーチファクトが発生する．このような左右の濃度差は，例えばコンソリデーションや胸水による一側の X 線透過性減弱や，気腫やエアトラッピング air-trapping などによる一側の X 線透過性亢進と類似することがある．

　回転は縦隔と肺門の描出に著しく影響する．カセッテから離れた側の肺門は張り出して腫瘤のようにみえる．その反対側の肺門は胸椎と重複して，たとえ腫瘤があっても不明瞭となる傾向がある．救急検査において縦隔の読影が難しいことは，胸部大動脈瘤の評価において特に大きな問題となる．

前弯（後傾）撮影

　肺尖前弯 lordosis（後傾）撮影は肺尖部を明瞭に描出するのに有用であるが，前弯（後傾）前後方向撮影では肺底の後部が不明瞭となる．［訳注：lordosis＝前弯であり，前弯撮影のポジショニングとは，上体を後方に反らすことを意味する（215 頁参照）．一般に肺尖撮影を apical lordotic position という］

照射線量（202，203 頁参照）

- 過剰露出の画像では肺実質が詳細に描出されず，血管や間質の変化が隠されてコンソリデーションや腫瘤が不明瞭になる．また，気胸は非常に見つけにくくなる．
- 露出不足の画像は正常肺紋理の描出が見かけ上強調されることがあり，病的所見（肺線維症や肺水腫）と見間違える可能性がある．
- 露出不足は画像中央部も不鮮明にし，縦隔や肺門や胸椎などの異常を見落とす可能性がある．

照射野の絞り込み

　良好な画像を得てなおかつ線量を低減させるためには，照射野の適切な絞り込みが不可欠である．しかし過

肺

度の絞り込みは，胸膜疾患を示す唯一の場所である肋骨横隔膜陥凹（角）などが描出されなくなる可能性がある。肋骨胸郭のすべてを描画できないと，骨への癌転移や骨折などの診断を誤る可能性がある（特に原因不明の胸痛がある場合）。肺尖部を外すと，早期結核，パンコースト腫瘍（肺尖部に発生した肺癌），小さな気胸などが描出されないことがある。

軟部組織アーチファクト

軟部組織アーチファクトは，読影を困難にする。最も頻度が高いのは正常乳頭の陰影である（201頁参照）。ほかにも脂漏性疣贅や神経線維腫などの良性皮膚病変によって円形のアーチファクトが生じることがある。また，正常な高密度の乳腺実質や乳房内腫瘤は肺内病巣と紛らわしいことがあり，豊胸術のインプラントでは，その辺縁の細い線状陰影が明瞭になる。衣服や検査着の折り返しや，痩せた患者（多くは高齢者）の皮膚の皺やヒダが，線状アーチファクトの原因となることもある。通常，このような線状アーチファクトは容易にそれと気づくことができるが，ときには気胸辺縁の線状陰影と間違えられることもある。一方，乳房切除など軟部組織の欠損により，肺自体は正常であっても同側の胸部のX線透過性が亢進することがある。

立位後前方向

患者の体格に応じて，35×43 cm または 35×35 cm サイズのカセッテを用いる。大きなカセッテ（35×43 cm）の方向は胸郭の幅に応じて決める。

患者とカセッテの配置

- 患者をカセッテに向けて位置させ，顎をあげてカセッテの正中上端に合わせる。
- 患者の体位が安定するように，足を少し開いて立たせる。
- 正中矢状面をカセッテの中心に直角にし，両肩を前下方に出してカセッテにつける。
- そのためには，手背を腰部側面に当てて肘を前に出すか腕をカセッテに回し込む。

X線束の方向と入射点

- X線束中心を第8胸椎（第7胸椎棘突起）のレベルでカセッテに直角に入射する。その位置が肺の中点に相当する（Unett and Carver, 2001）。
- 第7胸椎棘突起は，肩を前方に出す前の肩甲骨下角を目安にするとよい。
- 最大吸気停止時に撮影する。
- 装置（胸部自動フィルムチェンジャー）によっては，X線束中心は自動的にフィルムの中央に合わせられる。

画像が備えるべき特徴

理想的な胸部正面後前方向像は以下のように描出されていなければならない。

- 肩甲骨が肺野から外れ，肺野全体が描出されていること。
- 鎖骨は左右対称，胸椎棘突起から等距離で，肺尖部が不明瞭とならないこと。
- 肺はよく膨らみ，第6肋骨の前部または第10肋骨の後部まで明瞭であること。

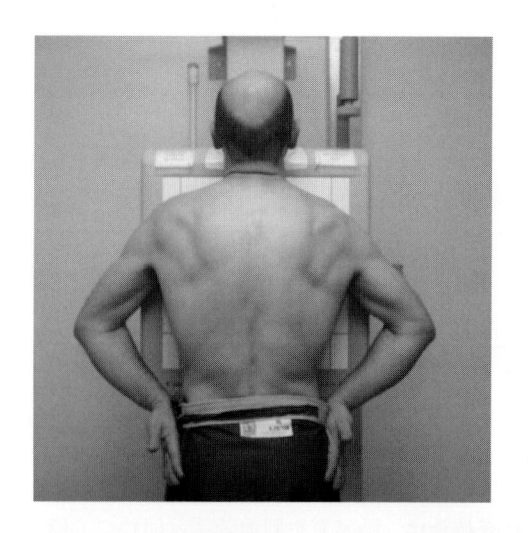

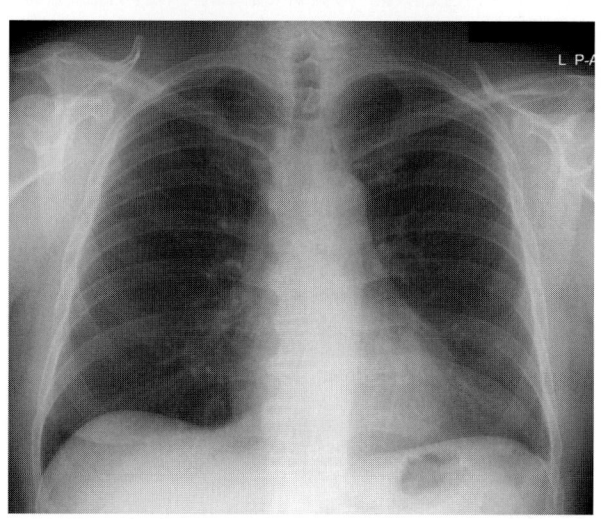

胸部正面後前方向像（高圧撮影）

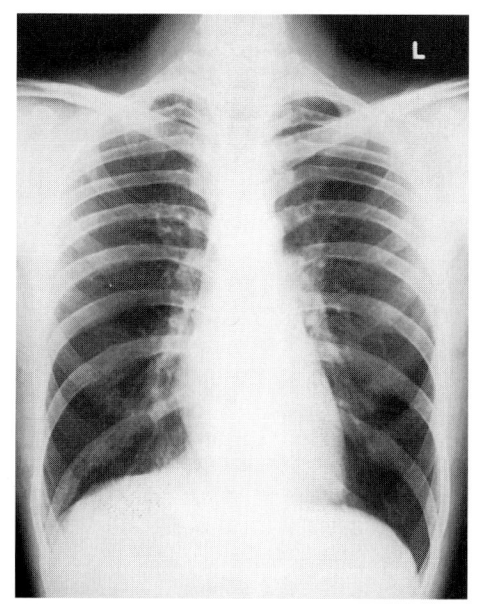

胸部正面後前方向像(70 kV)

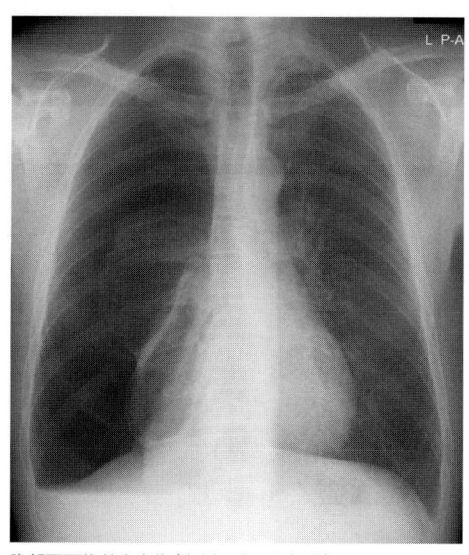

胸部正面後前方向像(右側の大きな気胸)

- 肋骨横隔膜角と横隔膜の輪郭が明瞭であること。
- 縦隔と心臓が中央にあり，辺縁明瞭であること。
- 肺野は肺門部から末梢まで明瞭に描出されていること。

呼気時撮影

　気胸の存在確認の目的で，最大呼気時の撮影が行われる。これは胸膜腔内圧を上昇させ肺を縮小させるので，気胸を大きくする効果がある。この方法は小さな気胸の描出や，異物を吸い込んで気道を塞いだため区域性に生ずるエアトラッピングの影響を描出するのにも有用である。また，横隔膜運動の範囲を評価するためにもよい。

肺

よくある失敗と対処法

- 肩甲骨が肺野外縁に重なることがある。肘を前に出して手背を腰部に当てる基本姿勢を取れないときは，腕で胸部立位ブッキー台を抱え込むような姿勢を取る。
- 上体が回転して心臓が画像の中心からずれ，心臓の大きさの評価が不可能となることがある。患者がどのように立てばポジショニング後の体位を保ちやすいかについて，十分に注意する必要がある。両足を離して，立位ブッキー台に対して骨盤を左右対称に位置させなければならない。
- 肺野が十分に広がっていないことがある。撮影前に，呼吸方法についての説明とリハーサルを行うことが重要である。

放射線医学的考察

- 前述の「一般的事項」に記載されているすべての項目。
- 軟部組織：体格が大きい患者では，肺底部に重なる軟部組織(脂肪組織や大きな乳房)により下肺野と胸膜の詳細が不鮮明となる。また，乳房へ必要のない被曝を与えることにもなる。上述の種々の要因によって，さらに画像が不鮮明となったり被曝が増えることがある。よりよい診断と被曝低減のため，女性患者の場合は乳房を照射野外に位置させた方がよい。
- 痩せた患者では，皮膚の皺が胸水や気胸の陰影によく似た線状アーチファクトの原因になりうる。立位ブッキーやカセッテに皮膚をつけるときは，皺にならないように注意しなければならない。

注意事項

- 検査前に，患者にX線不透過性の物はすべて外すよう指示することが重要である。
- 点滴をしている患者の場合，点滴バッグが確実にスタンドに保持されていることを確認しなければならない。
- ドレナージ中の患者の場合，チューブを抜去しないように，また排液バックを胸より高くしないように，特に注意しなければならない。
- 後前方向マーカーを使って，撮影方向を確認できるようにする。右胸心の症例を誤診しないように注意しなければならない。
- 編んだ長い髪はアーチファクトの原因となるので，照射野に入らないようにとめておかなくてはならない。

肺

- 肺気腫の患者では，撮影線量を減ずる必要がある。
- 呼気撮影では，管電圧を 5 kV 程度上げる（通常撮影のとき）。

放射線防護

患者の腰下には鉛エプロンを着用し，照射野はカセッテサイズに限定しなければならない。

立位前後方向

正面前後方向像は，後前方向の代替法として行われる。すなわち，正面後前方向像で不明瞭な部分をみるため，あるいは患者の体型（脊柱後弯）や病状によって，後前方向撮影が困難であったり安全に実施できない場合に行われる。後者の場合，通常，患者はストレッチャーにまっすぐに腰掛けて撮影する。

患者とカセッテの配置

- 患者の背面をカセッテにつけて立つか座らせる。カセッテの上端は肺尖部よりも上方にくるようにする。
- 正中矢状面をカセッテの中央と直角にする。
- 肩甲骨を肺野から外すために，肩を下げ前方に出して，手背を腰の下に当てて肘を十分に前に出す。
- このような方法は，容体の悪い患者では難しく，肩甲骨が肺野外側に重なって投影される可能性がある。肩甲骨のX線吸収が大きくなり重なった部分の肺の観察が困難になる。このような場合には，腕を外旋させて手掌を前方に向けるとよい。この体位では，肩甲骨は肺に重なるもののX線吸収はさほど大きくないので上肺野の比較観察は容易になる。

X線束の方向と入射点

- 水平X線束を頸切痕に向けてカセッテに直角に入射する。
- X線束中心をカセッテの中央に向ける。これによって照射野を限定し，目に対する不必要な被曝を避ける。
- 最大吸気停止時に撮影する。

注意事項

- 入射点の設定が低いと，肺尖の上に鎖骨が投影されるという望ましくない影響が生じる。
- 写真に示すように，正面前後方向像は 208 頁で述べた正面後前方向像とよく似ている。しかしながら，前後方向撮影は，正面後前方向像の陰影の相対的位置を把握するのに有用である。
- また，後前方向撮影では肋骨によって不明瞭であった小さな病巣が描出されることもある。

放射線医学的考察

- 前後方向撮影では，心臓がフィルムから離れていることにより拡大されるので，心臓の大きさの評価精度が落ちる（前後方向撮影では心胸郭比が50%を超えても，必ずしも心肥大とはいえない）。

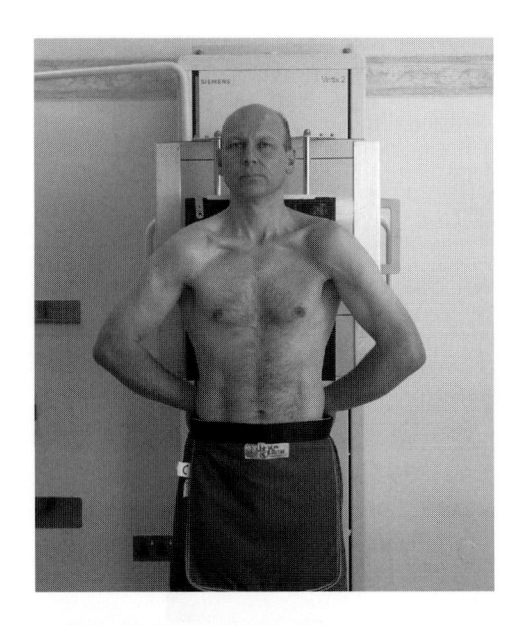

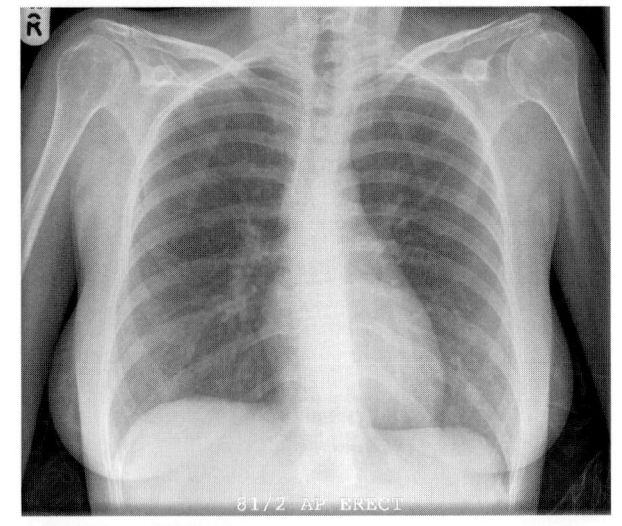

胸部正面前後方向像（正常）

肺

背臥位前後方向

背臥位前後方向像は，患者が立つことも座ることも不可能なときに選択される。通常，患者はベッドやストレッチャーの上で背臥位である。

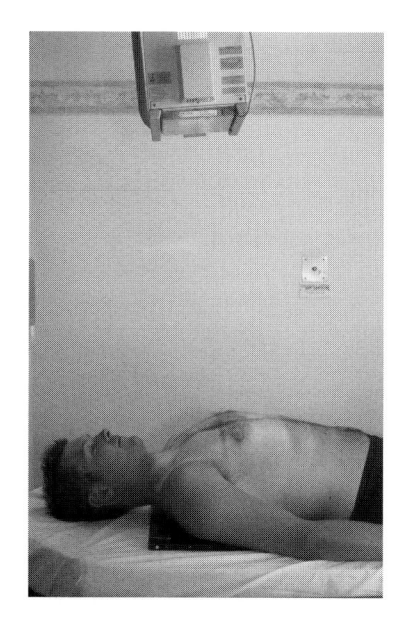

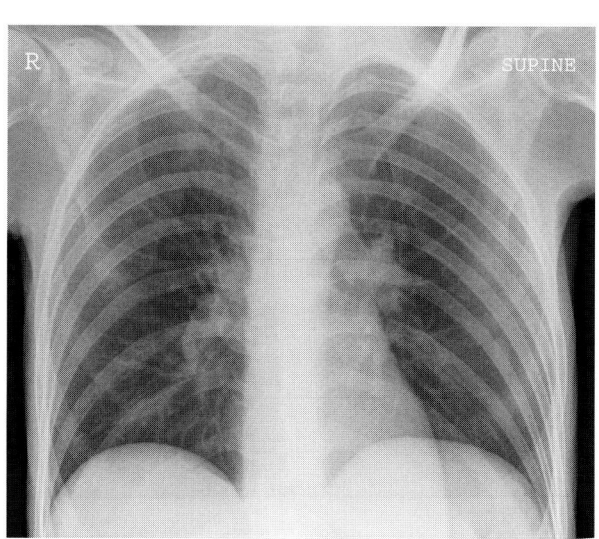

患者とカセッテの配置

- 介助してもらい，カセッテを注意深く患者の胸部の下に置き，カセッテの上端が肺尖よりも上になるようにする。
- 正中矢状面をカセッテの中央に直角に合わせる。また，患者の骨盤が傾いていないことを確認する。
- 腕は外旋させ，上体の側に置く。頭は枕の上に置き，顎を少しあげる。

X線束の方向と入射点

- まず，X線束中心を胸骨上切痕に向けてカセッテに直角に入射する。
- X線束中心をカセッテの中央に向ける。このようにすると目の不必要な被曝を避けることができる。

注意事項

- 最大吸気停止時に撮影する。
- 胸郭内構造の拡大率が大きく異ならないように，FFDは少なくとも120 cmとする。
- 背臥位像では，重力により腹部臓器が下方に移動しないので，肺を最大限に描出することができない。
- 大きな乳房の重なり像を均一にするのは難しい。

放射線医学的考察

- 背臥位前後方向撮影では，後前方向よりも心臓が受像面から離れていることにより拡大されるので，心臓の大きさの評価精度が落ちる（この撮影方向では，心胸郭比が50％を超えても，必ずしも心肥大といえない）。
- 正常血流の生体力学が立位のときとは異なる。つまり，上葉の血管が比較的目立って心不全の徴候と紛らわしくなる。
- 胸水が存在すれば胸郭後部に貯留する。そのため，肋骨横隔膜角の鈍化よりも境界不明瞭な吸収値上昇が貯留側でみられる。また，漏出液，浸出液，血液などによる液面形成はみえない。
- 気胸が存在する場合には，背臥位では胸部前面に位置する。よほど大きな気胸でない限り，側臥位撮影を行わなければ背臥位像で気胸を検出するのは困難である。

胸部背臥位正面像（正常）

肺

半坐位前後方向

　半坐位前後方向像は，立位前後方向像の代替として患者が介助なしでは立つことも座ることもできないときに選択される。

患者とカセッテの配置

- X線管の方に向けて患者を半坐位に保持する。患者の容体によって角度を決める。
- カセッテを患者の胸部の背側に置き，枕や45°の発泡スチロールパッドを用いてカセッテの上端が肺野よりも上になるようにする。
- カセッテが冠状面と確実に平行になるようにする。
- 正中矢状面をカセッテの中央に直角に合わせる。
- 発泡スチロールパッドを用いて上体が回転しないようにする。
- 腕を内旋させて肩を前方に出し，肺野から肩甲骨が外れるようにする。

X線束の方向と入射点

- まず，X線束中心は胸骨上切痕に向けてカセッテに直角とする。
- X線束中心をカセッテの中央に入射する。これによって照射野を限定し，目に対する不必要な被曝を避ける。

注意事項

- カセッテを冠状面に平行にするのはあまり容易ではない。その結果，胸部がひずんで投影される。
- 胸水のような液面を描出するのには水平なX線束中心を使うことが不可欠である。このためには患者胸部をできるだけ起こすようにする。水平X線束中心をカセッテの中央に直角に入射させると，鎖骨は肺尖の上方に投影される。
- 患者が起きて座れない場合には，水平X線束を用いた側臥位正面撮影や背臥位側方向撮影で液面を描出する。
- 容体の悪い患者は頭を起こしていられないので，上肺野に顎が重なることがある。このことに十分注意して肺尖部が隠されないようにしなければならない。

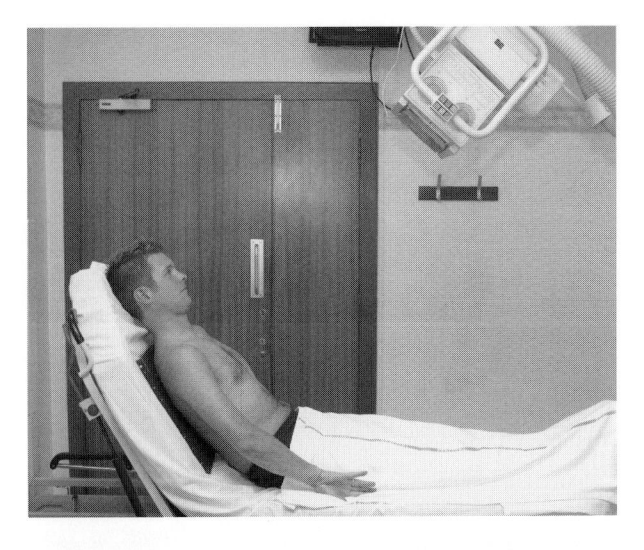

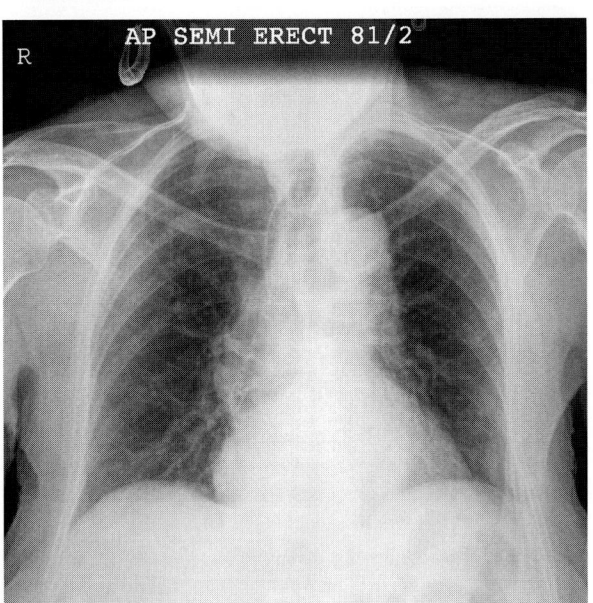

胸部半坐位正面像（正常），顎が上肺野に重なっている（「注意事項」参照）

放射線医学的考察

　低出力のポータブル装置などシステムの制限上FFDが短くなったことにより全体的に拡大率が大きくなった場合には，心臓の形態を評価するためには4つの各腔の拡大を確認することが不可欠である。それゆえに，患者の軀幹が回転していないことが重要である。

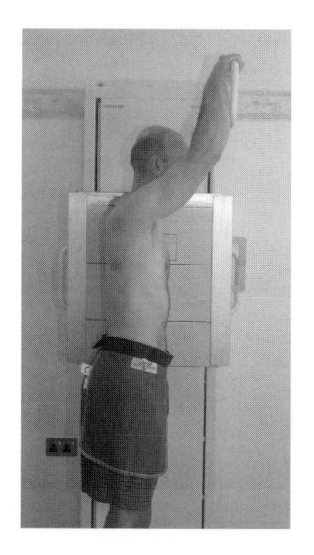

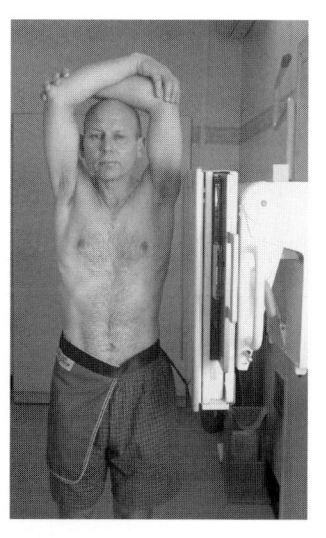

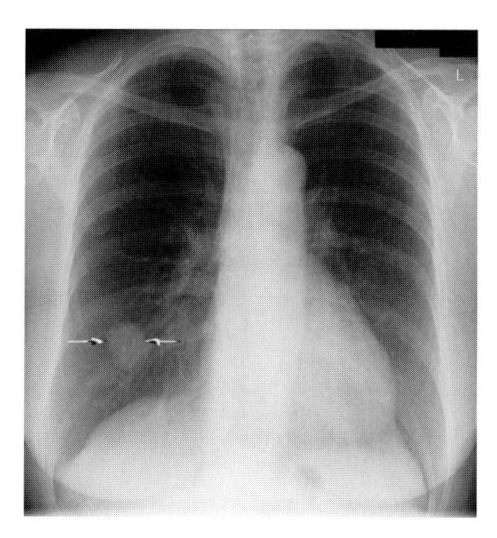

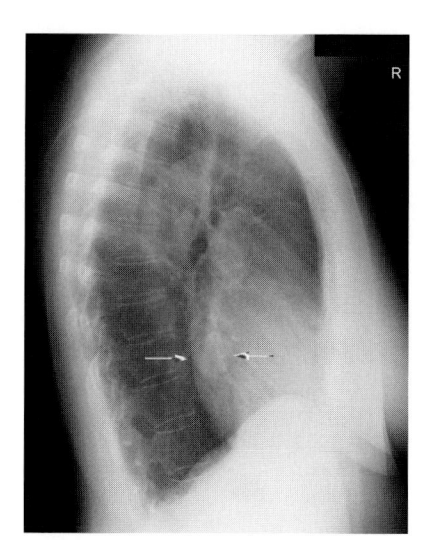

胸部正面後前方向像と側方向像(右下葉に腫瘍のある同一患者)

肺

側方向

側方向撮影は,病巣の位置(前後方向)を特定するとか,正面後前方向像で描出されなかった前縦隔腫瘍を確認するなどの場合に有用なことがある。しかし患者の被曝線量を考慮して,肺野領域の通常検査として撮影されることはない。

散乱線防止のために,移動型あるいは固定型のグリッドを使う。また撮影時間の短縮のために,FFD は 150 cm と短くすることもある。

患者とカセッテの配置

- 患者を横向きにし,患側をカセッテにつける。
- 正中矢状面をカセッテと平行にする。
- 腕を挙上し,頭上で組むか上方の水平棒を握らせる。
- 腋窩中線をカセッテの中央に合わせ,肺尖から第1腰椎レベルの下葉までを含むようにカセッテの位置を調整する。

X 線束の方向と入射点

- 水平 X 線束中心を,腋窩中線が通るカセッテの中央に直角に入射する。

放射線医学的考察

- 腕の挙上が不十分な場合,上腕の軟部組織が重なって肺尖部と胸郭上口や胸骨後腔まで不明瞭になる。その結果,腫瘤やその他の病巣を見逃すことにもなりかねない。
- 上体の回転によって胸骨後腔の一部が不明瞭となり,前縦隔腫瘍が隠されることがある。回転により胸骨の描出も悪くなり,外傷の検査では胸骨骨折を見落とすことにつながるため,回転を抑えることは重要である。

213

肺

肺尖部

肋骨や鎖骨との重なりのため不明瞭となる肺尖部の陰影は，後前方向や前後方向でX線入射角度を変更すると描出できることがある。

X線束の方向と入射点

- 患者を後前方向にポジショニングし，X線束中心を上方から下方へ30°で，第7胸椎棘突起と胸骨角を通るように入射する。
- 患者を前後方向にポジショニングし，X線束中心を下方から上方へ30°で胸骨角に向けて入射する。
- 患者を後傾させて項部をカセッテの上縁につけ，冠状面をカセッテに対して30°にする。X線束中心は胸骨角に向けてカセッテに直角に入射する。30°後傾させることができない場合，患者を15°後傾させて，入射方向を下方から上方へ15°とする。

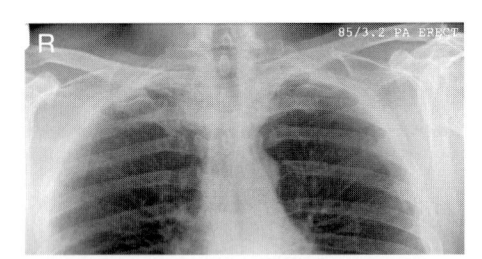

後前方向像（30°下方へX線束を入射）

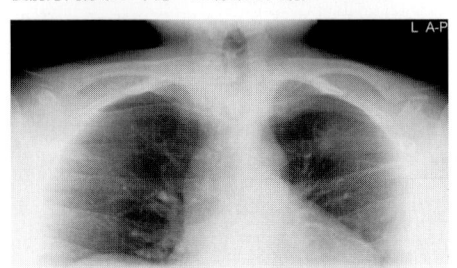

前後方向像（30°上方へX線束を入射，左肺尖部に小さな腫瘍）

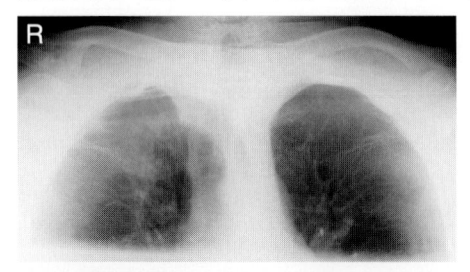

前後方向像（冠状面を15°傾斜させて15°上方へX線束を入射，右肺尖部に小さな腫瘍）

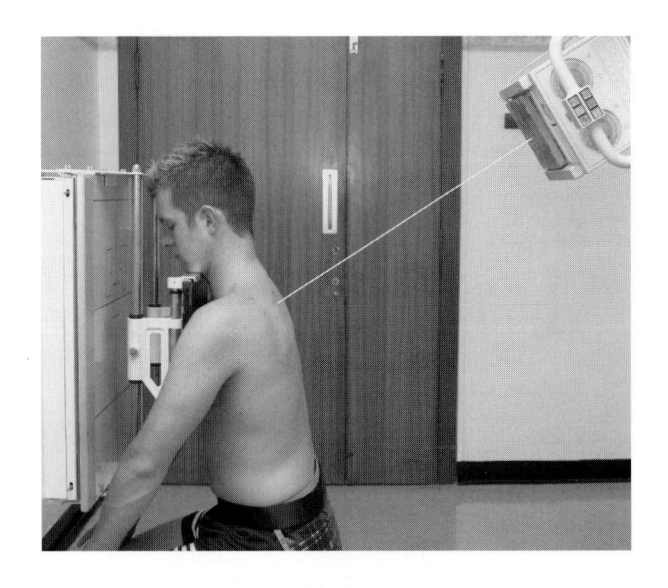

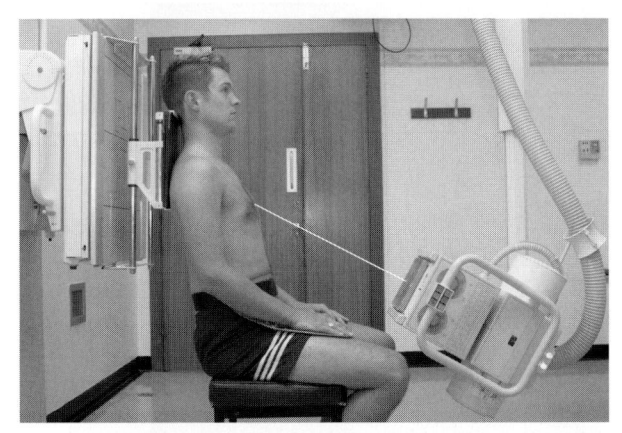

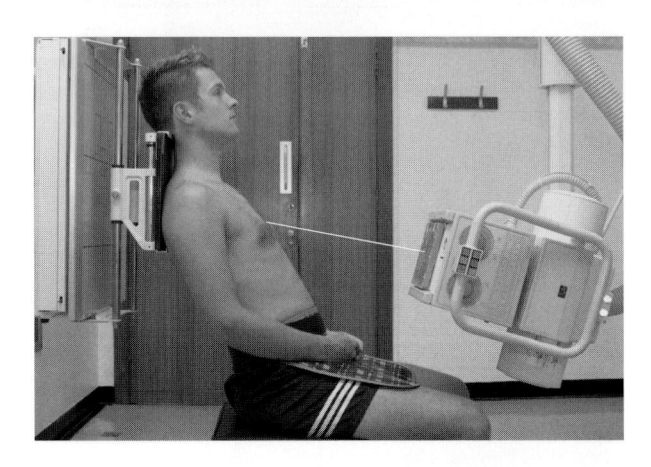

肺

上前部側方向

この撮影法は，胸部前部の病巣の描出と，気管との関連性を描出するため依頼されることがある。

患者とカセッテの配置

- 患者の正中矢状面をカセッテに平行にして，患側の肩の高さに中心を合わせる。
- 両肩を後ろに引き，肩が胸骨後腔から十分に外れるように腕を後ろに伸ばす。
- 手を臀部の下で握らせる。

X線束の方向と入射点

- 水平X線束中心をカセッテに直角にして，X線管側の肩に向けて入射する。
- 関心領域に照射野を絞る。

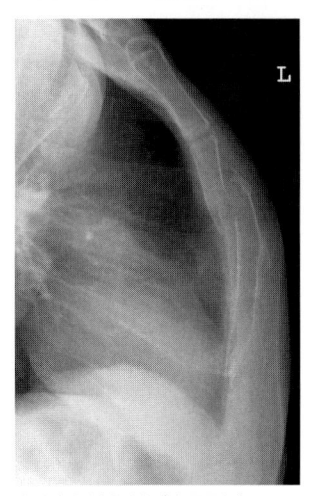

上前胸部側方向像（胸骨骨折）

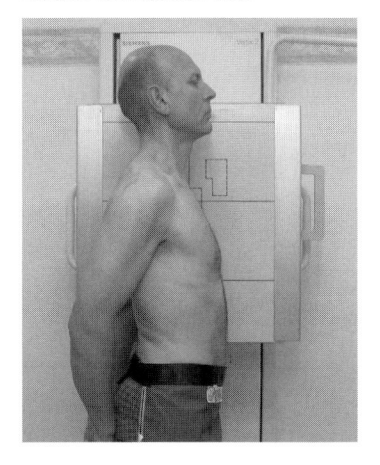

前弯（後傾）撮影

この撮影法は，右中葉の虚脱や葉間胸水の描出に有用である。患者を中葉間裂が水平になるようにポジショニングする。

患者とカセッテの配置

- 患者を後前方向にポジショニングする。
- 立位スタンドを握って，腰から上を後ろに反らせる。
- 上体が後方に傾く角度は被検者によってさまざまだが，30°～40°程度である。

X線束の方向と入射点

- 水平X線束中心をカセッテの中央に直角に入射する。

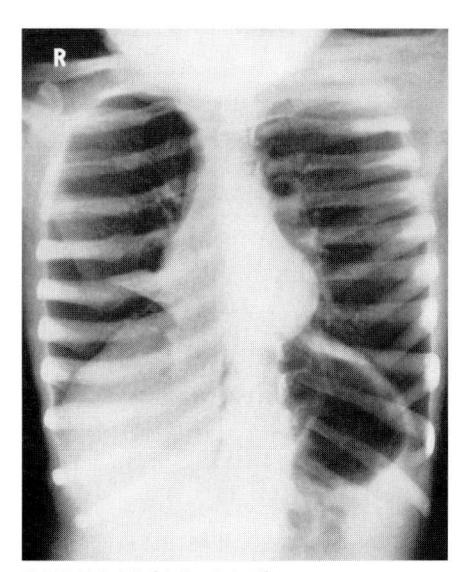

後傾後前方向像（中葉の無気肺）

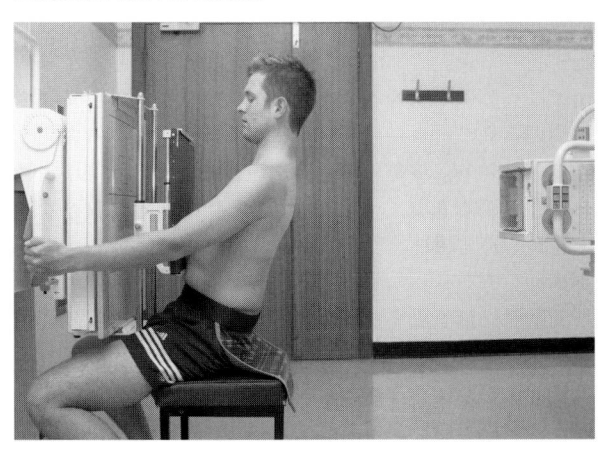

心臓と大動脈

はじめに

　心臓と大動脈のX線検査は，一般的な検査の1つである。これは，心疾患のルーチン検査として，心臓サイズと大血管系の概観を評価するために行われる。また，心臓ペースメーカーの植え込み込み手術に先立ち，電極の位置決定のためにも行われる。

　X線撮影技術は，肺の項目で述べたことと同様なので参照されたい(200頁)。

　画像検査としては，ほかにも特に心エコー検査や核医学検査などさまざまなモダリティが用いられ，通常，血管造影によって心腔や冠状動静脈の評価が行われる。将来は，MDCTやMRIがより用いられるようになるだろう。

　検査は表に示す撮影法で行われる。

基本法	立位後前方向
追加撮影	左側方向
	左前斜方向(LAO)
	右前斜方向(RAO)

解剖

　心臓は筋肉でできた中空器官で，大血管系の起始部とともに線維漿膜性の嚢である心膜に包まれている。心臓は主に胸部左傍正中の前下部に位置し，横隔膜腱の中心に付着している。

　心臓には，左右の心房および左右の心室の4つの腔がある。心房は心房中隔，心室は心室中隔によって左右に分けられる。血液は右心房から三尖弁を通り右心室に流れる。また，左心房から僧帽弁を通って左心室に流れ込む。右心室からの血流は肺動脈弁を通り，左心室からの血流は大動脈弁を通る。周期的な収縮によって心臓はポンプのように働き，血管からなる循環器系全体の血流を維持し続ける。安静時，心臓は1分間に約60〜80拍動し，その平均的な1サイクルは0.8秒である。右心は肺循環を，左心は体循環を担い，体循環は肺循環よりも圧が高い。

　大動脈は最も大きな大血管であり，上行大動脈，大動脈弓，下行大動脈の3領域からなり，下行大動脈起始部は第4胸椎レベルである。

　上大静脈は右心房の上部に開口し，上肢や頭頸部からの血液が流入する。**下大静脈**は右房の下部に開口し，下肢や腹部からの血液が流入する。

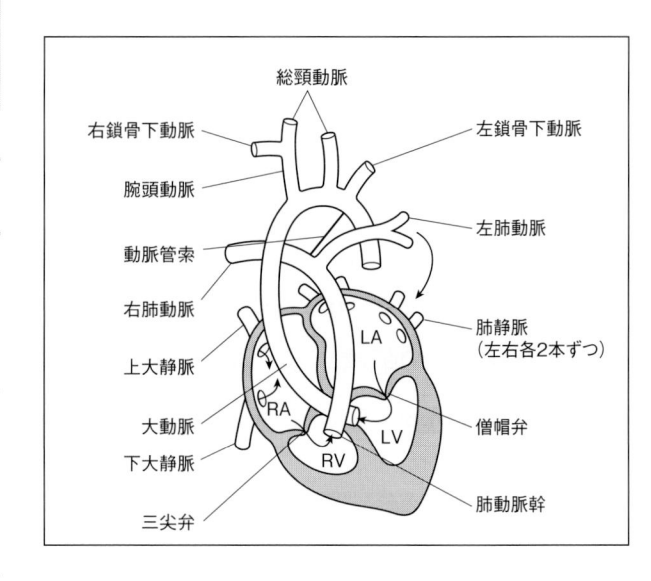

　X線画像上，心臓は軟部組織の濃度で西洋梨の形にみえる。また，心尖と下壁は横隔膜に接し，心底(上部)は胸椎と重なる。心臓のサイズや形は被検者の体格，呼吸，体位，病態によって変わる。

心臓と大動脈

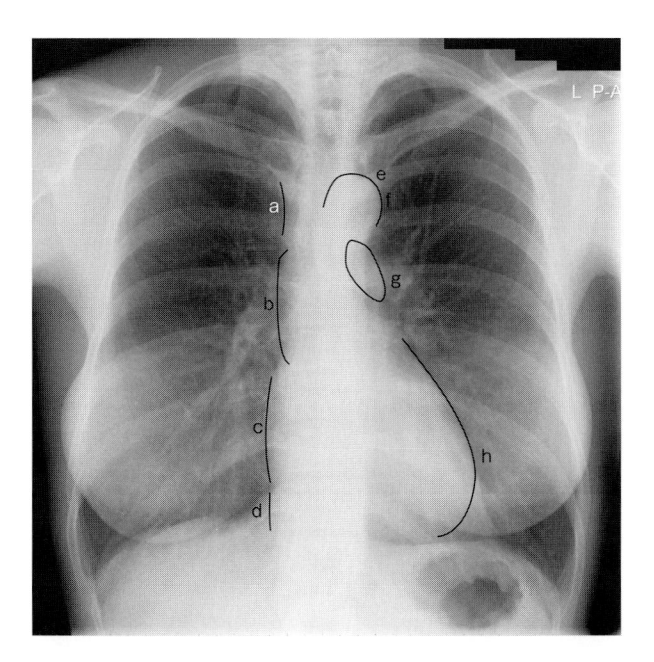

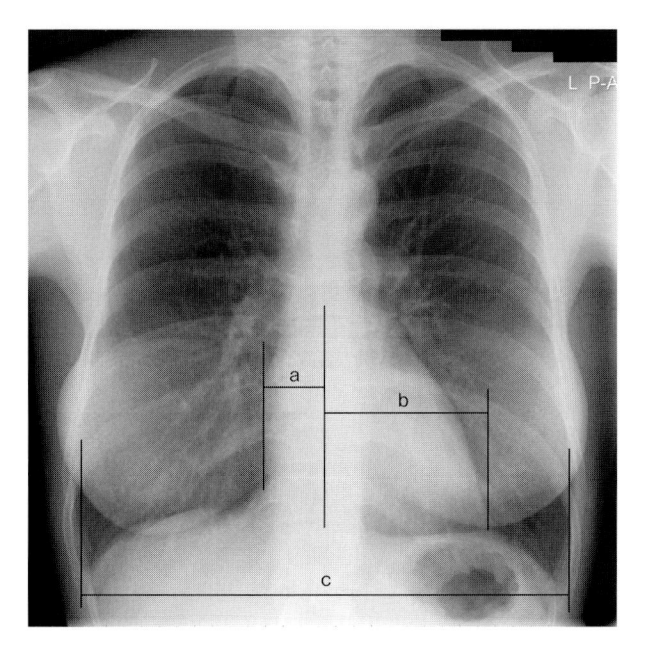

解剖

X線解剖

胸部正面後前方向像の写真に心臓と関連する血管の輪郭を示した（左の写真のa〜h）。

大動脈ナックル（大動脈弓部の陰影）は，胸椎の少し左で心陰影の上に丸く突出してみえる。突出の程度は大動脈の拡張の程度や心疾患の有無による。その形は，胸郭の奇形や内因性異常や加齢などによって変わり，大動脈弓に石灰化がある場合には曲線状の陰影として描出される。

a：上大静脈
b：胸部上行大動脈
c：右心房
d：下大静脈
e：左鎖骨下動脈
f：大動脈弓（大動脈ナックル）
g：主肺動脈
h：左心室

心胸郭比

心臓の大きさは，胸部正面後前方向像を用いて心胸郭比 cardiothoracic ratio（CTR）を計測することによって評価する。これは，心臓の最大横径と最大胸郭幅との比である。最大胸郭幅は，肋骨横隔膜角より上で肋骨陰影の内側から計測する。正常成人では最大0.5であるが，子どもでは通常0.5より大きい。

$$CTR = \frac{a+b}{c}$$

ここで，a：右心臓縁から正中線までの距離，b：左心臓縁から正中線までの距離，c：胸骨横隔膜角より上で肋骨陰影の内側から計測した胸郭最大横径，である。

例えば，

$$CTR = \frac{2.5+10}{29} = 0.43$$

である。

心臓と大動脈

後前方向

患者の体格に応じて，35×43 cm または 35×35 cm サイズのカセッテを選択する。大きなカセッテ（35×43 cm）の向きは胸郭の幅に応じて決める。

患者とカセッテの配置

- 患者をカセッテに向けて位置させ，カセッテの正中上端に顎をあげて置く。
- 正中矢状面をカセッテの中央に直角に合わせ，腕はカセッテを抱え込むようにする。あるいは，手背を股関節背側下方に当て，肩を下げ前方に出してカセッテにつけるようにしてもよい。
- 胸郭はカセッテに対し左右対称とする。

X線束の方向と入射点

- 水平X線束中心を第8胸椎のレベル（第7胸椎棘突起）でカセッテに直角に入射する。
- 第7胸椎棘突起は，肩を前方に出す前の肩甲骨下角を目安にするとよい。
- 最大吸気停止時に撮影する。

画像が備えるべき特徴

心臓と大動脈を対象とした理想的な胸部正面後前方向像は，以下のように描出されていなければならない。
- 鎖骨は左右対称で，胸椎棘突起から等距離であること。
- 縦隔と心臓が中央にあり，辺縁が明瞭であること。
- 肋骨横隔膜角と横隔膜の輪郭が明瞭であること。
- 肩甲骨の側面が肺の外側に投影されて，肺全体が明瞭に描出されていること。

注意事項

- 後前方向マーカーを使って，患者の左右を確認できるようにする。正しいマーカーを用いて，右胸心の症例を誤診しないように注意しなければならない。
- 胸椎体が心臓を通してみえるような適切なX線透過像を得られるように，管電圧を選択しなければならない（201頁参照）。
- 経過観察における比較読影のために，FFDも含め撮影条件を記録しなければならない。
- ドレナージ中や点滴静注中の術後患者の場合，チューブが抜去されないようにし，また検査時間を最短にするように注意しなければならない。
- ドレナージ中の患者の場合は，逆流を防ぐため常に排液バッグを胸部より低くしておくように注意しなければならない。

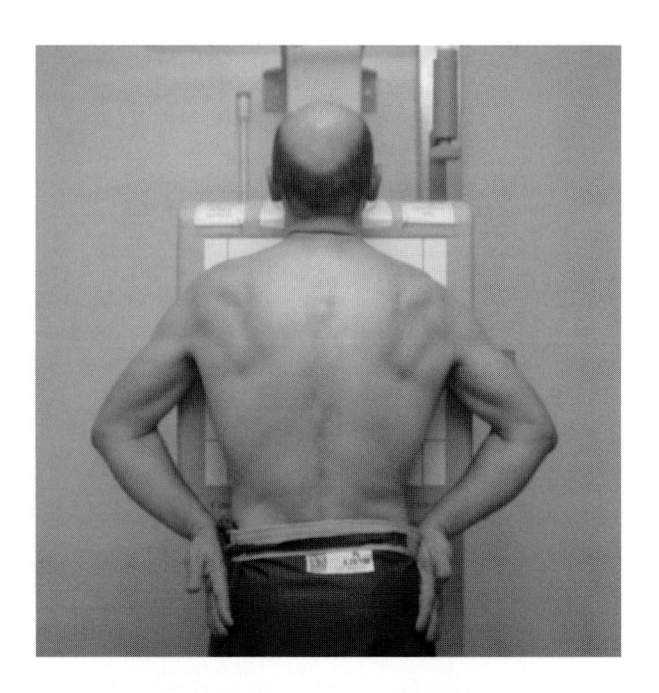

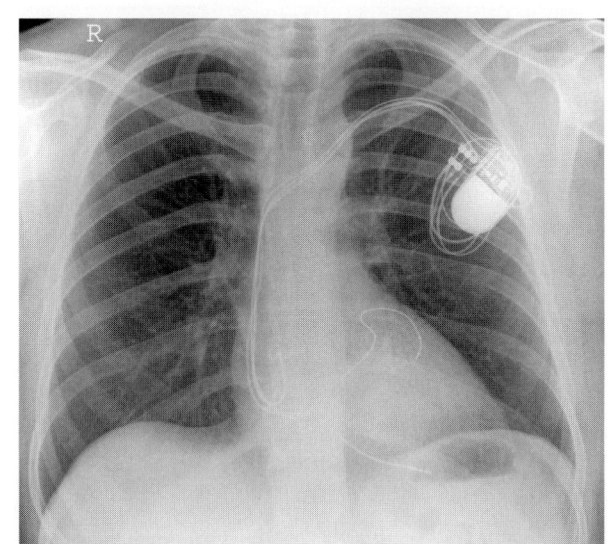

胸部正面後前方向像（ペースメーカー埋め込み症例）

背臥位前後方向像(背臥位で心臓が拡大してみえる)

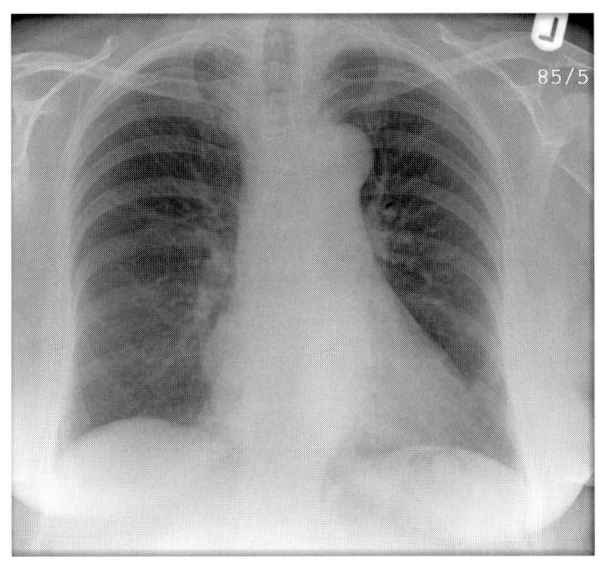

後前方向像(大動脈弁および僧帽弁の人工弁)

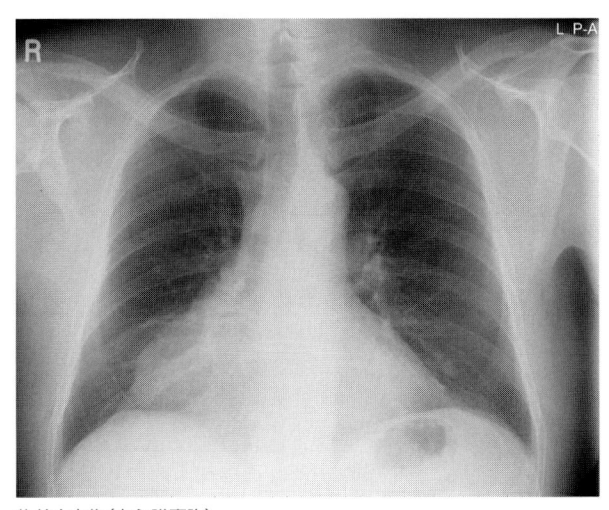

後前方向像(右心膜嚢胞)

心臓と大動脈

放射線医学的考察

- 以下に示す技術的な原因で，人為的に心臓サイズの拡大がみられる。
  - ・吸気が不十分で，心臓が水平方向に傾いた場合
  - ・FFD が短く，幾何学的な拡大が目立つ場合
  - ・背臥位のため心臓の位置が水平になり，FFD も短くなった場合

  心肥大や心不全と誤診されないように，これらの原因はできるだけ排除しなければならない。

- 患者が十分な立位になっていない場合，上葉への血流が増加し心不全の際の血流増加と紛らわしい。

- 心臓ペースメーカーを挿入した後，電極が正しく位置しているかどうか，気胸や胸水などの合併症がないかどうかをチェックすることがある。

- 低電圧撮影や露出不足では，ペースメーカーや人工弁の描出が悪くなる。透過性の高い X 線を使用すると描出が良くなる。

- X 線透過性の適切でない画像では，弁や冠状動脈の石灰化の描出が悪い。

心臓と大動脈

左側方向

　左側方向像では，35×43 cm サイズのカセッテを選択し，散乱線除去のためにグリッドを用いる。

患者とカセッテの配置

- 患者を横に向かせ，左体側面をカセッテに密着させる。
- 正中矢状面をカセッテと平行にする。
- 両腕を頭の上に置くか，上部の水平棒につかまらせる。
- 腋窩中線（前後腋窩ヒダの中点を通る垂直線）をフィルムの中央に一致させて，肺尖から肺底部（第1腰椎の高さ）まで含まれるようにカセッテを合わせる。

X線束の方向と入射点

- X線束中心を腋窩中線上のカセッテ中央に直角に入射する。
- 最大吸気停止時に撮影する。

画像が備えるべき特徴

- 胸椎と胸骨は，正確に側方向で明瞭に描画されていること。
- 両腕は心臓や肺野に重なっていないこと。
- 前縦隔と後縦隔，心臓が明瞭に描出され，肺野も明瞭にみえること。
- 肋骨横隔膜角と横隔膜は明瞭に描画されていること。

放射線医学的考察

- 側方向像は心臓や心膜の腫瘍，例えば左室瘤や心膜嚢胞を確認するのに有用である。これらの病変は，心エコー検査やCT，MRIなどによって，より詳しく評価される。
- 心臓と心膜の石灰化は側方向像で確認でき，その範囲も評価できる。
- 側方向像によって，心臓ペースメーカーを挿入した後，心室電極が腹側の右心尖部に正しく位置していることを確認できる。

注意事項

- FFDは150 cmまたは180 cmとする。
- 心臓ペースメーカーの埋め込み手術を受けた直後の患者は，両腕を頭の上にあげてはならない。両腕が胸郭に重ならなければ十分であり，腕をあげると電極が抜けたり縫合部が損傷するリスクがある（上の写真参照）。
- ストレッチャーに座っている患者は体を垂直方向で維持することが難しい。大きな楔形の発泡スチロールパッドを使うと立位を保ちやすくなる。
- 散乱線除去のために，静止グリッド，移動グリッドのいずれかを使用する。管電圧は適切なX線透過性が得られるように，すなわち胸椎椎体，肋骨横隔膜角，肺尖部が明瞭に描出されるように設定する。

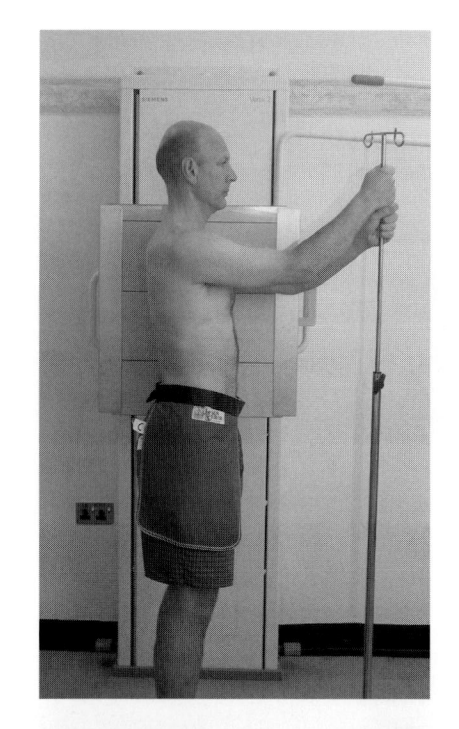

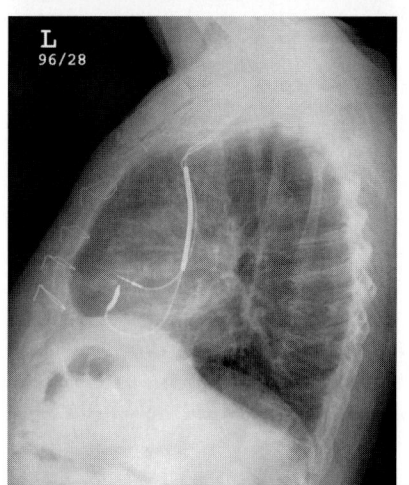

胸部正面後前方向像（ペースメーカーを埋め込み症例）

右前斜方向

　この撮影法は，心臓，大動脈と脊柱を分離して，上行大動脈，大動脈弓部，下行大動脈の経路も明瞭にできる。また，大動脈の径と走行角度を描画できる。フィルムは35×43 cmを使う。

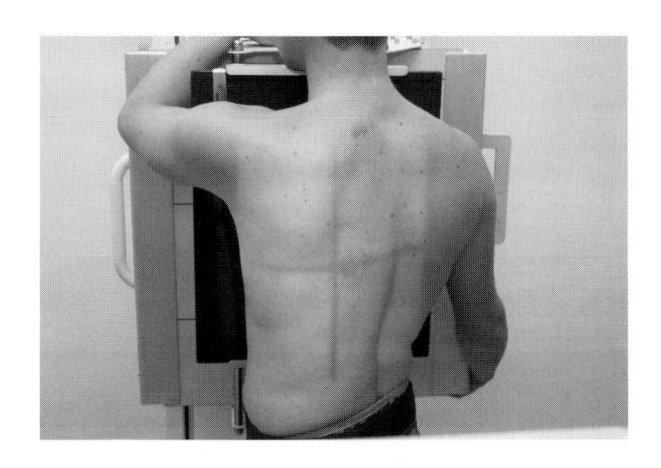

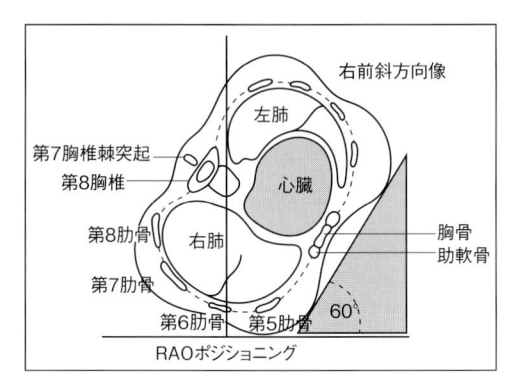

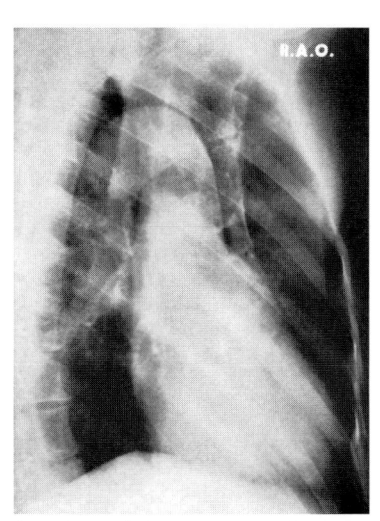

右前斜方向像（バリウム食道造影像）

心臓と大動脈

患者とカセッテの配置

- まず，患者を立位スタンドのカセッテに向けて立たせる。また，カセッテの上縁は肺尖部より上になるようにする。
- 右の胸郭をカセッテにつけたまま，患者の左側をカセッテから離して，冠状面とカセッテ面が60°の角度になるようにする。

X線束の方向と入射点

- 心臓と大動脈弓部や下行大動脈が明瞭になるように，X線束中心を水平とし，第6胸椎の高さでカセッテ中央に直角に入射する。

放射線医学的考察

- 右前斜方向像は，大動脈の拡張や蛇行が疑われる症例においては，側方向像に付加して撮影すると有用である。
- 右前斜方向像は，心臓や大動脈の拡張，異常血管や血管輪（先天的に気管と食道を大動脈弓部が包囲する異常）を描画するためにバリウム造影検査と併せて行うことがある。これらの異常は食道の圧迫や嚥下障害を惹起することがある。
- CTやMRI，血管造影検査では，血管輪をより正確に評価できる。

注意事項

- FFDは短く，150 cm程度とする。

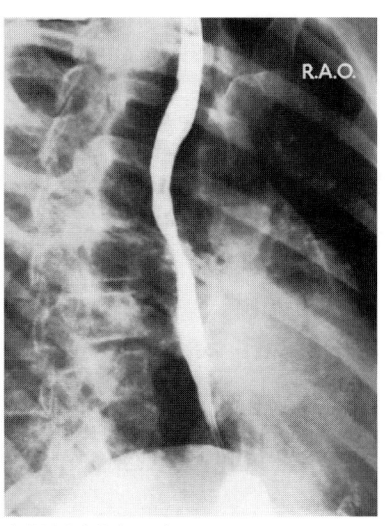

右前斜方向像（RAO）

骨性胸郭

はじめに

　胸部の骨格は，肋骨，胸骨，胸椎からなる（胸椎については第6章参照）。肋骨と胸骨のX線検査は主に外傷で施行されるが，気胸などの胸郭内合併症を否定するためには良好な胸部後前方向または前後方向像が非常に有用である。治療方針にかかわる場合以外は，単純な外傷で肋骨観察のための斜方向像は撮らない医療機関が多い。胸部後前方向または前後方向像は，横隔膜より上部にある後部肋骨と前部肋骨をよく描出する。

　肋骨は，外傷以外の胸壁の痛みの原因（例えば，癌転移）を調べるために検査されることもある。

　胸郭の重篤な損傷の場合，呼吸機能の管理が最重要課題である。胸壁の損傷，胸膜の変化や肺の損傷の概略を評価するために，良好な胸部後前方向または前後方向像が求められる。重篤な外傷の場合，損傷は複数の肋骨，胸骨，肺と胸椎などにも及ぶ。複数の肋骨骨折や胸骨骨折により胸郭動揺［訳注：胸骨や肋骨などの骨折によって生ずる胸郭の安定性が失われた状態］を生じることがあり，吸気のときに胸部の一部が内側に陥凹し，呼吸障害や呼吸抑制をも引き起こす。このような場合，背臥位の前後方向撮影のみが唯一取りうる手段であることが多く，できるだけ良好な画質を追求しなければならない。気胸は背臥位では不明瞭になりがちで，水平X線束による背臥位側方向撮影が施行される。

　下位肋骨の損傷は，肝臓，脾臓，腎臓の損傷を伴う場合がある。そのような場合は，肋骨撮影（正面像，斜位像など）が必要となる。もし，腹部X線検査（第11章）が考慮されているようであれば肋骨撮影は省略できる。内部臓器の損傷を評価するには超音波検査やCTの方が有用である。

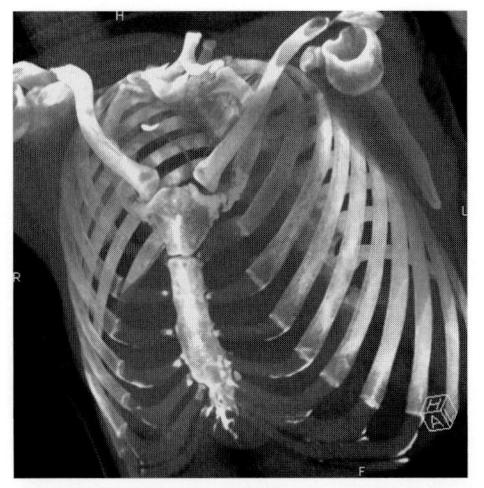

MDCTによる骨性胸郭の再構成像（三次元処理）

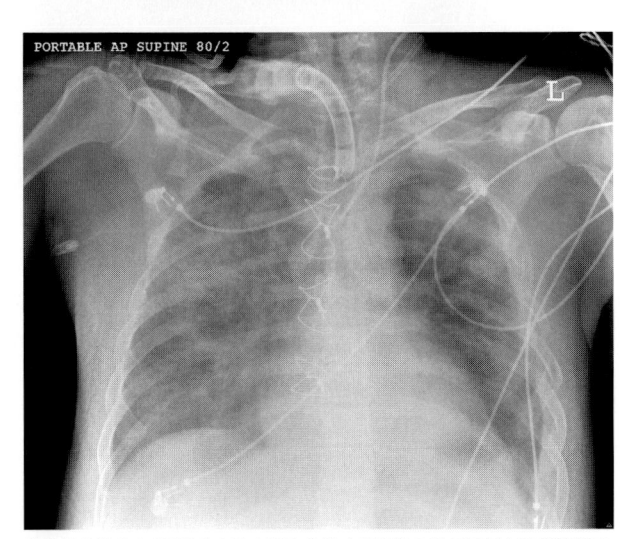

背臥位前後方向像（重症の肺水腫を合併する複数の肋骨骨折と動揺胸郭の症例）

放射線医学的考察

- 肋骨外傷による痛みは深吸気を困難にし，肋骨骨折や肺挫傷の描出を悪くする。そのため，撮影条件が非常に重要となる。
- 高めのX線照射条件は肋骨骨折の描出を良くするが，肺内病変をみえにくくするので避けるべきである。
- X線透視検査は，末梢側に胸部病変が実在しているのか，あるいはそれが肋骨損傷の関連陰影であるのかを決定するのに有用である。

骨性胸郭

推奨撮影法

骨性胸郭	外傷：ストレッチャーの患者	胸部背臥位正面前後方向および胸部背臥位側方向（水平X線束） 必要に応じて，胸部，腹部，骨盤，肋骨，胸骨，胸椎 またはATLSの各種撮影法
下位肋骨	外傷：ストレッチャー以外の患者	胸部正面後前方向 前後方向（基本法） 後斜方向 必要に応じて，各種胸部撮影法
	病変	前後方向（基本法） 後斜方向
上位肋骨	外傷または病変：ストレッチャー以外の患者	胸部正面後前方向 後斜方向 必要に応じて，第1，第2肋骨前後方向
	頸肋	通常，頸椎側方向と前後方向撮影で描出される 胸部正面後前方向 必要に応じて，頸肋前後方向
胸骨	外傷：ストレッチャー以外の患者	胸部正面後前方向 前斜方向（X線管の回転による） 前斜方向（軀幹の回転による） 側方向
	病変	前斜方向（X線管の回転による） 前斜方向（軀幹の回転による） 側方向 可能であれば必要に応じCTや断層撮影

ATLS：二次外傷救命処置

下位肋骨

前後方向（基本法）

　胸骨体の中央から肋骨下縁まで，左右の胸郭外側縁が十分に含まれるカセットサイズを選択する．カセットをブッキートレイにセットする．

患者とカセットの配置

- 患者を撮影台上で背臥位にし，正中矢状面を撮影台の長軸とブッキーの中心に一致させる．
- 両側の上前腸骨棘が撮影台の表面から等距離になるようにする．
- カセットは横向きで，下端（足側）は肋骨下縁直下のレベルに合わせる．

X線束の方向と入射点

- 垂直X線束中心を肋骨下縁のレベルに合わせ，フィルムの中心に向けてX線管を頭側に傾ける．
- このX線束中心の設定は，横隔膜下に最も多くの肋骨を描出できる．
- 最大呼気停止時に撮影する．

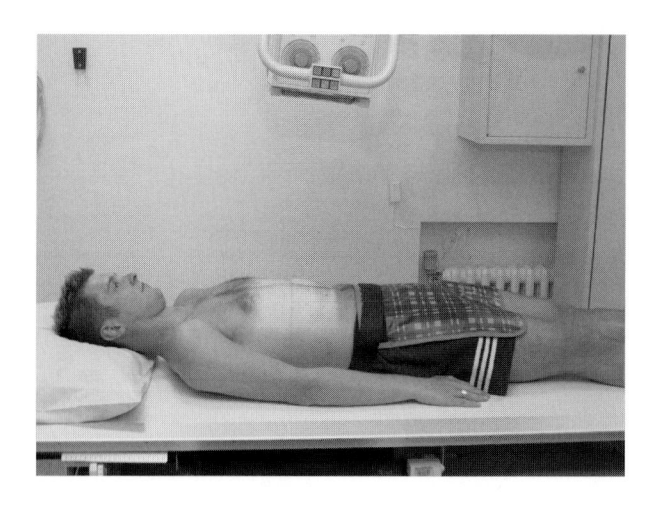

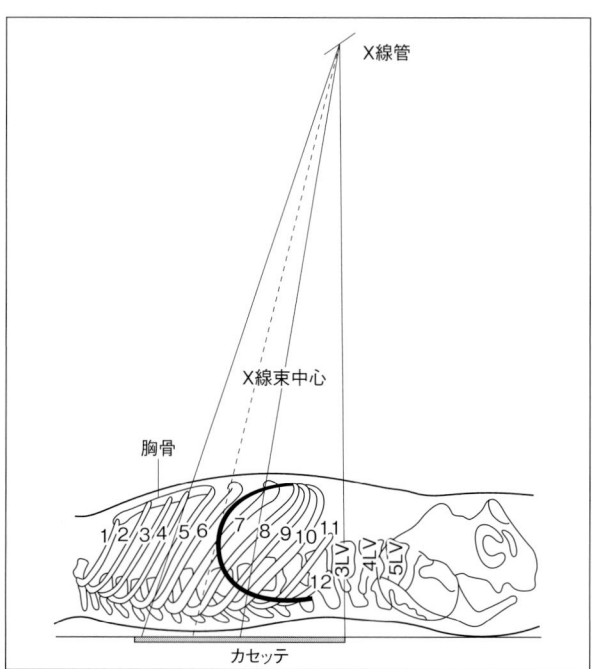

横隔膜は上方に投影される（点線）

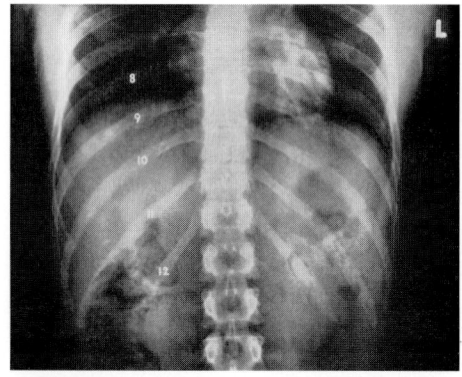

呼気の影響

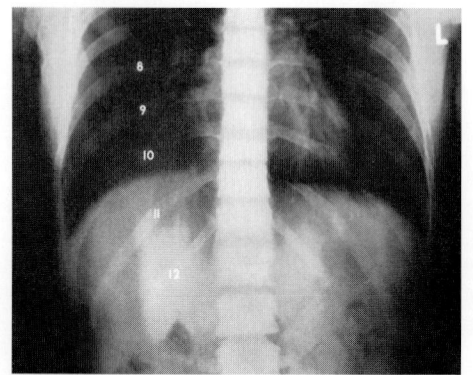

吸気の影響

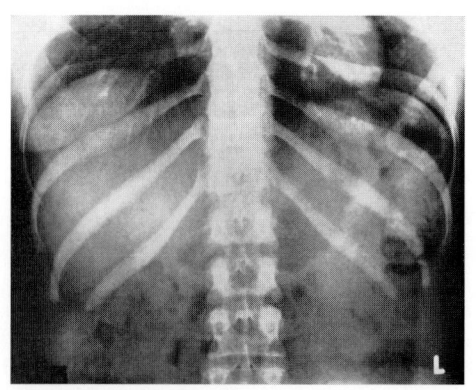

前後方向像（両側に下位肋骨）

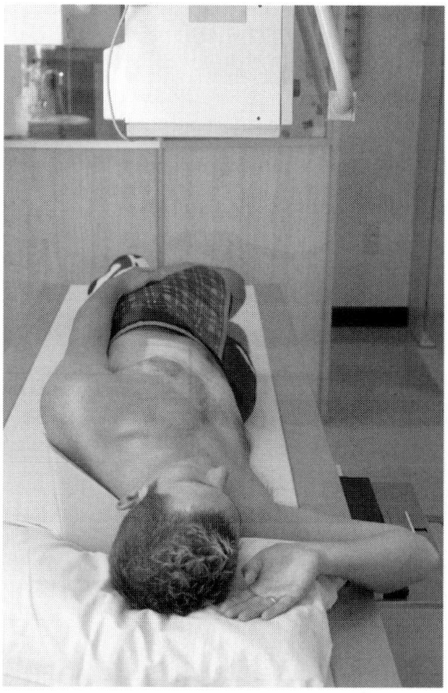

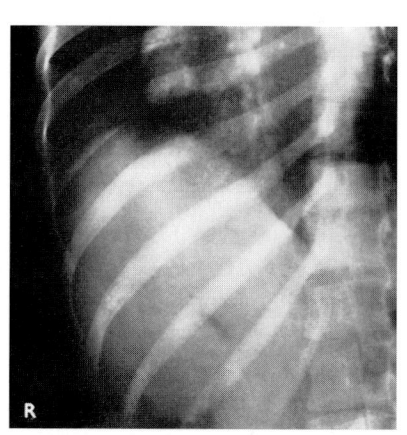

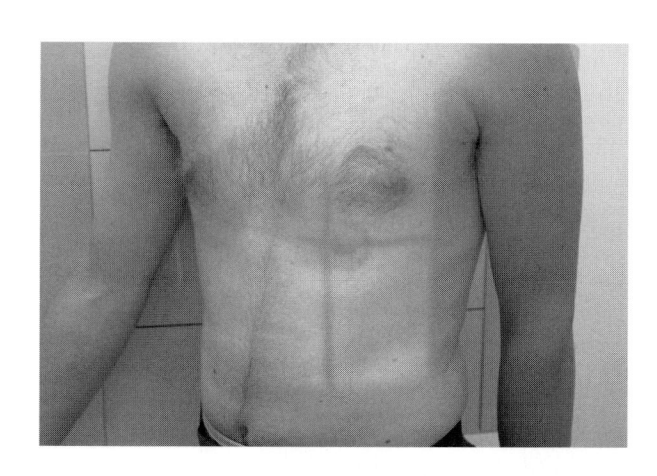

下位肋骨

右・左後斜方向

　右または左の下位肋骨が照射野内に含まれるように，35×43 cmサイズのカセッテを用いる。患者は立位または背臥位で，ブッキーグリッドを用いて撮影する。

患者とカセッテの配置

- 患者をブッキー台上で背臥位にさせるか，立位スタンド前で直立させて，患側の鎖骨中線（鎖骨の中心を通る垂直線）をブッキーグリッドの中心線に一致させる。
- 上体を45°，患側が撮影台に近くなるように回転させて，離れた非患側はX線透過性パッドで支える。
- 股関節と膝関節は，体位を維持できるように楽にして曲げる。
- カセッテの下端（足側）は肋骨下縁のレベルに合わせて置く。
- カセッテは，胸骨体の中央から肋骨下縁までの患側肋骨を十分に含むことができるサイズを選択する。

X線束の方向と入射点

- 垂直X線束中心を肋骨下縁のレベルに合わせて，患者の体表前面の中心に向ける。
- 次に，X線束中心をカセッテの中心に合うように上方（頭側）へ向ける。
- 最大呼気停止時に撮影する。

注意事項

- 痛みが非常に強い場合，患者はこの体位を維持することが難しい場合がある。
- 短時間撮影を選択し呼吸停止の練習をすることは，動きによるボケを防ぐのに役立つ。

右下位肋骨の右後斜方向像

上位肋骨

右・左後斜方向

　立位または背臥位で撮影する。第7頸椎のレベルから肋骨下縁までのすべての患側肋骨が照射野内に含まれるよう，十分大きなサイズのカセッテを用いる。

患者とカセッテの配置

- 患者を坐位か立位にし，上体の背面を立位ブッキー台につける。ブッキー台に背臥位にしてもよい。
- 患側の鎖骨中線をブッキーまたは撮影台の中心に一致させる。
- 患側が撮影台に近くなるように，軀幹を45°回転させる。臥位の場合は，離れた非患側はX線透過性パッドで支える。
- 可能であれば，両手を頭の後ろで握る。そうでなければ，腕が上体に重ならないようにする。
- カセッテの上端(頭側)は第7頸椎棘突起直上のレベルに合わせる。

X線束の方向と入射点

- まず，X線束中心を胸骨角に向けてカセッテに直角とする。
- 次に，X線束中心をカセッテの中心に合うように下方(足側)へ向ける。このようにすると，横隔膜より上方により多くの肋骨が描出される。
- 最大吸気停止時に撮影する。これによっても多くの肋骨が横隔膜の上方に描出される。

注意事項

　肺野と心臓との被写体コントラストが小さくなり，両方の領域で肋骨が適切に描出されるように，X線管電圧を設定しなければならない。

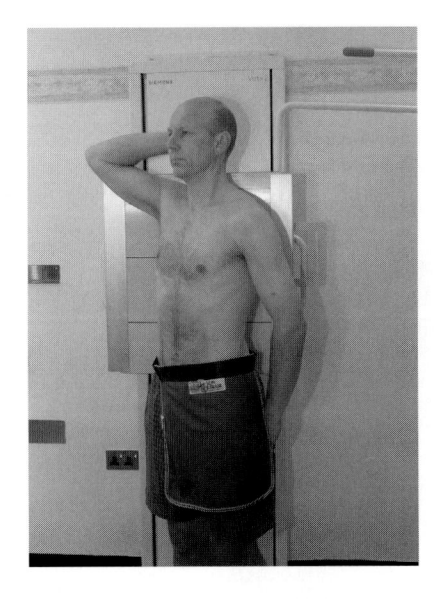

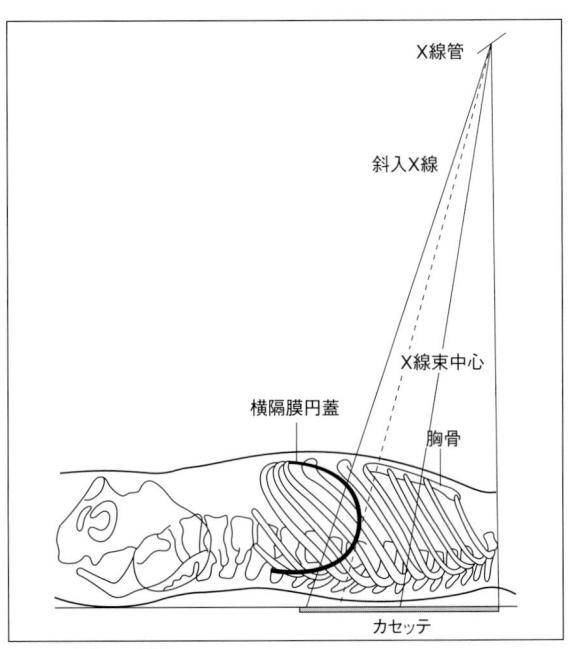

横隔膜は下方に投影される(点線)

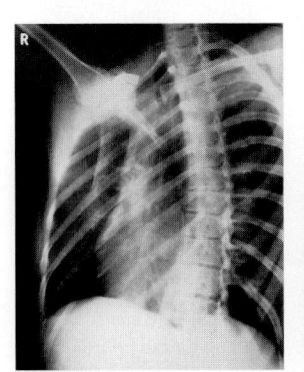

右後斜方向 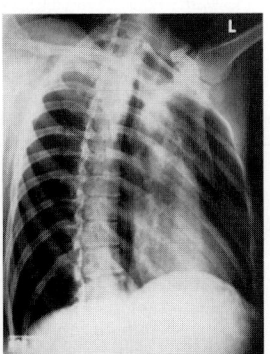　　　　　左後斜方向

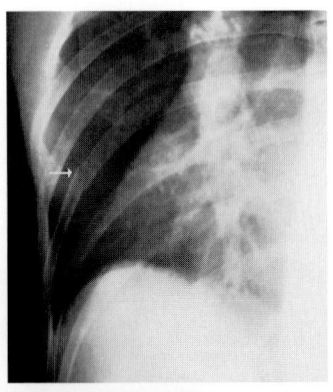

右下位肋骨像(骨折症例)

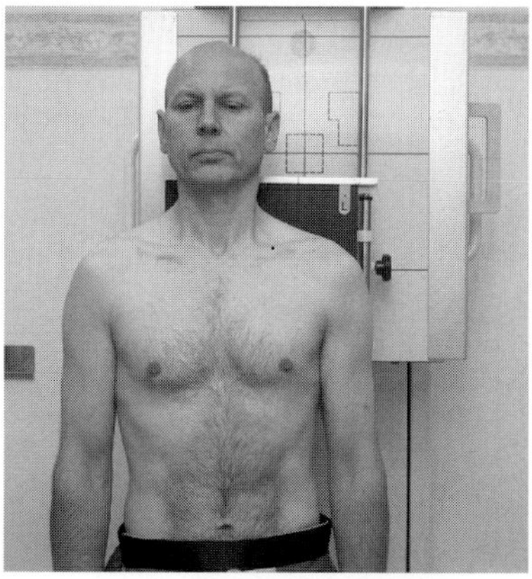

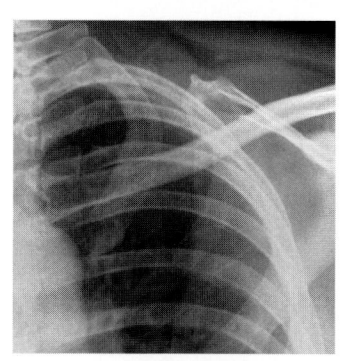

上位肋骨

第1，第2肋骨前後方向

　第1，第2肋骨は重なって描出されることが多い。これらを適切に分離して描出するための撮影法が求められることがある。

　そのためには，標準感度のスクリーンと，18×24 cmまたは24×30 cmサイズのカセッテの使用が適当である。

患者とカセッテの配置

- 患者を撮影台上に背臥位にさせるか，軀幹の背面を立位スタンドにつけた立位とする。
- 立位のときは，カセッテをホルダにセットする。
- 正中矢状面をカセッテに垂直にする。
- カセッテの中心は，鎖骨の近位端から3分の1に合わせる。

X線束の方向と入射点

- X線束中心をカセッテに直角に，鎖骨の近位端から3分の1の点に向けて入射する。

頸肋前後方向

　通常，頸肋は頸椎前後方向撮影または胸部後前方向撮影で適切に描画される。しかし，ときには別に撮影が必要となることもある。

　24×30 cmサイズのカセッテを横にしてブッキートレイに置く。

患者とカセッテの配置

- 患者を坐位か立位とし，軀幹の背面を立位スタンドにつける。撮影台上に背臥位としてもよい。
- 正中矢状面はカセッテに直角で，立位スタンドまたは撮影台の中心に一致させる。
- カセッテはブッキートレイに横にして置き，第5頸椎から第5胸椎までが十分に含まれるようなサイズを選択する。

X線束の方向と入射点

- X線束中心を垂直から上方(頭側)へ10°傾けて，胸骨上切痕に向けて入射する。

左第1，第2肋骨の前後方向像

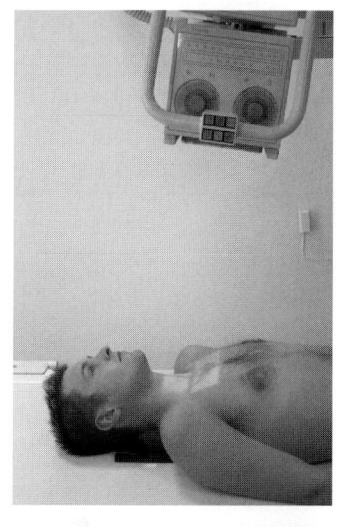

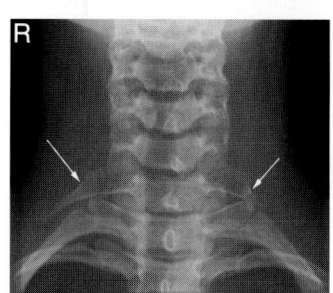

両側頸肋像

胸骨

前斜方向（X 線管の角度づけによる）

　この撮影法では患者を腹臥位か立位とし，幾何学的なボケを防ぐために受像系と胸骨との距離を最小にする。しかし，患者が胸骨に重傷を負っている場合には痛みのために腹臥位とすることはできない。
　標準感度のスクリーンで，24×30 cm サイズのカセットとグリッドを用いる。

患者とカセッテの配置

- 患者を立位スタンドに向かわせ坐位か立位，または撮影台に腹臥位にさせる。
- 正中矢状面を，カセッテの中心で垂直にする。
- X 線束中心は撮影台の短軸方向に傾けるので，カットオフが起こらないようにカセッテを横置きにしてグリッドの目を短軸方向に合わせる。
- ブッキー台を使う場合，撮影台に直角に位置させたストレッチャーに患者を寝かせて，胸部だけを撮影台に載せる（カットオフを防ぐため）。
- カセッテの中心は第 5 胸椎のレベルに合わせる。
- 可能であれば固定バンドを用いる。

X 線束の方向と入射点

- まず，X 線束中心を第 5 胸椎の高さで両腋窩に対して直角に入射させる。
- 次に，X 線束中心を横方向に傾けて，正中線から 7.5 cm 側方向に向ける。

注意事項

- 低電流で数秒の照射時間中，患者は安静呼吸をしていてもよい。
- この撮影法では肺や肋骨陰影が不鮮明となるが，そうしないと胸骨が不鮮明になりがちである。

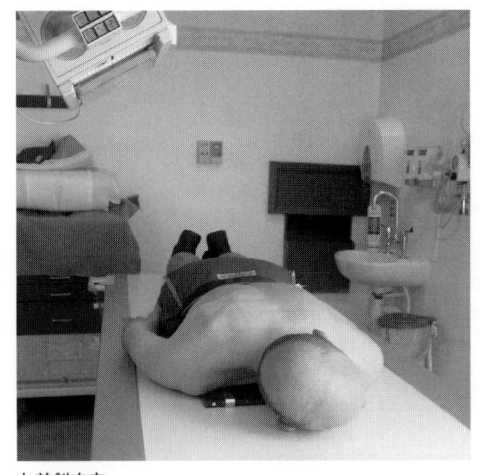

左前斜方向

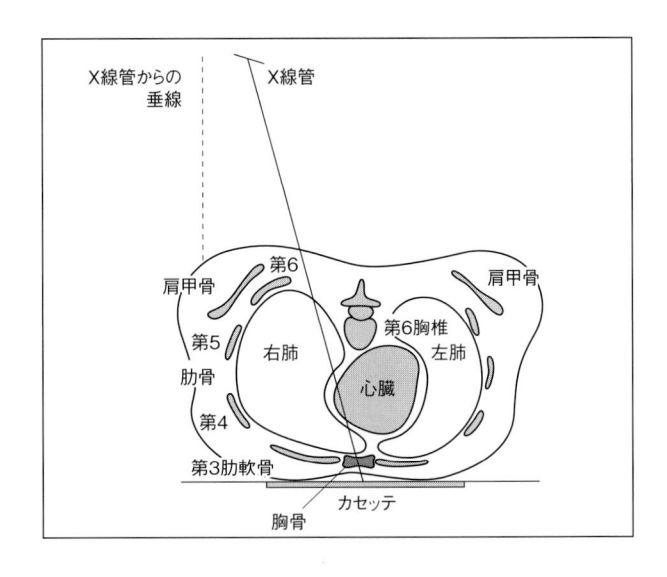

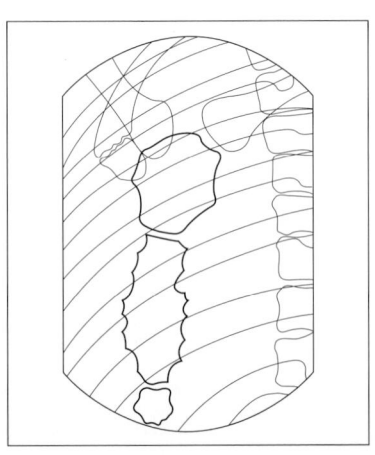

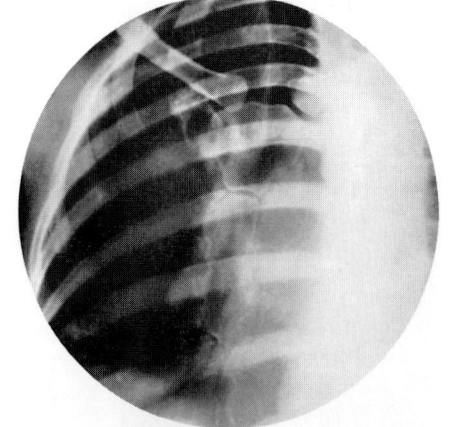

胸骨後前斜方向像（安静呼吸下）

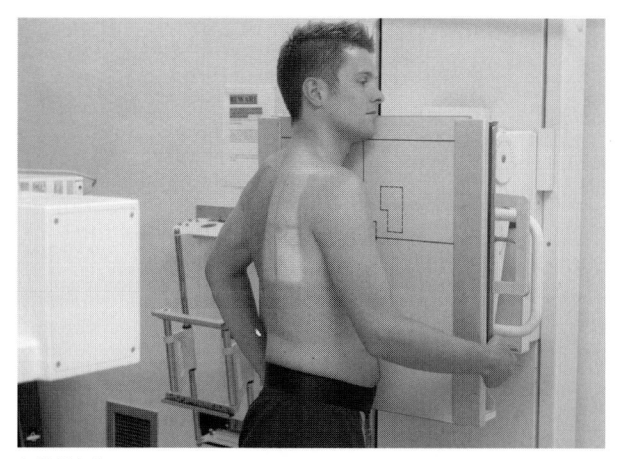

左前斜方向

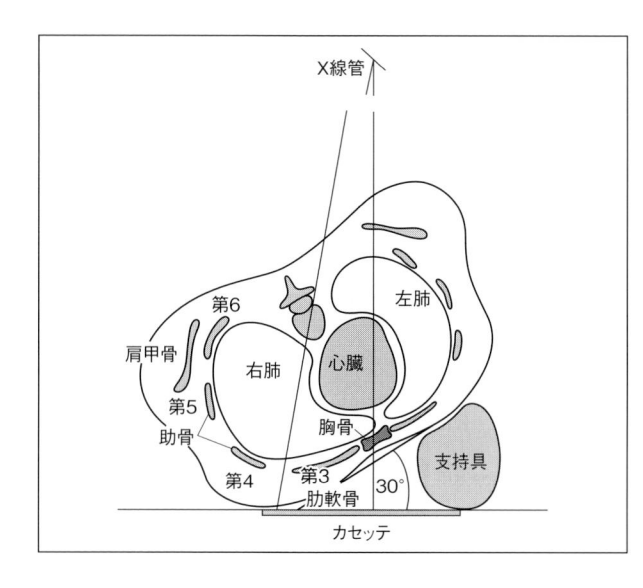

胸骨

前斜方向（軀幹の回転による）

24×30 cm サイズのカセッテとブッキーグリッドを用いる。あるいは立位スタンドで静止グリッドを用いてもよい。

患者とカセッテの配置

- まず，患者を立位スタンドに向かわせ坐位か立位，またはブッキー台に腹臥位にさせる。正中矢状面は撮影台に直角でカセッテの中心に合わせる。
- 次に，患者を約20°～30°回転させて，右側をカセッテから離した左前斜位とする。これによって，心陰影が胸骨に重ならない。
- X線透過性パッドで体位を保持し，可能であれば固定バンドを用いる。
- カセッテの中心は第5胸椎のレベルに合わせる。

X線束の方向と入射点

- X線束中心を第5胸椎の高さで，正中線から 7.5 cm 側方向（X線管に近い側）に向けてカセッテに直角に入射させる。

注意事項

低電流で数秒の照射時間中，患者は体をあまり動かさないで安静呼吸をするようにしてもよい。

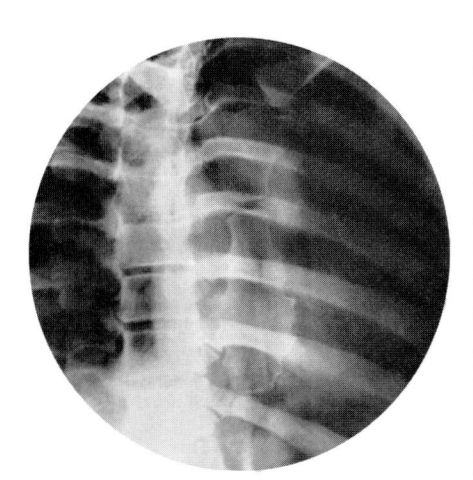

胸骨後前斜方向像（安静呼吸下）

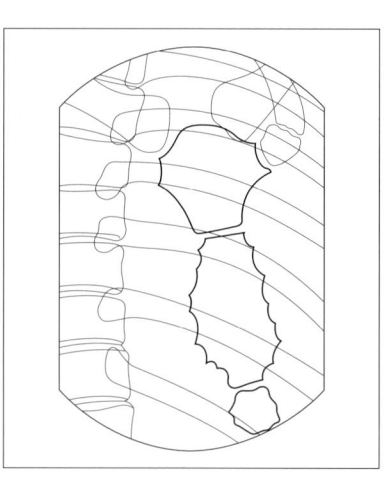

胸骨

側方向

　標準感度のスクリーンと，24×30 cm サイズのカセッテおよび静止グリッドを用いる。あるいは立位スタンドを用いてもよい。

患者とカセッテの配置

- 患者を坐位か立位とし，いずれかの肩を立位スタンドにつける。
- 上体の正中矢状面をカセッテに平行にする。
- 胸骨をカセッテまたはブッキーの中心に合わせる。
- 患者は両手を背中で握り，肩を後方に十分に引く。
- カセッテの中心を胸骨角の下方 2.5 cm のレベルに合わせる。

X線束の方向と入射点

- 水平 X 線束中心を胸骨角の下方 2.5 cm の点に入射する。
- 最大吸気停止時に撮影する。

注意事項

- 撮影の直前に，肩を後方に引くように指示する。
- 立位の場合，安定のために足を開く。
- FFD は 120 cm または 150 cm とする。

放射線医学的考察

- 胸骨側面撮影法はわかりにくい面もある。特に高齢者においては，肋軟骨の強い石灰化がしばしばみられる。
- 胸骨が正しく真の側方向で受像系に垂直に投影され，肋骨と軟骨も本来の位置に描出されていれば，側方向像の読影は簡単である。
- 最初に読影するのは救急外来であまり読影に経験のない医師である場合が少なくない。そのため，胸骨が確実に真の側方向として撮影されるように注意を払わなければならない。
- 特に骨折端が重なっているような胸骨骨折では，第4～第6胸椎の圧迫骨折が付随していることがある。そのような疑いがある場合，胸椎検査を行うことが適当である。

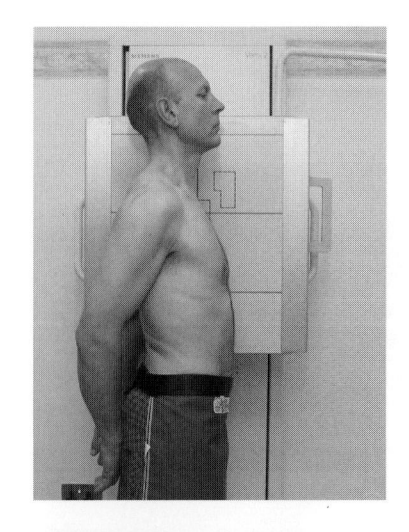

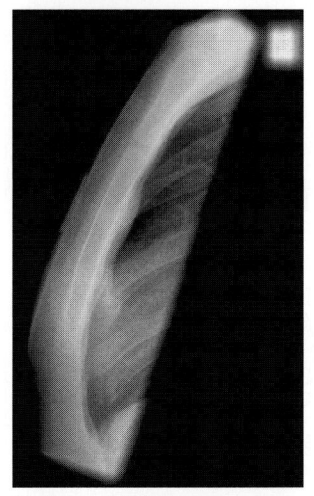

胸骨側方向像（正常）

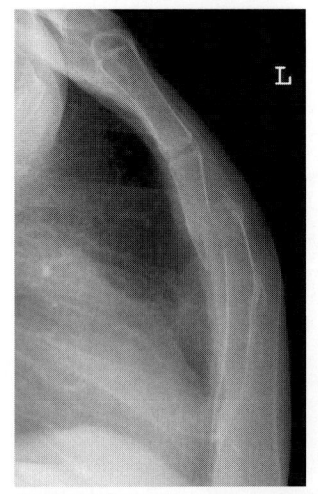

胸骨側方向像（骨端が重なっている胸骨体の骨折）

参考文献

Unett EM, Carver BJ (2001). The chest X-ray: centring points and central rays-can we stop confusing our students and our-selves? *Synergy* November: 16.

第8章

頭蓋骨

はじめに 232
　頭部X線写真の読影　232
　解剖用語　232
　ポジショニングのためのX線解剖　233
　装置　235
　ポジショニング用語　236
　患者の準備　238

頭蓋骨撮影技術の手引：推奨撮影法 239

頭蓋：アイソセンタを使用しない撮影法 240
　背臥位側方向（水平X線束）　240
　坐位（立位）側方向　241
　後頭前頭方向　242
　前頭後頭方向　244
　半軸位前頭後頭方向30°尾側傾斜（タウン法）　245
　後頭前頭方向30°頭側傾斜（逆タウン法）　247
　軸位オトガイ下頭頂方向　248

トルコ鞍：側方向　249
視神経孔と頸静脈孔　250
視神経孔：後前斜方向　250
頸静脈孔：軸位20°尾側傾斜　251
側頭骨　252
前頭後頭方向35°尾側傾斜　252
軸位　253
乳様突起：側斜方向25°尾側傾斜（シュラー法）　254
乳様突起側面　255
錐体骨：前斜方向（ステンバー法）　256

頭蓋：アイソセンタ頭蓋骨撮影法 257
　はじめに　257
　使用にあたっての基本原理　257
　基本位置　258
　後頭前頭方向　259
　半軸位の逆タウン法　259
　側方向　259

はじめに

近年，CT や MRI のようなモダリティが広く利用されるようになり，単純 X 線写真の重要性は減ってきた。頭蓋内病変が疑われる症例においては，CT と MRI はより一層重要な役割を果たすようになり，通常，どちらかが選択されている。とはいうものの，単純 X 線写真は，ある種の骨病変や，限られてはいるが陥没や穿通性の損傷などの外傷を疑う場合，あるいは患者を診察することが難しいときには，依然として重要な役目を担っている。したがって，いまだに救急部から多くの依頼がある検査法である。

患者の負担を最小限にして高画質の頭部写真を得るために，診療放射線技師は，撮影に関係する解剖やポジショニングの基準点，撮影機材について熟知すべきである。これに加え，患者の容体を把握する能力を備えていれば，どのような状況下においてもその状況に応じた的確な撮影技術を使用できるに違いない。

本章を通して，診療放射線技師は，最適な診断のため患者個々の必要に応じた撮影技術の使い分けができるようになるであろう。

頭部 X 線写真の読影

頭部 X 線写真は，複雑な骨構造(頭蓋骨は頭蓋縫合で結合している多くの骨からなる)や板間管がすべて骨折のようにみえるので，最も読影が困難なものの 1 つである。前側では，複雑な顔面頭蓋が頭蓋円蓋部の下部に重なり，厚い側頭骨錐体も細部を不明瞭にしている。頭蓋底の骨折は，脳脊髄液 cerebrospinal fluid(CSF)の漏出や頭蓋内への感染波及の危険性があるので重要である。ただし，薄く平らな骨の性状や顔面頭蓋と錐体骨の重なりのために，指摘するのは難しい。

その他の不必要な構造物の重なりとして，ポニーテール，ヘアクリップ，血液がついて絡まった毛髪があり，混乱をまねく可能性がある。外科クリップを創に使用しても，病変と混同することはなく，損傷部位の同定に役立つであろう。外傷画像診断の経験が少ない臨床医が，一連の頭部 X 線写真を最初に読影することも少なくないので，可能な限り最高品質の検査が必要となる。

解剖用語

頭蓋骨における触知可能な一連の基準点や既知の基準線または基準面は，どのような頭部 X 線撮影においても関係してくる。どのような撮影でもポジショニングの前に，診療放射線技師がこれら解剖用語をよく知っておくことはきわめて重要である。

基準点

- 外眼角：上下の眼瞼が外側で接する点。
- 眼窩下縁と眼窩下点：眼窩の下縁とその最下点。
- 鼻根点(ナジオン nasion)：前頭骨鼻骨縫合。
- 眉間：鼻根点直上にある前頭骨の隆起部分。
- 頭頂：正中矢状面における頭蓋骨の最高点。
- 外後頭隆起(イニオン inion)：後頭骨の隆起部分。通常，正中矢状面上にある。
- 外耳孔：外耳道の開口部。

基準線

- 眼窩中央(瞳孔中央)線：両側の眼窩の中央を結ぶ線，または正視して両瞳孔の中央を結んだ線。
- 眼窩下縁線：両側の眼窩下点を結ぶ線。
- 人類学的基準線：フランクフルト線と同義で，眼窩下点と外耳孔上縁を結ぶ線［訳注：外眼角-耳孔線と約 13°の角度をなす］。
- 眼窩耳孔線 orbito-meatal line(OML)(X 線撮影基準線 radiographic baseline〈RBL〉)：眼窩中点と外耳孔中点を結ぶ線［訳注：cantho-meatal line(CML)(外眼角と外耳孔中点を結ぶ線)とほぼ一致するため，OML は CML と混同して用いられている］。この線は人類学的基準線と約 10°の角度をなす［訳注：Reid baseline (RBL)は人類学的基準線と同じ。本書では X 線撮影基準線を RBL としている］。

基準面

- 正中矢状面：左右の頭蓋骨を二等分する面。この面の基準点として，前方に鼻根点(ナジオン)，後方に外後頭隆起(イニオン)がある。
- 冠状面：正中矢状面に直角で，頭部を前部と後部に分ける面。
- 人類学的基準面：両側の人類学的基準線と眼窩下縁線を含んだ水平面で，軸位横断面の 1 つ。ドイツ水平面ともいう。軸位横断面はこの面に平行になる。
- 耳介面：人類学的基準面に垂直で，両側の外耳孔中心を通る。冠状面の 1 つ。

正中矢状面，人類学的基準面，冠状面は，各々直交している。

はじめに

ポジショニングのためのX線解剖

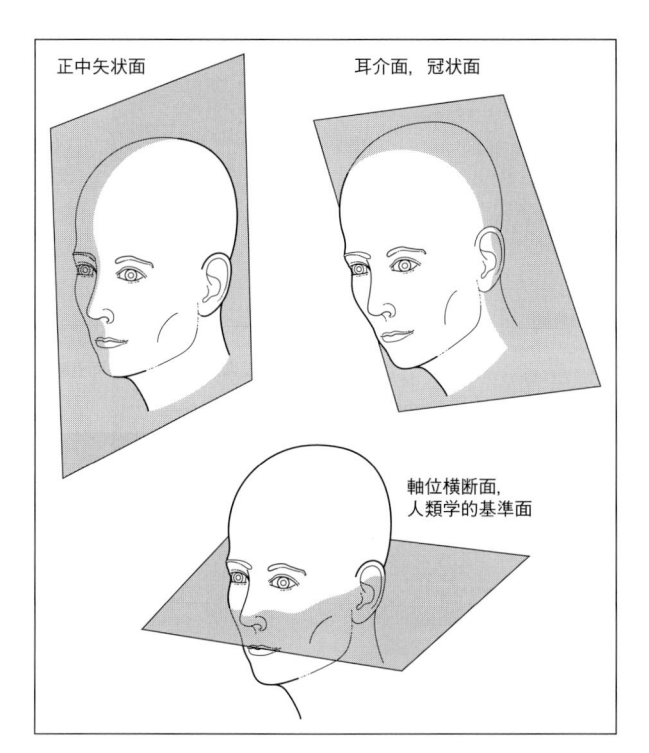

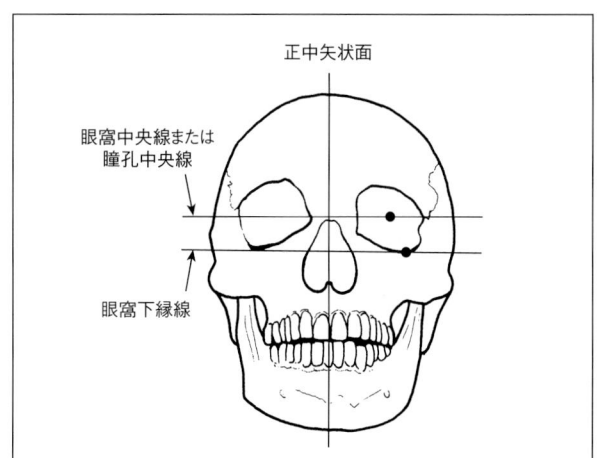

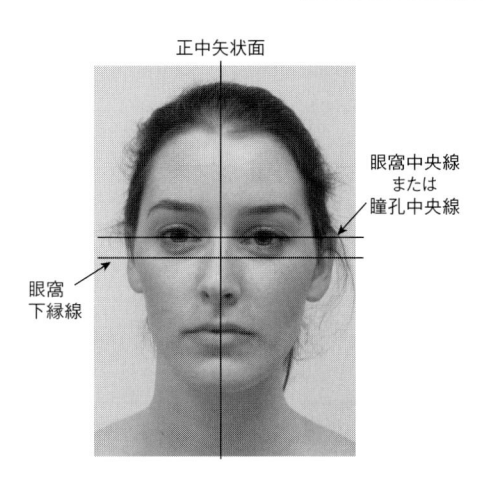

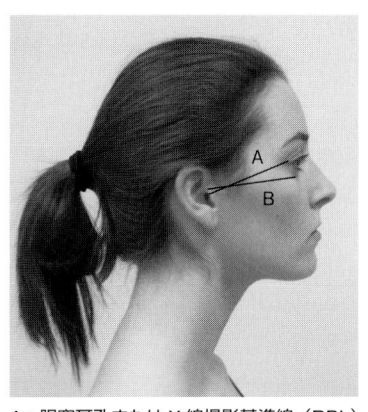

正中矢状面 / 耳介面，冠状面 / 軸位横断面，人類学的基準面

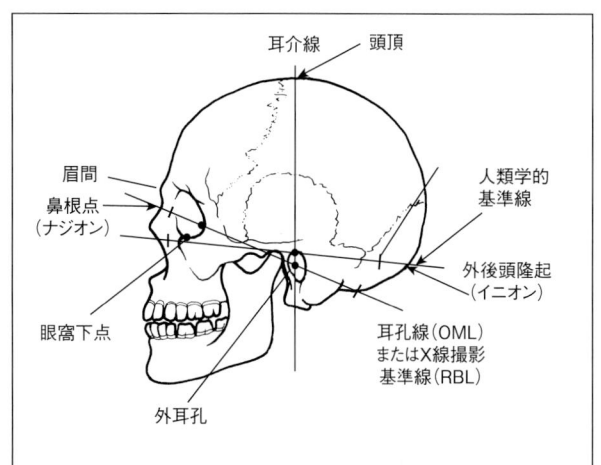

耳介線 / 頭頂 / 眉間 / 鼻根点（ナジオン） / 眼窩下点 / 外耳孔 / 人類学的基準線 / 外後頭隆起（イニオン） / 耳孔線（OML）またはX線撮影基準線（RBL）

正中矢状面 / 眼窩中央線または瞳孔中央線 / 眼窩下縁線

正中矢状面 / 眼窩中央線または瞳孔中央線 / 眼窩下縁線

A：眼窩耳孔またはX線撮影基準線（RBL）
B：人類学的基準線

はじめに

　X線写真を的確に評価するために，解剖構造が描出される位置を知っておくことは重要である。これによって，適切なポジショニングで撮影された写真か否かを判断できる。
　画像評価時に参照される解剖学的構造を，以下のX線写真に示す。本章末の参考文献を参照されたい。

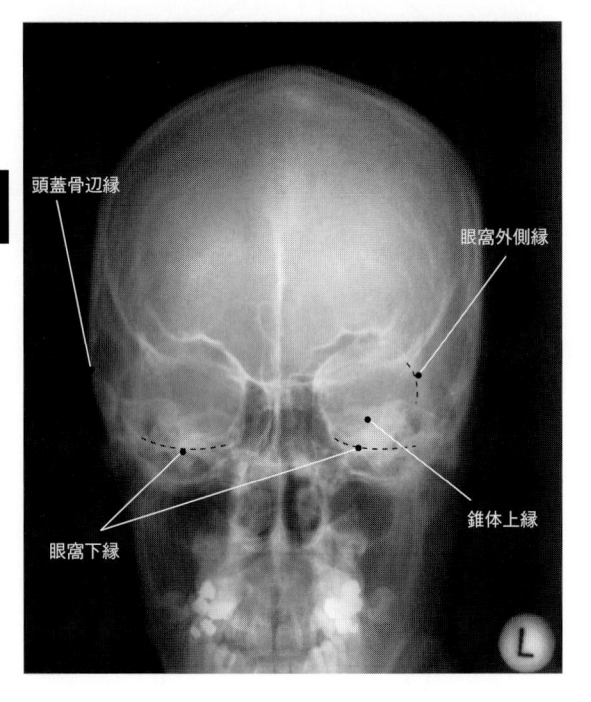

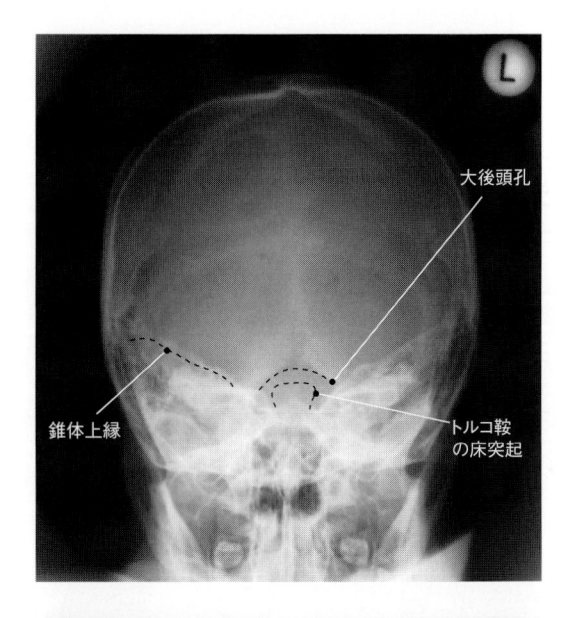

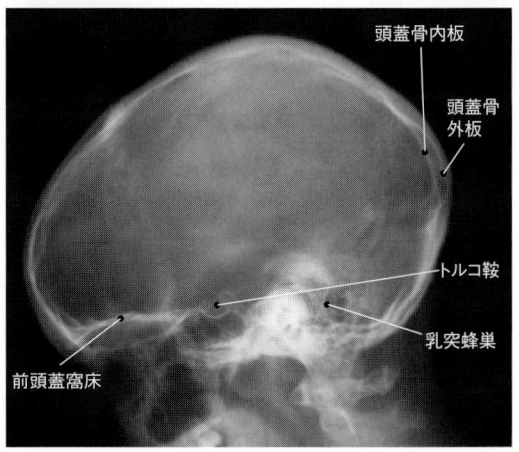

装置

頭蓋骨のX線撮影は，頭部用X線診断装置，あるいはX線管球と通常のブッキー台や静止グリッドを使用して施行できる。どの方法にも特有の利点と欠点があるが，これに関しては後述する。装置によって撮影方法が若干異なるので，診療放射線技師は同じ投影像を得るためには基準面やX線束の角度を変えることになる。患者にとって最高の診断が下されるために，診療放射線技師は各撮影法を熟知することが重要である。

頭部用X線診断装置

頭部用X線診断装置 skull unit は，最高品質の頭部写真が得られる。あらゆる面でX線管球と支持装置の設計が，頭部X線撮影用に最適化されている。患者が撮影台に移ることが可能な容体であれば，頭部用X線診断装置を推奨する。長所は以下に記すとおりである。
- ひずみが少ない。
- 高いグリッド密度と小さいX線管焦点サイズ($0.3〜0.4\ mm^2$が典型的)によって高分解能画像が得られる。
- 患者のポジショニングは通常1回でほとんど体位変換なくなされ，頭部を中心に管球を動かすので，撮影が正確かつ一定である。
- 患者は一度ポジショニングされるだけなので，より楽になる。
- 特別仕様の円形コリメータによって頭部に沿ってX線を絞ることができるので，線量を低減し，二次放射線を最小にできる。

短所は以下に記すとおりである。
- 撮影台は，一般に狭くて乗りにくい。協力が得られない患者では落下の可能性があるので適さない。
- 大部分の装置は，固有の撮影マニュアルがついていて，診療放射線技師はその装置に特有な技能を身につける必要がある。
- 装置は高価である。
- 状態が悪い患者や亀背などの患者には向いていない。

頭部用X線診断装置の種類としては，次のようなものがある。
- アイソセンタ式頭部用X線診断装置：最も広く普及している装置であり，最高画質の写真を提供できるであろう。受像器とX線束が常に直交する機器の構造になっているので，画像がひずまない。管球の回転軸は，常に対象の中心にくるように調節される。メーカーによって手法が少し異なるが，撮影にはすべて眼窩耳孔線ではなく人類学的基準線を使用する。
- リスホルム式頭部用X線診断装置：アイソセンタ式頭部用X線診断装置と異なり，管球の回転軸は常にフィルム上にある。角度を大きく取る場合は，画像がひずむおそれがある。装置の操作は，汎用のX線管球とブッキーの組み合わせでX線撮影基準線を使って行う頭部X線撮影によく似ている。新しい放射線施設では，あまり使用されていない。

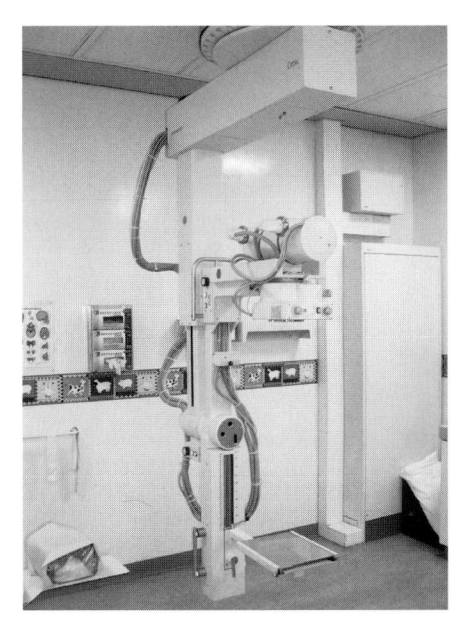

はじめに

アイソセンタ式頭部用X線診断装置

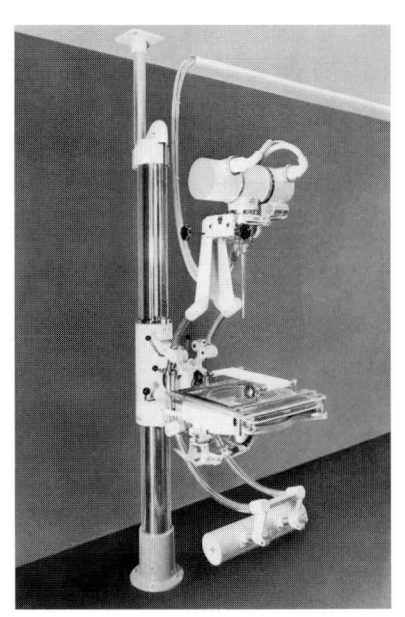

リスホルム式頭部用X線診断装置

はじめに

ポジショニング用語

　頭蓋骨の撮影法の説明においては、受像器と頭蓋の基準面との位置関係、および頭蓋の基準面や受像器とX線束中心の関係に加え、中心点または照射野を明記する必要がある。

　慣例的に、その都度中心点が与えられるが、不適切な場合もあるであろう。なぜなら、中心点の位置によっては、診断に関与しない多くの放射線感受性の高い組織が照射されることが予想されるからである。しかし、診療放射線技師は、中心点に注目するよりは、診断に必要な解剖構造に留意し、これらが照射野に確実に入り、他の構造物と重なり不明瞭にならないことに留意する方が望ましいことも多い。

後頭前頭方向撮影

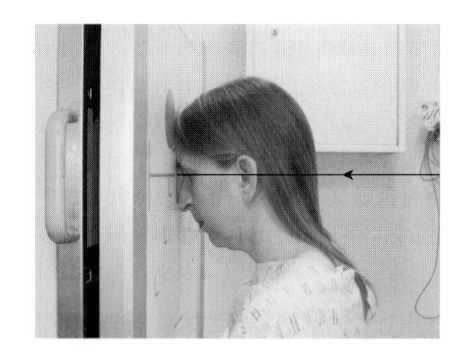

　X線束中心が矢状面に平行になる撮影法で、X線束中心の方向に準じた呼び方をしている。すなわち、上の写真のようにX線束中心が後頭骨から前頭骨に通過するので、後頭前頭方向 occipito-frontal（OF）撮影となる。

前頭後頭方向撮影

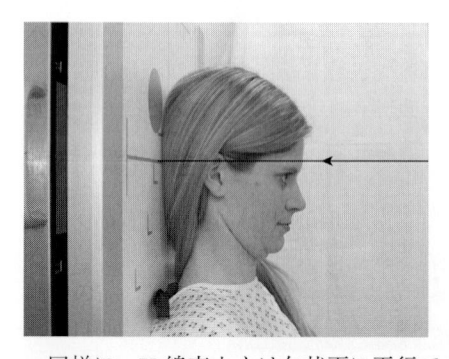

　同様に、X線束中心は矢状面に平行であるが、前頭骨から後頭骨に通過するので、前頭後頭方向 fronto-occipital（FO）撮影と呼ばれる。

X線束の角度

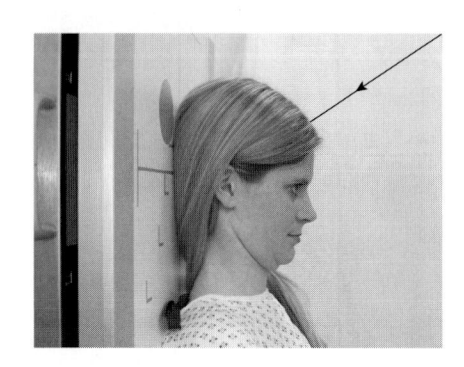

　多くの後頭前頭方向および前頭後頭方向の撮影法は、眼窩耳孔面に対してX線束中心に角度をつけて矢状面内を通過させる必要がある。これらの場合、その角度を撮影名の後に明記し、角度をつけた方向も添える。尾頭方向の角度（通常、略して頭側の角度とする）は、軀幹側から頭側にX線束を向けること（略して↑とする）を意味する。X線束を足側に向けて角度をつける場合は、X線束を頭尾方向に角度をつける（尾側何度と略し、↓で表す）。上の写真は、前頭後頭方向で尾側30°（FO 30°↓）を示す。

側方向

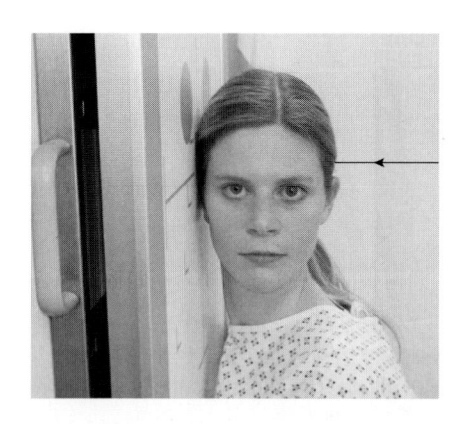

　側方向撮影においては、X線束中心は正中矢状面に垂直な冠状面と平行になる。頭部の受像器により近い側に準じた呼び方をしている。上の写真のように、X線束を左側から冠状面に沿って受像器のある右側に通過させた場合は、右側方向となる。

角度をつけた側方向

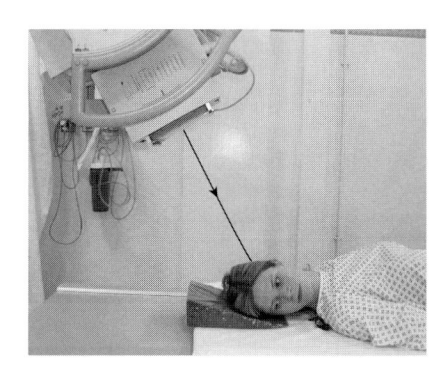

正中矢状面に対して角度をつけた X 線束中心を，冠状面に沿って通過させる場合は，その角度を明記する。上の写真は，右側方向で尾側 30°（R Lat 30°↓）を示す。

斜方向撮影

斜方向撮影では，写真に示すように X 線束中心が正中矢状面と冠状面に角度を持つ。この撮影法の呼称は 2 つの要因からなる。すなわち，頭部がカセッテに接触している側が，まず前後はどちらか，次に左右はどちらかである。

40°左前斜方向

この例では，正中矢状面をカセッテに対して 40°にし，頭部の左側がカセッテに接触するように，頭部を右に回旋させている（40°LAO）。

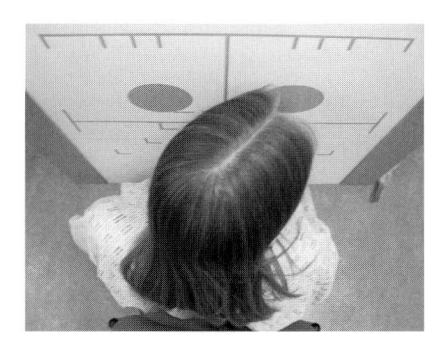

複雑な斜方向撮影

斜方向撮影は，基準線に対して尾側や頭側に角度をつける場合は，一層複雑になる。関連する基準線がカセッテに対して必要な角度になるように，通常，顎をあげるか引いて行う。患者が動きづらいときは，代わりに X 線管球に角度をつけるか，または両方を組み合わせるとよい場合もある。視神経孔の単純撮影において，このような撮影を行う例を下の写真に示す。

はじめに

尾側に 35°の角度をつけた 55°左前斜方向

顔面の右側をカセッテにつけて，正中矢状面をブッキーに対して 55°にするために頭部を回旋させる。下の写真では，X 線束中心を尾側に 35°傾けている。代わりに，眼窩耳孔面を 35°上げて水平 X 線束を使用してもよい（55°LAO 35°↓）

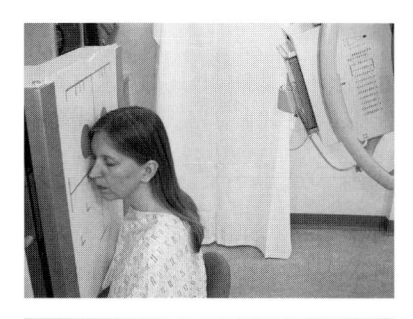

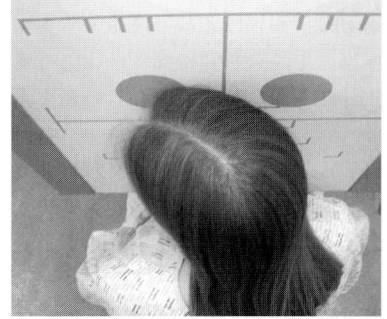

下の写真は，どのように管球と眼窩耳孔面の角度を組み合わせて同じ撮影法にするかを示している。この場合，基準面を 20°上げて管球で尾側に 15°角度をつけると眼窩耳孔面に対して計 35°の角度をつけることになる。

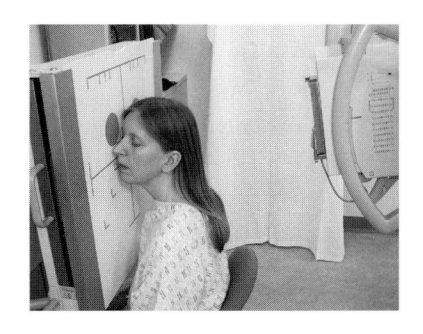

注意

斜方向の頭部 X 線撮影では，X 線束がグリッドの格子目と同一方向，すなわちグリッドラインと平行であることを常に確認する。X 線束がグリッドラインに対して平行とならずに角度がつく場合，グリッド遮断アーチファクトが生じ再撮影が必要となる。

はじめに

患者の準備

頭部 X 線写真を行う前に，以下の点を特に確認しなければならない。
- 患者が，ヘアクリップやヘアピンなどすべての金属物を取り外していることを確認する。
- 髪を束ねるとしばしばアーチファクトになりやすいのでほどく。
- 口腔を関心領域として含める場合，金属を含んだ義歯やブリッジを取り外す。
- 頭部用 X 線診断装置の通常操作時における装置の動きとフィルムの位置を，患者にわかりやすく説明しておく。

補助具

- 発泡スチロールパッドは，固定に非常に役立つ。右の写真は，頭部 X 線写真のために特別につくられたパッドである。各年代に合う大きさものを選んで使用する。
- 45°の三角パッドは，小児を固定するのにきわめて有用である。これにより介助者の手を直接線に入れずに頭部を保持できる。
- 特に頭部用 X 線診断装置では，クリップ式の左右のマーカーは絞りに隠れやすいので，頭部 X 線撮影では個々に左右のマーカーが不可欠である。
- マジックテープは，頭部用 X 線診断装置上に患者を固定する際に非常に役立つ。

全般的な画質のガイドラインと放射線防護の考慮

診断画像の品質基準に関しての欧州ガイドライン European Guidelines on Quality Criteria for Diagnostic Images には，必要な画像評価のさまざまな基準が記載されている。これらの基準の多くは，本章の具体的な撮影法の記述や「はじめに」に含まれているが，以下に示す事項がより一般的な点とその他の考慮すべき点である。
- X 線写真は，頭蓋円蓋部の内外板，頭蓋の骨梁構造，視認できる種々の副鼻腔や縫合，血管溝，側頭骨錐体部，下垂体窩のようなすべての構造物を，鮮明に描出していなければならない。
- 0.3〜0.5 mm サイズの重要な画像細部が描出されている。

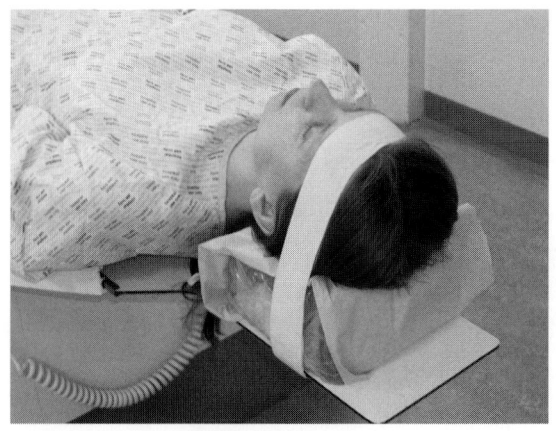

患者をマジックテープで固定

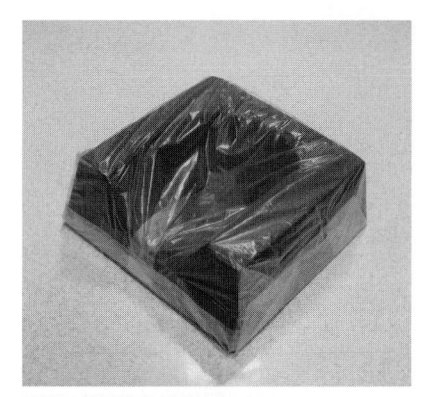

頭部 X 線撮影用の固定パッド

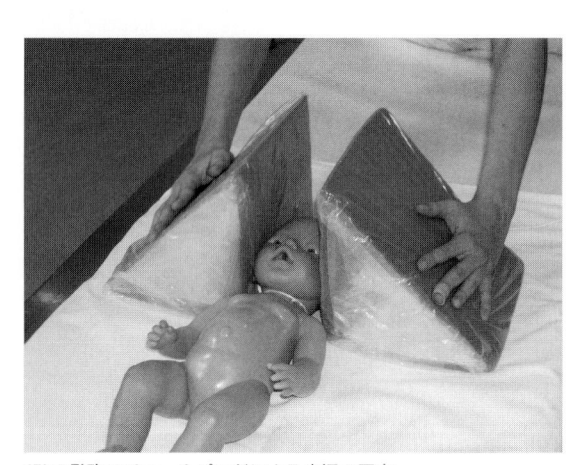

45°の発砲スチロールパッドによる小児の固定

- 感度 400（レギュラー）のイメージングシステムが推奨される（通常のスクリーン・フィルム系）。
- 70〜85 kV の管電圧を使用。
- 眼の被曝を大幅に低減できるので，可能な限り前頭後頭方向（前後方向）でなく後頭前頭方向（後前方向）撮影とする。
- 頭部単純 X 線撮影では，通常 24×30 cm サイズのカセッテを使用する。

頭蓋骨撮影技術の手引：推奨撮影法

下記のフローチャートは，あらゆる臨床条件において的確な頭部X線撮影法を選択するためのガイドとして利用できる。撮影法は，部署ごとのプロトコルに従って選択する。

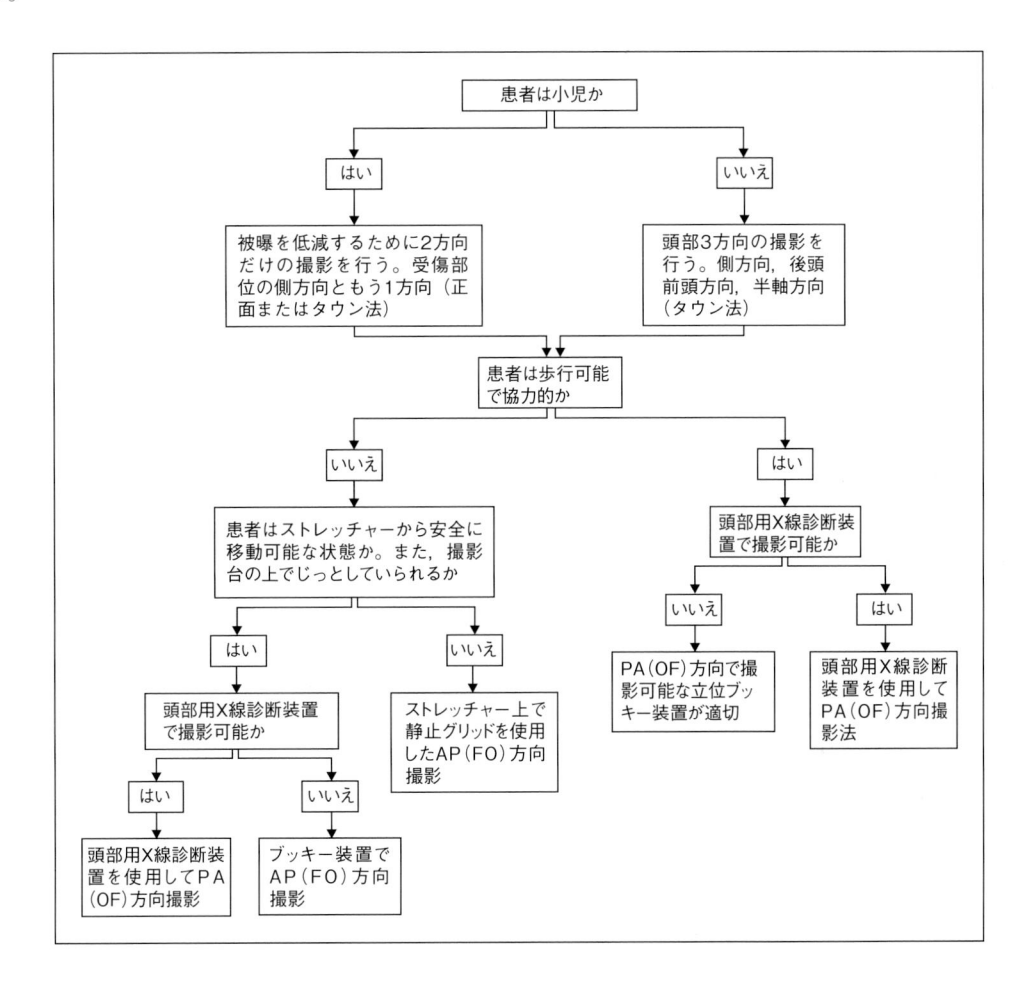

```
                          患者は小児か
                         /          \
                       はい          いいえ
                        |            |
              被曝を低減するために2方向   頭部3方向の撮影を
              だけの撮影を行う。受傷部   行う。側方向，後頭
              位の側方向ともう1方向（正  前頭方向，半軸方向
              面またはタウン法）         （タウン法）
                         \          /
                          \        /
                      患者は歩行可能
                       で協力的か
                      /          \
                   いいえ         はい
                    |              |
         患者はストレッチャーから安全に   頭部用X線診断装
         移動可能な状態か。また，撮影   置で撮影可能か
         台の上でじっとしていられるか    /        \
              /        \          いいえ        はい
            はい       いいえ        |            |
             |          |      PA(OF)方向で撮   頭部用X線診断
       頭部用X線診断装置  ストレッチャー上で  影可能な立位ブッ  装置を使用して
       で撮影可能か      静止グリッドを使用  キー装置が適切   PA(OF)方向撮影法
         /     \       したAP(FO)方向
       はい   いいえ    撮影
        |       |
  頭部用X線診断装  ブッキー装置で
  置を使用してPA   AP(FO)方向
  (OF)方向撮影    撮影
```

頭蓋：アイソセンタを使用しない撮影法

アイソセンタ式の頭部用 X 線診断装置がないか，あっても患者の容体が悪く撮影台に移動できない場合は，アイソセンタを使用しない撮影法を用いなければならない。24×30 cm サイズのカセッテを使用して撮影する。ブッキー式のグリッドシステムを使用できないときは，グリッドカセッテを使用する。

背臥位側方向（水平 X 線束）

患者とカセッテの配置

- 背臥位で X 線透過性の頭部パッドに患者を固定して頭部をあげた状態にする。これによって，後頭部が確実に画像内に入る。
- 正中矢状面が撮影台またはストレッチャーに垂直で，眼窩中央線がカセッテに垂直になるように調整する。 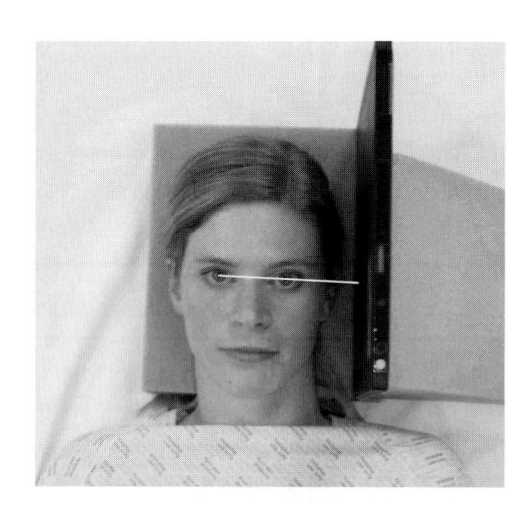 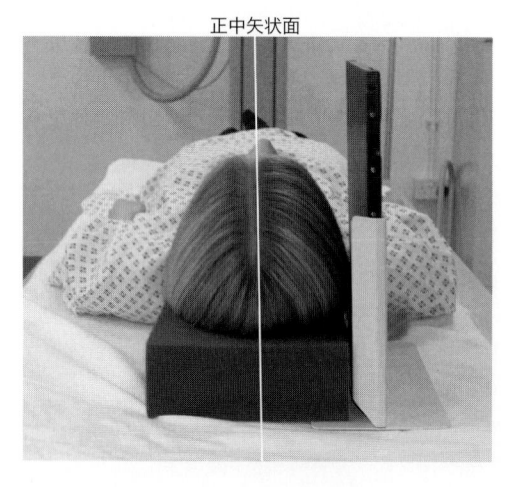
- グリッドカセッテを，正中矢状面と平行になるように頭部の側面に立てて保持する。この際，カセッテ上縁（長辺に相当）は頭頂より 5 cm 上方とする。

X 線束の方向と入射点

- 水平 X 線束中心は，正中矢状面に直交するように，眼窩中央線と平行にする。
- 入射点は，眉間と外後頭隆起の中点で，外耳孔のおおよそ 5 cm 上方（腹側）とする。
- カセッテ長軸と頭蓋長軸を同じ向きにする。

画像が備えるべき特徴

- 画像は，頭蓋骨全域と第 1 頸椎を含み，頭蓋内板と外板の両方が入っていること。
- 真の側方向は，両側の前頭蓋窩底部および後頭蓋窩底部が完全に重なる。トルコ鞍の前床および後床突起も重なっていること(234 頁参照)。

放射線医学的考察

- この撮影法は二次外傷救命処置 Advanced Trauma Life Support（ATLS）の初期評価の 1 つとして行われる。
- 頭蓋底骨折では頭蓋内感染による致死の危険性が潜在的にあり，検出がきわめて困難なことも多い。水平 X 線束の背臥位側方向撮影によって，頭蓋底損傷を疑わせる副鼻腔の液面形成が明らかにできる。さらに，頭蓋骨損傷のもう 1 つのサインである頭蓋内遊離ガス像の確認にも使用できる。

よくある失敗と対処法

- パッドを使用しないため撮影台やストレッチャー上から頭部が十分持ち上がらず，後頭部が入らないことがある。
- 両側の頭蓋窩底部の重なりが悪い場合は眼窩中央線がフィルムに垂直であり，正中矢状面が正確に撮影台またはストレッチャーに垂直であるかを必ず確認する。

注意事項

- 側面の方向は，病変を疑う側に基づいて決められる。
- 頭部の左側に病変を疑う場合は，患者の左側にカセッテを置いた左側方向にする必要がある。なお，逆の場合も同様である。このようにすると病変の幾何学的不鋭が最小になり，可能な限り高い分解能で病変を描出することができる。
- この撮影法は，ストレッチャー上の外傷患者の大多数で行われる。

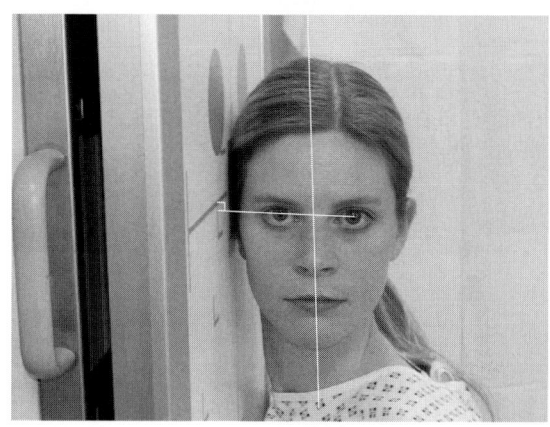

正しいポジショニング

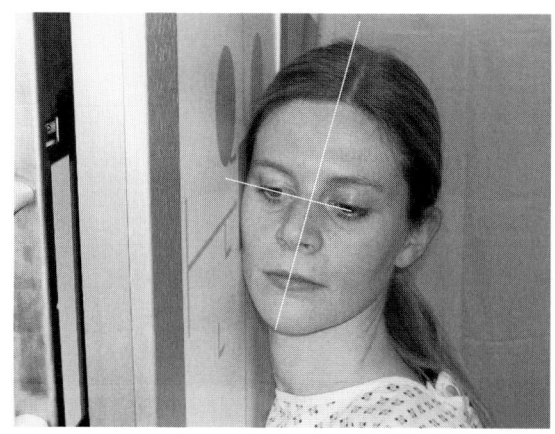

不適切なポジショニング

頭蓋：アイソセンタを使用しない撮影法

坐位（立位）側方向

　この撮影法は，協力が得られる患者に施行される。水平X線束を使用する背臥位撮影法との違いを以下に記すが，ほかはすべて同じである

患者とカセッテの配置

- 立位ブッキー台に向いて患者を腰掛けさせ，ブッキー台に対して正中矢状面が平行かつ眼窩中央線が垂直になるように頭部を回旋する。
- 正確なポジショニングを行うために肩の部分を少し回旋する。動かないようにするため，患者にブッキー台を握ってもらってもよい。
- カセッテを立位ブッキー台に横向きに置き，カセッテ上縁が頭頂より5 cm上になるようにする。
- 姿勢保持のため，放射線透過性のパッドを顎の下に入れてもよい。

X線束の方向と入射点

- 事前にX線管球とブッキー台の中心を合わせておく必要がある。
- 患者が楽な姿勢になるように，ブッキー台と管球の高さを調整する（注意：この際ブッキー台の中心とX線束中心がずれてはならない）。
- 入射点は，眉間と外後頭隆起の中点で，おおよそ外耳孔の5 cm上方にある。

よくある失敗と対処法

- 患者がこの姿勢を保持するのは容易ではない。患者が動いているかもしれないので，撮影直前に全基準面の位置確認を行う。

注意事項

- この撮影法は，臥位撮影台（フローティングテーブル）上で腹臥位において行うこともできる。
- 乳児では，頭部を片側に回旋させて背臥位でこの撮影法を行う方がよい場合がある。
- X線束中心を鉛直方向で撮影した場合は，蝶形骨洞の空気や液体貯留の程度（頭蓋底骨折の指標）がわからなくなる。ただし，副鼻腔が十分発達していない乳児では関係ない。

頭蓋：アイソセンタを使用しない撮影法

後頭前頭方向

後頭前頭方向撮影は，さまざまな角度のX線束が用いられることがある．撮影法は，その部署のプロトコルや描出すべき解剖構造に従って選択する．

患者とカセッテの配置

- この撮影は，坐位（立位）か腹臥位で行われる．腹臥位の撮影は，患者が楽ではなく，通常，立位ブッキー台がないときだけ行うので，ここでは坐位（立位）の撮影法について記述する．
- 正中矢状面とブッキー台の正中が一致かつ直交するように，患者を立位ブッキー台に向かせる．
- 眼窩耳孔線が，ブッキー台に対して垂直になるように首を屈曲させる．一般に，鼻と額がブッキー台に接触したときにこのような位置になる．
- 前頭骨の中央が，ブッキー台の中心に位置していることを確認する．
- 動かないようにするため，患者の頭部横（直接線の外）に両手をつけてもらってもよい．
- 24×30 cmサイズのカセッテを，ブッキートレイに縦向きに置く．写真の名前の部分が，障害にならないことを確認する．

X線束の方向と入射点

後頭前頭方向

- X線束中心は，正中矢状面に平行で，ブッキー台と直交する．
- 照射野の絞り設定では，上に頭頂，下に後頭骨底の直下部，左右に皮膚辺縁を含めるようにする．管球の中心をブッキー台の中心に確実に合わせることが重要である．

後頭前頭方向で尾側に10°，15°，20°

- これら3種類の撮影は，尾側に角度をつけること以外は，後頭前頭方向の撮影で使用する技術と同様である．その角度は撮影法によって異なり，例えばOF 20°↓の撮影では，尾側に20°の角度をつける．
- 管球に角度をつける前のみでなく角度をつけた後に，X線束中心が常にブッキー台の中心に位置していることを確認する．

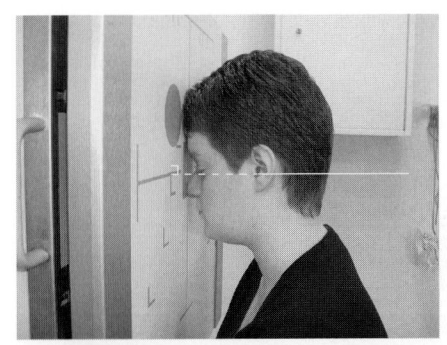

後頭前頭方向の頭蓋骨の撮影を行うためのポジショニング

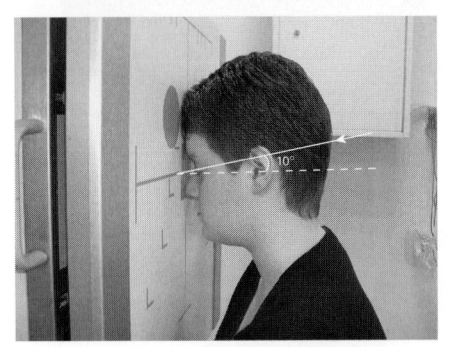

OF 10°↓の頭蓋骨の撮影を行うためのポジショニング

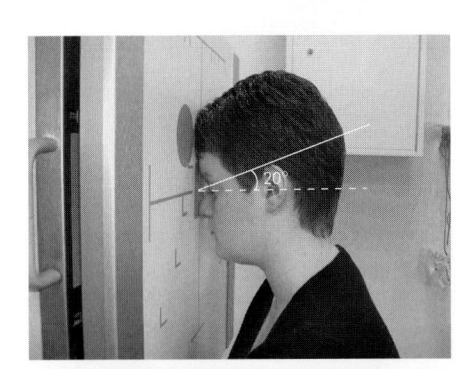

OF 20°↓の頭蓋の撮影を行うためのポジショニング

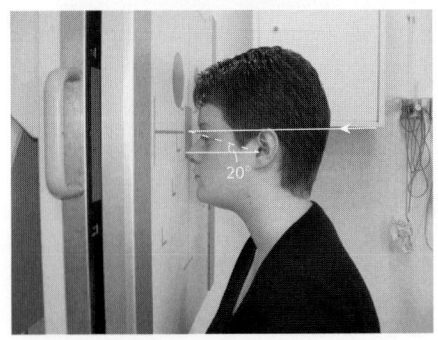

OF 20°↓にするために管球を真横にし眼窩耳孔線を20°上げる代替法のポジショニング

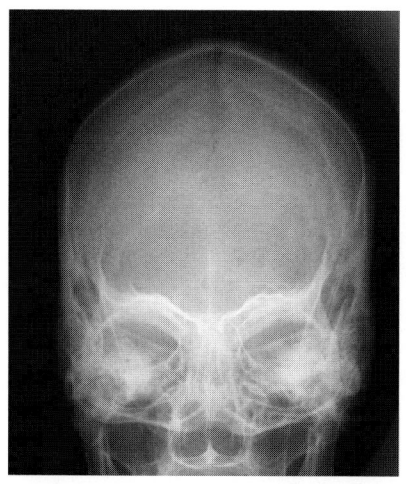

OF

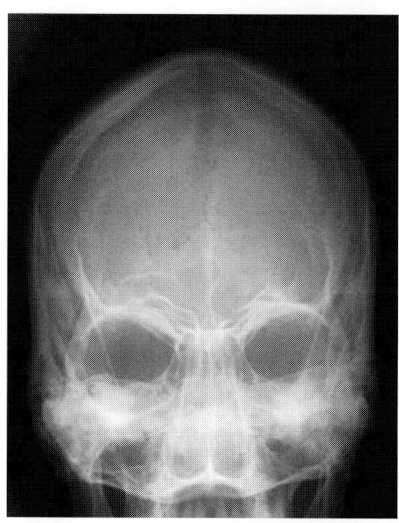

OF 10°↓

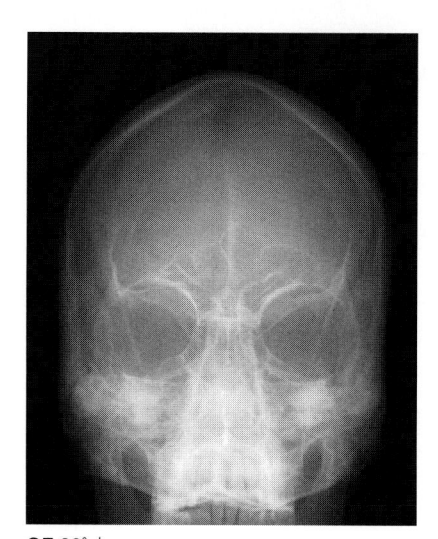

OF 20°↓

頭蓋：アイソセンタを使用しない撮影法

画像が備えるべき特徴

- 皮膚の辺縁も含めて，すべての頭蓋骨が写真に入っていること。
- 頭部が回旋していないことを確認することが重要である。これは，頭蓋の中心から外側までの距離を計れば評価できる。頭蓋両側までの距離が同じ場合は，回旋していないことになる。
- X線束の角度は，眼窩と錐体上縁の重なりの程度で評価できる。
  - 後頭前頭方向：錐体は完全に眼窩に重なり，錐体上縁は眼窩上3分の1に位置している。
  - OF 10°↓：錐体上縁は，眼窩中3分の1に現れる。
  - OF 15°↓：錐体上縁は，眼窩下3分の1に現れる。
  - OF 20°↓：錐体上縁は，眼窩下縁の直下に現れる。

放射線医学的考察

- 頭部が回旋することにより鱗状縫合が非対称に撮影されると，骨折と見誤る危険性が高まる。
- X線束の角度が大きくなるにつれて，眼窩部がより描出され，頭頂骨腹側・前頭骨上部の描出が少なくなる。したがってX線束角度を選択する際は，病変を疑う部位を考慮する必要がある。例えば，眼窩上部損傷ではOF 20°↓撮影法が最適である。

よくある失敗と対処法

- 回旋：撮影直前に患者の頭部が真の正面になっていることを確認する。
- 不正確な線束角度：大きな線束の角度ほど，錐体上縁が眼窩下方に出現することを覚えておくとよい。OF 20°↓で撮影して錐体上縁が眼窩中央3分の1に現れる場合は，角度をさらに10°大きくする必要がある。

注意事項：代替法

- 眼窩耳孔線をフィルムに対して垂直とするのは不自然な体位なので，保持が難しく動いてしまうことがある。
- 線束に角度をつけて眼窩内の必要な位置に錐体上縁を写し出す代わりに，中心線を垂直，すなわちフィルムに直角にして撮影することができる。この際，撮影に必要な角度は，その分，眼窩耳孔線を上げることで達成できる。例えばOF 20°↓であれば，水平面に対して眼窩耳孔線が20°になるように顎をあげればよい（写真参照）。同様にOF 10°↓であれば，眼窩耳孔線を10°上げるとよい。

頭蓋：アイソセンタを使用しない撮影法

前頭後頭方向

　頭蓋骨の前頭後頭方向撮影は，後頭前頭方向と同様の解剖構造が描出される。ただし，眼窩と前頭骨は，受像器からより離れているために拡大される。この撮影法は，患者が動けず背臥位でなければならないときのみ施行すべきである。

　この撮影法では，結果として眼の被曝が増加し，被写体−フィルム間距離（OFD）が大きくなることにより腹側の頭蓋構造物の分解能が低下する。

患者とカセッテの配置

- ストレッチャーまたは撮影台に患者を背臥位とし，グリッドカセッテの上に頭部後面を置く。
- 正中矢状面をフィルムに対して直交するように調整し，フィルムの中心線に合わせる。この位置では，両側外耳孔はカセッテから等距離にある。
- 眼窩耳孔線は，カセッテに対して垂直でなければならない。

X線束の方向と入射点

- 前頭後頭方向撮影では，すべて頭側に角度をつける。

前頭後頭方向

- X線束中心は，正中矢状面に沿ってカセッテまたはブッキーに直交させる。
- 照射野の設定においては，上に頭頂，下に後頭骨底の直下部，左右に皮膚辺縁を含めるようにする。管球が常にブッキー中央に位置するように確認することは重要である。

前頭後頭方向で頭側に10°，15°，20°

- これら3種類の撮影法は，頭側に角度をつけること以外は後頭前頭方向撮影で使用する技術と同様である。角度は，得ようとする撮影像に応じて決める。
- カセッテまたはブッキー台は，管球角度に合わせて上方にずらす必要があることに留意しなければならない。さもなければ，関心領域がフィルム外に投影されることになるであろう。20°の場合，頭頂からカセッテ上端まで5 cm必要である。

画像が備えるべき特徴と放射線医学的考察

後頭前頭方向撮影法を参照（243頁）。

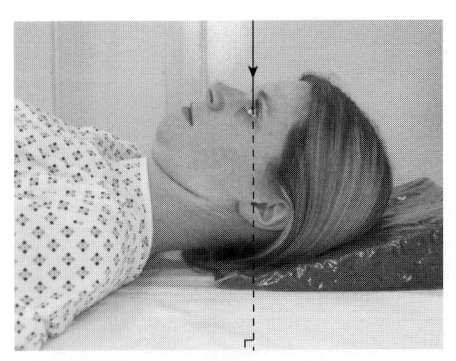

FO方向撮影

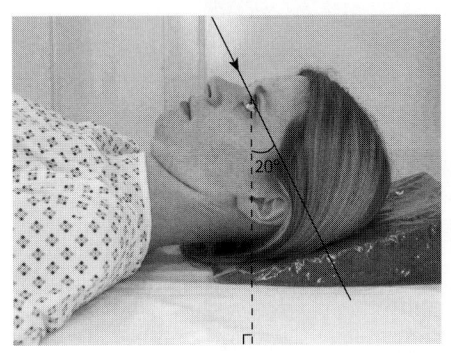

FO 20°↑撮影

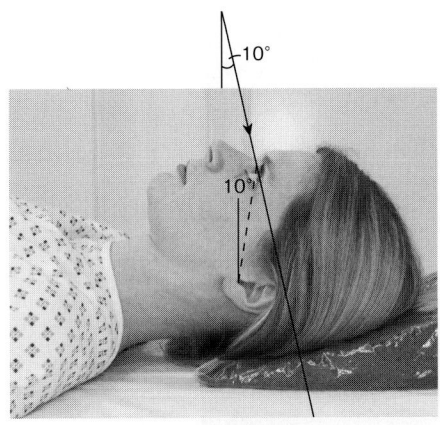

管球を10°傾けるとともにRBLを10°上げて行うFO 20°↑撮影

よくある失敗と対処法

後頭前頭方向撮影法を参照（243頁）。

- 頭側への角度が大きくなると，側頭骨の錐体部が眼窩よりも下方に撮影されることに注意する必要がある。

注意事項：代替法

後頭前頭方向撮影法を参照（243ページ）。

- 例として，FO 20°↑の投影が必要でも，患者が鉛直面に対して眼窩耳孔線を10°しか保持できないこと（すなわち顎を少しだけあげた状態）がある。この場合，

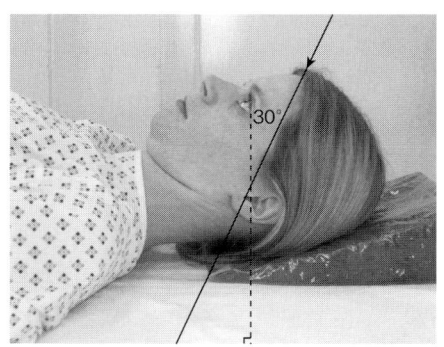

頭蓋：アイソセンタを使用しない撮影法

半軸位前頭後頭方向 30°尾側傾斜（タウン法）

患者とカセッテの配置

- 患者をストレッチャーまたは撮影台に背臥位にし，グリッドカセッテの上に頭部後面を置く。
- 正中矢状面をカセッテに直交するように調整するとともに，カセッテの正中に合わせる。
- 眼窩耳孔線は，フィルムに直交させる。

X線束の方向と入射点

- X線束中心は，眼窩耳孔面に対して尾側30°にする。
- X線束中心が両外耳孔の中央を通るように正中線上に入射する。これは，表面では眉間より約5 cm 上の位置になる。
- X線束に角度をつけるので関心領域が写真下方に外れて撮影されることがないように，カセッテの上端を頭頂に接するようにする。

画像が備えるべき特徴

- 蝶形骨のトルコ鞍が大後頭孔内に撮影されていること。
- 後頭骨と頭頂骨後部のすべてが写真に含まれ，ラムダ縫合が明瞭に描出されていること。
- 頭部が回旋していないこと。これは，トルコ鞍が大後頭孔中央に位置していることによっても評価できる。

放射線医学的考察

- この撮影法で大後頭孔は明瞭に描出されていなければならない。不正確な角度だと，辺縁が不明瞭になる場合があり，その結果，重要な骨折がみえなくなる可能性がある。
- この撮影法では頬骨も明瞭に描出される。骨折がある場合には，ほかに顔面損傷を合併している可能性がある。

よくある失敗と対処法

- 角度が小さいと，大後頭孔がトルコ鞍上に明瞭に描出されない。おそらくこれが最も頻度が高い失敗であり，患者が基準線をフィルムに垂直に保持できない場合に起こる。

タウン法 FO 30°↓

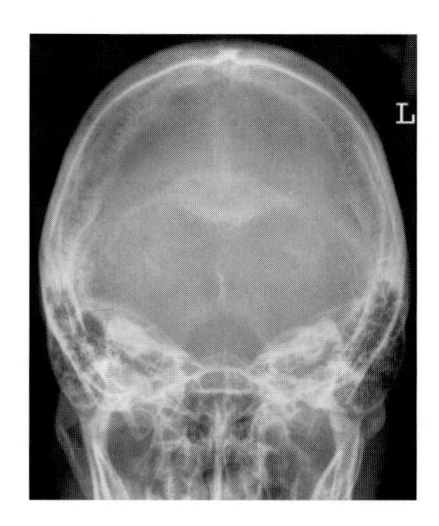

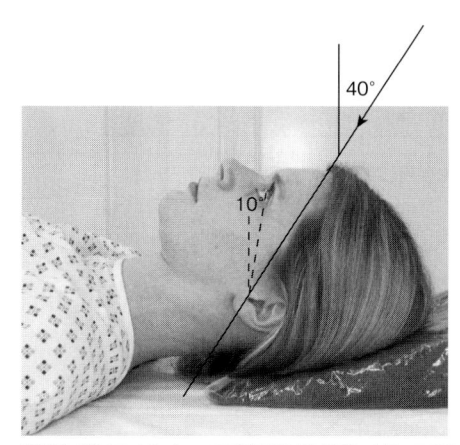

顎があがることによって基準線は鉛直面に対して10°の角度がついている。したがって，眼窩耳孔面に対して30°にするには，管球を40°傾けなければならない

全体で20°の角度になるように，頭側に10°の角度をつければよい。
- 同様に，鉛直面に対して基準線が20°となるように患者が顎をあげている場合は，フィルムに対して垂直に入射すればFO 20°↑の投影になる。

頭蓋：アイソセンタを使用しない撮影法

- 眼窩耳孔線がフィルムに垂直になるように患者の顎を十分に引くことができない場合には，鉛直面に対して管球角度を 30°よりも大きくする必要がある。このようにして，眼窩耳孔面に対して 30°の角度を保たなければならない(図参照)。
- 角度が大きすぎると，環椎(C1)後弓が大後頭孔内に描出される。
- 管球角度を大きくすると，画像のひずみが著しくなる。これは，アイソセンタ式の頭部用 X 線診断装置を使用すると，防ぐことができる。
- 患者によっては，特に脊椎後弯が強い場合は，ブッキー台に後頭部をつけることが困難となることがある。この場合，写真に示すように撮影台に少し角度をつけることで対処できる。

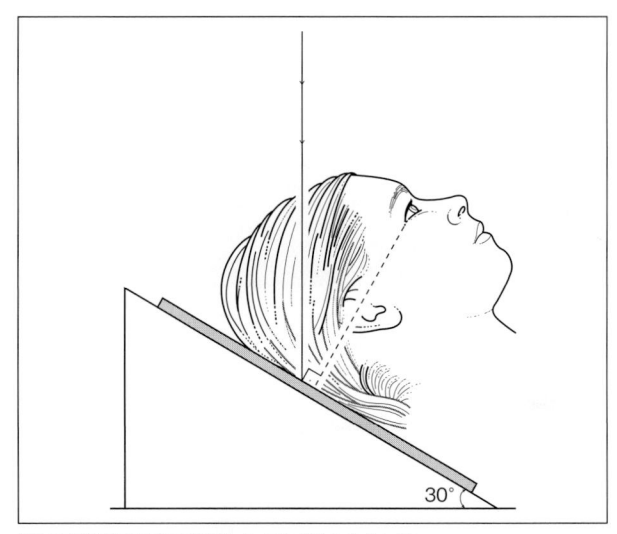

30°の頭部用支持台を使用した FO 30°↓タウン法

注意事項：代替法

- この撮影法に必要とされる 30°の角度の一部，あるいは全部は，頭部用支持台を使用してつけることができる。もし，30°の支持台を使用し，支持台上面に対し患者の眼窩耳孔線が垂直であれば，X 線束中心は垂直方向でよい。15°の支持台を使用する場合は，尾側に 15°の角度をつければよい。
- 20°の支持台を使用する場合は，全体として正規の線束角度になるように，X 線を尾側に 10°角度をつける必要がある。

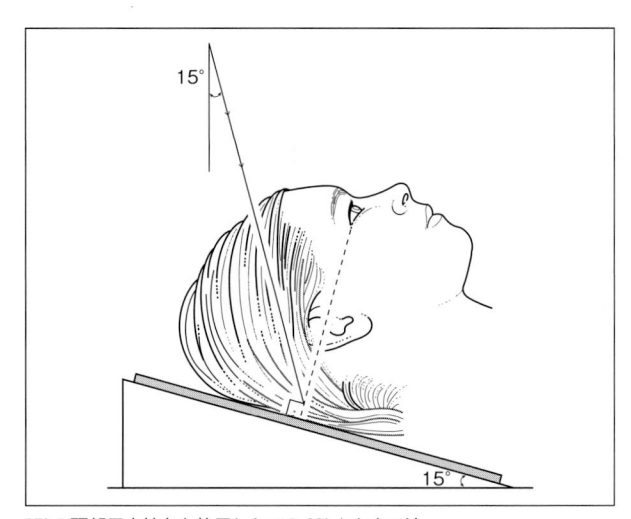

15°の頭部用支持台を使用した FO 30°↓タウン法

半軸位の変法

デントン Denton(1998)は，眼と甲状腺への被曝を避ける変法(代替撮影法)を提唱した。
- 眼窩耳孔面に 25°の角度がつくように尾側に X 線束

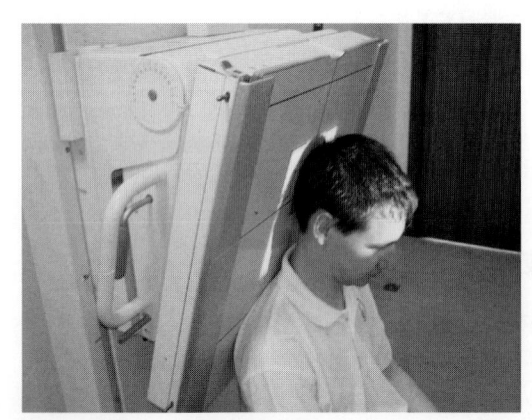

胸後弯の患者にはブッキー台を傾斜

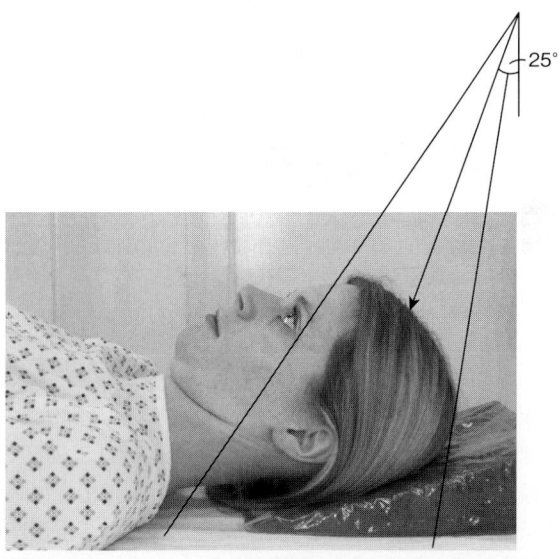

半軸位の変法

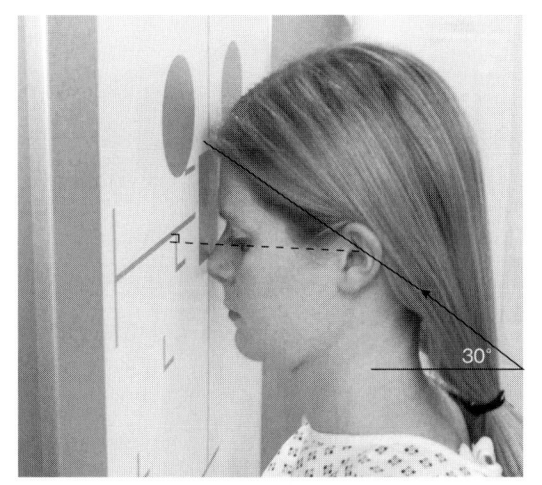

逆タウン法

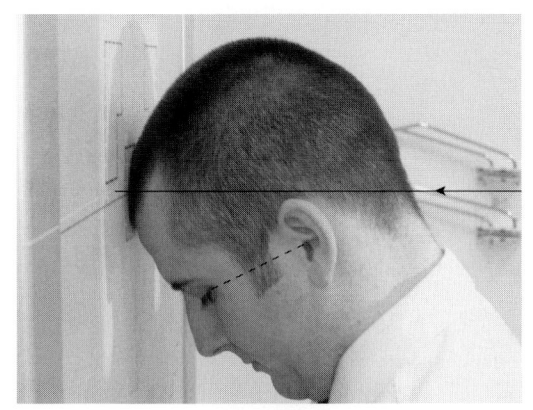

逆タウン法の代替ポジショニング

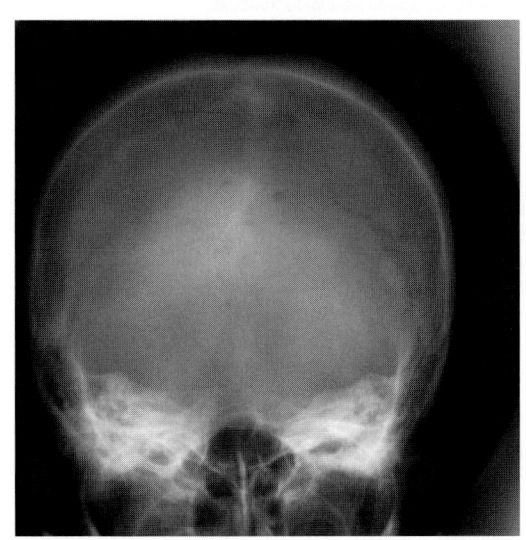

角度不足のタウン法

頭蓋：アイソセンタを使用しない撮影法

中心を傾ける。
- 中心点の代わりに，照射野を決める。この照射野下端が眼窩上縁の最上点の直上になるように，照射野を絞る。照射野上縁に，頭頂の最上点が，ぎりぎり入るようにする。照射野の左右は，皮膚の辺縁を含むように絞る。

後頭前頭方向 30°頭側傾斜（逆タウン法）

患者とカセッテの配置

- この撮影法は，通常，立位ブッキー台に対面するようにして坐位（立位）で施行するが，腹臥位で行ってもよい。
- 最初に，患者に鼻と額をブッキー台につけてもらう。正中矢状面がカセッテに垂直になるように位置合わせし，カセッテの正中とも合わせる。
- 眼窩耳孔線は，カセッテに直交させる。
- 安定させるために，ブッキー台に手をついてもよい。

X線束の方向と入射点

- X線束中心は，眼窩耳孔面に対して頭側に30°の角度で入射する。
- 後頭骨全体および頭頂骨が頭頂部まで入るように照射野を調整する。眼球に直接線を照射しない。側方向の照射野は，皮膚辺縁も含める。

画像が備えるべき特徴

- 蝶形骨のトルコ鞍が大後頭孔内に投影されていること。
- 後頭骨と頭頂骨後部のすべてが写真に含まれ，ラムダ縫合が明瞭に描出されていること。
- 頭部が回旋していないこと。これは，トルコ鞍が大後頭孔中央に位置していることによって評価できる。

放射線医学的考察

- この撮影法で大後頭孔は明瞭に描出されていなければならない。不正確な角度だと，辺縁が不明瞭になる場合があり，その結果，重要な骨折がみえなくなる。
- この撮影法では頬骨も明瞭に描出される。骨折がある場合には，顔面損傷の見当がつく。

頭蓋：アイソセンタを使用しない撮影法

よくある失敗と対処法

半軸位前頭後頭方向 30°尾側傾斜（タウン法）を参照（245 頁）。

注意事項

- この撮影法は，放射線感受性の高い組織の線量を，前後方向撮影よりも低減できる。
- 半軸位前頭後頭方向のポジショニングが困難な患者でも，この撮影法のポジショニングは容易であることがある。

軸位オトガイ下頭頂方向

患者とカセッテの配置

坐位（立位）または背臥位で撮影することになるが，患者が不安定な場合は背臥位が望ましい。

背臥位

- 患者の両肩を高くして，頭頂部がグリッドカセッテまたは撮影台につくように頸部をできるだけ伸展させる。
- 左右の外耳孔からカセッテまでが，等距離になるように調整する。
- 正中矢状面は，カセッテの正中でカセットと直交していなければならない。
- 眼窩耳孔面は，カセッテとできるだけ平行に近づける必要がある。

坐位（立位）

- 患者は立位ブッキー台から少し離れて座る。
- 頭部をできるだけ伸展させ，頭部を後方に下げ立位ブッキー台の中心に頭頂が接触するようにする。
- その他のポジショニングは背臥位と同じである。

X 線束の方向と入射点

- X 線束中心は眼窩耳孔面に垂直に向け，両側外耳孔の中点に入射する。

画像が備えるべき特徴

- 側頭骨錐体部上に下顎角が明瞭に描出されていること。
- 中頭蓋窩の各孔が正中線に対し左右対称に描出されていること。

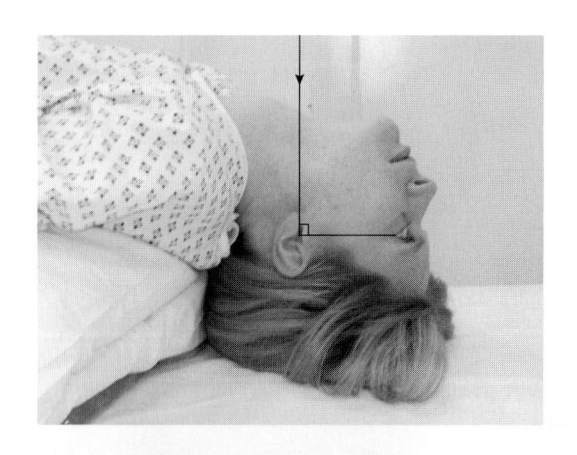

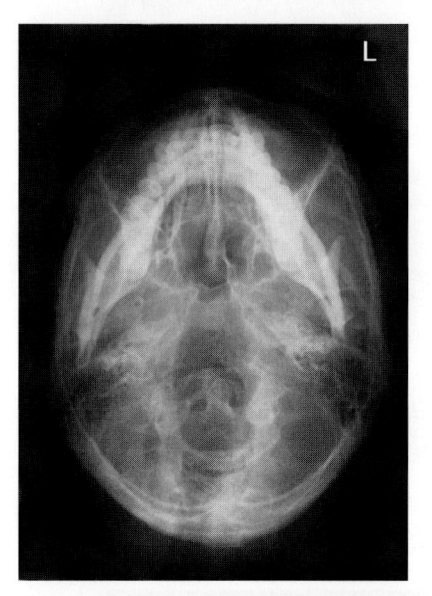

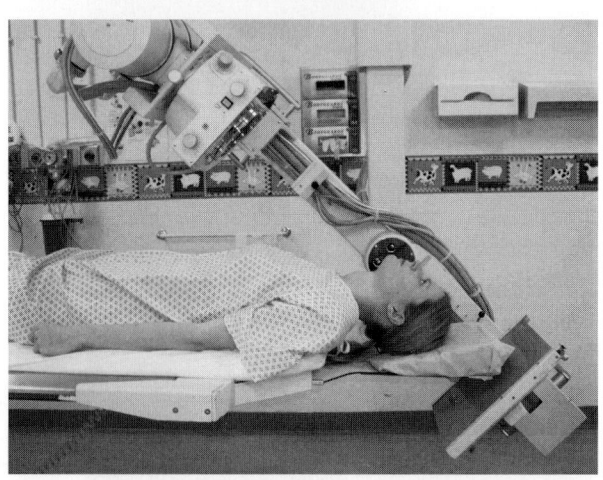

頭部用 X 線診断装置を使用した軸位オトガイ下頭頂方向撮影

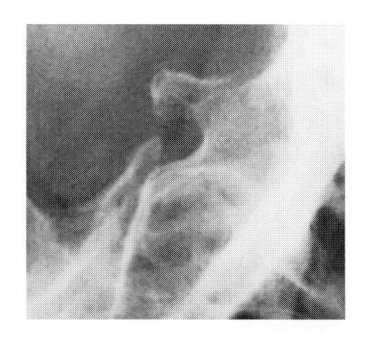

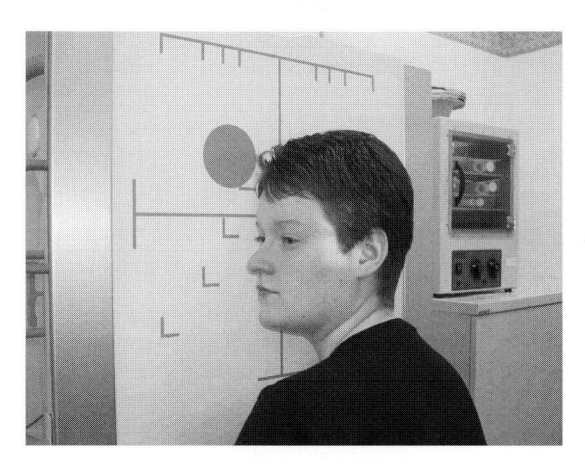

頭蓋：アイソセンタを使用しない撮影法

トルコ鞍：側方向

患者とカセッテの配置

- 患者を立位ブッキー台に向かって座らせ，ブッキー台に対して正中矢状面が平行かつ眼窩中央線が垂直になるように頭部を回旋する。
- 正確にポジショニングを行うために，肩の部分を少し回旋する。動かないようにするため，患者にブッキー台を握ってもらってもよい。
- ブッキー台の中心が，外耳孔から基準線に沿って前方に 2.5 cm，垂直上方に 2.5 cm となるように，頭部とブッキー台の高さを調整する。
- 姿勢保持のため，放射線透過性のパッドを顎の下に入れてもよい。

X線束の方向と入射点

- X線束を適切に絞り，管球側の外耳孔から基準線に沿って前方に 2.5 cm，垂直上方に 2.5 cm の点に入射する。

放射線医学的考察

臨床的または生化学検査結果から下垂体腫瘍が強く疑われる場合は CT か MRI が選択肢となるので，この検査はだんだん行われなくなってきている。CT や MRI が施行できない場合は，大きな病変によるトルコ鞍拡大の所見が単純X線写真で認められるであろう。トルコ鞍の二重底 double floor は，比較的小さな下垂体腫瘍のサインであるが，鞍底部の傾きによる正常変異でもありうる。これは，適切に絞った OF 20°↓撮影を行えば鑑別しやすい。

放射線医学的考察

- 頭蓋底の種々の孔辺縁の骨侵食は，腫瘍による破壊の重要な指標となる。眼窩耳孔面の角度が小さすぎたり大きすぎたり，回旋していたりすると，これらの孔の描出能が低下する。
- 軸面および冠状面における頭蓋底の骨の詳細は，CTによってより詳細に描出できるので，現在この撮影法はまれにしか行われない。MRI においては，頭蓋底とともに非常に詳細な軟部組織の多断面画像が得られる。

よくある失敗と対処法

- この撮影法では，患者は大変過酷なポジショニングを強いられる。患者がその姿勢を保持する時間を最小にするためには，検査開始前に機器の準備が十分かを確認しておく必要がある。
- 頭部用X線診断装置を使用すると，頭部の伸展を最小限にして撮影台と管球を調整できるので，ポジショニングがはるかに容易である。

頭蓋：アイソセンタを使用しない撮影法

視神経孔と頸静脈孔

これらの孔の撮影は，主に腫瘍（例えば，頸静脈グロムス腫瘍や視神経膠腫）の検出のために行うが，精査には通常 CT や MRI が必要となる。

視神経孔：後前斜方向

視神経管は，視神経孔部で眼窩後面の骨部に開口している。視神経管は，正中矢状面に対して斜め前方に約 35°の角度をなし，眼窩耳孔面に対して下方に約 35°傾いている。視神経孔を描出するためには，中心線をこの角度に合わせなければならない。通常，比較のため両側を別々に頭蓋後前斜方向で撮影する。

患者とカセッテの配置

- 腹臥位でもよいが，一般的には坐位（立位）とし，患者の片方の鼻，頬，顎を撮影台につけて検査を行う。
- 検側の眼窩中心と撮影台の中心を一致させる必要がある。
- 正中矢状面が，撮影台垂直面から 35°の角度（撮影台に対しては 55°）になるように調整する。
- 眼窩耳孔線を水平面から 35°上げる。

X 線束の方向と入射点

- 適切に線束を絞り，水平 X 線束中心をブッキー台の中央に入射する必要がある。これは対側の外耳孔上縁から上に 7.5 cm，後方に 7.5 cm の点に相当する。このようにすると撮影台につけた検側の眼窩中央に入射される。
- 小さな左右のマーカーを，眼窩上縁の上方においてもよい。

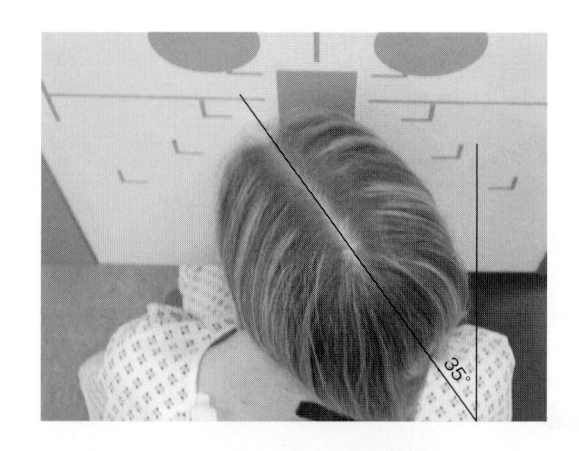

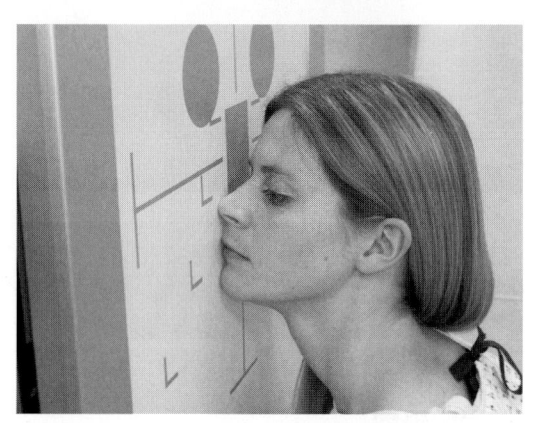

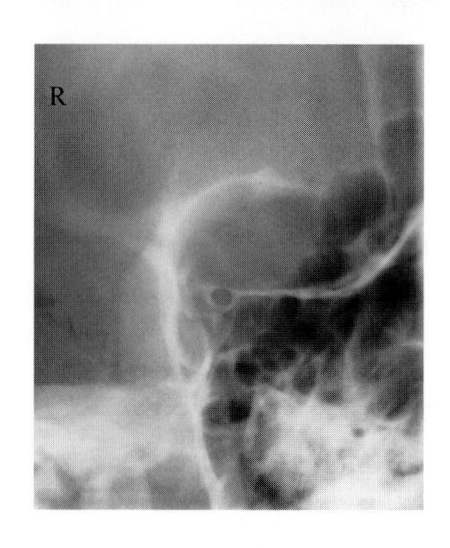

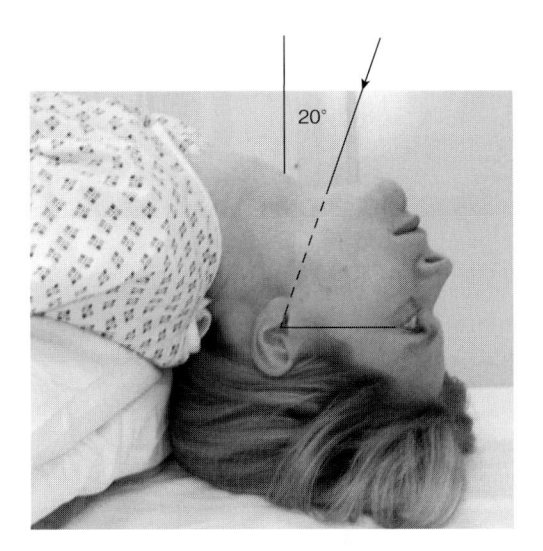

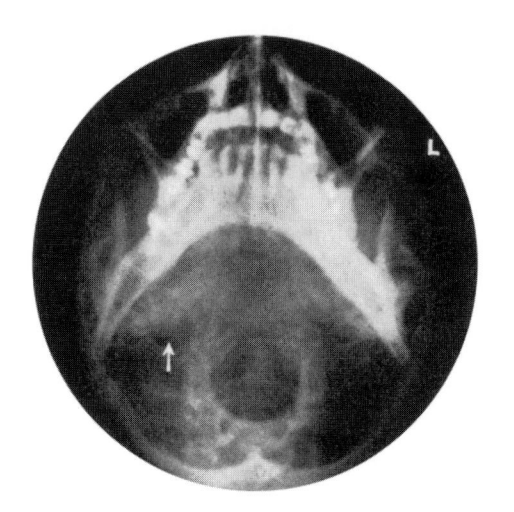

頭蓋：アイソセンタを使用しない撮影法

頸静脈孔：軸位 20°尾側傾斜

頸静脈孔は後頭蓋窩にあり，大後頭孔の両側，側頭骨錐体と後頭骨の間にある。尾側に 20°角度をつけた軸位オトガイ下頭頂方向撮影で，両側を同時に 1 枚の写真上に描出させる。

患者とカセッテの配置

前述した軸位オトガイ下頭頂方向撮影に準じる(248頁)。

X 線束の方向と入射点

- 適切に線束を絞る。また，X 線束中心は眼窩耳孔面と 70°にするため尾側に角度をつけ，両側外耳孔間の中央を通るように正中に沿って入射する。

注意事項：代替法

- 患者の頭部をそれほど伸展できない場合，眼窩耳孔面をブッキー台に対して 20°にしてポジショニングを行えばよい。この場合は，水平 X 線束中心は基準面に対して 70°になる(写真参照)。

頭蓋：アイソセンタを使用しない撮影法

側頭骨

この撮影法は従来から行うのが難しいとされてきた。また，読影も難しく，特に良好な撮影でない場合はなお一層困難となる。最近はCTで直接冠状断面を得ることができ側頭骨の微細構造が描出されるので，この撮影法が必要とされることはほとんどなくなってきている．

前頭後頭方向 35°尾側傾斜

患者とカセッテの配置

- 患者を撮影台の正中に背臥位にする。または，坐位(立位)の場合はブッキー台に背中をつける。
- 撮影台から各外耳孔までを等距離に調整して正中矢状面を撮影台に直交させ，撮影台正中に合わせる。
- 顎を引いて，眼窩耳孔線が撮影台に垂直になるようにする。
- カセッテを横にして入れ，X線束中心をカセッテの中心に合わせる。

X線束の方向と入射点

- 眼窩耳孔面に対して尾側に35°の角度をつける。
- X線束が両側外耳孔の中央を通るように入射する。
- 左右は頭蓋骨側方の辺縁を，上下は側頭骨の乳様突起および錐体部を含むように絞る。乳様突起は，耳の後ろで容易に触知できる。

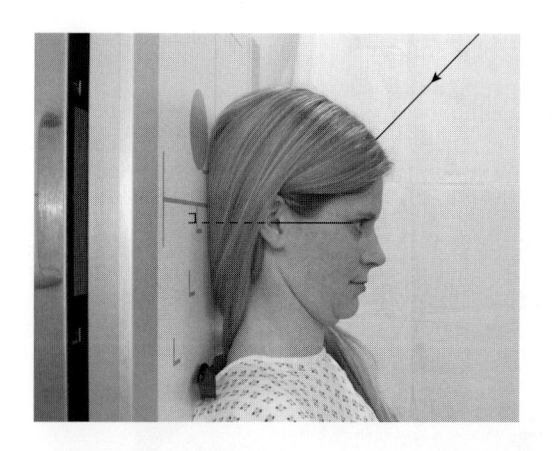

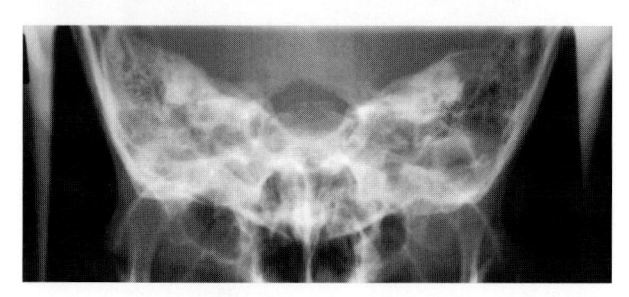

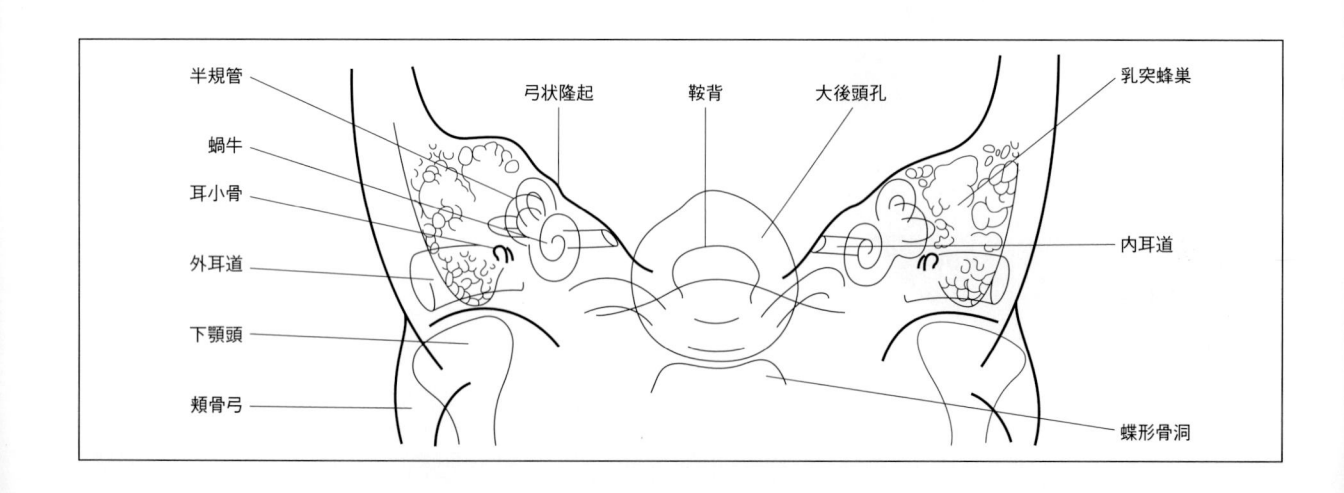

頭蓋：アイソセンタを使用しない撮影法

画像が備えるべき特徴

- 蝶形骨のトルコ鞍が大後頭孔の中に投影されていること。
- 頭部が回旋していないこと。これもまた，トルコ鞍が大後頭孔中央に位置していることによって評価できる。
- 前頁のX線写真とその下に示した図の解剖構造を，すべて含んでいること。

よくある失敗と対処法

- 角度が小さすぎると，大後頭孔がトルコ鞍上に明瞭に描出されない。おそらくこれが最も頻度が高い失敗であり，患者が基準線をフィルムに垂直に保持できない場合に起こる。
- 患者が顎を十分に引くことができず眼窩耳孔線がフィルムと垂直にならない場合は，垂直面に対する管球角度を35°よりも大きくする必要がある。このようにして，眼窩耳孔面に対して35°の角度を保たなければならない。

軸位

軸位オトガイ下頭頂方向撮影法（詳細は248頁参照）を使用し，側頭骨の錐体と乳様突起部だけ入るように絞ってこの領域の解剖構造を描出する撮影法もある。

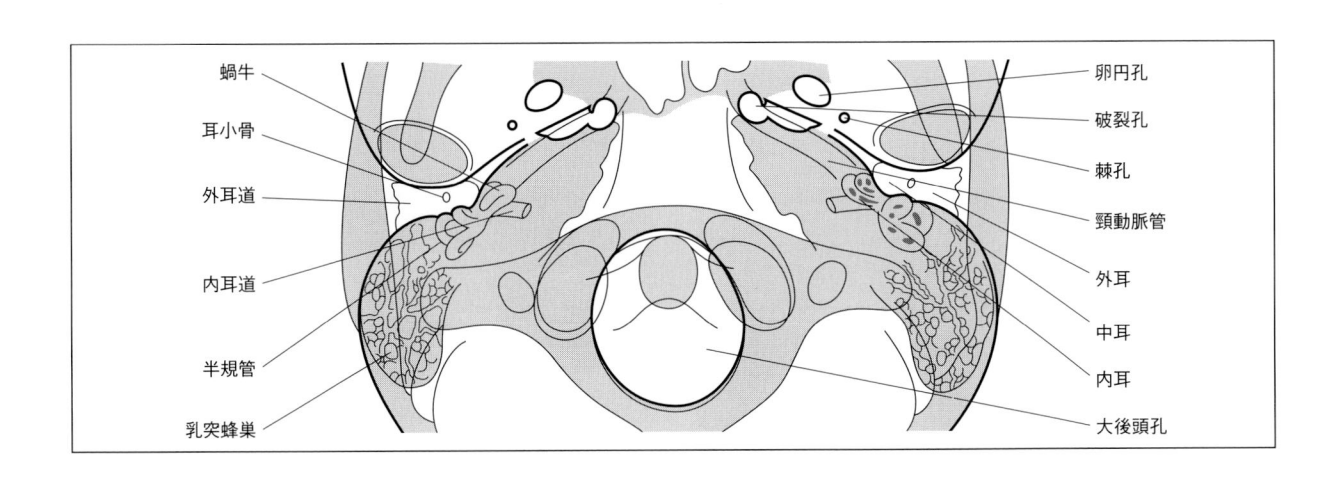

軸位オトガイ下頭頂方向撮影法のポジショニング

頭蓋：アイソセンタを使用しない撮影法

乳様突起：側斜方向 25° 尾側傾斜（シュラー法）

患者とカセッテの配置
- 患者を立位ブッキー台を向かって腰掛けさせる。ブッキー台に対して正中矢状面が平行かつ眼窩中央線が垂直になるように頭部を回旋する。
- 正確にポジショニングを行うために肩の部分を少し回旋する。動かないようにするため，患者にブッキー台を握ってもらってもよい。
- 耳介軟部組織の輪郭が関心領域に重ならないように，撮影台側の耳介を前方に折り曲げる。
- ブッキー台の中央に乳様突起を持ってくる。
- 18×24 cm サイズのカセッテを縦にしてブッキー台の中央に置き，X 線束中心や乳様突起の位置と一致するようにする。

X 線束の方向と入射点
- 尾側に 25° 角度をつけ，カセッテ対側の外耳孔から上方 5 cm かつ後方 2.5 cm を入射点とする。
- 患側の領域に対して照射野を絞る。

画像が備えるべき特徴
- 乳突蜂巣のすべてが写真に入っていること。乳突蜂巣のサイズは個人差が大きい。

よくある失敗と対処法
- 乳突蜂巣が非常に発達している場合は，後方が十分入るように中心を決めないと，乳突蜂巣の一部が写真からはみ出してしまう。
- 耳介を前方に折り曲げていないと，軟部組織のアーチファクトが出現する。撮影直前に耳介が正しい位置にあることを確認する。

注意事項
比較のため両側の検査を行う。

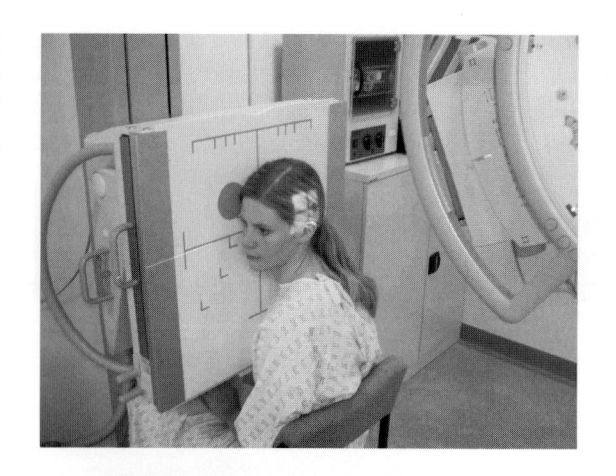

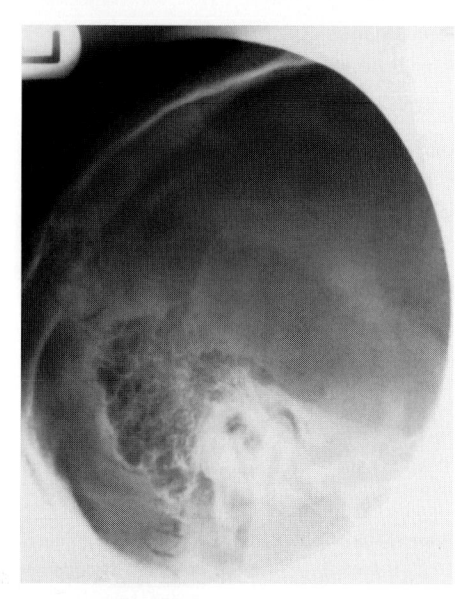

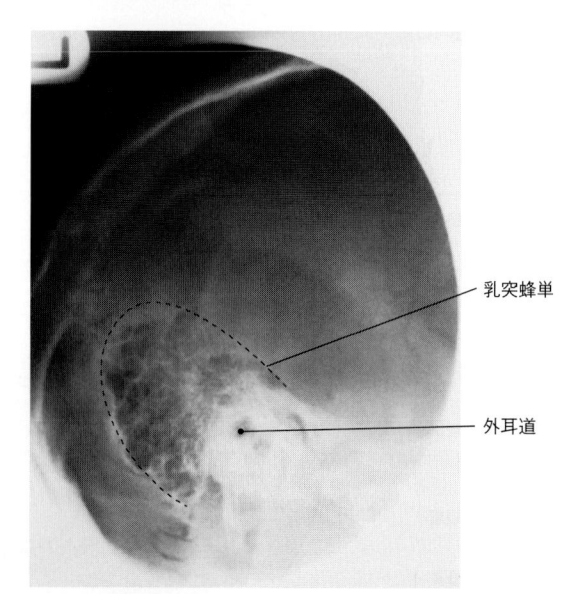

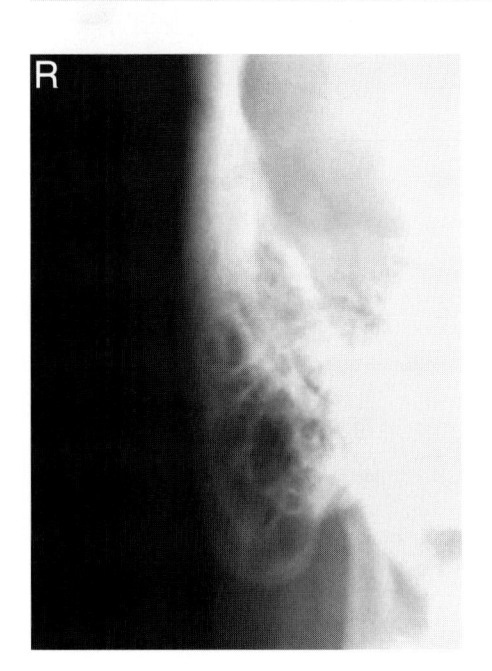

頭蓋：アイソセンタを使用しない撮影法

乳様突起側面

患者とカセッテの配置

- 患者を撮影台に背臥位にし，眼窩耳孔線を垂直にする。
- 正中矢状面を撮影台に垂直な位置から55°の角度になるように，頭部を非検側に35°回旋する。
- 検側の乳様突起中央を通り垂直な接線撮影がなされると，乳様突起の側面像が得られる。
- 最後に，横方向に頭部を動かして撮影台の正中に患側の乳様突起が位置するようにする。

X線束の方向と入射点

- 眼窩耳孔面に対して25°になるようにX線束中心を尾側に傾け，検側の乳突蜂巣中央部を入射点とする。
- X線束を乳様突起の周囲に絞る。

注意事項

- 多くの場合，比較のため両側を撮影する。
- 小さなマーカーを絞りの中に含めなければならない。

頭蓋：アイソセンタを使用しない撮影法

錐体骨：前斜方向（ステンバー法）

患者とカセッテの配置

- 患者を腹臥位とするか，またはより楽な姿勢である立位ブッキー台の方を向いた坐位（立位）とする。
- 患側の眼窩上縁中央をブッキー台の中央に合わせる。
- 鼻と額を撮影台につけ，頸部を屈曲し眼窩耳孔線を撮影台に垂直とする。
- この眼窩耳孔面と撮影台が直交する位置から，正中矢状面が撮影台に対して45°になるように頭部を患側に回旋する。これによって，側頭骨錐体部とカセッテが平行になる。
- 眼窩耳孔線が水平から5°上がるように，頸部を伸展させる。
- 18×24 cm サイズのカセッテを，カセッテ中心がX線束中心と一致するようにブッキー台に縦に置く。

X線束の方向と入射点

- 錐体と後頭骨を分離するために，X線束を頭側に12°傾ける。眼窩耳孔面に対しては7°の角度になる。
- 外後頭隆起と非検側外耳孔との中央を入射点とする。
- 患側の側頭骨乳様突起および錐体部に照射野を絞る。

注意事項

CTの診断能が優れているので，現在ではこの撮影法の実施頻度は減ってきている。

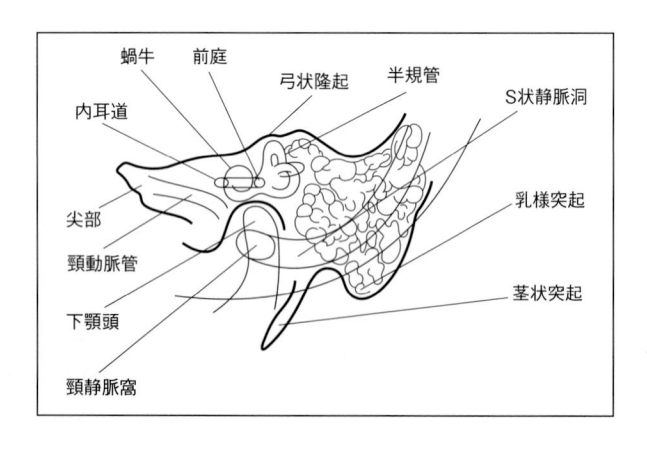

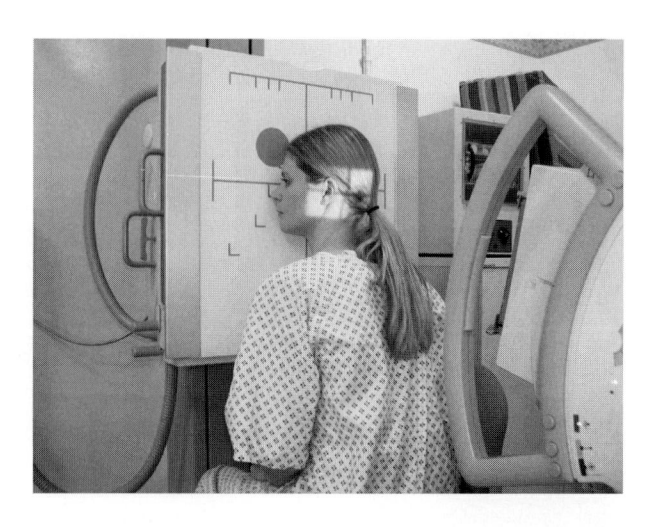

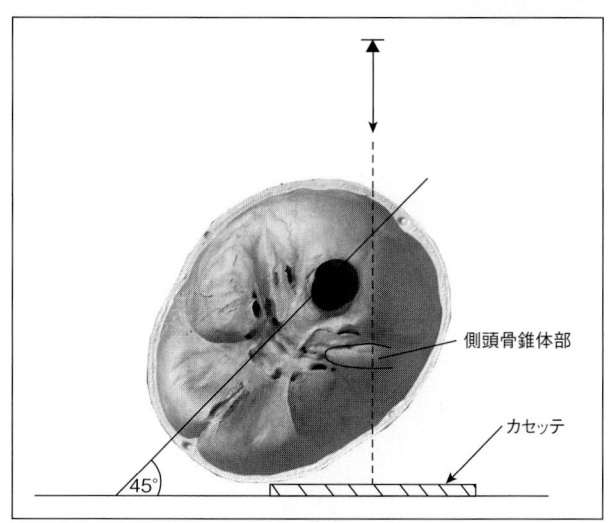

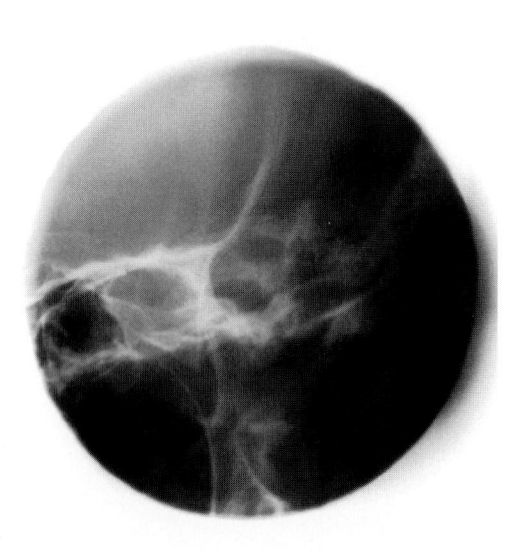

はじめに

アイソセンタ撮影法は，前述の撮影法を上回る多くの利点があり，X線管球と通常のブッキー台や静止グリッドを使用する場合よりもはるかに高画質の写真が得られ

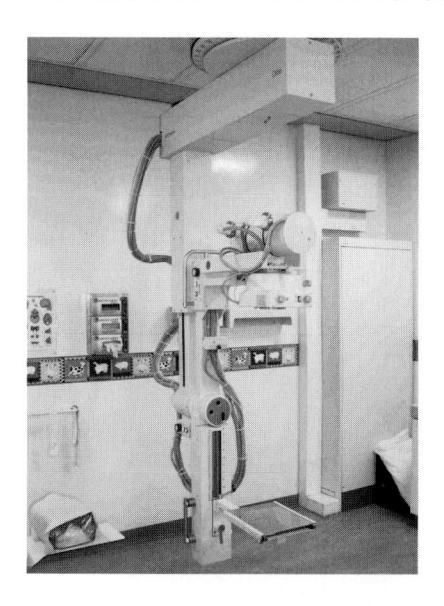

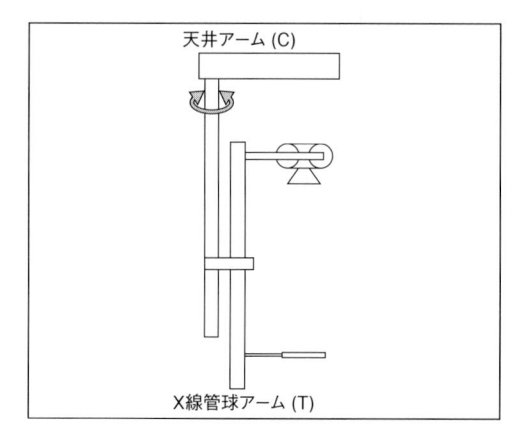

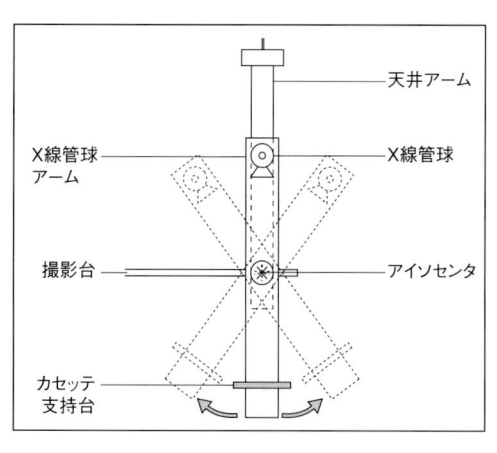

頭蓋：アイソセンタ頭蓋骨撮影法

る。以下にその理由を述べる。
- X線束中心とカセッテが常に直交するためにひずまない。
- 患者は常時背臥位なので，姿勢が楽であり固定しやすい。
- ポジショニングの際に頭部の位置をほとんど変えることなく，頭部用診断装置を動かすだけですむ。そのため，患者の負担はいっそう軽減する。
- 頭部用撮影装置の動きはきわめて精密であり，患者の頭部が定位置にあるので，求められるX線写真を得るためには不適切なポジショニングを正確に修正できる。
- 経過観察の際に写真の再現性が高く，再撮影時にずれを直しやすい。

オービックス Orbix 型の頭部用X線診断装置は，最も広く使用されているものの1つである。以後の撮影法の記述は，この装置を基準とする。他のメーカーの装置は設計がいくらか異なっているので，各装置に付属のマニュアルも参照する必要がある。ただし，ポジショニングに用いる基本原理の多くは，使用装置にかかわらず共通である。

使用にあたっての基本原理

以下の基準面および基準線を使用して，ポジショニングと管球の動きを記述する。
- 正中矢状面
- 人類学的基準面
- 人類学的基準線
- 耳介面

左図のように，頭部用診断装置はアームについているX線管球とカセッテ支持台からなり，このアームはX線管球アームとも呼ばれる。X線管球アームは，天井にしっかり固定されたもう1つのアーム（天井アーム）に取りつけられている。撮影台も動かすことができるので，三番目の可動面になる。

X線管球アームと天井アームの回転中心点を，アイソセンタという。ポジショニングの際，対象とする解剖構造中央にアイソセンタを置くように，X線管球アームの高さと撮影台を位置合わせする。X線管球アームまたは天井アームにどれだけ角度をつけても，アイソセンタの位置は変わらない。

頭蓋：アイソセンタ頭蓋骨撮影法

基本位置

　アイソセンタ式装置を使用した頭部 X 線撮影の利点の 1 つは，特定の開始位置から各種撮影法のポジショニングを遂行できることである。この位置を基本位置という。いったんこの基本位置が合わせられ患者がじっと動かなければ，X 線管球アームと天井アームおよび撮影台を動かすだけで，必要な撮影を簡単に行える。

　基本位置に設定するために，以下のように，アイソセンタ用のライトをみながら X 線管球アームと撮影台をさまざまな方向に動かす。

- 患者を頭部用 X 線診断装置の撮影台に背臥位にして，頭頂を撮影台先端に近づける。正中矢状面は，撮影台のほぼまん中に位置させなければならない。頭部撮影専用の発泡スチロールパッドの上に頭を載せる。
- X 線管球アームと天井アームの両方を，正中矢状面に垂直になるように患者の横に配置する（写真参照）。X 線管球アームの角度は 0° にしておく。
- 患者の正中矢状面と，照射野ランプのポジショニング用十字マークの縦線とが一致するように，撮影台を動かす（写真中の A）。
- 人類学的基準面を撮影台に対して垂直にし，X 線管球アーム軸上にあるクロスライトの横線と一致させる。このためには，撮影台を長軸方向に沿って動かす必要が生じることもある。この位置でマジックテープつきヘッドバンドを使用して固定する。
- X 線管球アーム軸上にあるクロスライトの中心が外耳孔に位置するように（写真中の B），撮影台の高さを上げる必要が生じることもある（おそらく X 線管球アームの高さ調整と組み合わせることになる）。通常，撮影台は最も高くした状態で使用する。
- 上述の位置に設定できたら，最後に，撮影台の移動距離を測定するためのポジショニングスケールを 0 にする。

　いったん基本位置に配置してしまえば，代表的な一連の頭蓋骨撮影は基本位置から以下のような変更で施行できる。

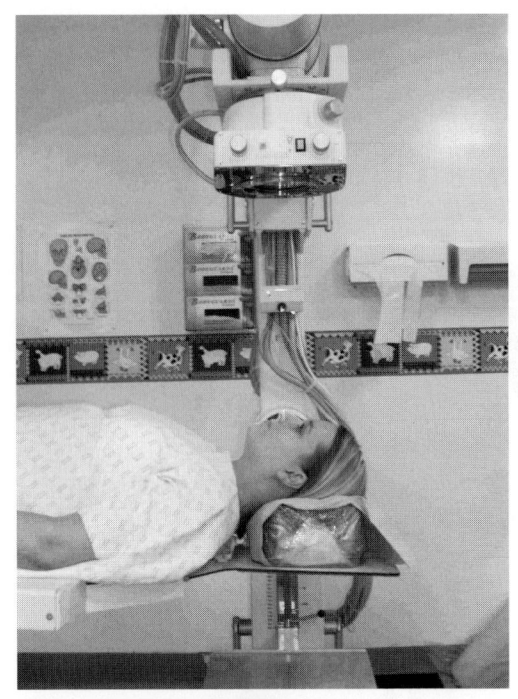

頭部用 X 線診断装置の基本位置

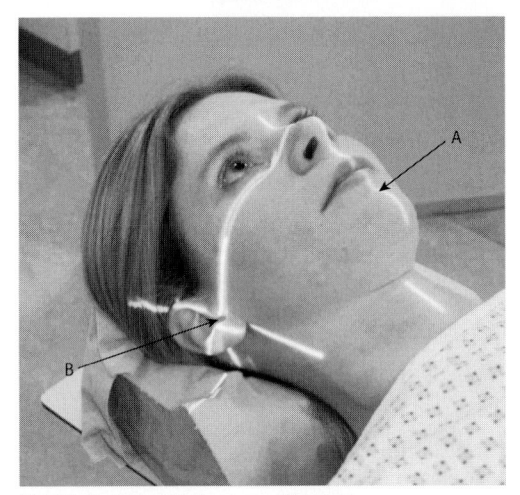

基本位置におけるポジショニング用ライト

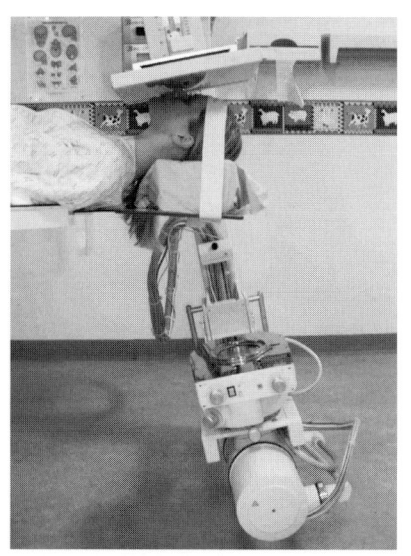

後頭前頭方向20°撮影におけるポジショニング

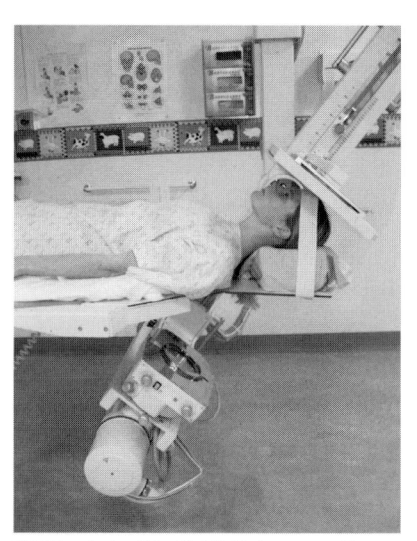

半軸位のタウン法におけるポジショニング

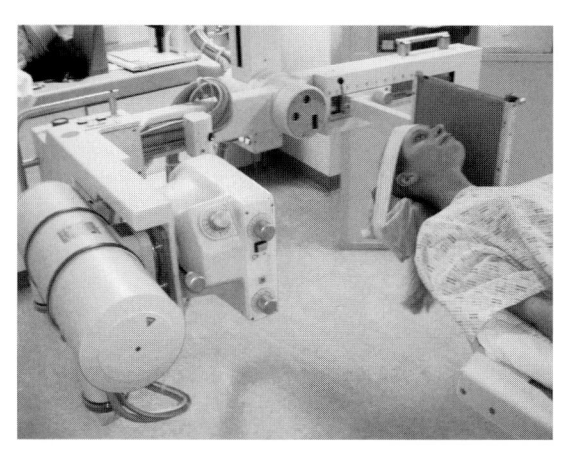

側方向撮影におけるポジショニング

頭蓋：アイソセンタ頭蓋骨撮影法

後頭前頭方向

- 照射野ランプ中のクロスライトの位置を頭頂方向にずらすために，撮影台を基本位置から40〜60 mm（頭部の大きさに依存）長軸に沿って下げる。
- 円形絞りで頭部の大きさに線束を絞る。
- 後前位のときは，X線管球は患者頭部の下にくる。そのためにはまず正中矢状面と平行になるように天井アームを動かす必要がある。そうすると，X線管球アームを目的の位置に反転させることができる。その後，天井アームを患者右側のもとの位置に戻す。
- 後頭前頭方向20°の撮影法では尾側に10°の角度を，後頭前頭方向10°の撮影法では尾側に0°の角度を，後頭前頭方向0°の撮影法では頭側に10°の角度を，各々与える（アイソセンタ式頭部X線撮影では人類学的基準線を使用し，眼窩耳孔線とは10°異なることに留意）。

半軸位の逆タウン法

- 後前位においてX線管球アームを頭側に40°傾ける。その他は上述のとおりである。
- アイソセンタを使用しない撮影法のように画像がひずむことはないであろう。

側方向

- 照射野ランプ中のクロスライトの位置を頭頂方向にずらすために，撮影台を基本位置から40〜60 mm（頭部の大きさに依存）長軸に沿って下げる。
- 天井アームを90°回転させて，正中矢状面と平行になるようにする。
- 続いて，X線束中心が正中矢状面と直交するように，X線管球アームを90°回転させる。両方向に回転可能なので，左側面または右側面のどちらも得ることができる。ただし，患者頭部の損傷に近い側にカセッテを配置することが望ましい。
- 円形絞りで頭部の大きさに線束を絞る。

記述したすべての撮影法において，撮影前にカセッテ支持台を可能な限り頭部に近づけるようにする。これによって，像の拡大が最小になる（拡大させる場合はこの限りでない）。

参考文献

Denton BK (1998). Improving plain radiography of the skull: the half-axial projection re-described. *Synergy* **August**: 9-11.

European Commission (1996). *European Guidelines on Quality Criteria for Diagnostic Radiography Images*. EUR 16260. Luxembourg: Office for Official Publications of the European Communities.

第 9 章
顔面骨と副鼻腔

はじめに 262
 ポジショニングのための X 線解剖学　262
 装置　264
 患者の準備と固定　264
 推奨撮影法　264

顔面骨 265
 後頭オトガイ方向　265
 オトガイ後頭方向(変法)　266
 後頭オトガイ尾側 30°方向　267
 重傷患者のための
  逆後頭オトガイ 30°方向(変法)　268
 側方向　269
 頬骨弓下上方向　270

眼窩後頭オトガイ方向(変法)　271
鼻骨側方向　272
下顎骨側方向(頭側 30°方向)　273
下顎骨後前方向　274
下顎骨後前斜方向　275
顎関節側方向(尾側 25°方向)　276

副鼻腔 277
 はじめに　277
 推奨撮影法　277
 解剖　277
 後頭オトガイ方向　278
 後頭前額方向(尾側 15°方向)　279
 側方向　280

はじめに

ポジショニングのためのX線解剖学

　顔面骨は頭蓋骨の前下方にあり，多数の複雑な構造の骨が集まって形成される。これら顔面骨の一部と脳頭蓋を形成する骨の一部は空洞である副鼻腔を形成する。副鼻腔は鼻腔と通じており，内部の空気はX線をほとんど減弱させないので，周囲組織より写真濃度が高くなる。しかし，外傷後の血液貯留のように，副鼻腔がなんらかの病変により液体で満たされると濃度低下をきたす。立位の患者に水平X線束を用いて撮像すると液面形成が描出され，最も有用である。

　副鼻腔は以下の4洞から構成される。

- **上顎洞**：上顎洞は一対で，鼻腔の両側にある錐体形構造で上顎骨内にある。副鼻腔の中では最も大きい。
- **前頭洞**：前頭洞は一対で，前頭鼻骨縫合に隣接し前頭骨内に位置している。前頭洞の大きさには非常に個人差があり，前頭洞が認められない場合もある。
- **蝶形骨洞**：蝶形骨洞はトルコ鞍の直下で篩骨洞の後ろに位置している。
- **篩骨洞**：小含気腔の集合で，眼窩内側壁と鼻腔の上外側壁をなす。

放射線医学的考察

- 顔面骨と副鼻腔は複雑な構造であり，診療放射線技師は画像の評価をするためにはそれらの部位とX線学的所見を認識しておく必要がある。添付の図とX線画像は主要構造の位置と画像評価に用いる基準点の概略を示している。
- 顔面骨撮影では，顔面骨折の起こりやすい部位，特に中央の顔面領域を明確に示さなければならない。骨折の起こりやすい部位としては眼窩底，眼窩外側壁と頬骨前頭骨縫合，上顎洞外側壁，頬骨弓などがある。
- これらの領域における骨折の所見は軽微なことがあるが，それが顔面の複雑骨折の一部である場合もあり，その際は非常に重要である。
- 顔面骨折は両側性で，対称性であることがある。

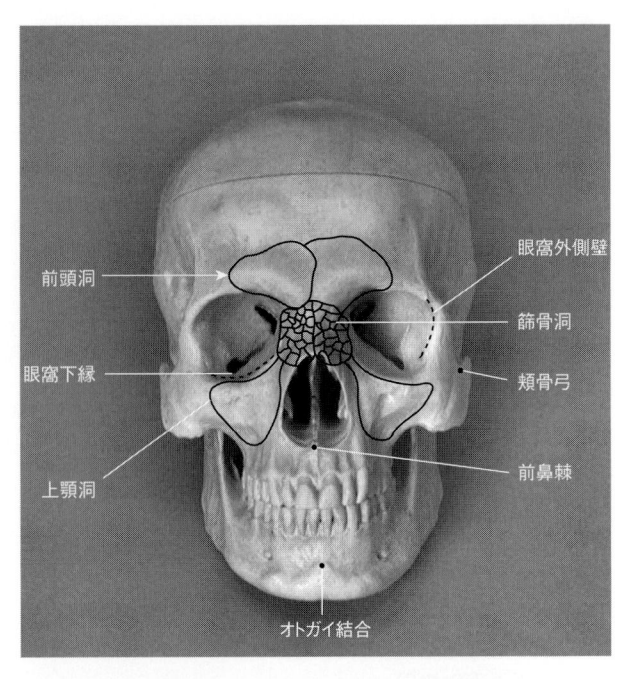

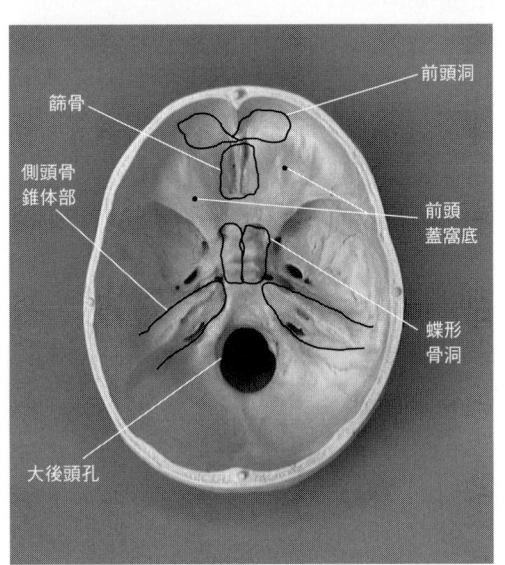

はじめに

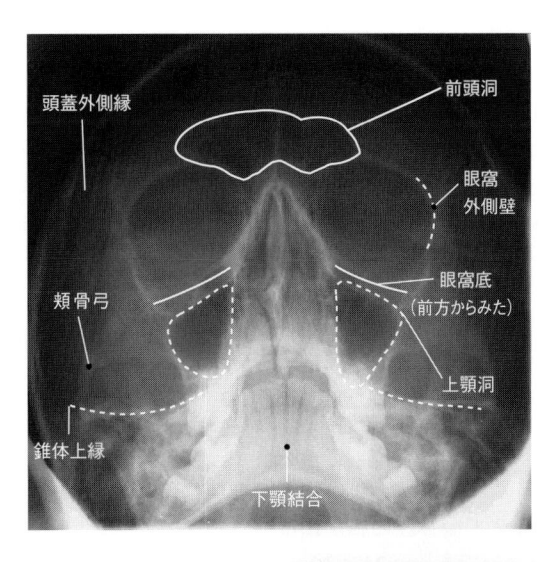

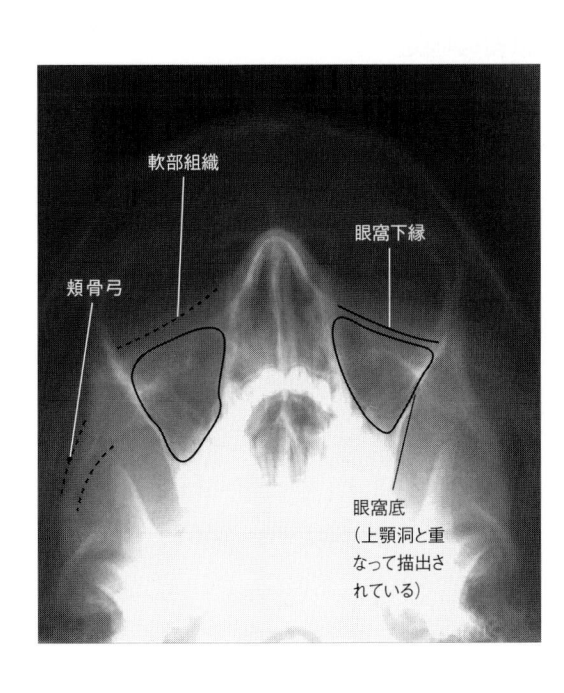

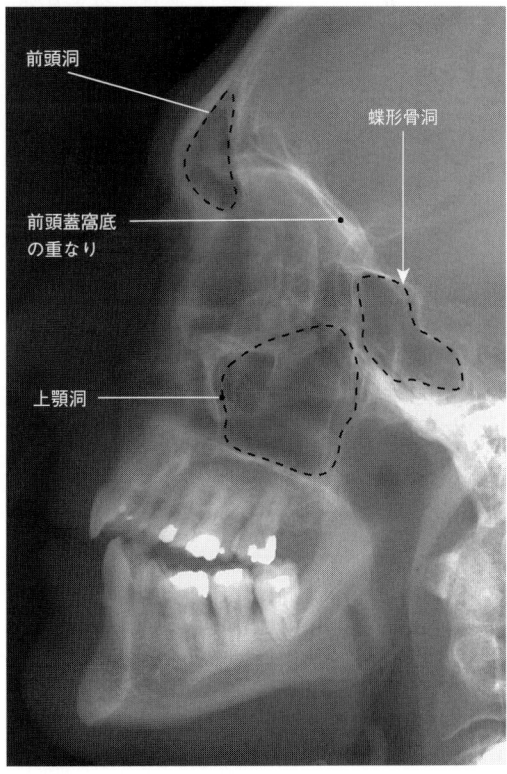

はじめに

装置

　この部位の撮影では，病変の所見が微細であることが少なくないので，解像度が重要な要因となる。最高品質の画像は垂直のカセッテホルダを有する頭部用X線診断装置 skull unit を使用して得られる。撮影台を傾けられる機能はポジショニング，患者の快適さ，固定において多くの利点を有する。

　頭部用X線診断装置が利用できない場合，立位ブッキー台または静止グリッドを使用する。40本/cm以上の高密度グリッドは解像度に関してはるかに優れた結果が得られ，その使用が推奨される。

カセッテ・サイズ

　副鼻腔は接近して集合しているので副鼻腔の描出には18×24cmサイズのカセッテで十分である。24×30cmサイズのカセッテは顔面部全体用として十分である。

絞り

　副鼻腔に隣接している構造物以外はすべて除外するため，小さな照射野を用いることが重要である。照射野を小さくすることにより散乱線は最小限に抑えられ，画質は改善される。一方，全顔面骨を含める必要がある場合は，照射野をやや大きくする必要がある。頭蓋骨専用装置は，円形の照射野コリメータを使用できる長所を有しており，この部位の撮影に適している。

不透過マーカー

　照射野をかなり絞るので，クリップ型サイドマーカーはしばしば照射野から外れてしまう。したがって，直接カセッテ面に貼りつけることができるサイドマーカーを使用するとよい。

増感紙

　眼やその他の近隣構造物の放射線感受性が高いので，高感度増感紙を装着したカセッテを使用しなければならない。解像度の低下は頭蓋骨専用装置，適切なグリッド選択，小焦点サイズの使用により補うことができる。

患者の準備と固定

患者の準備

　X線画像上でアーチファクトを生じる可能性のあるものはすべて取り外すことが重要である。それには，金属義歯，眼鏡，イヤリング，ヘアクリップ，編んだ髪や束ねた髪，ネックレスなどがある。補聴器はすべての指示を伝え，患者がその指示を理解してから取り外さなくてはならない。

患者の固定

　最新の装置では照射時間を短くすることができるので，固定しなくてもよい場合が多い。しかし，患者のポジショニングが終わってから診療放射線技師が操作パネルへ歩いて戻るまでの間に動いてしまい，良好な画像が得られないことがしばしばあるので留意する必要がある。患者が少しでも不安定そうにみえる場合は，頭部をマジックテープつきのベルトや他の適当な補助具を使用して固定した方がよい。

推奨撮影法

外傷と病変	後頭オトガイ方向 後頭オトガイ尾側30°方向↓ (基本法)
外傷全体	基本法，および側方向撮影を検討
頬骨弓陥没骨折の疑い	基本法，および頬骨弓の下上方向撮影(変法)を検討
鼻の外傷	照射野を絞った後頭オトガイ方向を施行する場合もある
眼内異物	眼窩の後頭オトガイ方向撮影(変法)
下顎骨外傷	下顎骨の後前方向に断層撮影法(オルソパントモグラフィ)または側斜方向のどちらかを追加 下顎結合外傷の前斜方向
顎関節の病変	断層撮影法，および側方向尾側25°撮影の検討
顎関節外傷	断層撮影法，および下顎骨側斜方向撮影または下顎骨後前位頭側10°方向撮影の検討

後頭オトガイ方向

この撮影法では，眼窩底，鼻部，上顎洞，前頭骨の下部，頬骨が示される。頬骨弓も描出されるが，全長が重なって投影される。

後頭オトガイ(OM)方向は上顎洞下部の下方に，側頭骨錐体部(顔面骨撮影で関心領域に重なり不必要なノイズの原因となりやすい)を投影するよう考慮されている。

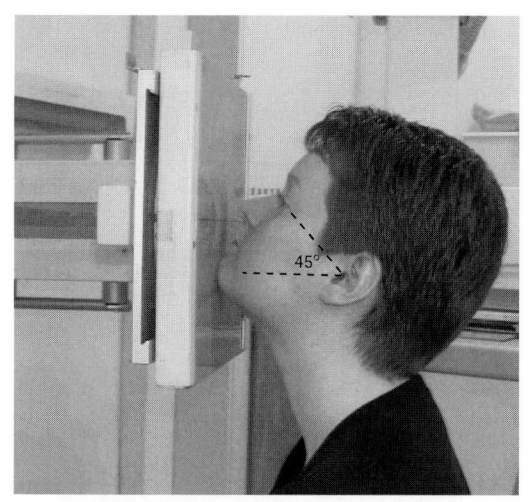

頭蓋骨専用装置を用いた後頭オトガイ方向

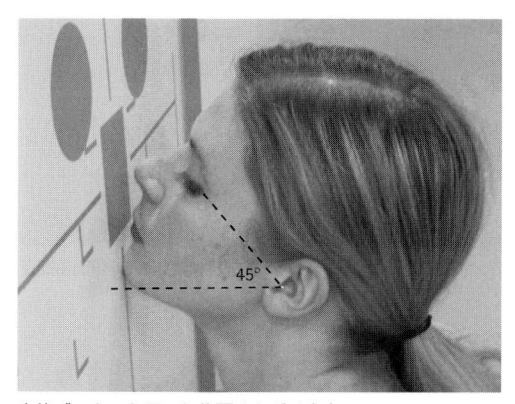

立位ブッキーを用いた後頭オトガイ方向

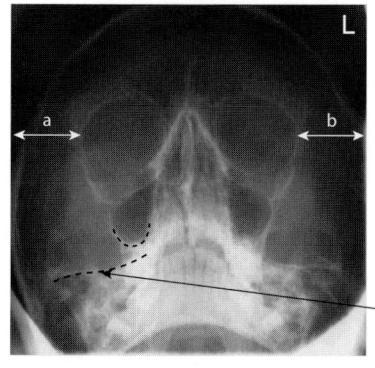

錐体上縁
(上顎洞下縁直下に描出)

顔面骨

患者とカセッテの配置

- この撮影法は，患者を坐位とし，頭蓋骨専用装置のカセッテホルダまたは立位ブッキー台に向かう体位で撮影するのが最も良い。
- 患者の鼻と顎(オトガイ)を，カセッテホルダの正中線につける。次に，眼窩耳孔線がカセッテホルダとなす角度を45°とする。
- 水平X線束を用い，ブッキー/カセッテホルダの水平中心線を眼窩下縁のレベルにする。
- 両側の外眼角および外耳道とカセッテとの距離を左右等しくして，正中矢状面がブッキー/カセッテホルダに直角であることを確認する。

X線束の方向と入射点

- 頭部用X線診断装置ではX線束中心はカセッテホルダに対して垂直とする。装置の設計上，X線束中心はカセッテホルダの中央にセンタリングされる。この場合，上記のポジショニングが正しく行われていれば，X線束はすでにセンタリングされていることになる。
- ブッキー台を使用する場合，ポジショニングを行う前に，X線管は水平としてX線束中心をブッキー台の中心に合わせておく。上記のポジショニングが正確に実行され，ブッキー台の高さを変更しなければ，X線束はすでにセンタリングされている。
- X線束が正確にセンタリングされていることを確認するためには，ブッキー台またはカセッテホルダの十字線が患者の前鼻棘と一致していることを確認すればよい。

画像が備えるべき特徴

- 錐体部隆線が上顎洞底の下に描出されていること。
- 回旋していないこと。回旋の有無は，外側眼窩壁から頭蓋外側縁への距離(左の写真のaとb)が左右等しいことで確認できる。

よくある失敗と対処法

- 錐体部隆線が上顎洞下部と重なって投影された場合は，いくつかの原因が考えられる。眼窩耳孔線がフィルムに対して45°にならない場合は，これを補正するために，X線管球を尾側に5°〜10°傾けるとよい。
- この撮影体位を維持するのは楽ではないので，ポジショニングから撮影までの間に患者が動いてしまい，基準線の角度がだんだん小さくなってしまうことがある。基準線の角度を照射の直前に必ず確認する。

顔面骨

オトガイ後頭方向（変法）

外傷患者はストレッチャー上に背臥位で，頸椎装具を施されてX線基準線が固定された状態であることが多く，背臥位で撮影するこの変法が用いられる。前後位の撮影で，X線束の角度を調節して側頭骨錐体を顔面骨から離して撮影する。

患者とカセッテの配置

- 患者をストレッチャー上で背臥位とし，動かしてはならない。頸部を動かすことなく患者の頭部の下にカセッテとグリッドを配置することが可能な場合はそうする。できない場合は，患者の下のカセッテトレイ内にカセッテとグリッドを配置する。
- カセッテの上縁は頭側へのX線束角を考慮に入れて，少なくとも頭頂より5 cm上とする。
- 24×30 cmサイズのカセッテが推奨される。

X線束の方向と入射点

- カセッテに対する眼窩耳孔線の体位（角度）を確認する。
- 基準線が垂直から45°の角度である場合（顎があがった状態），X線束は垂直とし，眼窩下縁の高さで正中線に中心を合わせる。
- 頸椎装具のため，カセッテに対する眼窩耳孔線の角度が45°未満である場合，計測角と45°との差の分だけ頭側へ角度を傾けなくてはならない。中心点は同じ点のままである。
- 例えば，顎があがって，眼窩耳孔線が20°であると推定される場合，X線管球を頭側へ25°傾けると，基準線とX線束の角度が保たれることになる。

注意事項

- 頭側への角度が大きくなるにつれて，カセッテの上部は頭部表面からより離れることになる。
- この場合は，頭側への角度づけによる拡大とひずみが原因で非常に低い解像度となる。脊椎外傷が除外されて，患者が頸椎装具なしで検査できるか，頭蓋骨専用装置で他の外傷の有無の検索も兼ねて撮影ができるようになるまで検査を延期することも一考に値する。

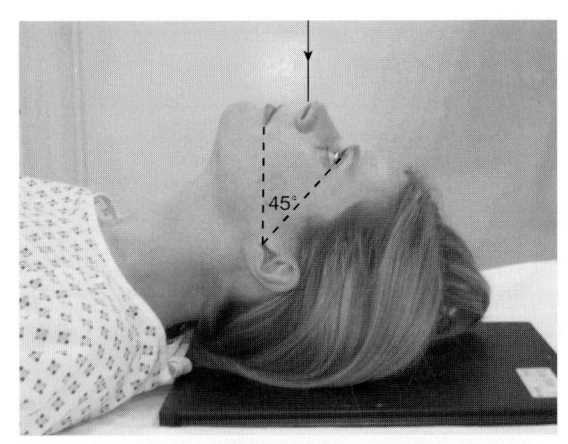

基準線の角度を45°とした背臥位の患者

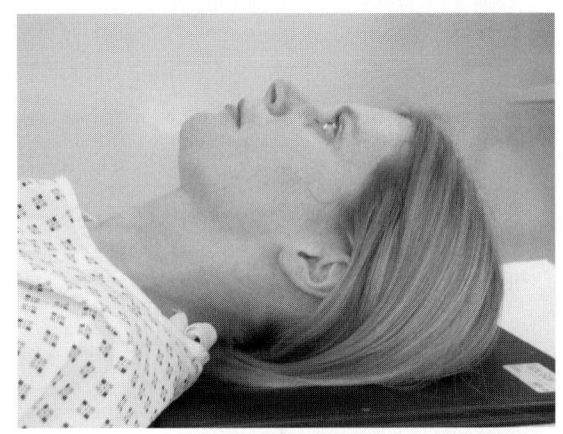

基準線の角度が20°で，頭側へ25°の角度をつけた背臥位の患者

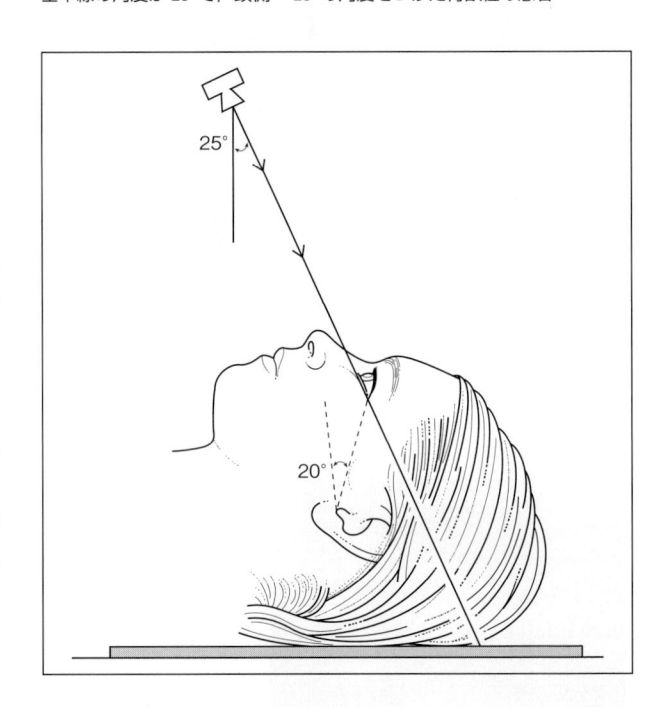

後頭オトガイ尾側30°方向

この撮影法は眼窩下縁と眼窩底の正面像を示す。頬骨弓は後頭オトガイ方向撮影と比較して長く描出されるが，それでも短縮されている。

患者とカセッテの配置

- 頭蓋骨専用装置のカセッテホルダまたは立位ブッキー台と向き合った坐位とするのが最もよい。

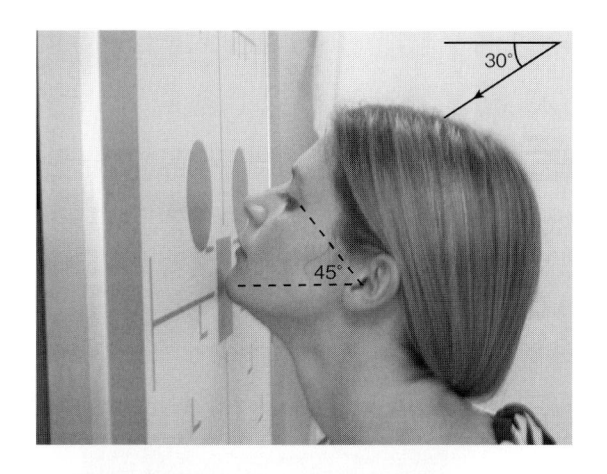

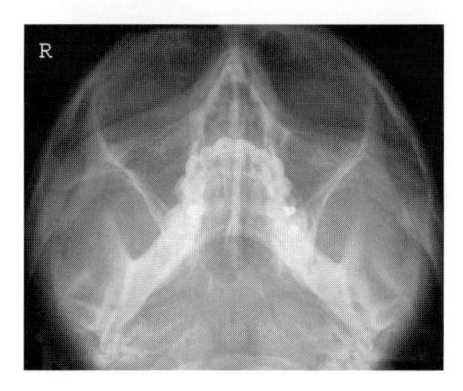

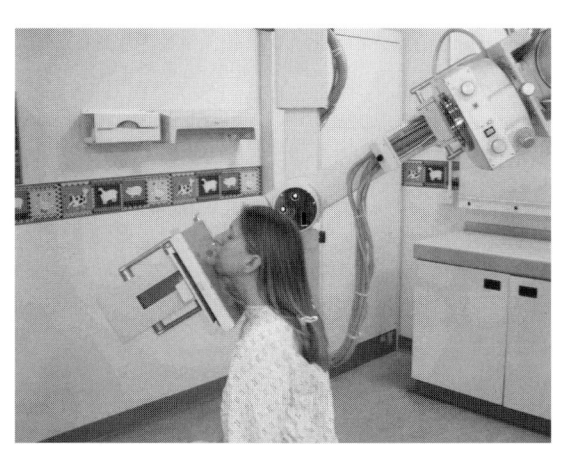

顔面骨

- 患者の鼻と顎をカセッテホルダの正中線につける。カセッテホルダに対して眼窩耳孔線が45°の角度になるように頭部を調整する。
- ブッキー台またはカセッテホルダの水平中心線は下顎結合のレベルとする。
- 正中矢状面がブッキー台/カセッテホルダに直角であることを確認するためには，両側の外眼角および外耳道とカセッテとの距離が左右で等しいことをチェックする。

X線束の方向と入射点

- X線管は尾側30°の角度をつけ，X線束中心は眼窩下縁を通るように正中線に沿ってセンタリングする。
- X線束が適切にセンタリングされたことを確認するために，ブッキー台またはカセッテホルダの十字線にオトガイ結合部の上縁を一致させる（これは，患者ごとに解剖学的差異によって異なる）。

画像が備えるべき特徴

- 眼窩底が上顎洞を通して明瞭にみえ，眼窩下縁が明瞭に描出されていること。
- 回旋がないこと。回旋の有無は，外側眼窩壁から頭蓋外側縁への距離が左右等しいことで確認できる。

よくある失敗と対処法

- 設定角度が小さすぎたり，眼窩耳孔線を45°に保つことができないと，眼窩底部全体を描出できない。眼下耳孔線を45°に保つことが難しい患者では尾側に傾けるX線角度をより大きくしなければならないこともある。

注意事項

多くの頭蓋骨専用装置では，X線管とカセッテホルダはX線管がカセッテに対して垂直になるよう恒久的に固定されている。この撮影法では，基準線がカセッテに対して45°となるので問題が生じるが，X線管角度30°が適用できる場合は問題とならない。患者は床からの仮想垂直線に眼窩耳孔線が45°となるようにポジショニングをしなければならない（左の写真参照）。この場合はポジショニングと固定がより難しいが，ひずみのない画像が得られるという長所がある。

顔面骨

重傷患者のための
逆後頭オトガイ 30°方向（変法）

　患者が眼窩耳孔線を 45°まであげることができれば，ストレッチャー上の背臥位患者で逆 OM 30°↓（すなわち MO 30°↑）撮影を行うことができる．基準線が 45°未満のときは，頭側への角度がさらに大きくなり画像上のひずみが大きくなるので問題となる．これは，X 線管を頭側へ傾ける角度が大きくなることが原因である．クレメンツ Clements とポンスフォード Ponsford は，1991 年にこの問題に対する効果的な解決案を提案した．それについて以下に述べる．

患者とカセッテの配置

- 患者をストレッチャー上に背臥位とし，正中矢状面と眼窩耳孔線がストレッチャーの台表面に対して垂直になるように頭部の位置を合わせる．
- グリッドつきカセッテを頭頂につけて正中矢状面と直角になるように置き，発泡スチロールパッドと砂嚢で支える．

X 線束の方向と入射点

- X 線管の角度は水平（床に水平）に対し 20°とし，正中線上のオトガイ結合に中心を合わせる．
- 焦点-フィルム間距離（FFD）は 100 cm であるが，X 線管の位置が胸部のすぐ近くになるので，肥満や体の大きい患者では FFD を大きく取る必要がある．FFD を大きくする場合は照射線量を増加させることを忘れないこと．

画像が備えるべき特徴

- 眼窩底が上顎洞内に明瞭に描出され，眼窩下縁が明瞭に示されていること．
- 回旋がないこと．これは，眼窩外側壁から外側頭蓋縁への距離が左右等しいことで確認できる．

注意事項

　眼窩耳孔線の角度が垂直でない場合には，X 線管球を傾けて角度を補正する必要がある．患者が硬性頸椎装具（硬性カラー）を装着している場合は頸部を動かしてはならないので，このような角度補正が必要になることがある．

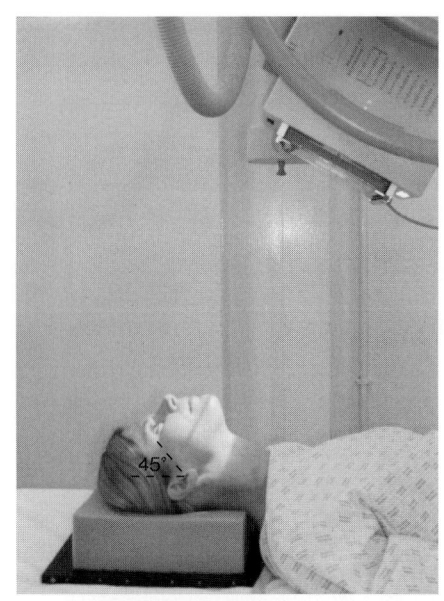

逆 OM 30°法によるポジショニング（この撮影では画像のひずみが生じる）

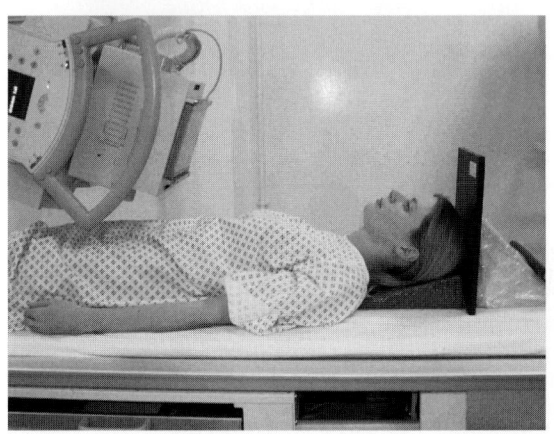

上記撮影の変法のポジショニング

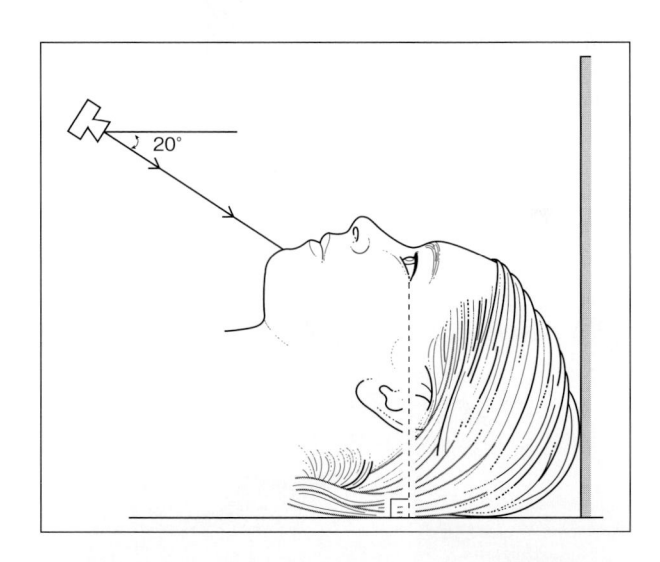

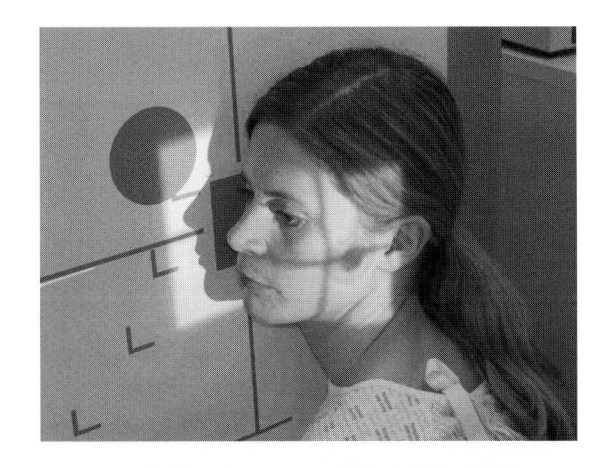

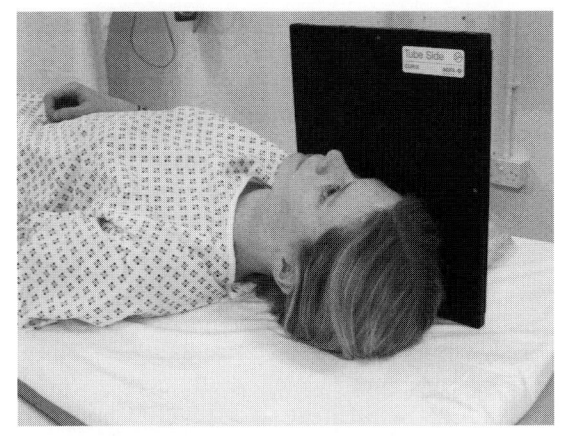

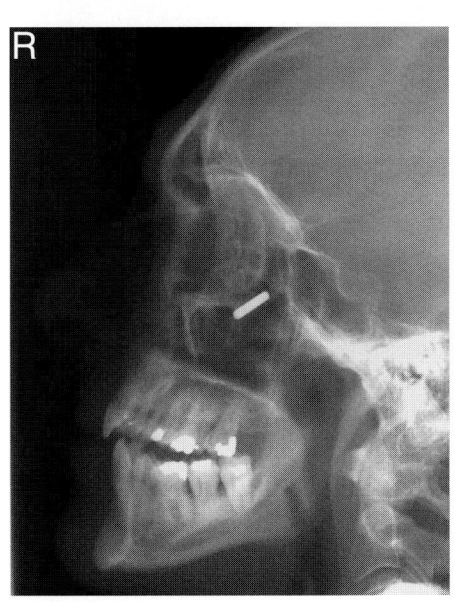

顔面骨の側方向像（異物が認められる）

顔面骨

側方向

　外傷の場合，副鼻腔の液面形成を描出させるため，この撮影法では水平X線束を使用しなければならない。患者は坐位か背臥位でポジショニングする。

患者とカセッテの配置

坐位での撮影
- 患者は立位ブッキー台または頭蓋骨専用装置のカセッテホルダに向かって座らせる。頭部を回転させて患側の頭部をブッキー台またはカセッテホルダにつける。
- 患側の腕は体幹に沿って楽に伸展させるが，反対の腕でブッキー台を把持し体を安定させてもよい。ブッキー台の高さを調節して，中央を外眼角の2.5 cm下に合わせる。

背臥位での撮影
- 患者をストレッチャー上で背臥位とし，両腕を伸展させ軀幹のわきに置く。正中矢状面はストレッチャーの台表面に垂直とする。
- グリッドつきカセッテは患側の側面につけ垂直にして，カセッテ中央は外眼角の2.5 cm下の位置とする。

注意事項

　どちらの場合も，正中矢状面をカセッテと平行にする。そのため，眼窩中央線がカセッテに直角になっていることと，鼻根点と外後頭隆起がカセッテから等距離であることを確認する。

X線束の方向と入射点
- 水平X線束中心を外眼角の2.5 cm下の点に入射する。

画像が備えるべき特徴
- 画像は前頭洞や後方では頸椎前縁までのすべての顔面骨を含むこと。
- 両側の前頭蓋窩底が重なって描出されていれば，真の側方向である。

注意事項
- この撮影法は顔面構造が重なって投影されるので，外傷の概要を把握するために用いられることがある。
- 眼内異物疑いのために，この側方向撮影が行われる場合は，絞りを追加したり，中心点を変更することがある。

顔面骨

頬骨弓下上方向

この撮影法はオトガイ頭頂方向撮影の変法である。頭蓋骨と顔面骨の外側に頬骨弓の全長が描出されるので、しばしば「ジャグハンドル jug-handle 撮影」と称される[訳注：ジャグ jug は、取っ手つきの水差し。頬骨弓が取っ手にたとえられている]。

患者とカセッテの配置

- 患者を背臥位とし、肩の下に1〜2個の枕を当てて頭部を十分に伸展させる。
- 18×24 cm サイズカセッテの長軸が身体の軸位面と平行になるように、カセッテを頭頂につけて置き、発泡スチロールパッドと砂嚢でカセッテを支える。
- 頬骨弓の長軸をカセッテと平行にするために、頭部の屈曲を調整する。
- 頭部を非患側へ5°〜10°傾ける。そうすることにより、頬骨弓は頭蓋冠や顔面骨と重ならずに、フィルムに投影される。

X線束の方向と入射点

- X線束中心はカセッテと頬骨弓長軸に対して垂直とする。
- X線束中心が頬骨弓の中央と顔面骨外側縁との中間点を通るように入射する。
- 散乱線を減らし眼の被曝を避けるため、照射野を絞ってもよい。

画像が備えるべき特徴

- 頬骨弓の全長が頭蓋骨から離れて描出されていること。このようにならなかった場合は、頬骨弓を頭蓋骨から離して描出させるために、頭部傾斜角度を変更して再撮影する必要がある。

放射線医学的考察

頬骨の陥没骨折は、軟部組織の腫脹のため骨の陥凹部が不明瞭になり臨床的に見逃されることがある。X線撮影は、頬骨弓の陥没骨折の見逃しをなくすという意味で重要な役割を持っている。

注意事項

- 1枚のカセッテに2回照射して両側撮像が行われることもある。

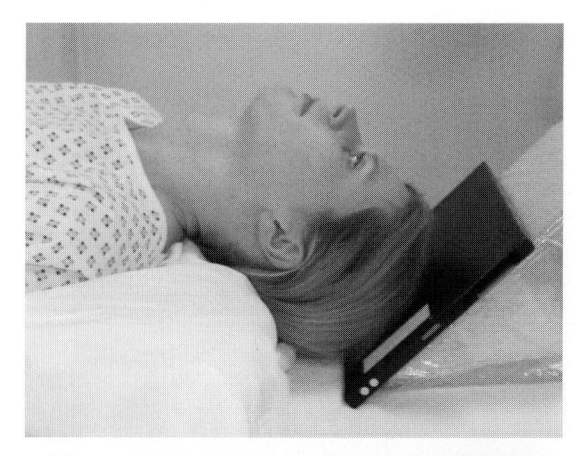

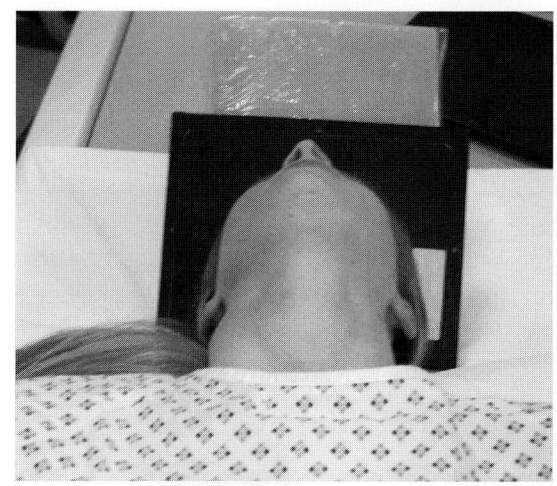

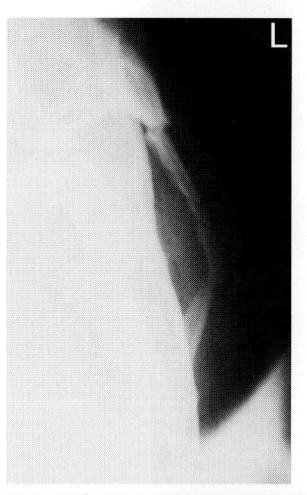

頬骨弓像（2箇所で骨折が認められる）

- 診療放射線技師は、解剖をよく理解しておかないと頬骨弓の正確な位置がわからない。このような解剖の知識は正確なポジショニングと絞りのため必要である。
- 解剖学的変異により、まれに頬骨弓が頭蓋骨から離れて撮影されないことがある。

眼窩後頭オトガイ方向(変法)

　この撮影法は，眼窩部の外傷(例えば眼窩底の吹き抜け骨折)を評価したり，MRI検査の前に金属性眼内異物の存在を否定するために頻繁に行われる撮影法である。この撮影法は，標準の後頭オトガイ方向撮影よりも眼窩耳孔線の角度を10°小さくした「小傾斜角」後頭オトガイ方向である。

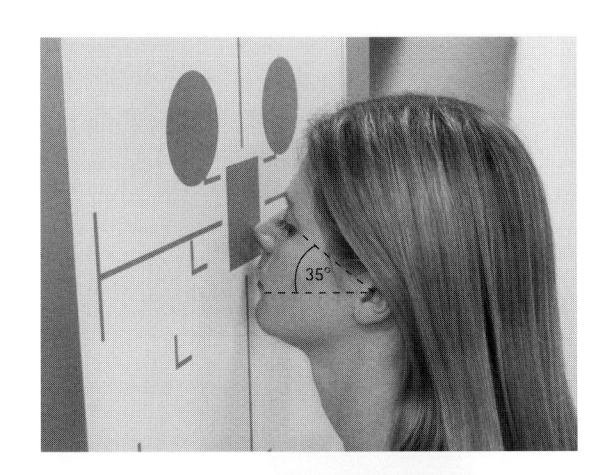

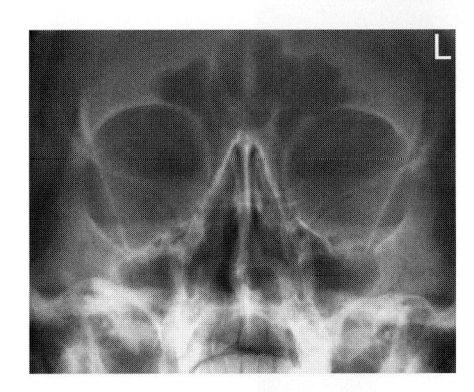

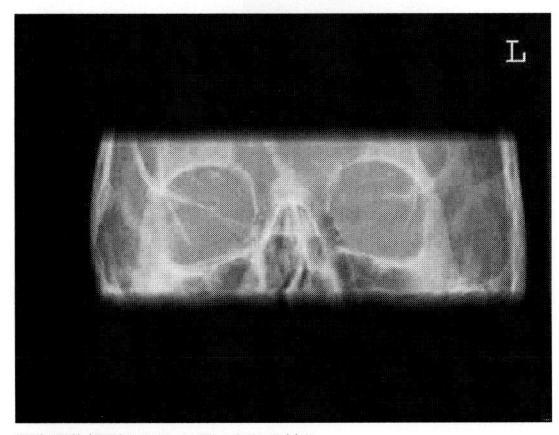

眼窩異物撮影のために用いられる絞り

顔面骨

患者とカセッテの配置

- この撮影法は，頭蓋骨専用カセッテホルダまたは立位ブッキー台と向き合って座り施行するのがよい。
- 患者の鼻と顎をカセッテホルダの正中線につける。カセッテホルダに対して眼窩耳孔線が35°の角度になるように頭部の角度を調整する。
- 立位ブッキー台またはカセッテホルダの水平中心線は眼窩の中心レベルとする。
- 両眼の外眼角および両外耳道がカセッテホルダに対して等距離であることをチェックして，正中矢状面がブッキー台またはカセッテホルダに直角であることを確認する。

X線束の方向と入射点

- 頭部用X線診断装置の中心線はカセッテホルダに対して垂直であり，画像受像器の中央にセンタリングされるように設計されている。上述のポジショニングが正確に実行された場合，X線束はすでにセンタリングされている。
- ブッキー台を使用する場合，ポジショニングを行う前に，X線管は水平X線束を用いてブッキー台に対してセンタリングする。また，上述のポジショニングが正確に実行され，ブッキー台の高さが変わらなければ，X線束はすでにセンタリングされている。
- X線束が適切にセンタリングされていることを確認するために，ブッキー台またはカセッテホルダの十字線を，眼窩中央部の高さと正中線とに一致させる。

画像が備えるべき特徴

- 眼窩がほぼ円形に描出されていること(後頭オトガイ方向撮影では楕円形となる)。
- 錐体上縁が上顎洞の下3分の1にみえること。
- 回旋がないこと。これは，眼窩外側壁から頭蓋外側縁への距離が左右等しいことで確認できる。

注意事項

- 単に眼内異物を除外するための検査では，眼窩部に絞った撮影が行われる(「レターボックス＝郵便差し入れ口」状の横長の絞りを適用する)。
- 異物の検査では専用カセッテが用いられる。増感紙は定期的に清掃をしておき，小さいアーチファクトを異物と混同しないようにする。

顔面骨

- 異物が疑われる場合，画像のアーチファクトと異物を鑑別するため眼の向きを変えて2回目の撮影を行うこともある。最初は上目（上方視）にして撮影し，2回目は下目（下方視）で撮影する。

鼻骨側方向

患者とカセッテの配置

- 立位ブッキー台のカセッテスタンドに18×24 cmサイズのカセッテを固定し，これに向かって患者を座らせる。
- 正中矢状面がカセッテと平行になるように，頭部を回旋し，瞳孔間線はカセッテに対して垂直にする。
- 鼻部はカセッテの中心に一致させる。

X線束の方向と入射点

- 水平X線束中心を鼻骨の中心へ向け，鼻を含むように絞りを行う。

放射線医学的考察

　鼻骨骨折は通常臨床的にみつけることができ，積極的な治療を受けることはあまりない。骨折が鼻の変形や呼吸に障害を生じる場合には整復が行われることがある。しかし，側方向撮影はあまり有用ではない。眼の被曝線量を考慮すると，なるべくこの撮影法は施行しない方がよい。

注意事項

- 詳細な情報が必要な場合，高解像度増感紙が使われることがある。
- この撮影法は鼻の異物検出に役立つことがある。この場合は，軟部組織の露出条件を使用する。
- 鼻の重篤な外傷では，鼻中隔と周囲の構造を評価するためには後頭オトガイ方向撮影のみが必要とされる場合がほとんどである。
- この撮影法はまた，患者が背臥位の状態でカセッテを頭部の側面に置いて撮像することもできる

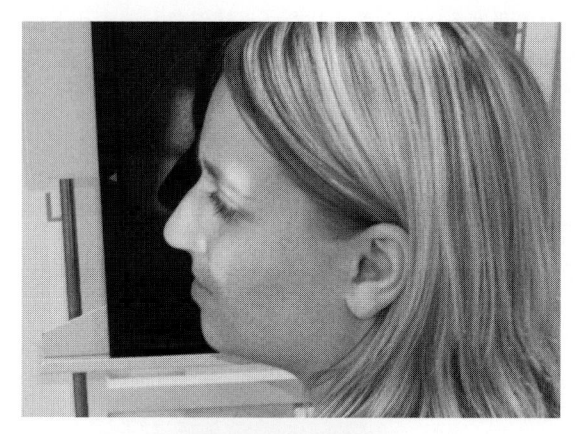

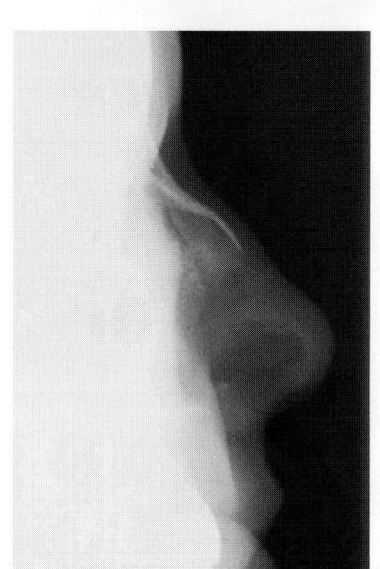

下顎骨側方向（頭側 30°方向）

患者とカセッテの配置

- 患者を背臥位とする。躯幹をわずかに回旋させ、カセッテに患側の顔の側面がつくようにパッドを用いて固定する。
- 正中矢状面はカセッテに平行で、瞳孔間線はカセッテに垂直とする。

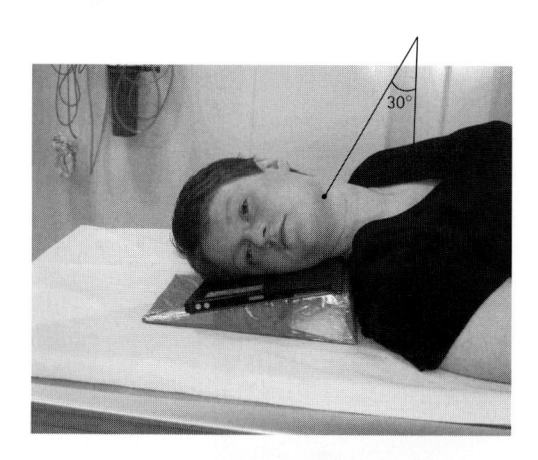

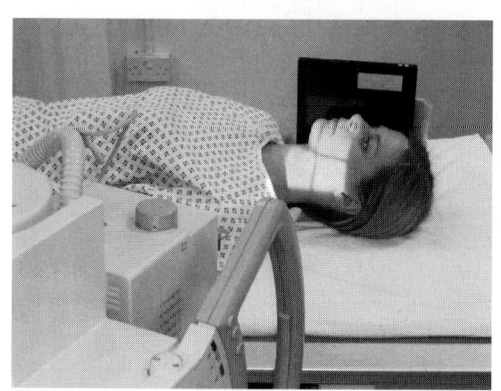

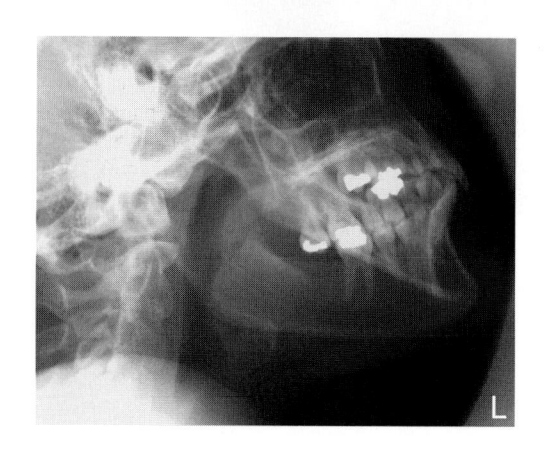

顔面骨

- 頸部は少しだけ前屈させ、脊椎と下顎骨が重ならないようにする。
- カセッテと頭部をパッドを用いて支持固定し、患者が上述の体位をさほど苦しくなく維持できるようにする。
- カセッテの長軸は下顎骨の長軸と平行とし、カセッテ下縁は下顎骨下縁より 2 cm 下にする。
- 外傷で患者を動かすことができない場合は、撮影は水平 X 線束で同様に行う。
- この場合、患者を背臥位とし、正中矢状面を撮影台に垂直とする。カセッテは患側に垂直に支える。

X 線束の方向と入射点

- X 線束中心を頭側に 30°傾け、カセッテに対する角度を 60°とする。非患側の（カセッテから離れた）下顎角の 5 cm 下方に入射する。
- 下顎骨と顎関節（TMJ）の全体を含めるように照射野を絞り、照射野の端に外耳孔（EAM）が含まれるようにする。

画像が備えるべき特徴

- 両側の下顎体と下顎枝が互いに重ならないこと。
- 画像は TMJ から下顎結合まで下顎骨全体を含んでいること。

放射線医学的考察

下歯槽神経を通す下顎管を骨折と間違えないようにする。

よくある失敗と対処法

- X 線管の角度が 30°未満となったり中心点が高すぎると、両側の下顎体が重なって撮影されることがある。
- 水平 X 線束を用いた背臥位で肩が関心領域に重なって覆い隠している場合は、少し床方向（下方）へ傾ける。あるいは、患者の状態が許せば、患側の方へ頭部を傾ける。

注意事項

- 外傷の場合には、対側も骨折 contre-coup fracture している可能性があるので両側を検査する。
- 肩に直接線が入る場合には、患側へ頭部を傾けると入りにくくなることがある。

顔面骨

下顎骨後前方向

患者とカセッテの配置

- 患者を立位ブッキー台や頭蓋骨専用装置のカセッテホルダに向かって座らせる。外傷例ではストレッチャー上で背臥位のまま後前方向撮影を行うこともある。
- 患者の正中矢状面をブッキー台またはカセッテホルダの正中線に一致させる。ブッキー台またはカセッテホルダに対して眼窩耳孔線を垂直にする。
- 正中矢状面はカセッテに対して垂直とする。カセッテホルダから両外耳道までの距離が等しいことを確認する。
- ブッキー台またはカセッテホルダ内に 18×24 cm サイズのカセッテを縦に設置する場合，カセッテの位置は，下顎角のレベルとカセッテ中央を一致させる。

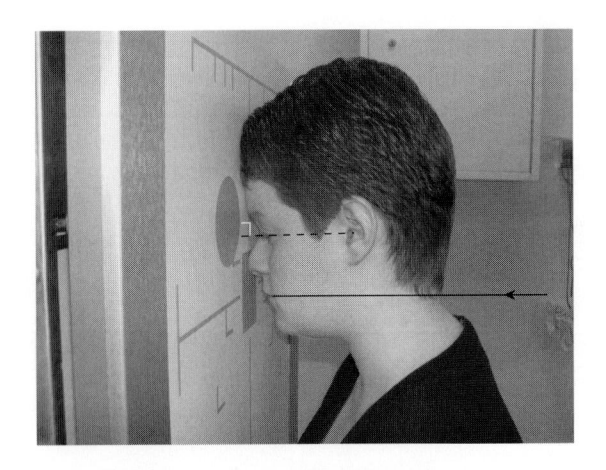

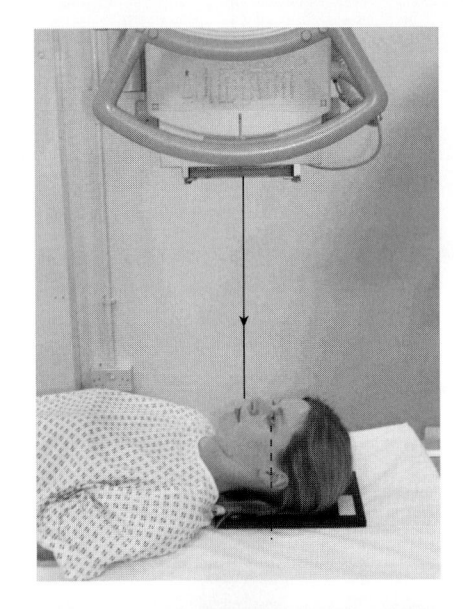

患者とカセッテの配置

- X線束中心はカセッテに対して垂直で，正中線上の下顎角のレベルに入射する。

画像が備えるべき特徴

- 両顎関節下部から下顎結合までの下顎骨全体が画像に含まれること。
- 回旋がないこと。

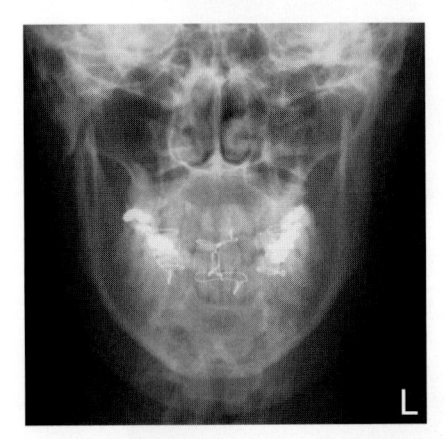

放射線医学的考察

- この撮影法は下顎体と下顎枝がよく描出され，他の撮影法や歯科パノラマ断層撮影法 dental panoramic tomography（DPT）〔オルソパントモグラフィ orthopantomography（OPT）〕では明瞭でない横骨折や斜骨折が明らかとなることがある。
- 本撮影ではオトガイ結合部は頸椎と重なるので，この部分をよく描出させたい場合は前斜方向を用いるとよい。

よくある失敗と対処法

眼窩耳孔線がカセッテに対して垂直でないと，下顎骨上部が側頭骨に重なって投影されることがある。

注意事項

下顎顆と顎関節を描出させるために，X線束を頭側へ10°傾けることがある。

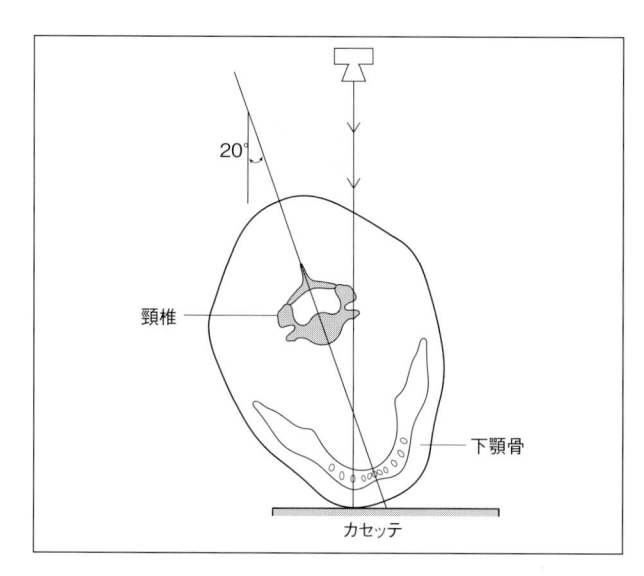

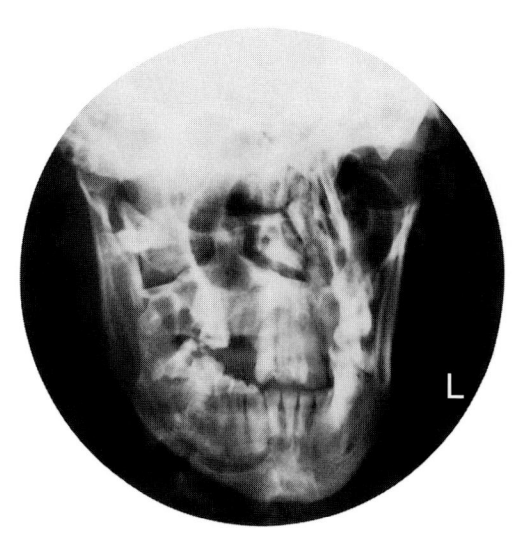

顔面骨

下顎骨後前斜方向

この撮影法は，オトガイ結合部を示す。

患者とカセッテの配置

- 患者を立位ブッキー台または頭蓋骨専用装置のカセッテホルダに向かって座らせる。外傷例ではストレッチャー上で背臥位のまま後前方向撮影を行うこともある。
- 患者の正中矢状面をブッキー台またはカセッテホルダの正中線と一致させる。頭部はブッキー台またはカセッテホルダに対して眼窩耳孔線が垂直になるように調整する。
- カセッテに垂直な正中矢状面でのポジショニングから頭部を左右どちらかの側へ20°回旋させる。これは，頸椎が下顎結合部から離れて撮影されるようにするためである。
- 下顎結合部がカセッテの中心と一致するように，頭部を少し動かす。
- ブッキー台またはカセッテホルダ内に18×24cmサイズのカセッテを縦に設置する場合，下顎角のレベルとカセッテ中央を一致させる。

X線束の方向と入射点

- X線束中心はカセッテに対して垂直とし，下顎角のレベルで，正中線から非患側へ5cmの点に入射する。

画像が備えるべき特徴

- オトガイ結合が頸椎と重ならずに描出されていること。

顔面骨

顎関節側方向（尾側25°方向）

通常，両側の顎関節を検査する。いずれも最大開口位と閉口位の2つの撮像を行う。最大嵌合位（中心咬合位：臼歯までしっかり咬み合わせた状態）での撮像が行われることもある。

患者とカセッテの配置

- 患者を立位ブッキー台または頭蓋骨専用装置のカセッテホルダに向かって座らせるか，撮影台で腹臥位とする。いずれの場合でも，頭部を回旋させて患側を撮影台につける。肩も少し回旋させると患者は楽に側頭部を撮影台につけられる。
- 頭部およびブッキー台やカセッテホルダの高さを調整して，中心十字線を眼窩耳孔線上の外耳道より1cm前方の点に一致させる。
- 瞳孔間線が撮影台に直角であり，鼻根点と外後頭隆起が撮影台から等距離であることを確認し，正中矢状面をカセッテと平行にする。
- カセッテは2回の撮影による画像が重ならないように，カセッテホルダ内に縦に設置する（二分割撮影）。

X線束の方向と入射点

- 十分に絞ったX線束，または延長コーンを使用して，X線束中心は尾側へ25°傾け，カセッテ側の顎関節を通るように，対側の顎関節より5cm上方に入射する。

放射線医学的考察

顎関節撮影では骨侵食や変形性変化が描出され，関節機能不全の評価に役立つ。開口位と閉口位撮影は，開口時に顎関節頭の正常な前方への移動がみられるかどうかを判断するのに非常に有用である。MRIではさらに関節軟骨と関節円板が描出され，これらの閉口時の移動もわかるので，より精度が向上する。

注意事項

- 撮影時，口の体位を示す適切なサイドマーカーとラベル（開口，閉口など）を画像上に含めなくてはならない。
- 頭蓋骨専用装置を使用しX線管とカセッテホルダを独立して角度づけできない場合は，瞳孔間線を床から描く仮想の垂直線に直角とする。
- この撮影は顎関節の歯科パノラマ断層撮影法の補足となることがある。後前方向撮影は274頁に記載されている下顎骨の後前方向撮影の変法（10°角度をつける）によって行われている。

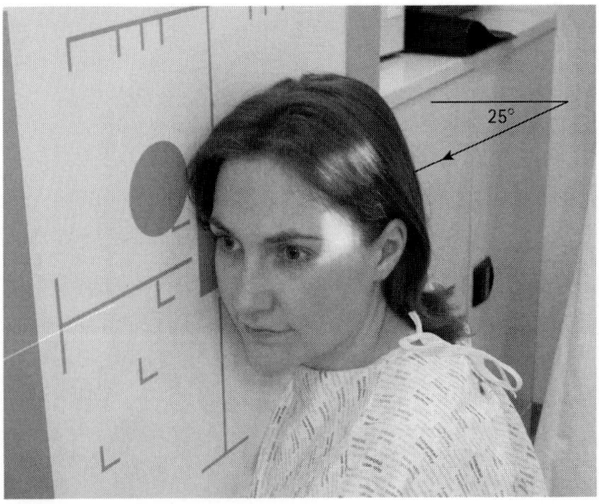

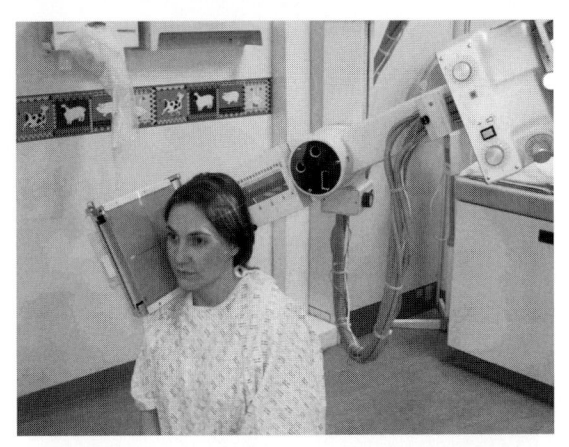

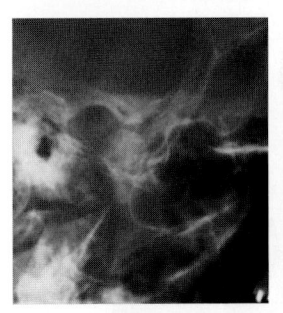

開口位 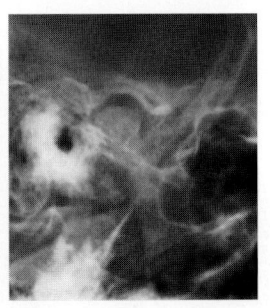　　　閉口位

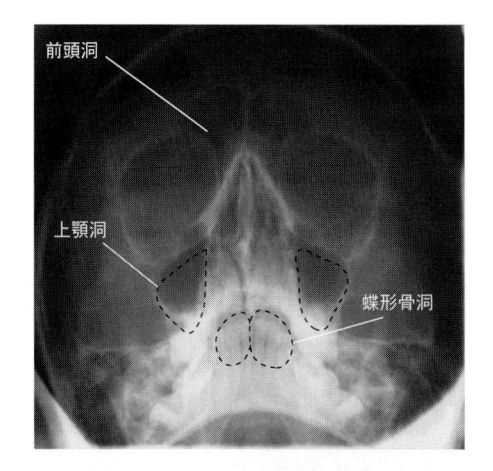

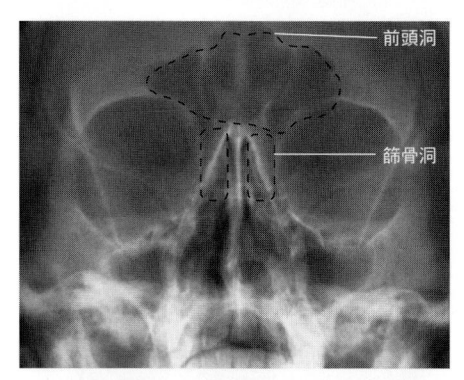

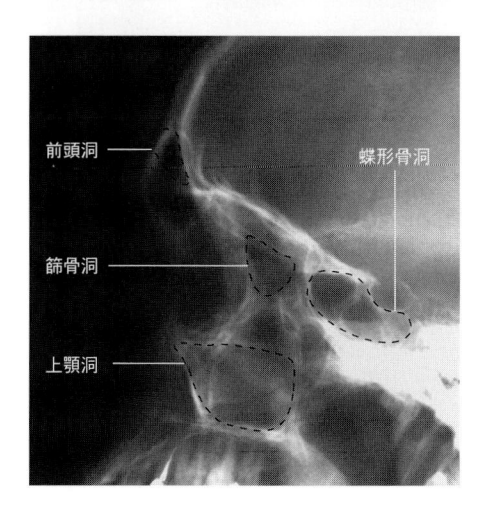

副鼻腔

はじめに

　副鼻腔の単純X線画像は炎症性副鼻腔疾患の診断にはあまり有用ではない。無症状の患者で副鼻腔のX線透過性が低下することも多いし，副鼻腔の炎症症状があっても副鼻腔全体の透過性がよいことが少なくないからである。急性副鼻腔炎(特に感染性のある)ではX線撮影で液面形成が描出されることがあるが，これによって治療方針が変更されるかどうかは疑わしい。悪性副鼻腔疾患ではCTやMRIによる，より包括的な画像検査が必要とされる。一部の放射線部では，もはや単純副鼻腔撮影を行っていない。

推奨撮影法

依頼内容(撮影目的)	撮影法
一般的副鼻腔検査(家庭医の依頼)	開口位後頭オトガイ方向
専門医の依頼(特殊撮影法は，施設によって異なる)	開口位後頭オトガイ方向 頭側15°の後頭前額方向(側方向)

解剖

　本章の「はじめに」で述べたように，副鼻腔は以下の構造(左のX線写真上に輪郭が示されている)の集合からなる。

- **上顎洞**：上顎洞は一対で，鼻腔の両側にある錐体形構造で上顎骨内にある。副鼻腔の中では最も大きい。
- **前頭洞**：前頭洞は一対で，前頭鼻骨縫合に隣接し前頭骨内に位置している。前頭洞の大きさには非常に個人差があり，前頭洞が認められない場合もある。
- **蝶形骨洞**：蝶形骨洞はトルコ鞍の直下で篩骨洞の後ろに位置している。
- **篩骨洞**：小含気腔の集合で，眼窩内側壁と鼻腔の上外側壁をなす。

副鼻腔

後頭オトガイ方向

　この撮影法は側頭骨錐体部を上顎洞底より下方に投影して，副鼻腔下部の液面形成や病的所見が明瞭に視覚化できるように考案されている。

患者とカセッテの配置

- 撮影は，患者を頭蓋骨専用装置のカセッテホルダまたは立位ブッキー台に向かって座らせて行うと最もよい。
- 患者の鼻と顎をカセッテホルダの正中線につける。頭部はカセッテホルダに対して眼窩耳孔線を45°になるようにする。
- ブッキー台またはカセッテホルダの水平中心線は眼窩下縁のレベルとする。
- 外眼角と外耳道がカセッテホルダに対して等距離であることを確かめ，正中矢状面がブッキー台またはカセッテホルダに直角であることを確認する。
- 撮影の前に，患者にできるだけ大きく口を開けてもらう。こうすると，蝶形骨洞の後部が口を通して投影されることがある。

X線束の方向と入射点

- 頭蓋骨専用装置の中心線はカセッテホルダに対して垂直とし，画像検出器の中央にセンタリングするように設計されている。上述のポジショニングが正確に実行されていれば，X線束はすでにセンタリングされている。
- ブッキー台を使用する場合，ポジショニングを行う前に，X線管は水平X線束を使用してブッキー装置にセンタリングしなければならない。上述のポジショニングが正確に実行され，ブッキー台の高さを変えない場合，X線束はすでにセンタリングされている。
- X線束が正確にセンタリングされていることを確認するためには，ブッキー台またはカセッテホルダの十字線が患者の前鼻棘に一致していることを確かめればよい。
- 副鼻腔のすべてを含めるように照射野を絞る。

画像が備えるべき特徴

- 錐体上縁が上顎洞底の下に描出されていること。
- 回旋がないこと。これは，外側眼窩壁から頭蓋外側縁への距離が左右等しいことで確認できる。

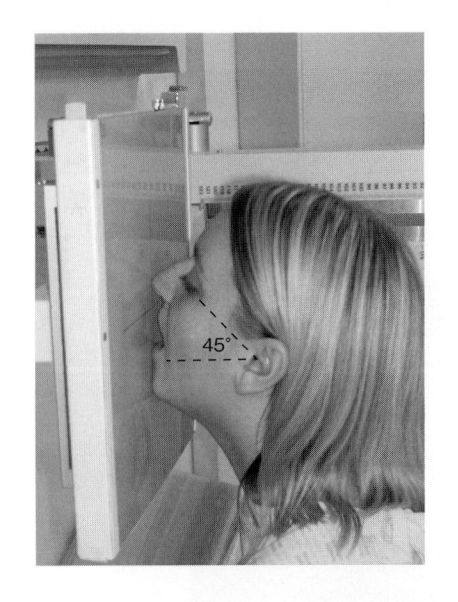

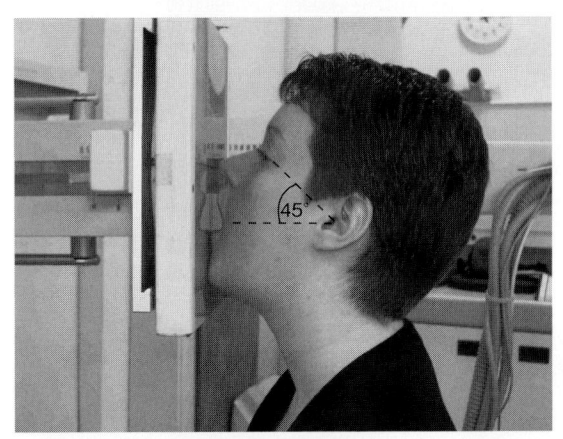

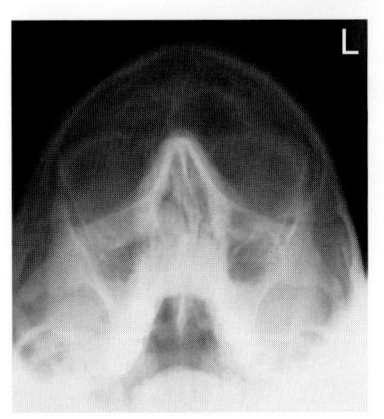

副鼻腔の後頭オトガイ方向像（右上顎洞内にポリープが認められる）

よくある失敗と対処法

- 錐体上縁は上顎洞下部の上に現れる。この場合，いくつかの原因が考えられる。眼窩耳孔線がフィルムに対し45°となっていなかった可能性があり，その場合はX線管を尾側へ5°〜10°傾けると補正できる。この撮

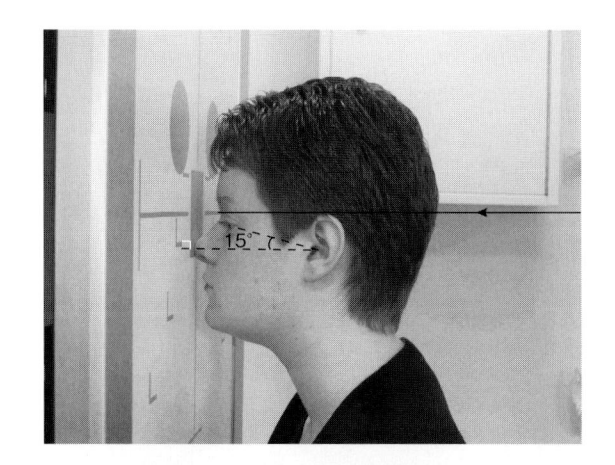

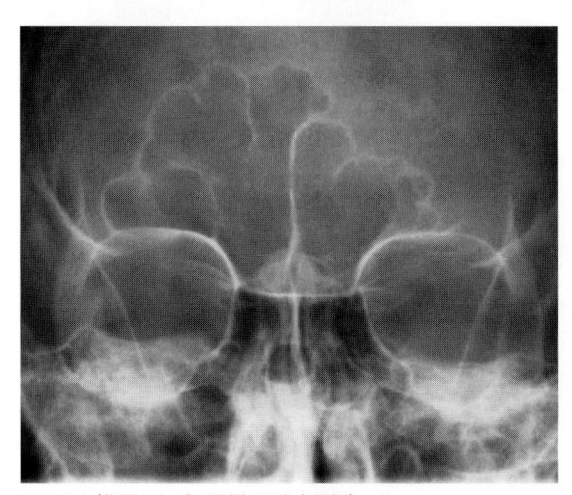

OF15°↓（後頭オトガイ尾側15°方向撮影）

副鼻腔

後頭前額方向（尾側15°方向）

この撮影法は前頭洞と篩骨洞を描出するために用いられる。

患者とカセッテの配置

- 患者を立位ブッキー台または頭蓋骨専用装置のカセッテホルダに向かって座らせる。正中矢状面をブッキー台の正中線に一致させ，ブッキー台に対して垂直にする。
- 眼窩耳孔線が水平から15°となるように，頭部をポジショニングする。
- 鼻根点がブッキー台の中央にあることを確認する。
- 患者は安定のために頭部の両側（直接線の外で）に手掌を置いてもよい。
- 18×24 cmサイズのカセッテをブッキー台トレイ内に縦に配置する。鉛製の名前遮断枠はX線画像に重ならないようにする。

X線束の方向と入射点

- X線束中心は正中矢状面に平行，立位ブッキー台に対して垂直で，鼻根点を通るように入射する。
- 照射野や延長コーンは篩骨洞と前頭洞を含むように設定されるべきである。前頭洞の大きさは人によってかなり異なる。

画像が備えるべき特徴

- 画像内に副鼻腔がすべて含まれていること。
- 錐体上縁が眼窩下縁の直上に投影されていること。
- 頭蓋骨の回旋がないこと。これは，頭蓋骨の正中線上の1点から外側眼窩縁までの距離を測ることによって評価できる。この距離が頭蓋骨の両側で同じなら，頭蓋骨の回旋はない。

注意事項

- 傾斜角度は施設によって異なることがある。OF 20°↓撮影法の使用を好む施設もある。この場合，眼窩耳孔線の角度は撮影法によって必要な角度（すなわち20°）まで大きくする。あるいは，眼窩耳孔線を画像受像器に垂直にした状態で，X線束を20°尾側に傾けて撮影してもよい。
- OF 10°↓や後頭前額方向は錐体上縁が篩骨洞と重なるので，篩骨洞の描出には適さない。

影は体位を維持するのがたいへんなので，ポジショニングと撮影の間に患者が動いてしまって基準の角度が保たれずに角度が小さくなることがある。したがって，常に，撮影前に基準線の角度を確認する。

注意事項

液面形成と粘膜肥厚とを鑑別するために，頭部の横断面が床面に対し約20°の角度となるように頭部を傾けて追加撮影が行われることがある。

副鼻腔

側方向

患者とカセッテの配置

- 患者を立位ブッキー台または頭蓋骨専用装置カセッテホルダと向き合って座らせる。頭部を回旋させ，ブッキー台に対し正中矢状面が平行に，眼窩中央線が垂直になるようにする。
- 肩は正しい体位にするためにわずかに回旋させる。患者は安定のためにブッキー台を把持してもよい。ブッキー台の中心が眼窩耳孔線上で外眼角から2.5 cm後方の位置に一致するように，頭部とブッキー台の高さを調整する。
- 18×24 cmサイズのカセッテを立位ブッキー台内に縦に設置し，カセッテ下縁が上歯の高さより2.5 cm下になるようにする。
- 姿勢を保持しやすいように顎の下に放射線透過性パッドを置いてもよい。

X線束の方向と入射点

- 液面形成を示すためにX線は水平線束を使用する。
- X線管はX線束中心が眼の外眼角より2.5 cm後方の点にセンタリングできるように，ブッキー台に前もってセンタリングしておく。

よくある失敗と対処法

これは，患者にとっては体位を維持するのに楽な姿勢ではない。患者は動いてしまうこともあるので，撮影の直前にすべての平面のポジショニングを確認する。

画像が備えるべき特徴

- 前頭蓋窩底の側面部分が重なっていれば，真の側面である。

注意事項

この撮影は背臥位の患者で顔面の横に垂直にカセッテを保持して撮影する場合もある。この場合も液面形成を示すためにやはり水平X線束を用いる。

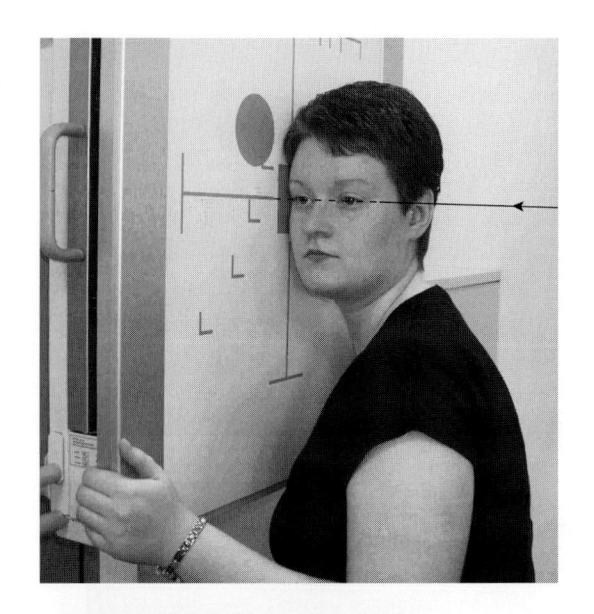

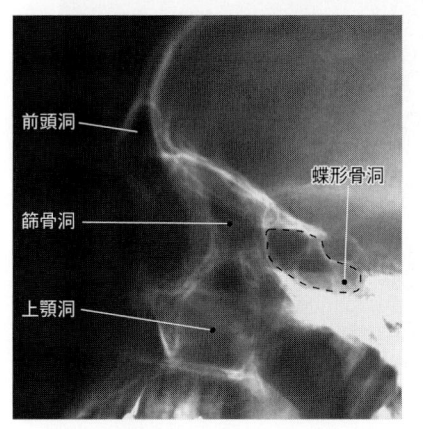

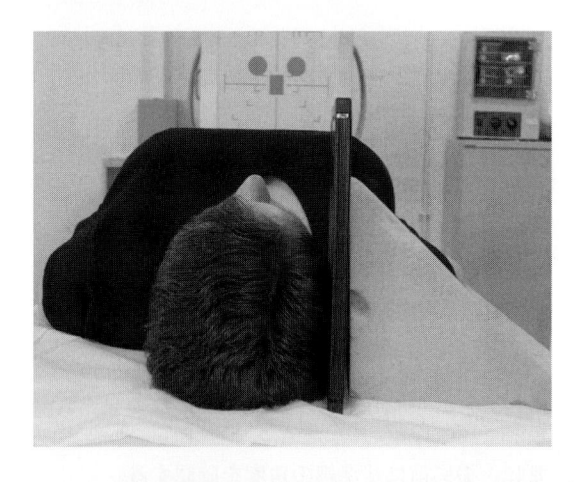

参考文献

Clements R, Ponsford A (1991). A modified view of the facial bones in the seriously injured. *Radiography Today* **57**: 10-12.

第 10 章

歯科 X 線撮影法

はじめに 282
　口内法　282
　口外法　282
　歯列　283
　歯式　284
　パルマー表記　284
　国際歯科連盟表記　285
　専門用語　286
　咬合平面　286
　X 線装置の特徴　287
　画像検出器　288
　画像の取得　290
　口内法フィルムの整理と鑑別法　291
　放射線防護　292
　交叉感染の予防対策　292
　フィルム現像処理　293
　最適な画像幾何学の原理　293

咬翼法 294
　咬翼法の基準品質　296

根尖撮影法 297
　二等分法　297
　平行法　302
　第三大臼歯部　306
　全顎（フルマウス）検査　307

咬合法 308
　専門用語　308
　推奨撮影法　308
　放射線医学的考察　308
　上顎歯軸方向咬合法　309
　下顎歯軸方向咬合法　310
　上顎斜位咬合法　312
　下顎斜位咬合法　314

上下顎骨の側斜位撮影法 316
　一般的な画像原理　316
　上下顎骨骨体部の側斜位　316
　下顎枝の側斜位　318

パノラマ X 線撮影法 320
　パノラマ画像の形成原理　320
　画像の取得　321
　パノラマ X 線撮影法の問題点　326

頭部 X 線規格撮影法 327
　X 線装置の特徴　327
　側方向　328
　後前方向　330

はじめに

歯科 X 線検査は最も頻度が高く，すべての医療 X 線検査の 33% を占める（Tanner et al., 2000）。X 線撮影は，歯科において以下に示す多くの目的で使用されている。

- う蝕，歯周疾患，根尖病巣のような歯とその周囲組織に関連する病変を検出すること。
- 歯とその周囲組織および上下顎に関連する異常や外傷を検出すること。
- 歯の欠損の有無および未萌出歯の位置を決定すること。
- 歯内療法前に歯根の長さを測定すること。
- 異物や放射線不透過性の唾石の存在の有無を検出すること。
- 顔面構造物に隣接する異常や外傷，病変を検出すること。
- 矯正治療前に骨格や軟組織を評価すること。
- 矯正治療および歯科疾患の経過観察をすること。
- 外科的矯正治療前に骨格と軟組織の型の評価をすること。
- 術後患者における骨の治癒程度と外科処置の有効性を評価すること。

歯科 X 線撮影には，口腔内にフィルムを置く撮影法（口内法），および口腔外にフィルムを置く撮影法（口外法）がある。

口内法

口内法で最も頻度が高いのは，咬翼法，根尖撮影法，咬合法である。

咬翼法は，上下顎臼歯部領域の側方向撮影である。この画像は，上下顎両方の小臼歯，大臼歯部の歯冠と歯槽頂を描出するものである。

根尖撮影法は，歯冠と根尖およびその周囲歯槽骨を描出するための側方向撮影である。

咬合法は，咬合平面に置いたフィルムに対し，多方向からの画像を描出する撮影である。

口外法

口外法で最も頻度が高いのは，パノラマ X 線撮影法，側斜位撮影法，頭部 X 線規格撮影法である。

パノラマ X 線撮影法は，口腔外に置いた 1 枚のフィルムに上下の顎骨および歯列を描出する撮影である。

側斜位撮影法は，上下顎の広範囲な領域を撮影する方法であり，撮影方向により描出部位は異なる。

頭部 X 線規格撮影法は，矯正治療，外科的矯正治療，インプラント治療で使用され，顔面骨を規格化し再現性を持たせてフィルムに撮影する方法である。

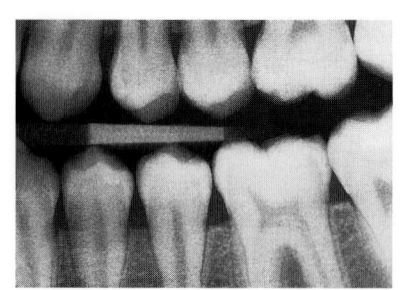

成人の左側咬翼法 X 線写真（フィルムを横置きに使用）

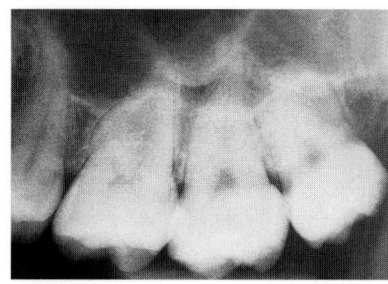

上顎左側小臼歯および大臼歯部の根尖撮影法 X 線写真

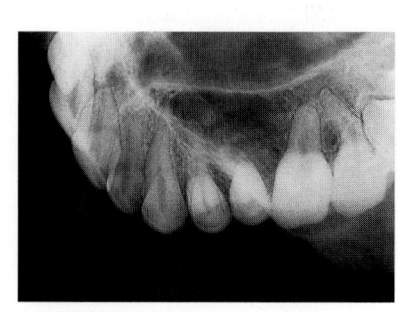

上顎左側臼歯部の斜位咬合法 X 線写真

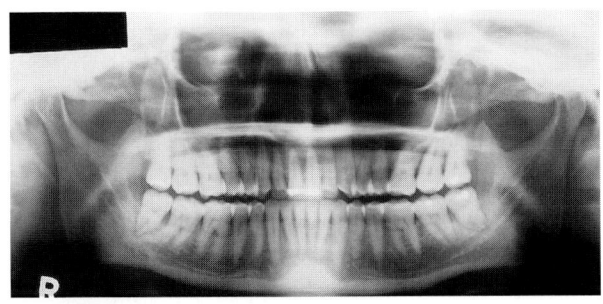

成人有歯顎患者のパノラマX線写真

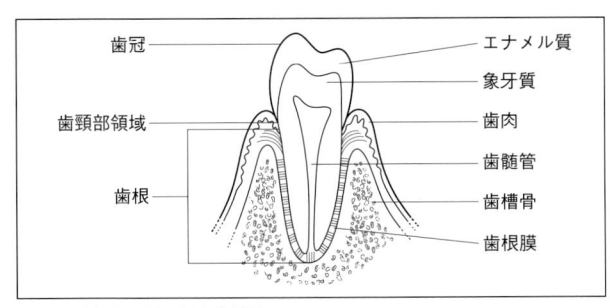

歯および支持組織の基本的構造
- 歯冠
- 歯頸部領域
- 歯根
- エナメル質
- 象牙質
- 歯肉
- 歯髄管
- 歯槽骨
- 歯根膜

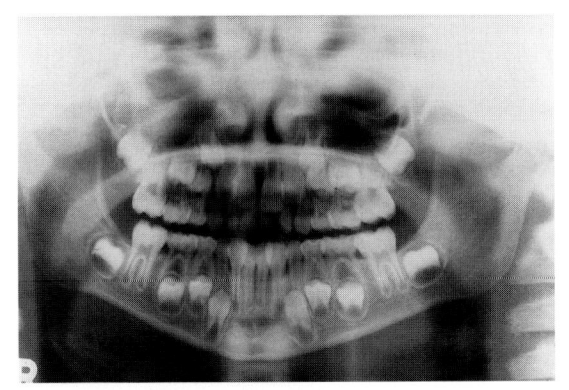

混合歯列期の小児のパノラマX線写真

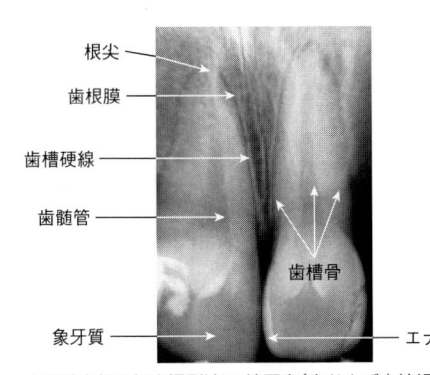

上顎前歯部の根尖撮影法X線写真(歯および支持組織の正常X線解剖)
- 根尖
- 歯根膜
- 歯槽硬線
- 歯髄管
- 歯槽骨
- 象牙質
- エナメル質

はじめに

歯列

　第一生歯または乳歯は，上下顎の各象限に5本ずつあり，全部で20本の歯から構成されている。これらは，6歳以降32本の永久歯に置き換わる。32本すべての永久歯が萌出すると，各象限は8本ずつとなる。いくつかの歯は，発育障害あるいは萌出障害に陥ることもあるが，最も合併症に冒されやすいのは第三大臼歯(智歯)である。

　正中から後方にみていくと，顎の前方から中切歯，側切歯，犬歯(尖頭歯)の順となる。この用語は，乳歯列，永久歯列の両方で使われる。永久歯列では，犬歯の後方に第一，第二小臼歯(双頭歯)があり，それらに続いて第一，第二大臼歯が，もし発現すればさらに第三大臼歯が続く。それとは異なり乳歯列では，乳犬歯の後方には第一，第二乳臼歯の2本しかない。

　各々の歯は，中心部に疎性の結合組織に支持された血管および神経により構成される髄室と根管を有する，さまざまな硬度を持つ石灰化組織からなっている。歯肉(歯茎)上に萌出し，口腔内で視認できる歯の部分は歯冠で，顎骨の中に埋まっている部分は歯根という。歯冠と歯根間の狭窄部は，歯頸部である。

　歯冠部表面はエナメル質からなり，その下に石灰化の弱い組織である象牙質がある。無機物の重量が96%であるエナメル質は，ハイドロキシアパタイトが70%の無機質である象牙質とX線学的に区別できる。エナメル質が歯冠部に限局する一方，象牙質は歯冠の髄室を取り囲み，根管を包むように歯根部へ延びている。セメント質は，歯根の象牙質を覆っている骨様物(ハイドロキシアパタイトが50%の無機質)の薄い層であり，歯根の表面周囲を形成している。セメント質と象牙質をX線学的に区別することは，不可能である。神経と栄養管は，根尖を通じて歯髄の中に入る。

　口腔内に萌出している歯は，単根または複根である。両歯列(乳歯列と永久歯列)において，前方にある切歯と犬歯は単根であり，大臼歯は複根である。一般的に上顎大臼歯は3根を有し，下顎大臼歯は通常2根である。上下顎の第三大臼歯の根の数は種々あり一様ではない。

　歯は歯槽内にあり，歯根表面のセメント質とそれを取り囲む歯槽骨の間の繊維組織である歯根膜によって支持される。歯槽は薄い一層の緻密な骨で囲まれ，X線学的には線状のX線不透過像として表され，歯槽硬線(白線)

はじめに

といわれる。歯根膜は，歯根周囲に均一（0.4〜1.9 mm）な線状のX線透過像として描出される。歯周疾患がない場合，歯槽骨はセメントエナメル接合部の1.5 mm下方まで存在している。

歯式

X線撮影が必要な歯のいくつかの識別方法が国際的に承認されている。無歯顎（すなわち，歯列弓上に歯がみえない）患者においても，臨床医はX線撮影を必要とする口腔の部位を表示するために歯式を使用する。

最も一般的に使用される表記法は，
- パルマー Palmer 表記
- 国際歯科連盟 Fédération Dentaire International (FDI) 表記

の2つである。

パルマー表記

この手法は，ジグモンディーパルマー Zsigmondy-Palmer システム，シェブロン chevron（V字型）システム，あるいはセットスクエアー set square（三角定規）システムという名でも知られている。

各々の歯の象限は，口腔の正中線から後方に延び，それぞれ上顎の左右の象限と下顎の左右の象限に分けられる。

パルマー表記は，図式的であり，上下中切歯の間に垂直線を，上下顎の間に水平線を描き口腔を4象限に分ける。口内法を要求する臨床医は，それらの垂直線と水平線を使用し，撮影する歯がどこに属するかを4象限で表示する。

永久歯列と乳歯列の混乱を避けるために，以下に示す約束を遵守する。
- **乳歯列の場合**：各象限にある5本の歯は，乳中切歯から第二乳臼歯までをそれぞれA〜Eの文字を割り当てる。
- **永久歯列の場合**：各象限にある8本の歯は，中切歯から第三大臼歯までをそれぞれ1〜8の数字を割り当てる。

撮影する歯の数字または文字を加えて，完全な表記となる。

このシステムを使用した歯の検査の要求例を以下に示す。

　C| ―上顎右側の乳犬歯
　|78 ―下顎左側の第二，第三大臼歯

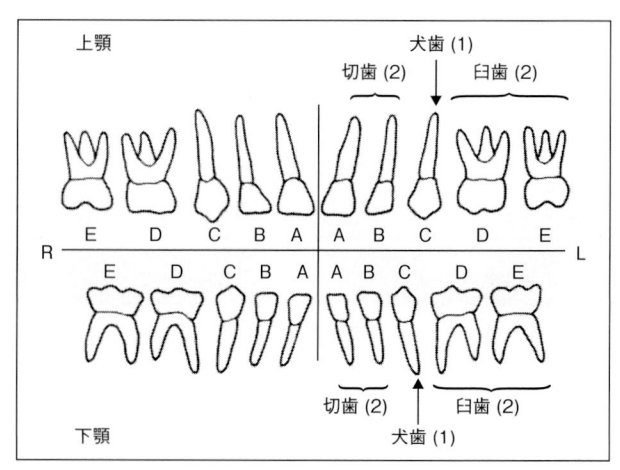

乳歯

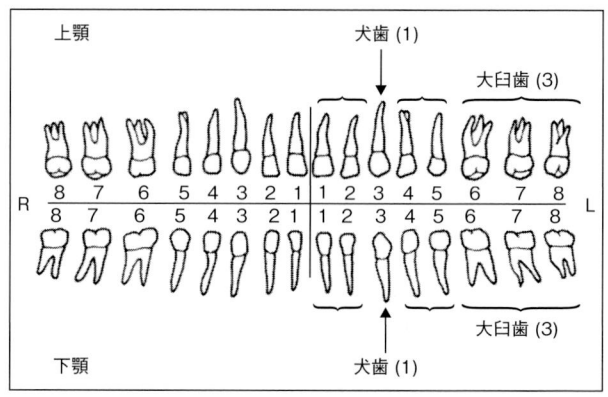

永久歯

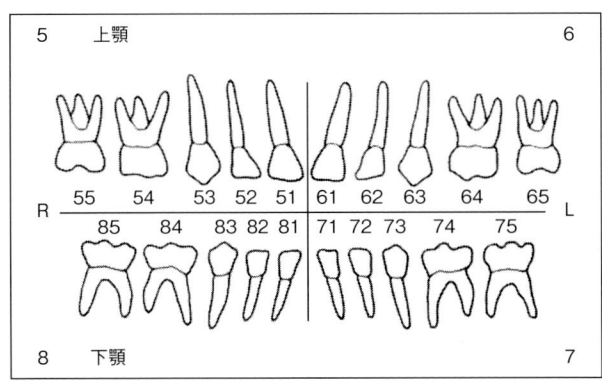

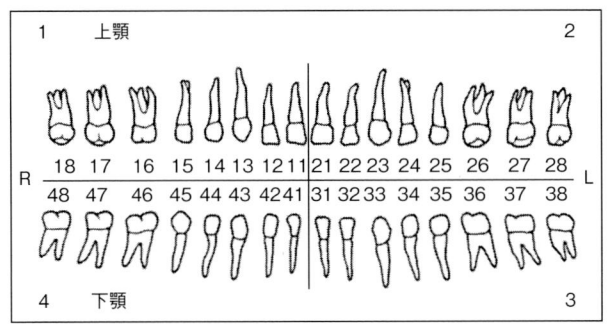

はじめに

国際歯科連盟表記

　FDIによって考案された方式は，2つのアラビア数字を用いて個々の歯を識別する。パルマーシステムでときとして起こる誤植を避けられるため，むしろこの表記法を好む臨床医もいる。

　歯列は，同様に4象限に分割する。永久歯列ではそれらの象限に1〜4の数字を，乳歯列では5〜8の数字を割り当てる。両歯列で，4象限の数字は，上顎右側から始まり，上顎左側，下顎左側そして最後に下顎右側の順に続く。象限を表す数字は，撮影する歯の番号の前に記す。

　国際協定は，両歯列の個々の歯には1（中切歯に用いる）から最も遠心の大臼歯へ連続した数字を与える。すなわち，永久歯列では各々の象限において1〜8を，乳歯列では1〜5の数字を与える。

　この表記法を使用した歯の検査の要求例を以下に示す。

　　53―上顎右側乳犬歯
　　37, 38―下顎左側第二，第三大臼歯

はじめに

専門用語

歯科医は，歯の外観を示すために次のような用語を使用する。
- **近心**は，歯列弓の弯曲における正中側の歯面を表す。
- **遠心**は，歯列弓の弯曲における正中側から最も離れた歯面を表す。
- **舌側**または**口蓋側**は，歯の内側面または歯列弓において，それぞれ舌または口蓋に隣接した側をいう。
- **頰側**または**唇側**は，歯の外側面または歯列弓において，それぞれ頰または口唇に隣接した側をいう。
- **咬合面**は，小臼歯と大臼歯が咬合する面をいう。
- **切端**は，切歯の水平で平らな面をいう。

咬合平面

咬合平面は，対向する歯の咬合面を横断する平面である。**上顎咬合平面**と**下顎咬合平面**という用語は，口内法撮影時の撮影体位として使用される。

口内法撮影前に，咬合平面が水平に，正中面が垂直になるように患者頭部の位置を調整することが必要である。これを実現するために，患者を座らせ，頭部を適切に固定して，一般的な X 線入射点が使用される。

上顎咬合平面は，開口時，耳珠から鼻翼を結んだ線の 4 cm 下方に，平行に位置する。

下顎咬合平面は，開口時，耳珠から口角を結んだ線の 2 cm 下方に，平行に位置する。

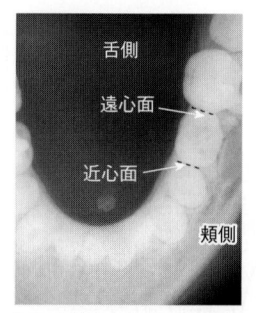

下顎歯軸方向咬合法

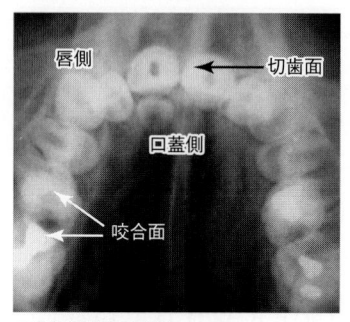

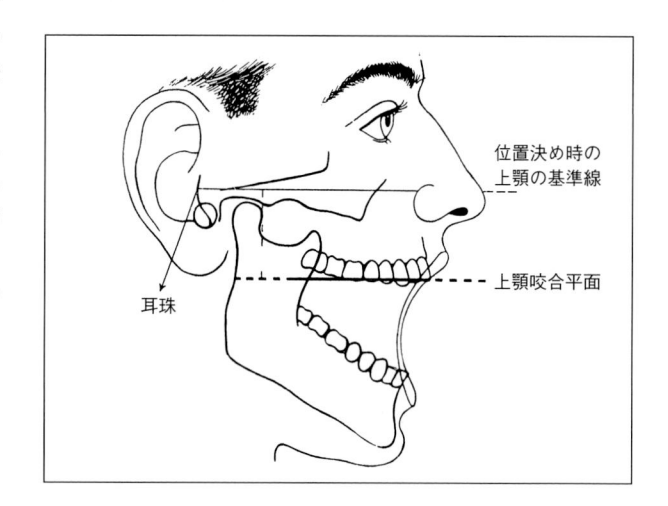

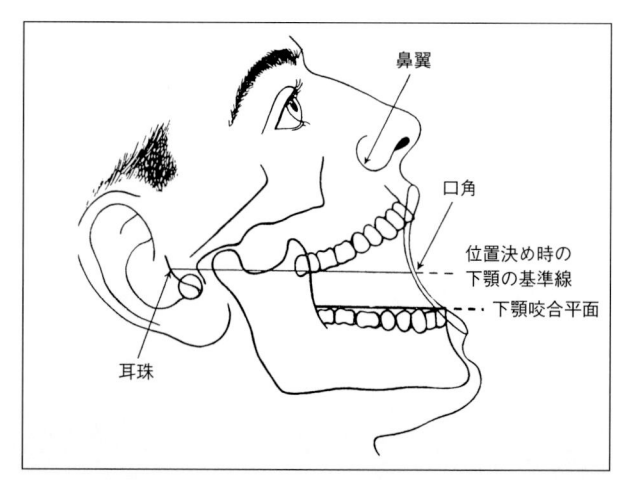

上顎歯軸方向咬合法

口内法X線撮影装置に隣接した歯科用チェアに座る患者。X線撮影装置は，開放型ロングコーンが装着されている（線束指示器具）。

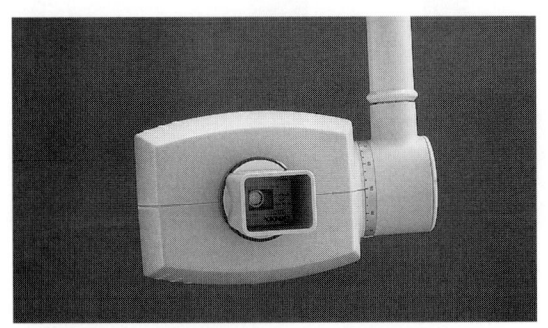

金属製矩形コーンが装着された口内法X線撮影装置

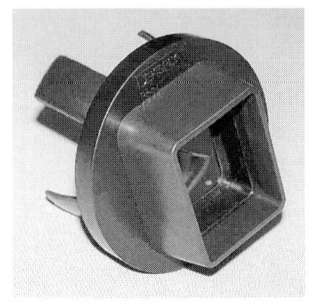

リムーバブルコリメータ（可撤性絞り）の例
（Dentsply社製のRinn®汎用型絞り）

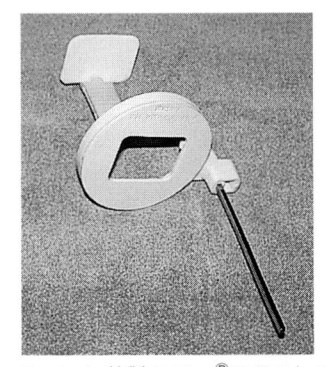

Dentsply社製のRinn®ステンレス絞りは，Dentsply社製のRinn XCP®フィルムホルダにタブで取りつける。

はじめに

X線装置の特徴

口内法に使用する歯科用X線装置は，放射線防護に関する法律を遵守し，患者被曝線量を確実に最小限にするように設計されている。そのような装置は，次にあげる特徴を持っている。

- X線管電圧
  - 公称管電圧は，50 kV以上である。
  - 推奨される操作範囲は60〜70 kVである。
- X線管ろ過
  - 70 kV以下の歯科装置は，総ろ過1.5 mmAl当量である。
  - 70 kVを超える歯科装置は，総ろ過2.5 mmAl（固有ろ過1.5 mmAl）当量である。
    ［訳注：日本の医療法施行規則では70 kV以下は1.5 mmAl当量以上，70 kVを超えるものは2.5 mmAl当量以上である］
- X線照射野
  - 患者皮膚面での照射野直径は，60 mm以下である。
  - 新しい装置では，矩形絞りが装着されている。すでに使用している装置では，後付けする。
- 最小の焦点-皮膚間距離（FSD）
  - 60 kV以上の歯科装置では200 mm。
  - 60 kV未満の歯科装置では100 mm。
    ［訳注：日本の医療法施行規則では，70 kV以下は15 cm以上，70 kVを超えるものは20 cm以上］

推奨管電圧の範囲

歯科X線撮影における高い管電圧（60〜70 kV）の使用は，患者の皮膚線量を最小限にすること，および歯と骨組織のX線診断を可能とする十分なコントラストを得るための最適な選択である。

矩形絞り

口内法で矩形絞りを使用すること（写真参照）によって，6 cmの円形照射野と比較して患者被曝線量を50%以下に減少できる。

矩形絞りは，
- X線ヘッドの構成部品として製品化されたもの
- 開放端型コーンタイプの装置に汎用できる「可撤性絞り」
- 一部のタイプのフィルムホルダの追加構成部品として利用できる。

はじめに

フィルムホルダ

「コーンカット」を防ぐために矩形絞りを使用したときは，口内法フィルムとX線管との相対的配置を正確かつ確実にするため，口腔外に線束照準棒を持つフィルムホルダの使用が必須である（292頁参照）。

矩形絞りを用いて散乱線を減少させるとともに，焦点-フィルム間距離（FFD）を長くすることで半影を減少させ，画質が向上する。

画像検出器

歯科X線撮影で使用する画像検出器には，次のようなタイプがある。
- 口内法
  - ノンスクリーンフィルム（スクリーンを使用しないフィルム）
  - ディジタル検出器
- 口外法
  - スクリーン（通常，希土類系）・フィルム
  - ディジタル検出器：輝尽性蛍光体と半導体検出器

ノンスクリーンフィルム

歯科X線撮影は，ノンスクリーンフィルムを使用する。臨床歯科医のためのノンスクリーンフィルムは高解像度で，病的変化を診断するために必要な微細部分の描出に優れる。

フィルムパケットは，次のように構成されている。
- 湿気予防のためプラスチックで外装を施し，X線が照射される面の裏側であることを認識できるようにフィルムパケットの裏面は濃淡2色になっている。
- 光の進入や取り扱い中の損傷を防ぐため，フィルムを黒紙で包んでいる。
- 散乱線によるカブリを防ぐため，浮き出し模様のある鉛箔がフィルムの裏側に挿入されている。不注意によりフィルムパケットを裏表に撮影すると，鉛箔の模様が現像したフィルム上で明らかとなり，照射量不足の原因として見分けることができる。
- プラスチック（ポリエステル）ベースの両面に乳剤が塗布されて，1枚のフィルムがつくられている。

口内法フィルムサイズ

いくつかのフィルムサイズが利用可能である。

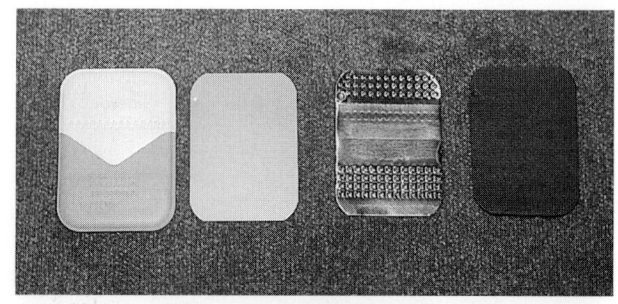

フィルムパケットの中身：左から，外側のプラスチック外装，フィルム，鉛箔，黒紙

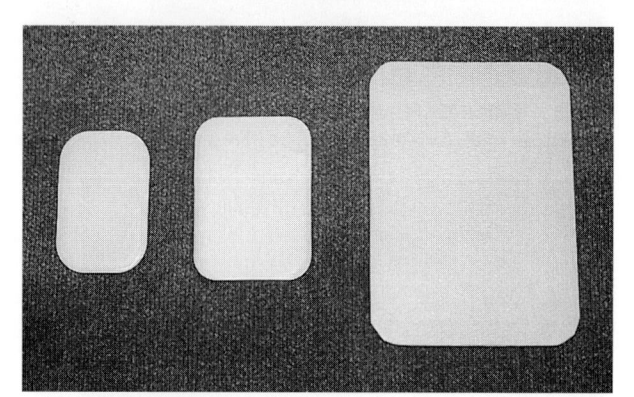

口内法フィルムサイズ：左から，小さな口内法/咬翼型フィルム（サイズ0），大きな口内法/咬翼型フィルム（サイズ2）および咬合型フィルム（サイズ4）

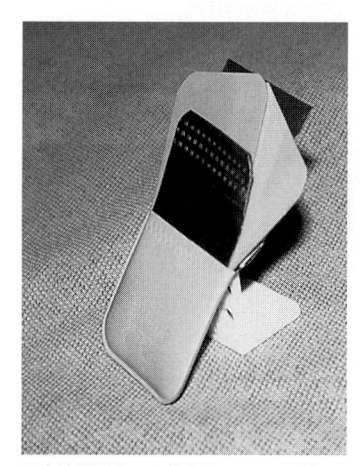

口内法撮影用の2枚包装フィルムパケット

- サイズ0 — 22×35 mm：幼児および平行法での前歯根尖撮影に使用する。
- サイズ1 — 24×40 mm：幼児の咬翼法および成人の前歯部撮影に使用する。
- サイズ2 — 31×41 mm：成人と年長の小児（一般的に6歳以上）の咬翼法および根尖撮影に使用する。幼児の咬合法で可能な場合にも使用する。

［訳注：咬翼法でサイズ3として27×54 mmがある］

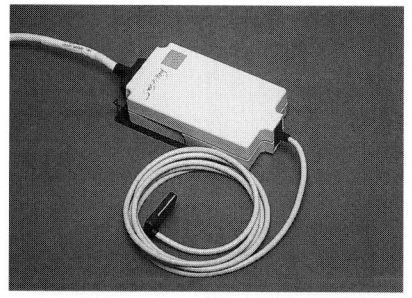

Regam Medical 社製の Sens-A-Ray®システムの
口内法用 CCD/CMOS センサ

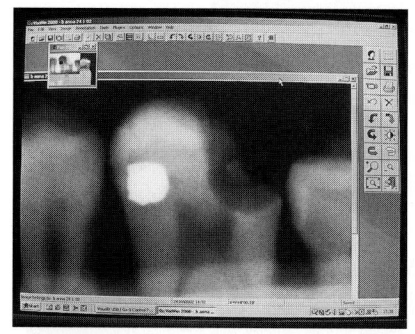

Dentsply's VisualixUSB システムのモニタ画面

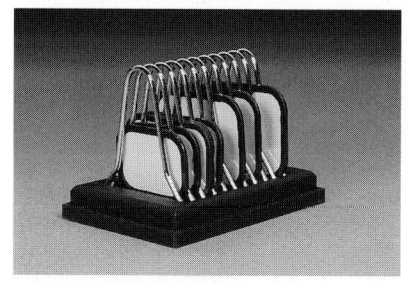

Soredex 社製の Digora®CR システムのイメージングプレート

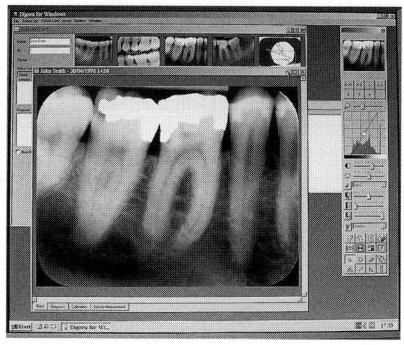

Soredex 社製の Digora®システムのモニタ画面

- サイズ 4 — 57 × 76 mm：上下顎の咬合法に使用する。
 口内法フィルムは，一部のサイズで 2 枚包装フィルムが利用可能である。これにより，例えば治療費を給付する保険会社に開業医がフィルムを提出してしまっても，もう 1 枚を患者カルテに添付しておけば，治療は継続できる。

はじめに

ディジタル検出器

　多くのメーカーは，歯科 X 線撮影専用のディジタル画像システムを現在も生産している。画像の取得に使用される 2 つの方式は，半導体検出器と蛍光体記録媒体（輝尽性蛍光体）である。

- **半導体検出器**：メーカーは，ディジタル画像システムに広範な電気的なセンサの技術を使用している。すなわち，電荷結合素子（CCD），電荷注入素子（CID）および相補型金属酸化膜半導体（CMOS）を用いたセンサである。センサはケーブルを通じて直接コンピュータに接続され，これらのシステムでは即時に画像が表示できる。

- **輝尽性蛍光体**：これらのシステムは，コンピューテッドラジオグラフィ（CR）と呼ばれ，一般的な放射線科で普通にみることができる。技術的に表す他の用語としては，輝尽性蛍光体 X 線撮影（PPR），蛍光体記録媒体 X 線撮影（SPR）と輝尽性蛍光体（PSP）がある。輝尽性蛍光体のイメージングプレートは，ユーロピウムで活性化されたバリウムフロロハライド化合物からつくられている。X 線が照射されると，入射 X 線束のエネルギーは蛍光体の電子トラップに貯蔵され，そのプレートをレーザービームによって走査すれば貯蔵されたエネルギーの潜像が光として放出される。この光のパターンは，CCD と光電子増倍管によって受光され，増幅される。そして画像は，モニタ上に表示される。

　半導体検出器と輝尽性蛍光体システムの利点は次のとおりである。

- 半導体検出器システムは，即時に画像の表示が可能である。
- 輝尽性蛍光体もほとんど即時に画像を表示できる。遅延は，プレートをレーザ光で走査後，わずか 20 秒という無視できる程度である。
- 画像処理が可能である。

　輝尽性蛍光体の利点は次のとおりである。

- 照射線量に対する非常に広いラチチュードを有する。
- センサのサイズと厚さはフィルムと同じで，患者にとって十分がまんできる。

　半導体検出器と輝尽性蛍光体システムの欠点は次のとおりである。

はじめに

- コストがかかる。
- 半導体検出器のシステムによっては，フィルムに比べ受光面範囲が非常に狭いセンサがある。対象領域をすべて網羅するためには，より多くの追加撮影が必要となる。
- 半導体検出器のセンサは厚く，接続ケーブルがつながっている。
- いくつかの画像システムは，非現実的な口内法撮影用補助具を備えている。

　口内法ディジタル撮影装置はより一般的に利用されるようになると思われるが，歯科X線撮影での画像検出器としては今なおフィルムが最も高頻度に使用されているため，本章では技術的な項目については，引き続きフィルムに言及する。

画像の取得

フィルムホルダとX線照準機能を持つフィルムホルダ

　これらの器具は，患者と撮影者の両者にとって，口内法(咬翼法と根尖撮影法)が簡単にできるよう発展してきた。咬翼法と根尖撮影法はそれらの器具がなくても実行できるだろうが，そうした器具によって技術的な失敗が著しく減少することがいくつかの研究で示されている(Rushton and Hornor, 1994; Kaffe et al.,1981)。

　これらの器具は，下記のように利用される。

- フィルムホルダ：口腔内でフィルムを保持する。
- X線照準機能を持つフィルムホルダ：口腔内でフィルムを保持し，フィルムに対し相対的にX線管を適切な位置に配置する。

　「フィルムホルダ」という用語は，両タイプの器具に当てられた一般的な用語である。理想的なフィルムホルダは，次のような特徴が組み込まれていなくてはならない。

- 器具の位置を正確に定め，安定させるためのバイトブロック
- フィルムの弯曲を防ぐための堅い背板
- 正確な角度を得るための線束照準棒(または延長部)

　X線照準機能を持つフィルムホルダは，外部の指示棒に照準リングを装着した構造となっているものが最も多い。このタイプの器具は，正確な位置決めができる利点がある。焦点-皮膚間距離を正確にするために，照準リ

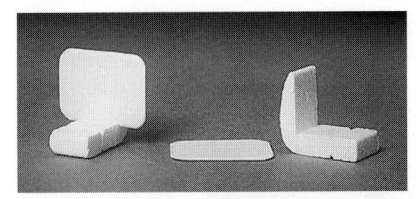

フィルム装着時および非装着時のRinn Greene Stabe®の口内法フィルムホルダ

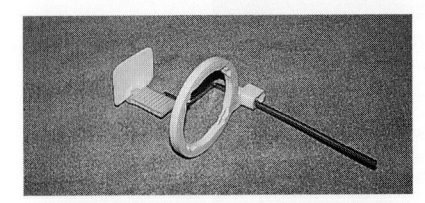

Rinn XCP®の臼歯部用フィルムホルダ

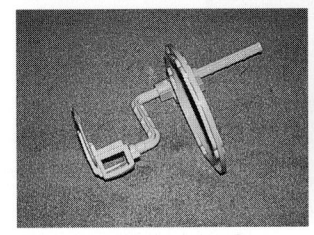

横からみたRinn Endoray®

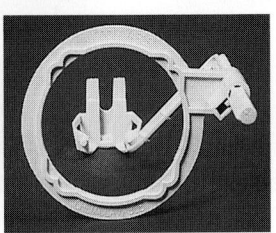

前からみたRinn Endoray®(歯内療法用器具に適応した開放型の「バスケット」が装着されている)

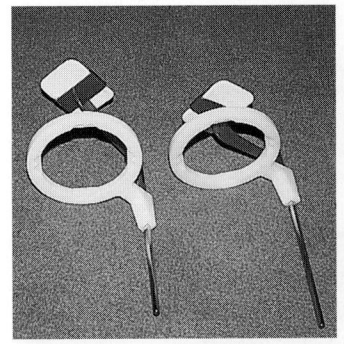

横置き咬翼法(左)と縦置き咬翼法(右)に適応したRinnの咬翼法用ホルダ(後者は，歯周疾患が進行した患者に用いられる)

成人の右側小臼歯および大臼歯部の適切な縦置き咬翼法

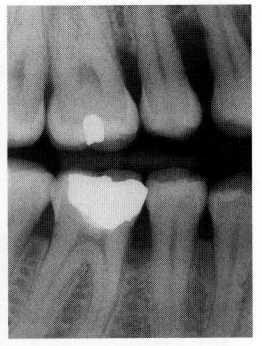

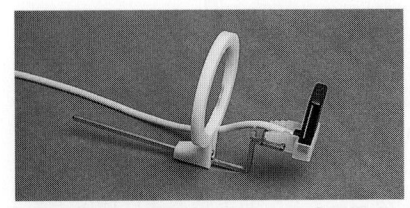

Regam Medical社製Sens-A-Ray®システムの口内法用CCDおよびCMOSセンサは，特別に設計されたRinn XCP®の前歯用フィルムホルダに取りつける。分厚いセンサに適応するようにバイトブロックを改良していることに注目。センサは，口腔内に入れる前に常に防水加工された袋に包む

ングは皮膚表面に接するように位置づけなければならない。

特別なフィルムホルダ

特別なフィルムホルダは，以下の用途で利用される。
- 歯内療法
- 歯周治療
- ディジタル装置

歯内療法において，X線照準機能を持つフィルムホルダは，作業長の計算やマスターコーン（根管充填用メインポイント）の測定ができる。これは，緻密なバイトブロックの代わりに，開口した「バスケット」設計のものを用いることで可能になる。

特別な歯周治療のためのX線照準機能を持つフィルムホルダは，進行した歯周病の骨欠損を評価するために，縦置きしたフィルムを安定させる。

多くのメーカーは，厚みのある口内法ディジタルセンサに適応させたフィルムホルダやX線照準機能を持つフィルムホルダを生産している。

口内法フィルムの整理と鑑別法

フィルムパケット前面の角に浮き出た点はフィルムの前面を表し，正しいフィルムの向きを示す。撮影者は，歯科用フィルムを位置決めするとき，この点が対象領域にある病変をみえにくくしないように，歯冠側にくるようにする。

無歯顎患者のX線写真の方向は，この点を口腔の前方に向けて位置決めする決まりを利用すれば，非常に簡単に整理できる。またこの手法は，軟組織撮影時にも役立つ。

術者は，患者と向かい合ってみているようにフィルムを自分自身に向け，この点が前面にくるようにマウントする。こうすることでフィルムは，デンタルチャートと正確に一致することになる。

- すべてのフィルムの整理は，シャウカステン上で行う。
- 領域（すなわち，前歯か臼歯か）および上顎であるか下顎であるかをよく観察し，フィルムを配置する。適当な参照手段として，歯根の形態や解剖学的指標を利用する。
- 上顎の歯は，観察者からみて，歯冠を下方にしてフィルムを置く。
- 下顎の歯は，観察者からみて，歯冠を上方にしてフィルムを置く。
- 上顎の歯か下顎の歯かを識別できたら，次に患者の右側であるか左側であるかを判断し，X線写真を配置して整理する。

中切歯のX線写真は，マウントの中央に置く。側切歯と犬歯のX線写真は，それらに隣接して配置する（それぞれの側に正しく配置する）。フィルムマウントを仕上げるために，各歯列弓で小臼歯，大臼歯と連続してこれを繰り返す。

一般的留意事項

歯科X線撮影では患者を座らせ，咬合平面が床と平行になるように頭部を固定して撮影することが最も多い。

撮影前に優先することは，患者の眼鏡，矯正器具，部

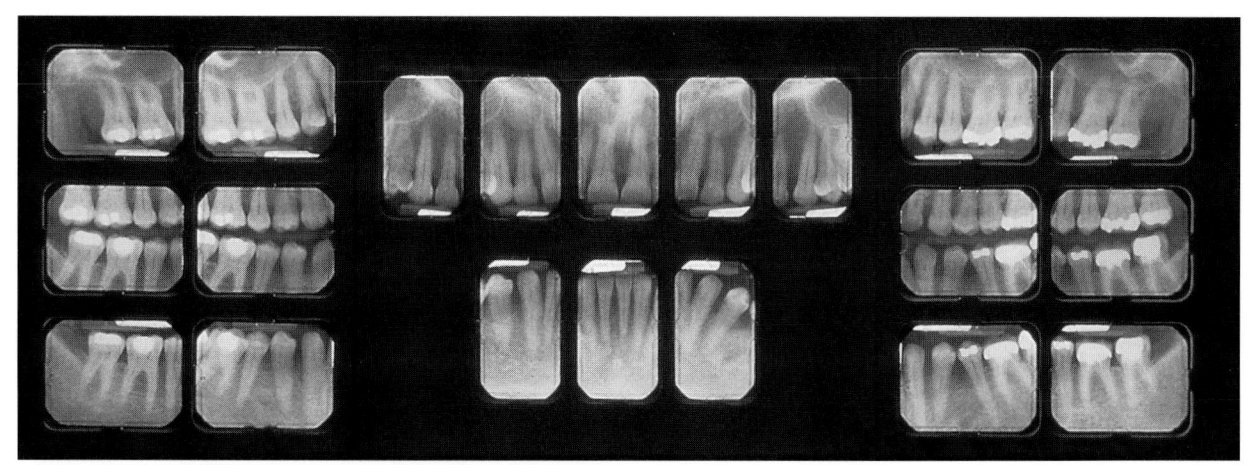

はじめに

平行法を使用した全顎検査（根尖撮影法と咬翼法の両方のX線写真を示す）

はじめに

分床あるいは全部床義歯を取り外すことである。撮影法によっては，イヤリング，ネックレス，舌バー，鼻リングなどの宝石類を外すことが必要な場合もある。

口腔内の歯科 X 線撮影は，以下の種々の因子によって困難になることがある。
- 患者の医学的，歯学的な状態
- 患者の協力の度合い
- 解剖学的な状態，例えば，大きな舌，浅い口蓋，狭い歯列弓

患者に検査手順を説明して安心させ，フィルムを注意深く挿入することで，再撮影の必要性を減らすことができる。

幼児は，しばしば装置を非常に怖がるので，十分に安心させる必要がある。一方，高齢の患者は，歯科 X 線撮影のための姿勢を維持するのが困難なことがあり，照射中に動いてしまう問題が生じることもある。どちらの場合も，撮影手順をはっきり説明し，照射時間を短縮することは一般に有用である。

X 線撮影依頼用紙は，撮影の正当性と正確なフィルムタイプ，および装置が利用できるかを照合できるものでなければならない。

撮影条件は，検査に先立って照合しておくべきである。

放射線防護

歯科 X 線撮影は，低被曝であるが，非常に多くの撮影技術がある。英国（国立放射線防護庁 National Radiological Protection Board, 2001）において歯科診療に適用される，放射線防護法の歯科 X 線撮影に関係する基本的な要求内容を次に示す。
- 歯科 X 線撮影の個々の要求は，正当化されていなければならない。
- 撮影者は，直接線の方向に入ってはならない。
- 管理区域は，放射線防護相談員 Radiation Protection Adviser（RPA）と相談して決める［訳注：RPA とは，英国国立放射線防護庁により任命された放射線防護に関する顧問弁護士のような存在で，その地域での放射線防護に関する責任者である］。
- 撮影者は，患者の口腔内のフィルムを決して押さえてはならない。
- 口内法用フィルムホルダは，日常的に使用されるべきである。
- 品質保証の手順を採用しなければならない。

- 歯科 X 線撮影において，より高い管電圧（60～70 kV）を使用することは，患者の皮膚線量を最小限にすること，および歯と骨組織の X 線学的診断のための十分なコントラストを得るための適切な妥協点である。
- 口内法用矩形絞りを使用すると，6 cm の円形照射野と比較して 50％以上患者被曝線量を減らすことができる。
- 矩形絞りの使用時には「コーンカット」を防ぐために，X 線管と口腔内にあるフィルムとの相対的な位置を正確に合わせるための X 線照準機能を持つフィルムホルダの使用が必須である。
- 矩形絞りの使用と長い FFD を用いることで散乱線と半影を減少させることができ，画質は改善する。
- 歯科 X 線撮影では，ルーチンに用いられる鉛エプロンは必要ない。患者に鉛エプロンをしても，体内の散乱線に対しては効果がないことがよく認識されており，非常にまれな撮影である上顎歯軸方向撮影の場合だけ，防護が実現可能であるという程度の認識で準備されている。この場合も，鉛エプロンの使用は，妊娠しているかまたは妊娠可能な女性患者に慎重を期す方法としてのみ考慮されるにすぎない（国立放射線防護庁，2001）。

交叉感染の予防対策

歯科 X 線撮影は非侵襲的な手段であり，抜歯後や外傷後など血液に遭遇する場合を除いては，術者にとって低リスクと一般的に考えられている。

唾液や血液は，フィルムおよび X 線撮影装置を汚染するので，細心の交叉感染予防対策が重要である。
- 撮影者は，検査前後に患者のみえるところで手洗いをすべきである。
- 検査者の手に開放創がある場合は，包帯などで覆わなければならない。
- 口内法撮影時，ルーチンに手袋を着けるか否か，病院によって方針はさまざまである。
- 口内法フィルムのバリア包装は，唾液や血液による微生物の汚染リスクを効果的に減少させる。
- バリア包装を利用しない場合，照射後のフィルムパケットは，現像処理する前に消毒すべきである。
- フィルムパケットとフィルムホルダを入れておく使い捨てトレイの使用は，作業面での汚染を顕著に減少させる。

- 汚染した空のフィルムパケット，バリア包装，手袋，ロール綿と使い捨てトレイは，医療廃棄物として廃棄すべきである．
- 口内法用フィルムホルダは，メーカーのガイドラインに従って滅菌すべきである．多くのメーカーは，使用後に水洗した後，スチームオートクレーブで洗浄することを推奨している．いくつかのフィルムホルダは，使い捨てである．
- 患者ごとに，撮影後デンタルチェア，カセッテ，制御パネル，X線管および照射スイッチなど，すべての作業面を消毒すべきである．
- メーカーによっては，パノラマX線撮影装置に患者用のバイトブロックまたは使い捨てのバイトブロックカバーを準備している．撮影後，前者は殺菌され，一方，後者は捨てられる．チンレストと頭部固定具は撮影後，清潔にすべきである．
- メーカーは，ディジタル画像システムのセンサ用使い捨てバリア包装を準備している．また，コンピュータのマウスとキーボードは，交叉感染制御の潜在的な弱点である．口腔からの分泌液によるリスクを感じるなら，それらの器具を防護すべきである．

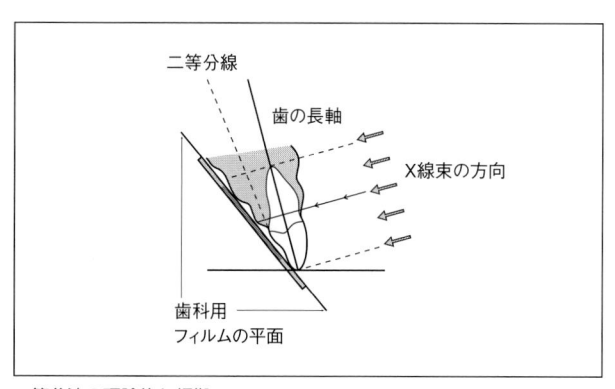

二等分法の理論的な根拠

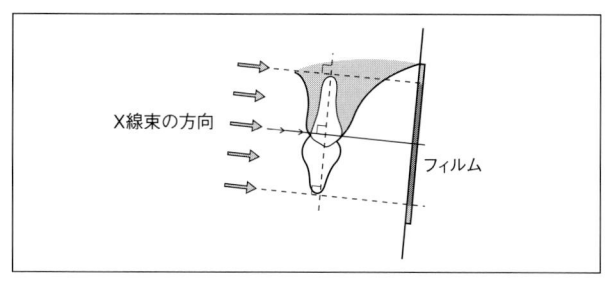

平行法におけるX線束，歯，フィルムの幾何学的位置関係

はじめに

フィルム現像処理

フィルムには，手現像および専用の現像機で自動現像する2つの処理方法がある．

作業者はフィルムを注意深く取り扱わなくてならない．現像処理と暗室作業を確実に行えば，次の結果が保証される．

- フィルム上に圧力痕や乳剤のかき傷がないこと．
- ローラ痕がない（自動現像機のみ）こと．
- フィルムカブリが明らかでないこと．
- 化学物質による線状痕，飛沫および汚染がないこと．
- 不十分な定着および水洗処理が明らかでないこと．

最適な画像幾何学の原理

口内法において，画像のひずみを最小限にして幾何学的に最適な画像を得るために次の原理が提唱される．

- 焦点は，可能な限り小さくする．
- 焦点-被写体間距離（FOD）は，可能な限り大きくする．
- 被写体-フィルム間距離（OFD）は，可能な限り小さくする．
- フィルムは，被写体の平面に平行にする．
- 中心線は，被写体とフィルムの両方に垂直にする．

咬翼法と根尖撮影法はともに，画像検出器の位置決めの正確性と安定性の恩恵を受ける．

咬翼法におけるX線束は，水平面においてフィルムと歯に対し直角に交わり，すべての接触点領域を通過することが要求される．

根尖撮影法では，幾何学的に最適な画像原理はさまざまな要因によりすべての患者で満足できるとは限らない．それらの問題を解決するために，2つの技法が開発されている．

- **二等分法**：等長の幾何学理論に基づいており，X線束中心が歯根を通過し，歯の長軸とフィルム面によって形成される角を二等分する面に垂直になるように撮影する．
- **平行法**：X線フィルムを歯または歯の仮想する長軸に平行に置くことが求められる．これにより，X線束中心はそれらに直角に通過することができ，歯の長軸とフィルム面に対してX線束を垂直にできる．

咬翼法

咬翼法は，以下の場合に使用される。
- 上下顎の小臼歯，大臼歯のう蝕の検出
- う蝕の進行の監視
- 現存する修復物の評価
- 歯周組織の状態の評価

口腔内へのフィルムの位置決めには以下の3つの方法がある。
- **咬翼タブ**：丈夫な紙製タブ(翼)を口内法フィルムの表側に取りつける。患者が咬むためのタブをつけられるように，タブの裏側の粘着面あるいは輪状になった部分に取りつける。
- **フィルムホルダ**：フィルムの位置決めをするための簡単な器具で，バイトブロックとフィルムを位置決めするための溝からできている。
- **X線照準機能を持つフィルムホルダ**：バイトブロック，堅い支持板，フィルムに対しX線管を適切な位置にするための線束照準棒からなる器具である。

口腔内にフィルムの位置決めをするために用いる方法に関係なく，フィルム前面(または撮影面)は，X線管側に向けなければならない。

放射線医学的考察

患者にとって目的に合ったサイズのフィルムを使用することは重要である。
- 成人では，通常，サイズ2のフィルム(31×41 mm)を用いる。
- 萌出した第三大臼歯がある成人と顎の大きな患者の場合，サイズ2のフィルムが2枚必要とされることがある。
- 幼児の場合，習慣的にはフィルムサイズ0(22×35 mm)を使用する。
- 年長の小児の場合，常識的な解決法は，サイズ0からサイズ2まで段階的に大きくし，十分な撮影範囲を得られるサイズを決定することである。

咬翼タブを使用するとき，
- X線管の位置と角度が正しいことは，明らかにコーンカットがなくフィルムが適切な領域をカバーしていることである。
- X線管の垂直的角度が適切でない場合，像のひずみの原因となる。
- X線管の水平的角度が適切でない場合，歯の隣接面が水平的に重なる結果，臨床医にとって診断価値が低下する。

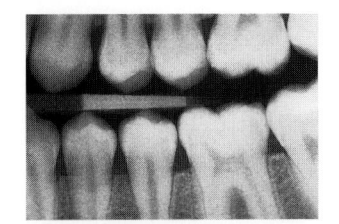

成人の左側横置き咬翼法X線写真

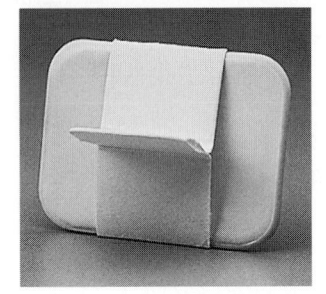

タブを取りつけた口内法フィルムパケット

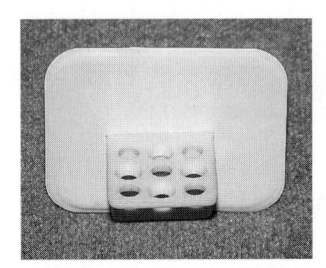

口内法フィルムパケットを位置合わせ用のスロットに取りつけたTwix®フィルムホルダ

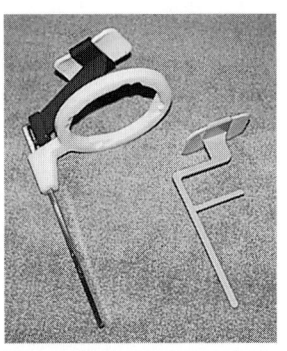

横置き咬翼型フィルムホルダ：左から，Rinnの咬翼法用ホルダ，および線束照準棒を装着したHawe-Neos Kwikbite

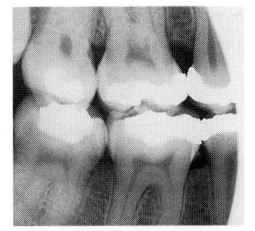

成人の右側横置き咬翼法X線写真(コーンオフまたはコーンカットを示す)

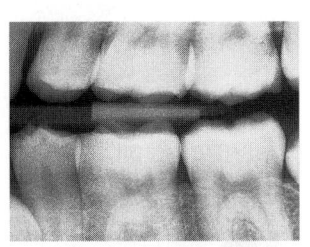

成人の左側横置き咬翼法X線写真(X線管ヘッドの水平的角度が適切でないことを示す)

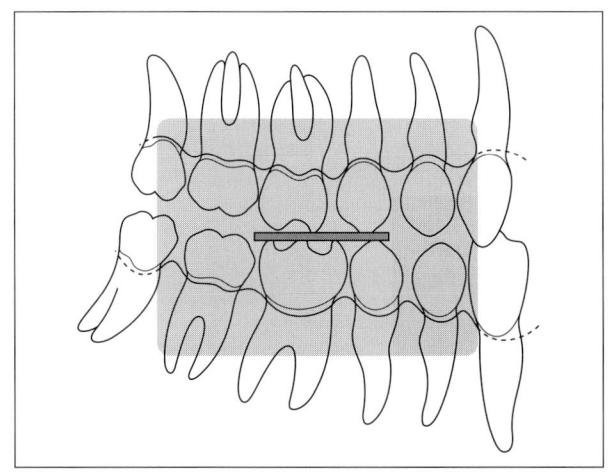

成人の横置き咬翼法の適切な位置決め

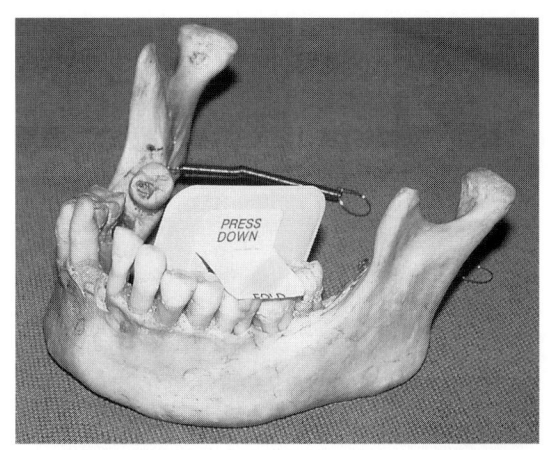

咬翼タブを用いた成人の左側横置き咬翼法における理想的位置

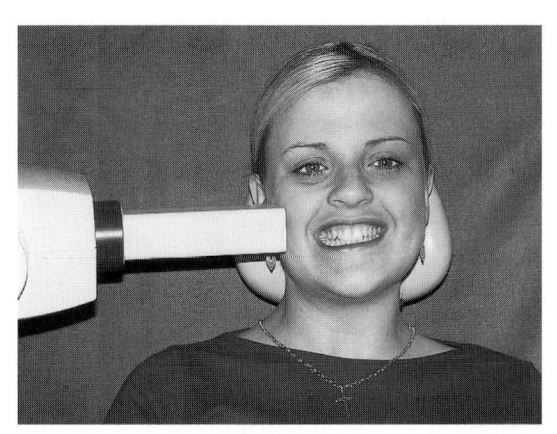

咬翼タブを用いた成人の右側咬翼法撮影時のX線管と患者の配置

咬翼法

　咬翼法用のX線照準機能を持つフィルムホルダを使用する場合,
- 幼児は,しばしばそれらの器具に不快感を示す。
- 患者に臨床症状を伴う6 mm 以上の歯周の骨吸収があれば,縦置きした(すなわち,フィルムの短軸を口腔底に平行に置いた)2枚のフィルムは,歯周組織の骨を画像化できる(291頁「特別なフィルムホルダ」の項参照)。

注意事項

　過去のX線写真を評価することによって,フィルムを縦置きに使用する咬翼法の必要性が明らかになるだろう。

パケットに咬翼タブを取りつけた場合の患者とフィルムの位置決め

- 適切なサイズのフィルムを選び,咬翼タブを取りつける。
- 患者頭部は,正中面を垂直に,かつ咬合平面を水平に保ち,十分に固定する。
- 拇指と示指でタブを持つ。
- 舌側溝(口腔底)にフィルムを置く。
- フィルムの前方端は,下顎犬歯の遠心面に沿って置く。
- タブは,下顎の歯の咬合面上に載せる。
- 患者に歯がほぼ接触するまで徐々にタブを咬むように指示し,術者は,フィルムと歯の適度な接触を確保するように側方へタブを引っ張る。
- 術者は,患者にタブを咬み続けるように指示して持っていたタブを離す。

X線束の方向と入射点

- X線管は,歯の接触点に直角かつ咬合面の高さに中心線を合わせ,下方(尾側方向)へ5°〜8°の角度に傾ける。

咬翼法

X線照準機能を持つ咬翼型フィルムホルダ使用時の患者とフィルムの配置

- 適切なサイズのフィルムを選び，フィルムホルダに装着する。
- フィルムホルダを口腔内に挿入し，舌の表面で回転させ，口腔底に位置づける。
- フィルムの前方端は，下顎犬歯の遠心面に沿って置く。
- バイトブロックは，下顎の歯の咬合面上に載せる。
- 患者にバイトブロックをゆっくり咬んでもらうと同時に，術者はフィルムと歯の適切な関係を確保する。
- フィルムホルダを確実に固定するために，バイトブロックを咬み続けるよう指示する。

X線束の方向と入射点

- ホルダの線束照準棒によりX線束の方向を決定する。

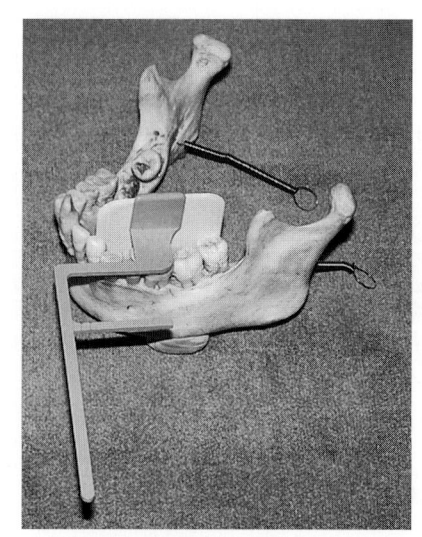

乾燥下顎骨に左側咬翼法の位置決めをしたHawe-Neos Kwikbiteフィルムホルダの側面図

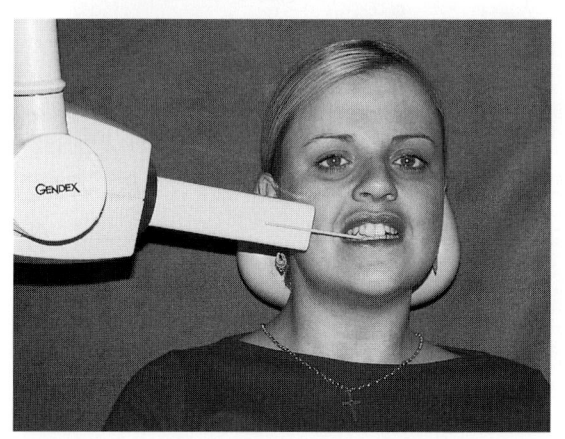

咬翼法の基準品質

幾何学的な最適画像の証拠

- フィルム上の歯の画像が曲がっている形跡がないこと。
- 歯の伸長または短縮がないこと。
- 理想的には，水平な重なりがないこと。

重なりがあったとしても，エナメル質の厚さの2分の1以上が不明瞭であってはならない。これは，解剖学的因子(例えば叢生，歯列弓の形)により，避けられないことがあるので，必要に応じて，追加の咬翼法または根尖部撮影法を施行する。

適切な撮影範囲

- フィルムは，犬歯の遠心面と最も後方に萌出した歯の近心面までをカバーする。
- 歯槽骨レベルは，理想的には上下顎とも中央に同程度にみえなければならない。

適切な濃度とコントラスト

エナメル質と象牙質の適切な濃度と十分なコントラストが必要である。

適当なフィルム枚数

第三大臼歯が萌出しているか埋伏しているかにかかわらず，他のすべての歯が萌出しているとき，歯列を評価するためには各々片側で2枚のフィルムが必要になることがある。

歯列弓の極端な弯曲は，フィルム枚数に影響することがある。

Hawe-Neos KwikbiteフィルムホルダとX線管の矩形絞りを使用した右側咬翼法撮影におけるX線管と患者の配置

適切な現像処理と暗室での技術

- フィルム上に圧力痕や乳剤のかき傷がないこと。
- ローラ痕がないこと(自動現像機のみ)。
- フィルムのカブリが明らかでないこと。
- 化学物質による線状痕，飛沫および汚染がないこと。
- 不十分な定着および水洗処理が明らかでないこと。

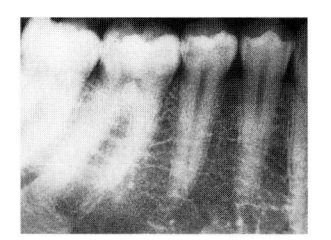

下顎右側大臼歯部の根尖撮影 X 線写真

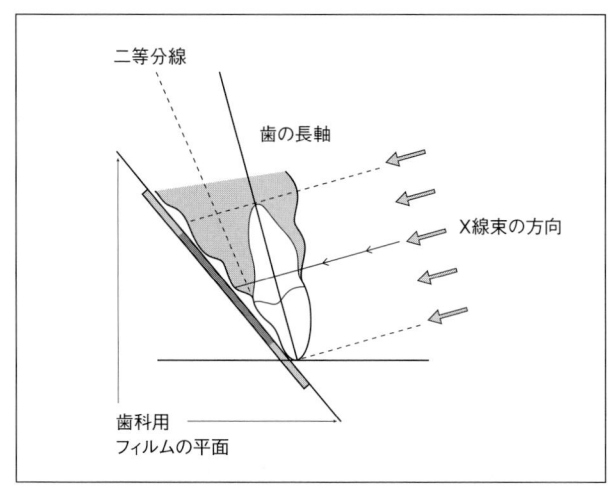

二等分法の理論的根拠

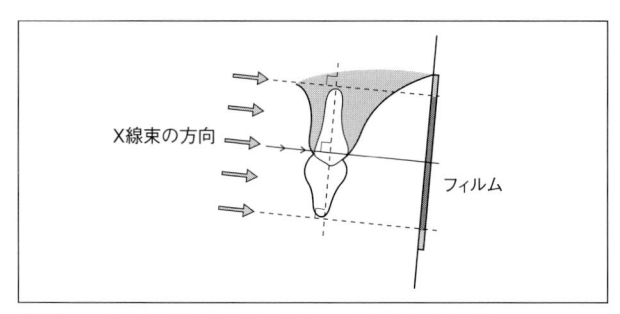

平行法における X 線束, 歯, フィルムとの幾何学位置関係

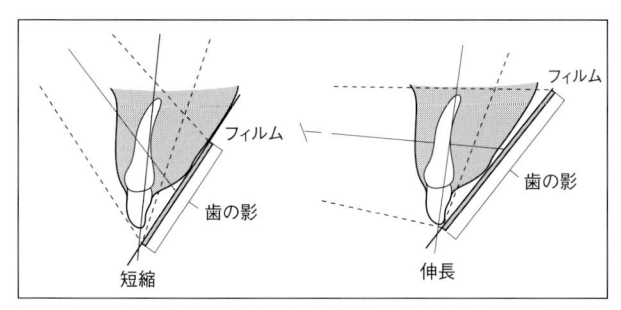

左：X 線管の垂直的角度があまりにも急角度であるため, 画像が幾何学的に短縮することを示す. 右：X 線管の垂直的角度があまりにも浅いため, 画像が幾何学的に伸長することを示す

根尖撮影法

　根尖撮影法は，歯，歯周組織および歯槽骨の画像を提供する.
　根尖撮影法により，以下に示す多くの臨床的徴候がみられる.
- 根尖を取り囲む歯周組織と歯周部の状態の評価.
- 歯槽骨内にある根尖病巣と他の病巣位置の評価.
- 外科的な歯槽骨の手術前後の評価.
- 外傷による歯と歯槽骨の経過観察.
- 歯の位置と歯の有無.
- 抜歯前の根の形態評価や重要な構造物，すなわち下顎管や上顎洞と根との関係.
- 歯内治療中であること.
- インプラントの手術前後の評価.

　根尖撮影法には，以下の 2 つの撮影法がある.
- 二等分法
- 平行法

　撮影法に関係なく，フィルムの前面 (または撮影面) は，X 線管側に向けなければならない.

二等分法

　この撮影法は，等長の幾何学的理論に基づいており，歯の長軸とフィルム面によってなす角度の二等分線に対して X 線束が直角で，歯根を通過するように中心を位置決めすることが求められる.
　二等分法での位置決めは，比較的単純であるが，技法上多くの不定要素が存在する.
　口腔内にフィルムを固定するため，以下の 2 つの方法が使用される.
- 患者の指
- フィルムホルダ

　フィルムホルダの使用によりフィルムが安定し弯曲によるひずみを減少できるため，患者の協力が得られればフィルムホルダの使用が優先される. しかし，X 線管の垂直的角度が間違っていると，結果として X 線写真は画像の形態的ひずみを示すことがある.

根尖撮影法

口内法フィルムを位置決めするためのルールは，次のとおりである。
- 前歯(切歯と犬歯)：フィルムの長軸を縦置きにする。
- 後歯(小臼歯と大臼歯)：フィルムの長軸を横置きにする。

患者とフィルムの配置

- 患者頭部は，正中面を垂直かつ咬合平面(すなわち，上顎を撮影する場合は上顎咬合平面，下顎を撮影する場合は下顎咬合平面)を水平に保ち，しっかりと固定しなければならない。

フィルムホルダを使用した場合，
- 適切なサイズのフィルムを選び，フィルムホルダに装着する。
- 撮影する歯の舌側面あるいは口蓋側面に接するように，口腔内にフィルムホルダを挿入する。
- 歯とバイトブロックの間にロール綿を挿入する。
- 口腔内のフィルムホルダを調節するため，患者にゆっくり口を閉じるように指示する。
- フィルムホルダを確実に固定するため，患者にバイトブロックを咬み続けるように指示する。

患者の指を使用した場合，
- 適切なサイズのフィルムを選び，口腔内に位置決めする。
- 検査する歯がフィルムの中央にあることを確認する。
- 歯の全体を撮影するために，フィルムパケットは切端または咬合面より 2 mm 出して保持する。
- 示指または拇指を用いてフィルムを軽く保持するように，患者に指示する。
- フィルムは，歯冠と歯肉組織を覆うように，患者の示指または拇指1本で固定する。こうすることで，歯根と根周囲組織をカバーするフィルムが弯曲することにより像がひずむ可能性を減少させることができる。

X線束の方向と入射点

- 垂直X線束中心を検査する歯の中央点に入射する。
- 歯とフィルム，そしてこの2つがつくる角度の二等分線を確認することにより，X線管の適切な垂直的角度を実現できる。
- 前歯(切歯と犬歯)は大きな角度が必要であり，一方，臼歯はより小さな角度しか必要としないことを覚えておくとよい。
- 水平的な重なりを防ぐため，歯の唇側または頬側面に

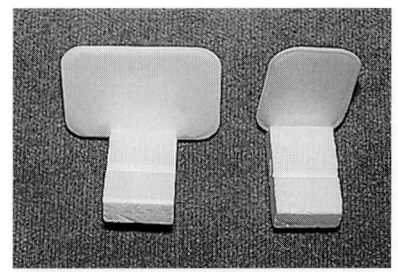

小臼歯・大臼歯撮影用にフィルムを横置きした(左)，および切歯・犬歯用に縦置きした(右)Rinn Greene Stabe®のフィルムホルダ

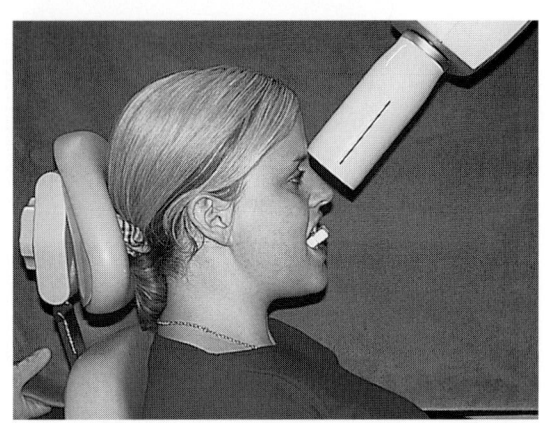

Rinn Greene Stabe®のフィルムホルダを使用した上顎切歯の根尖撮影のためのX線管と患者の配置

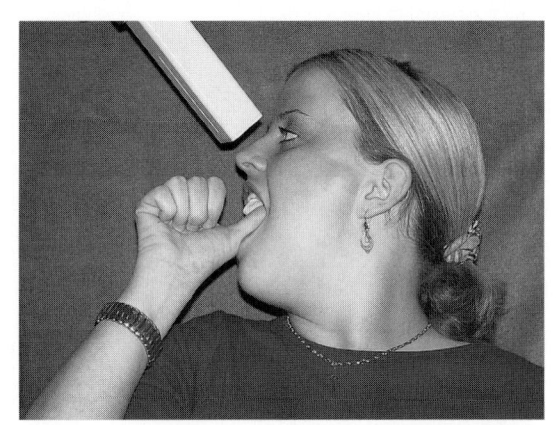

拇指でフィルムを支持した上顎切歯の根尖撮影のためのX線管と患者の配置

対し線束が直角になるように，X線管を位置決めしなくてはならない。

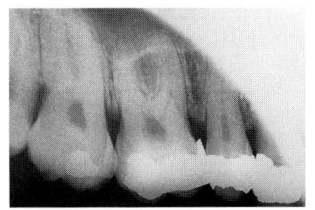

根尖撮影法

注意事項

- 明らかなコーンカットがなく，フィルムが必要な範囲を十分にカバーするためには，X線管の適切な位置と角度が必要である．
- X線管の垂直的角度が適切でなかった場合，画像のひずみの原因となり，診断結果が不正確となることもある．
- 画像は，患者の指またはフィルムを誤った位置に置くことによりひずむことがある．
- X線管の垂直的角度が適切でなかった場合，歯槽骨の高さが実際とは違って描出される結果となる．
- X線管の水平的角度が適切でなかった場合，歯の接触点が水平的に重なる結果となる．
- 頬骨の画像は，上顎大臼歯の根としばしば重なる．

画像の考察

この撮影法は通常，X線管-フィルム間距離が短いため，歯槽堤の口蓋側面または舌側面にフィルムを密着させることで被写体-フィルム間距離(OFD)を減少させることができる［訳注：像の拡大を防ぐことができる］．

咬合平面が水平であれば，個々の患者の二等分面を評価することで，X線管は垂直的に位置決めできる．この撮影法では，解剖学的な違いを考慮しても，X線管の標準的な垂直角度(300頁の表参照)を使用することが優先される．

コーンオフまたはコーンカットは，X線管の位置が適切でないときに起こる．X線管ヘッドはあまりにも後方に位置しているため，口内法X線写真では前方の根尖領域は撮影されない

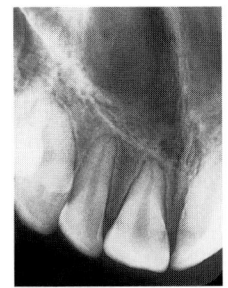

短縮画像は，あまりにも急峻な垂直的角度による

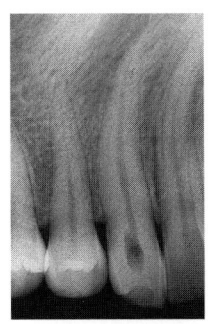

フィルムを固定するときに過度に押しつけたり，口腔内におけるフィルムの位置が適切でない場合は，撮影中のフィルムの弯曲につながる

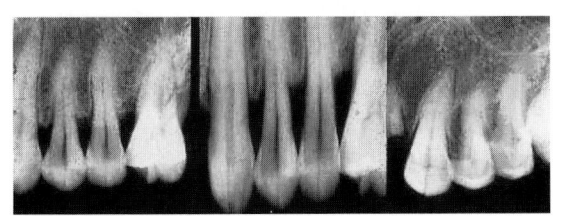

X線束の角度の影響による歯槽骨レベル．急峻な垂直角度(右端)は骨欠損を隠すが，あまりにも浅い角度(中央)は骨欠損の程度を強調する．この一連の乾燥頭蓋骨における左端の画像は，適切な幾何学的配置で正確な骨レベルを表現する

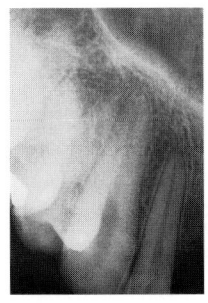

構造物の重なりは，X線管の水平的角度が適切でないためである

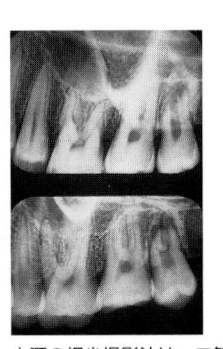

上顎の根尖撮影法は，二等分法により得られたものであり，頬骨基部が上顎大臼歯の根尖に重なった結果，X線不透過性が増して不明瞭になっている．下の写真は，平行法により得られた画像で，頬骨基部の陰影は，真の側方向像として，根尖のかなり上に描出されている

根尖撮影法

上顎の二等分法における入射点と角度

部位	入射点	垂直的角度(°)
切歯：中切歯	正中で鼻尖を通る点	50〜60（平均50）
切歯：側切歯	鼻翼で正中から1cmの点	50〜60（平均50）
犬歯	鼻翼	45〜50
小臼歯	頬の上：耳珠-鼻翼ラインと内眼角-外眼角の中央から下方に引いたラインが交差する点	35〜40
大臼歯	頬の上：耳珠-鼻翼ラインと外眼角の1cm後方の点から下方に引いたラインが交差する点	20〜30

下顎の二等分法における入射点と角度〔マイナスの角度は，X線管が上方向（頭側方向）である〕

部位	入射点	垂直的角度(°)
切歯	正中で下顎下縁の上方1cmの点	−20〜−30
犬歯	鼻翼の外側から垂直に下方に引いたラインで下顎下縁の上方1cmの点	−20〜−30
小臼歯	内眼角-外眼角の中央からの垂線上で下顎下縁の上方1cmの点	−10〜−15
大臼歯	外眼角の1cm後方の点からの垂線上で下顎下縁の上方1cmの点	0〜−10

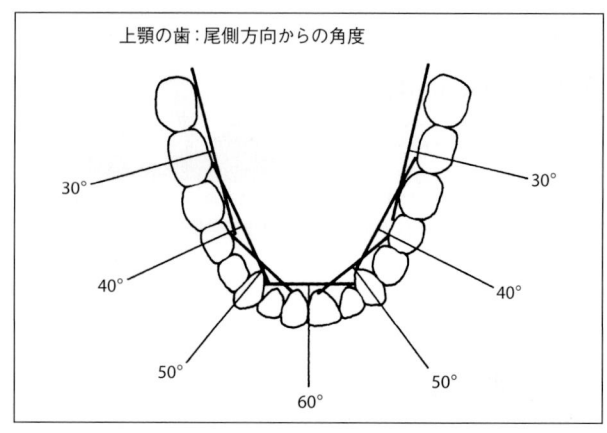

尾側方向からの角度を示す上顎の歯の図解

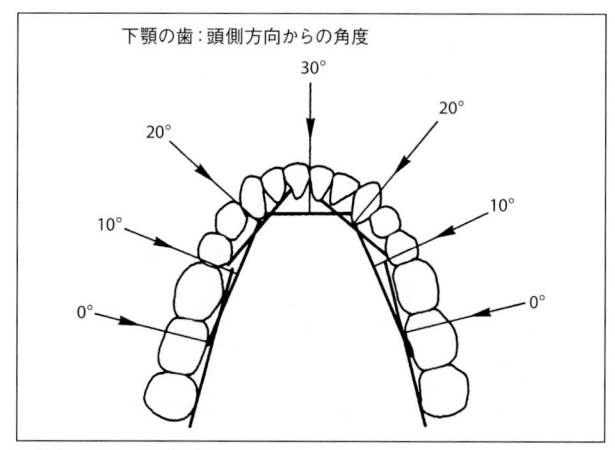

頭側方向からの角度を示す下顎の歯の図解

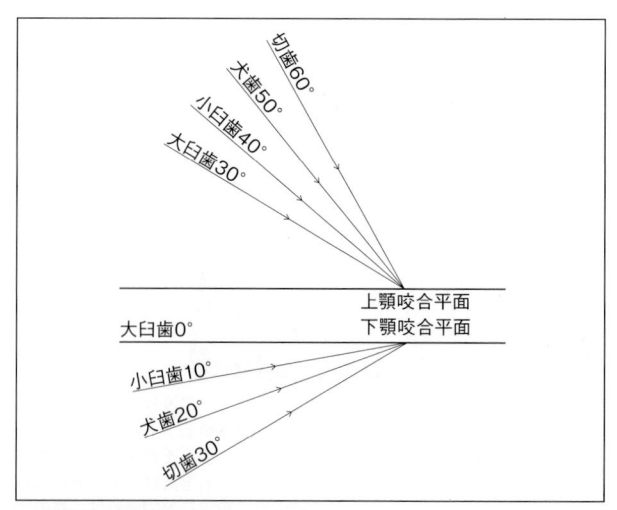

上顎と下顎咬合平面への角度の模式図

根尖撮影法

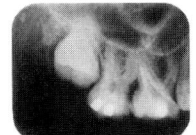

未萌出の智歯

標準サイズフィルムは,切歯と犬歯領域でより小さなフィルムを代用することもできる

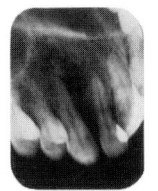

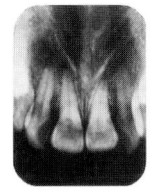

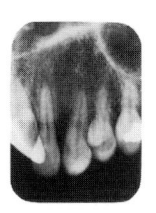

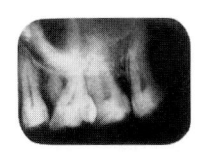

左側上顎第一,第二大臼歯の根尖を不明瞭にする頬骨

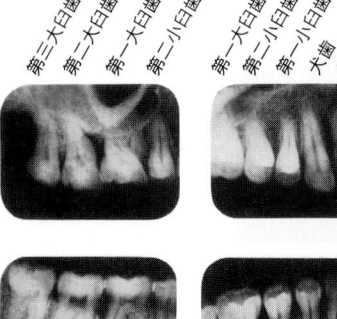

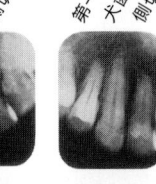

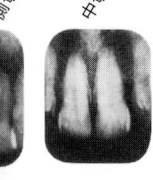

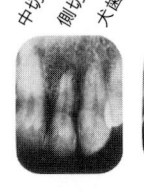

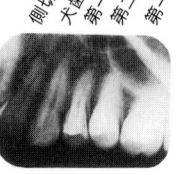

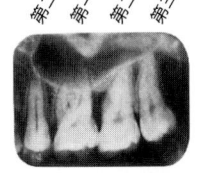

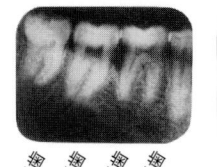

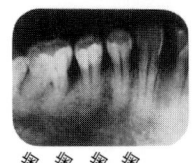

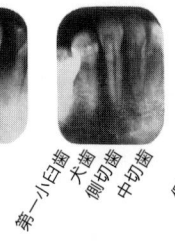

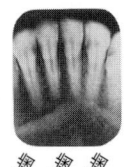

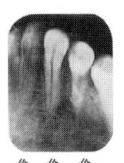

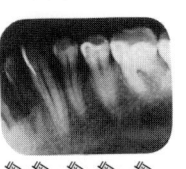

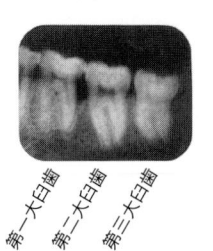

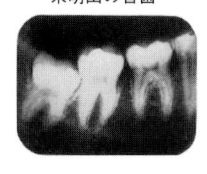

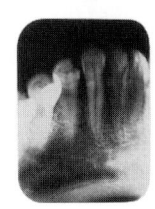

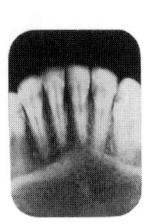

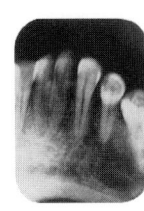

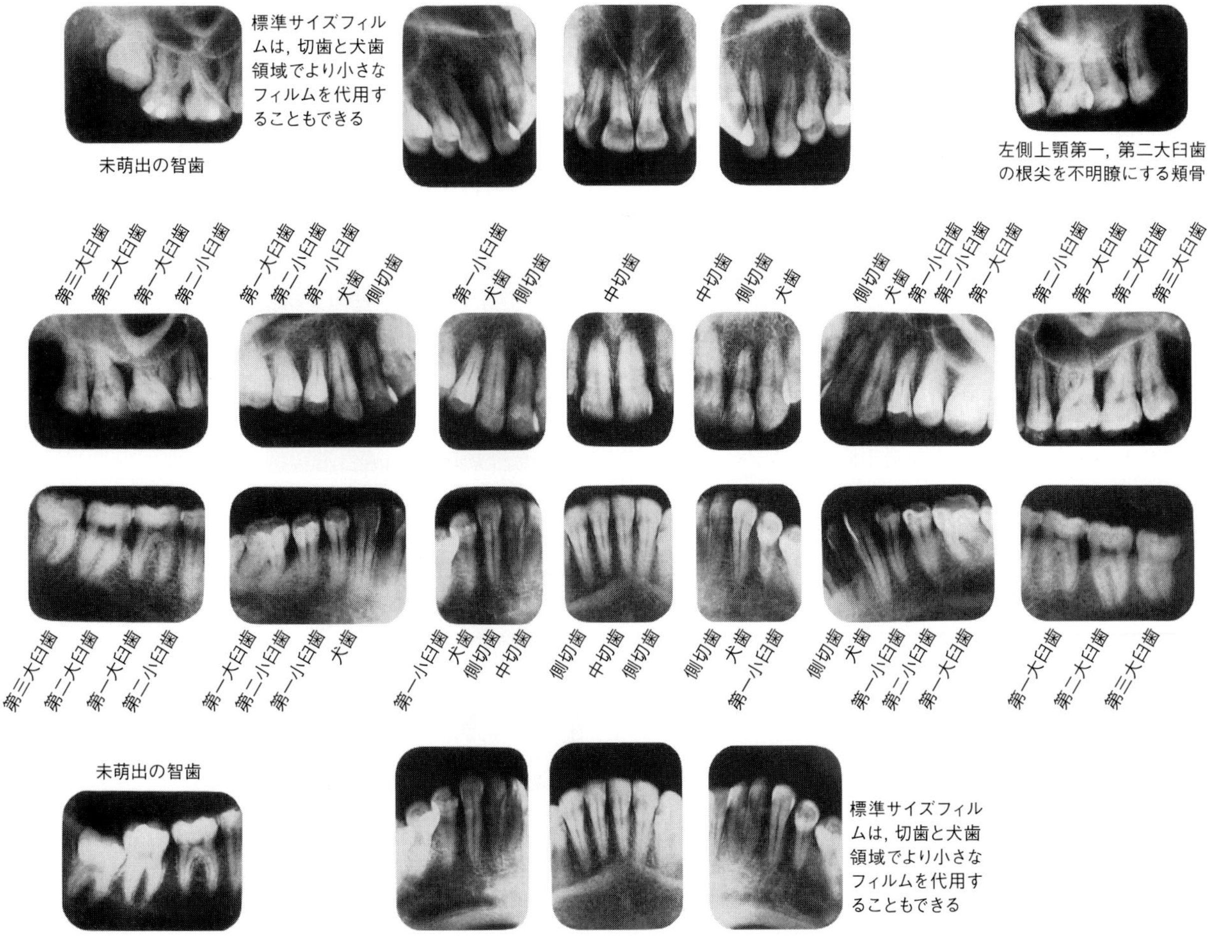

第三大臼歯 第二大臼歯 第一大臼歯 第二小臼歯
第二大臼歯 第一大臼歯 第二小臼歯 第一小臼歯 犬歯
第一小臼歯 犬歯 側切歯
中切歯
中切歯 側切歯
側切歯 犬歯 第一小臼歯
犬歯 第一小臼歯 第二小臼歯 第一大臼歯 第二大臼歯
第二小臼歯 第一大臼歯 第二大臼歯 第三大臼歯

第三大臼歯 第二大臼歯 第一大臼歯 第二小臼歯
第二大臼歯 第一大臼歯 第二小臼歯 第一小臼歯 犬歯
第一小臼歯 犬歯 側切歯 中切歯
中切歯 側切歯
側切歯 犬歯 第一小臼歯
犬歯 第一小臼歯 第二小臼歯 第一大臼歯
第一大臼歯 第二大臼歯 第三大臼歯

未萌出の智歯

標準サイズフィルムは,切歯と犬歯領域でより小さなフィルムを代用することもできる

成人の全顎(上下顎)X線写真の例

根尖撮影法

平行法

　平行法は，X線フィルムを歯の長軸に平行に置くことが必要である．X線束中心は直角，すなわち，歯に対して垂直に通過する．

　画像の拡大率とその結果生じる画像の鮮鋭度の損失を最小限にするため，焦点–被写体間距離（FOD）を長くすることにより，より平行なX線束が被写体と検出器に入射する．

　平行法を採用することは，患者と術者の両者に多くの利点がある．以下に示すとおりである．

- 像の伸長や短縮，ひずみが最小限になる．
- 焦点–皮膚間距離（FSD）を長くすることにより，表面線量を減少できる．
- FSDを長くすることにより，半影を減少させ，画質を改善できる．
- フィルムや画像検出器の弯曲によるひずみを減少できる．

　平行法の欠点は，以下に示すとおりである．

- 平行法は，術者が像の拡大を許容すれば，短いFFD（20 cm以下）のX線装置を用いた場合でも使用できる．
- 浅い口蓋などの解剖学的制限により，主として上顎大臼歯と前歯部では，歯とフィルムを相対的に真の平行に位置決めすることは不可能である．

放射線医学的考察

- X線照準機能を持つフィルムホルダを用いた平行法により，術者は再現性のある規格化された画像を得ることができる．これは臨床医に，病変の垂直的な進行程度と正確な治療成果の評価を可能にする．
- 歯の長軸から20°以上離れたフィルムの位置決めにならなければ，垂直的なひずみの徴候は証明されない．
- 歯内治療においては，重なった根管を分離するため，水平角度が異なった2枚の写真が必要になることがある．したがって，すべての大臼歯と上顎第一小臼歯で，1枚は「通常の撮影」，もう1枚は水平に20°の斜入角で撮影された写真を得るとよい．
- 水平に埋伏している下顎第三大臼歯の評価は，根尖を写すため2枚のフィルムが必要になることがある．したがって，1枚は「通常の撮影」，もう1枚は水平により後方から20°の斜入角で撮影された写真を得るとよい．

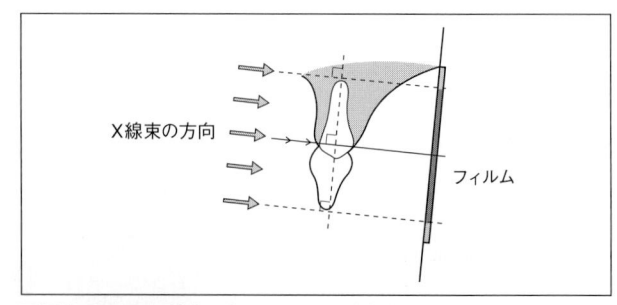

平行法におけるX線束，歯，フィルムの幾何学位置関係

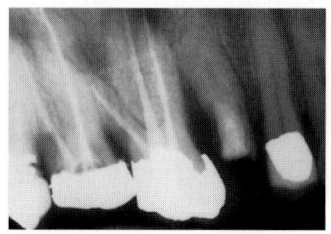

上顎右側大臼歯領域の平行法でのX線写真（各々の大臼歯に歯内治療が実施されている）

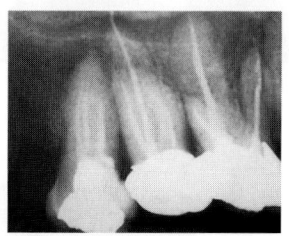

上の写真と同じ領域の2枚目の平行法であるが，X線管を水平的に20°遠心方向に移動している．これは，上顎右側第二大臼歯の根管が分かれて認識できる効果がある

Rinn XCP®フィルムホルダ：フィルムサイズ 0 を用いた前歯用(左)とフィルムサイズ 2 を用いた臼歯用(右)の器具

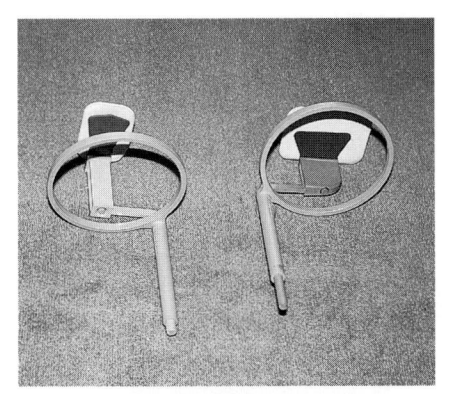

Hawe-Neos Super Bite®フィルムホルダ：フィルムサイズ 0 を用いた前歯用(左)とフィルムサイズ 2 を用いた臼歯用(右)の器具

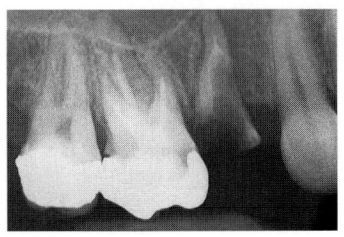

平行法を用いて撮影した上顎右側臼歯の根尖 X 線写真

根尖撮影法

X 線照準機能を持つフィルムホルダ

　大部分のフィルムホルダは，口腔内の前歯部と臼歯部で異なったフィルムサイズを使用する必要がある。フィルム使用に関する一般的な習慣は次のとおりである。
- 前歯(切歯と犬歯)：フィルムサイズ 0(またはサイズ 1)を用い，フィルムの長軸を縦置きにする。フィルムサイズ 1 への変更は，術者の好みだけが理由である。
- 臼歯(小臼歯と大臼歯)：サイズ 2 のフィルム(31×41 mm)を用い，フィルムの長軸を横置きにする。
- 術者によっては，小臼歯にフィルムサイズ 0(またはサイズ 1)を使用する。
- それぞれに適したフィルムサイズを用いることによって，垂直的なひずみが制限され，患者の快適性が得られる。

画像が備えるべき特徴

- 画像上の対象領域である歯と根尖部に弯曲の形跡がないこと。
- 歯の短縮や伸長がないこと。
- 理想的には，水平的な重なりがないこと。重なりがある場合でも，歯髄や根管が不明瞭でないこと。
- フィルムは目的の歯(すなわち，歯冠と根)をすべて描出していること。
- 根尖部の解剖学的構造を評価できるように，根尖周囲の骨が 3 mm 写るようにすること。
- エナメル質と象牙質とのコントラストが十分にあり，適切な濃度であること。
- フィルム上に圧力痕や乳剤のかき傷がないこと。
- ローラ痕がないこと(自動現像機のみ)。
- フィルムカブリが明らかでないこと。
- 化学的物質の線状痕，飛沫および汚染がないこと。
- 不十分な定着および水洗処理が明らかでないこと。

根尖撮影法

患者とフィルムの配置

- 適切なフィルムホルダとフィルムを選び，組み合わせる。
- 撮影する歯の端に接触するようにバイトブロックを置く。特にフィルムは，検査する歯をカバーするように配置する。
- 上顎
  - 切歯，犬歯，小臼歯および大臼歯に対して，フィルムホルダは歯から少し離し，歯と平行になるように位置決めする。これは，フィルムホルダのバイトブロック全体の横方向の長さを十分に利用することにより，口蓋の最も高い所に置くようにするためである［訳注：口蓋の最も高い所にフィルムを持っていかないと，歯とフィルムを平行にすることができない］。
- 下顎
  - 下顎切歯撮影時は，解剖学的に下顎第一小臼歯またはその後方にある歯同士を結ぶような仮想線上にフィルムホルダを置くようにする。
  - 下顎の小臼歯と大臼歯の画像を得るため，歯に隣接した口腔底［訳注：歯と舌の間の溝］にフィルムホルダを置く。
- 歯とバイトブロックの間にロール綿を挿入する。
- 患者にゆっくり口を閉じるように指示し，口腔内のフィルムホルダを徐々に適合させる。
- 患者が口を閉じるとともに，上向きまたは下向きの適切な方向にバイトブロックを回転する。
- バイトブロックを検査が終わるまでしっかりと咬み続けるように患者に指示する。
- 皮膚表面に近づくように，照準リングをインジケータロッドに沿ってスライドする。

X線束の方向と入射点

- X線管を，インジケータロッドと照準リングに接し，垂直面と水平面の両面に対して正確に位置決めする。

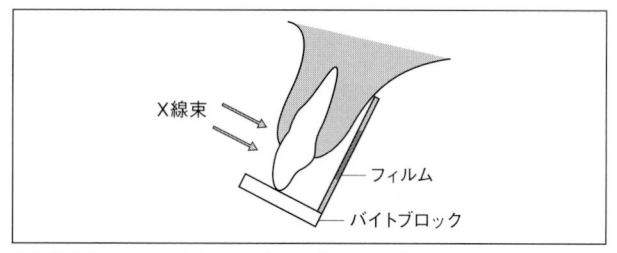

上顎前歯とフィルムホルダのバイトブロックを使用したフィルムとの適切な位置関係

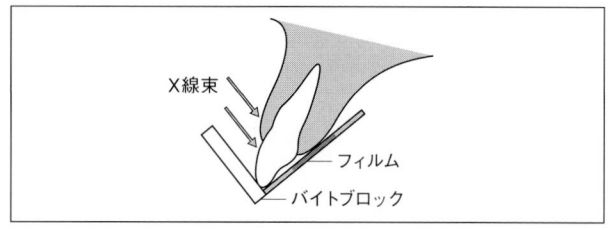

上顎前歯とフィルムホルダのバイトブロックを使用したフィルムとの不適切な位置関係。ホルダが歯に接するように（二等分法の配置をまねるように）位置決めした場合，真の平行性を達成することはできず，ホルダは患者にとって極度に不快となる

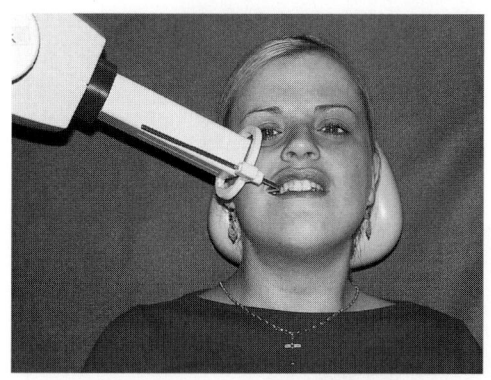

Rinn XCP®の臼歯用フィルムホルダを使用した上顎大臼歯領域の根尖撮影法におけるX線管と患者の配置

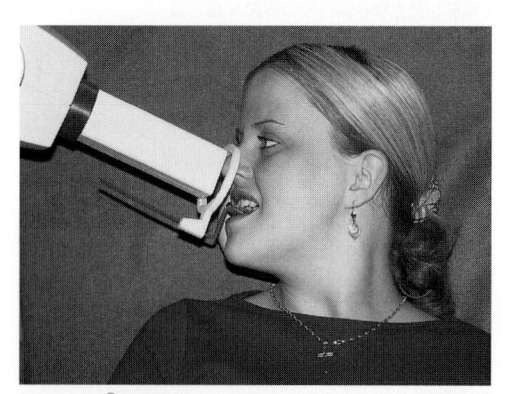

Rinn XCP®の前歯用フィルムホルダを使用した上顎中切歯の根尖撮影法におけるX線管と患者の配置

上顎左側犬歯に隣接した欠損領域のためにバイトブロックが引っかかった状態を示す上顎左側のX線写真（バイトブロックの「つっかい棒」効果による開咬状態を示す）

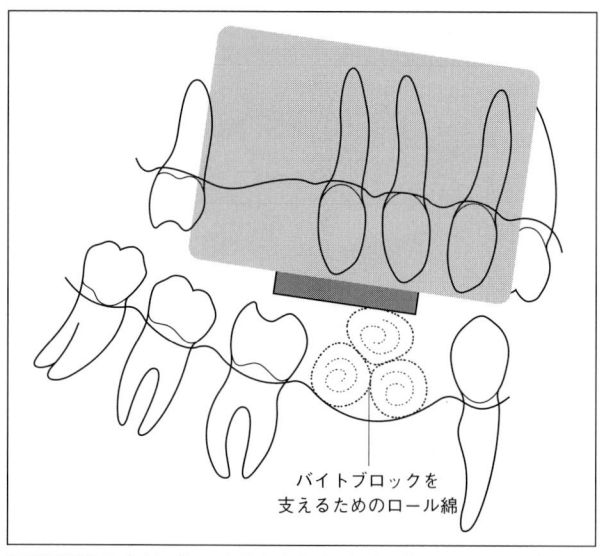

無歯顎領域でバイトブロックを安定させるために使用するロール綿

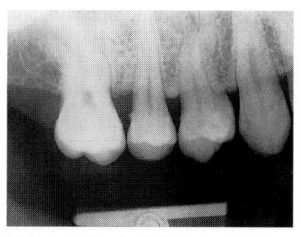

持続して咬む力が不足したことによる根尖の欠損

根尖撮影法

よくある失敗と対処法

- 部分床義歯の患者では，無歯顎部分でフィルムホルダが変位してつっかい棒のようになって口が開くことがあるため，注意深く撮影しなければならない。
- 無歯顎部分を支持するときに用いるロール綿は，多くの場合この問題を解決する。
- バイトブロックを咬み続けなければならないことを患者に理解させる。それができないと，撮影した画像に根尖部が写らないことになる。
- 無歯顎の患者の撮影には，むしろ二等分法が適している。

根尖撮影法

第三大臼歯部

　第三大臼歯部を撮影される患者にとっては，一般的なフィルムホルダを用いた位置決めは不快である．その問題を解決するためには，次の技術を適応すべきである．

下顎第三大臼歯の撮影

　フィルムを固定するために，外科用止血鉗子や針状ホルダを使用することが可能である．器具の先端部（嘴部）の一方を，オートクレーブ耐性のプラスチックで覆った半円のステンレスワイヤを針状ホルダにはんだづけしたバイトブロックに変更する．この簡単な付加物は，患者の不注意によりフィルムホルダが動いてしまうことをかなり減少させる．

患者とフィルムの配置

- サイズ2のフィルムの前端上部を，針状ホルダの嘴部に確実に取りつける．フィルム前面（または撮影面）は，口腔内に位置決めされたときX線管側を向くようにする．
- フィルムは，口腔底内で可能な限り遠心に位置づける．
- 患者に歯の脇にゆっくりと挿入することを説明する．これは，口腔底をより低くする効果があり，その結果，フィルムを受け入れるより多くの空間を得ることができる．
- 同時に術者は，フィルム前端が下顎第一大臼歯の近心面に接するように，フィルムホルダを位置決めする．このように段階的にすることは，患者の不快感を減じるために重要である．
- 針状ホルダのハンドル部分を患者に保持してもらう．

X線束の方向と入射点

- X線管は，300頁の表の下顎大臼歯領域の概略にそって撮影角度と中心を決める．
- 水平的な重なりを防ぐために，線束は歯の唇側面または頬側面に直角になるようにX線管を位置決めし撮影する．

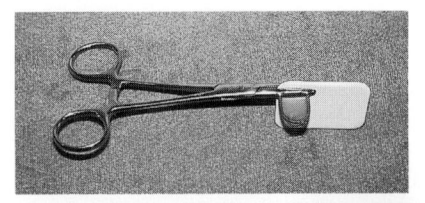

バイトブロックをはんだづけし，改良した外科用止血鉗子

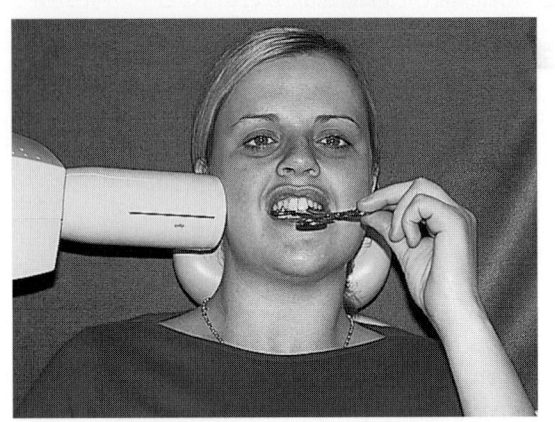

下顎第三大臼歯の根尖撮影法におけるX線管と患者の配置（ホルダは，患者が手で持つことにより安定する）

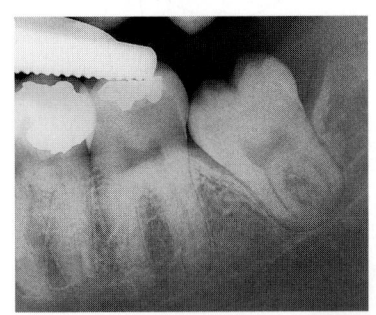

複雑な根の形，下顎管と根尖が近接していることを示す下顎左側第三大臼歯の根尖撮影X線写真

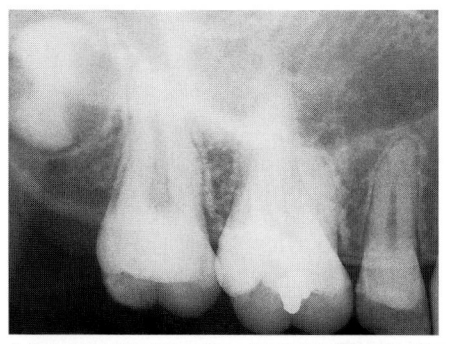

右側大臼歯領域の根尖撮影X線写真（発育中の上顎第三大臼歯を示す）

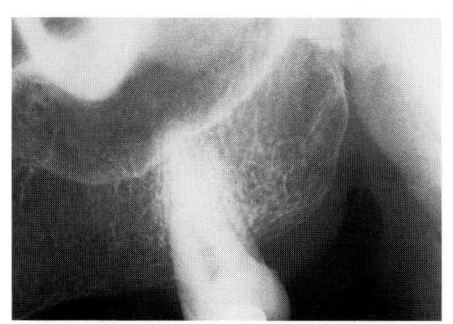

左側大臼歯領域の根尖撮影X線写真（上顎結節，上顎洞底および頬骨下部の正常解剖像を示す）

根尖撮影法

上顎第三大臼歯の撮影

　この領域でのフィルムホルダの使用は，患者が器具にがまんできるか否かによる。フィルムホルダの使用が不可能な場合には二等分法を適用する。

患者とフィルムの配置

- 患者頭部は，正中面を垂直に，上顎咬合平面を水平にして適切に固定しなければならない。
- フィルム前面（または撮影面）をX線管側に向けて口腔内に位置決めする。
- フィルムの前端が第二小臼歯をちょうどカバーするような位置にすると，第三大臼歯領域の遠心まで十分カバーできる。
- フィルムは，患者の示指または拇指によって押さえるように指示し，歯の全体を描出できるように，咬合平面よりフィルムパケットを2 mm出して位置決めする。撮像面は，弯曲によるひずみを減少させるため，平らにしなければならない。

X線束の方向と入射点

- X線管は，300頁の表の上顎大臼歯領域の概略にそって撮影角度と中心を決める。
- 水平的な重なりを防ぐために，線束は歯の唇側面または頬側面に直角になるようにX線管を位置決めし撮影する。

全顎（フルマウス）検査

　全顎（フルマウス）検査は，歯列弓のすべての歯と歯を支持している歯槽骨を個々に撮影した一連の口内法フィルムでカバーすることで構成される。多くの患者では，それらを達成するために14枚の口内法フィルムが必要である。注意深く撮影することは，再撮影の必要性を減らすために不可欠である。

咬合法

咬合法は，相対的に広い範囲の歯列弓を描出するときに使用される。主に使用されるのは，次に示す場合である。

- 咬合法写真は顎の平面像が得られるので，口腔領域内における未萌出歯，過剰歯，残根，歯牙腫，異物，X線不透過性な唾石などの正確な位置を確認するとき。
- 異なった垂直的角度で撮影した別のフィルムと組み合わせ，視差により未萌出歯，過剰歯，残根，歯牙腫，異物の正確な位置を確認するとき。
- 著しい開口障害のある患者，または根尖部撮影法に耐えられなかった患者を評価するとき。
- 歯および上下顎骨の骨折の位置と範囲の情報が要求されるような，外傷患者を評価するとき。
- 病変，例えば，囊胞，腫瘍，悪性腫瘍，骨形成異常症の正中から側方への範囲を評価するとき。

専門用語

咬合法のさまざまなタイプを記述するために用いられる専門用語は多様で，線束角度または解剖学的領域に対するX線管の位置決めを反映して使用される。

この章では，本書がより広い読者層の間で共通に理解できるように同義の専門用語も示した。

推奨撮影法

歯列弓全体を検査するために必要な咬合法には，下図に示すように標準撮影と斜位撮影がある。

放射線医学的考察

臨床医は，ある咬合法(すなわち，標準咬合法)においてX線束中心が目的の歯を通るということを確実に行うべきである。

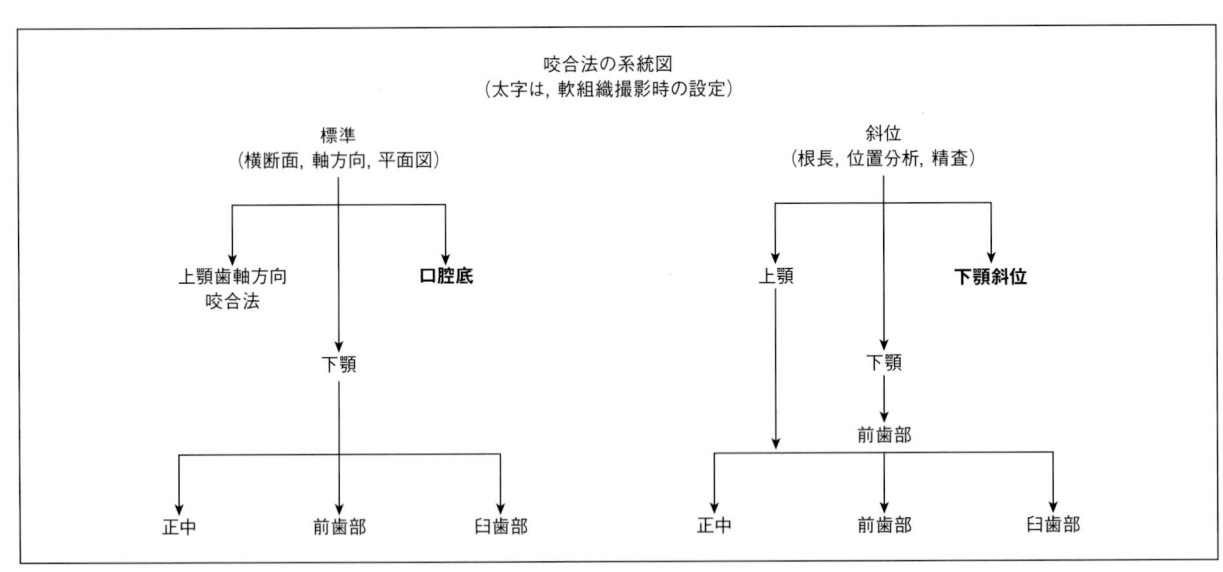

咬合法の系統図
(太字は，軟組織撮影時の設定)

標準
(横断面, 軸方向, 平面図)
- 上顎歯軸方向咬合法
- **口腔底**
- 下顎
  - 正中
  - 前歯部
  - 臼歯部

斜位
(根長, 位置分析, 精査)
- 上顎
- **下顎斜位**
- 下顎
  - 前歯部
    - 正中
    - 前歯部
    - 臼歯部

咬合法の系統図

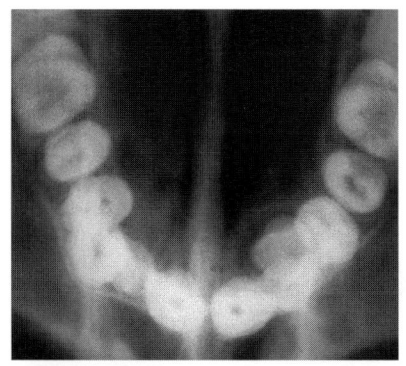

上顎歯軸方向咬合法 X 線写真

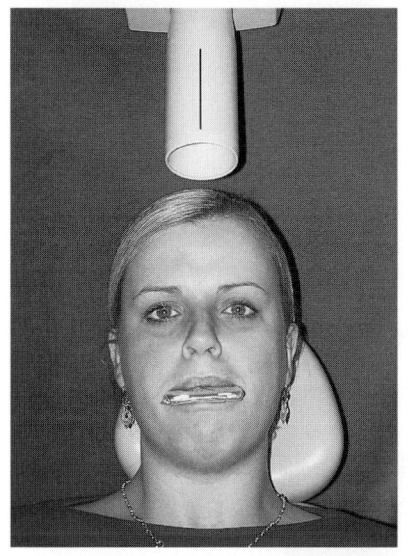

上顎歯軸方向咬合法撮影時の X 線管と患者の配置

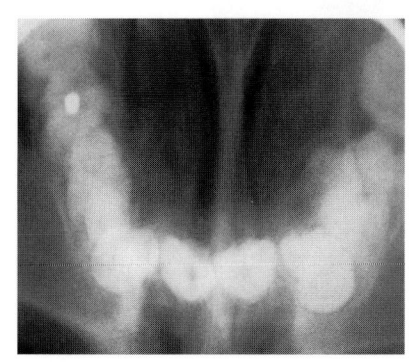

上顎歯軸方向咬合法 X 線写真（左側犬歯の位置が頬側に，左側第二小臼歯が口蓋側にあることを示す）

咬合法

上顎歯軸方向咬合法

　この撮影法は，上顎の歯の平面像を示し，歯列内における未萌出歯の頬側-口蓋側の関係を示すために用いられる。

　上顎歯軸方向咬合法は，現在ではまれにしか依頼されない撮影法である。X 線束が通過する組織密度の理由から，患者の被曝線量を低減するために希土類スクリーンと咬合用カセッテを使用する。このスクリーンをルーチンに使用していない場合は，現存する希土類スクリーンを咬合用カセッテの大きさに適合するように切ってつくることができる。

　表裏を明示するための鉛文字をあらかじめ貼られたカセッテは，唾液による汚染を防ぐために小さなプラスチックケースの中へ入れる。法的には，この撮影法では鉛エプロンの使用が要求される（292 頁の「放射線防護」参照）［訳注：日本では，この場合に鉛エプロンの使用を求める法律はない］。

患者とカセッテの配置

- 患者を楽な姿勢で座らせ，正中面を垂直に，咬合平面を水平にして頭部を固定する。
- 咬合用カセッテは，長軸を前後方向（すなわち，正中面に平行）に口腔内へ挿入する。
- カセッテは，患者の口腔内で平面に置かれ，下顎の歯の咬合面に接する。
- 可能な限り遠心に，少なくとも永久歯の第一大臼歯レベルまでカセッテを挿入する。
- 患者には，咬合用カセッテが安定するようにゆっくりと咬ませる。

X 線束の方向と入射点

- X 線管を頭頂から下方に向かって位置決めし，X 線束中心を上顎中切歯の歯軸を通って（尾側方向），正中面に沿った方向に入射する。

注意事項

　X 線束は咬合面に対して直角ではないことを，覚えておくとよい。

咬合法

下顎歯軸方向咬合法

同義語：オトガイ下咬合法，下顎標準咬合法，下顎咬合平面画像，下顎横断面咬合法。

正中

この撮影法は，横断面からみた歯，舌側および頰側皮質骨などとともに下顎の平面画像を示す。

患者とフィルムの配置

- 咬合型フィルムは，患者ががまんできる限り口腔内の奥に挿入し，下顎の咬合面上に置く。フィルムの照射面を口腔底に向け，口腔内を横切るように（すなわち，矢状面に直角に）フィルムを長軸方向に挿入する。
- フィルムの前端は，下顎切歯部の口唇より 1 cm 外へ出す。
- 患者の頭部を後方へ倒すよう指示し，鼻翼-耳珠線が床にほぼ直角になるような姿勢で固定する。
- 患者には，フィルムに歯の圧力痕ができないように徐々に咬ませる。

X 線束の方向と入射点

- X 線管は，患者のオトガイ下方から，フィルムと咬合平面に対し直角に位置決めする。
- 正中線と永久歯の第一大臼歯を結んだ仮想線（すなわち，オトガイの正中から約 3 cm 遠心）が 90°で交わる点に X 線束中心を配置する。

前歯部

この撮影法は，下顎前歯部の撮影を目的とする。

正中の歯軸方向咬合法のために記述した技法をわずかに修正したものであり，X 線束中心が下顎切歯の根管を通過するように X 線管を下顎結合の中央部に配置する。

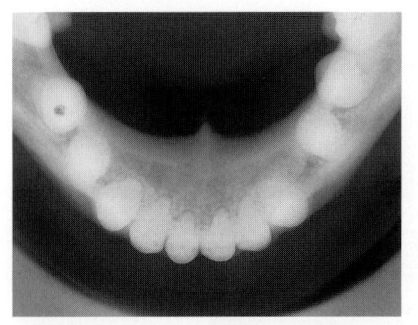

下顎歯軸方向咬合法 X 線写真

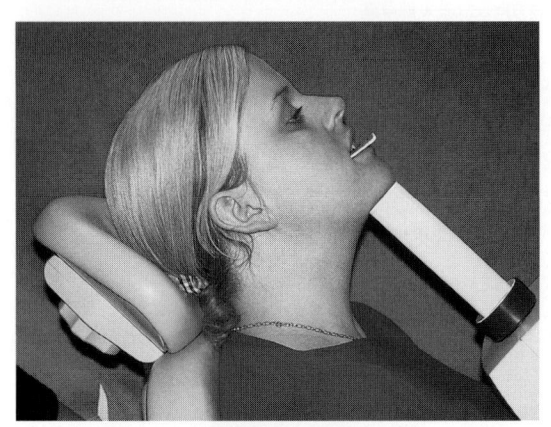

下顎歯軸方向咬合法撮影時の X 線管と患者の配置

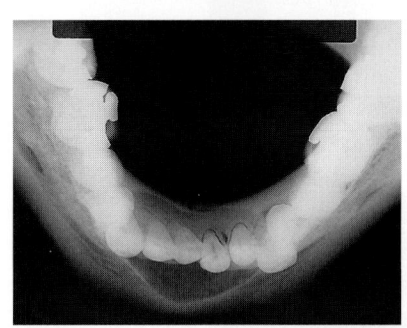

下顎歯軸方向咬合法 X 線写真（下顎の前歯部領域にある囊胞様病変を示す）

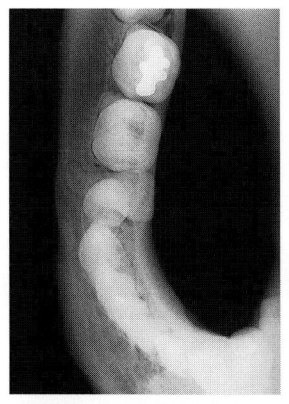

下顎右側の臼歯部標準咬合法

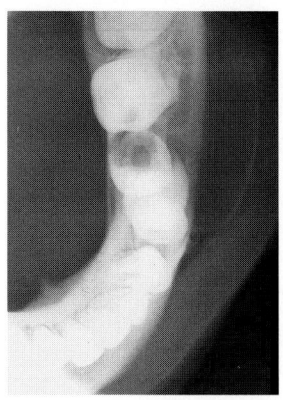

下顎左側の臼歯部標準咬合法X線写真（小臼歯領域に囊胞様病変がみられる）

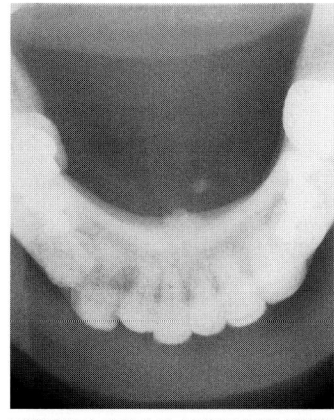

下顎歯軸方向咬合法X線写真（軟組織撮影，左側顎下腺管の開口部に接する正中部の分離唾石を示す）

咬合法

臼歯部

　下顎臼歯部撮影は，病巣が下顎の片側しか関係していない場合に使用する。

　この撮影法を行うためには，以下に示すように，正中部下顎歯軸方向咬合法のための技法を少し変更することが必要である。

- 患側に，フィルムの長軸が前後方向（すなわち，矢状面に平行）になるように位置決めする。
- フィルムの側方は，歯列弓の頰側面から約1cm張り出したまま臼歯部の頰側面に平行にする。
- X線管は，フィルムに対し90°の角度で，撮影側の下顎体部の下方（オトガイの前後方向約3cm遠心）に位置決めする。

口腔底

　この撮影法は，口腔底の前方にあるX線不透過性の石灰化を画像として表す。歯牙破折の破片や下顎口唇の中に入り込んだX線不透過性異物を効果的に確認できる。

- 患者のポジショニングに関しては，フィルムとX線管の配置のほかに，前述した下顎歯軸方向咬合法の記載を確認する。
- 撮影線量は，歯と下顎骨の撮影時に使用する線量の約半分に減らす。

放射線医学的考察

　顎下腺の石灰化の3分の1以上（35%）は，腺門部にみられる。下顎標準咬合法（310頁参照）は，顎下腺管の前方部を十分に描出しているが，後方部は下顎の舌側皮質骨の画像により不明瞭である。臼歯部斜位咬合法は，この問題を克服できる（315頁参照）。

注意事項

　口腔底を下方へ押し下げた側方向撮影やパノラマX線撮影などほかの撮影法も，この領域の石灰化画像描出に利用できる。

咬合法

上顎斜位咬合法

正中咬合法

同義語：上顎標準咬合法，標準咬合法，70°上顎咬合法．

この撮影法は，上顎前歯部を描出するのに使用される．

患者とフィルムの配置

- 患者を楽に座らせ，正中面を垂直に，咬合平面を水平にして頭部を固定する．
- 咬合型フィルムは，照射面を口蓋に向け，下顎の咬合面上に平らに置く．
- 口腔内のフィルムの位置決めの原則は以下のとおりである．
  - 成人：口腔内を横切る方向にフィルムの長軸を合わせる（すなわち，矢状面に垂直）．
  - 小児：口腔内の前後方向にフィルムの長軸を合わせる（すなわち，矢状面に平行）．
    注意：口腔の小さな小児では，口内法フィルムが有効な代用となる．
- フィルム前端は，上顎切歯の口唇側より1cm出して挿入する．
- フィルムは，患者ががまんできる限り遠心に挿入する．
- 患者には，フィルム上に圧力痕ができないように徐々に咬ませる．

X線束の方向と入射点

- X線管は，患者の正中線上で65°～70°下方（尾側方向）に向けて配置する．X線束中心は，鼻梁を通りフィルム中央に入射する．

技法の改良

軟組織に使用されるこの撮影法は，外傷による上顎口唇内にあるX線不透過性の異物の有無や歯の破片を確認するのに効果的である．

口唇内に入り込んだX線不透過性の構造物を確認するための他の有用な撮影法は，側方向撮影である．患者は，咬合型フィルムを頬に当てて安定するように指で押さえ，フィルム下端を拇指で支持し，矢状面に平行に保持する．

この撮影法は，軟組織撮影の条件で行う．臨床的に目

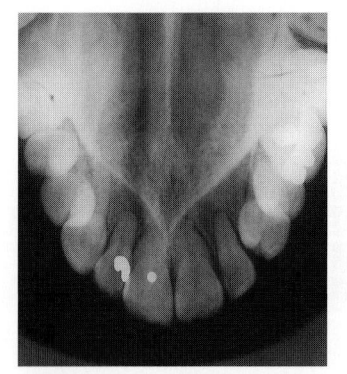

上顎斜位咬合法X線写真

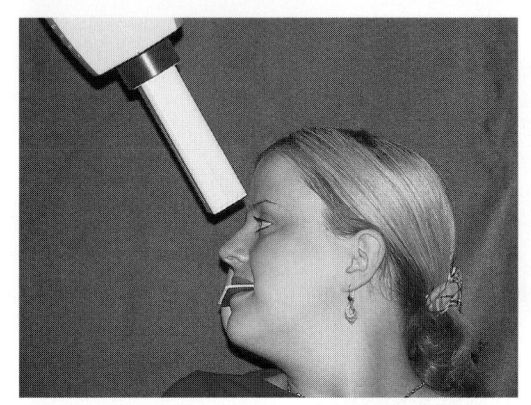

上顎斜位咬合法撮影時の（側面からの）X線管と患者の配置

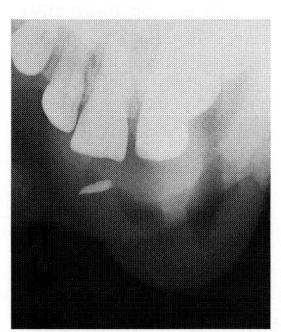

上顎斜位咬合法X線写真（軟組織撮影，上口唇の軟組織内に位置している歯の破折片を示す）

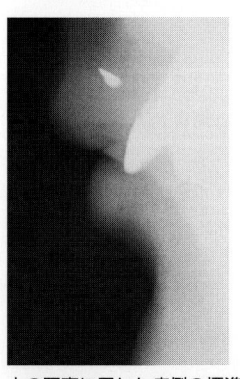

上の写真に示した症例の標準側方向撮影像（埋入した歯の破折片が明瞭に観察できる）

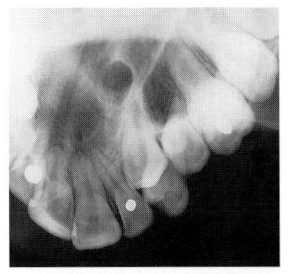

上顎左側の前歯斜位咬合法（未萌出の犬歯を示す）

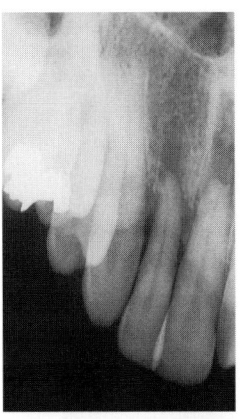

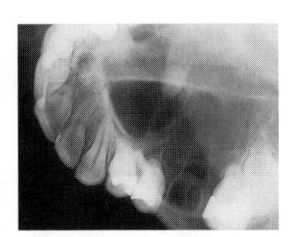

上顎左側の臼歯部斜位咬合法（第一大臼歯を抜歯した際に上顎洞内に迷入した口蓋根が，鼻腔底線と重複して明瞭に観察できる）

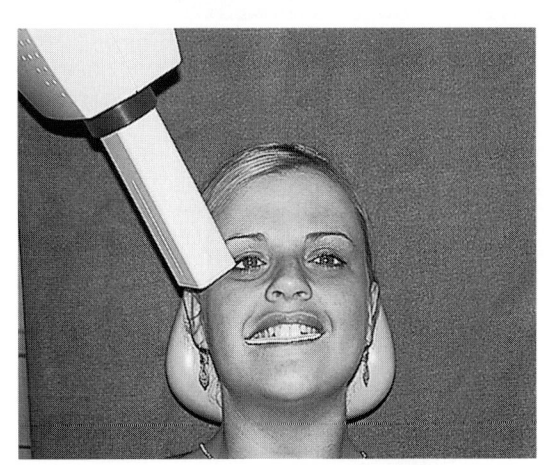

上顎右側の前歯斜位咬合法（この領域は外傷を受け，上顎右側の中切歯と側切歯が部分的に挺出している）

上顎臼歯部斜位咬合法撮影時のX線管と患者の配置

的物が正中部にあると確認されていない場合には，真の側面となる位置を正確に確認するため，他の方向から（すなわち，直角方向など）の確認が必要である。

前歯斜位咬合法

　この撮影法は，上顎の前歯部領域を描出するときに用いられる。X線管は側切歯あるいは犬歯領域に中心を合わせ，未萌出の犬歯，過剰歯などの位置を特定するために，一般的にはこの部分の根尖撮影法と組み合わせて用いられる。

患者とフィルムの配置

- 患者とフィルムの配置は，撮影範囲が関心領域である前歯部に限られていることを除いて，標準法と同様である。

X線束の方向と入射点

- X線束中心を鼻梁に置き，60°の角度で下方（尾側方向）に入射する。

臼歯部斜位咬合法

　同義語：上顎斜位咬合法，斜位上顎咬合法，上顎の斜位咬合法，上顎側方向咬合法。

　この撮影法では，上顎歯列弓，歯，歯槽骨，上顎洞の一部および上顎洞底と上顎頬骨突起が大臼歯の歯冠や根と重なって描出される。

患者とフィルムの配置

- 患者を楽に座らせ，正中面を垂直に，咬合平面を水平にして頭部を固定する。
- 咬合型フィルムは，対象領域側の患者の口腔内に平らに置く。
- フィルムは，下顎の歯の咬合面上に置き，照射面を口蓋に向ける。フィルムの位置決めに関する原則は，フィルムの長軸を口腔内の前後方向（すなわち，正中面に平行）とすることである。
- 頬に隣接したフィルムの端は，描出される臼歯の頬側面より1cm側方に出す。
- 患者ががまんできる限りより遠心に挿入する。
- 患者には，フィルム上に圧力痕ができないように徐々に咬ませる。

X線束の方向と入射点

- X線管を患側に配置し，頬を通過する位置に65°〜70°で下方（尾側方向）に入射する。
- X線束中心は，瞳孔を含む高さにならないよう外眼角に合わせる。また，X線束中心は歯列弓へ直角に入射することが大切である。

注意事項

- X線管の位置を，上述したX線束中心より側方にし

313

咬合法

ないことが重要である。さもないと，頬骨体部が対象領域の重要な細部に重なってしまうことになる。
- これは，矩形絞りを用いたときに技術的に要求されることである。

下顎斜位咬合法

前歯斜位咬合法

同義語：下顎前歯部咬合法，下顎正中斜位咬合法，斜位下顎咬合法，前歯部下顎咬合法。
この撮影法は，前歯と皮質骨下縁を描出する。

患者とフィルムの配置

- 患者を楽に座らせ，正中面を垂直に，咬合平面を水平にして頭部を固定する。
- 咬合型フィルムは，下顎の歯の咬合面上に平らに置き，照射面を口腔底側に向ける。
- フィルムの長軸は，口腔内を横切る方向(すなわち，矢状面に垂直)に置く。
- フィルム前端は，下顎切歯の口唇側より1cm出しておく。
- 患者には，フィルム上に圧力痕ができないように徐々に咬ませる。
- 咬合平面が水平より35°上向きになるように，患者頭部を後方に倒す。これは，X線管をオトガイに接するように位置決めすることがより簡単になるからである。頭部はこの姿勢で固定する。

X線束の方向と入射点

- X線管は，オトガイの中央点をX線束中心が通り，フィルム面に対して10°上方(すなわち，合計45°の上向き角度)に向けて位置決めする。

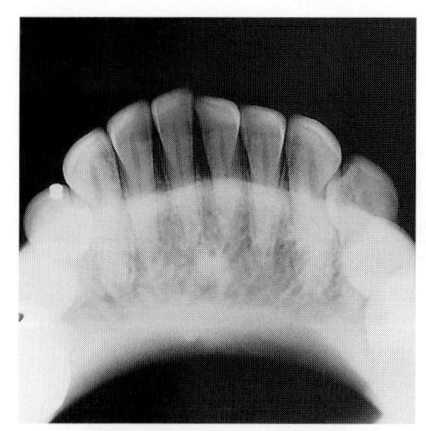

下顎前歯斜位咬合法

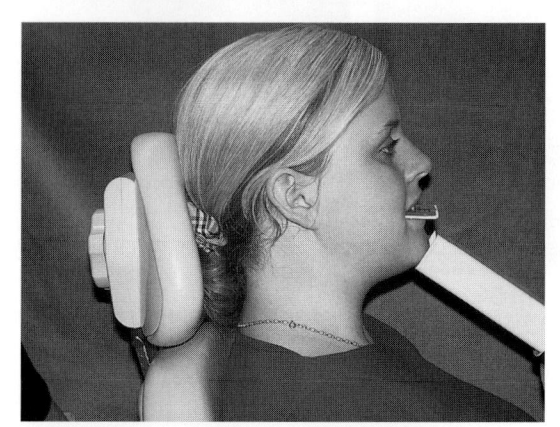

下顎前歯斜位咬合法撮影時のX線管と患者の配置

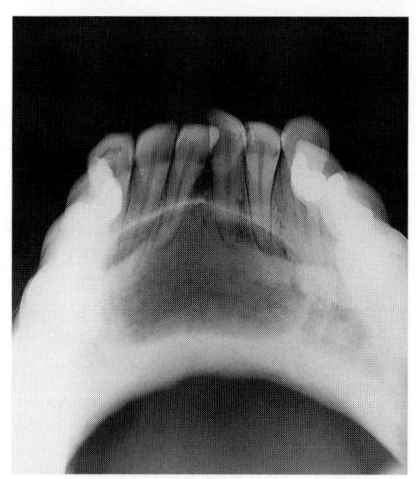

前歯部斜位咬合法(正中部にある大きな単房性X線透過性病変を示す)

咬合法

下顎斜位咬合法

同義語：斜位咬合法。

この撮影法は、口腔底中央から臼歯部の軟組織を描出する。

患者とフィルムの配置

- 患者を楽に座らせ、正中面を垂直に、咬合平面を水平にして頭部を固定する。
- 咬合型フィルムは、対象領域側の患者口腔内に平らに置く。
- フィルムは、下顎の咬合面上に置き、照射面を口腔底側に向ける。フィルムの位置決めに関する原則は、フィルム長軸を口腔内の前後方向(すなわち、矢状面に平行)とすることである。
- 頬に隣接したフィルムの端は、描出される臼歯の頬側面より1cm側方に出す。
- フィルムは、患者ががまんできる限り遠心に挿入する。患者には、フィルムを圧力痕ができないように徐々に咬ませる。
- 術者は、患者頭部を患側と逆方向に回転させ、同時にオトガイをあげて固定する。
- この回転と挙上は、下顎角の下方からX線管を位置決めするのを容易にする。

X線束の方向と入射点

- X線管は、下顎角の後方2cmで下方から位置決めする。
- X線束中心は下顎角に合わせ、フィルム面に対して115°の角度(頭側方向)で上方に入射する。
- X線束を下顎の舌面板に平行にすることが大切である。

代替法

高齢者や首が短い患者ではこの技法で撮影するのが困難であったが、現在は効果的な修正法が考案されている(Semple and Gibb, 1982)。

- 患者を、テーブルや作業机など平らな面に隣接して座らせる。口腔内にフィルムを挿入し、前額部と鼻部がテーブルに接触するように頭部を傾ける。次いで、頭部をテーブルから離し、撮影目的側に20°回転する。
- X線管は、患者の肩の後方上部に位置決めする。X線束中心は上述と同様にし、X線管は垂直から25°に入射する。

技法の改良

軟組織撮影時、顎舌骨筋の自由端を横切る顎下腺管の基部領域のX線不透過性石灰化物を検出する場合、この撮影法が最初に用いられる。この修正法はまた、臼歯斜位咬合法あるいは後前方向下顎咬合法とも呼ばれる。

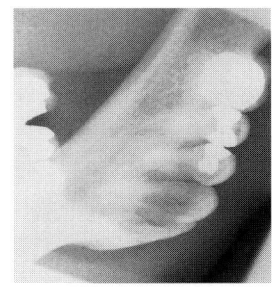

下顎斜位咬合法の例

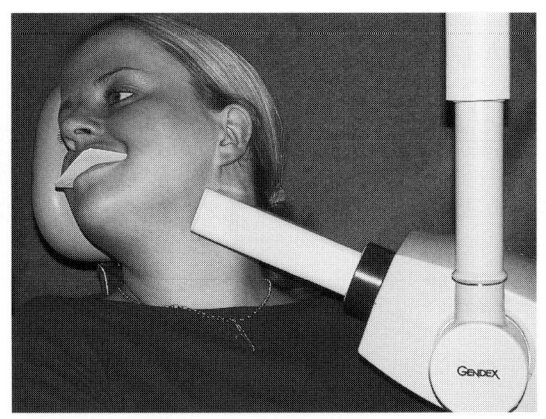

下顎斜位咬合法撮影時のX線管と患者の配置

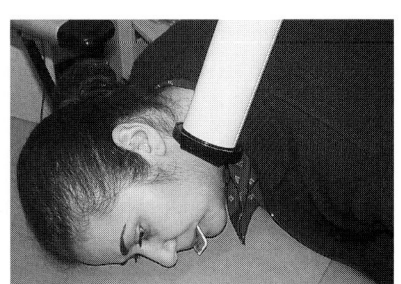

下顎前歯斜位咬合法撮影におけるX線管と患者の配置の代替法

上下顎骨の側斜位撮影法

側斜位X線写真は，通常の口内法撮影用X線装置を利用した口外法である。口内法よりも顎の広い範囲を撮影することができる。また，頭部撮影装置を用いて撮影することもできる。

パノラマX線撮影の増加にもかかわらず，側斜位撮影法は有効な撮影法として残っている。

口内法は，大多数の歯科患者のためのわかりやすい画像様式としては残るだろうが，大きさや部位などのために，口内法では十分に画像化できない歯や口腔の疾患が少数ではあるが存在する。それには，以下のようなものがある。

- 現存あるいは欠損歯の評価と未萌出歯の位置(特に第三大臼歯)。
- 下顎骨骨折の検出と評価。
- 大きな病巣の評価(例えば，嚢胞，腫瘍，骨形成異常)。
- 口内法が不可能である場合(例えば，開口障害，重度の嘔吐反射)。
- 患者の身体的または医学的状態によって，広範囲かつ短時間での撮影が必要である場合。

種々さまざまに異なった側斜位撮影が行われるが，各々の正確なポジショニングは検査する顎の領域や範囲に依存する。

ここでは，以下の代表的な2つの側斜位撮影に限って述べる。

- 上顎と下顎体部の側斜位撮影法。
- 下顎上行枝の側斜位撮影法。

側斜位撮影についてより詳細な情報を求める撮影者は，本章末に記載した歯科X線撮影法の専門書を参照されたい。

一般的な画像原理

- 検査部位がフィルムに平行になるように，頭部を確実に回転する。
- フィルムと正中面は平行にしない。
- 健側の顎の重なりを避けるため，正中面とフィルムとの間の角度にX線束の角度を加えて組み合わされた角度を20°より小さくしない。
- X線束中心はフィルムに直角であるが，正中面へは斜入させる。

上下顎骨骨体部の側斜位

この撮影法は，上下顎の小臼歯および大臼歯領域の歯列，下顎皮質骨下縁，下顎上行枝と下顎角部を描出する。

患者とカセッテの配置

- 患者を楽に座らせ，正中面を垂直にして頭部を固定する。
- 13×18 cmサイズのカセッテは，描出された下顎の左右がわかるように，取り外しできるフィルムマーカーと一緒に使用する。
- カセッテは，検査する下顎を中心にして患者の頬部に接した状態で置かれる。カセッテの下端は下顎皮質骨下縁と平行にし，それより少なくとも2 cm下方にする。
- 正中矢状面とフィルムが10°の角度をなす位置決めとする。
- 患者には，この状態でカセッテを保持するように指示する。
- 患者頭部は，患側へ回転する。この位置決めは，健側の下顎上行枝を前方にし，頭部と肩との間の領域を増加させることによって，X線管のスペースが確保される。
- オトガイは，下顎の後方面と頸椎の間のスペースを増加させるようにわずかに上昇させる。
- 患者に，下顎を突き出すように指示する。

X線束の方向と入射点

- 健側の下顎角の後方で2 cm下方の点からX線束中心を入射する(次頁上の図参照)。
- X線管の位置決めは，臨床的な対象領域に依存する。以下に例を示す。
  ・第三大臼歯の位置とこの領域の病変の可能性を評価するための第三大臼歯領域
  ・発育中の歯列評価のための小臼歯領域
  ・下顎骨折または他の病変が明白であるときの下顎犬歯領域
- X線束角度の選択は，10°上方と10°下方の間で変化する(次頁参照)。
- X線束中心は，フィルム面に垂直である。

上下顎骨の側斜位撮影法

撮影法の改良

- 下方向へのX線束角度の選択は，下顎体部への舌骨の重なりを避ける臨床的な必要性による。
- 上顎と下顎の犬歯および切歯領域を撮影する場合，患者の鼻部がカセットにぴったりくっつく位置まで頭部をさらに回転する必要がある。
- 対象領域とフィルムとを確実に平行にすることが大切である。この撮影法では，正中矢状面とフィルムとの間の角度を5°減らす。

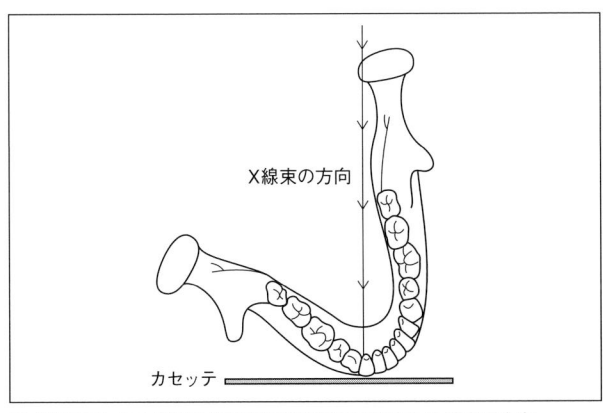

図式的に示した上下顎骨体部の側斜位撮影におけるX線束の方向

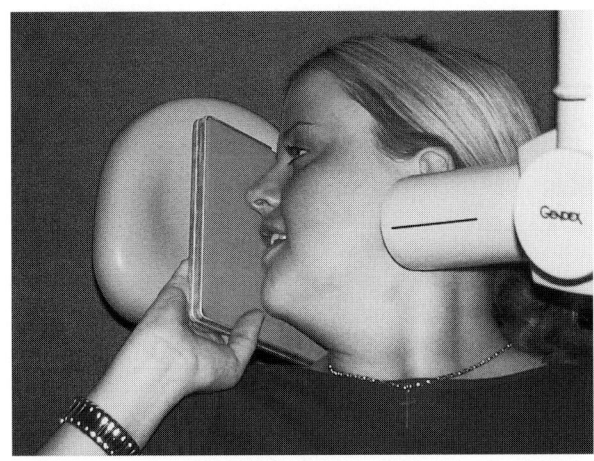

上下顎右側骨体部の側斜位撮影におけるX線管とカセットの配置（カセットに鼻がぴったりくっつくように頭部を回転していることに注意）

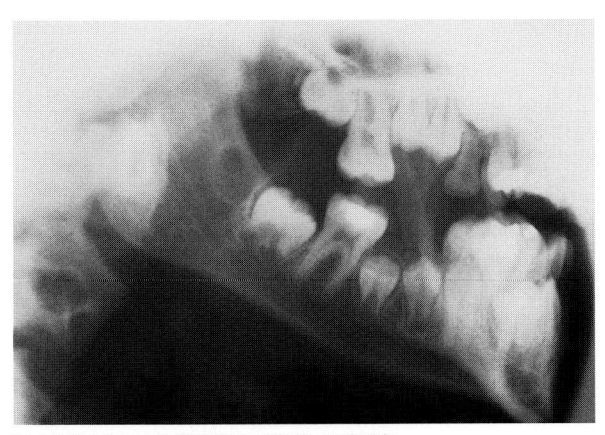

混合歯列小児の上下顎骨体部の側斜位X線写真

上下顎骨の側斜位撮影法

下顎枝の側斜位

この撮影法は，下顎角から関節頭への下顎枝の画像が得られる。

患者とカセッテの位置

- 患者を楽に座らせ，正中面を垂直にして頭部を固定する。
- 13×18 cm サイズのカセッテは，描出された下顎の左右を示すために，取り外しできるフィルムマーカーを貼りつけて使用する。
- カセッテは，検査する下顎枝と関節頭の後方面で患者の頬部に接した状態で置く。
- カセッテは，下顎皮質骨下縁と平行にし，それより少なくとも 2 cm 下方にする。
- 正中矢状面とフィルムが 10°の角度をなす位置決めとする。
- 患者に，この状態でカセッテを保持するように指示する。
- 下顎を可能な限り前に突き出す。
- カセッテの方へ頭部の回転（約 10°）を制限する［訳注：それ以上（10°以上）回転させないようにする］。

X線束の方向と中心線

- X線束中心は，患側の下顎枝中央に向け，上方に 10°の角度（頭側方向）をつけ，後方から入射する。
- X線の入射点は，健側の下顎第一および第二大臼歯部の皮質骨下縁 2 cm 下方である。

注意事項

術者によっては，下顎体部に重なる舌骨の画像を避けるため，X線管の角度をわずかに（約 10°）下方（尾側方向）に向ける。

画像が備えるべき特徴

- 金属異物の取り忘れがないこと。
- 動きによるアーチファクトがないこと。
- 前後方向の位置決めの失敗がないこと。
- 画像の過度な伸長がないこと。
- 不正確な水平的角度がないこと。
- 臨床的な対象領域上において舌骨の重なりが最小限であること。

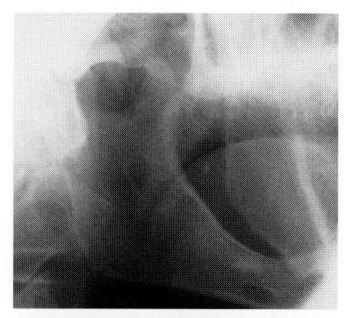

下顎枝の側斜位 X 線写真

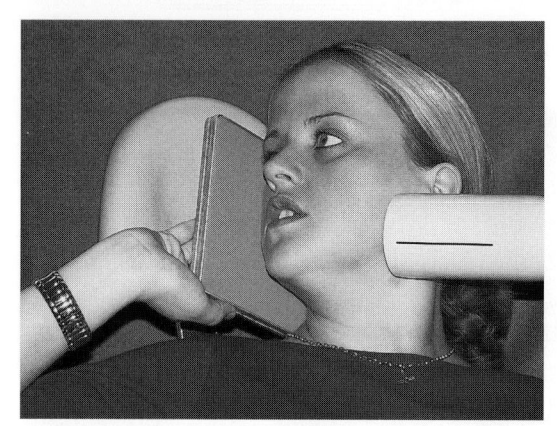

右側下顎枝の側斜位撮影における X 線管とカセッテの配置

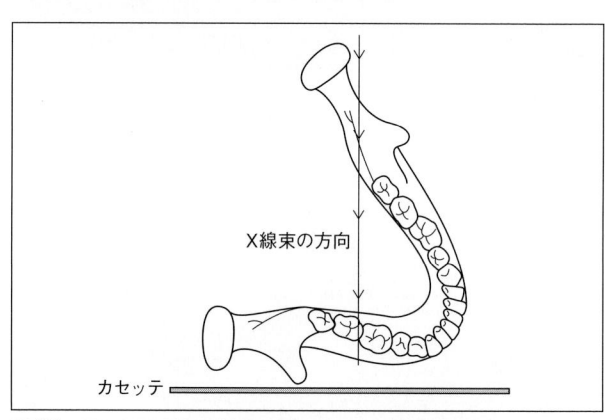

図式的に示した下顎枝の側斜位撮影における X 線束の方向

- 適切な濃度で，エナメル質と象牙質とのコントラストが十分であること。
- フィルム上に圧力痕や乳剤のかき傷がないこと。
- ローラ痕がないこと（自動現像機のみ）。
- フィルムのカブリが明らかでないこと。
- 化学的物質による線状痕，飛沫および汚染がないこと。
- 不十分な定着および水洗処理が明らかでないこと。
- 名前，日付，左右のマークがすべて判読できること。

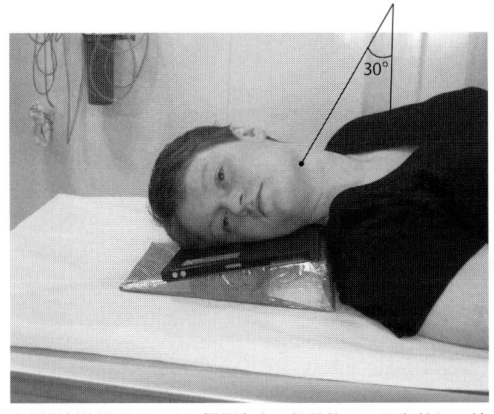

右側側斜位撮影のために撮影台上に仰臥位でいる患者とX線束の入射位置

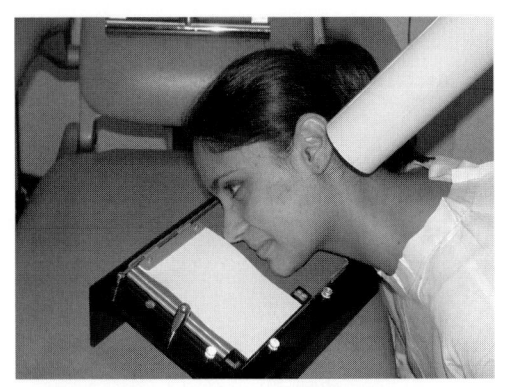

右側側斜位撮影のために角度のついた補助台の上にポジショニングされた患者

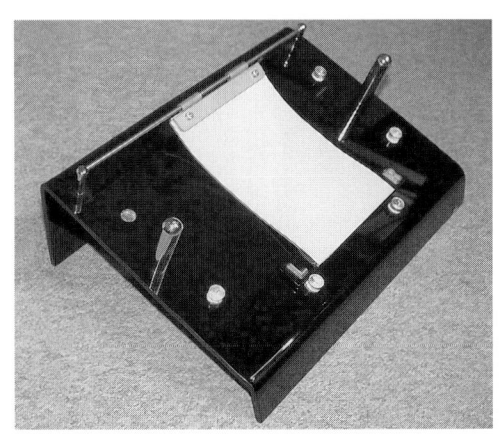

角度のついた補助台

撮影法の改良（臥位）

　一般的な放射線部門で側斜位撮影法を実行する最も一般的な方法は，撮影台の上に患者を臥位にすることである。

上下顎骨の側斜位撮影法

患者とカセッテの配置

- 下顎の左右が重ならないように，10°傾斜のついた発泡スチロールパッドを使用する。
- 描出された下顎の左右を示すため，カセッテに取り外しのできるフィルムマーカーを貼りつける。
- パッドの上にカセッテを置き，患者頭部は患側の顎を回転させてフィルムと平行になるようにし，正中矢状面をカセッテと平行にする。
- 頭部は，対象領域から離れた健側の下顎を遠ざけるため，頸椎の後方に傾ける。

X線束の方向と入射点

- X線束中心は頭側方向へ30°の角度，すなわちカセッテに対して60°の角度にする。そして，カセッテから離れた方の下顎角下方5 cmに中心を合わせる。

角度をつけた補助台の使用

　角度をつけた補助台は，下顎の両側が重ならないようにするために傾斜を取り入れた器具である。

患者とカセッテの配置

- 頭部を角度をつけた補助台とカセッテに平行に位置決めするが，器具につけられた角度によって矢状面は垂直方向に傾く。
- ある角度がつけられた補助台は，患者の正確な位置を確実にするために，イヤロッドを併せ持っている。
- オトガイをわずかに前方へ傾けることで，下顎枝と頸椎の重なりを避けることができる。

X線束の方向と入射点

- X線管は，フィルムから離れた下顎角の下方へ位置決めし，X線束中心を頭頂方向に向ける。
- 顔面の反対側の重なりを避けるためには20°の分離角度がなければならない。
- 例えば，角度をつけた補助台によって矢状面に15°角度がついた場合は，20°の分離角度が必要であるので，X線束中心は頭頂方向へ5°角度をつければよい。

両側の大臼歯撮影法

　この撮影法は，矯正診療で使用されるもので，1枚のフィルムに左右の側斜位画像が示される。フィルムの他方への照射を防ぐため，ちょうつがい式の鉛遮蔽板を用いる技法である。

パノラマX線撮影法

同義語：回転パノラマX線撮影法，オルソパントモグラフィ(OPT)，歯科パノラマ断層撮影法(DPT)，パノラル．

パノラマX線撮影法は口外法の1つで，1枚のフィルム上に上下顎の画像とそれぞれの歯列を描出する．

パノラマX線撮影法は，側斜位X線撮影法に取って代わり，顎骨の広い範囲を描出する画像検査法を必要とする患者にとって最も有用な撮影法である．以下に例を示す．

- 現存あるいは欠損歯の歯列矯正学的評価
- 下顎骨骨折の検出と評価
- 大きな病変の評価(例えば，囊胞，腫瘍，骨形成異常)
- 口内法が不可能な場合(例えば，開口障害，重度の嘔吐反射)
- 外科的な抜歯前の第三大臼歯の評価

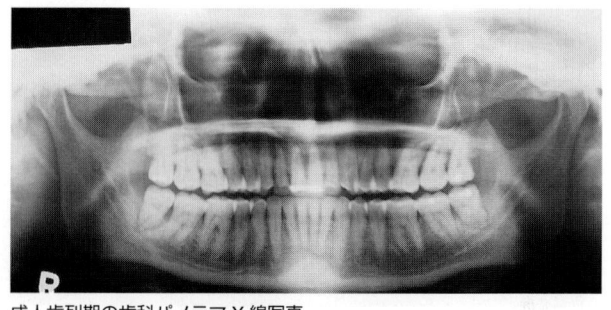

成人歯列期の歯科パノラマX線写真

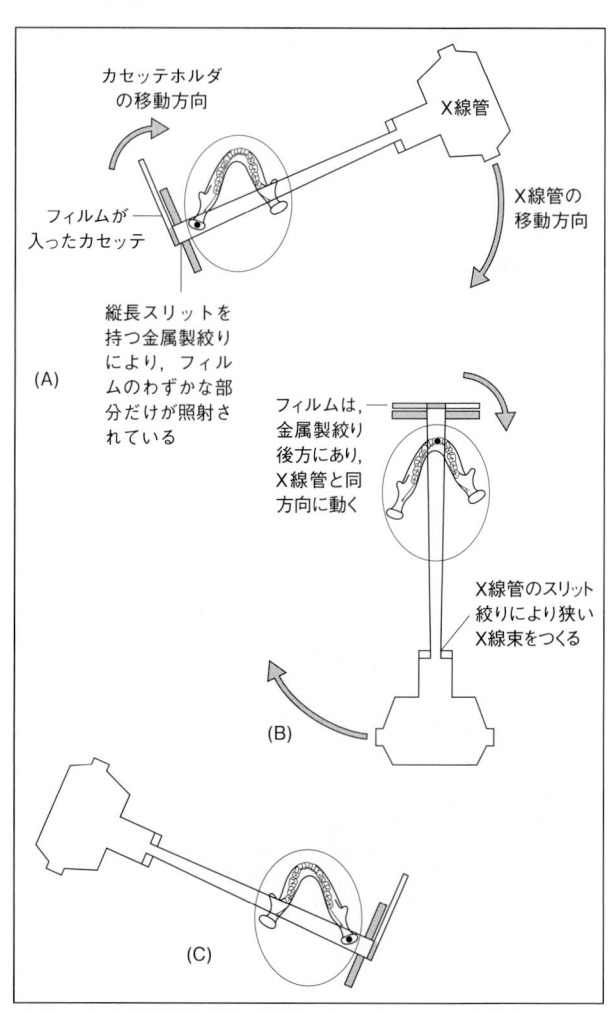

パノラマ画像の形成原理

パノラマX線撮影装置は，患者頭部の周りをX線管とフィルムカセッテが同時に反対方向に回転をするため，相対的に静止した状態となることに基づく．この撮影法は，スリットで平行にした縦型のX線束を8°上方に傾斜させて使用し，画像を受け取るフィルムカセッテの前面にある類似したスリットと連携させている．

画像形成法の改善策は，回転機構の改良と「適切な」断層域の形の決定に集中している．メーカーは，いろいろな方式によりパノラマ画像を取得しているが，回転機構のタイプに関係なく，結果として歯列弓の形となる三次元形態(すなわち，高さと幅)をした楕円形の画像域をつくることになる．この画像域は，断層域と呼ばれる．

パノラマX線撮影装置の異なったタイプの中では，この断層域の幅の違いに注目すべきである．この違いは，回転中心が連続して移動する装置でより明白である．結果として，断層厚は臼歯部に比べて前歯部が狭くなる．

パノラマX線撮影装置の連続撮影モードにおける3つの撮影サイクルステージ．それぞれのX線管ヘッドとカセッテホルダおよびフィルムの相対的な位置と動きを示す．ステージは，A：撮影開始，B：パノラマX線撮影の中間期，C：撮影終了を示す．撮影中，フィルムの異なる場所に照射されているのがわかる

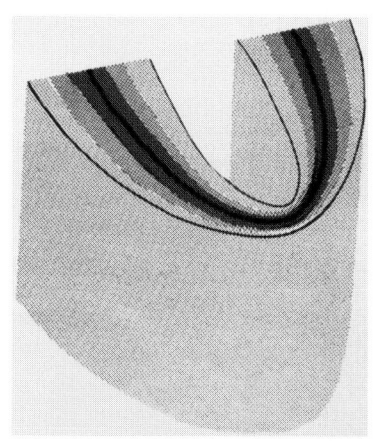

断層域

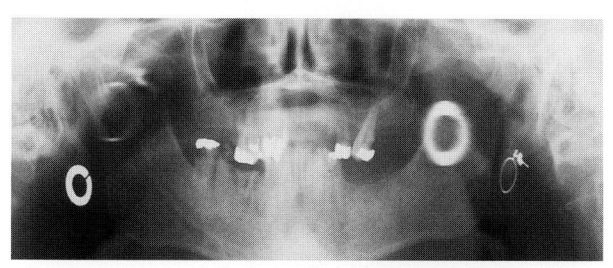

患者の位置がフィルムに近すぎるため，前歯部の幅が非常に小さくなっている。そのうえ患者が異なったデザインのイヤリングを着けているので，画像の反対側のより高い位置に，その二次的な陰影が現れている

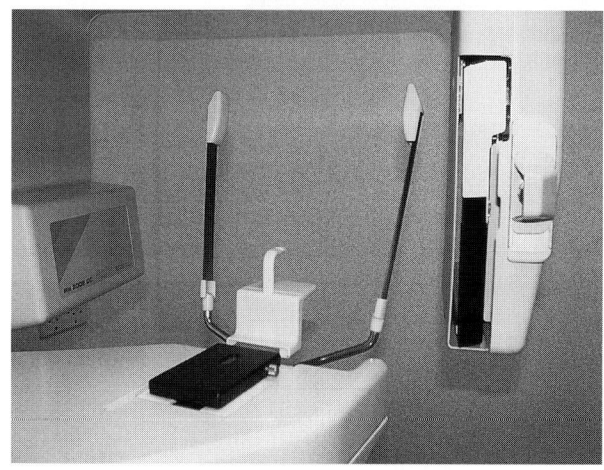

Planmeca PM2002®パノラマX線撮影装置の患者位置決め装置：バイトペグ（咬合固定装置），チンレストおよび頭部固定装置

パノラマX線撮影法

画像の取得

パノラマX線撮影には，以下に示すように，最終画像の診断画質を低下させる多くの固有因子がある。
- 拡大率の変化
- 断層ボケ
- 隣接歯との重なり
- 軟組織の重なりと二次的な陰影
- 画像検出器，撮影条件，現像条件によって決定される解像度の限界

拡大率の変化

すべてのタイプのX線撮影はある程度の拡大を示すが，パノラマX線撮影に関してはより複雑である。メーカーによって選択された固有の回転機構は，線束幅の違い，焦点・被写体・フィルムの相対的位置関係の違い，そして断層域の位置や形などから，装置間に10％～30％の間で拡大率の変化をもたらす。

水平方向と垂直方向の拡大率は，焦点面中央部にある構造物のみ等しい。パノラマ画像では水平方向の拡大率の程度は，断層域と構造物との相対関係に依存し相当変化する。被写体がX線管に近づく位置(すなわち，断層域の内側の位置)にあれば，水平方向の拡大がより大きくなる。反対に被写体がカセッテに近づく位置(すなわち，断層域の外側の位置)であれば，垂直的な形態は実質的に同じであるが，水平方向は相対的に縮小した画像となる。この水平方向の形態変化は，断層域の内側(舌，舌骨)と外側(頬骨弓)にある解剖学的な構造物の描出を調べることによって明らかになる。

患者の前後方向のポジショニングのわずかなずれは，結果として歯の形態のひずみを伴う歯の水平方向と垂直方向の拡大率のずれを容易に引き起こす。これらのエラーは，断層域がより狭い顎骨の前歯部領域で最も目立つ。

良好な画像を描出するためには，適切な患者のポジショニングが必須である。そのためにさまざまなポジショニング用の補助装置が装備されている。補助装置としては，患者を正しくポジショニングするためのライトロカライザーシステム(光域を絞ったライトビーム)があるが，チンレスト，バイトブロック，2点式かそれ以上の頭部固定具のすべてまたはいくつかが併用されている。

パノラマX線撮影法

断層ボケ

　パノラマX線撮影法は，断層撮影法の改良型として知られているが，断層撮影法は「断層域を形成する画像システム」の最も一般的な用語として記述されているだけである。大部分のパノラマシステムは，前もって設計された1つの回転機構しか持っていないため，結果的に断層域が固定された1つの形状となる。その断層域の範囲は，「平均的な」顎骨のX線写真が得られるような形が選択されている。それゆえ，上顎歯の支持部（顎骨）の全体を描出することおよび診断の質のためには，適切な患者の位置決めが常に必要である。患者の一方の顎が他方と比較して大きな骨格異常を有する場合には，2枚のパノラマX線撮影が必要なこともある。左右の顎で大きな相違がある場合には，この撮影法の明白な限界を認めざるを得ない。

隣接歯との重なり

　装置ごとに異なったX線束の軌道パターンが採用されているが，メーカーの目的は平均的な歯列弓に直角に入射するX線束の軌道をつくることである。理想的な正放線撮影（すなわち，90°）から最大に逸脱するのは，犬歯あるいは小臼歯領域であり，結果として，接触点が重なってみえ，この領域におけるう蝕の診断能を低下させることになる。

軟組織の重なりと二次的な陰影

　パノラマ画像は，軟組織や周囲の空気の陰影による変化の程度によってさらに画質を落とす。これらの陰影の多くは画像周囲に現れるが，舌および硬口蓋間の空気の存在は上顎の歯根や歯槽骨に，相対的に過剰照射の黒い帯となって現れる。この陰影は，X線撮影中，舌を硬口蓋につけておくことによって簡単に取り除くことができる。

　頸椎と下顎骨の二次的な像が診断画質をより低下させる。一部のパノラマX線撮影装置では，前歯部の構造物が撮し出される場合は管電圧または管電流を上げることによって，頸椎の濃度補償を行っている［訳注：最近では，頸椎の濃度補償は一般的になっている］。この技術は有効であるが，患者の不適切な位置決めに対する補償はできず，画像中央部にX線不透過性の像として頸椎が描出される。同じ原理で，下顎骨が二次的な像として現れ，患者の位置決めが慎重に行われていない場合は明らかに障害となる。

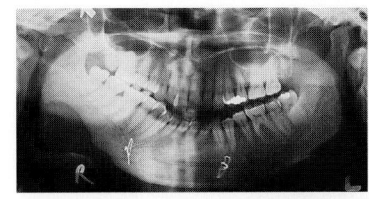

患者は，顔面右側に生じた片側顔面形成不全を患っている。患者が断層域上に正しく位置しているため，右側の骨が明らかに縮小してみえる

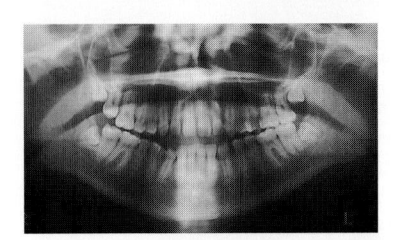

小臼歯および大臼歯領域の歯の重なりの問題

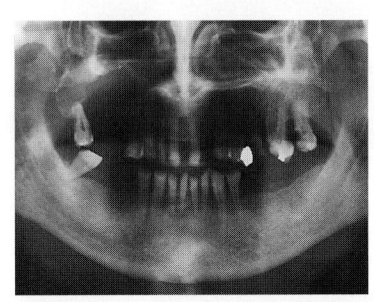

上顎の歯槽骨と歯根部に相対的に過照射の帯を形成する硬口蓋と舌背間の空気の存在

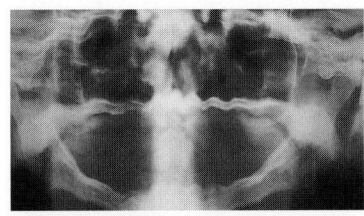

患者の位置決め不良によるパノラマ画像正中部における頸椎のX線不透過像。患者は，撮影中に垂直方向へ動いている。下顎骨下縁と硬口蓋，軟口蓋の外観が波打っていることで明らかである

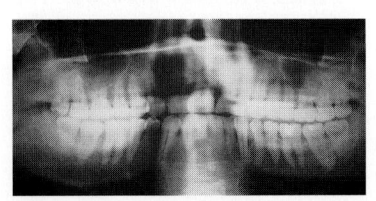

患者の位置がフィルムから遠すぎるため，前歯部の水平的拡大が起こっている。また，歯の不明瞭な部分もある。位置決め不良の結果として，下顎骨の2枚目の画像を撮影する必要が生じる。上下顎の臼歯と重なるX線不透過像がみえる

パノラマ X 線撮影法

画像が備えるべき特徴

- 切歯の切縁と切縁が合っていること［訳注：切端咬合にする］。
- 金属異物の取り忘れがないこと。
- 動きによるアーチファクトがないこと。
- 舌が口蓋についていること。
- 頸椎の二次像が最小限にされていること。
- 前後方向の位置決めエラーがないこと。
- 正中矢状面の位置決めエラーがないこと。
- 咬合平面の位置決めエラーがないこと。
- 頸椎が適切に位置決めされていること。
- 良好な濃度およびエナメル質と象牙質との間で十分なコントラストがあること（ラチチュードの広いフィルムの使用を推奨する）。
- 名前，日付，左右のマーカーすべてが判読できること。
- 臨床適応に依存した適切な解剖学的範囲，すなわち臨床的に必要な制限された領域がカバーされていること。
- カセットおよびスクリーンに問題がないこと。
- 現像技術が適切であること。
- フィルム上に圧力痕がないこと。
- ローラ痕がないこと（自動現像機のみ）。
- フィルムカブリが明らかでないこと。
- 化学的物質による線状痕，飛沫および汚染がないこと。
- 適切な定着および水洗処理が行われていること。

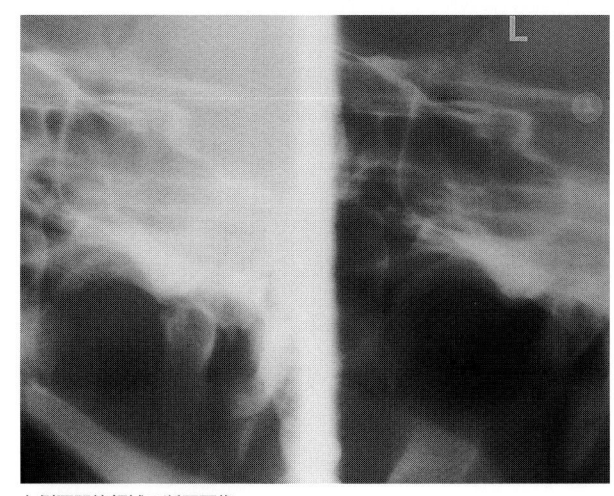

左側顎関節領域の断層画像

画像検出器，撮影条件，現像条件によって決まる解像度の限界

スクリーン・フィルム系を使用した場合には，解像度の低下が避けられない。それに加え，撮影条件と現像条件は，細部の読影に深く影響する。

パノラマフィルムの画質は，注意深い撮影および現像に大きく依存する。この原則により観察された失敗例が近年の研究(Rushton et al., 1999)で報告され，すべてのパノラマフィルムの3分の1は診断に適さないことがわかった。

パノラマ X 線撮影法の被曝低減法

最近のパノラマ X 線撮影装置は，直流発生器など改良された方式の X 線発生器が組み込まれている。また，照射野の制限を設けることにより，術者が対象領域の画像を選択できるようになり，患者の被曝が低減する。さらなる被曝低減は，管電流と管電圧を可変式にし，より高感度なスクリーン・フィルムの組み合わせを使用できる装置によって達成される。

パノラマ画像における近年の進歩

最近のパノラマ X 線撮影装置は，直線断層撮影機構が備えられ，臨床医はより多くの機能を用いることができるようになっている。ほとんどのメーカーは，標準で照射野を制限する機能を提供している。このプログラムは，顎骨，上顎洞，顎関節，および小児用軌道のいずれかあるいはすべてに適応できる。メーカーによっては，ディジタルセンサかスクリーン・フィルムの組み合わせのどちらかを選択できるようにしている。

現在，多くのパノラマ X 線撮影装置は，オプションでセファロ機能が搭載されている。これらの複合装置は，セファロ撮影用の X 線管が分かれているか，簡単なスイッチ操作でパノラマ撮影モードからセファロ撮影モードに直ちに転換可能である。

パノラマ X 線撮影法

患者の準備

- 患者が分厚いコートを着用している場合は，パノラマ X 線撮影装置の回転の動きを邪魔することがあるので，脱ぐように指示する。
- 患者には，頭部と頸部領域のすべての放射線不透過性物質を取り外すよう指示する。それらは，眼鏡，頭部の側方または後方のネックラインにある金属製髪留め，補聴器，イヤリング，舌バー，鼻リングと首飾りなどである。この要求は，口腔内の装着物，例えば総義歯あるいは部分義歯，および取り外し可能な矯正器具も含まれる。金属製のジッパーあるいはファスナーのあるハイネックセーターも脱ぐべきである。チューインガムは，画像上に X 線不透過物として現れるので，撮影前に捨てるよう指示する。
- 患者が耳介からイヤリングを取り外せない場合，耳介とイヤリングは，外耳の耳輪および対耳輪を固定し，対耳珠の内側に折り畳むことにより，イヤリングのゴーストイメージが最終画像に現れなくなる。

一般的留意事項

- 開始位置にセットし，十分に上げておいた装置の中に，患者が歩いて入る。
- 使用する装置のタイプによるが，検査は患者を立位あるいは坐位のどちらかにして行う。
- 患者に手順について注意深く説明をしなければならない。撮影時間は 12〜20 秒とさまざまである。
- 撮影時間にともなう考慮として，この撮影は次のような患者には適用すべきでない。
  - 12〜20 秒の撮影の間，静止することができない小児。
  - 病態による苦痛があり，その結果として制御できない不随運動があり，協力を得られない患者。

患者とカセッテの配置

- 15×30 cm サイズのカセッテをカセッテトレイに挿入する。
- 装置にバイトブロックをセットする（または，利用可能であればチンレスト）。
- 患者には，まっすぐ歩いて装置の中に入るよう指示し，利用可能であればハンドルを握らせ，いわゆる「スキーポジション」である直立姿勢にする。患者は一般に装置を怖がるため，ためらいながら入り，首を前方へ伸

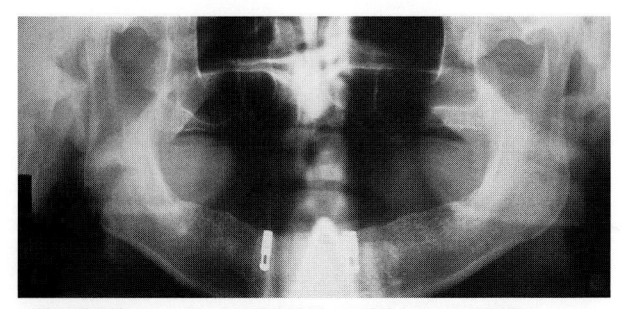

X 線不透過性のネックレスの障害陰影で不明瞭となった下顎骨

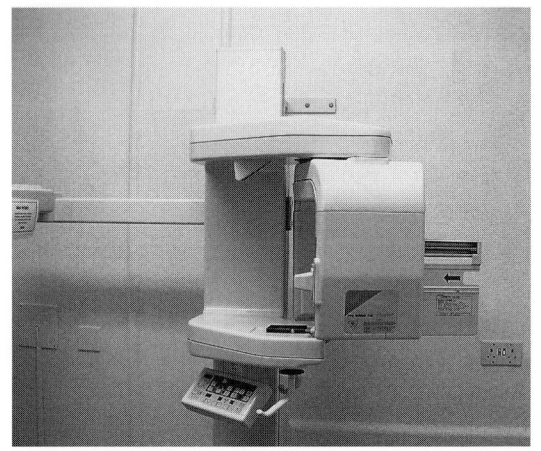

パノラマ X 線撮影装置の撮影開始位置

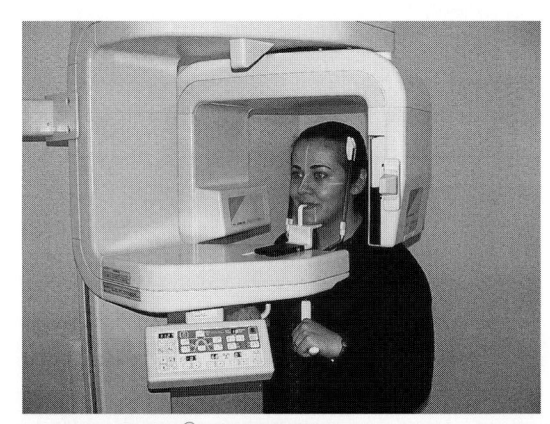

Planmeca PM2002® での患者位置決め。バイトブロック，チンレスト，頭部固定，位置決めライトが，適切なポジショニングを保証する

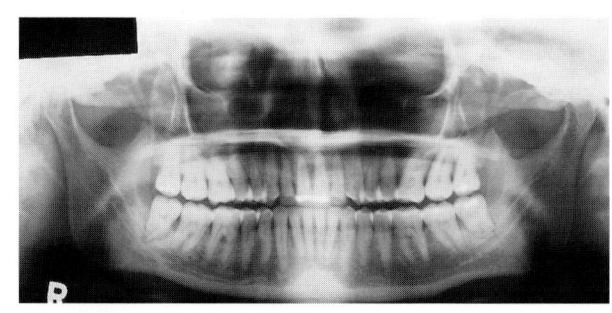

成人歯列期の歯科パノラマ X 線写真

パノラマ X 線撮影法

ばした姿勢になる。
- フランクフルト平面を床と平行にするため，患者の頭部は，床に対して少し前方に傾ける。この位置は，鼻翼-耳珠が 5°尾側方向である。
- 位置決めライトをつける。
  - ・矢状面のライトを顔の正中に合わせる。
  - ・フランクフルト平面を鼻翼-耳珠ラインから 5°下方にする。
  - ・前後方向のライトを上顎側切歯の遠心(すなわち，側切歯・犬歯間のスペース)に合わせる。
- 患者に対して，装置の高さを合わせる。逆ではない。
- 患者にバイトブロックの溝を咬むように指示する。上下顎の切歯が溝の両側に合っていることを確認する。上顎に対して下顎が突出している患者(すなわち，Ⅲ級咬合の患者)では，少なくても上顎切歯は溝にあることを確認する。
- 患者は，チンレストの上に顎を乗せる。顎が支持できないか，あるいはカセッテが下顎より非常に下方にある場合，画像の上方部分が描出されないので，装置をより高い位置に修正する。
- 患者の後ろ側に立ち，位置の対称性を確認する。肩が装置に当たりそうであれば修正する。
- 頭部固定具を閉める。
- この時点で微調整をする。
- 患者に，口唇を閉じ，口蓋に舌をつけるように指示する。舌の上方の空気層によって上顎歯の根尖部を不明瞭にする X 線透過性の暗い陰影が現れないようにするため，後者の指示は特に重要である。バイトブロックの周りの口唇を閉じることは，空気による陰影を減らし，小臼歯領域の歯列にあるう蝕と区別できる。
- 患者に対して再度，約 20 秒間絶対に動かないように指示する。
- 撮影する。

パノラマ X 線撮影法

パノラマ X 線撮影法の問題点

この撮影法は，位置決めの失敗に関連する問題に悩まされる。より一般的な位置決めの失敗と動きに関連した問題は，次頁の表に概説する。

一般的なパノラマ写真の失敗例と改善法

パノラマ写真の失敗例	失敗の現れ方	改善方法
前歯の位置決めの失敗 頭部の極端な前方位置決め，すなわち歯列弓が断層域の前に位置している 頭部の極端な後方位置決め，すなわち歯列弓が断層域の後ろに位置している	前歯の狭窄と不明瞭な画像，下顎枝と頸椎との重なり 前歯の拡大と不明瞭な画像，顎関節領域が描出されない	手順どおり，咬合平面がわずかに下向きになり，バイトブロックの溝を咬んでいることを確認する
正中矢状面の位置決めの失敗 頭部が中心ではない 頭部の傾き 患者位置のねじれ	正中矢状面が中心でない，下顎枝と臼歯は左右で拡大率が一致しない，X線管側に傾いた側が大きくなる，フィルムに近づいた側がより小さくみえる	患者の正しい矢状面の位置を確認する 瞳孔間（眼窩間）ラインが平行であることを確認する
咬合平面の位置決めの失敗 極端な下向き（患者のオトガイがあまりにも下方にある） 極端な上向き（患者のオトガイがあまりにも上方にある）	咬合平面の重度の弯曲，下顎切歯の鮮明度の不足 咬合平面の平坦化，硬口蓋上の上顎歯根尖の重複，不鮮明な前歯の画像	咬合平面が正しい位置にあることを確認する
頸椎の位置決めの失敗	画像中央での照射不足の領域は頸椎の吸収による，放射線不透過性として現れる	患者が「スキーポジション」に適応していることを確認する，患者が前かがみになっている場合には撮影前に正しい位置にしなければならない
カセッテが回転中に患者の肩にぶつかる	カセッテの移動が遅延し，結果としてその領域は長時間照射されて黒い帯状を呈する	患者は首を縮めていることが多いので耳珠-鼻翼ラインが床に平行となるまで顎の先端を高くする，カセッテの位置を1cm高くするとよい

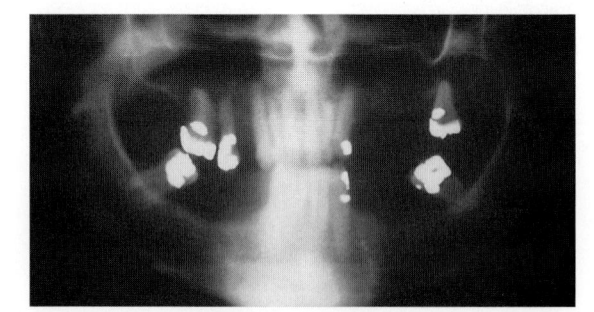

顎の先端をあまりにも引きすぎている患者のパノラマX線写真

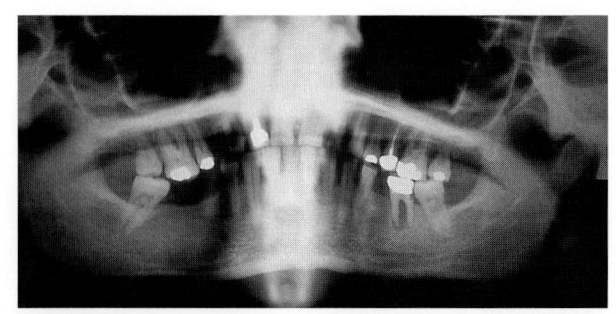

顎の先端をあまりにもあげすぎている患者のパノラマX線写真

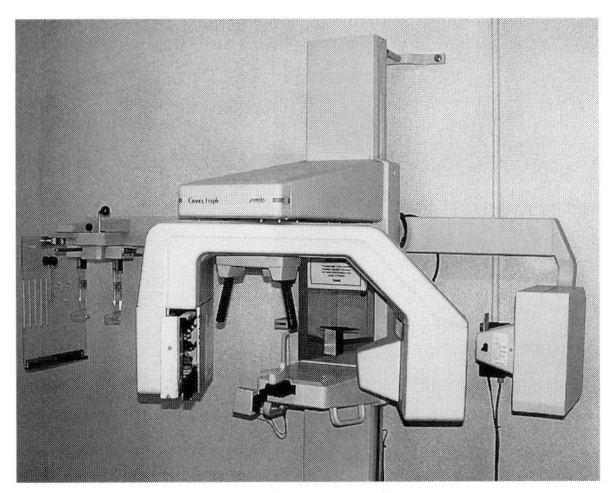

パノラマX線撮影装置に装着されたセファロ装置

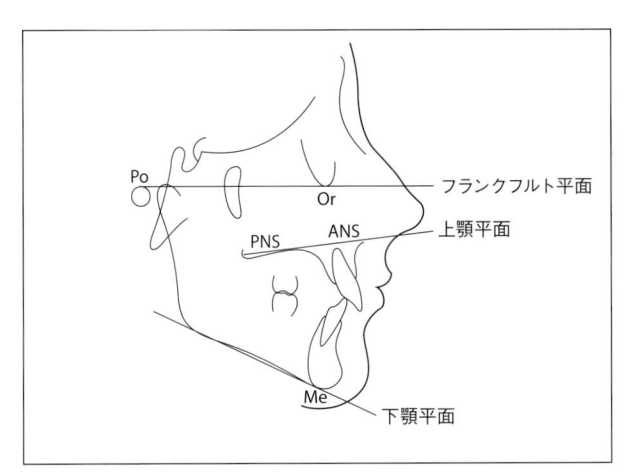

セファロ計測時の主要な平面

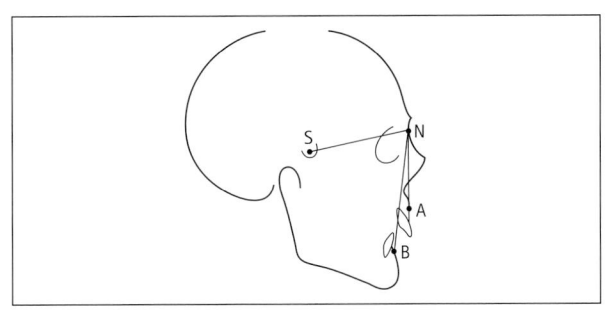

SNAラインとSNBライン

頭部X線規格撮影法

　頭部X線規格撮影は，標準化され，再現性を有した画像が得られる。

　側方向および後前方向撮影は，矯正治療あるいは外科矯正を考えている患者に対して，最初の評価の一環として施行される。撮影はまた，顎顔面異常の評価にも用いられる。

X線装置の特徴

　頭部X線規格撮影装置は，単体の場合もある(すなわち，既存のX線装置は分離式のセファロスタットを装着して使用する)が，一般的には，その装置はパノラマX線撮影装置に欠くことのできない構成部品である。セファロスタット(または，クラニオスタット)は，撮影を標準化する機構を備えており，それは患者を正確に位置決めするためのイヤピースあるいはイヤロッドがついている2つの透明なアクリルアームからなる。

　単体の装置はFFDを220 cm(OFD = 20 cm)に固定し，一方，パノラマとセファロの複合装置の場合は約165 cm(OFD = 15 cm)である。どちらの方法を使用しても，長いFFDによりX線束が平行になるのを確実にするため，画像の拡大率は最小限となる。使用するX線装置は，最適な透過力を示し，最終画像をつくるのに十分な出力を持っていることが重要である。

　顔面の軟組織も1枚のフィルム上に描出する必要があるため，フィルタにより顔面前方領域のX線を減弱させる。X線束が患者を透過する前に行う画像強調法は，照射野ライトを使用し，顔面前方領域を覆うようにX線ヘッドにフィルタをつけて行う。X線束が患者を透過した後で行う画像強調法は，患者とカセッテの間の顔面前方領域にフィルタを置くことで達成できる。この位置にフィルタがあってもフィルム上に境界線のラインが現れず，また線量を減少することができるため，前者の方法が好まれる。頭部X線規格撮影で計測される領域だけにX線を制限するために，X線絞りをX線管に装着しなければならない(British Society for the Study of Orthodontics and the British Society of Dental and Maxillofacial Radiology, 1985; Isaacson and Thom, 2001)。

頭部 X 線規格撮影法

側方向

撮影は，頭部の真の側方向に標準化されている。

患者とカセッテの配置

- 患者を頭部 X 線規格撮影装置の中で坐位または立位とし，矢状面を垂直にしてカセッテに平行になるようにする。
- フランクフルト平面を水平にする。
- 外耳孔にイヤピースを注意深く挿入し，頭部を動かないようにする。イヤピースの中にある金属製の円形マーカーにより，術者はセファロスタットの中心のずれをすぐに認識することができる。
- 鼻部の支持装置は，ナジオンに接して位置決めする。
- 楔型フィルタは，厚い側が前面側になるように，顔面の上に重なるように位置決めする。
- 患者には，臼歯で咬合し（すなわち，中心咬合位），口を閉じるように指示する。子どもではこの咬み合わせが難しいことがあり，撮影前に調べる必要がある。
- 口唇をリラックスさせる。

X 線束の方向と入射点

- 通常，X 線束の方向と中心線は固定されている。水平線束は外耳孔に中心がある。

画像が備えるべき特徴

- 金属物の取り忘れがないこと。
- 動きによるアーチファクトがないこと。
- フランクフルト平面がフィルムに直角であること。
- 前後方向の位置決めの失敗がないこと。
- 正中矢状面の位置決めの失敗がないこと。
- 咬合平面の位置決めの失敗がないこと。
- 歯は中心咬合位（安定し，自然な咬頭嵌合位）であること。
- 口唇がリラックスしていること。
- 位置決め装置と外耳孔が正確に合っていること。
- 解析のために必要なすべての頭部 X 線規格撮影の測定点がみえること。
- すべての前方の骨格と軟組織構造がみえること。
- 濃度とコントラストが適正であること。
- カセッテおよびスクリーンに問題がないこと。
- フィルム上に圧力痕がないこと。

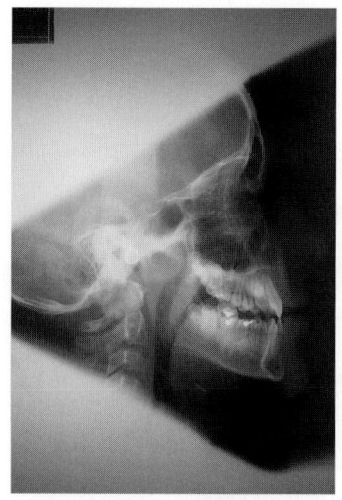

標準側方向頭部 X 線規格写真（金属製イヤロッドの画像は互いに重なっており，画像は最適な平衡性を示す）

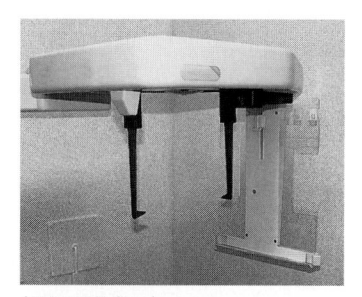

セファロスタット

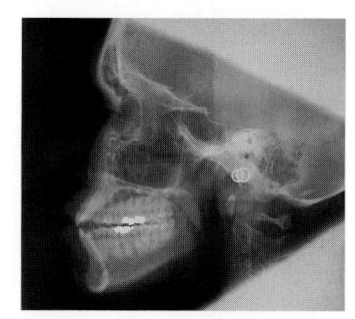

標準側方向頭部 X 線規格写真（金属製イヤロッドの画像が分離して現れ，「中心ずれ」を示す）

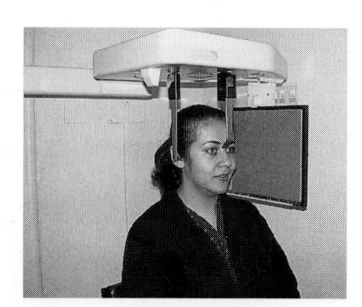

標準側方向頭部 X 線規格撮影のための位置決め

- ローラ痕がないこと(自動現像機のみ)。
- フィルムカブリが明らかでないこと。
- 化学的物質による線状痕や飛沫および汚染がないこと。
- 適切な定着および水洗処理が行われていること。
- 名前と日付が判読できること。

放射線医学的考察

X線絞りの使用は,患者被曝線量を劇的に低減する一方,矯正治療または系統疾患の診断に必要な情報の損失がなく,適切な画像が得られる(British Society for the Study of Orthodontics and the British Society of Dental and Maxillofacial Radiology, 1985)。楔型絞りは,上方向は眼窩上方の頭蓋冠まで,下方向は頸椎までの線量を制限する。残念ながら,現在のパノラマX線撮影装置を使用するとき,モデルによってはX線管に楔型付加フィルタをつけることができない。

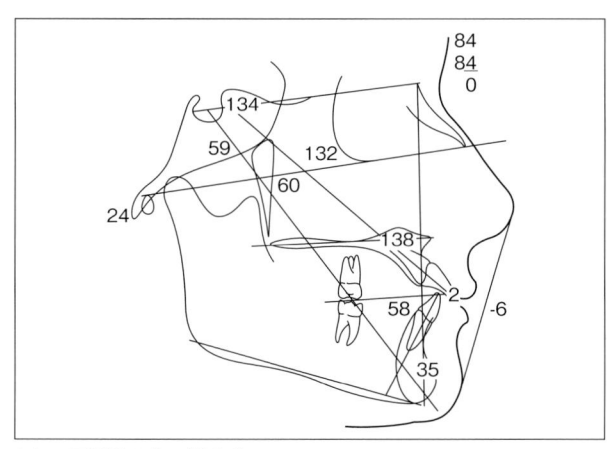

トレース解析のディジタル化

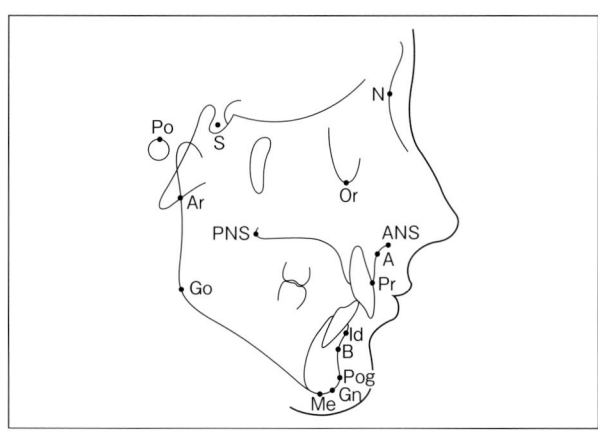

主要なセファロ計測点

頭部 X 線規格撮影法

頭部 X 線規格写真の解析

頭部X線規格写真の解析は,基底骨格発育不全の評価のために基準線と基準点を用いてなされる。解析は,頭部の標準化された正確な側方向像上で,特定の硬組織および軟組織の明らかな解剖学的指標の確認も行う。これらはその後,X線写真上に紙を載せ,手動でトレースするか,またはディジタル装置に記録する。後者の方法は,手順を簡単にし,ソフトウェアの中に規格化されたセファロ解析パッケージ(例えば,Eastman, Rickett, McNamara など)の変動範囲を臨床医に提供する。どちらの方法を使用しても,臨床医は患者を評価するための定量測定値が得られる。

頭部X線規格撮影の主要な測定点を以下にアルファベット順に列挙し,図中に示す。

前鼻棘 anterior nasal spine(ANS):鼻棘の骨の先端または点。

アルティクラーレ articulare(Ar):下顎骨の関節突起頸部の表面と後頭基底部の下面とが交差する点。

グナチオン gnathion(Gn):下顎結合部(オトガイ部)の最前下点。ポゴニオンとメントンから等距離である。

ゴニオン gonion(Go):下顎角の最後下点。

インフラデンターレ infradentale(Id):下顎中切歯間歯槽頂の最上点。

メントン menton(Me):下顎結合部(オトガイ部)の最下点。

ナジオン nasion(N):鼻骨前頭縫合の最前点。

オルビターレ orbitale(Or):眼窩下縁最下点。

ポゴニオン pogonion(Pog):オトガイの最前点。

A点または前鼻棘下点 point A or subspinale(A):前鼻棘から歯槽頂の間の上顎骨輪郭中の最深点。

B点またはオトガイ上点 point B or supramentale(B):オトガイと歯槽頂の間の下顎陥凹部の最深点。

ポリオン porion(Po):骨部外耳道の最高点。セファロスタットのイヤピースの最高点により推測される。

後鼻棘 posterior nasal spine(PNS):硬口蓋の口蓋骨の後鼻棘の先端または点。

プロスチオン prosthion(Pr):切歯骨の歯槽頂の最前点。

トルコ鞍 sella(S):トルコ鞍の中点。

セファロ分析における主要な平面と角度を以下に記し,327頁の2つの図に概要を示す。

フランクフルト平面 Frankfurt plane:ポリオンとオルビターレを結んだ線として表される頭蓋を横断する平面。

頭部 X 線規格撮影法

　下顎平面 mandibular plane：この線は，記述する人によってさまざまな定義があり，混乱の原因となる。下顎の線を定める最も簡単な方法は，メントンから下顎角の下縁まで接線を引くことである。他の定義として，以下に示すものがある。
　・グナチオンとゴニオンを結んだ線
　・メントンとゴニオンを結んだ線
　上顎平面 maxillary plane：前鼻棘と後鼻棘を結んだ線。
　SN 平面 SN plane：トルコ鞍とナジオンを結んだ線。
　SNA：これは，上顎の前後方向の位置に関係し，頭蓋底に対する A 点によって表される。
　SNB：これは，下顎の前後方向の位置に関係し，頭蓋底に対する B 点によって表される。

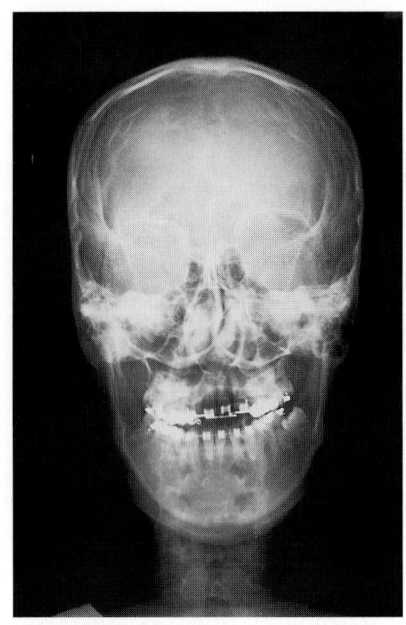

正面方向頭部 X 線規格写真

後前方向

　大部分のセファロ装置は，容易にこのポジショニングで撮影することができる。患者の顔面の非対称性を評価するのに，重要な方向である。

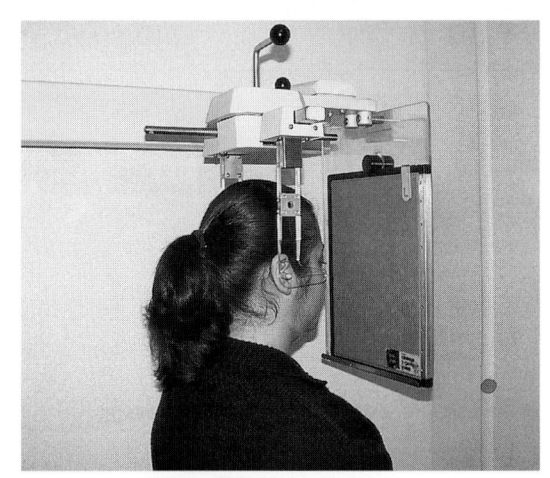

カセッテと患者の配置

- 装置を 90°回転する。
- 患者を下顎の後前方向撮影と同様に位置決めする。
- OM ライン（眼耳平面）を床に平行にする。
- イヤピースを外耳孔に挿入し，頭部を動かないようにする。

X 線束の方向と入射点

- 水平な X 線束は固定されている。
- X 線束中心は，下顎枝の高さの頸椎を通過する。

正面方向頭部 X 線規格撮影のためのポジショニング

参考文献

British society for the Study of Orthodontics and the British Society of Dental and Maxillofacial Radiology (1985). report of a Joint Working Party for the British Society for the Study of Orthodontics and the British Society of Dental and Maxillofacial Radiology. The reduction of the dose to patients during lateral cephalometric radiography. *British Journal of Orthodontics* **12**: 176-178.

Isaacson KG, Thom AR (eds) (2001). *Guidelines for the Use of Radiographs in Clinical Orthodontics*, 2nd edn. London: British Orthodontic Society.

Kaffe I, Littner MM, Tamse A, Serebro L (1981). Clinical evaluation of a bitewing film holder. *Quintessence International* **12**: 935-938.

National Radiological Protection Board (2001). *Guidance Notes for Dental Practitioners on the Safe Use of X-ray Equipment*. London: Department of Health.

Rushton VE and Horner K (1994). A comparative study of five periapical radiographic techniques in general dental practice. *Dentomaxillofacial Radiology* **23**: 37-45, 96.

Rushton VE, Horner K, Worthington H (1999). The quality of panoramic radiographs in a sample of general dental practice. *British Dental Journal* **186**: 630-633.

Semple J, Gibb D (1982). The postero-anterior lower occlusal view — a routine projection for the submandibular gland. *Radiography* **48**: 122-124.

Tanner RJ, Wall BF, Shrimpton PC, Hart D, Bungay DR (2000). *Frequency of Medical and Dental X-ray Examinations in the UK—1997/98*. Chilton: National Radiological Protection Board - R320.

The quality standards used in the text are derived from: Radiation Protection: European Guidelines on Radiation Protection in Dental Radiology. Luxembourg: European Commission.

歯科放射線学の専門書

Whaites E (2002). *Essentials of Dental Radiography and Radiology*, 3rd edn. Edinburgh: Churchill Livingstone.

White SC, Pharoah MJ (2004). *Oral Radiology - Principles and Interpretation*, 5th edn. St Louis: Mosby.

第11章

腹部と骨盤腔

はじめに 334
 面と部位　334
 最も一般的な適応疾患　336
 標準的なプロトコル　336
 推奨撮影法　336
 撮影条件　337
 放射線医学的考察　338

腹部と骨盤腔 340
 背臥位正面前後方向　340
 立位正面前後方向　341
 坐位正面前後方向　343
 左側臥位正面前後方向　344
 背臥位側方向　344

肝臓と横隔膜 345
 前後方向の撮影技術　345

呼吸時の横隔膜の動き 346

尿路 347
 前後方向　347
 右後斜方向　348
 側方向　348

膀胱 349
 尾側15°傾斜前後方向　349
 右・左後斜方向　349

胆管系 350
 左前斜方向　350
 右後斜方向　351

はじめに

本章では，腹部と骨盤内容の単純X線撮影法についてのみ説明する。造影撮影法については，Whitleyら(1999)の著書に紹介されている。

面と部位

腹腔は，横隔膜下から骨盤入口まで広がり，腹壁の筋肉に包まれている。

内臓の表面解剖学的構造を示すために，2つの体軸横断面と2つの傍矢状面(垂直面)によって腹部全体を9つの領域に分ける。

上部横断面は幽門平面と呼ばれ，胸骨上切痕と恥骨結合の中間にあり，剣状突起と臍のほぼ中間に位置する。背側では第1腰椎椎体の下縁付近，腹側では左右の第9肋軟骨を通る面である。

下部横断面は結節間平面と呼ばれ，腹側では腸骨稜，背側では第5腰椎椎体の上縁付近を通る面である。

2つの傍矢状面は，2つの横断面と直行している。それらは垂直方向(頭尾方向)にあり，左右それぞれにおいて前上腸骨棘と恥骨結合の中間点を通る面である。

これらの面により腹部は9つの部位に分けられ，中央は上から心窩部，臍部，下腹部，左右は上から下肋部，腰部，腸骨部である。

骨盤腔は，骨盤入口で腹腔につながり，下方は骨盤底筋まで広がり，骨盤骨内に収められている。

内臓は腹部の一定の領域を占めており，その位置を示す体表のマーキングがあるが，特に腸間膜につながる臓器では，内臓が容易に動くため体表のマーキングも変動することを銘記しておかなければならない。ポジショニングと臓器の体表マーキングに影響する主な要因として，①体格，②呼吸の位相，③体位(立位または側臥位)，④加齢に伴う腹筋の緊張喪失，⑤疾病によるサイズの変化，⑥消化管の内容物の量，⑦腹部腫瘍の存在，⑧集団内の正常変異，などがある。

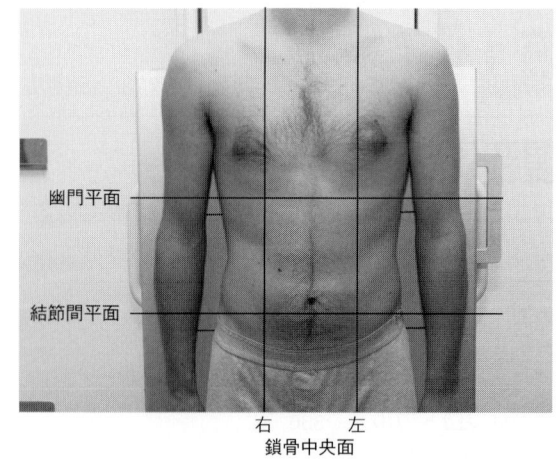

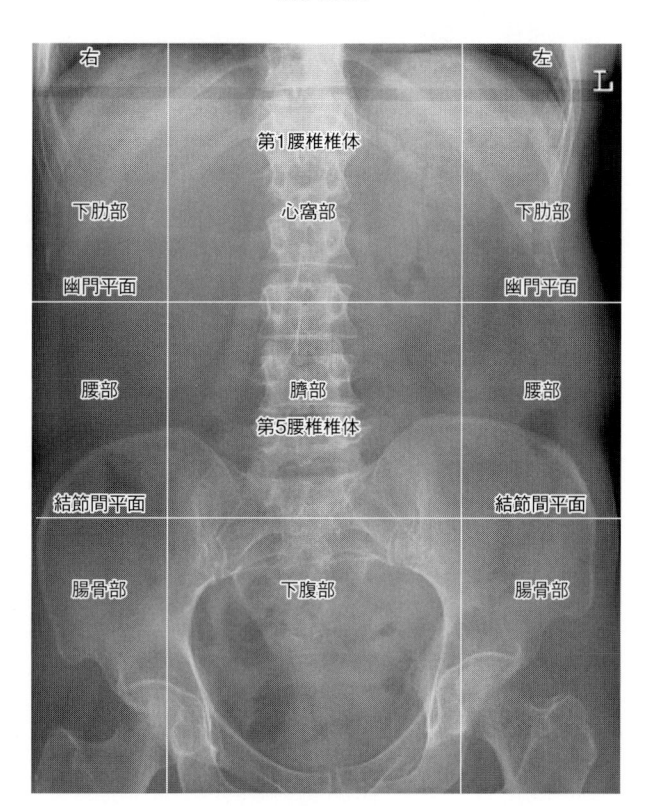

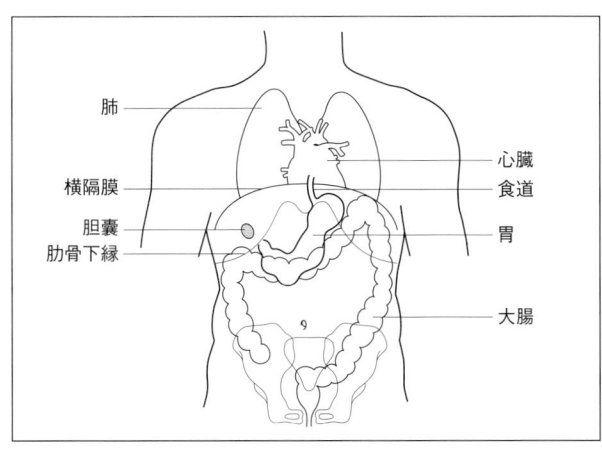

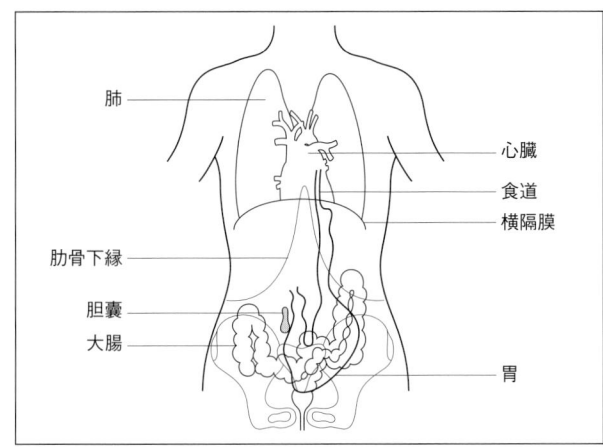

はじめに

人は体格により，肥満 hypersthenic，肥満ぎみ sthenic，痩せぎみ hyposthenic，痩せ asthenic の4つのタイプに分類される。臓器の形状や位置は，それぞれの体格のタイプに従って特徴あるパターンを取る傾向がある。

肥満：太っている体格。横隔膜の位置が高く，低い肋骨縁は角度が大きく幅広い。結果的に上腹腔は最も広く高い位置となる。胃と横行結腸は，腹腔の上部に位置する。胆嚢底部は押し上げられるため，胆嚢は正中線から離れて腹腔内で水平方向を向く位置にある。

痩せ：胸郭が薄く細い体格。細長く肋骨縁と胸郭が狭く，横隔膜の位置は低い。腹腔は浅く，低い部分が最も幅が広い。胃の幽門は低く，長い胃は腸骨稜の下方まで達することがある。横行結腸は，骨盤腔内にループをつくって下方に垂れ下がることがある。胆嚢は正中線近くに垂直方向にあり，底部は腸骨稜より下方に位置する。

これら2つの極端な体格の間には，**肥満ぎみ**（肥満傾向があるが，それほど幅広くはなく身長に比例している）と**痩せぎみ**（やせの傾向があるが，それほど薄く細長い体型ではない）がある。

どのような体型でも，次の場合には腹腔内の内臓は低い位置となる。

- 呼気と比べて吸気のとき
- 臥位と比べて立位のとき
- 加齢にともなう筋緊張喪失

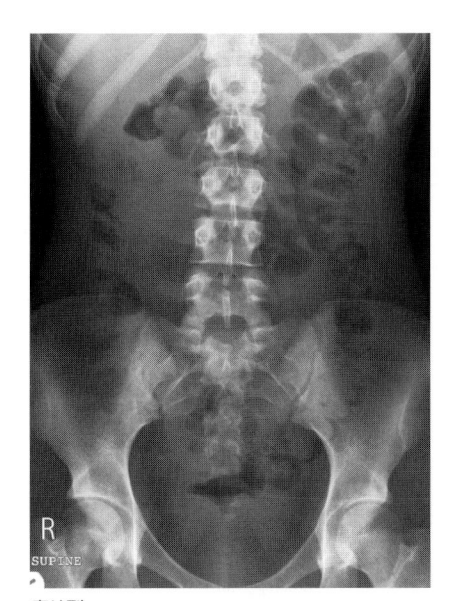

肥満体

痩せ型

痩せ型

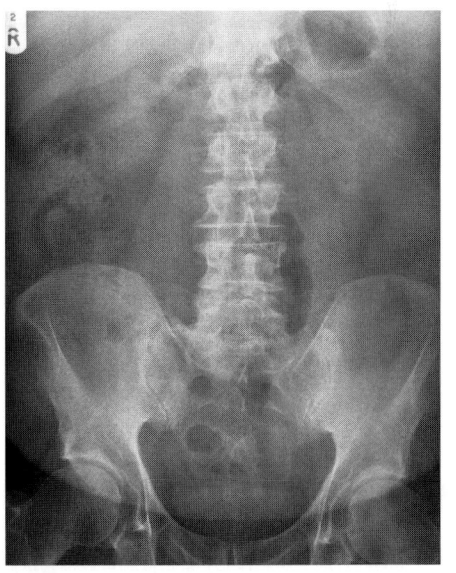

肥満体

痩せ型では1枚の写真に腹部全体を撮影することは可能かもしれないが，肥満体の腹部全体を撮影するためにはカセッテを横に置いて2枚必要となる。右の写真では，腹部の下部のみとなっていることに注意

はじめに

最も一般的な適応疾患

腹部と骨盤腔の単純X線写真は，以下にあげるさまざまな理由で撮影される。
- 腸閉塞
- 穿孔
- 腎疾患
- 急性腹症（診断名がついていない場合）
- 異物の同定（第16章参照）
- 中毒性巨大結腸症
- 大動脈瘤
- 経静脈性尿路造影（IVU）においてX線不透過性腎結石や胆石の存在を確かめ，検査の前処置が適正になされているかを評価するなど，造影検査前
- 膿瘍など，石灰化や異常ガス貯留の検出
- バリウム製剤を使用した消化管検査

推奨撮影法

下の表に示す方法により検査される。

基本法	背臥位前後方向
代替法	腹臥位後前方向
追加撮影	立位前後方向，左側臥位前後方向または後前方向，背臥位側方向，後斜方向

標準的なプロトコル

下の表は，一般的な診療における撮影方向を示したものである（Royal College of Radiologists, 2003 も参照）。

状態	腹部背臥位正面像	追加の撮影方向
消化管閉塞	撮影する	・腹部立位正面前後方向
消化管穿孔	施設のプロトコルにより，適応があれば撮影する	・立位後前方向または胸部前後方向 ・左側臥位前後または後前方向 ・背臥位側方向
腎疾患	撮影する	・背臥位（吸気） ・右または左後斜方向
急性腹症	撮影する	・立位後前方向または胸部前後方向
異物		
・嚥下	腹痛を訴える小児のように，異物が毒物，鋭利なもの，異常に大きなもの（嵌頓の危険性）または閉塞が疑われるものでないならば，適応外	・頸部軟部組織の側方向 ・立位前後方向または胸部前後方向
・吸入	撮影しない	・立位前後方向または胸部前後方向（頸部軟部組織を含む）
・貫通	撮影する	・側方向
・その他	撮影する	・直腸側方向または膀胱側方向
中毒性巨大結腸症	撮影する	・腹部立位前後方向
大動脈瘤	撮影する （注）可能であればCTまたは超音波検査が適する	・側方向 ・立位後前方向または胸部前後方向

撮影条件

撮影技術は患者の状態にも左右されるが，腹部と骨盤腔のいかなる単純 X 線写真においても一般的に必要とされる多数の条件がある。隣接した軟部組織が識別できるように，最高の鮮鋭度とコントラストでなければならない。

X 線写真は，一般的に移動グリッドつきの撮影台で撮影する。しかし，患者の容体によっては静止グリッドを使い，患者をストレッチャーで搬送するか，ポータブル撮影装置にて病室内で撮影する。

患者を固定し，一般的に最大呼気で呼吸を止めさせて撮影する。

項目	説明
焦点サイズ	≦1.3 mm
ろ過（フィルタ）	3.00 mmAl 等価
散乱 X 線除去用グリッド	グリッド比 10(8):1，グリッド密度 40 本/cm
スクリーン・フィルムの組み合わせ	感度 400〜800
FFD	115(100〜150) cm
管電圧	75〜90 kVp
自動露出制御	選択されたチェンバー，中央または中央と右上外側
撮影時間	200 ms 以下

下の表は，腹部撮影の背臥位腹背方向における画像の解像度とコントラストの最適条件となるパラメータを示したものである。

はじめに

注意事項

2 つのチェンバーを選択することにより，主に腸管ガスが存在する部分を X 線が透過することによる露出不足の危険を避ける。

画像が備えるべき特徴

- 急性腹症の場合，横隔膜から恥骨結合までと，両側方向では腹膜前の脂肪組織が含まれるよう腹部全体が撮影されていること。
- 尿路全体が撮影されていること〔腎・尿管・膀胱部単純撮影 Kidney ureter bladder(KUB)〕。
- アーチファクト（例えば衣服）のない空気で満たされた腸管と周囲の軟部組織の間の骨が鮮明に描出されていること。
- 結石症においては，小さくて X 線透過性の低い結石が正常組織と区別できること。

放射線防護

- 緊急検査で無視する場合を除き，「妊娠ルール」を遵守しなければならない［訳注：ICRP Publ. 84 参照］。
- 重要な病変の徴候が隠れている可能性があるとき以外は，生殖腺防護を行う。
- 適切な手技により，検査を繰り返すことなく，患者の被曝線量を低減させる。

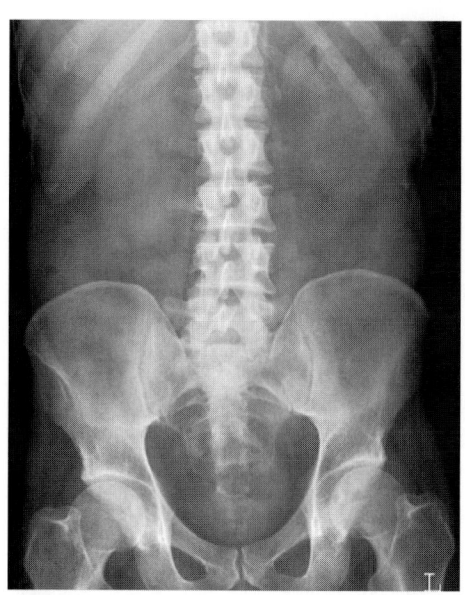

腎臓の輪郭が明瞭に描出された適正な線量による画像

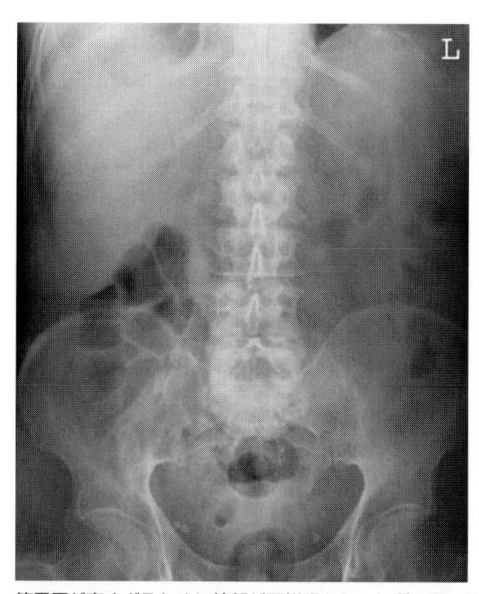

管電圧が高すぎるために輪郭が不鮮明となった質の悪い平板な画像（下着のゴムバンドによるアーチファクトに注意）

はじめに

放射線医学的考察

一般的な観察

腹部単純X線写真は，急性腹症の場合に重要な第一選択の検査である．写真の読影は非常に難しいが，しばしば比較的経験の浅い医師により最初の読影がなされることがある．質の高い検査であることは重要であるが，患者がしばしば疼痛を訴えたり，ガスで非常に膨満していたりするため，実施するのは難しい場合がある．

急性腹症に対する画像検査の適切な選択は，主として臨床徴候に左右される．以下に，この検査の適応，観察される徴候，その他のモダリティの役割について考察する．

結石

腎結石による疝痛発作は，腹部片側の激しく鋭い間欠的な痛みであり，しばしば鼠径部や精巣に放散痛をともなう．患者の多くは，ある程度の血尿をともなう．結石の9割までは，化学的成分組成により単純X線写真でみることができる．単純X線写真で確認できる結石はX線減弱が大きいが，多くは非常に小さく，通常は円形よりも卵形を呈する．化学的成分組成によっては，かなり密度が低く，石灰化を含んでいたとしても非常に小さければみることはできない．特にガス，便や骨が重なるところでは，結石をみつけにくい．結石は大きくなるにつれより円形になるし，さらに非常に大きい結石になると腎杯を鋳型状に占めるような形状（雄鹿の角）になることがある（いわゆる珊瑚状結石）．

X線撮影は，1枚の腹部背臥位写真で，腎臓の上縁から恥骨結合までを撮影範囲に含まなければならない（KUB）．体格の大きな患者では，腎臓と膀胱の範囲を分けて撮影することが必要な場合もある．撮影時のわずかな体動による鮮鋭度低下は小さな結石や視認性の低い大きな結石を不明瞭にしてしまうので，呼吸停止は重要である．仙骨や仙腸関節部はたいへん複雑な背景をつくるので，結石の見落しが生じやすい．

経静脈性尿路造影 intravenous urography（IVU）は，単純X線写真で認められた結石が真に尿路内にあるか否かを確認したり，X線透過性の結石を発見するためによく行われる検査であるが，CTが利用できる場合には，CT検査に取って変わられてきている．超音波検査では尿管を観察できないため，その使用には限界がある．核医学検査は，尿管閉塞の有無と位置は確認できるが，閉塞の原因を示すことができない．

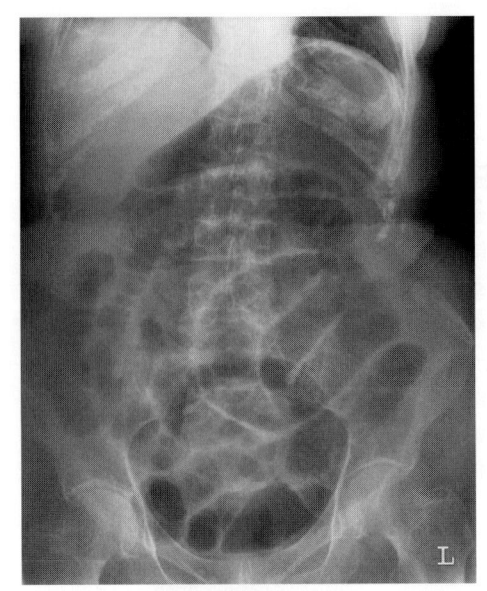

腹部背臥位前後方向（小腸閉塞）

腸閉塞

腸閉塞を起こす原因は多々あるが，先行する疾患や外科手術による癒着が最も多い．そのほかの一般的な原因として，腫瘍（特に大腸），ヘルニア，クローン病（特に小腸）がある．患者は既往歴があり，疝痛性腹痛や腹部膨満を訴える．聴診器による腸音は，高いピッチ音で「鈴鳴音」と表現される．背臥位前後方向の腹部単純X線写真で，多量のガスを含んで異常に拡張した腸管ループが典型的に認められる．特に腸が多くの液体を含んでいる場合，しばしば典型的な所見が欠如しているが，立位像を撮影すると液面形成がみられ，診断に有用である．空気と水の境界線形成（鏡面像）はさまざまな疾患で観察され，胃腸炎や空腸憩室など外科手術を必要としないものにも認められる．

大腸の閉塞は小腸とは異なり，病変部の腸の粘膜像（最適なX線撮影技術が必要）および腹部内の分布（腹部全体を含む写真が必要）により鑑別される．

胃幽門部の閉塞は，多くの液体がある場合には，背臥位（ガスが充満している場合）や胸腹部立位前後方向像でみられることがある．

CTは腸閉塞への適応があり，しばしばその原因を確認することが可能である．超音波は閉塞を検出できるが，原因究明はできず，第一選択の検査としては用いられない．

腹水貯留

多量の腹水は，結腸傍溝内の非透過性の帯，肝臓辺縁の不明瞭化，上行結腸・下行結腸や小腸のループの正中側への偏位などとして観察される．超音波は感度と特異度が腹部単純X線写真よりもはるかに高く，臨床的に

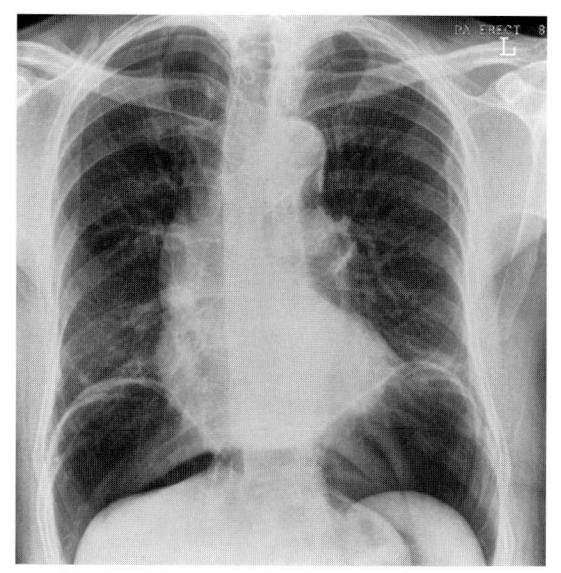

胸腹部立位正面後前方向像（腹腔の大きな穿孔を示す）

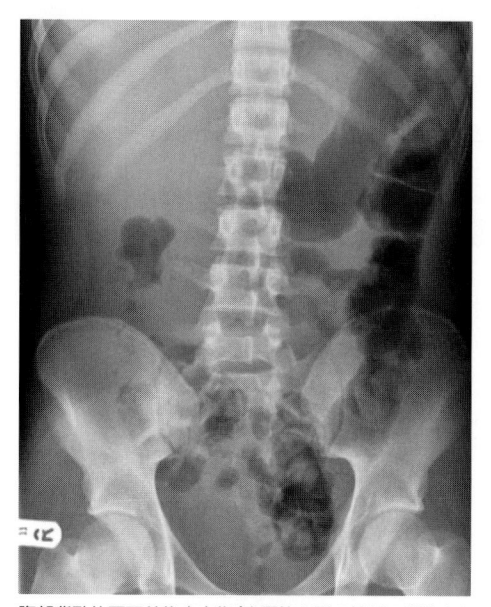

腹部背臥位正面前後方向像（大腰筋と腎の輪郭の消失として右腎外傷による影響が認められる）

疑われる症例で確認のために実施される。膿瘍と囊胞のように被包化された液体貯留は，軟部組織腫瘤像を呈し，腸管ループを偏位させる。ガスを含む膿瘍の場合，空気と水の境界線（鏡面像）は，立位正面像でみられることがある。正確な所見は病変の部位と背景となった原因により異なる。

穿孔

　消化管穿孔は，腹膜腔内へ遊離ガスを放出する。これは，水平方向撮影により高感度に検出される。理想的な状況下であれば，1 mL 程度でも検出できる（Miller, 1973）。一般的な原因は，憩室疾患による穿孔と消化性潰瘍による穿孔である。最適な検査は，胸部立位正面後

はじめに

前方向撮影であり，片側の横隔膜下，特に右横隔膜の肝臓上方に遊離ガスを認める。この撮影ができない場合は，左側臥位正面前後方向撮影（右側が上）が代替法として適している。または背臥位側方向撮影も撮影できる。どの撮影法においても，見落とすことがないように，遊離ガスが昇ってくる時間を考慮して，20 分間は患者を撮影体位の状態に置いておくべきである。腹腔内の病変の部位によらず，三日月型や泡状のガス像として認められる。
　背臥位側方向撮影では，遊離ガスは二重壁サイン（腸管の外壁の描出）として約 50％の患者でみられる。
　腹腔内ガスは，60％以上の症例で腹部外科手術後 3 週間以上にわたり確認できる。

大動脈瘤

　腹部大動脈瘤は，瘤の壁に石灰化がある場合に限って，腹部単純 X 線写真で検出できることがある。石灰化をともなわない瘤は，後部中心の軟部腫瘤像として認められるだろう。側方向像は，腫瘤の石灰化とそれが脊柱前面にあることを確かめるために撮影する。
　大動脈瘤は，一般的に超音波により診断および経過観察がなされるが，未確認の動脈瘤の破裂が疑われる場合，超音波検査がすぐに実施できないのであれば，診断のために腹部単純 X 線写真が重要である。CT は，大動脈瘤の大きさや，腎動脈と大動脈瘤との関連を決定したり，破裂の可能性のある場合の検査などに施行される。

後腹膜の疾患

　腫瘤は，単純 X 線写真上で他の構造（特に胃と腸）の偏位または腰筋ラインの不透明化によって偶発的にみつかることがある。腰筋ラインの消失は，腰筋膿瘍や血腫で起こるが，健常者でも一般的にみられる所見なので，これらの疾患に対する検査としては役立たない。超音波検査はしばしば腸管ガスが妨げになるため，CT や MRI 検査が好まれている。

便秘症

　便秘症は，排便回数とその一貫性，用便習慣の変化，臨床検査などに基づいて臨床的に診断される。二次的な腸管閉塞を検査したり，残留した便の量（通常，慢性の便秘状態において）を決定する場合を除いて，単純 X 線撮影はほとんど行わない。

小児の撮影

　高線量の検査になるので，小児には可能な限り避けるべきである。放射線医学的適応は第 14 章を参照。

腹部と骨盤腔

背臥位正面前後方向

35×43 cmサイズのカセッテを使用する。体格の大きい患者の撮影では，35×43 cmサイズのカセッテを上腹部の脊椎に対して直角をなすように(横方向に)置いた追加撮影が必要となることがある。

患者とカセッテの配置

- 患者は背臥位とし，撮影台が正中矢状面と直角をなすように撮影台の中央に寝かせる。
- 撮影台表面から前上腸骨棘までの距離が左右で等しくなるように骨盤を調整する。
- カセッテは縦方向にカセッテトレイへ置き，恥骨結合がフィルムの下端に含まれるようにポジショニングする。斜入するX線は恥骨結合を下方へ投影することに留意する。
- カセッテの中心は，両側腸骨稜を結んだ線より下方1 cm付近の位置とする。こうすることで確実に恥骨結合が含まれる。

X線束の方向と入射点

- X線中心は垂直にカセッテの中央に入射させる。
- 呼吸を静止させて，短時間撮影を行う。

注意事項

- 大きな腹部の場合，軟部組織を圧迫して散乱線の影響を減少させるために固定バンドを使用することがある。
- X線束は使用するカセッテの大きさに絞り，腹部の外側縁を越えないようにする。
- 目的部位と解剖学的指標がカセッテに含まれていることを確認する。
- 自動露出制御装置(AEC)を使用する場合は，中心と右のチェンバーを両方選択し，腸管ガスがX線束内に含まれるために生じる露出不足を避ける。
- 撮影台に移ることができないほどの重症患者(例えば多発性外傷または急性腹症)は，固定グリッドとカセッテをストレッチャーに乗せた患者の下に置いて撮影する。正確な焦点-フィルム間距離(FFD)を使用し，グリッドのカットオフを避けるためにカセッテ中心が中央に置かれていることに注意しなければならない。カセッテの下に後方散乱を減少させるための鉛入りラバーを置き，コントラスト改善を図る。

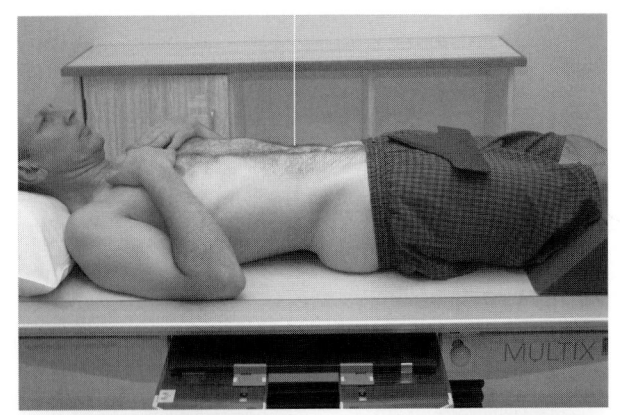

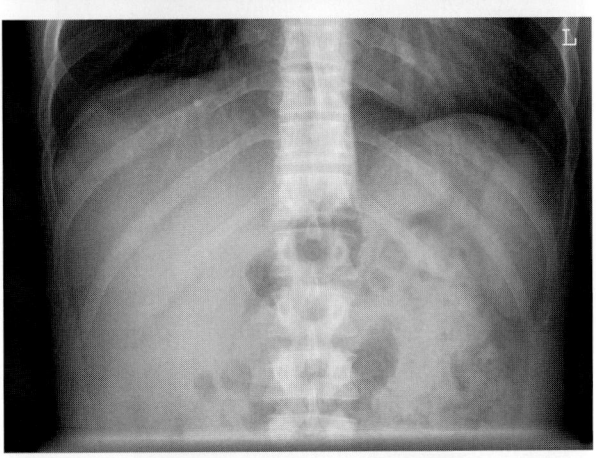

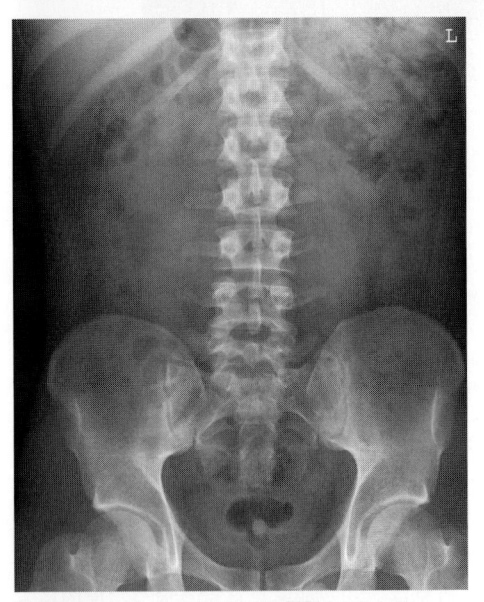

腹部全体をカバーするために2回撮影されたもの

画像が備えるべき特徴

- できる限り鮮鋭度を落とさずに腸管が描出されていること。

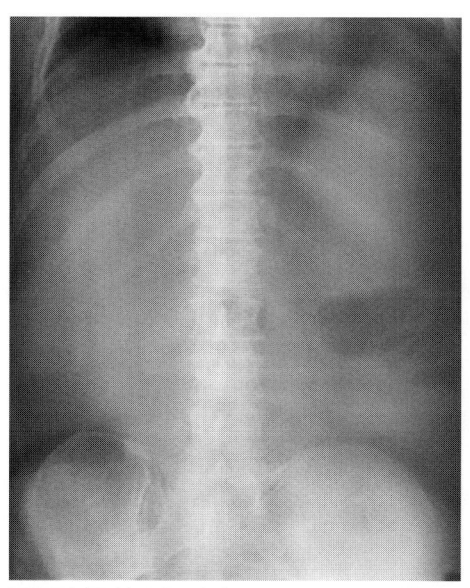

腹部と骨盤腔

- 患者の大きさやAECの誤った選択により，露出不足が起こることがある。
- 患者が着衣のままで検査を受ける場合，ボタンやポケットの中身によるアーチファクトが発生する。
- ストレッチャーや病棟での撮影では，X線束中心が垂直に入射し，グリッドカセッテの中央が中心にくるように配置することによって，グリッドのカットオフを回避する。
- 高すぎる管電圧の使用，線束の絞り不足，低グリッド比を用いたストレッチャー上の撮影での固定型グリッドカセッテの使用，体格の非常に大きな患者に対する腹部の圧迫の失敗により，コントラストの低下した画像となる。これらの要因を最適化することで画質を改善できる。

放射線医学的考察

- 動きによる鮮鋭度低下は，それがいかなる原因であっても，小さなあるいは中程度のサイズの腎結石や尿管結石をみえにくくすることがある。
- 放射線科医によっては，多くの場合微細な所見も背臥位正面のX線写真で確認できるので，腸閉塞の診断に立位撮影はほとんど必要ないと主張する。しかし，急性期の立位撮影は，経験豊かな放射線科医と速やかに連絡を取れない場合，外科医にとっては非常に有用である。
- 鈍的外傷では，組織の損傷や血腫によって腰筋および腎臓の輪郭の消失を示すことがある。

放射線防護

- 「妊娠ルール」と「10日規則」は，妊娠可能年齢の女性に適切に行うことが重要である［訳注：「月経開始日から10日以内に限定して検査を実施するべき」とするもの。ICRP Publ. 84では，大部分の状況において10日規則の必要性は証明されていないとしている］。
- 男性の性腺防護については，適切な大きさの性腺防護具を選択し，確実に性腺を防護し，かつ骨盤部を鉛で覆い隠すことのないように注意深く行う。

立位正面前後方向

　可能ならば，患者を立位ブッキー台に立たせて撮影する。あるいは，大きなI.I.とX線管つきのCアームの角度可変撮影台で撮影することもある。必要な場合は，患者はストレッチャーや椅子に座った状態で，固定型グリッドカセッテを使用して撮影する。

画質不良（不適切な撮影条件の結果，動きによる鮮鋭度の低下を示す）

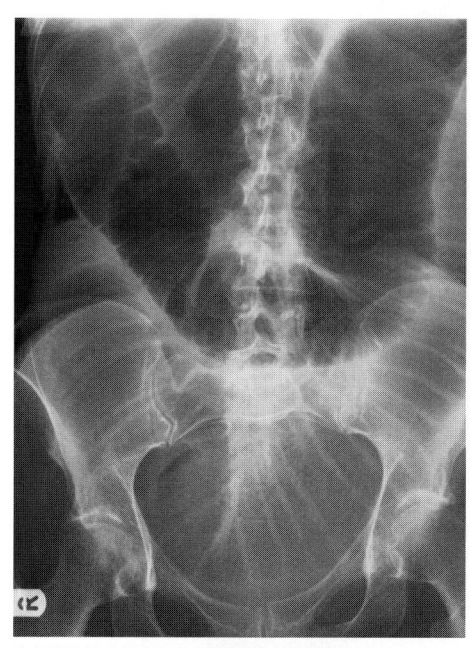

腹部背臥位前後方向像（回腸遠位部の閉塞を示す）

よくある失敗と対処法

- 1枚の写真に恥骨結合と横隔膜をともに含んでいない。患者の体格が原因となるが，このような場合には，2枚撮影して，2枚目は35×43cmサイズのカセッテを横置きとして上腹部を撮影するとよい。
- 患者の大きさや不適切なポジショニングにより，腹腔の外側を含んでいない。
- 呼吸の動きによる鮮鋭度の低下。撮影前に呼吸の練習を行うことは，この影響を減少させるのに役立つ。また，短時間撮影を併用する。
- 特に寝台上で撮影する場合，患者に回転が生じる。

腹部と骨盤腔

患者とカセッテの配置（立位）

- 患者は立位ブッキー台に背中をつけて立つ。
- 快適で安定した位置が取れるように、患者の足をよく開かせる。
- 正中矢状面は、撮影台に対して垂直となるようにし、撮影台の中心線と一致させる。
- 撮影台表面から前上腸骨棘までの距離が左右で等しくなるように骨盤を調整する。
- 横隔膜が欠けないようにするために、35×43 cmサイズのカセッテを胸骨体の中央レベルが上縁となるようにブッキートレイに装填する。
  注意：X線束の広がりにより、横隔膜の位置は上方に偏位して投影される。

X線束の方向と入射点

- 正中にカセッテの中心を合わせて、水平方向に入射する。
- 通常の最大呼気位で撮影する。

患者とカセッテの配置（角度可変撮影台）

オーバーテーブル方式の大きなI.I.とX線管つきのCアームの角度可変撮影台は、閉塞部位を確認するための消化管バリウム検査や、経静脈性尿路造影などその他の立位像を必要とする検査で用いられる。

- 患者を角度可変撮影台の上に背臥位とし、足台にしっかりと足をつけさせる。患者が立位となるまで撮影台を垂直位に向けてゆっくりと動かす。
- 必要ならば固定バンドで膝と胸部のあたりをしっかりと固定し、撮影台を垂直方向に動かすときに患者が倒れないようにする。患者の容体が悪いときや介助なしに立つことができない場合、この方法は勧められない。
- I.I.の上縁は、横隔膜を撮影領域に含むようにするために、胸骨体の中央となるように設定する。
- X線管とI.I.の位置は、正中線に水平となるようにする。
- 撮影台の動きが止まったら、直ちに撮影する。撮影は撮影台が垂直であるときが望ましが、どれだけ垂直に近づけるかは患者の状態による。
- 撮影後すぐに、患者からX線管球を遠ざけ、撮影台を水平の位置に戻す。

注意事項

- 撮影条件は、高い管電流で短時間撮影とし、背臥位の場合は管電圧を7〜10 kV上げて撮影する。
- 穿孔が疑われる場合、理想的には、どんな遊離ガスでも昇ってくるように撮影前に患者を20分間立位のま

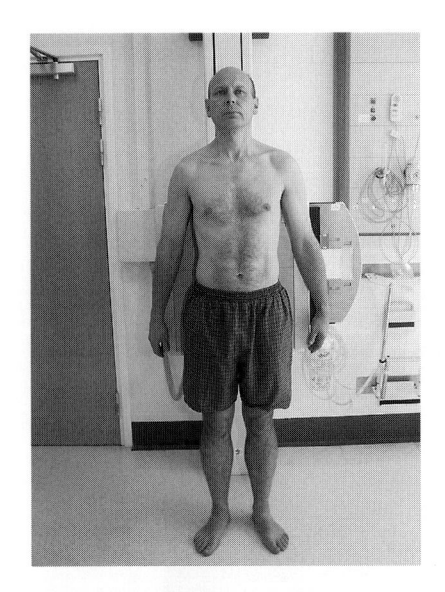

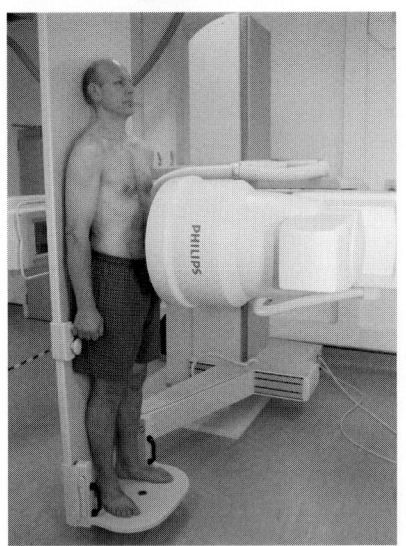

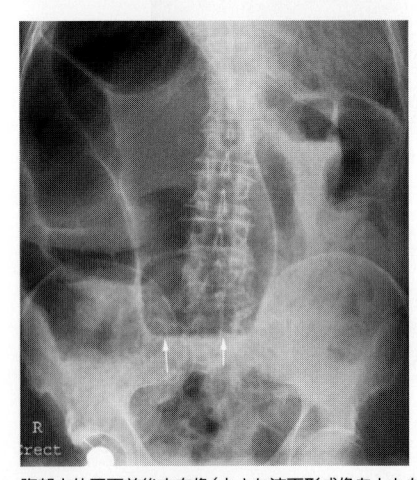

腹部立位正面前後方向像（小さな液面形成像をともなう拡張した腸管を示す）

まとする。この状態に適した撮影法は、胸部立位または左側臥位前後方向、あるいは最後の手段として背臥位側方向像がある。

坐位正面前後方向

腹部坐位正面方向撮影では，患者をトロリー［訳注：キャスターつきの椅子を指す（写真参照）］に座らせて両足を横に出した状態で垂直のブッキーカセットホルダを使用するか，背もたれを取り外した車椅子に乗せて立位ブッキー台を使用する，あるいはトロリーの背もたれを垂直に立ててグリッドカセットを使用する。

この撮影が必要となる患者は通常きわめて病状が重く，閉塞を確認するために行われる。

腹部と骨盤腔

患者とカセットの配置

- 撮影条件を設定し，水平X線束中心が正しい高さになるようにX線管のポジショニングをすませたうえで，患者を座らせた状態でX線管と対面するようにトロリーを回転させて位置を合わせる。
- 両足を外転させて，骨盤腔が大腿部の軟部組織と重ならないように注意すべきである。
- 患者の正中矢状面が垂直となるようにポジショニングし，ブッキー台またはグリッドつきカセットの中心線に一致するよう合わせる。
- このポジショニングでは，患者の身体はブッキー台につけた 35×43 cm サイズのカセットまたは患者の背中に垂直に保持されたグリッドカセットで支えられる。上縁は胸骨中心より低い位置にあってはならない。
- 代替の撮影法として，患者の容体によっては，椅子（肘掛け，背もたれのない）や背もたれを取り外した車椅子に座らせて，ブッキー台を背にして撮影することがある。必要ならば，トロリーの背もたれを垂直方向に引き上げて撮影することがある。

X線束の方向と入射点

- 正しいFFDで，水平X線束中心が患者の前面からカセットの中心へ向かうようにX線管の位置を最終調整する。
- 呼気停止下で撮影を行った後，患者を背臥位に戻す。

画像が備えるべき特徴

- 腹腔内のどのような遊離ガスでも観察できるように，両側の横隔膜のドームを確実に含んでいること。

放射線医学的考察

- 立位の液面形成像は必ずしも閉塞を示すものでない。例えば，重症の胃腸炎とか，空腸憩室症など，ほかにも液面像を呈するさまざまな疾患がある。
- 腸閉塞が疑われる場合は通常この撮影が適応となるが，ガスを含む膿瘍の存在を確かめる場合にも有用である。

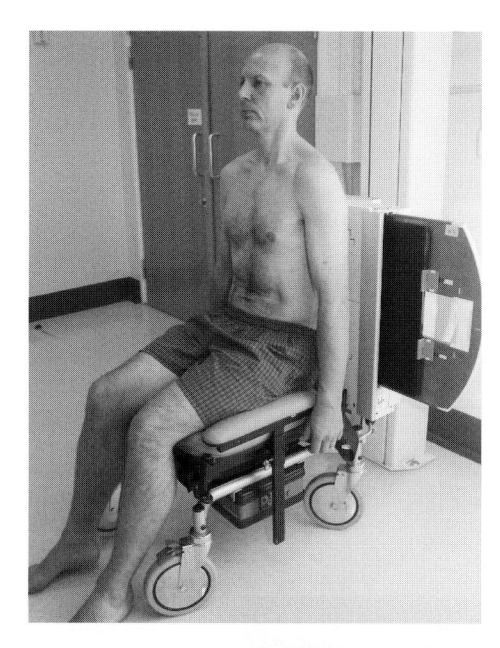

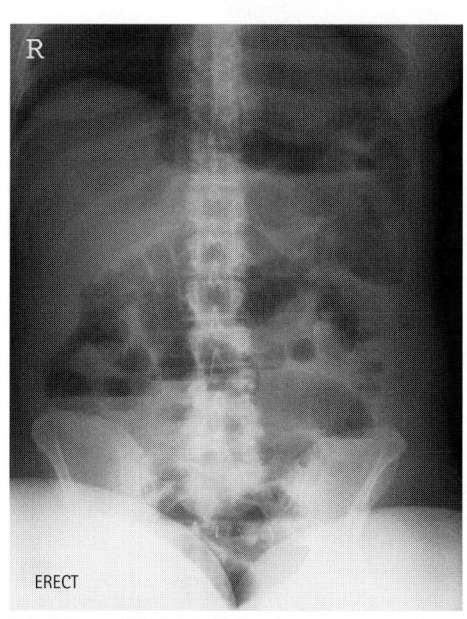

腹部坐位正面前後方向像（術後の小腸閉塞を示す，横切開の位置の下腹部のクリップに注意）。注意：両足が外転していない場合，この写真のように骨盤部の詳細は不明瞭となる

腹部と骨盤腔

左側臥位正面前後方向

　この撮影法は，背臥位正面前後方向撮影で横隔膜下に存在が疑われた遊離ガスを確認するために，患者が立位または坐位の姿勢を取れない場合に用いる．また，閉塞が疑われる場合にも撮影する．

　患者が左側臥位を取ると，遊離ガスが上昇してきて肝臓の外側縁と右側腹壁の間に位置するようになる．遊離ガスがこの位置に集まるまでの時間を確保するために，撮影前20分間，患者は左側臥位のままとすべきである．

患者とカセッテの配置

- 患者を左側臥位とし，両肘，両腕を曲げて両手が頭部の近くで静止できるようにする．
- 35×43 cm サイズのカセッテを立位ブッキー台に横置きに装着するか，代替としてグリッドカセッテを軀幹の後面に垂直になるように置き，照射野の上縁は右外側の腹壁と胸壁を越えて十分な高さがあるようにする．
- フィルムには横隔膜上方の肺が一部含まれるようにする．
- 患者の位置は，正中矢上面がカセッテに対し垂直となるように調整する．

X線束の方向と入射点

- 水平X線束中心を患者の背面へ向け，フィルムの中心に入射する．

背臥位側方向

　ときには，患者が坐位や側臥位を取ることができないこともある．このような場合は，背臥位の状態のままで，横から水平にX線を入射させて側方向撮影を行う．

患者とカセッテの配置

- 患者は背臥位の状態で，腕は胸腹部から外れるように挙上させる．
- グリッドカセッテは，患者の横に垂直に立てて保持し，胸骨の中心レベルまでの胸部と，腹部ができるだけ広範囲に含まれるようにする．軀幹の前壁がフィルムから外れて撮影されることがないように留意する．
- 代替としてストレッチャーを使用する場合，立位ブッキー台に対してポジショニングする．

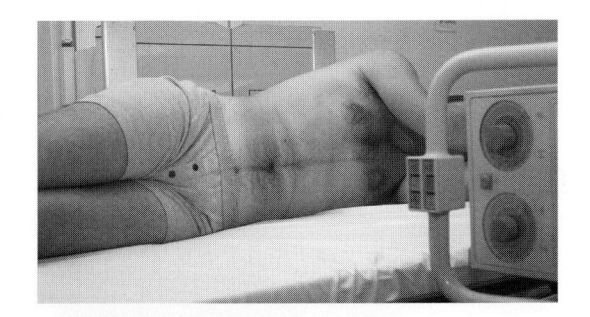

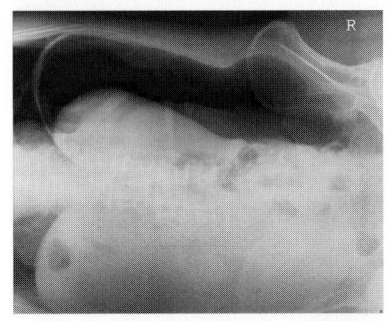

左側臥位正面前後方向像（腹腔内の遊離ガスを示す）

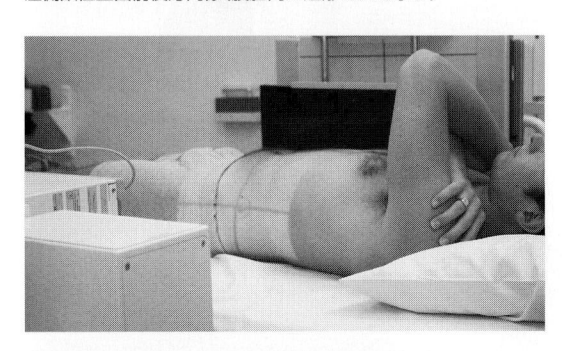

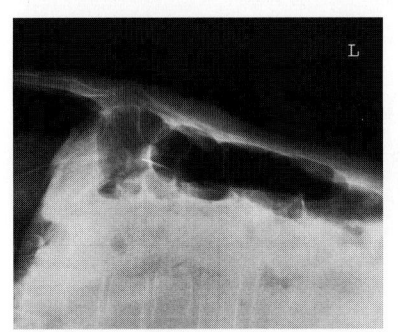

腹部背臥位側方向像

X線束の方向と入射点

- 水平X線束中心を身体の側面に向け，カセッテに対して垂直方向に，カセッテの中心へ入射する．
- 呼気停止下で撮影する．

注意事項

　ウェッジフィルタを使用すると，一度の撮影で腹部側壁と腸管の両方をみることができる．

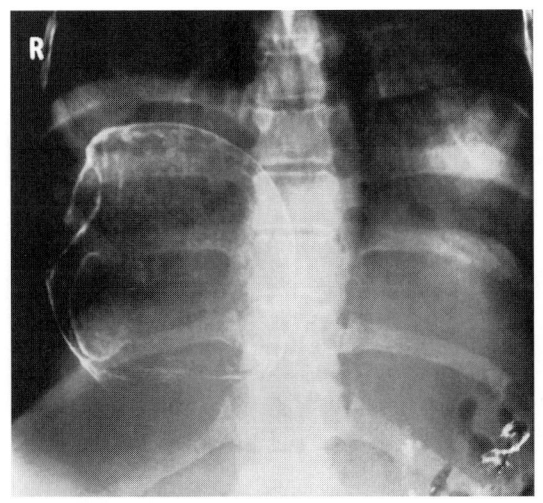

腹部背臥位前上像(肝内の包虫囊胞を示す)

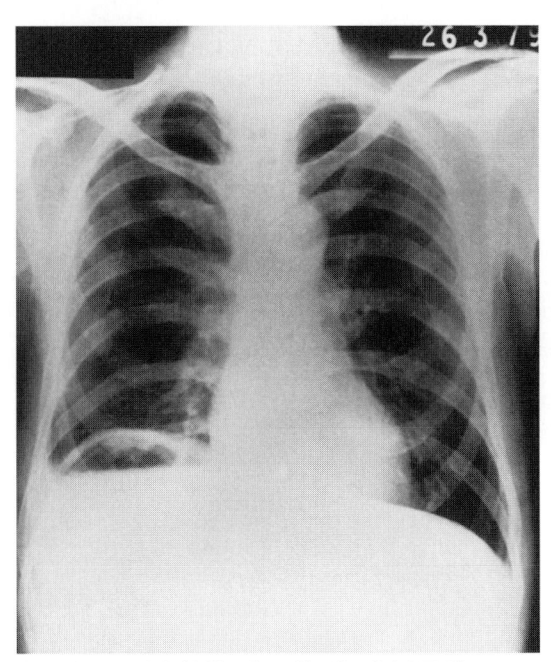

胸上腹部後前方向像(右横隔膜下の横隔膜下膿瘍を示す)

肝臓と横隔膜

　肝臓は超音波やCT，MRIを用いることで最もよく観察することができるが，例えば包虫囊胞による肝内異常石灰化など一定の状況下では，単純X線写真も診断に用いられている。

前後方向の撮影技術

石灰化

- 異常石灰化を描出するには，肝臓全体を含むのに十分な大きさのカセッテ(43×53 cm)を使用する。
- 患者は撮影台に背臥位とし，カセッテはブッキートレイに横置きにする。横隔膜の上面全体が十分に含まれるように，下縁は腸骨稜の上部までを含め，上縁は胸骨中心より下位にならないようにする。
- X線束中心はカセッテの中心に入射する。呼気停止下で撮影する。

肝内および横隔膜下膿瘍

　右横隔膜下の液面形成像を観察するためには，水平方向撮影が必要とされる。

- 前後方向(または後前方向)撮影は，立位または坐位で水平方向にX線束中心を入射して撮影する。左側臥位でも，同様に腹部の液面像を示すことができる。
- この部位の病変は右横隔膜の挙上を引き起こしやすいので，カセッテは上腹部，横隔膜および胸部下部が十分に含まれる高さに設定することが重要である。
- 超音波や透視は呼吸による横隔膜の動きを観察するのに利用される。両方とも利用できない場合は，後述する2回撮影法が用いられる。

11

呼吸時の横隔膜の動き

　胸部単純 X 線写真上では，右横隔膜は，正常ならば左横隔膜よりも約 2.5 cm 高い。透視下では，両側の横隔膜は吸気で下がり，呼気で上がり，全体としては 2 肋間分を移動することが観察できる。
　横隔膜下膿瘍や肝内占拠性病変など横隔膜下の病変，あるいは右下葉の虚脱や横隔膜の麻痺など横隔膜上の疾患が原因となって，横隔膜の正常の位置と呼吸中の可動域は変化する。
　超音波検査や透視は，さまざまな呼吸運動における横隔膜の動きを調べることができるが，代替として，吸気および呼気時胸部後前方向単純 X 線写真を撮影することで，横隔膜の可動域を確認できる。

撮影方法

- この方法は 2 回に分けた単純 X 線写真を撮影するか，代替として 2 回撮影法により作成する。2 回撮影法では，1 回は吸気，もう 1 回は呼気として，1 枚の写真として撮影するが，それぞれは通常の胸部単純 X 線写真の撮影条件の半分の線量とする。
- 2 回の撮影の間に患者が動かないように注意する。
- 肺の炎症性変化で不透過性が増すことによって横隔膜の輪郭は不明瞭化する。そのような場合には，管電圧を上げることで必要な X 線透過力を備えることができる。

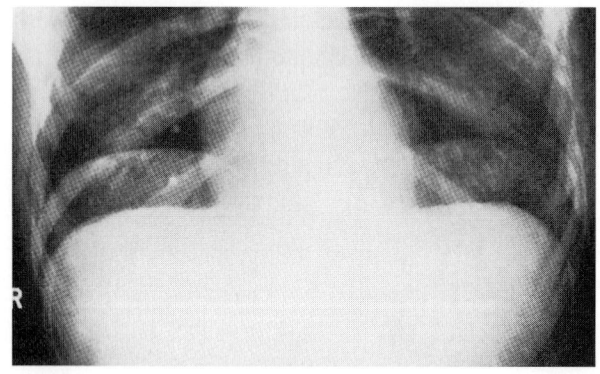

吸気

呼気

2 回撮影法

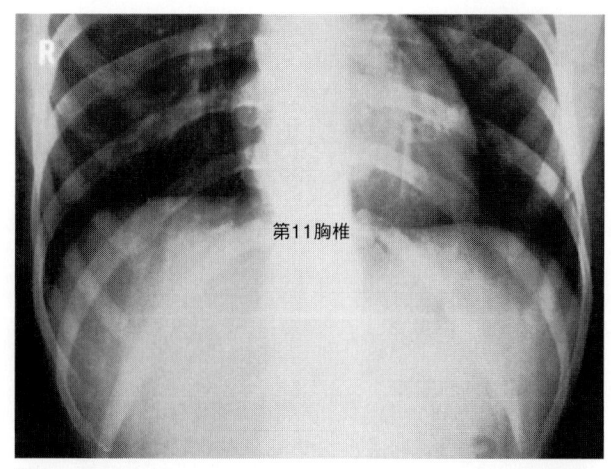

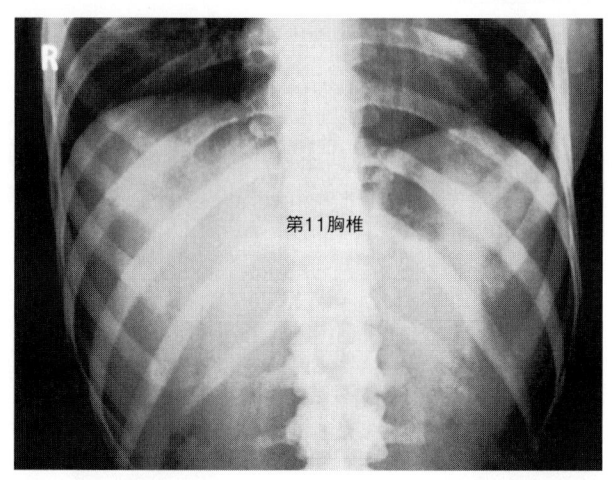

腹腔と骨盤腔の単純X線写真は以下のようなものを描出するために実施される。
- 両側の腎臓の輪郭（腎周囲脂肪組織に取り囲まれた）
- 腰筋の外側縁
- 腎，尿管，膀胱のX線不透過性の結石
- 腎や膀胱壁内の石灰化
- 尿路内のガスの存在

放射線防護

緊急検査で無視することが許される場合を除き，「妊娠ルール」を遵守しなければならない。膀胱を含む尿路系全体を描出する必要がある場合は，女性の生殖腺防護はできない。男性の場合は，睾丸の防護のため恥骨結合下縁の上に鉛板を置くことができる。膀胱と下部尿管を画像に含む必要がない場合は，女性の生殖腺防護も可能であり，卵巣を防護するため下腹部の上に鉛ラバーシート置く。これまでに述べた，患者の被曝線量を低減するためのさまざまな方法も併せて行うべきである。

患者の前処置

可能ならば，腎臓に重なる可能性のある腸管のガスと便を除去するために検査48時間前から低残渣食とし，下剤を投与する。緊急検査の場合は，腸管の前処置はできない。患者に清潔な検査着を着用させる。

前後方向

患者とカセッテの配置

- 患者を撮影台に背臥位とし，撮影台の中心線上で，正

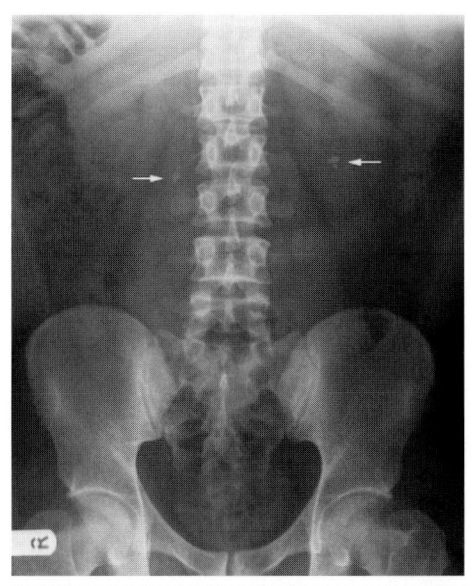

腹部背臥位正面前後方向像（左腎下極の結石と右上部尿管の結石を示す）

尿路

中矢状面が撮影台に対して垂直となるようにする。
- 両手は上部胸部に置くか，両腕を胴体から少し離して脇に置く。
- カセッテのサイズは，腎上極の上方から恥骨結合まで入る十分な大きさのものを使用する（例えば，35×43 cmサイズのカセッテ）。
- フィルム下縁に恥骨結合が含まれるよう，カセッテをブッキートレイに置く。斜めに入射するX線が恥骨結合を下方に投影するため，注意を要する。
- カセッテの中央は，腸骨稜を結んだラインより約1 cm下方の点とする。この位置であれば恥骨結合は確実に画像に含まれる。
- 幅広い固定バンドで患者の腹部を固定するが，患者の容体に応じて圧迫を加える。この圧迫をより効果的にするためには，バンドを引き締める前に長いパッドを圧迫バンドの下に正中に沿って置く。

X線束の方向と入射点

- X線束中心はカセッテの中心に向けて入射する。この位置は，腋窩中線上の肋骨下縁あたりの高さの，正中になる。X線束はカセッテの縁の内に収まるように絞る。
- 高い管電流で短時間撮影とし，最大呼気停止下で撮影する。

注意事項

- 腎に重なってみえる小さなX線不透過性のものは，腎実質の内外に存在する。最大吸気停止下で追加撮影をすると，腎臓と腎臓の外にある石灰化では，吸気と呼気で動きの広がりと方向に相違を示すことがある。
- 腎臓の上縁が最大長のフィルムでも欠けてしまう場合には，腎臓に絞った撮影が必要となる。

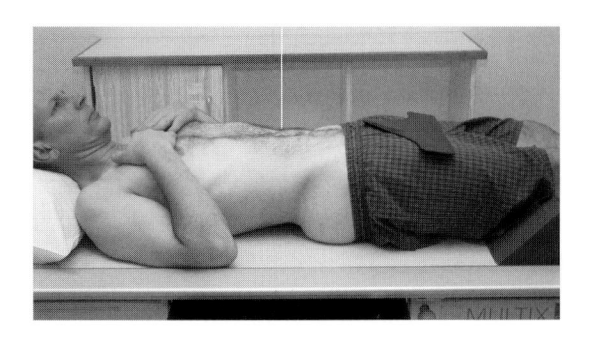

尿路

　X線不透過性の部分と腎尿路系との関係についての付加的情報は，後斜方向の撮影で得られる．右後斜方向では，右腎の集合系の真横と左腎の**真正面**を観察できる．同様に左後斜方向では，左腎の真横と右腎の**真正面**を観察できる．

　尿路よりも前方に存在する不透過性部分は前後方向像では重なりを生じてしまうので，その存在を確認するためには側方向像が必要となるだろう．

右後斜方向

患者とカセッテの配置

- 患者を撮影台に背臥位とする．胸腹部軀幹の左側を持ち上げて，冠状面が撮影台から15°～20°になるように角度をつける．
- 撮影台を横切って患者を移動させ，脊柱が撮影台の正中よりやや左側にきた位置で患者を固定する．
- 腎領域のみの場合は，24×30 cmサイズのカセッテをブッキートレイに横置きにして，胸骨剣結合と臍の中間のレベルを中心に撮影する．
- 腎尿路系全体の場合は，35×43 cmサイズのカセッテが必要となる．この場合，下部肋骨縁レベルを中心とする．

X線束の方向と入射点

- 垂直X線束中心はカセッテの中心に入射する．

注意事項

　患者を過度に回転させてしまうと脊椎に右腎が重なって撮影される．

側方向

患者とカセッテの配置

- 患者は検側が下になるよう横向きに寝かせ，両手を頭部近くへ置く．臀部と膝を屈曲させて安定させる．
- 身体の正中矢状面を撮影台と平行とし，脊柱（背中の表面より約8 cm前方）が撮影台の中心となる位置で，バンドで固定する．
- カセッテをトレイの中に置き，腎領域を撮影する場合には第1・2腰椎，肋骨縁下端より約5 cm上方を中心とする．

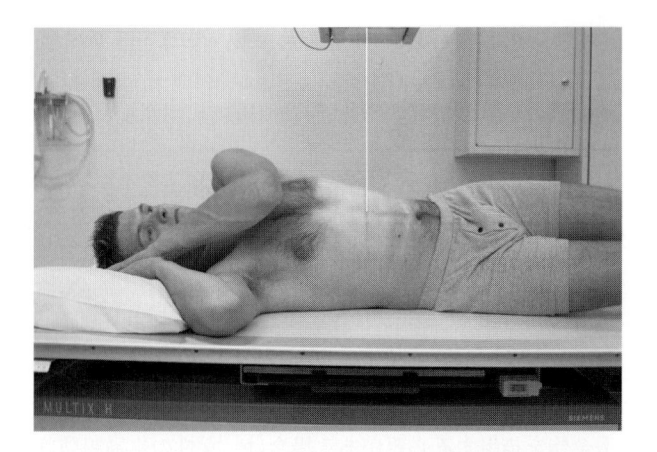

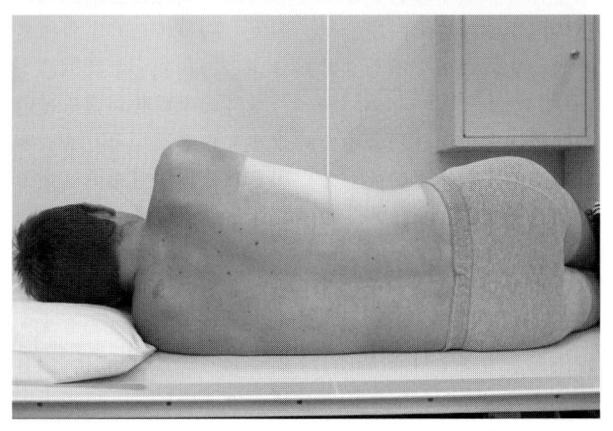

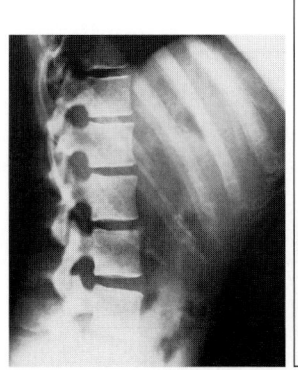

腹部の側方向像

X線束の方向と入射点

- 垂直X線束中心をカセッテの中心に入射し，呼気停止下で撮影する．

膀胱内の結石は，特に膀胱が最大に充満している場合には自由に動くが，膀胱外の石灰化や結石，例えば前立腺結石は可動性がない。前後方向と斜方向を撮影する

膀胱

と，結石と膀胱の相対的な位置の変化を確認できる。膀胱領域の検査では，骨盤骨格の形状に応じて恥骨結合を膀胱の下方に投影するように，尾側へ角度をつけることが必要となる。

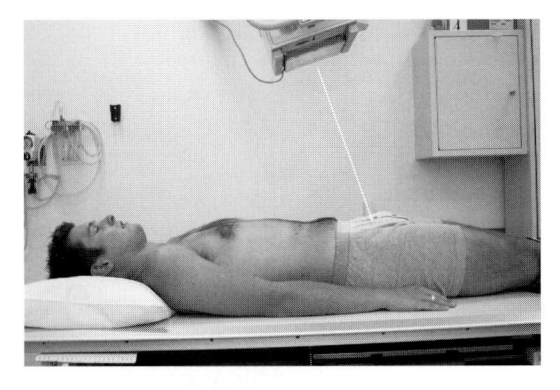

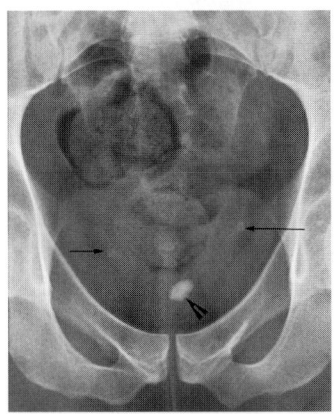

尾側15°傾斜前後方向

患者とカセッテの配置

- 患者を，正中矢状面が撮影台に対し垂直となるようにして，撮影台の中央に背臥位とする。
- 通常は18×24 cmサイズのカセッテをトレイに縦に置き，恥骨結合がフィルムに収まるように，恥骨結合より5 cm下方を下縁に設定する。

X線束の方向と入射点

- X線束中心は尾側へ15°傾斜し，正中で恥骨結合上縁より5 cm上方を中心に入射させる（例えば，前上腸骨棘の高さと恥骨結合上縁の中間の位置）。

右・左後斜方向

患者とカセッテの配置

- 背臥位の位置から片側を持ち上げて，正中矢状面を35°まで傾ける。
- 安定させるために，撮影台に接する側の膝を屈曲させ，持ち上げた側はX線透過性パッドを用いて支える。
- 患者の位置は，恥骨結合と持ち上げた側の前上腸骨棘との間の中点が，撮影台の中心と一致するように調整する。
- 30×24 cmサイズのカセッテを，前上腸骨棘レベルが上縁となるようにしてトレイ内に縦に置く。

X線束の方向と入射点

- 垂直X線束中心を恥骨結合の上方2.5 cmに入射する。
- 代替法として，尾側方向に15°角度をつけて入射させる撮影法があるが，中心点が高くなるので，角度調整のためにカセッテを下方へずらすことになる。

注意事項

右後斜方向，すなわち左側挙上位では，右側の膀胱尿管移行部（小さな尿管結石が詰まる一般的な部位）を確認できる。

下腹部15°頭側前後方向像〔膀胱結石（矢頭）および中心に透亮像を有する小さな静脈石（矢印）を示す〕

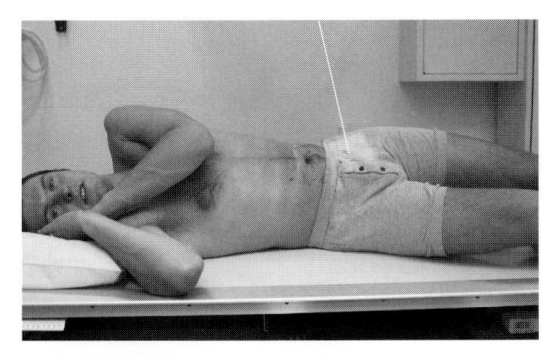

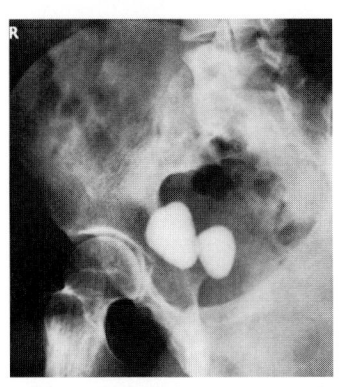

下腹部右後斜方向像（膀胱内に巨大な結石を示す）

胆管系

　胆管系の描出は，通常，超音波検査で行われる。しかし，胆嚢や胆道内の石灰化を含むX線不透過性のものを描出するために単純X線写真が撮影されることもある。

　画像に重なってくる腸管の便やガスをなくすために，検査前の2日間下剤を投与し，低残渣食を摂取させる。関心領域内の軟部組織を区別するために，鮮鋭度が高く最大限高コントラストの画像を撮影しなくてはならない。

　最高の画質を得るために，固定，圧迫，照射野の絞り，高管電流・低管電圧（70 kV）での短時間撮影を行う。

　胆嚢は肝臓下縁の中央に位置しているが，非常に個人差が大きく，痩身ならば低い位置で脊柱に近い側にあり，肥満した体格ならば外側方で高い位置にある。

　一般的には左前斜方向撮影を行うが，代替法として右後斜方向で撮影することもある。

左前斜方向

　カセッテのサイズは，右腹部の広い範囲を含むことのできる大きさを選ぶ。

患者とカセッテの配置

- 患者を撮影台に腹臥位として，右側を挙上させ，正中矢状面が20°となるようにする。このとき，前額面も撮影台に対して20°となっている。
- 右腕を頭部近くまであげさせて固定し，左腕は軀幹の脇に沿って背方に横たわらせておく。
- 挙上させた右側が撮影台の中心までくるように患者を動かし，圧迫バンドで固定する。
- 24×30 cmサイズのカセッテをブッキートレイに縦に置き，腸骨稜の上部が含まれるよう，肋骨下縁より2.5 cm上方を中心とする。

X線束の方向と入射点

- 垂直X線束中心をカセッテの中心に合わせ，棘突起から右7.5 cmかつ肋骨下縁より2.5 cm上方の点に入射する。
- 最大呼気停止下で撮影をする。

注意事項

　最大吸気停止下で追加の画像を撮影することがある。これにより，胆嚢および胆嚢外にあって胆嚢と重なる石灰化（例えば肋軟骨内）の相対的な位置関係を知ることができる。

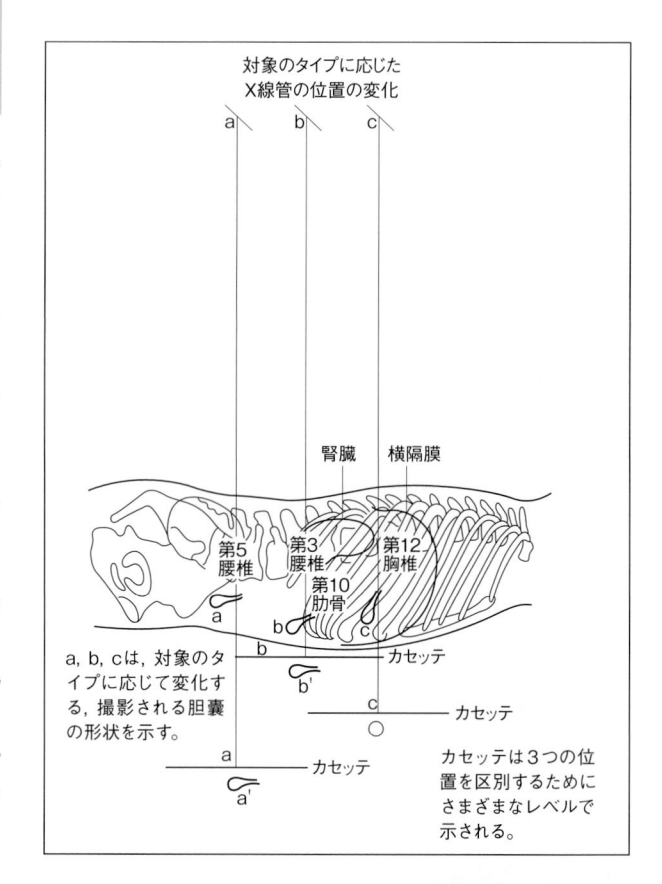

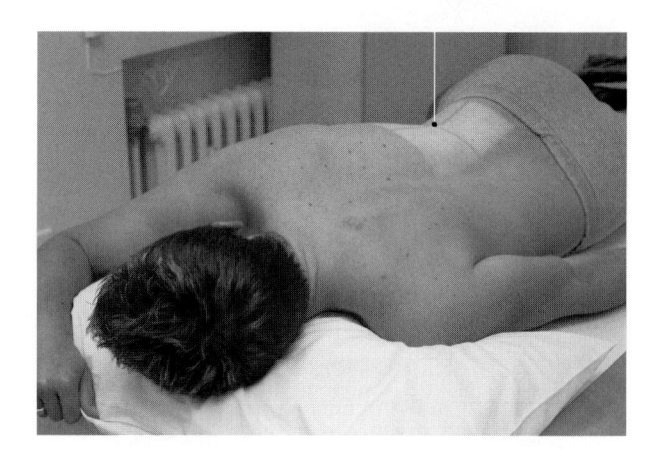

胆管系

右後斜方向

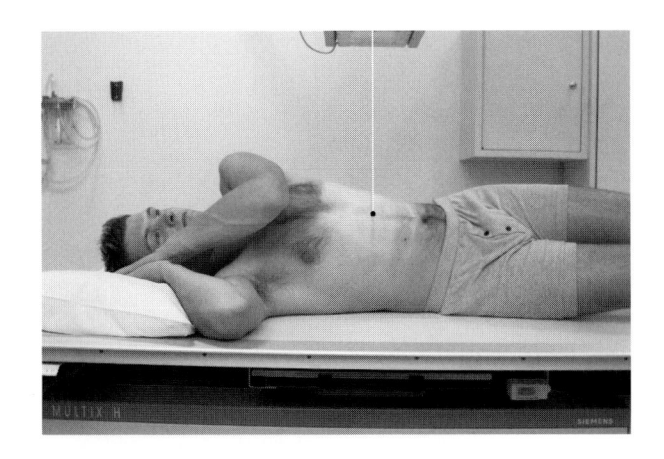

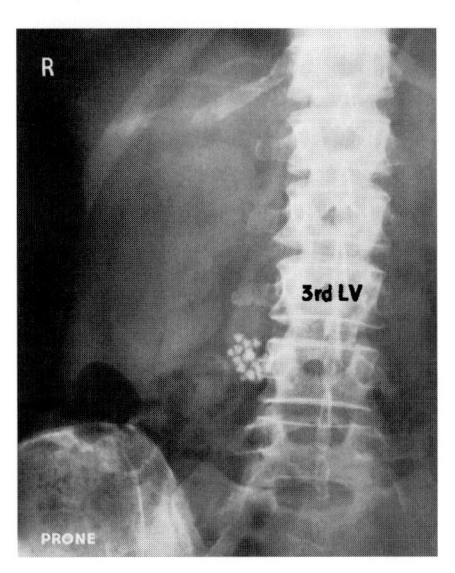

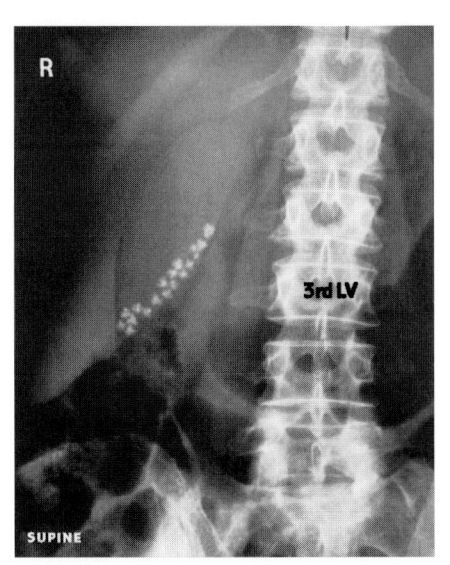

患者とカセッテの配置

- 患者を撮影台に背臥位とし，左側を持ち上げ，正中矢状面が20°となるまで動かす。このとき，前額面も撮影台に対し20°になる。この体位でX線透過性のパッドを用いて躯幹を支える。
- 腹部右側が撮影台中心にくるように患者を動かす。肘と肩を屈曲し頭部の後ろに両手を置くようにする。
- 固定バンドは，腹部を圧迫するのに役立つ。
- 24×30 cmサイズのカセッテをブッキートレイに縦に置き，肋骨下縁より2.5 cm上方を中心とする。

X線束の方向と入射点

- 垂直X線束中心をカセッテの中心に合わせ，肋骨下縁より2.5 cm上方で正中と右腹壁の中間点に入射する
- 最大呼気停止下で撮影する。

放射線医学的考察

- すべての胆石がX線不透過性というわけではない。石灰化のパターンは多彩であり，無定形固体の外観から同心層構造まである。
- 石灰化した結石は胆嚢の特定の領域に集まる傾向があり，腹臥位では底部に存在する。コレステロール結石は，胆汁より比重が軽く浮きやすいが，通常はX線不透過性ではない。
- 胆道系の空気は，器具の使用後(例えば括約筋切開術)，結石の通過した後，またはオッディ括約筋の開いた正常高齢者でみられる。

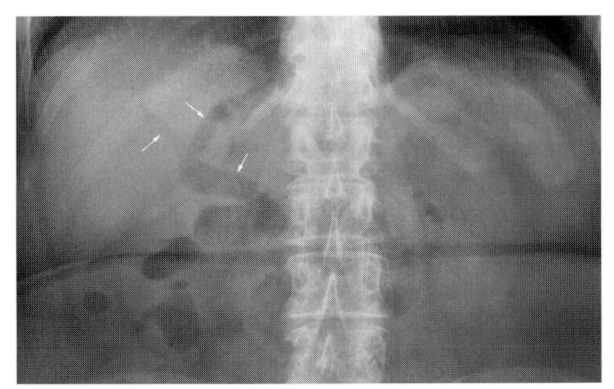

上の写真は，腹臥位(b)から背臥位(c)に動いた際の，結石で充満した胆嚢の位置の変化を示している

上腹部背臥位正面前後方向像(胆管内ガス像を示す)

参考文献

Miller RE (1973). The technical approach to the acute abdomen. *Semin Roentgenol* 8:267-9.

Royal College of Radiologists (2003). *Making the Best Use of a Depatment of Clinical Radiology: Guidelines for Doctors,* 5th edn. London: Royal College of Radiologists.

Whitley AS, Alsop CW, Moore AD (1999). *Clark's Special Procedures in Diagnostic Imaging.* London: Butterworth-Heinemann.

第 12 章

病棟 X 線撮影法

はじめに 354
   概説　354
   放射線防護　354
   感染の防止　355
   付属設備　355
   X 線装置　356

心臓と肺 357
   前後方向　357

心臓と肺（液面形成） 358
   側臥位後前・前後方向　358
   背臥位側方向　358

心臓と肺（一時ペーシング体外式ペースメーカー） 359
   移動型 I.I.　359

心臓と肺（手術後の X 線撮影） 360
   気管内チューブ　360
   中心静脈圧ライン　360
   胸腔ドレーン挿入　360

腹部 361
   推奨撮影法　361
   背臥位前後方向　361
   坐位前後方向　362
   左側臥位前後方向　362
   背臥位側方向　363

頸椎 364
   背臥位側方向　364

下肢と骨盤の骨折 365
   前後方向　365

大腿骨骨折 366
   側方向　366
   関節形成術後の X 線撮影　366

小児の大腿骨骨折（吊り上げ式牽引） 367
   前後方向　367
   側方向　367

心臓と肺（乳幼児集中治療病棟） 368
   前後方向　368

はじめに

病棟X線撮影は，X線撮影室に移動すると治療や看護に重篤な影響を及ぼす症状があり，移動できない患者に限定するべきである。そのような患者は外科や内科病棟，さらには次のような部署にみられる。
- 冠疾患集中治療室
- 内科診察室
- 外科診察室
- 心臓手術室
- 集中治療室 intensive care unit（ICU）
- 高度治療室 high dependency unit（HDU）
- 乳幼児集中治療病棟
- 整形外科病棟
- 事故および緊急病棟

概説

撮影は，患者の病状，意識レベルと協力の度合い，患者の治療，生命維持システム・点滴・胸部または腹部のドレーンによる制限，心電図（ECG）のリード線の位置，牽引装置，部屋の大きさおよびモニタリング装置と生命維持装置の配置による物理的制限，適正な電力供給，そして狭い空間で移動型または携帯型X線装置を動かす能力や装置の大きさと形状など，さまざまな状況を考慮しなければならない。

診療放射線技師は全体の状況に責任を持たなければならず，撮影する前に，看護師やその他の医療従事者の手助けや協力，およびアドバイスを得るべきである。

どのようなX線照射の依頼でも，まず病棟における撮影が必要であるか否かをチェックし，病棟への移動のために適切な装置とカセッテが準備されていることを確かめなければならない。

患者を正確に確認しなくてはならず，また1つの病棟で複数の患者の撮影をする場合は，二重照射を避けるために，はっきりと印をつけてカセッテを使う。

病棟の場所や状況をよく知っておくと，何か問題が生じてもなんとか撮影できることが多い。

患者を動かしたり起こしたりする前に，患者の病状に関する情報を得ておかなければならない。牽引，ECGのリード線，またはドレーンのようなものは何であっても病棟スタッフの許可を得ずに動かしてはならない。カセッテの配置と重症の患者を動かすこと，または持ち上げることは，看護師の監督下で行うべきである。

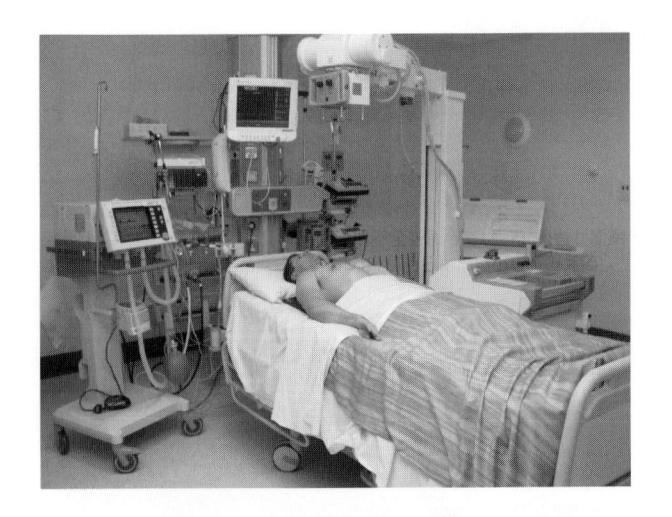

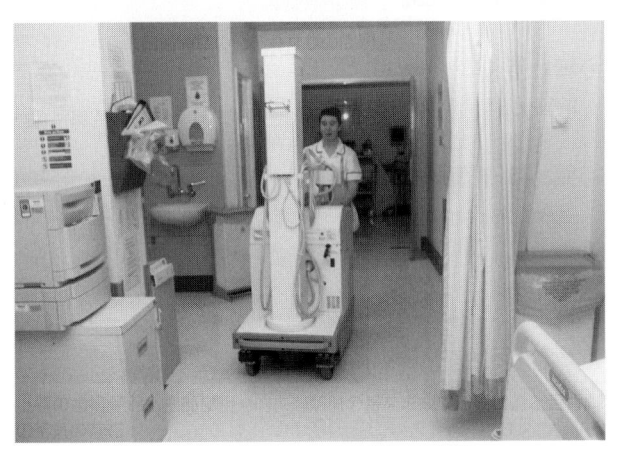

放射線防護

- 病棟撮影では放射線防護が非常に重要である。診療放射線技師は，患者への照射中は誰も規定された領域内に入って来ることがないように責任を持たなくてはならない。
- 診療放射線技師は，病棟スタッフに病棟に到着したことを明確に伝えなければならない。また，スタッフと患者に口頭で明瞭に指示を伝え，不慮の被曝を避けなければならない。
- 診療放射線技師および撮影を介助する人はすべて鉛ゴム製のエプロン（防護エプロン）を使用し，散乱線を適正に防護しなければならない。
- 照射の際は逆二乗則を利用し，照射野外に立っているスタッフとともに，できる限り装置から遠く離れるべきである。患者にもまた適切な放射線防護を施さなくてはならない。
- 水平X線束の使用に際しては，部屋の仕切り壁の吸収剤がわからない場合，照射野を制限するための後方

遮蔽として鉛防護シールドを使用する場合もある。
- 検査に用いられた撮影条件を記録すべきである。記録しておくと，次からの検査で繰り返し最適な条件を使用できる。集中治療の際には，患者は頻繁にX線検査を受けることが多い。

感染の防止

感染の防止はどのような患者の管理においても重要であるが，特に手術後および早産児の看護においてはきわめて重要である。

感染拡大を防止するために，患者と接触するスタッフは，自施設で制定したプロトコルを厳守しなくてはならない。例えば，患者との接触前後の手洗いやX線撮影のために使用した機器の消毒などである。

感染力の非常に強い感染症に罹患していることがわかっている患者や，免疫能低下があり感染のリスクが高い患者は，隔離病室での看護になる。そのような環境では，感染の拡大防止に関連した自施設のプロトコルに従うことが重要である。

集中治療室や心臓手術室，乳幼児集中治療病棟においては，使用するX線機器はその部署専用の装置で，かつその部署で保管しておくことが望ましい。そうでない場合は，それらの装置を感染防止病室に移動させる前に，消毒液で消毒をしなくてはならない。そのような病室の入口では，装置は塵吸収性のマット上を通過させる。診療放射線技師は，これらの場所に入る前に，ガウンまたは使い捨てのプラスチック製エプロンを着て，フェイスマスクをつけ，シューズカバーを履き，またカセッテは清潔にし，プラスチック製のシートまたは清潔な枕カバーあるいはタオルで覆って使用するべきである。カセッテや撮影装置は，使用後に消毒液で消毒しなくてはならない。患者に触れるときには，使い捨ての手袋を着用する。

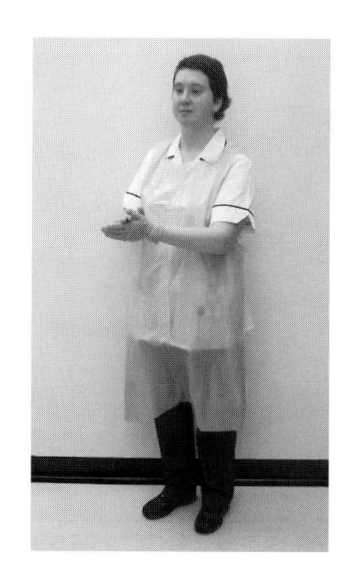

メチシリン耐性黄色ブドウ球菌（MRSA）は，メチシリンおよび他の多くの抗生物質に抵抗性を有する感染性細菌である。MRSAは抵抗力の弱い患者にとっては脅威であり，発熱，創傷や皮膚の感染，炎症，肺炎など多くの症状を起こしうる。MRSAは感染した患者から他の患者に広がりやすく，主に手を介し人から人に感染する。医療従事者がMRSA感染患者を扱う際，細菌が医療従事者の手指に付着し，手指を介し抵抗力の弱い患者に感染することがある。

MRSA患者は，通常隔離看護される。手洗い，手袋とエプロンの装着，周囲と機器の消毒などを徹底することが細菌感染の拡大防止には必須である。

病棟またはICUなどで複数の隔離患者のX線撮影を実施する際，感染の拡大防止のために患者間で撮影者は手洗いを確実に行うこと，また患者ごとに使い捨てエプロンを取り替えることが重要である。患者病室ごとに異なる色のエプロンを使用し，患者ごとのエプロン交換を忘れないようしている特殊病棟も多い。

はじめに

付属設備

- 患者とカセッテのポジショニングをするときに利用する補助具には多くのものがある。種々の大きさと形の発泡スチロールパッドがあり，カセッテパッドは患者を支えたり，窪みや溝にカセッテを入れたりすることができる。ほかにカセッテトンネルやカセッテホルダなどがある。適切な付属品は，X線検査のために必要な装置の一部として選ぶべきである。
- 低格子比6:1，1 cmあたり30本の固定平行グリッドを使用すると，X線撮影を行う際，グリッドのカットオフのリスクを減らすことができる。

はじめに

X線装置

　装置は2つのグループ，すなわち携帯型と移動型に分類できる。この分類は電源出力と装置の移動能力の相違による。

- 携帯型装置は比較的低いmA設定で，通常取り外して搬送できる。移動型装置はより高い電源出力を有し，より重く，撮影場所への移動のためには電動化するか，または手押しで搬送する必要がある。
- 移動型X線装置は，コンセントを使用するものとコンセントを使用しないものとがある。移動型X線装置は非常に重く，病院内の移動のためには，バッテリー駆動が用いられることが多い。
- 通常，従来型のX線発生器を持つ古いタイプの移動型装置は，30 Aの電源が必要で，「X線装置専用」と明記されたコンセントに接続する。このような装置でのX線撮影が必要となる患者は，そうしたコンセントの届く範囲内のベッドで看護されるべきである。
- コンデンサ放電（CD）装置は，X線撮影に13 Aの供給が必要である。このような装置を乳児専門別集中治療病棟または同様のHDUで使用することは推奨できない。なぜなら，多くの電気機器が使用される際には，間違って電気プラグが断線されるリスクがあるからである。
- 中・高周波数のようなコンセント接続不要の装置は，標準的な13 Aの供給で操作できる。これらの装置は，強力なバッテリーパックでX線照射のための電力を発生させる設計となっている。したがって，これらの装置は，電力のない場所，またはコンセントの制約がある病棟にも運んで使用できる。コンセントに接続しなければならないのはバッテリーを再充電するときだけである。
- 胸腹部のX線撮影においては，動きによる不鋭のリスクを減らすためには撮影時間を短くすることが必須である。したがって，胸腹部撮影では，高出力の移動型装置を使用すべきである。

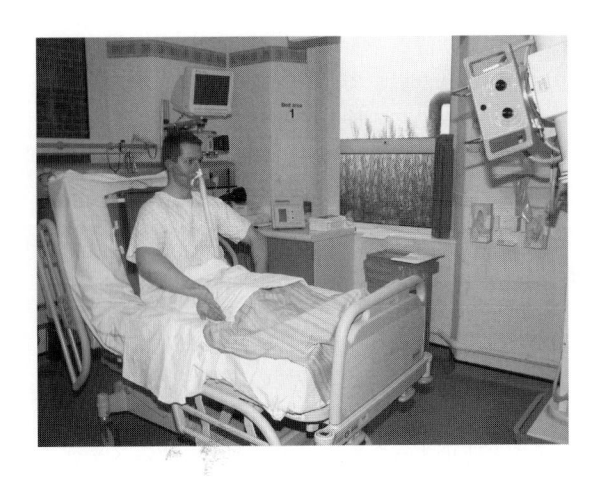

病棟では呼吸困難や強い胸部痛を生じる患者も多く，診断補助のためにX線撮影が依頼される。一般的な病状には，うっ血性心不全，冠状動脈疾患，左心不全，肺水腫，肺塞栓，気胸や胸水貯留，肺炎などがある。また，手術後にもしばしば胸部X線撮影が依頼される。

一般的なルールとして，病棟撮影は，患者をX線撮影室に移動させることができず，かつ内科的処置がX線写真による診断で決められる場合にのみ施行されるべきである。

前後方向

患者とカセッテの配置

- 可能な限り，患者をX線管に向かってまっすぐに座らせて撮影する。カセッテは，肺野の上端を含む位置に枕または大きな楔形発泡スチロールパッドを用いて患者の背面に支持する。
- 坐位が取れない場合は，患者は背臥位とする。一連の撮影を通して半臥位の角度を一定にすることはできないため，半臥位は推奨されない。
- 正中矢状面は，カセッテの正中線でカセットと直角になるように調整する。
- 発泡スチロールパッドを使用して患者の躯幹が回転しないようにする。回転は，アーチファクト（207頁参照）の原因となるので，アーチファクトが生じないように，あるいはもし生じたとしても最小となるようにしなければならない。可能であれば，腕を内旋し肩を前方に出して肺野と肩甲骨が重ならないようにする。

心臓と肺

X線束の方向と入射点

- 患者を完全にまっすぐ座らせることができる場合は，まずX線束中心を胸骨角に向けてカセッテと直交させる。
- 次いで，X線束中心線をフィルム中央と一致するように傾ける。このようにすると目への不要な照射が避けられる。
- しかし，胸水のような液体貯留や横隔膜下の空気を描出させるためには，水平X線束の使用が必須である。患者がまっすぐに座ることができる場合は，X線束中心をカセッテ中央に直角に向ける。その場合，鎖骨はX線写真上では肺尖部の上に撮影される。
- 患者をまっすぐに座らせることができない場合は，患者を背臥位にして水平X線束を使って液面形成を描出する（358頁に詳述）。

注意事項

- 坐位の場合，可能な限り焦点-フィルム間距離（FFD）を180 cm以上に設定できるような強力な移動型装置を使用する。
- 背臥位撮影では，ベッドの高さやX線管支柱の高さにより撮影距離は制限されるが，FFDは120 cm以上にすべきである。そうでなければ画像が拡大されすぎることになる。

坐位前後方向像（肺結核症例，右胸水貯留および両側にコンソリデーションがみられる）

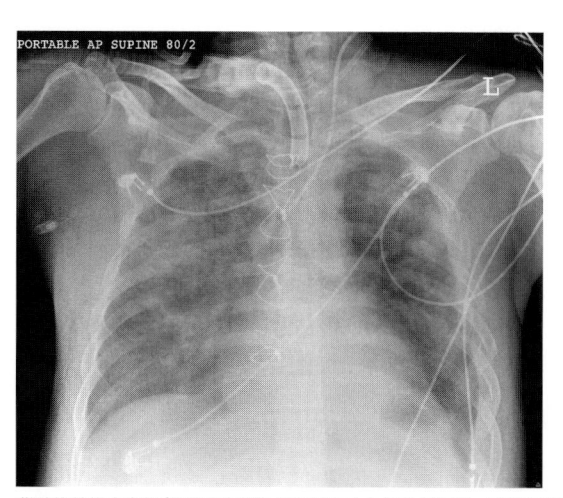

背臥位前後方向像（複数の左側肋骨骨折をともなう外傷後，広範に肺水腫と出血が認められる）。胸骨のワイヤは心臓手術の既往を示す。左頸静脈から中心静脈ラインが挿入されており，気管切開も施行されていることに注目。背臥位の画像では，胸水貯留または気胸を除外できない

心臓と肺（液面形成）

坐位が困難なほど重篤な症状の患者では，臥位で撮影することができる。例えば，水気胸における液面形成を示すためには，水平X線束中心の使用が必須である。

側臥位後前・前後方向

この撮影は，液面の存在を確認するために使用する。患者を異なる体位に動かすと，被包化されていない遊離液体 free fluid が移動し，また被包化された液体も検出できる。さらに，患側の側胸壁が液体と重ならないようにして，重なりにより不明瞭化している肺の病変を明らかにするためにも使用される。

患者とカセッテの配置

- 患者は非患側を下にした側臥位とし，可能であれば患者の下に発泡スチロールパッドを置く。
- カセッテは垂直とし，前胸壁をカセッテにつける。正中矢状面はカセッテに対して直角とする。
- 患者の腕は，肘を曲げ頭上に挙上して胸壁と重ならないようにする。

X線束の方向と入射点

- 水平X線束中心は第8胸椎のレベルとし，カセッテに対して直角に入射する。

このほかに前後方向撮影もあるが，これは患者の後面にカセットをつけた状態で支えて撮影する。

背臥位側方向

患者が側臥位になれない場合は，この撮影法で液面を明瞭化し，液体と重ならずに肺野をできる限り広く描出させることができる。

患者とカセッテの配置

- 患者は背臥位とする。可能ならば，ベッド上に発泡スチロールパッドを置きその上に背臥位とする。
- 腕は伸展挙上し，頭の上で組む。
- カセッテは，患側胸部の側面につけて垂直に支え，中心線は正中矢状面と平行にする。

X線束の方向と入射点

水平X線束中心はカセッテに対し直角とし，腋窩に向けて入射する。

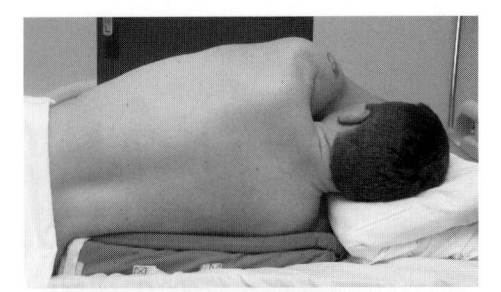

胸部側臥位後前方向撮影における患者のポジショニング

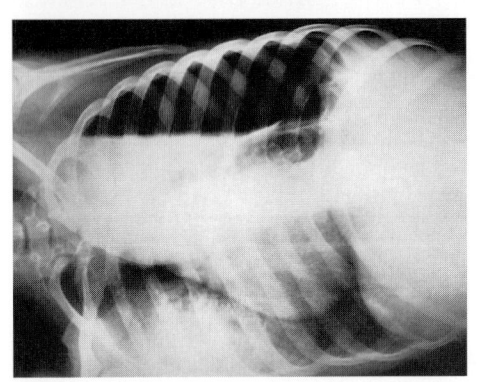

側臥位後前方向像（水気胸を示す）

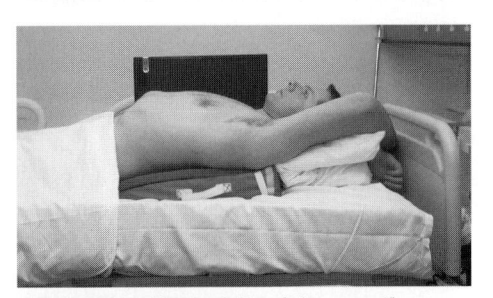

胸部背臥位側方向撮影の患者のポジショニング

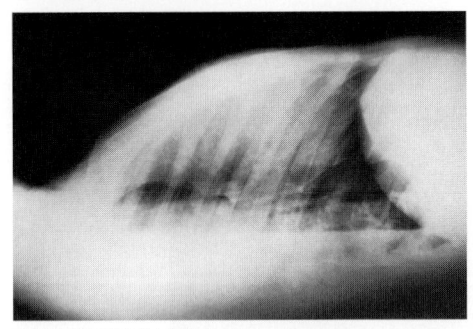

背臥位側方向像（水気胸を示す）

注意事項

- 液体貯留により不明瞭化されない肺野をより詳細に描出するための追加撮影として，患側を下にした側臥位や腹臥位撮影が施行されることもある。
- 胸部の厚みにより散乱線が容認できないほど生じそうな場合には，グリッドカセッテを使う必要がある。

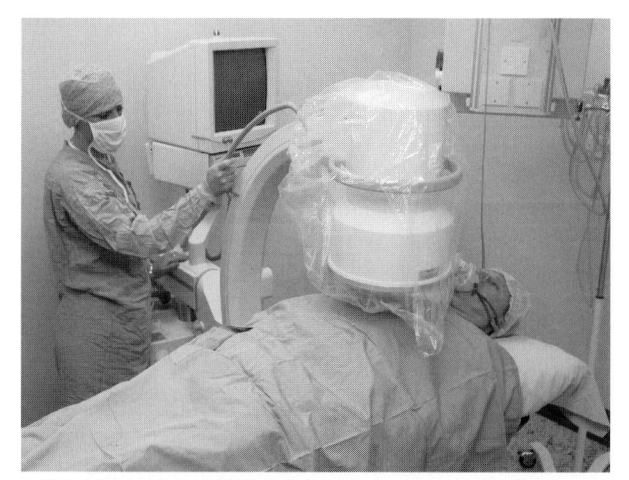

左鎖骨下静脈アプローチ経由でペースメーカーワイヤを挿入するためのI.I.のポジショニング

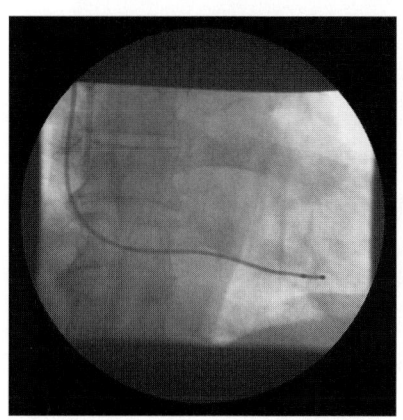

透視画像（ペースメーカーワイヤの位置を示す）

心臓と肺（一時ペーシング体外式ペースメーカー）

心ブロックを患っている患者の多くは，心拍数を調節する電気ペースメーカーにより治療される。一時的な心臓ペースメーカー電極はテフロンで覆われた長さ100 cmの双極リードワイヤから構成され，1本のペーシングワイヤリードの先端はプラチナ電極（チップ電極），もう1本はリング電極として使用されている。2本のワイヤの反対側は，ペースメーカーと接続している。

通常，電極は右鎖骨下静脈から挿入され，右心室まで進めて，先端を心室中隔下部の近くの心内膜表面に留置する。電気的刺激は内心膜表面で生成されて，必要な心拍数に調整される。

この手技は，利用できるのであれば心臓カテーテル室で，あるいは冠動脈治療施設に隣接した病棟のそば，または専用のペースメーカー植え込み室で行う。

以下に示す移動型イメージインテンシファイア（I.I.）を用いて行う手技は，専用検査室における一時ペーシング体外式ペースメーカー挿入時における典型例である。

移動型 I.I.

- 移動型 I.I.（23 cm または 31 cm）を選ぶ。電極の挿入に時間がかかることもあるので，「直前の画像保持」機能を持ち，患者と職員の被曝線量を減らすためのパルス透視を装備することが重要である。
- 患者は，I.I.のCアームと連動する放射線透過性の寝台に横になる。
- I.I.は操作する側の反対で，装置の長軸が寝台に対して直角，さらに I.I.の表面が患者の上で胸部と平行になるようにセットする。
- I.I.の車輪が回転することで装置は縦方向に自在に動き，アームの固定を解除して患者に対して横方向に動かすことができる。
- 検査の間，I.I.は右心室で電極の先端部が正しい位置にくるまで，先端部の進行および方向を観察するため（左右へ）移動させる。
- 透視の条件，透視時間，および放射線防護の管理は，診療放射線技師の責任である。
- 無菌状態下で検査が施行されるので，通常，I.I.を滅菌保護カバーで覆う。

心臓と肺（手術後のX線撮影）

心臓または胸部の手術を受けた患者は，施行された手術のタイプにより，心臓外科病棟またはICUのいずれかで集中的な看護を受ける。そのような患者には，モニタリング目的や胸部ドレナージのためのさまざまなカテーテルやチューブが接続されていることがある。例えば，心臓や胸部の手術後では，肺を膨張させるために胸腔内の貯留液のドレナージが水封にして接続されている。患者の感染予防のためには，厳密な感染防御管理を続けなければならない。手術後のケアの間に一連のX線撮影が必要とされることがあり，最初の撮影は手術直後の場合もある。最初のX線写真や患者が座ることができるようになるまでの数日間は，通常は背臥位で撮影する。一定期間におけるX線写真を正確に比較するためには，ポジショニングと撮影条件を一貫して同一にしなくてはならない。患者のポジショニングは，患者の動きが少ないようにまた患者を支えるスタッフに過度の負担がかからないように，挙上方法をよく訓練しておく必要がある。また，患者が人工呼吸器をつけているときには，十分な吸気位で撮影するよう注意する必要がある。

気管内チューブ

気管内チューブの位置は，胸部の前後方向撮影で評価できる。撮影は気管と気管分岐部がよく確認できるよう十分な撮影条件で施行しなければならない。チューブの先端が右気管支内に進んでいないことをチェックする。

中心静脈圧ライン

重篤な病態の患者では，中心静脈圧測定や薬剤の注入のため，細いカテーテルを上大静脈に挿入することがある。カテーテルは頸静脈，鎖骨下静脈，末梢の静脈のいずれかを経由して挿入する。カテーテルまたはラインの位置は，縦隔を透過するような十分な管電圧で撮影された胸部前後方向像で評価できる。カテーテル先端が右内頸静脈または心臓の右心房に進んでいないことを確認するためにカテーテルの位置をチェックする。首のつけ根も写真に含むべきである。この処置（中心静脈ライン挿入）は気胸を起こすリスクがあるので，胸部撮影では肺尖部を含めることが重要である。

胸腔ドレーン挿入

胸腔ドレーンは，自然に発生した，または心臓や胸部手術後の気胸や胸水のドレナージのために用いられる。

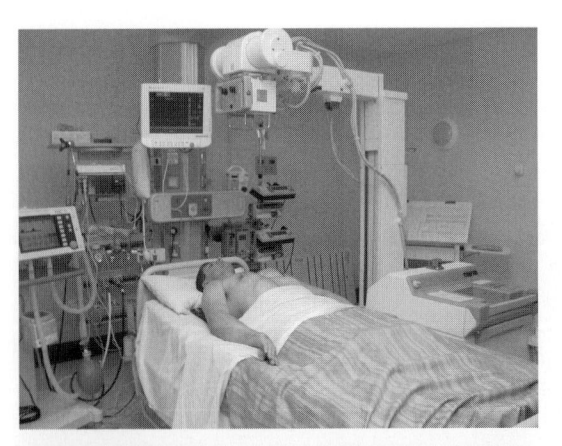

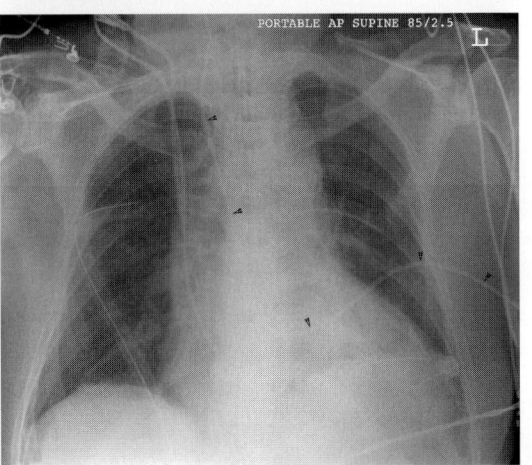

背臥位前後方向像（両側肺底部のドレーン，気管内チューブ，右頸部中心静脈カテーテル，および肺動脈カテーテルを示す。通常は右肺動脈に挿入されるが，この症例では左肺動脈に挿入されている）。注：肺動脈カテーテルの体外部分（→）は視野外に置くようにすると紛らわしくない

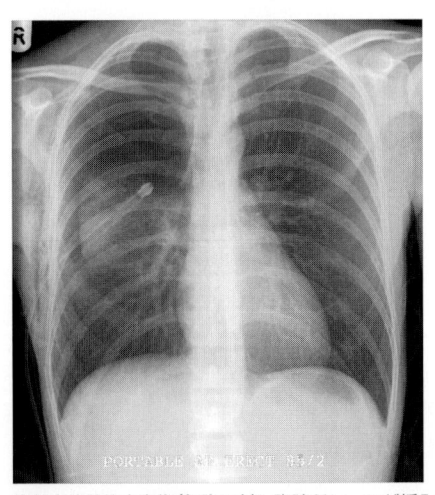

胸部立位前後方向像（気胸に対し胸腔ドレーンが挿入されている）

ドレーンが水封容器と接続されている場合は，容器をドレーンレベルよりも高く持ち上げないように気をつけなければならない。そうでないと，水が胸腔内に逆流することもある。立位前後方向撮影は，チューブの位置を確認し，胸部内に空気の残存がないか確認するために必要である。

急性腹症あるいは手術後の症例において，患者の状態が不安定なときには以下に記すいずれかの病態の有無を確認するために，しばしば移動型X線撮影が依頼される。
- 胃腸管のあらゆる部位における腹部膨満
- 腹腔内の遊離ガスや液体貯留
- 腸管の液面形成
- 放射線不透過性異物の局在
- 大動脈瘤の証明

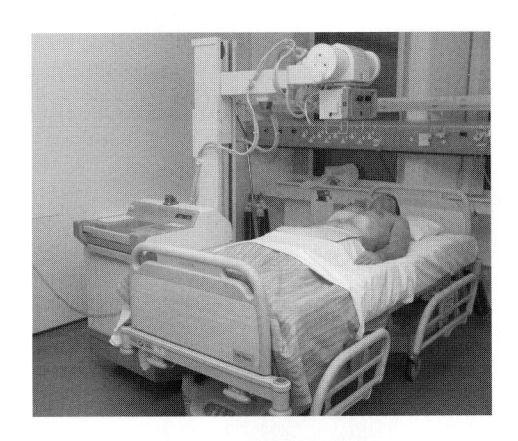

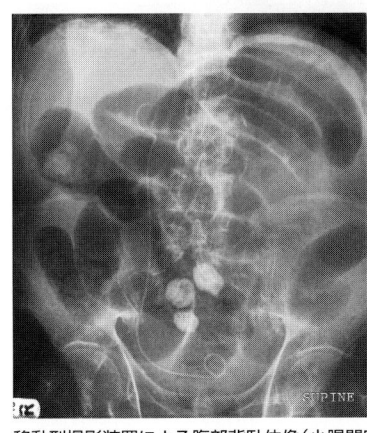

移動型撮影装置による腹部背臥位像（小腸閉塞を示す。膀胱の移行上皮がんの患者であるので，右尿管にピッグテール型ステントが留置されていることにも留意）

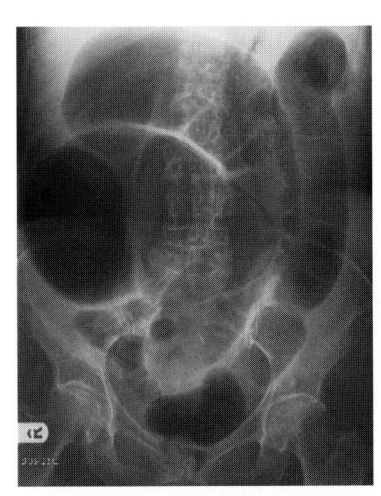

移動型撮影装置による腹部背臥位像（遠位結腸閉塞を示す）

腹部

推奨撮影法

代表的な撮影プロトコルは第11章に記載した。下の表は，主な疾患に施行される撮影の要約である。

腹部膨満	腹部背臥位前後方向
腹腔内遊離ガス	胸部立位前後方向
	腹部背臥位前後方向
	左側臥位前後・後前方向
液面形成	腹部立位前後方向
放射線不透過性異物	腹部背臥位前後方向
大動脈瘤	腹部背臥位前後方向
	背臥位側方向

背臥位前後方向

患者とカセッテの配置

- 患者を背臥位とし，グリッドカセッテを注意深く腹部の下に置く。習熟した安全な手技で患者を持ち上げ，カセッテを患者の下にすべりこませるように挿入する。カセッテを無理に押し込んで患者に衝撃を与えたり，冷たいカセッテを使用して患者に苦痛を与えることがないように注意しなければならない。
- 画像の下端に恥骨結合が含まれるように，グリッドカセッテの位置を設定する。また，カセッテはベッド上で水平に置く必要があり，傾けてはならない。カセッテが水平でない場合，グリッドによる放射線束のカットオフが起こり，腹腔内腫瘤のX線不透過性が増強してみえる可能性がある。

X線束の方向と入射点

- X線束中心はカセッテに対して直角，腸骨稜レベルの正中線上の点に入射する。
- 撮影は呼気停止下で行う。

注意事項

- 撮影時間を短縮し，動きによる不鋭を減らすために高管電圧を用いて撮影する場合もあるが，高電圧では散乱の増加によりコントラストが低下し，器官の概観の描出が不明瞭となる。
- 患者の体が回転しないように発泡スチロールパッドを使用する。

腹部

坐位前後方向

液面形成を描出するため，水平線束での撮影が可能となるように移動型装置を設置する。

患者とカセッテの配置

- 患者の状態によるが，坐位または半坐位となるように患者のベッドを挙上する。必要であれば，患者の後ろに枕などを置いて安定を図る。
- 患者の大腿部が画像と重ならないように，線束から外れていることを確認する。
- 35×43 cm サイズのグリッドカセッテを使用する。腹腔内の遊離ガスを描出するためには横隔膜が確実に画像に含まれなければならないので，カセッテ上端が剣状突起上端より 2〜3 cm 上となるように患者の後ろに置く。

X線束の方向と入射点

- グリッドのカットオフを避けるように FFD を 100 cm として，水平 X 線束中心をカセッテの中心に入射する。

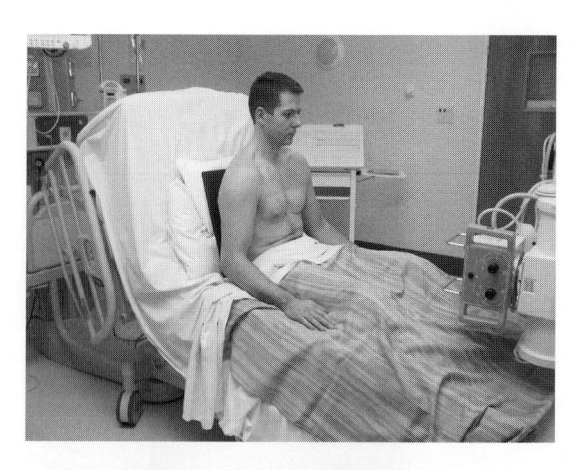

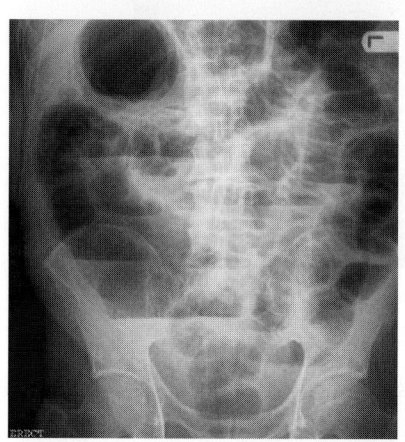

腹部立位前後方向像（腹部の右上四半部に腸管壁のガスを伴う小腸閉塞がみられ，切迫穿孔の状態）

左側臥位前後方向

患者が座ることができない場合は，坐位前後方向撮影の代わりに，水平 X 線束中心を使うこの撮影法を行う。腹腔の遊離ガスを描出するのにも有用である。

患者とカセッテの配置

- 患者は左側臥位とし，理想的には 20 分間その姿勢を保つ。これは，左側腹部の胃周囲に空気があると診断上問題となるので，腹腔内の遊離ガスがすべて右側に移動するようにするためである。
- グリッドカセッテを水平 X 線束中心に対して直角となるように垂直に支持し，横隔膜右側が含まれるように患者の背面に接して置く。

X線束の方向と入射点

- 35×43 cm サイズのグリッドカセッテを使い，水平 X 線束中心をカセッテの中心に入射する。

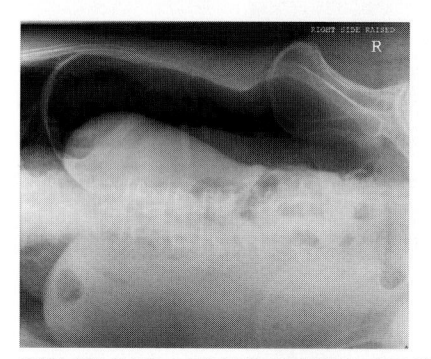

腹部左側臥位前後方向像（腹腔内の遊離ガスを示す）

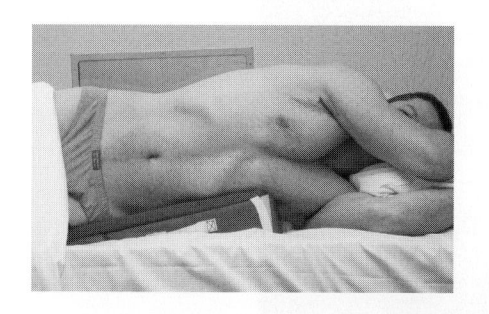

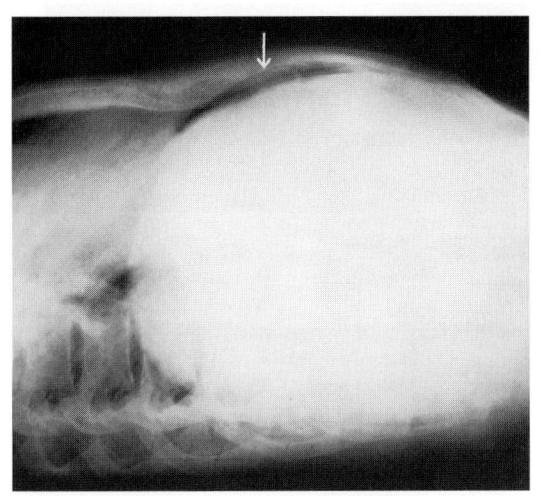

腹部背面位側方向像（前腹壁肺側に腹腔内遊離ガスがみられる）

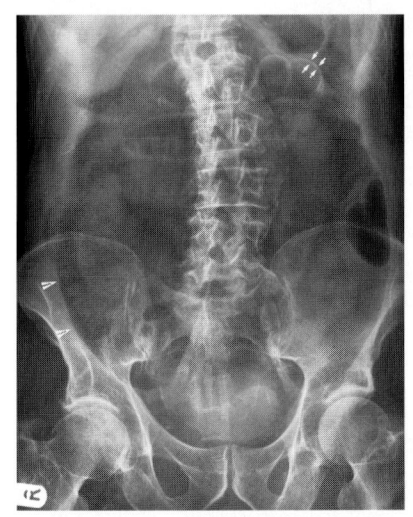

腹部前後方向像〔腹腔内の広範な遊離ガス（矢頭）および左上腹部に腸管壁の重複壁徴候（→）を示す〕

腹部

背臥位側方向

　患者が重症で左側臥位にすることができない場合は，側臥位前後方向撮影の代わりにこの撮影を行う。また，腹部大動脈の石灰化を示すために使用されることもある。動脈瘤の場合は腹部大動脈の石灰化は多彩で重要であるが，最新の診療では，大動脈径や腹部動脈瘤の可能性を評価するために超音波検査を施行するのが一般的となっている。超音波は救命救急室でも実施できる。患者の状態が十分に安定していれば，CTにより動脈瘤からの漏出を描出することも可能である。

患者とカセッテの配置

- 移動型装置は，水平X線束による撮影が可能となるように設置する。
- 患者を背臥位とする。可能ならば，ベッド上に発泡スチロールパッドを置きその上に背臥位とする。
- 腕を伸展挙上し，頭の上で支持固定する。
- グリッドカセッテは，腹部の側面に接して垂直に支持し，正中矢状面に対して平行とする。
- 画像には，横隔膜のドーム，前腹壁，椎体を含めなくてはならない。

X線束の方向と入射点

- 水平X線束中心はカセッテの中心に入射する。

放射線防護

- 移動可能な放射線防護衝立をカセッテの後方に置いて一次線を制限する。

注意事項

　腹腔内遊離ガスは，従来の前後方向撮影においても描出されることがある。左の写真のように，遊離ガスは「重複壁徴候 double wall sign（Riglerサインとも呼ばれる）」として示される。正常では内腔側しかみえないが，この画像では腸管腔内と腸管を取り囲む腹腔内の空気の両者により腸管壁が挟まれて，内側と外側の両方が確認できる。

頸椎

　一般的には，脊髄の骨折脱臼の患者は頭蓋骨牽引と加重によって治療する．これには，頭蓋骨頭頂領域の撮影台に固定した頭蓋骨キャリパーを用いる．脊椎の配列異常を整復するためには，早い段階で必要な加重をかけた牽引を行うことが最も重要である．牽引は，頸椎が固定されるまで続ける．

　牽引の有効性を評価し脊髄との関連において脊椎の配列を描出するために，数週間の間，頸椎側方向撮影が必要となる．X線写真ごとに用いた牽引の加重を記しておく．

背臥位側方向

患者とカセッテの配置

- 移動型X線装置は，水平X線束による撮影が可能となるように設置する．
- 患者は背臥位とする．24 × 30 cm または 18 × 24 cm サイズのカセッテをどちらかの肩に接して垂直に支持し，頸椎に平行とし，甲状軟骨隆起レベルを中心にする．
- カセッテは，ホルダまたは砂嚢を使って定位置に固定する．
- 担当医に患者の手首をつかんでもらい，腕を尾側に引っ張り患者の肩を押し下げてもらう．

X線束の方向と入射点

- 水平X線束中心は，第4頸椎レベルを通るように，甲状軟骨隆起の垂直後方の乳様突起レベルの点へ垂直に入射する．

注意事項

　右の写真のように，頭蓋骨キャリパーが頭頂領域に固定されている箇所をフィルムに含めるように描出する．

放射線防護

- 移動可能な放射線防護衝立をカセッテの後方に置いて一次線を制限する．
- 牽引をする人は医学的な管理がなされ，鉛ゴム製の放射線防護エプロンおよび鉛ゴム製の手袋を装着しなければならない．

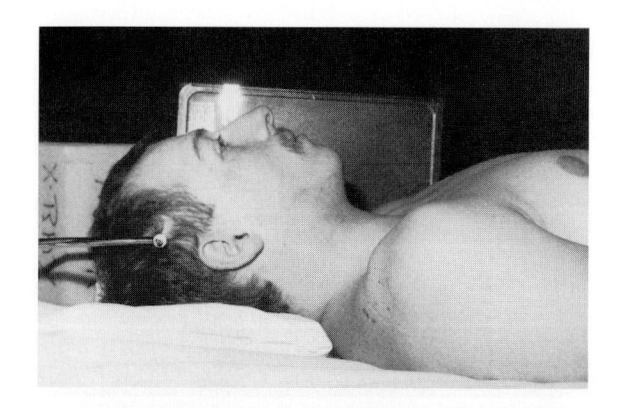

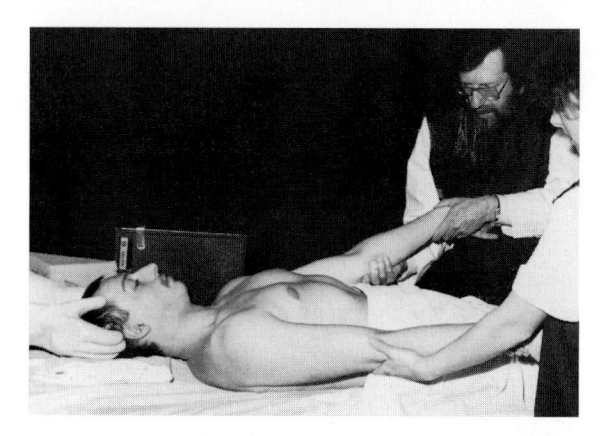

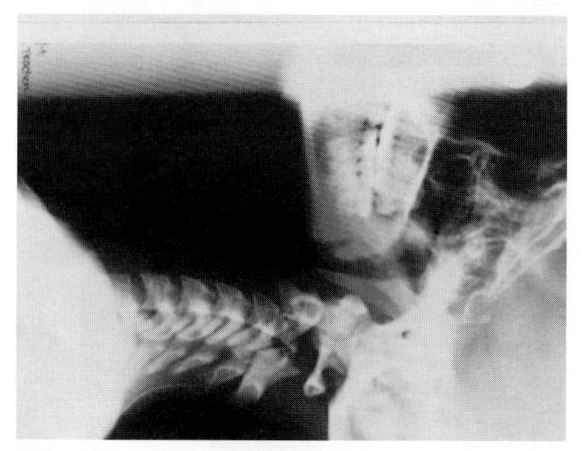

牽引1日目

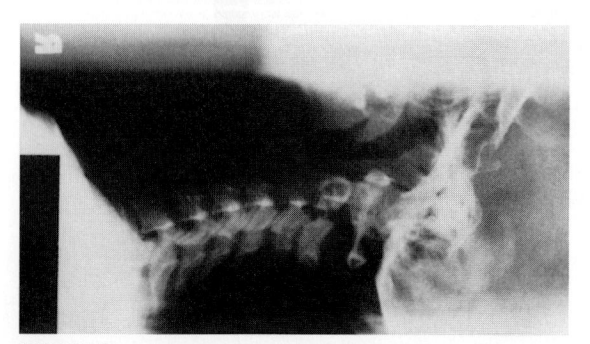

牽引30日目

整形外科領域では，手術後または牽引の開始後に緊急の病棟撮影を依頼されることがある．下肢では，骨折した骨の位置と配列をチェックするため，正面と側面の2方向のX線撮影を行う．加重や患者のベッドに接続した金属滑車ロープ構造を有する懸吊システムが使われている場合には，検査の施行は難しくなる．撮影時にこれらの器具に支障をきたし，骨折した骨を変位させてし

下肢と骨盤の骨折

まったり，患者に苦痛を与えることがないように細心の注意を払う必要がある．体重の重い患者は，ベッドのマットレスに沈む傾向があり，大腿骨上部の撮影のためのポジショニングを行う際には問題となることがある．患者が頭上の持ち手を使い臀部を少しベッドから挙上すれば，支持パッドやカセッテを臀部の下にスムーズに挿入できる．

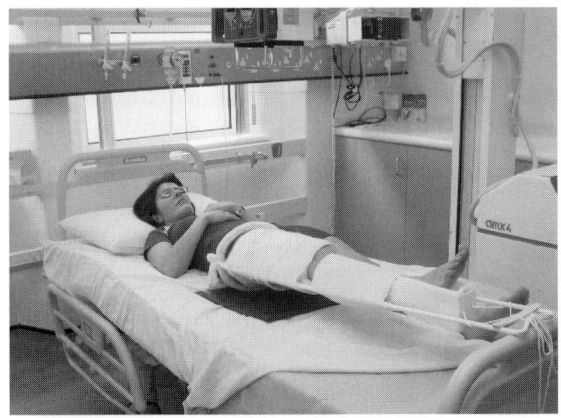

前後方向

患者とカセッテの配置

- 移動型X線装置を頭上や上方のベッド支持装置にぶつからないように注意して配置し，看護師の手助けを借りて位置を調整する．
- 適切な大きさのカセッテを選び，大腿骨または下腿の下に慎重に置く．骨折部に最も近い関節を含み，骨折の上方や下方もできる限り広く含めて骨の配列の評価ができるようにする．
- カセッテは，X線透過性のパッドを使用して，大腿部または下腿に対して平行となるように固定する．
- 大腿骨頸部骨折や骨盤骨折では，カセッテトンネル装置を使用する．これを利用すると患者の負担は一度ですむ．一度カセッテトンネル装置を設定してしまえば，患者に支障なくカセッテの位置設定ができる．また，患者を持ち上げて側方向撮影のポジショニングを行う際にも役立ち，大腿骨の適正な描出が可能となる．

X線束の方向と入射点

- 下肢の章ですでに説明した技術に準じて撮影する．撮影対象となる骨の長軸に対して直角のX線束中心を，カセッテの中央に対して直角に入射する．

注意事項

治療効果を評価するために，経過観察中の一定期間内に何回もの撮影が施行される．X線写真を正確に比較するためには，ポジショニングと照射条件を一貫して同一にするよう留意しなければならない．

放射線防護

- 放射線防護は特に重要で，生殖腺防護は確実に行うべきである．
- 側方向撮影の際には，一次線を制限するために移動可能な放射線防護衝立をカセッテの後ろに置く．

トーマス副子施行後の大腿部前後方向撮影の患者ポジショニング

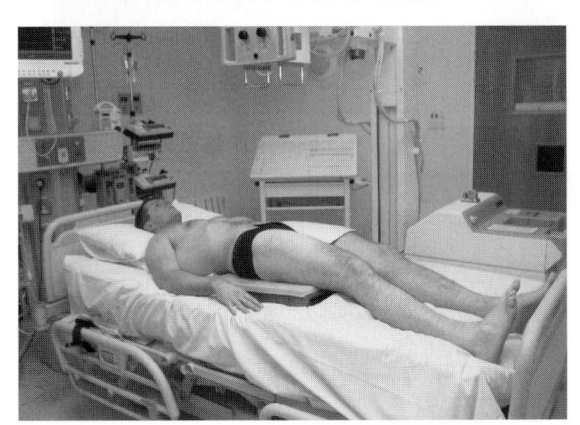

骨盤前後方向撮影のために木製のカセッテトンネル装置の上に静止している患者

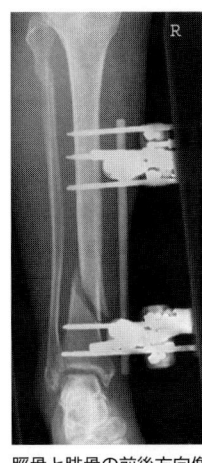

脛骨と腓骨の前後方向像（外部の固定装置を示す）

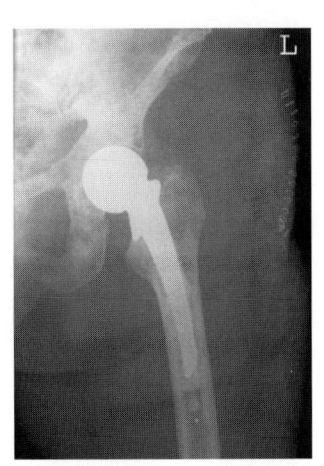

股関節前後方向像（大腿骨頭部置換術後）

大腿骨骨折

側方向

患者とカセッテの配置

- 移動型X線装置を水平X線束による撮影ができるように慎重に配置しなおす。
- 検査部位が大腿骨遠位3分の2のとき，カセッテは大腿骨の内側に接して垂直に置き，水平X線束は外内方向とする。
- 大腿骨幹の近位部または大腿骨頸部の撮影では，カセッテは大腿の外側縁に接して垂直に置き，X線束は内外側方向とする。非患側の大腿骨はほぼ垂直となるように適当な支持体の上に置く。
- 大腿骨頸部撮影では，患側の腸骨稜上の腰部の外側にグリッドカセッテの一端を接して垂直に置き，そのカセッテの長軸を大腿骨頸部に平行とする。
- 大腿骨上部の骨折を描出するためには，硬い発泡スチロールパッドやカセッテトンネル装置のような適度な硬さの用具をベッドと患者の間に置く必要がある。

X線束の方向と入射点

- 大腿骨遠位3分の2の撮影では，水平X線束中心は，カセッテの中央に向け，大腿内顆と外顆の前縁を結ぶ線と平行に入射する。
- 股関節を含めて大腿骨頸部を描出するためには，鼠径部の大腿動脈触知部位と大転子の触知部位との中点に合わせ，水平X線束中心はカセッテに対して直角に入射する。

注意事項

グリッドを使うときには，グリッドのカットオフを避けるため，カセッテを垂直に保つことが必須である。

関節形成術後のX線撮影

手術後24時間以内に，股関節の前後方向撮影が施行される。この際，人工関節と周囲の骨セメントの範囲を確認するために大腿骨上部の3分の1を含むようにする。人工関節はボールベアリングの形状をした放射線不透過性のもので，経過観察においても明瞭に描出される。

人工骨頭のゆるみは，人工骨頭が本来の大腿骨の骨幹に陥入することによって生じる。これは，骨セメントと人工骨頭の先端間の距離が縮小しているのを確認することで最も容易に指摘できる。したがって，初回の画像が骨セメントの範囲を含んでいることが最も重要である。

また，股関節が脱臼していないことを確認したうえで，看護管理の内容が決定される。

膝関節置換後には，膝関節の前後および側方向撮影が施行される。

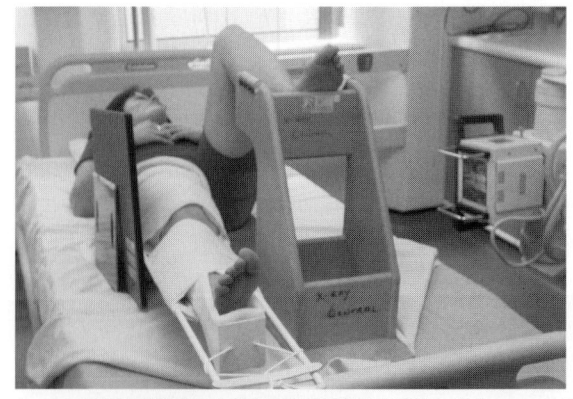

トーマス副子を適用された患者の大腿部側方向撮影のポジショニング

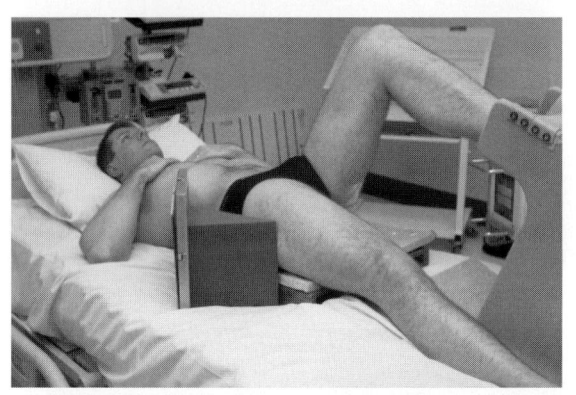

カセッテトンネル装置上に臥位となった患者の股関節側方向撮影のポジショニング

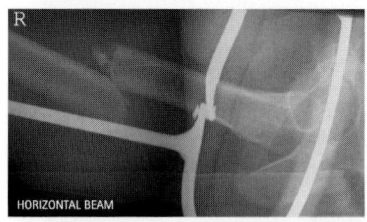

トーマス副子を適用された骨折の右大腿骨側方向像

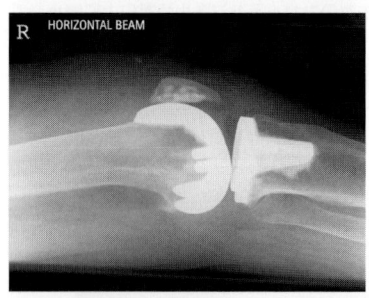

膝関節置換術後の膝関節側方向像（水平X線束による）

小児の大腿骨骨折（吊り上げ式牽引）

　このタイプの牽引は生後12ヵ月までの乳児に施行される。骨の配列や新しい化骨を評価するために，前後および側方向の2方向を撮影する。生殖腺防護を行い，線束を慎重に絞ることが必須である。また，牽引に支障をきたさないように厳重に注意を払わなければならない。しかし，通常は牽引を保持しながら患児を回転させて，下肢を進展させたまま腹側（前方）が小児用ベッドの側面に向くようにすることができる。写真への縦柵の重なりを避けるために，ベッド側面の柵は撮影中下げておく。

前後方向

患者とカセッテの配置

- 背臥位で，両方の下肢が垂直に伸展牽引されている小児では，カセッテを患肢の後面に接して，発泡スチロールパッドまたはプラスチック製のL字型カセッテ支持装置を使って支える。
- 大腿骨が膝および股関節を含めて完全に入るようにカセッテを設置する。

X線束の方向と入射点

- 水平X線束中心はカセッテに対して直角とし，大腿骨腹側の中央に入射する。

側方向

患者とカセッテの配置

- 非患側の大腿骨の重なりを避けるために，非患側の下肢を担当医に牽引装置から慎重に外してもらい，X線束外に置く。
- もう1つの方法としては，牽引を調整し，一時的に非患側の下肢を異なる位置で支える。
- 担当医や医療スタッフは，鉛ゴム製の防護エプロンおよび防護手袋を着用しなければならない。
- カセッテは，患側の足の側面に接して垂直に支え，大腿骨に平行にする。

X線束の方向と入射点

- 水平X線束中心をカセッテに対して直角にし，大腿骨内側の中央点に入射する。

小児における大腿骨前後方向撮影のためのポジショニング過程

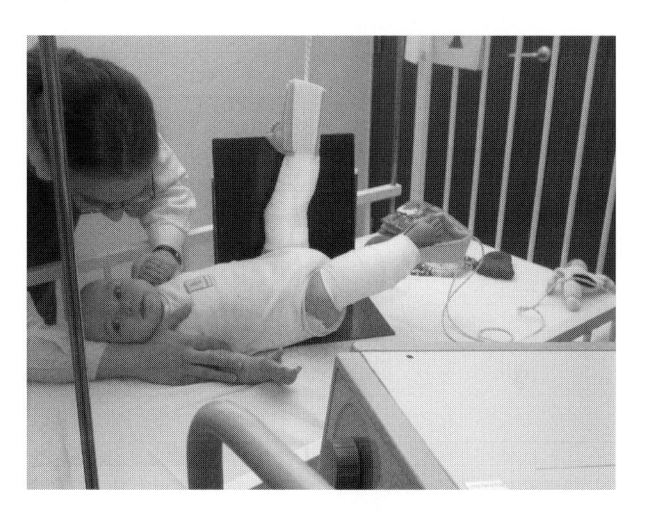

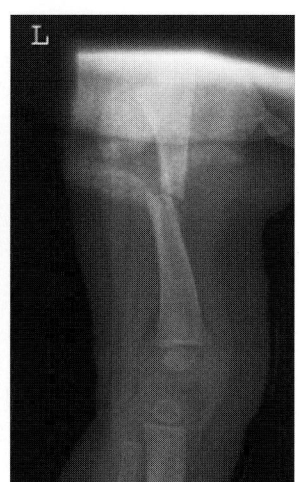

外傷受傷後2週間の左大腿骨の前後方向および側方向像

心臓と肺（乳幼児集中治療病棟）

　肺が未熟で正常な呼吸ができない呼吸窮迫症候群の新生児は，出生直後にX線撮影を行って肺を評価する。乳児は保育器内で療育されており，人工呼吸器が取りつけられている場合もある。X線は保育器の上から照射するので，保育器上部にX線不透過性のものがないことを慎重にチェックしなければならない。

　保育器の設計は多彩で，その多くがカセッテを保育器内に置かなくてはならない構造になっている。しかし，保育器室外のすぐ下にカセッテを挿入できる特別なトレイが装備されているものもあり，カセッテのポジショニングが容易である。

　新生児のX線撮影に関しては第14章に詳しく述べる。

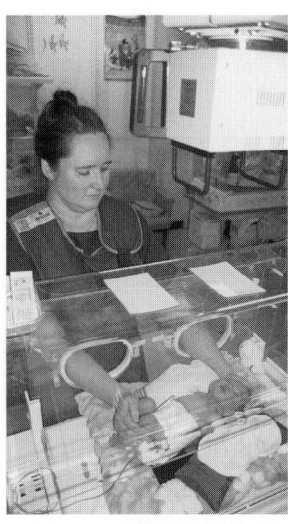

乳児における胸腹部前後方向撮影のためのポジショニング

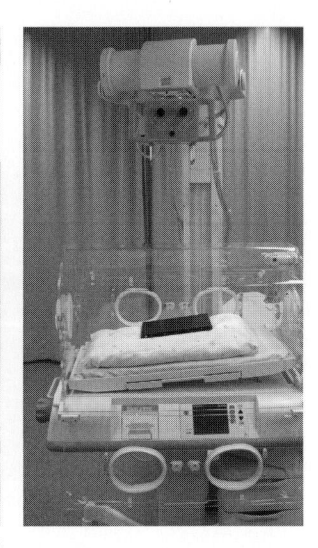

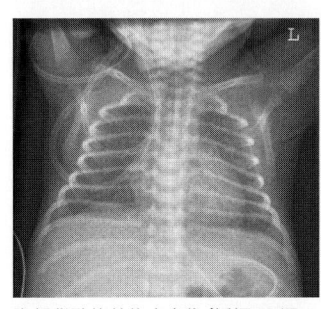

前後方向

- 18×24 cmサイズのカセッテを体温と同じ温度に暖めて使用する。使い捨てのシートでカセッテを覆い，乳児とカセッテが直接触れないようにする。

患者とカセッテの配置

- 乳児をカセッテ上に背臥位とし，正中矢状面をカセッテの中心に合わせ，カセッテと垂直とする。頭部と胸部はまっすぐとし，肩関節と股関節を水平とする。カセッテトレイを使う場合は，保育器の頭側は5°～10°挙上するか，楔状のパッドを用いて肩を挙上させる。胸部が「後傾した」状態となることを避けるためである。
- 下顎が肺尖に重ならないように，顎をあげた状態で頭を保持しておくことが必要な場合もある。あるいは小さな砂嚢を使用して支える。腕は両側ともに，体幹から少し離しておく。これは照射野に含まれないようにするためと，アーチファクトを発生させて気胸と紛らわしくなることがないよう，皮膚に皺が生じることを防ぐためである。腕はマジックテープつきVelcroバンドまたは砂嚢で固定することもできる。

X線束の方向と入射点

- 一方向の中心点を1つに絞ることはできない。
- 胸部の正確な大きさに合わせてX線束中心を入射する。
- X線束中心は垂直，または乳児が完全に水平となっている場合は尾側に5°～10°くらい傾ける。その場合，

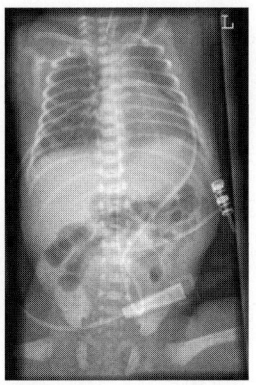

胸部背臥位前後方向像（妊娠28週で出生した新生児）

胸腹部背臥位前後方向像（動脈ラインが造影剤による増強効果を示す）

顎が肺尖に重ならないように注意しなければならない。
- 一貫して最大のFFDを使う。

注意事項

- これらの撮影では短時間の照射にしなくてはならない。高周波X線発生装置ではmAs値を非常に小さく設定でき，照射時間もミリ秒単位の非常に短い時間に設定できる。
- 鉛ゴム型を保育器の上において，生殖腺と甲状腺を防護するべきである。
- 後の撮影のために撮影条件の詳細を記録し，画像の比較とポジショニングの解説を画像に付す。

第 13 章

手術室における X 線撮影法

はじめに 370
　連携　370
　個人の準備　370
　装置　370
　暗室と PACS 接続　370
　付属機器　371
　放射線防護　371
　無菌領域　371

非外傷性矯正整形外科手術 372

外傷性整形外科手術 373

DHS の挿入 376
　はじめに　376
　撮影法　376
　外科手術　377

インターベンショナルウロロジー 378
　はじめに　378
　逆行性腎盂造影　378
　経皮的腎結石摘出術　378

術中胆道造影 380
　撮影法　380

子宮卵管造影 381
　撮影法　381

緊急末梢血管手術 382
　撮影法　382

はじめに

手術室における X 線撮影は，外科手術において重要な役割を担っている。診療放射線技師が必要とされるような典型的な場面として以下のようなものがある。
- 非外傷性矯正整形外科手術
- 外傷性整形外科手術
- インターベンショナルウロロジー interventional urology
- 術中胆道造影 operative cholangiography
- 特殊な子宮卵管造影 hysterosalpinography
- 緊急末梢血管手術 emergency peripheral vascular procedure

連携

- 診療放射線技師は，手術室に入ったらすぐに執刀医とコンタクトを取り，多くの専門分野からなるチームの1人として，手術に関与するすべての人々と緊密に連携を維持しなければならない。
- 診療放射線技師は手術室の配置や手術手技に精通し，自らの責務に関する実用的知識を実践して，手術中の外科医による具体的な要求を確認しなければならない。

個人の準備

- 個人としての準備は，清潔区域 aseptic controlled area へ入る前に診療放射線技師が最初に注意すべきことである。
- 診療放射線技師はユニフォームを脱ぎ（装飾品なども含む），手術着に着替える。髪はディスポーザブル帽子の中に完全に納める。手術室用の靴やブーツに履き変え，フェイスマスクをつける。さらに，フィルムバッジをピンで手術着に留める。
- 石鹸で入念に手を洗う。手洗いは，患者ごとに，かつ手術前後に確実に行い，皮膚に傷がある場合には防水加工の絆創膏で覆う。

装置

- 放射線検査の手技によって，ポータブルX線装置または移動型 I.I.（透視）装置を選択する。例えば，ポータブルX線装置は胸部単純撮影などに用いられ，移動型 I.I.装置は整形外科手術の大腿骨ピンニング（骨

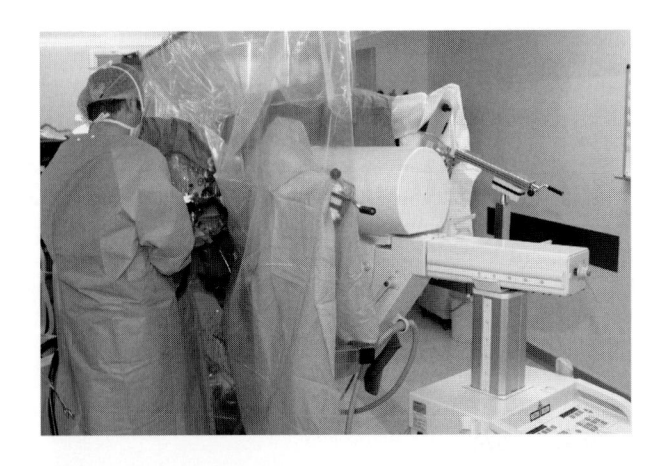

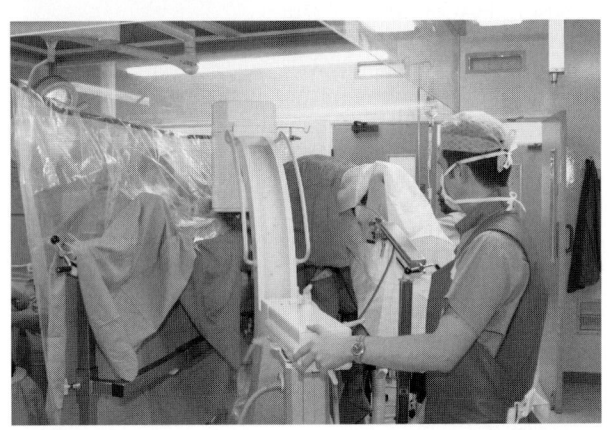

上の写真は dynamic hip screw 手術の術中の様子（376 頁に記載した無菌保護バリアを装着している）

折整復術）などに用いられる。
- 移動型 I.I.装置は使用する前に組み立てて，患者のポジショニングをする前にすべての機能が確実に動作することをテストする。
- 感染防止のため，装置は患者ごとに清拭して乾かすべきである。必要があれば保護用のプラスチック製カバーで装置を覆うことで，外科手術の間の血液汚染を減らすことができる。血液や体液が画像診断装置に付着した場合は，院内感染対策室の指示に従って適切なクリーニング液で拭きとる。
- 撮影条件は，透視あるいはフィルムに画像を記録するのに適した条件に調整する。

暗室と PACS 接続

多くの手術室では，通常，X 線装置と暗室が室内に併設されている。手術室へ到着したら現像処理装置の電源を直ちに投入し，テストすべきである。自動現像機はフィルム濃度が適切になるよう補充液を調整し，カセッテにフィルムを入れて使用できるように準備しておく。

最新の移動型 I.I. システムは，PACS と DICOM 規格で接続されており，画像取得と過去画像の呼び出しが容易になった。

付属機器

- カセットホルダ，固定グリッド，カセットトンネル，シリアルチェンジャ装置などは常に清掃し，必要なときに使えるよう動作確認をしておく。
- カセットトレイつき手術台の動作確認をすませておく。診療放射線技師は機能に精通し，要求されればまよわずポジショニングできなければならない。
- 要求があればいつでも造影検査が行えるようにしておかなければならない。

はじめに

放射線防護

- 放射線防護は，X 線装置を操作する診療放射線技師が責任を持つべきである。したがって，診療放射線技師はすべてのスタッフにフィルムバッジ，鉛防護エプロン，甲状腺シールドを可能な限り装着させる。さらに，X 線画像装置の使用中は管理区域としてすべてのドアに「照射中」の表示をしなければならない。
- 距離の逆二乗則の原理を生かせるように，手術室環境を整えなければならない。スタッフは，放射線源（X 線管）よりできる限り離れたところに立つようにし，照射中は，照射野内（利用線錐の進行方向）に入らない。
- 照射野は少なくともフィルムもしくは I.I. の大きさに絞り，カセットの保持にはカセットホルダを用いるべきである。
- 診療放射線技師は，放射線量を減らすために高感度なスクリーン・フィルムの組み合わせを使用し，I.I. を使用する場合にはできる限り線量を抑えるように努めるべきである。
- 放射線照射を開始する前に，麻酔科医もしくは手術チームのメンバーのどちらかが患者の ID を必ず確認する。
- 透視を行うときは，患者に関わる照射時間，照射線量などの詳細について記録を取るべきである。
- 照射前に診療放射線技師がスタッフにしっかりと説明することにより，被曝事故のリスクを減らす。

無菌領域

診療放射線技師は無菌領域の汚染を避けなければならない。理想的には，患者を無菌タオルで覆う前にポジショニングをすべきであり，手術中のカセットのポジショニングや装置の移動の際に無菌部分に触らないよう注意する。

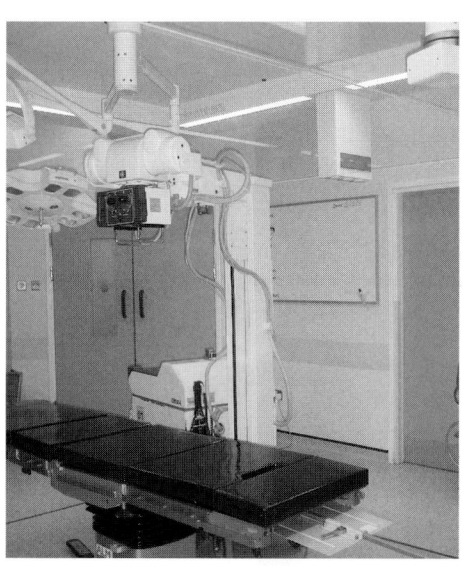

カセットを収容するベーカー Baker トレイを一般撮影用にセットしたポータブル X 線装置

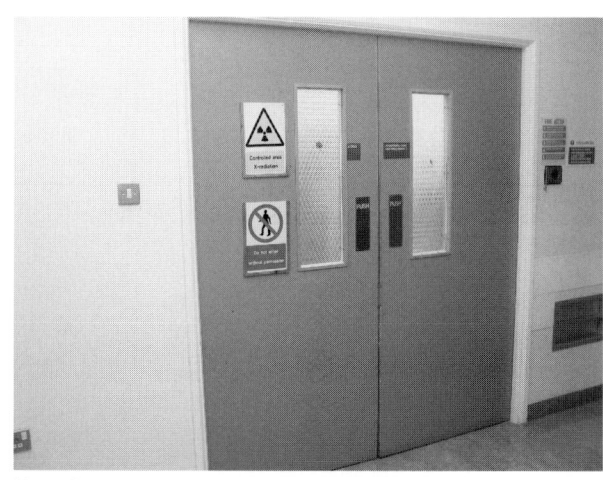

管理区域のすべてのドアに放射線防護の標識がある

非外傷性矯正整形外科手術

- 診療放射線技師は整形外科手術チームの一員として，手術中に要求される透視による画像確認に重要な役割を担う。
- 外傷性整形外科手術では，透視による画像確認の使用頻度は高い。しかし，少数例ではあるが，非外傷性矯正整形外科手術でも必要とされる場合がある。両者とも診療放射線技師が，画像記憶装置を持つ移動型Cアーム I.I.装置を手術室で操作することになる。
- 非外傷性矯正整形外科手術は世界中で行われている。多くは，骨・関節の慢性疾患に対する関節置換術である。例えば，重度の変形性股関節症は，人工股関節全置換術で治療する。しかしながら，この手技では，外科手術の進歩によってもはや透視による補助を必要としなくなった。
- それにもかかわらず，骨切り術 osteotomy のように，骨を切除して関節のアライメントを矯正するような手技の複雑な小児の手術では，透視による画像確認を必要とする。矯正外科治療では，術式が複雑であり，固定プレートの使用も含まれる。表にいくつかの例を示す。

一般的な矯正外科手術

疾患	術式
先天性股関節脱臼，ペルテス病，股関節不全	ソルター Salter 骨盤骨切り術
持続性大腿骨前捻	偏差大腿骨骨切り術
膝関節内反変形	脛骨近位端骨切り術

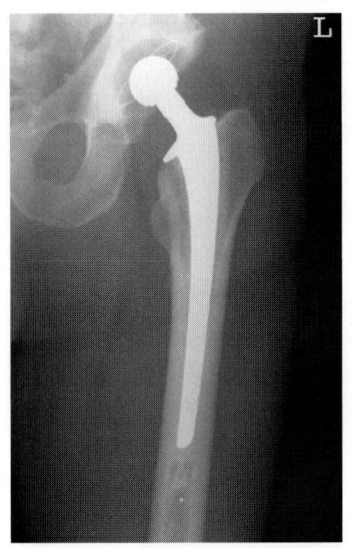

股関節正面前後方向像（トムソン人工股関節術後）

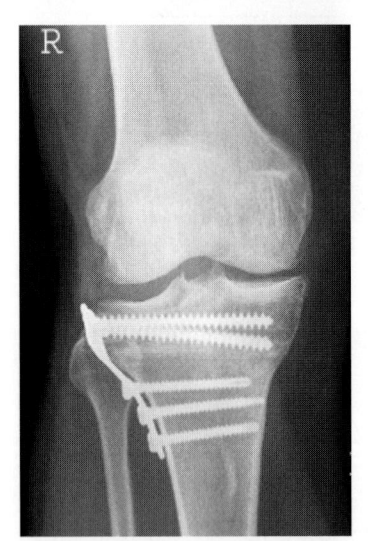

膝関節正面前後方向像（脛骨骨切り術後）

一般的な外傷性整形外科手術

骨折のタイプ	手術
股関節骨折	
関節包内	
・骨頭下・大腿頸部置換	・半関節形成術
・骨頭下・大腿頸部非置換	・カニューレ型ヒップスクリュー cannulated hip screw
関節包外	
・転子間・基幹骨折	・DHS またはガンマネイル
・転子外骨折	・ダイナミックコンディラースクリュー dynamic condylar screw (DCS) またはガンマネイル
上肢・下肢	
・指・手・手関節・肘・足の単純骨折	・麻酔下の整骨 manipulation under anaesthetic (MUA)
	・キルヒナー鋼線挿入術
・足関節・肘・手関節・前腕の複雑骨折	・プレートやスクリューによる観血的整復固定術(ORIF)
・粉砕骨折	・外固定
・脛骨・大腿開放骨折	・外固定
	・近位非リーマ式髄内釘挿入および遠位固定
・閉鎖骨折	・近位リーマ式髄内釘挿入および遠位固定
・上腕骨折	・髄内ロッド
・肘頭・膝蓋骨骨折, 置換術後外傷	・引きよせ締結法

外傷性整形外科手術

- 整形外科手術は, 従来より小児の骨欠損の補正と関節のアライメント調整のために行われてきた。しかし, 診療放射線技師の手術室における業務の大部分は外傷性整形外科手術にあり, 骨折の治療と内外固定具の埋め込みの際の補助を行うことが中心である。
- 多様な外傷性整形外科手術でX線透視による確認が必要とされる。表に, 各種の整形外科手術と骨折のタイプの関係を示す。
- 症例と透視を行う際に注意すべき重要な点は, 374頁に示した。
- さらに典型的なダイナミックヒップスクリュー dynamic hip screw (DHS) 手術と画像による確認作業について, 詳細な説明を376頁に掲載した。

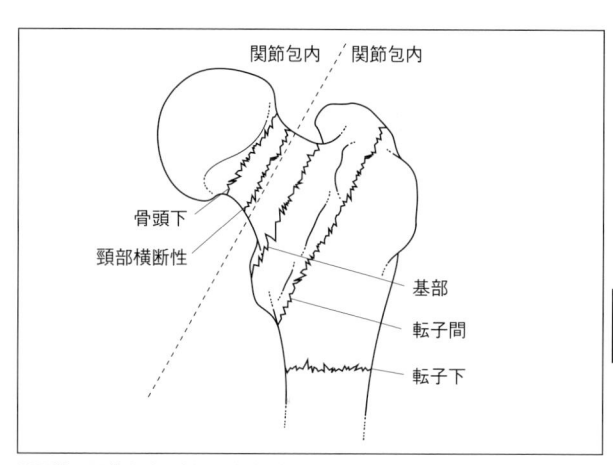

股関節の関節包内骨折と関節包外骨折

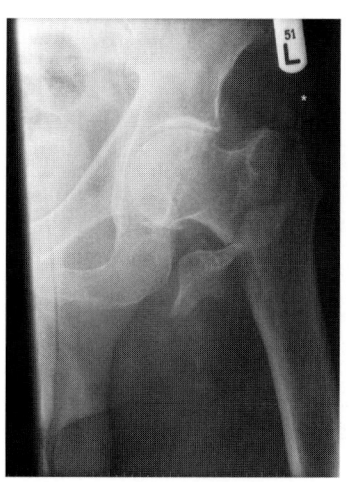

左股関節正面前後方向像(関節包外骨折)

外傷性整形外科手術

　四肢単純骨折の矯正の大部分においてキルヒナー Kirchner 鋼線の挿入が行われている。

　この手術では，画像の拡大を抑え，画質を改善させるために，検出器から患側四肢までの距離が最も近づくように I.I. の位置を設定するので，C アームが確実に 180°回転できるようにすることが重要である。

　観血的整復固定術 open reduction and internal fixation (ORIF) は，複雑骨折のように非観血的徒手整復では骨を満足に保持することが不可能な骨折を対象として行われる手術である。例えば，前腕中央の骨折は圧迫プレートとスクリューで固定する。繰り返すが，I.I.は検出器と患側四肢が最も近づくようにポジショニングをして画像の拡大とひずみを最小にし，前後方向と側方向像の両方のポジショニングが容易にできるようにする。この術式の最後にはしばしば画像による確認が要求される。外科医が手術操作が上手くいっているのか，しばしば骨折箇所を透視で確認するためである。

　外固定と牽引のためのシュタイマン Steinmann ピン挿入においては，外科手術の進行を確認するためにしばしば透視が必要とされる。外固定には，イリザロフ Ilizarov 式（リング型固定）から AO（Arbeitsgemeinschaft für Osteosynthesefragen）式（内固定）まで，さまざまな方法が用いられている。どの場合も，骨折部のスクリューやピンの正確な位置をはっきりと示し，骨折部を固定する際の操作を軽減するために，一般に透視画像による誘導が用いられる。

　ORIF のような引き寄せ締結法 tension band wirings では，基本的に開創外科手術を行う。このような症例では，透視は外科医の要請があったときに補助的に行う。

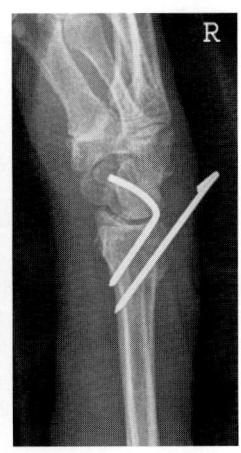

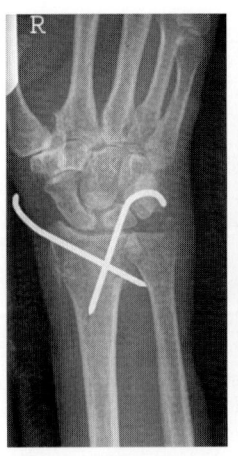

キルヒナー鋼線の挿入例

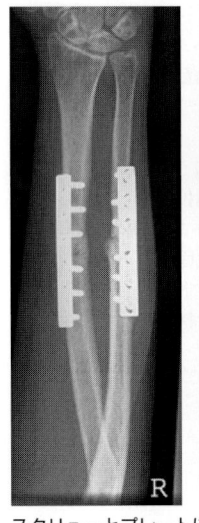

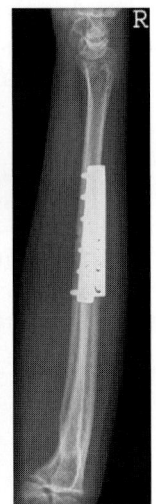

スクリューとプレートによる観血的整復固定術の例

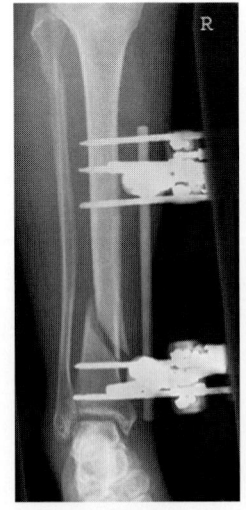

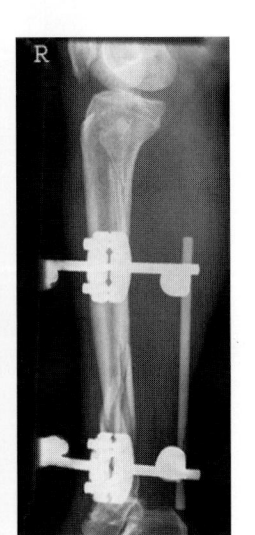

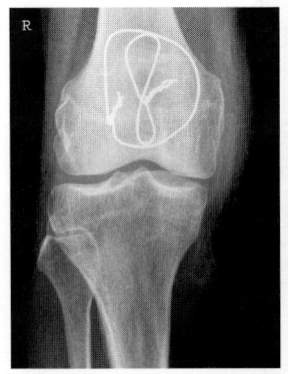

引き寄せ締結法の例

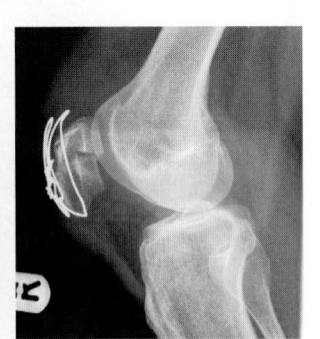

頸骨と腓骨の外固定例

外傷性整形外科手術

　髄内釘固定では，手術中の大部分で間欠的な透視が必要となる。透視は長管骨の髄内に釘を通す際に外科医が確認するための補助となるが，より重要なのは，スクリューで釘の遠位と近位を固定する際の補助である。

　近位か遠位の一方もしくは両方を固定する外科手術の間，診療放射線技師は長管骨の髄内釘を画像でとらえられるようにするが，釘についている丸穴を**正面**からみえるようにして，外科医が容易に骨皮質からスクリューを挿入できるようにする。I.I.装置によっては，この手法を補助するレーザーガイダンス機能がある。

　カニューレ型ヒップスクリュー cannulated hip screw は，偏位のない骨頭下骨折もしくは頸部横断骨折の固定に使用する。この手法の画像化については，DHS術と同様であり，次節で詳しく説明する。

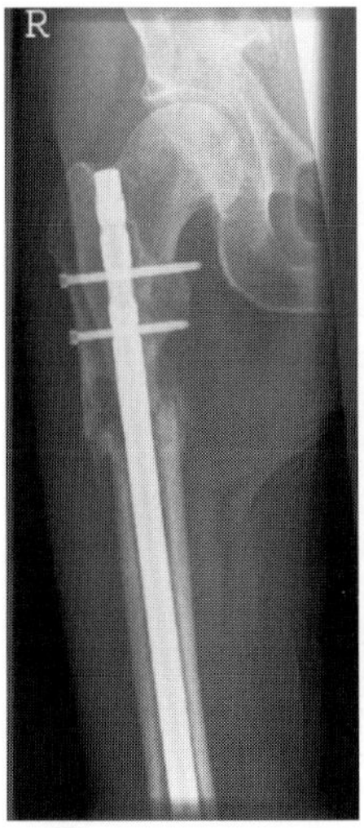

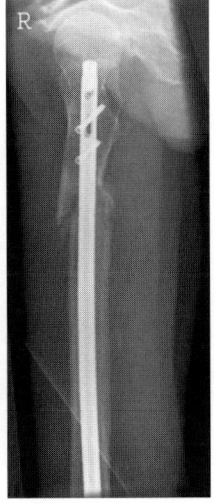

正面像　　　側面像
大腿骨（股関節下方）の髄内釘固定例

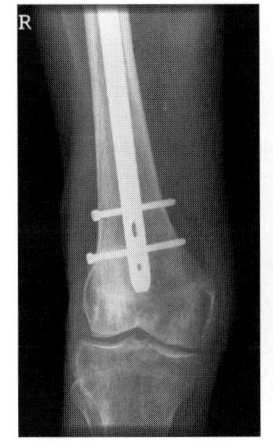

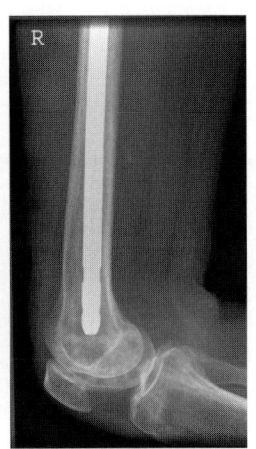

正面像　　　側面像
大腿骨（膝上部）の髄内釘固定例

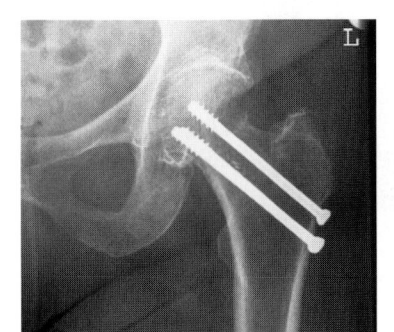

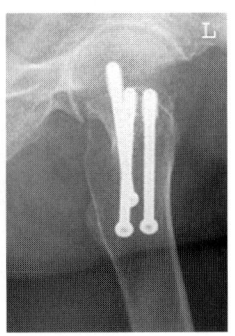

正面像　　　側面像
異なる患者のカニューレ型スクリューの例

DHS の挿入

はじめに

　DHS の挿入方法について，整形外科手術室で行われる典型的な手法を述べる。しかし，外科医によってアプローチにはさまざまなバリエーションがあり，診療放射線技師は，それぞれの病院内で採用されている手技について理解しておくべきである。

　ここで述べる技術では，外科医および手術野から I.I. を離すために無菌防護バリアを使用する。

　手術中のさまざまな段階で，股関節と大腿骨頸部の正面およびそれに直交する側面像を撮影する。I.I. を要求された位置へ動かすときに注意することは，無菌領域を汚染しないことである。

撮影法

　移動型 C アーム I.I. 装置（外科用移動型 C アーム装置）は，この手技を実践するのに適している。なぜなら，外科医がガイドワイヤのポジショニングと引き続いて行う DHS の内部固定を補助する画像をリアルタイムで提供できるからである。使用する I.I. は，直前の透視画像を即座にモニタに再生できるように記憶装置が装備されていることが理想であり，近年の装置はこの要求を満たしている。

　記憶機構が装備された装置を使用すれば，外科医は追加の透視をしなくても画像を検討できるので，患者の被曝を低減できる。外科医は直前の画像を保持できることで，ガイドワイヤや DHS の位置と方向になんらかの変化を加えた場合にも，その前後の比較が容易にできる。さらに，手術後にハードコピーをプリントできるので，手術の結果を示すのにも利用できる。

　手術を開始する前に，麻酔をかけて患者の足を特別な整形外科用手術台に固定する。整形外科医は，非患側肢を屈曲・外転して持ち上げ，患側肢を伸展・内旋してポジショニングする。そして患側肢を牽引し，骨折部のアラインメントが正しくなるように整骨する。

　この段階では，移動型 C アーム I.I. 装置は股関節の正面後前方向と側方向像の両方の透視が可能な位置に置かれている。I.I. の長軸は両下肢の間にあるが，C アームが大腿骨頸部に対して 90°回転できるようにするため，非患側肢に近接する位置に置く。一度正しくポジショニングしたら，C アームは大腿骨頸部が I.I. 画像の中心にくる状態で正面から側方向像の位置まで自由に回転できることを確認してロックする。

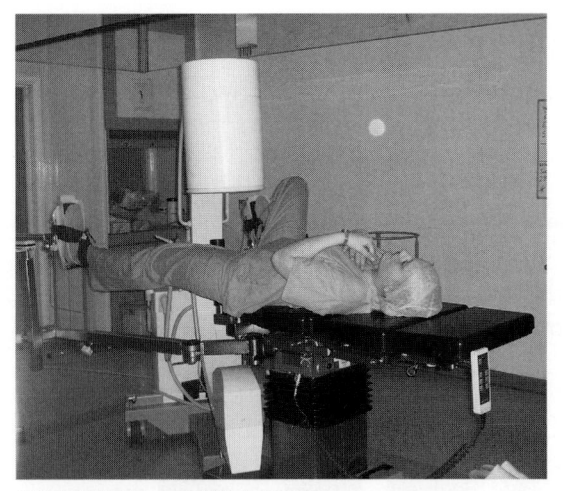

術前の患者固定，I.I. の前後方向の設定

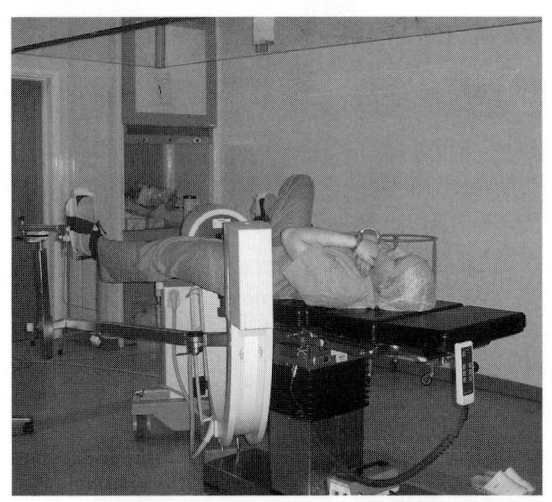

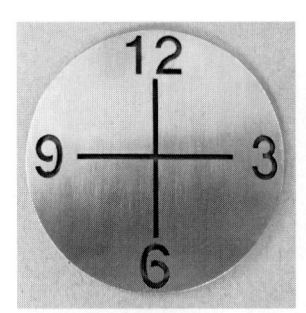

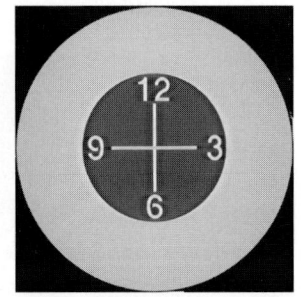

側方向の I.I. の設定

I.I. の方向づけに使用される X 線不透過性の時計表示器具（左）とその透視像

　I.I. が無菌保護バリアの反対側に位置するときは，無菌カバーは必要ない（370 頁参照）。しかし，X 線管をプラスチック製保護カバーで覆うことで，手術部位から流出する血液による汚染を避けられる。

　外科用透視撮影において，診療放射線技師は撮影条件を適切に変更し，画像の上下左右方向（方向づけ）を制御する。股関節の正確な方向づけを決定するには，X 線不透過性の時計表示器具が有用である。術中の透視時間と被曝線量を記録する。

外科手術

図は，DHS を用いた手術中に得られる典型的な画像を示したものである。

この方法では，初めに DHS ガイドピンとアングル（角

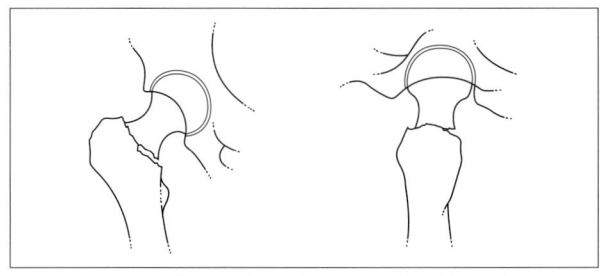

股関節正面前後方向像と側方向像の模式図（整復された骨折を示す）

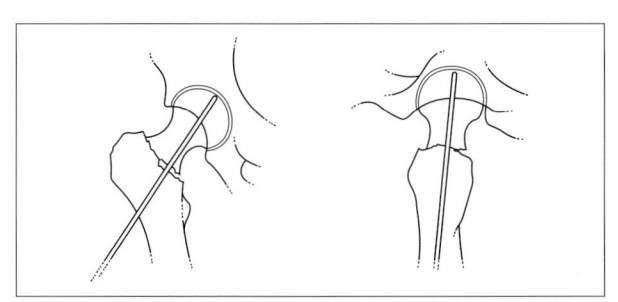

股関節正面前後方向像と側方向像の模式図（大腿骨頸部中央を通ってガイドピンを挿入したところを示す）

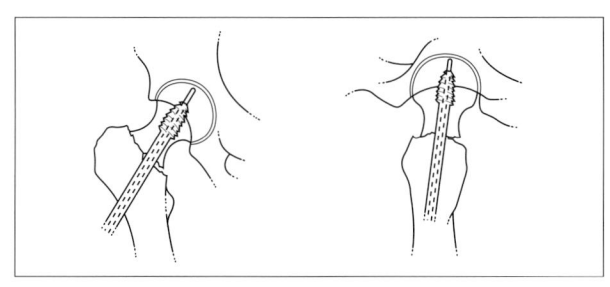

股関節正面前後方向像と側方向像の模式図（ラグスクリューを挿入したところを示す）

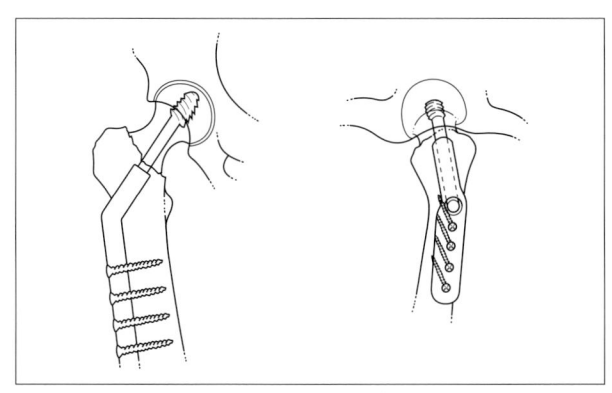

股関節の正面前後方向像と側方向像の模式図（ラグスクリューを DHS プレートで安定させ手術が完了した状態を示す）

DHS の挿入

度）ガイドが必要である。ガイドピンを大腿骨頸部の中心を通るように刺入，3 段階の適したサイズのリーマー（拡孔器）をガイドピンにかぶせて挿入し，ラグスクリューを挿入できるように刺入ルートを拡大させる。ラグスクリューを通すためのチャネルができたら，大腿骨頭表面から 10 mm のところにネジ山の先端がくるように挿入する。DHS プレートは，ラグスクリューの遠位端を覆うように置いて，大腿骨近位の外側骨皮質に接するよう固定する。DHS プレートの位置を安定させるためにコーティカルスクリューを用いる。

手術中に以下のものを表示するために撮影が必要となる。
- 整復前の骨折
- 整復された骨折，ポジショニングの間のアングルガイドとガイドピン
- ラグスクリュー挿入前のチャネルのリーマーによる拡大
- ラグスクリューと DHS プレートの挿入
- 手術の完了，骨折部位が安定するように挿入された DHS

前に概説したように，転子間と大腿頸部骨折の治療にはほかにも多くの手術法がある。各々の手法で共通するのは，スクリューまたは安定したプレートを挿入する前に，大腿骨頸部に沿って大腿骨頭までガイドピンを刺入することである。

これらの手術中における画像の取得は，一連の動的な過程としてなされるものである。各々の段階で前後方向および側方向像を撮影し，手術の最後に成果を示す保存用の画像を撮影する。これらの画像は，記憶装置つき I.I. を使うことで，患者とスタッフの被曝線量を減らし，最良な形で得ることができるが，固定したプレート，ピンおよびスクリューの全体像を画像で確認することができるように，股関節と大腿骨の近位端が表示されることが重要である。

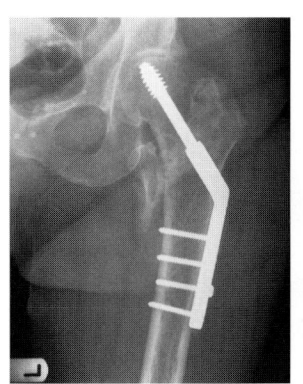

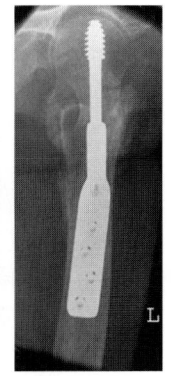

前後方向像（左）と側方向像（右）（DHS 埋め込み後）

インターベンショナルウロロジー

はじめに

インターベンショナルウロロジー interventional urology は，特に全身麻酔が必要な患者では，手術室において重要な役割を果たす．代表的な例として以下のものがある．
- 逆行性腎盂造影 retrograde pyelography（RP）
- 経皮的腎結石摘出術 percutaneous nephrolithotomy（PCNL）

逆行性腎盂造影

逆行性腎盂造影は，腎盂・腎杯を機械的にヨード造影剤で充満させる方法であり，上行性腎盂造影ともいわれる．

手術台はX線透過性の天板を備え，膀胱鏡に適したものを使用する．外科用移動型Cアーム装置は，手術中外科医にリアルタイムで透視画像を提供するために用いられる．

膀胱鏡検査は，最初に尿管にカテーテルを挿入し，患側腎の腎盂まで進められる．透視はこれを補助するために必要である．

患者の手術中の体位は背臥位である．

撮影法

- 移動型I.I.を用いる場合，外科医が施術している側と反対側にI.I.を配置し，腹部前後方向像をみるためには施術部の真上に動かす．I.I.が移動したとき手術台を支えている主柱が障害とならないように，術前にあらかじめ手術台上の患者のポジショニングを行う．
- 透視中は，尿管カテーテルを通じて患側の腎盂へ150 mgI/mL の濃度の造影剤を 5〜20 mL 注入する．
- 直前の画像を記憶する機能や撮影技術を駆使して，腎杯から尿管に造影剤が満ちた状態で撮影する．
- カテーテルを透視下で引き抜き，造影剤が膀胱まで流れ落ちていく状態を観察する．
- どのような異常でも，記録が必要であれば画像を取得する．

注意事項

画像診断部門では，2段階のこの検査手技のうち一部だけを担う場合がある．すなわち，手術室において膀胱鏡およびカテーテルの患者への留置が麻酔下で施行され，その後引き続いて放射線部で撮影を行う場合である．

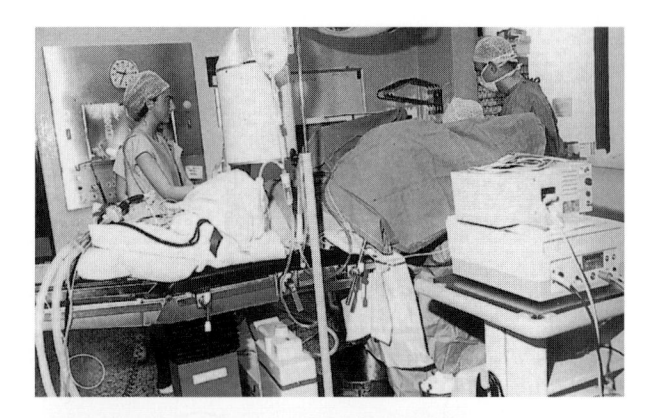

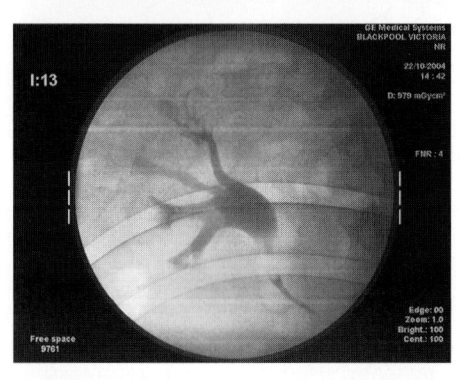

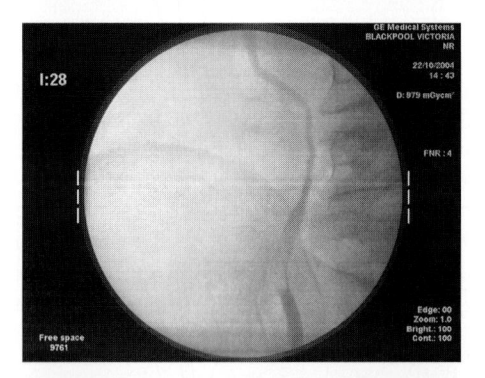

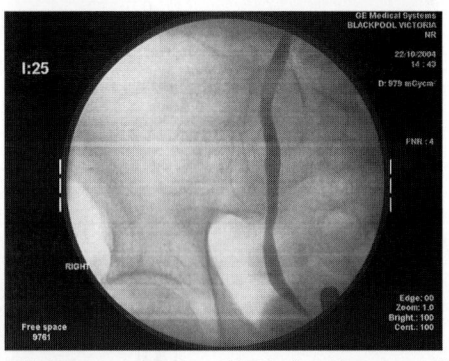

手術室において移動型 I.I. 装置とディジタルイメージキャプチャー装置を用いて得られた造影剤で満たされた腎盂腎杯と尿管の画像

経皮的腎結石摘出術

経皮的腎結石摘出術は，腎瘻造設術［訳注：腎臓にカ

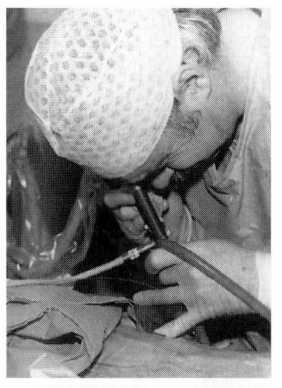

外科医が腎内視鏡と洗浄管を操作しているところ

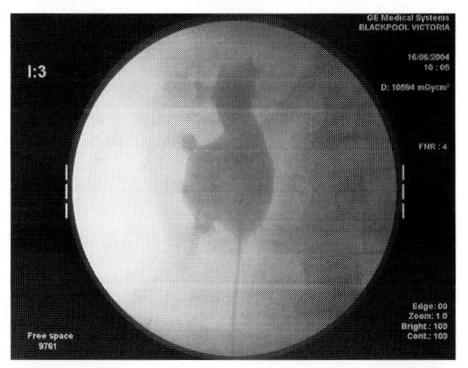

逆行性腎造影像

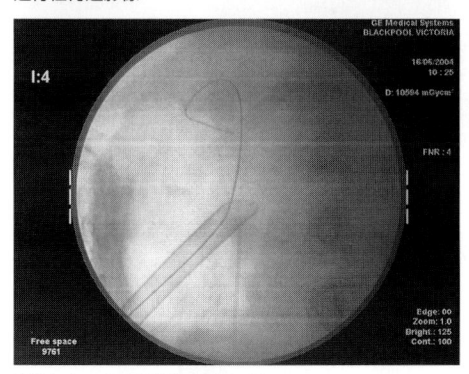

腎盂にシースを留置したところ

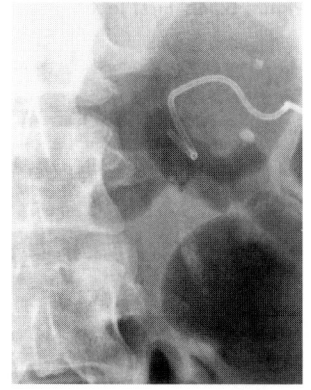

ピッグテイルカテーテルを留置したところ

テーテルを直接入れて尿を出す方法］の管を介して直接腎結石を取り除くインターベンショナル手技である。

この手技には通常，移動型 C アーム I.I.装置と膀胱鏡

インターベンショナルウロロジー

用の手術台が用いられる。これによって，カテーテルや器具類の位置と尿路を通る造影剤の流れがリアルタイムに透視画像として得られる。

1 cm 以下の小結石は，結石破砕術による治療には不向きなことが証明されており，内視鏡を組み合わせた特殊な器具によって取り除く。サンゴ状結石のような大きな結石は，最初に電気水圧結石破砕術または超音波衝撃波で破砕しておくことが必要である。

撮影法

- 患者を膀胱鏡用手術台に背臥位とし，逆行性カテーテルを患側の腎盂または上部尿管に挿入する。この操作により，治療の間中，造影剤（150 mgI/mL）やメチレンブルー溶液を腎盂へ注入することが容易になる。次に患者を，患側が上になるようにして腹臥位の斜位へと注意深く回転する。

- 造影剤やメチレンブルー溶液で尿路系を可視化した後，下部の腎杯グループの中の後部にある腎杯を 18G のテフロン性の外筒と内筒針からなる二重針で穿刺する。この手技の間，画像は必要に応じて取得するが，腎臓の位置確認を容易にするために C アームは垂直方向で，体軸方向に対して斜めに角度をつける。

- 内筒針を抜いてから，造影剤やメチレンブルー溶液が混ざった尿を吸引することで，外筒が尿路内の正しい位置に挿入されていることを確認する。次いで軟らかい J ワイヤ，および硬いワイヤを外筒を通じて腎へ順行性に通す。穿刺ルートは，サイズの異なる一連のプラスチック性ダイレーター（拡張器）または拡張用バルーンと組み合わせたダイレーターを用いて 30 F サイズ（1 cm）まで広げ，1 cm のシースを最大径のダイレーターまたは拡張させたバルーンの上にかぶせて，直接腎盂内へと進める。

- シースを通して光源とともに腎内視鏡を尿路内に入れ，尿路内を観察，結石の破壊と除去に必要な器具の挿入を容易にする。手術の間，腎内視鏡に組み込まれた洗浄システムが腎盂から結石の破片をすべて洗い流すので，洗浄時に溢れた水が I.I.に触れないように注意すべきである。

- 手術終了時に，腎からの排泄を助けるためにピッグテイルカテーテルを腎盂へ留置する。必要があれば，順行性の造影により，結石の断片の残存をチェックする。

- 透視時間が長いので，X 線束の絞りに注意することが重要である。

- 保存用の画像は，腎杯が造影剤で満ちているときに，装置の直前の画像記憶機能や撮影技術を用いて撮影する。

術中胆道造影

術中胆道造影 operative cholangiography は，胆道系に直接造影剤を注入し，肝，胆嚢・胆管を観察する検査である。この検査は，胆道内のいかなる結石の存在をも明らかにするために，胆嚢摘出術の際に要求される。患者の術中の体位は背臥位である。

この手技では，通常，移動型 C アーム I.I. 装置と X 線透過性の天板を備えた手術台が使用されるが，これにより，外科医は胆道系を通過する造影剤の流れをリアルタイム画像として評価できる。

そのほかの方法としては，特殊に改造を施された X 線透過性の手術台に，一般によく知られたベーカートレイ（カセッテを収納するトレイ）とポータブル X 線装置を用いた検査が行われる。24 × 30 cm サイズの大きさの高感度スクリーン・フィルムの組み合わせとグリッドカセッテが一般的に用いられる。この方法は，フィルムの現像待ちによって手術が遅れるという制約がある。さらに，最適な撮影条件の選択が重大な意味を持つ。

撮影法

移動型 I.I. 装置

移動型 I.I. を用いる場合，I.I. は外科医が施術している側と反対側に配置し，腹部正面後前方向像をみるために，施術部の真上に動かす。手術台の主支柱によって邪魔されずに，I.I. を目的位置に動かすことができるように，施術が開始される前に患者を手術台の上でポジショニングをすることが推奨される。

外科医は，気泡が入らないよう注意深く観察しながら水溶性ヨード造影剤（150 mgI/mL）を 20～30 mL 胆管内へ注入する。造影効果は，造影剤が胆道系から十二指腸へ流れる際に得られる。

造影剤で胆道系が満たされた画像を，装置の直前画像を記憶する機能や 1 回照射法により取得する。

ポータブル X 線装置

カセッテトレイ（ベーカートレイ）機構が用いられる場合には，術前にまず右上腹部正面前後方向像を撮影する。カセッテは腹部の右側に合わせ，正中よりずらした位置でトレイ機構内に装着する。長いハンドルを用いて手術野に合わせて位置を移動し，胆道系と十二指腸を含むようにする。正確なフィルム位置となるように注意することが重要である。

必要に応じて，造影剤注入中および注入終了時に腹部前後方向像を撮影する。この際，陰影欠損があればそれ

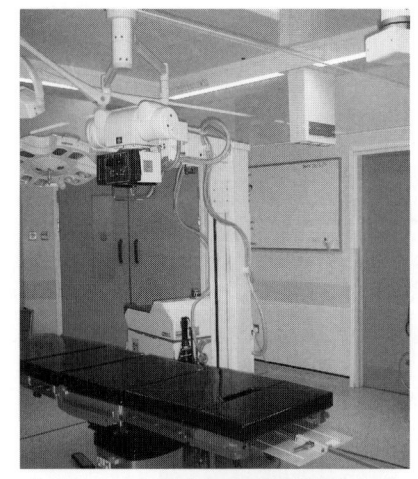

ベーカートレイつきカセッテ対応手術台

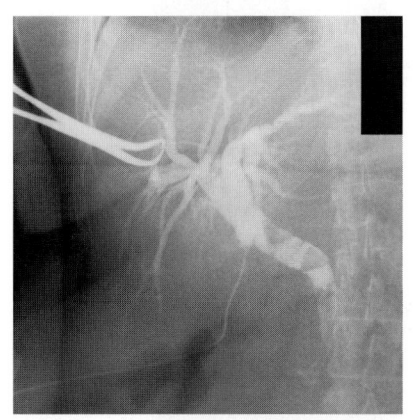

ベーカートレイつきポータブル X 線装置で撮影した術中胆道造影像

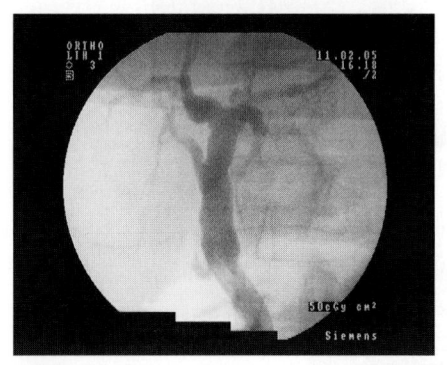

移動型 I.I. 装置とディジタルイメージキャプチャー装置による術中胆道造影像

が持続性のあること，および造影剤が十二指腸へ障害なく流れていくことを確認する。

高感度スクリーン・フィルムを組み合わせた 24 × 30 cm サイズのグリッドカセッテ（グリッド比は 6：1 または 8：1）が用いられる。短い撮影時間で胆道系の鮮明な外観を得るために，およそ 85～90 kV の高電圧撮影が用いられる。さらに，動きによるボケを減らすために，麻酔医は撮影中の患者の呼吸を停止させる。

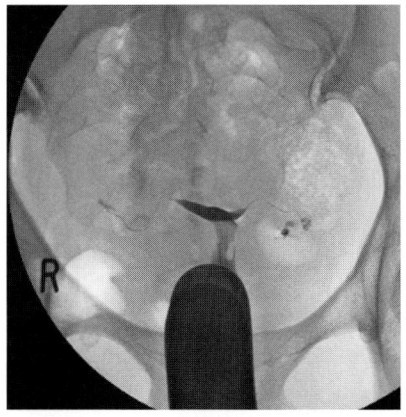

子宮卵管造影

子宮卵管造影は，一般的に放射線診断部にて行われるが，最近は超音波と適切な造影剤を使って行われることが増えている。しかしながら，少数ではあるが，手術室で麻酔下に行われることがある（詳細は，Whitley et al., 1999.を参照）。

検査は子宮卵管の開通性を確認するために依頼され，閉塞の原因や子宮内腔の異常を明らかにする。

この検査でも移動型 C アーム I.I.装置と X 線透過性の天板を備えた手術台が使用され，外科医は子宮頸部から子宮内腔を通って造影剤が流れていく様子をリアルタイムで評価することができる。

術中の患者の体位は背臥位である。

撮影法

- 移動型 I.I.装置は，下腹部/骨盤部正面後前方向像の撮影に合わせて設置する。
- I.I.を動かす際に天板を支える柱が障害とならないように，手術開始前に天板上で患者のポジショニングを行う。
- 患者の体位は，砕石位である。
- 無菌操作にて膣鏡により膣を展開し，子宮頸部へ特殊な頸部カテーテルを挿入する。
- 外科医が注意深く観察しながら，10〜20 mL の水溶性ヨード造影剤（300 mgI/mL）を気泡が入らないように子宮内腔へ注入すると，腹腔内に造影剤が溢流するのがみえる。この現象は，造影剤の注入を終了し頸部アダプタを引き抜くのとほぼ同時に起こる。
- 溢流した造影剤は腹腔内ですぐに吸収される。
- 子宮内腔が造影剤に満たされ，腹腔に溢流した状態で，装置の画像記憶機能や 1 回照射法により画像を取得する。

注意事項

照射中は，患者と外科医の被曝線量を減らすために，X 線束を注意深く絞ることが重要である。

造影剤注入早期の X 線画像（子宮内腔と卵管が造影剤で満たされている）

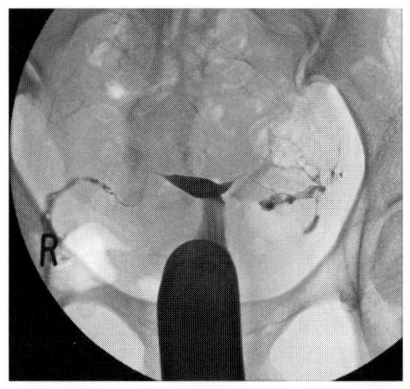

一連の検査の二番目の画像（造影剤は卵管から腹腔内に溢流している）

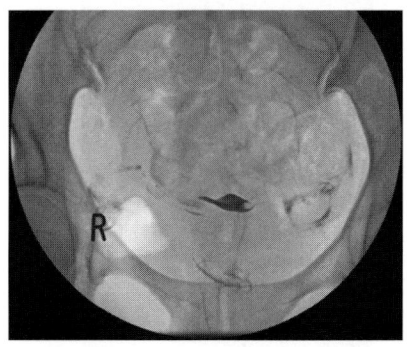

頸部アダプタを引き抜いた後の画像（造影剤の腹腔への溢流を示す）

緊急末梢血管手術

緊急血管撮影は，大きな外傷後の血管の矯正外科手術やバイパスグラフトを造設したときなど，血管の開通性を確認するために手術室でたびたび実施されている。

この手術では，移動型CアームI.I.装置とX線透過性の天板を備えた手術台を使用する。CアームI.I.装置は，血管内を通過する造影剤の流れをリアルタイム画像として外科医に提供する。この手技は，高速に画像を取得できる大容量X線発生装置と，サブトラクション，ロードマッピング，画像記憶機能を持った視野の大きなI.I.，および，1台はリアルタイムに透視画像を，もう1台は後処理した通常の血管画像またはサブトラクションモードの画像を表示するような2台のTVモニタを有する装置によって最適に行われる。

手術中の患者の体位は背臥位である。一般的にWhitleyら（1999）が示すセルディンガー法によって動脈カテーテルが挿入される。

撮影法

外科用ポータブルX線診断システム

外科用ポータブルX線診断システムを用いる際，I.I.は患部の正面後前方向像が得られる位置に合わせる。さらに，画像の拡大を防ぐため，I.I.を可能な限り患者の皮膚面に近づける。下肢の場合は，I.I.の移動に手術台の柱が邪魔にならないようセッティングに注意が必要であり，手術開始前にポジショニングする。I.I.は旋回できるように設定し，必要に応じて造影剤の流れを追跡するために四肢全長にわたりI.I.を移動できるようにする。

サブトラクション画像の場合，I.I.はX線ビームの絞りをチェックするために撮影部位を透視したうえで，関心領域の直上にポジショニングする。サブトラクション技術では，ヨード造影剤（300 mgI/mL）20 mLの注入（患部より近位の血管内）に引き続いて，選択された透視モードが作動し，I.I.の画像収集ソフトウェアにより画像が収集される。

サブトラクションモードでは，血管内が連続的に造影剤で満たされる状態が観察され，患部の血管開通性と病変を示すことができる。画像の収集レートは1〜2フレーム/secで撮影し，撮影時間は視覚的に決定する。

必要に応じて，ロードマップ技術を用いる。これは，最初に取得した関心領域の画像にリアルタイムの透視画像を重ねてコントロールとすることにより，カテーテルとガイドワイヤを的確な位置に置くことを容易にするものである。

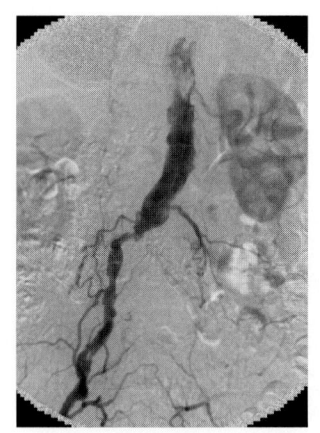

大動脈造影（左総腸骨動脈の完全閉塞を示す）

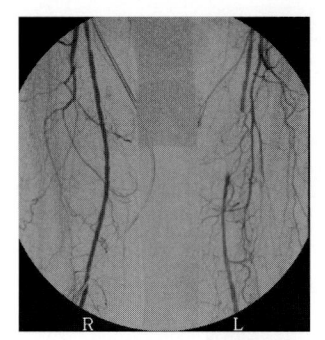

12インチI.I.を用いた大腿動脈造影
（左浅大腿動脈の部分的な閉塞を示す）

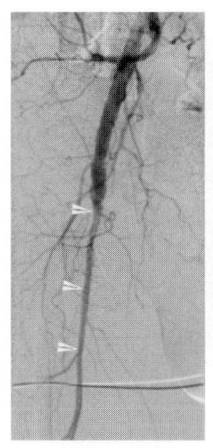

右大腿動脈の選択的血管造影〔深大腿動脈（矢頭）への造影剤の流入と，浅大腿動脈の閉塞を示す〕

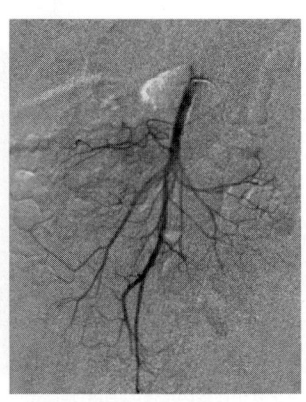

消化管出血の出血源探索のための腸間膜動脈の選択的カテーテル留置（この検査は正常である）

参考文献

Whitley AS, Alsop CW, Moore AD（1999）. Hysterosalpingography In: *Clark's Special Procedures in Diagnostic Imaging*. London: Butterworth-Heinemann, p.238.

第14章

小児のX線撮影法

はじめに 384
   概説　384
   法令　384
   正当化　384
   最適化　385

患児 386
   心理的考慮　386
   小児の発達　386
   小児と成人の解剖学的違い　387
   患児への対応　387
   妊娠　388
   身体的障害あるいは学習障害の患児　389
   環境：小児科専用の領域　389

撮影機器 390

画質，放射線防護の方法と線量測定 392

一般的な小児科の検査 393

胸部（新生児）.. 394
   背臥位前後方向　394

胸部（新生児期以降）.................................. 397
   立位後前方向　398
   立位前後方向　398
   立位後前・前後方向　399
   背臥位前後方向　400
   側方向　401
   シンシナティフィルタ補助具　401

腹部 402
   前後方向　402
   応用技術　404

頭部 406
   前後方向　408
   前後方向（30°尾側に傾斜）　409
   背臥位側方向　410

副鼻腔 411
   後鼻腔背臥位側方向　411

歯科撮影 412

骨盤および股関節 413
   前後方向　413
   立位前後方向（負荷）　414
   フォン・ローゼン Von Rosen 撮影法　415
   両股関節開排位側方向　416

脊椎（側弯症）.. 416
   立位後前方向　418
   側方向　420

脊椎（頸椎，胸椎および腰椎）........................ 422
   頸椎　422
   4歳未満　422

下肢全長 423
   1回撮影法　424
   分割撮影法　425
   ディジタル式X線テレビ診断法　425

肘 426
   側方向（代替のポジショニング）　427
   前後方向（代替のポジショニング）　427

骨年齢 430

足の負荷撮影法 431
   背底方向：負荷をかける　431
   側方向：負荷をかける　432

非偶発的外傷（小児虐待）のための全身骨撮影 435

症候群の評価のための全身骨撮影 439

はじめに

概説

　最小限の被曝量で診断に有用なX線写真を撮ることは，すべての画像診断部門が達成すべき目標であり，特に小児を対象とする場合には何にもまして重要である。小児の被曝による確定的影響のなかで晩発障害のリスクは成人の2〜4倍も高く，小児は特殊な事例であると考えるべきである（国連科学委員会調査報告書 UNSCEAR Report, 2000）。

　小児のX線撮影に携わるスタッフは，小児の信頼と協力を得るための技術と経験を有していなければならない。小児の特殊性を明確に意識し理解することが不可欠であり，小児の撮影に対して責任を持ち，他部門に指示や助言ができる，中心的役割を担うスタッフの存在がきわめて重要となる。このような体制を整えることで，小児に必要なこと，その発達，心理および病理について理解することができるようになるのである。

　小児のための専用領域，部屋，装置とスタッフのすべてによって，実現できる最も低い線量で，検査時間を長引かせず，子どもや保護者，スタッフに対しても過度のストレスを強いることもなく，可能な限り高品質の検査が達成できるのである。

法令

　近年，欧州共同体（EC）により病院の画像診断部門における医療の品質と安全性に対する環境整備が提唱され，推し進められてきた。EC委員会は，患者の放射線防護に対する法的な必要条件を確立するための支援を提供し，特に小児科でその必要性が明確に認められるようになってきた。小児のX線撮影を最適化するための鍵は，最小の被曝量によって放射線学的診断のために十分な品質のX線写真を撮ることである。そのX線写真の品質を客観的に評価するために，『小児放射線診断画像の画質基準に関するガイドライン（1996年版）』 "European Guidelines on Quality Criteria for Diagnostic Radiographic Images in Paediatrics in 1996" が公表された。このガイドラインには，5歳児を標準とした画質の品質基準と入射面での表面線量，およびこれらの基準に対応した標準的な撮影技術の実例が記されている。この章で示す基準はECガイドラインによる勧告に基づくが，技術による問題はさまざまな物理的パラメータ（例えば管電圧，グリッド）によって引き起こされる問題とは区別されるため，2つのカテゴリーに分類される。

　英国放射線防護局 National Radiological Protection Board（NRPB）は，全国基準線量 National Reference Doses を作成し，公表している。これは，全国調査における第3四分位点に基づいて，5年ごとに見直されている（IPEM Report, 2004）。小児においては，体格の変化を考慮せずに意味のある基準線量を作成することは不可能であり，NRPBは5つの標準体格（0，1，5，10および15歳）の基準線量に適合できる標準化係数を作成することによりこれに対応した（Hart et al., 2000）。

　医用電離放射線規制 Ionising Radiations Medical Exposure Regulations（IRMER）2000 は，全国基準線量に加え，施設ごとの線量調査に基づいた各施設における診断的基準線量の確立を要求している。この電離放射線規制は，電離放射線の使用に関わるすべての専門家の責任を強調し，X線撮影の検査を行う前に考慮されるべき正当化，最適化および防護の重要性を強く訴える。

正当化

　X線撮影法を改善することによる線量低減の程度は，まったく検査をしないことと比較しても意味がない。

　正当化は放射線防護の重要な第一段階であり，実施される検査ごとにそれぞれが正当なものであって，患児の医療行為として不可欠な手段であると確認することは，すべての診療放射線技師および放射線科医の責務である。ザ・ロイヤル・カレッジ・オブ・ラジオロジスト The Royal College of Radiologists 発行のハンドブック "Making the Best Use of a Department of Clinical Radiology"（RCR, 2003）には，正当化に関する助言の必要性と，そのすべての可能な勧告はエビデンスに基づいたものであることが記されている。

　このハンドブックには，検査を実施する前にいつでも確認しなければならない簡単な一連の質問が示されている。

- この検査は患児の治療法を変えることになるか？
- この検査は今実施する必要があるか？
- この検査はすでに実施されていないか？
- この検査を正当化する適切な臨床情報があるか？
- この検査と同時に多すぎる検査が依頼されていないか？

　このガイドラインは，小児のX線検査に関する適切

はじめに

な方針についても助言している。

さらに、クックCookら(1998)による一般的な小児の検査に関する17項目の依頼基準が示されている。この基準には、いつ検査が実施されなければならないかだけではなく、さらに重要なこととして、検査が実施されてはならないとき、およびより高度な臨床的検査が必要とされるときについても記されている。例えば、非特異的な腹痛における腹部X線写真は、腰部痛、血尿、下痢、触知可能な腫瘤、腹部膨満あるいは炎症性腸疾患の疑いなどの症状がない場合には病態を実証することは難しい。臨床的に健康な小児では、単純な肺炎の経過観察として胸部X線撮影をルーチンに行う必要性がない。そして特定の正常な組織、例えば副鼻腔、鼻骨、舟状骨の未発達の年齢においては、慣例としてX線撮影を実施してはならない。公式の参照基準がない場合には、部位別の撮影プロトコルや要求を確認することができる、クックらのマニュアルおよびRCR(2003)ガイドラインを参照するべきである。

最適化

検査の実施が決定されたならば、最も適切な撮影技術を選択することが重要となる。放射線科医と診療放射線技師は、現在利用できる多くの撮影技術を考慮して、臨床医に助言を与える最もよい立場にある。

しかしながら、大部分の施設では多忙であり、すべての症例に個々に助言を与えられるわけではなく、そのため臨床医と画像診断部門のスタッフとの間に、合意に基づいたガイドラインを作成しておくことが望ましい。正当化と最適化には、臨床各科と放射線科とのよりよい協力関係が必要なのである。

最適化の実際例としては、追跡検査において高感度のスクリーン・フィルム系のようなより速い画像取得システムを使用すること、非偶発的外傷 non-accidental injury(NAI)(小児虐待)における胸部X線撮影では骨の解像度を最適化するためにより低い管電圧(kVp)とより大きい管電流量(mAs)を用いること、あるいは若い女性の側弯症の追跡検査で発育中の乳房を保護するために側方向の絞り補助具を追加することなどである。

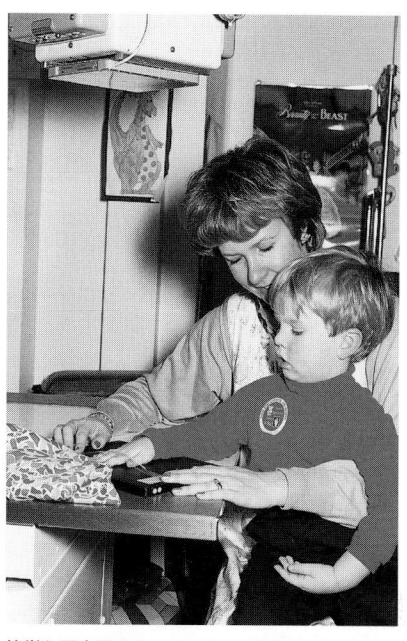

簡単な固定具の1つである、手指を押さえるために使う比較的粘着性の弱いテープ

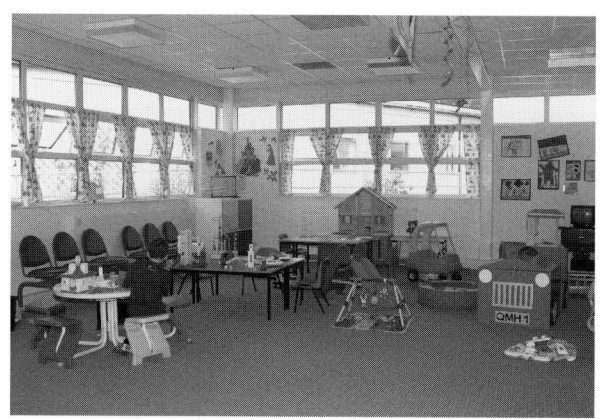

小児の親しみやすい待合室

患児

心理的考慮

　小児は成人のミニチュア版ではない。さまざまな年齢の小児が画像診断部門を訪れるが，その反応の仕方はそれぞれ大きく異なる。幼児は，ときに検査についての説明を完全に理解することができず，スタッフの善意を誤解することがある。また，小児は時間に対しての認識がはっきりせず，数分間じっとしていることでさえも数時間のように感じることがある。特に病気の状態では心がくらみ分別がなくなることがあり，検査の協力を得ることが非常に困難になる。そのような小児は，疼痛や恐れ，不安のすべてを誇張する。また，病気は感情を内向させることがあり，それにより患児は興味を失い自信喪失に至る。やさしく，思いやりのある働きかけが重要である。

　通常，検査には両親が子どもを連れてくるが，ときにほかの家族や介助者が付き添うことがあるため，あらかじめ同行する人との関係を理解しておくことが重要である。

　スタッフがどんなに親身に接しても子どもは両親や彼らが慣れ親しんでいる周りの人たちと一緒にいることを最も快適であると感じるため，両親や介護者の関与が必要不可欠である。両親は子どもを励ますために可能な限り支えとなり，子どものお気に入りの玩具，愛用している毛布や絵本などを持参して来る。まず最初にスタッフ自らが，両親の同席のもとで患児にすべての検査について説明することが望ましい。ゆっくり，はっきりと，簡潔な言葉を使い，話し方に注意を払うべきである。検査手順が複雑な場合は，前もって検査室を訪問するように勧める。両親と子どもがさまざまな手順を可能な限り理解できるように，検査の手順をやさしく解説したパンフレットを用意しておくと非常に役に立つ。

　ときとして両親は不安に陥ることがある。どんなときでも専門家としての態度で，穏やかに振る舞うことが最も重要である。他の子どもや親たちが動揺しないようにするために，スタッフは両親と困惑した患児を落ち着ける場所まで誘導することが望ましい。ときには熟達したスタッフや放射線科医は，何であれ重要な問題について議論することが必要となる。

小児の発達

　小児期を6つの主要な年齢群に区分した。X線撮影に際してはそれぞれの年齢群に適合した対応が求められる。

- 出生～6ヵ月
- 乳幼児期（6ヵ月～3歳）
- 幼児学齢前期（3～6歳）
- 中等児童期（6～12歳）
- 早期思春期（12～15歳）
- 後期思春期（15～19歳）

　上述の各年齢群に見合った患児との関係を認識し，患児に対する理解と寛容の精神が必要である（Von Waldenburg Hilton and Edwards, 1994）。

　出生～6ヵ月の年齢群では，患児はまだ知らない人に対して恐れを抱かないので，検査は比較的容易である。彼らは容易に眠り，通常は哺乳することにより静かになる。

　6ヵ月～3歳では，知らない人に対して徐々に恐れを抱くようになり，両親にしがみついて離れようとしない。この年齢の子どもとのコミュニケーションは特に難しい。通常，両親は子どものすぐ脇についている必要がある。点滅や音楽を奏でるおもちゃ，シャボン玉，ガラガラおよび鈴の使用は，この年齢の子どもの気を散らすことに役立つ。検査を実施する前に，子どもと両親が新しい環境になれるように，少し時間をかけるとよいだろう。

　3～6歳では，会話を交わすことが容易になるが，単純で子どもに親しみやすい言葉に限られる。この年齢では，例えば，宇宙船やシーソーのような好奇心をそそられる遊具などがあると，しばしば協力的になる。彼らは控えめであることを自覚しており，彼らの普段着を身に着けさせて自由にさせておくことも有効である。同様に，興味をそそる映像を壁に写すプロジェクタやビデオは非常に有用である。この年齢の子どもは，一般に身体的にきわめて活発で，身体を抑制することは難しい。親の緊密な関与が有効でない場合は，検査によっては綿毛布やタオルで身体を拘束することが有効な場合もある。

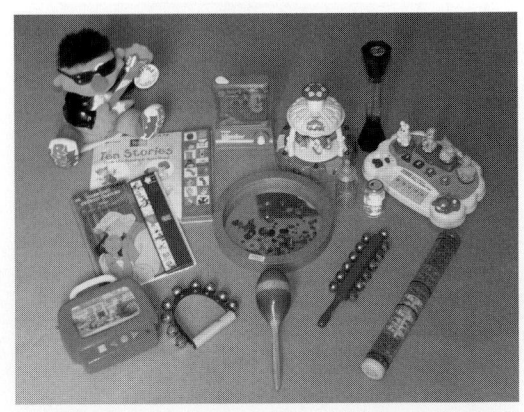

患児の気を散らすために用いられているおもちゃと補助具の例

6〜12歳の子どもは学齢期であり，どれだけの協力が彼らに必要とされているか，どのような検査の結果が彼らの問題を解決するのに有効であるかを理解する能力が備わってくる。人気があり，流行しているおもちゃを知っていることは非常に役立つことがある。また，子どもから信頼を得るために，その部門内に飾ってあるポスター，本，ゲームなどは，最新のものであることが望ましい。

12〜19歳になるとだんだん恥ずかしがりになり，自身の身体とその発達を自覚するようになる。この年代では彼らの成熟度に合わせたコミュニケーションと検査説明の仕方が不可欠である。いかなるときでもプライバシーに対する権利を尊重しなければならない。これは守秘性が維持されていること，そして患児の要望があれば両親を立ち合わせずに話し合いのできる領域であるということを意味している。ただし，女性患者の検査を男性技師が担当する場合は，親または介助者の立ち会いが望ましい。

小児と成人の解剖学的違い

小児は小さいだけでなく，以下に示すように身体のつくりも異なる。
- 乳児の頭蓋骨の円蓋は薄く，脈管の圧痕は1歳以下では存在しない。
- 鼻骨は3歳以下では骨化しない。
- 副鼻腔は通常6歳以下では含気化しない。
- 手の舟状骨は6歳以下では骨化しない。
- 胸郭の深さ（前後方向の厚み）が小さくなるほど，成人と比較した胸部前後方向のX線写真における心臓の拡大率は小さくなる。
- 幼児の胸腺は心縦隔陰影に関与し，そのさまざまなみえ方は疾患と見間違うことがある。
- さまざまな部位の多数の骨化中心は混乱の原因となるため，参考書（Keats and Anderson, 2001など）をいつでも利用できるようにしておくとよい。高品質の画像と照らし合わせることで，読影の一助となるだろう。
- 小児は，心拍数，呼吸数ともに成人より速い。
- 小児には放射線感受性の大きい赤色骨髄が広範囲にわたって存在しており，新生児ではほとんどすべての骨に存在している。

小児のX線検査を最も効果的にするためには，これらの解剖学的違いを考慮に入れなければならない。例えば，舟状骨撮影は，6歳以下の子どもでは不必要なことは明らかである。

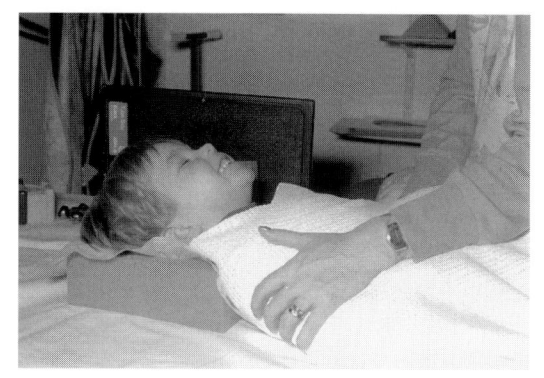

患児

水平X線束による頭部側方向撮影のために，綿毛布にくるまれ，成型された発泡スチロールの上に頭部を載せた小児

患児への対応

常に親しみやすく受け入れられる接し方で，子どもと親に自己紹介をする。子どもの名前，年齢と患者番号を確認する。子どもの水準に合わせて話しかけることが重要である。堅実であるがやさしい対応が必須であり，すでに撮影の準備を整えた撮影室に患児を誘導する。患児の頭上でX線管球の高さを調整するような行動は，患児を動揺させる原因ともなり，X線管球は前もって正しい位置に設定してあることが望ましい。通常は両親のどちらかに，患児に付き添って撮影室に入るように要請する。付き添い者には，ガイドラインに則って放射線防護を実施する。しかしながら，ときには患児の撮影体位を保つのに両方の親が必要とされることもある。

励まし，安心させる態度で接し，そして協力的な態度の1つ1つに対して最大限に褒める。例えば，「今日の子どもたちのなかで，君が一番がまん強い子だよ」，「君はとても賢いね！」などである。

子どもとの関係を維持するには，われわれへの信頼を保つことが不可欠である。そのためにはどのような質問に対しても，常に誠実に答えなければならない。また必要ならば，光照射野のランプを点灯したり，実際に椅子や撮影台に上がってみせて理解を得る。

ステッカーや風船，「偉かったで賞」などの褒美を用意する。放射線部での初めての経験が楽しいものとなるならば，今後の接し方ははるかに容易になるだろう。

適切な対応と環境があれば大部分の子どもは協力的である。しかしながら，少し侵襲的な処置や強制的な言動を示すと，あらゆる指示に対して癇癪を起こすようになる。このような状況下では，できるだけすばやく検査に取りかかるとよいだろう。そのためには，確実な手技と，

患児

扱いやすくかつよく試された固定具が推奨される。子どもは，検査後に両親や介助者によってしっかり抱かれると，すぐに落ち着きを取り戻すものである。

外来患児の単純X線撮影には，これまで述べた以上の準備が必要となることはまれである。しかしながら，4歳以上の小児で結石や石灰化が疑われて腹部X線撮影を実施する場合や静脈性尿路造影検査では，腸の状態および年齢により，経口の整腸薬を投与する。

入院患児の撮影に際しては病棟の看護師と連携し，検査をする場所によっては看護師の付き添いを手配するなどの，特別な準備が必要である。いかなるX線撮影に際しても，各種の静脈ライン，ドレナージチューブおよびストマなどの存在を考慮に入れる。また検査の準備をする前に，患児に対して適切に酸素が供給されているか，点滴が留置されているかを確認する必要がある。

患児が感染症に罹患している場合は，感染予防対策を講じなければならない。まず，患児をX線撮影室まで搬送することが可能なのか，あるいはポータブルX線撮影装置を用いて病棟で実施しなければならないかを決定する。さらに，免疫不全の患児や新生児などの易感染性の患児との密な接触を避けるために，検査時間や使用する撮影室などの調整が重要である。すべての介護者には，プラスチックエプロン，手袋，および入念な手洗いが要求される。体液が飛び散る可能性がある場合には，マスクや保護メガネが必要である。体液などによって汚染されたすべての器材は，施設の衛生または安全管理マニュアルに則って慎重に処分する。患児に接触したすべての器材は，その器材に推奨される洗浄剤で消毒する。

外来患児の単純X線撮影では，このほかの特別な準備はほとんど必要ない。しかしながら，鎖肛の評価のための腹臥位インバートグラム invertogram（406頁参照）は，さらに遠位腸管を詳細に描出するために生後24時間未満の新生児では実施するべきではなく，その代わりに患児を15分間腹臥位に保たせた後にX線撮影を実施する。われわれの経験においては，鎮静は単純X線撮影では必要ない。しかしながら，より長時間の検査では，鎮静が必要となることもあるだろう。その場合，われわれは抱水クロラール（50 mg/kg）を使用する。また複雑な検査法では，短時間の全身麻酔を必要とすることがある。小児の鎮静に関係するすべてのスタッフは，蘇生術についての十分な訓練を受け，最新の知識を身につけていることが必須である。

妊娠

これは難しい問題である。RCR（2003）ガイドラインでは生理が始まったすべての女性患者（およそ12歳以上）で，妊娠の可能性を問い質さなければならないとしている。慎重さが不可欠であり，小児が両親と一緒でない方が，正直な答えを得やすいこともある。患児を1人で撮影室に誘導し，生理中か，妊娠の可能性があるかどうかを，適切に尋ねることが望ましい。女性の診療放射線技師あるいは放射線科医であれば，さらに受け入れられやすいだろう。腹部あるいは骨盤を直接含む検査においては，成人と同様に「28日規則」が適用される。さらに，腹部X線透視検査，腹部CT検査および静脈性尿路造影検査では「10日規則」が適用される。胎児への放射線の危険性に対するはっきりとした説明と理解を得ることが重要である。同様に，患児の固定や介助をするすべてのスタッフに対しても，妊娠していないことを確認することは当然である［訳注：「妊娠と放射線防護」に関する最近の考え方は，ICRP Publication 84を参照されたい］。

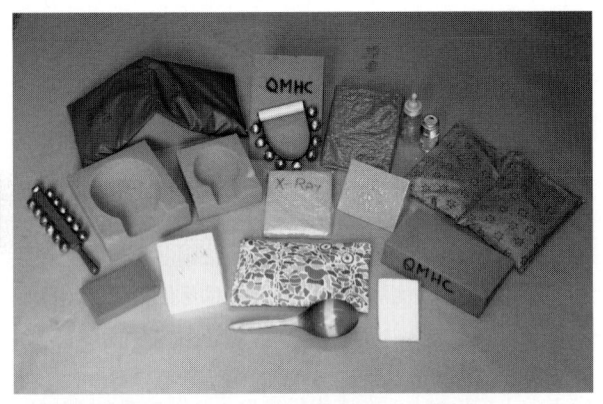

患児の固定を補助し，気をそらすために用いられる補助具

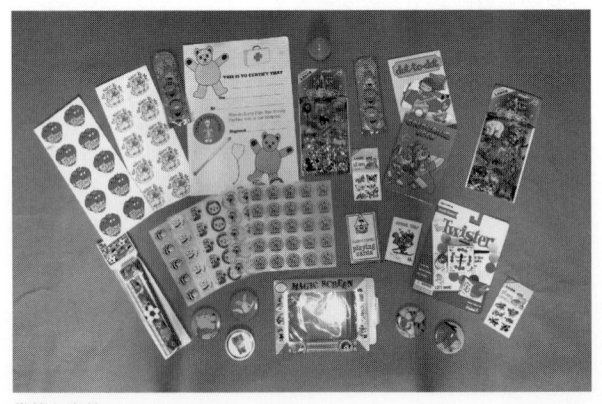

賞状と褒美

患児

環境：小児科専用の領域

待合室

受付は，放射線部において，患児と両親が最初に訪れる場所である。スタッフの対応と快適な環境によって，子どもと両親をできるだけすみやかにリラックスさせることが求められる。子どもたちと協調して検査を進めるためには，関係するすべてのスタッフが子どもと親しく接することが必要である。

待合室はできる限り設備の整ったものでなければならない。それは必ずしも多額の予算は必要ないが，すべての年齢層の子どもたちに適したおもちゃやゲームを利用できるようにすべきである。たとえ一般の待合室が小児科外来患者と共有されているような場合でも，小児科領域で利用できるようなビデオやコンピュータゲームの導入を検討するべきである。

特殊な部門においては，臨床心理士を雇用することもよいだろう。これは，特により複雑な処置を施す小児の信頼を得ることに役立つ。また，お絵かきや塗り絵は一般に喜ばれ，子どもは自分の作品が施設内に飾られることを喜ぶので，うまく利用できるかもしれない。

撮影室

小児を撮影室に誘導する前に，撮影の準備を整えておかなければならない。また，検査の待機時間を最小限にすることで，かなり不安を軽減する効果がある。動揺を与える可能性があるいかなる機器にも，色彩に富んだ装飾や魅力的なポスターあるいはステッカーなどを貼り，小児が直ちに興味を示すような部屋に設えることが望ましい。検査のまねごとをしているぬいぐるみをみせることも有効である。

例えば，X線透視のように室内照明を暗くして実施しなければならない検査では，あらかじめ弱い間接照明を点灯しておくことが望ましい。子どもは真っ暗になると怖がることがあるため，弱い間接照明は有要である。

すでに記したように，小児は時間の経過を非常にゆっくりと感じる。彼らが音楽（CDやテープ）あるいはアニメーション（プロジェクタやビデオ）を視聴することで気を紛らすことができる場合は，身体の抑制を必要とすることはまれである。さらに，例えば注射器など小児を動揺させる可能性のある器具類は，それが必要になるまで小児の視界から隠しておくことは基本である。

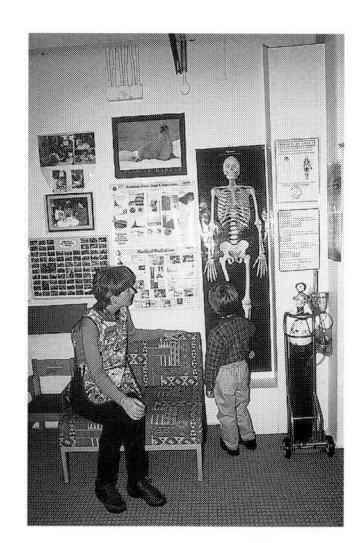

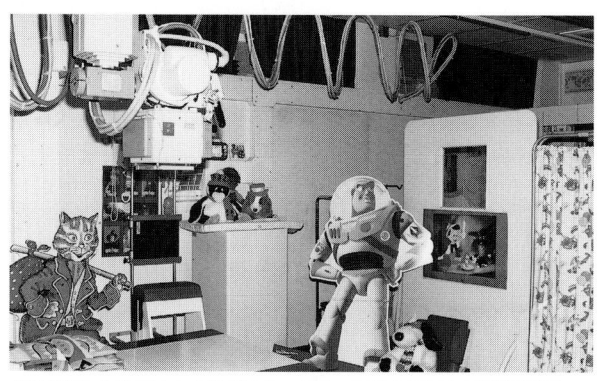

小児が親しみやすいようにポスターを貼った待合室（上）と撮影室（下）

身体的障害あるいは学習障害の患児

患児に身体的障害あるいは学習障害があるかどうかに関して，評価または確認することが重要である。肢体不自由児の多くが学習障害もあるとみなすのはやさしいことであるが，障害の程度がどうであれすべての小児は，直接会話をして，説明を受ける機会を与えられなければならない。こうした小児の両親や介助者は常に貴重な存在であり，子どもに対して徹底して献身的である。両親や介助者は，患児を撮影台に移動したり身体を持ち上げたり，あるいは経口造影剤を投与するなどの身体的処置を行うための最適な方法を教えてくれる。場合によっては車椅子に乗ったままなど，患児にとって平常の姿勢で検査を実施する方が望ましいこともある。

撮影機器

X線発生器

　小児は心拍数と呼吸数が速く，通常はじっとしていることが難しい。したがって，撮影に際してはきわめて短い撮影時間，およびできる限り矩形に近い電圧波形と微細な脈流が要求される。これを可能にする装置は，12パルスの整流方式かあるいはインバータ方式のみである。同様に，ポータブルX線撮影装置はコンバータ発生器を備えていなければならない（EC委員会，1996）。

　また，きわめて精緻な時間の制御が必要である。選択された撮影電圧が有効電圧に一致していることを確認するためには，綿密な品質管理プログラムを備えておくべきであろう。不一致は短時間照射を設定した場合に起こりうる（EC委員会，1996）。最短の照射時間を維持するために，トランス-X線管球間の高圧ケーブルは可能な限り短くし，小児用に使用されるすべての装置は1 ms以下の短時間照射を正確に再現することが可能でなければならない。

　照射されたX線は，そのピーク電圧に達するまでにいくらかの時間を要する。これは長い照射時間を使用する成人ではさほど重要な意味を持たないが，小児では前ピーク時間が長いことによって実効電圧が低くなる可能性がある。したがって，前ピーク時間の短い装置を使用するか，あるいは付加フィルタを装着することにより不必要な低管電圧X線を除去する方法を考慮しなければならない。

X線管電圧

　いくつかの刊行物は被曝低減法として高電圧撮影法の選択を勧めている（EC委員会，1996，Warren-Forward and Millar, 1995）。例えばECガイドラインでは，新生児のX線写真の最低管電圧として60 kVpを推薦している（EC委員会，1996）。管電圧の選択は目的とする画質が得られる範囲で，できる限り高電圧にするべきである。これは必然的に低コントラストのX線写真に仕上がるが，このような画像が放射線医学的に好ましい選択であると啓発していくべきである。

X線管焦点

　小児科領域の撮影には0.6〜1.3 mmの実効焦点が適切である。焦点サイズの変更は線量には影響を与えないが，より小さなサイズの実効焦点を用いれば画質は改善するものの，管球負荷が増加し，おそらく照射時間も長くなるだろう。

付加フィルタ

　ほとんどのX線管球は，2.5 mmのアルミニウムの固有フィルタを備えている。ECガイドライン（EC委員会，1996）は0.1 mmの銅または3 mmまでのアルミニウムの追加を推奨しており，何人かの研究者は診断の質を維持すると同時に，銅フィルタの追加による線量低減の有効性を証明した（Hansson et al., 1997）。さらに，付加フィルタはX線管球から照射される軟X線スペクトラムを除去する。これらは被検者の体内に吸収されるのみで，その線量の増加は無益であり，画像構成には寄与しない。われわれの経験においては，2.5 mmのアルミニウムの固有フィルタに0.1 mmの銅を追加すると，大部分の検査で明らかに画質を低下させることなく，入射線量を20％減少させることが可能であった。

　画質の低下は，低管電圧撮影法において乳児の末梢（例えば，非偶発的外傷や新生児特別治療室）のX線写真で認められるのみであった。このことを考慮に入れると，必要なときに付加フィルタを取り外せるように，容易に着脱可能な形式にすることが望ましい。あるいは，照射条件の混乱を避けるために付加フィルタなしのままの装置も必要なため，各々1組以上の専用装置の配置が望まれる。新生児特別治療室用のポータブルX線撮影装置に付加フィルタを装着すると，画質がかなり低下するので推奨されない（Cook et al., 1998, Wraith et al., 1995）。

散乱X線除去用グリッド

　小児では，必ずしも散乱X線除去用グリッドを使用する必要はない。散乱X線除去用グリッドは，ほぼ100％の線量の増加になるため，その使用が正当化されるのは常に画質の向上が必要とされるときのみである。1歳以下の頭部と3歳以下の骨盤，腹部および脊椎のX線撮影においては，通常は散乱防止グリッドを使用する必要はない。また年長児であっても体格が小さいときには，その使用を避ける選択肢もあり，これを適格に判断するには診療放射線技師の経験が重要になる。グリッドを使用する場合は，グリッド比8：1，グリッド密度40本/cmのものが推奨される。また，グリッドはX線吸収の大きい物質の金属箔をカーボン繊維のようなX線吸収の小さい中間材料の中に一定間隔に並べて板状にしたものであり，平行型と収束型がある。特に，収束グリッドの場合は正しいX線管焦点-グリッド間距離で使用しなければならない。

焦点-フィルム間距離 focus-to-film distance (FFD)

　FFDを増加することは，必然的に照射線量の増加をともなうが，患児に対する全体の実効線量は減少し，さらに拡大効果をもたらす半影の影響も同様に減少する。したがって最長のFFDが使われるべきであり，撮影台表面からX線管球間は最低100 cm，胸部および脊椎撮影用の垂直カセッテ支持台からは最低150 cmが必要である。新

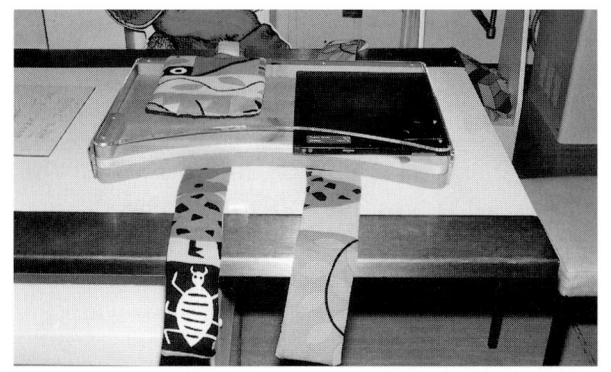

乳児固定具の例（乳児はマジック・テープによって固定され，カセッテはアクリル樹脂製薄板の下に挿入されている）

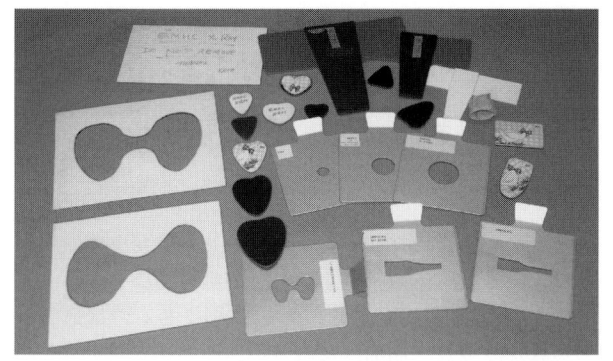

小児の生殖腺防具と絞り補助具の例（絞り補助具は多重絞り装置の窓に装着する）

しい撮影室を設計する場合には，長い FFD（例えば，200 cm 以上）を設定できるように考慮するべきであり，それはエアギャップ法を用いた側弯症評価のための立位全脊柱撮影などで特に役立つ（Andersen et al., 1982, Jonsson et al., 1995, Kottamasu and Kuhns, 1997, McDaniel et al., 1984）．

自動露出制御 automatic exposure control （AEC）

小児用に特別につくられた自動露出用検出器は存在しないだろう．それは必ずしも小児の多様な身体の大きさを完全に補うことができず，一般的に過露光になる傾向があるからである．したがって，AEC 装置を用いずに，試験ずみで体系化された条件表をもとに撮影した方が，より低線量でより高品質のX線写真を簡単に撮影できる．

一般的に撮影条件表は小児の年齢に基づいて作成されるが，体格はさらに正確である．適正な撮影条件を決定するには，X線撮影の経験と練習を積み重ねることが重要である．

また，AEC は通常グリッド後方に組み込まれる構造になっているため，この状況で AEC を使用する検査はグリッドの使用も必要となる．

スクリーン・フィルム系

スクリーン・フィルム系のような高感度の画像取得シ

ステム，高管電圧撮影法およびグリッドを用いない撮影法が，単純X線撮影において被曝を軽減させる最も重要な方法であることが認められている．

われわれの意見としては，相対感度200の高解像度スクリーン・フィルム系は，末梢部位の撮影のみに限定すべきである．大部分の検査は，希土類または同等のスクリーン（相対感度400～600）で実施することができる．さらに異物誤嚥のための多くの追跡X線撮影は，非常に高感度のスクリーン・フィルム系（相対感度700～800）で実施する．

スクリーン・フィルム系の相対感度に関して，カタログ上では同じ数値で記載されていても，メーカーの違いにより同じ感度を備えていないことは認識すべきである．また感度は管電圧によっても変化することから，選択されたスクリーン・フィルム系のための最適な管電圧を使用しなければならない．

現像処理と観察条件

X線写真の現像処理や読影するための観察条件を最適にする方策を怠ると，たとえ撮影に完璧を期したところで，そこで得られた利得は失われてしまう．これは成人の検査の場合と同様である．

現像処理は日常的な品質管理の対象である．写真濃度 0.5～2.2 のX線写真を観察するシャウカステンの輝度は 2000～4000 cd/m^2 である．また，EC ガイドラインで記述されているように，読影室の環境照明を低いレベルに抑えておくことが重要である（EC 委員会，1996）［訳注：一般に欧米の読影室の照明は，わが国に比べて暗い］．

ディジタルX線撮影法

新しい時代のディジタル技術は，従来のX線撮影技術に急速に置き換わりつつある．相対感度1000の CR システムと，多くの部門で使用されている相対感度400の一般的なシステムを比較すると，ディジタルシステムでは最大60％の線量低減という明らかな利点が示されている（Hufton et al., 1998）．しかしながら，後処理の仕方によっては高線量の技術が隠されてしまうこともあり，ディジタル装置の注意深い最適化と規制が必要である．

補助具（固定具を含めて）

小児の撮影を成功させる秘訣は補助具の活用であり，それは概して単純で安価なものである．最も重要なことはあらゆる体格に適応できるよう十分な範囲を備えていることである．さまざまな補助具の使い方は，撮影部位とそれに対応する撮影技術の解説と併せて，後述する．

画質，放射線防護の方法と線量測定

画像が備えるべき特徴

本章に記されているさまざまな撮影法による画像が備えるべき特徴は，EC 委員会発行の参考文献に基づいている（EC 委員会，1996）。この文献は，年齢別の代表的な撮影条件と，それに対応する患児の被曝量に関する指針を提供している。構造の視認性は以下に示す3段階で評価される。

視覚化 visualization	特徴的な所見が認められるが，ただ「みえる」程度で，細部は不明である
再現 reproduction	解剖学上の細部はみえるが，明確に定められない
視覚的に鮮明な再現 visually sharp reproduction	解剖学上の細部が，明瞭に示される

画質評価

最適化されていない多くの施設における「一貫性のない撮影技術」では，小児の吸収線量に大きな差のあることが明らかにされている（Almen et al., 1996）。また，多くの線量調査により広範囲にわたる線量のばらつきが認められている（Kyriou et al., 1996, Lowe et al., 1999, Ruiz et al., 1991）。

前述したように，こうした事態に対処するために小児科の画質に関するガイドラインが EC 委員会によって導入された（EC 委員会，1996）。この EC ガイドラインは，客観的に X 線写真を判断して，診断上の品質を決定する試みである。

しかしながら EC ガイドラインでは，「すべての臨床的な要求を満たしているが，必ずしも画質基準を満たしていないという状況で画像を拒絶してはならない」ことが明確に述べられている。重要な点は，優れた画像を得るために常に努力すべきであるが，その目的は常に臨床的な疑問に答えるための，診断に役立つ X 線写真を得ることであり，被曝量の増加を伴う不必要な高画質は避けなければならないということである。

この EC ガイドラインは，患児の正しいポジショニングに関するものと，画像処理システムの技術的な性能を反映する物理的なパラメータとから構成されている。

EC ガイドラインに対する主観的な要素が依然として存在している。しかしながら，研究者たちはこのガイドラインの価値を調査し，診断上有意な画質低下をともなわずに，最大50％まで実効線量を減少できることを明らかにした（Cook et al., 1998, McParland et al., 1996, Mooney and Thomas, 1998, Vano et al., 1995）。

線量は管電圧，スクリーン・フィルム系の相対感度およびグリッドの使用の有無などの物理的なパラメータの選択によって最も影響されるが，画質は撮影技術によりいっそう依存する。

すべての部門において適正な低線量による撮影技術を活用しなければならず，同時に，専門技能の鍛錬と専門知識の高度な水準が維持されていることを確認しなければならない。各部門において小児専門のトレーニングを受けた経験豊かな診療放射線技師が少なくとも1名はいることが望まれる。

絞り装置および生殖腺防護

慎重な絞りの操作は線量を減少させる重要な手段であり，また一次線や散乱線を低減して画質も改善する。すべての X 線写真には，その4辺に絞りあるいは遮光筒の辺縁が写され，照射野は厳密に関心領域に限定されるべきである。追加的な絞り補助具を使用する際には，まず光照射野の絞りを適格に行うことが重要である。一次絞りが広く開かれたままの状態で，鉛板などの追加的な絞り補助具だけを使用しても，十分な生殖腺防護はできない。股関節のための窓形の防護具のような成形加工を施した絞り補助具は男女いずれの患児にも使用することが可能である。

広範囲にわたる生殖腺防護具は，さまざまな大きさと形状が要求される。生殖腺防護は立位撮影でも行われるべきであり，粘着テープを用いてしっかりと固定する。

患児への一次線を遮断する鉛製の防護具は，正確に使用すれば，X 線管球からの散乱線による被曝を減少させる点でも重要である。しかしながら，現在の X 線撮影装置は X 線管球からの散乱線はごくわずかで，X 線束のきわめて正確な絞りが可能である。したがって，胸部立位 X 線撮影のような検査では，第一義には確実な絞りを確認することと，診断可能な X 線写真を作成することがより重要であると考えられる。鉛エプロンまたは可動型の鉛スクリーンで生殖腺防護を行う場合は，基本的解剖学的詳細を不明瞭にするような一次線の遮断をしてはならない。

線量測定

ポータブル X 線撮影装置と X 線テレビ装置を含むす

べての診断用X線撮影装置には，面積線量計 dose area product meter(DAP計)を備えなければならない。DAP計は小児のX線撮影において，照射線量をモニタリングし記録する，高感度で簡単な方法である(McDonald et al., 1996)。それは小児のための高感度な装置であることが必要であり，そうでなければ線量表示の正確性は期せない。DAP計の表示を慎重に観察して記録することは，スタッフにフィードバックするうえで不可欠である。小児の蓄積線量の記録は，いずれ法的必要条件になるであろう。

照射線量と画質のバランス

第一義は，常に最も上質のX線写真を撮ることを目標にするべきである。そのためには綿密な準備が重要であり，再撮影は放射線科医が要請した場合かあるいは診断的価値のないときのみに許されるべきである。ときに通常とは異なる撮影法，例えば胸部立位後前方向撮影の代わりに背臥位前後方向撮影が依頼されることがある。また従来のX線撮影においては，過露光で撮られたX線写真を明るくするという複製手法(減力)が，画質の低下を最小限に抑えて実施されていた。しかしながら，本来は適切な撮影条件でX線写真を撮ることをめざすべきである。

照射線量はX線診断で用いられる標準線量と比較しなければならない。しかしながら，全国基準線量は，そのすべてが最適条件であるとはいえず，高めに設定されているとの評価もある。それゆえ，全国基準線量に加えて各施設における基準線量を検討し，各々に適合した条件表を作成する必要がある。

施設によってはディジタルX線撮影法を導入することにより，診断上必要な画質を維持するとともに線量低減を達成できることもある。いずれにしろわれわれの目的は，可能な限り少ない線量で診断価値のあるX線写真を撮ることである。

一般的な小児科の検査

成人の単純X線撮影における適応基準と撮影手技が異なる小児科の単純X線撮影を次に掲げる。
- 新生児の胸部
- 新生児以後の胸部
- 頭部
- 副鼻洞と後鼻腔 post-nasal space(PNS)
- 歯科
- 腹部
- 骨盤と股関節
- 側弯症評価のための脊椎
- 脊椎
- 下肢長の評価
- 肘
- 骨年齢(手と膝)
- 弯足評価のための足
- 非偶発的外傷(小児虐待)のための全身骨検査
- 症候群診断のための全身骨検査

胸部（新生児）

胸部単純X線撮影は，新生児特別治療室や新生児治療室において特別な保育器に収容されている乳児では最も一般的な依頼である。

すべての依頼は厳密に正当な理由がなければならない。ライン挿入後のX線写真で間に合うのであれば，ラインまたはカテーテル挿入の直前の撮影は避けるべきである。そして，習熟した技術が必須である。新生児の胸部単純X線写真は，診断可能な範囲がかなり制限されており，異なる病因でも同じようにみえることがある。正確な臨床情報との相互関係が重要である。また，一定期間連続してX線写真を撮ることが，適切な読影のために必要となる場合があり，そのために最も適切な撮影条件を正確に記録することと，それを再現することが病態を比較するうえで不可欠である。

依頼基準

- 呼吸困難
- 感染
- 胎便吸引
- 慢性肺疾患
- 胸水と気胸症
- カテーテルやチューブの位置確認
- 心雑音とチアノーゼ
- 食道閉鎖
- 出産前の超音波検査で異常が疑われたとき
- 胸郭奇形
- 症候群あるいは非偶発的外傷のための全身骨検査の一部として
- 手術後

胸腹部の単純X線撮影において，胸部を中心とした撮影の依頼は，以下の症例において適用になる。

- チューブまたはカテーテルの位置確認
- 横隔膜ヘルニアの疑い
- 呼吸困難の原因が腹部に病因があると疑われたとき

推奨撮影法

検査は以下の撮影法で実施される。

基本法	背臥位前後方向
代替法	腹臥位後前方向
追加撮影	側方向

背臥位前後方向

体温と同程度に温められた 18×24 cm サイズのカセッテを選択する。乳児とカセッテ面の間にディスポーザブルのシートを敷く。最新型の保育器にはカセッテトレイが装備されているが，これは重症の乳児の状態が悪化することを避けるために使用する（次項参照）。

患児とカセッテの配置

眠っている乳児

- 乳児をカセッテの上に背臥位に寝かせて，カセッテ中央に垂直に正中矢状面を合わせ，頭部と胸部がまっすぐで，肩と腰回りが水平であることを確認する。
- 頭部の両側に砂嚢を置くと支えやすくなる。10°傾斜のついた発泡スチロールパッドを肩の下に置いて前弯姿勢にならないようにし，顎を持ち上げて下顎と重なって肺尖部が不明瞭にならないようにする。
- 腕が照射野に含まれることを避け，気胸に似ている皮膚の皺によるアーチファクトを避けるため，両腕を体幹からわずかに離して脇に置く。
- 両腕はマジック・バンドや砂嚢を用いて固定する。

介助が必要な乳児

撮影の体位は，眠っている乳児の体位で述べたことと同様であり，また以下の対応は1人の介助者によって実施することができる。

- 両腕を頭部の両側で屈折させて，支える。
- 前弯姿勢の画像を避けるために，両腕を完全に伸ばしてはならない。
- 必要なときは，両脚を一緒に抱えて膝関節を曲げる。

X線束の方向と入射点

- 中心点は1箇所ではない。
- X線束中心をカセッテの中央線に入射する。
- 乳児が完全に平坦になっている場合は，肺尖部にオトガイが写り込むことを避けるために，X線束中心を垂直に向けるか，あるいは5°～10°尾側に傾ける。
- FFDは最長で一定にする。
- 最新の密閉型保育器にはカセッテトレイが備えられているが，画像の拡大と被曝要因の変化を避けるために，ルーチン検査としてはカセッテトレイを用いずに乳児の下にカセッテを密着させる方法を推奨する。

画像が備えるべき特徴

- 最大吸気時に，8～9本の後側肋骨（前側肋骨は4～5本）が描出されていること。
- 回転していないこと。鎖骨の胸骨端は，対称的に脊椎の横突起に重なるようにするか，または前側の肋骨端

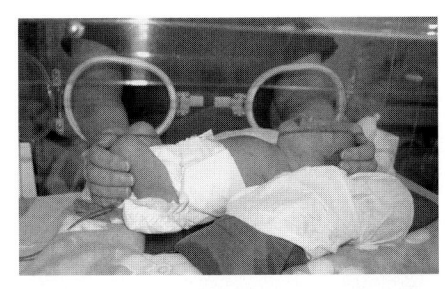

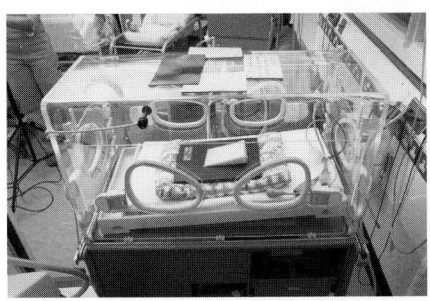

保育器内における胸部前後方向撮影のための補助具と新生児のポジショニング（保育器の上の鉛防護板と脊椎前弯姿勢の画像を避けるための楔型スポンジの位置に注意）

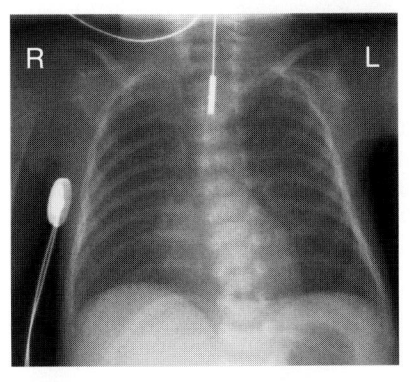

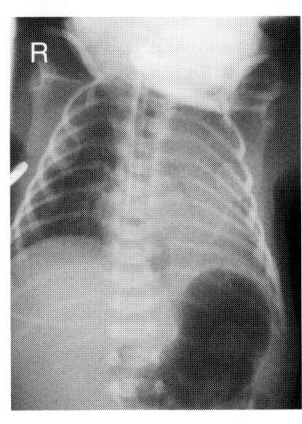

上段の，正確にポジショニングされた正常の新生児胸部 X 線写真では，食道上部の pH プローブが高い位置にあることを証明している。下段の，不適切にポジショニングされた新生児胸部前後方向の画像では，オトガイが縦隔の上部に重なり，さらに患児が左方に回転しているので，心臓が左胸郭と食道内の栄養チューブを不明瞭にしている

が脊椎から等距離になっている。
- 傾いたり，前弯姿勢になっていないこと。鎖骨の胸骨端は肺尖部にかかっている。
- 絞りの上縁は頸部気管まで，下縁は横隔膜を含み T12/L1 レベルまで含むこと。
- 横の絞りは両側の肩と肋骨を含むが，上腕骨の近位3分の1を越えていないこと。

胸部（新生児）

- 肺の中心 3 分の 2 の血管陰影が再現されていること。
- 気管と主気管支が再現されていること。
- 横隔膜と肋骨横隔膜角が視覚的に鮮明に描出されていること。
- 脊椎と傍脊椎構造が再現されていること。
- 心臓後部の肺と縦隔が描出されていること。
- 骨格が視覚的に鮮明に描出されていること。

よくある失敗と対処法

- 典型的なものとして，保育器のポート穴が胸部に重なってはならない。
- 体外のすべてのチューブやワイヤを，胸部領域から離れた場所に置き直さなければならない。
- 吸気時のタイミングで撮影する。胸の変化よりも，むしろ腹部が十分に膨満していることを観察することが，吸気のタイミングを評価する秘訣である。呼気時の画像は肺実質性疾患と紛らわしい。
- 腕を頭部より上部で完全に伸ばすと前弯姿勢の原因になるので，避けなければならない。
- 前弯姿勢の画像は前側の肋骨が上方を向き，肺底部が横隔膜により不明瞭になる。
- 頭部を支えることにより，顎が前方に垂れて上肺部と重なることが避けられる。
- 体動によるアーチファクトを回避するために，0.02 秒以下の最短の照射時間を用いる。
- 回転した画像は，縦隔の偏位や肺の透過性に対して誤った判断をまねくため避けなければならない。肺と重なって描出された胸骨の分離した骨化中心も，混乱を生ずる原因になる。
- すべての X 線写真に該当することであるが，特に新生児の画像では名前のラベルが画像の大きさに比べて大きいことから，ラベルで解剖学的ないかなる些細な部分をも覆い隠すことがないように注意する。
- 乳児が泣いたときに撮影した画像は，肺の過膨張の原因になり，病変と紛らわしい場合もあるため避けなければならない。
- 新生児の胸部 X 線写真における過度の露出は，肺の微細組織を不明瞭にする。

放射線医学的考察

- 乳児が挿管されている場合は，気管内チューブが外れないように最大限の注意を払う。頭部の小さな動きでさえも，挿管チューブの先端は大きく移動する。挿管チューブの先端は，気管の下 3 分の 1 で，ほぼ T1 と気管分岐部の間に位置していなければならない。

胸部（新生児）

- 臍帯動脈カテーテル umbilical artery catheter (UAC) は臍帯動脈を進み，下方のどちらかの内腸骨動脈へ，そして総腸骨動脈を通って大動脈に入る。このカテーテルは臍帯静脈カテーテル umbilical venous catheter (UVC) と比べて，通常，より微細で放射線不透過性である。UAC の先端は，理想的には T4 から T9 の間の胸部中央の大動脈内に置かれる。これにより，UAC の先端はいずれかの腹部血管の起始部の反対側に位置することになり血栓症を引き起こす危険性を回避する。場合によっては，UAC を進めることが困難なために，先端を下方の腹部大動脈に留置することがある。UVC は，肝臓内の静脈管を通って直接上行し，その先端は下大静脈または右心房内に留置すべきである。ラインの放射線不透過性が小さい場合には，0.5 mL の非イオン性水溶性造影剤 (200 mgI/mL) を注入し，ラインをみえやすくする。

注意事項

- 処置は必要最小限にし，保育器からの熱損失を避けることが不可欠である。また，乳児は感染に非常に弱いため，厳しい衛生管理と手洗いは最も重要である。
- 保育器に挿入されるカセッテと発泡スチロールパッドはすべて，洗浄が可能でなければならない。
- 固定手技経験の豊富な看護師による介助は有用である。
- X 線撮影装置のすべての準備は，乳児の下にカセッテを配置する前に実施されなければならない。

放射線防護

- 保育器の上部の安定した場所に鉛遮蔽板を置き，光照射野の絞りを用いて X 線束を正確に絞り込む。
- 介助者の手が照射野内に含まれていないことを確認するのは，診療放射線技師の責任である。
- 胸部 X 線写真に腹部まで含めるのは，カテーテルの位置確認あるいは関連する病因の評価の場合のみである。この場合，男児の生殖腺を防護しなければならない。
- 新生児特別治療室で使用するポータブル X 線撮影装置は，被曝軽減のため 60 kV 以上の管電圧を選択できるように，短時間撮影が可能な性能を備えていなければならない。しかしこれが可能でない場合は，付加フィルタの装着も考えられるが，これは画質に影響を及ぼすことがある。
- 乳幼児のための精密な体重別撮影条件表を備えるべきである。
- すべてのポータブル X 線撮影装置には，面積線量計を備えていなければならない。

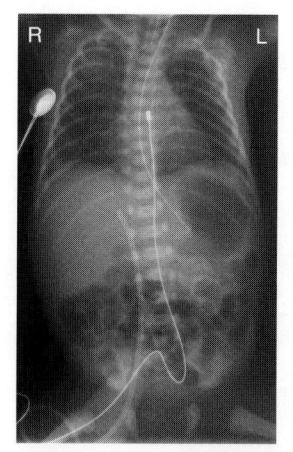

胸腹部 X 線写真（UAC と UVC 挿入後）

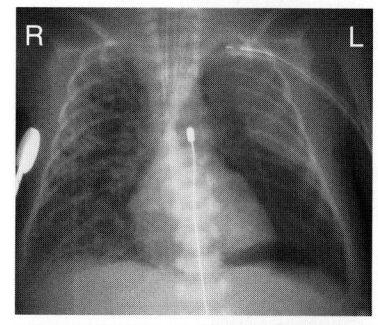

新生児の胸部前後方向像（右肺に肺間質性肺気腫，左肺には気胸に対して胸腔ドレーンチューブが挿入されている）

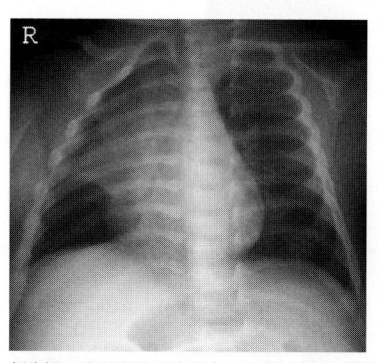

新生児の胸部前後方向像（体の回転により正常の胸腺右葉が右肺上葉を不明瞭にしている。ポジショニング不良）

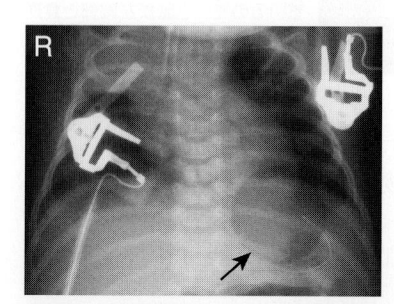

胸部前後方向像（保育器ポートの穴の陰影と左の横隔膜が重なっている（矢印）。心電図のクリップが右側の胸郭と右上葉の肺炎像を不明瞭にしている）

推奨撮影法

検査は以下の撮影法で実施される。

基本法	立位後前方向
代替法	立位前後方向，背臥位前後方向
追加撮影	側方向，前後方向（シンシナティフィルタを使用）

新生児期以降の小児の胸部 X 線撮影において，背臥

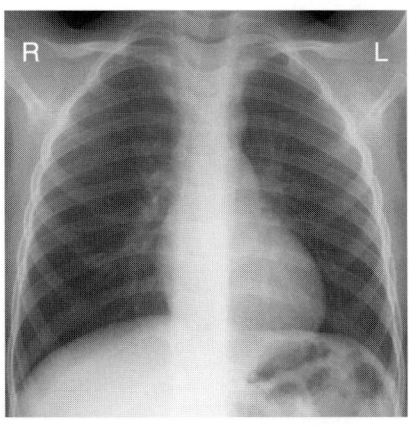

胸部立位前後方向像（正常）

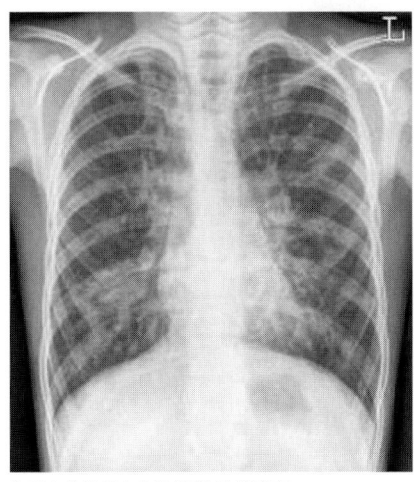

胸部立位後前方向像（嚢胞性線維症）

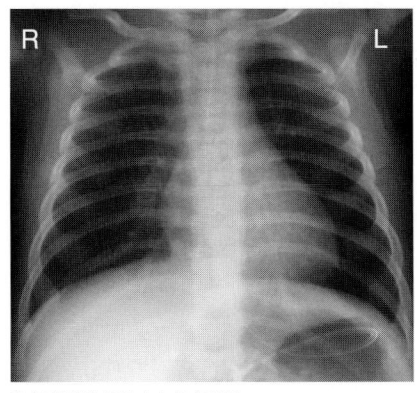

胸部背臥位前後方向像（正常）

胸部（新生児期以降）

位がよいかそれとも立位か，また後前方向にするかそれとも前後方向かなど，さまざまな議論がある。

立つことができる小児や立位が可能な年齢に達している場合は，乳房への被曝量がより軽減されることから，後前方向による立位撮影が推奨される。また，立位では肺がいっそう拡張することにより，胸水や気胸を描出しやすくする。しかしながら，立位が無理であれば背臥位で撮影する。いずれの撮影法においても，体軸が回転しないようにまっすぐにすることが重要である。

以下に記す臨床状況によっては，特殊な技術が必要になる。

先天性心疾患

小児の小さな胸部では成人と異なり，後前方向と前後方向の違いによって心臓の大きさはほとんど変わらない。しかしながら，既知の先天性心疾患の症例では，初期の経過観察の検査について同一の撮影法を用いることが推奨される（Hochschild and Cremin, 1975）。

異物誤嚥

誤嚥の疑いの強いことが必要である。

X 線テレビ装置またはシンシナティ Cincinnati フィルタを使用した胸部前後方向撮影により，気管と縦隔を含み，かつ，わずかな縦隔偏位も描出できる箇所を撮る。別な方法としては，前後方向で吸気と呼気における撮影を実施するか，あるいは 2 歳未満ならば水平方向の X 線束を用いた両側の側臥位撮影を実施することにより，閉塞した肺のエアトラッピングを示すことができる。すべての画像に咽頭，気管，主気管支と両肺を含め，縦隔偏位を評価するためにできるだけまっすぐにポジショニングして撮影しなければならない。

pH プローブを使用した食道逆流検査

側方向よりも後前方向あるいは前後方向の撮影が低線量で行えるために好まれる。撮影範囲は，外側では縦隔に絞り，プローブの先端を T7/T8 に留置する（399 頁の画像参照）。

放射線防護

- 光照射野を使用してできる限り正確に絞る。絞り込まれた 4 辺を画像に写し込むことが求められ，X 線束をカセッテ幅いっぱいに広げて撮影してはならない。
- 適切な固定が不可欠である。
- 後前方向撮影は乳房線量を減少させる。
- 介助者は防護エプロンを装着して，患児の脇に立つ。

胸部（新生児期以降）

立位後前方向

　胸部立位X線撮影の秘訣は，小児の胸部撮影用として特別に設計された垂直カセッテ保持器の使用である。カセッテホルダは，親や介助者が小児を容易に保持できるような位置に置かなければならない。カセッテの大きさは小児の体格に応じて選択する。

患児とカセッテの配置

- 小児の年齢によって，カセッテに向かって座らせるかあるいは立たせて，胸をカセッテに密着させる。
- 両腕をやさしく持ち上げて，両肘を前方に突き出すようにする。そのとき，腕を完全に伸ばさないようにする。
- 親あるいは介助者は曲げた両肘と頭部を一緒に支えて，小児が後方に倒れないように両腕を上方やや前方にやさしく引っ張る。

X線束の方向と入射点

- 水平X線束中心は，第8胸椎（T7の棘突起）の高さで，カセッテの中央線に対して直角に入射する。

立位前後方向

　後前方向の撮影が難しいときに実施する。

患児とカセッテの配置

- 小児の背中をカセッテに密着させ，垂直になるように支えて座らせ，肺尖部の上にカセッテ上縁がくるようにする。
- 両腕をやさしくあげて，肘を前方に持っていく。腕を完全には伸ばさないようにする。
- 親あるいは介助者は，曲げた両肘と頭部を一緒に前額の所で手を添えて支え，小児の顎が垂れ下がり胸部上方が不明瞭になることを防ぐ。
- 小児が前方に倒れないように，やさしく上方に引っ張り上げるようにして支える。
- 小児が前弯姿勢になるのを防ぐために，両肩の後ろに15°の楔形発泡スチロールをあてがう。

X線束の方向と入射点

- 水平X線束中心は，胸骨のほぼ中心である第8胸椎の高さで，カセッテの中央部に対して5°〜10°尾側に傾けて入射する。このX線束の方向は，細気管支炎のような疾患による肺の過膨張を伴う患児では，前弯姿勢になりやすいため，特に重要である。
- 光照射野を絞り，眼球，甲状腺および上腹部への被曝を避ける。

注意事項

- 大腿を固定するためのマジック・テープを備えた発泡スチロール製の快適な座席は非常に有用である。
- 鉛板により生殖腺防護を行う（392頁を参照）。

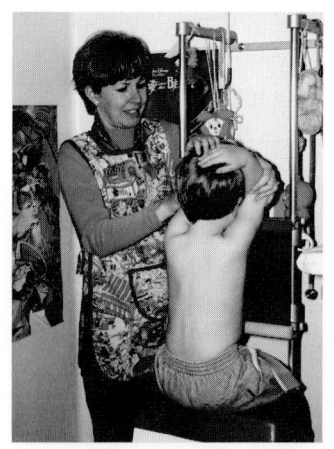

胸部立位後前方向撮影のための小児のポジショニング

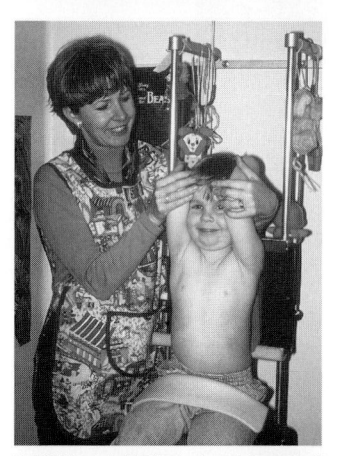

胸部前後方向撮影のための小児のポジショニング

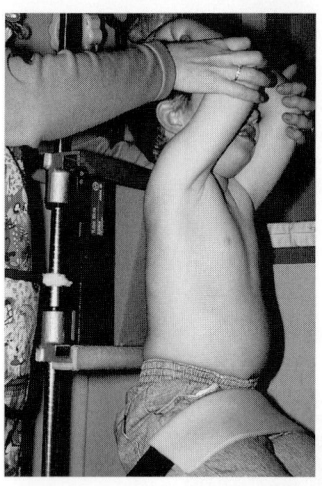

横からみた，胸部前後方向撮影のための小児のポジショニング（脊椎前弯姿勢にならないようにポジショニングするための楔形スポンジの位置に注目）

立位後前・前後方向

- 小児の胸部単純X線写真を正しく読影するためには，回転や傾きのない姿勢で最大吸気時に撮影することが必要である。診療放射線技師は最大吸気時のタイミングを計るために，小児の呼吸にともなう胸部と腹部の動きを十分に観察しなければならない。

よくある失敗と対処法

- 不適格な写真濃度：小児の体格に見合った撮影条件を

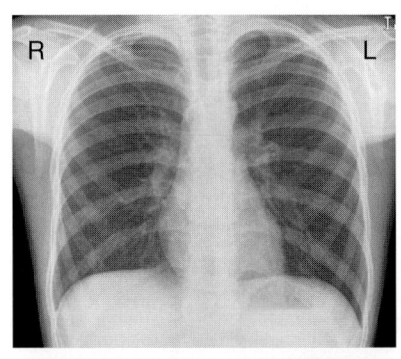

胸部立位後前方向像（正常）

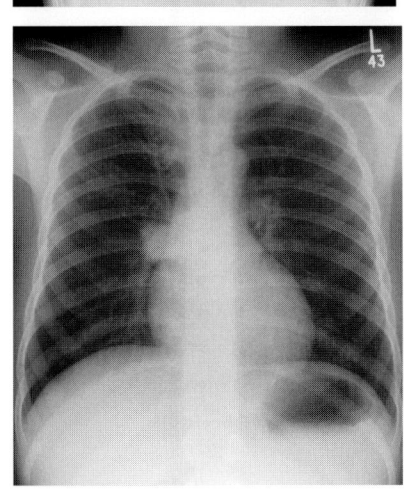

胸部立位後前方向像（右肺門部陰影と右上葉の気管支拡張症を認める結核患児）

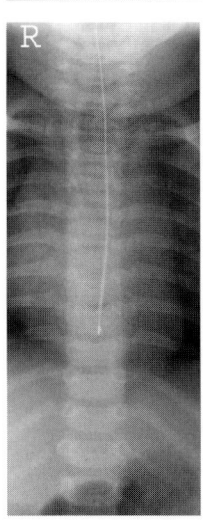

絞られた胸部背臥位前後方向像（T7/T8のレベルにあるべきpHプローブの位置を示す）

胸部（新生児期以降）

慎重に決定するには診療放射線技師の経験を要する。
- 前後方向撮影において，胸部が後方に傾くと鎖骨は肺尖部のかなり上方に描出される。この前弯姿勢での撮影によって，肺の下葉は横隔膜に隠れて不明瞭になり，肺炎とその他の肺疾患が見逃されてしまうことがある。この失敗を防ぐためには「患児とカセッテの配置」で述べた内容を確認されたい。
- 肩を支えている介助者の手：前述した方法で回避する。
- X線写真上に腕，頭部および腹部などが写り込まないように光照射野を絞る。

画像が備えるべき特徴

前後方向および後前方向撮影では以下のことが求められる。
- 後前方向のX線写真では，最大吸気時に横隔膜の上方で6本の前部肋骨（前後方向では5～6本）と9本の後部肋骨が描出されていること。
- 肺尖部の上から横隔膜および肋骨までの全胸部が摘出されていること。
- 鎖骨または第一肋骨の内側端が脊椎から等距離にあり，回転していないこと。
- 鎖骨が肺尖部の上に重なり，前部肋骨が下方を向いて，傾いていないこと。
- 両肺の中央3分の2で血管陰影が再現されていること。
- 気管と近位気管支が再現されていること。
- 横隔膜と肋骨横隔膜角が視覚的に鮮明に描出されていること。
- 脊椎，傍脊椎構造が再現され，心臓後部の肺および縦隔も描出されていること。

放射線医学的考察

- 単純な感染症では胸部X線写真をルーチンに撮る必要はない。また，治療効果が認められた場合や，初回の胸部X線写真にて大葉性肺炎，いくつかの区域にわたる広範囲な小葉性肺炎，肺気瘤 pneumatocoele，リンパ節腫大あるいは胸水がみられなかったときも，その後の経過観察のための胸部X線写真をルーチンに撮影する必要はない。
- 経過観察の撮影の必要性が認められたときは，X線写真上に現れる効果が臨床上の改善よりも遅れるため，3週間を過ぎてから撮影するべきである。どのような程度であれ悪化が認められたときには，より早期に経過観察の撮影を行う必要がある。無気肺のための理学療法や抗生物質の投与の際には，迅速な経過観察の胸部X線撮影が要求される。

胸部（新生児期以降）

背臥位前後方向

　立位が難しいときには，背臥位による前後方向の撮影が立位に代わる撮影法として実施される。

　乳児の胸部撮影に際しては，特別な配慮が必要である。胸部が円錐状の形態をしているため，カセッテに背中をつけて背臥位で乳児のポジショニングをすると，前弯姿勢の画像になって肺尖部が鎖骨の上に描かれ，下葉の大部分が腹部に重なり，心臓は実際よりも小さく描出される。正しい撮影法では前部の肋骨端は後部の肋骨端より下方に描出され，鎖骨は肺尖部に重なって描出される。これは乳児を前方に傾けるか，X線管球を尾側に傾けるか，あるいはその両方の効果によって達成することができる。

　この撮影法はポータブルX線装置による検査として，あらゆる年齢の小児によく実施されている。

　カセッテのサイズは，患児の体格に応じて選択する。

患児とカセッテの配置

- 小児をカセッテの上に背臥位に寝かせ，カセッテの上縁が肺尖部よりやや上方になるように配置する。
- 乳児の撮影に際しては，前弯姿勢の写真を避けるために，15°の傾斜のついた発泡スチロールパッドを胸部とカセッテの間にあてがう（胸郭上部の下に発泡スチロールパッドの厚い側の端を置く）。また，低い発泡スチロールパッドを頭の下に敷くことにより，接触面の違和感を和らげることができる。
- 患児の正中矢状面がカセッテ中央で直角方向になるようにポジショニングをする。回転を避けるために，頭部，胸部と骨盤がまっすぐになるようにする。
- 小児の両腕は頭部の両側で肘を曲げて支える。
- 適切な道具（例えば，ブッキー・バンドやマジック・テープ）で小児の腹部を固定し，回転を防止するために両側の大腿に接して砂嚢を置く。

X線束の方向と入射点

- 垂直X線束中心を，T8（胸骨の中央）の位置でカセッテ中央に対して直角に入射する。
- 非常に過膨張になった樽状胸（細気管支炎や喘息による）の乳児に対しては，前弯姿勢の撮影を避けるために，管球を5°〜10°尾側に傾ける。

注意事項

- 肺尖部がオトガイと重なり不明瞭にならないようにポジショニングする。

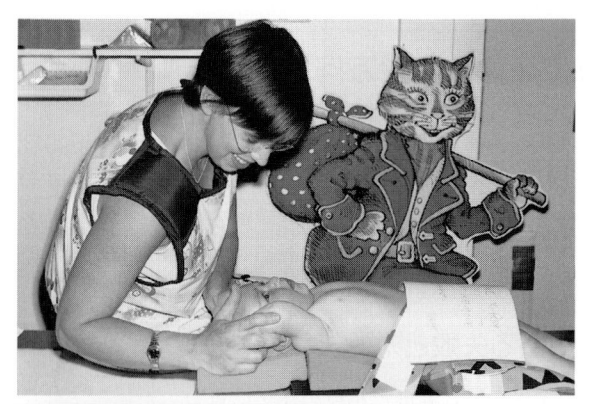

胸部背臥位前後方向撮影の患児のポジショニング

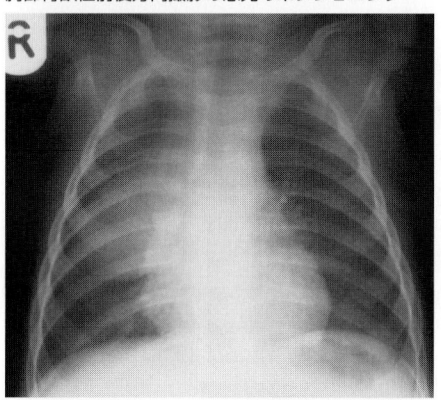

胸部背臥位前後方向像（巨大な胸腺右葉が認められる）

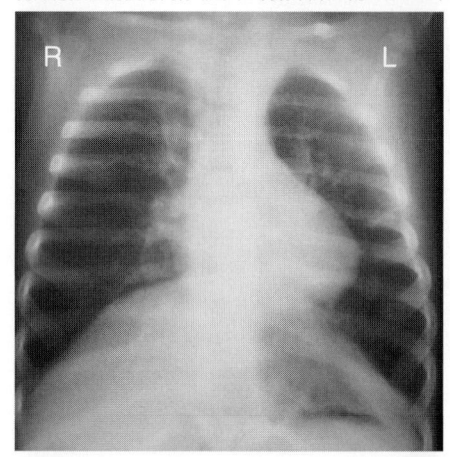

細気管支炎により高度な過膨脹が認められる症例で，強い前弯姿勢で撮影されている。鎖骨は完全に肺尖部より上方にあり，横隔膜により肺底部の肺炎が不明瞭となっている。適正に撮影されたX線写真では，前部肋骨端が後部肋骨端の下方に位置して肺全体が描出されるが，過剰な脊柱前弯位により誤ってポジショニングされた胸部X線写真では，肋骨端が同一レベル上であるようにみえるか後部肋骨より上方にくる

- 照射野に隣接した腹部を含鉛ゴムシートで防護する。

よくある失敗と対処法

- 体軸が傾いていると，鎖骨は肺尖部のかなり上方の位置になる。この前弯姿勢のX線写真では両肺の下葉が横隔膜によって不明瞭になり，肺炎とその他の肺疾患が見逃されてしまう。この失敗を防ぐためには「患児とカセッテの配置」で述べた内容を確認されたい。

側方向

　この追加撮影法は，吸入または嚥下した異物の位置を特定したり，中葉の病変を評価したり，または後前方向（あるいは前後方向）撮影で認められたX線不透過性の領域の局在を判定するときに実施される。24×30 cmサイズのカセッテを選択する。

患児とカセッテの配置

- 患児の患側がカセッテ側にくるように向きを変え，患児の正中矢状面をカセッテと平行にする。
- 両腕をいっぱいに伸ばして，頭の上にあげて保持する。
- 中腋窩線をカセッテ中央に合わせて，肺尖部と下葉を含むようカセッテの位置を調整する。

X線束の方向と入射点

- カセッテ中央の中腋窩線に対して垂直X線束中心を直角に入射する。
- 最大吸気時に撮影をする。

画像が備えるべき特徴

- 最大吸気時の撮影で横隔膜より上に6本の前部肋骨が描出されていること。
- C7からL1までの全胸部が含まれていること。
- 胸骨と脊椎が含まれており，かつ正確な側面であること。
- 全気管と主気管支が描出されていること。
- 横隔膜の両側のドームが視覚的に鮮明に描出されていること。
- 両側肺門の脈管が再現されていること。
- 胸骨と胸椎が再現されていること。

胸部（新生児期以降）

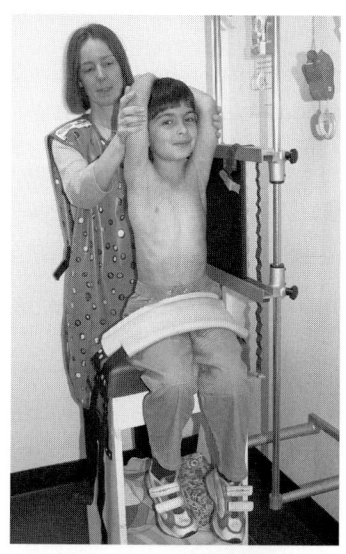

胸部側方向撮影のための小児のポジショニング

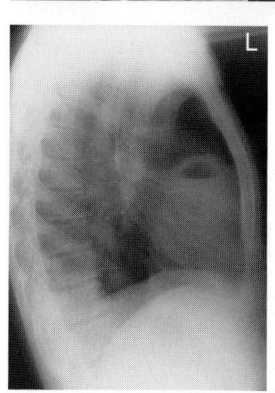

胸部側方向像（肺膿瘍と液面形成像を示す）

シンシナティフィルタ補助具

　このフィルタ補助具は異物誤嚥の疑いのある症例で使用されるが，そのときの胸部X線写真は背臥位前後方向で撮影する。

　シンシナティフィルタは可動絞り装置に挿入された2 mmのアルミニウム，0.5 mmの銅および0.4 mmの錫からなり，銅はX線管球の方にある。撮影条件は，グリッドを使用して125～140 kVp，10～16 mAsの範囲である。

　X線写真上では骨の詳細がかなりの程度消されており，縦隔とそれに隣接した肺の軟部組織と空気の境界がみえる。気管と近位気管支の解剖学的構造がよく描出される。

　CTのスカウトスキャノグラムを代用とすることも考えられる。

　異物誤嚥の疑いのある小児では，異物の移動により気道が完全に塞がれることがあるため，常に慎重な取り扱いが望まれる。

　小児の急性腹症における腹部単純X線撮影は，通常は腹部超音波検査と併用して実施する。腰部痛，血尿，下痢，触知可能な腫瘍，腹部膨満または疑わしい炎症性腸疾患などの症状に該当しない非特異的な腹痛の場合はX線写真上に異常が認められないことが多く，X線撮影はルーチン検査には向かない。

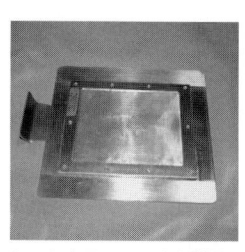

シンシナティフィルタ装置

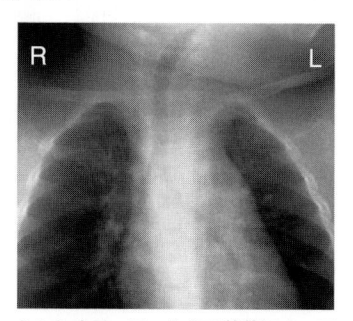

シンシナティフィルタの装着によって絞った胸部前後方向像（気管と近位気管支が明瞭に描出されている）

腹部

腹部単純X線撮影の依頼基準として，腸重積症，慢性便秘（ヒルシュスプルング Hirschsprung 病を疑ったとき），異物誤嚥の可能性があるときおよび壊死性腸炎を疑うときなどがある。さらに特殊な依頼基準は，Cookら（1998）により示されている。

標準的な撮影法に対する応用実施例は，404～406頁に記した。

推奨撮影法

検査は以下の撮影法で実施される。

基本法	背臥位前後方向
代替法	腹臥位後前方向
追加撮影	側方向，左側臥位後前方向，立位前後方向

前後方向

患児とカセッテの配置

- 小児の場合は撮影台の上で，新生児の場合は保育器の中で背臥位とし，体幹の正中矢状面をカセッテの中央に対して直角にする。
- 小児が回転していないことを確実にするために，左右の上前腸骨棘をカセッテ表面から等距離にする。
- 恥骨結合と横隔膜を含むために十分なサイズのカセッテを選択する。

X線束の方向と入射点

- 垂直X線束中心をカセッテの中心に入射する。

注意事項

- 緊急依頼の腹部単純X線写真はすべて，横隔膜と肺底部を含める。肺下葉の肺炎は，しばしば急性の腹痛として発症することがある。
- 腎臓系のX線写真は，通常の照射野よりも横側を絞り込むことができる。そして発泡剤を使用して胃を空気で膨張させることにより，横行結腸内の残渣物を押しのけて腎臓領域をより描出しやすくする。
- 光照射野の絞りは成人の撮影と同様であるが，新生児や乳児の腹部は丸い傾向があるため，外側へわずかに幅の広い絞りが必要となる。

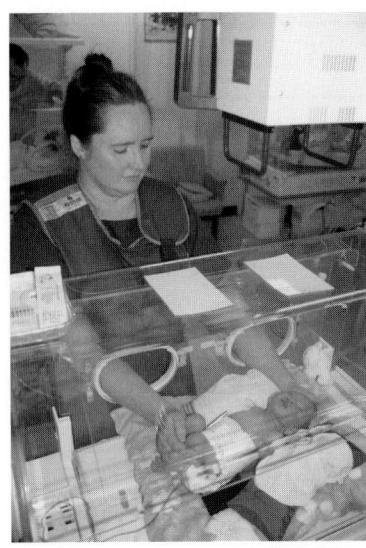

腹部前後方向撮影のために保育器の中でポジショニングされた乳児

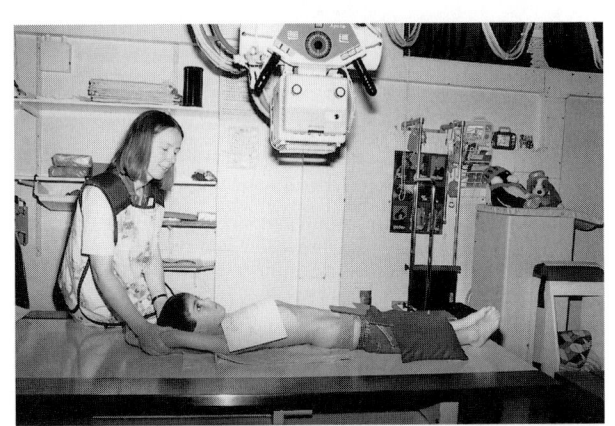

腹部前後方向撮影のために撮影台の上でポジショニングされた年長児

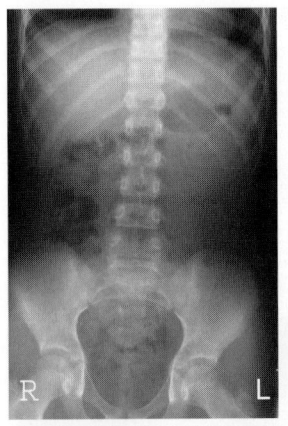

年長児の正常な腹部前後方向像（横隔膜を含めるように注意）

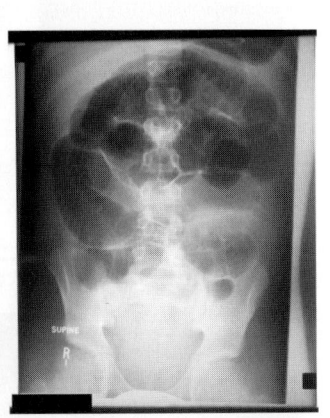

小腸閉塞が認められた年長児の腹部前後方向像（男児の性腺防護具の使用に注意）

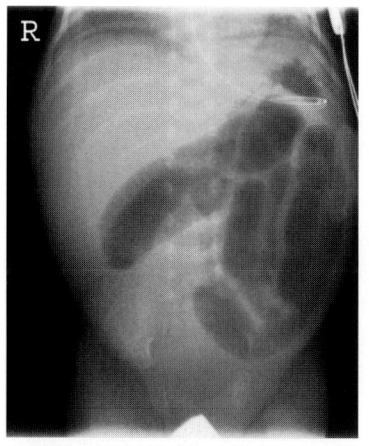

新生児(男児)の腹部前後方向像(小腸閉鎖が認められる)

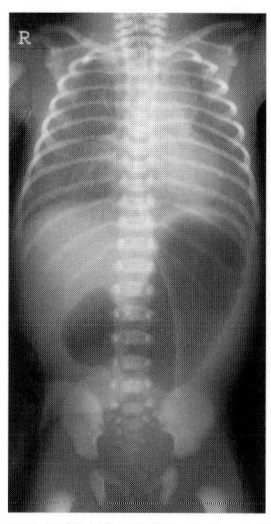

新生児(女児)の胸腹部前後方向像(十二指腸閉鎖が認められる)

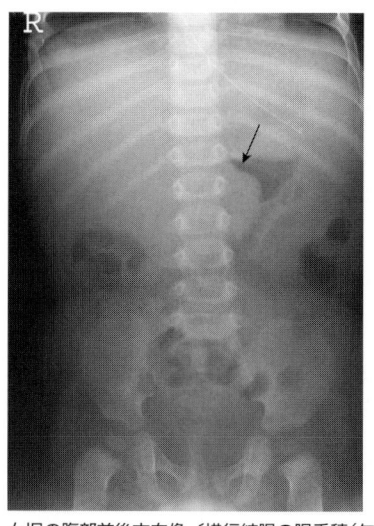

女児の腹部前後方向像〔横行結腸の腸重積(矢印)が認められる〕

腹部

画像が備えるべき特徴

全腹部のための前後方向撮影では以下のことが求められる。
- 横隔膜,外側の腹壁および坐骨結節が描出されていること。
- 回転がなく,骨盤と脊椎がまっすぐになっていること。
- 年齢に応じて腹膜前方の脂肪境界が再現されていること。
- 年齢に応じて腎臓と腰筋輪郭および腸内容物が再現されていること。
- 骨が視覚的に鮮明に描出されていること。

よくある失敗と対処法

- 通常は不適切な絞りにより,ときには過度な絞りにより横隔膜が欠けることがある。
- 男児の生殖腺防護が行われていない。
- これらの問題に対処するためには,慎重な手技が必要である。

放射線防護

- 腹部単純X線写真の最適化のためには低線量による撮影法がある。例えば,慢性便秘や異物誤嚥などの検査では,グリッドを使用しない非常に速い画像取得システムが推奨されている。異物誤嚥では経時的に撮影する必要はない。
- すべての男児に対して,睾丸の放射線防護を施す。
- 腎臓系のX線撮影では,通常の腹部撮影よりも横方向を絞り込むことができる(Cook et al., 1998)。
- 前後方向に比べて後前方向の撮影が,より被曝低減になることが証明されている(Marshall et al., 1994)。しかし小児では,男児の生殖腺を防護するとの観点から背臥位の撮影法が好まれている。
- 背臥位の新生児で動かせない場合は,そのまま水平方向からX線を入射し,側方向撮影を行う。このとき肝臓の被曝を低減させるために,水平X線束を左側面から入射する(次項参照)。

放射線医学的考察

- 成人と違って,立位撮影はまれにしか依頼されないか,正当化されない。
- 壊死性腸炎が疑われる場合は,左側臥位撮影が依頼されることがある。この撮影法においては,患児の左側が下になっているため,腹腔内遊離ガスが上昇し,肝臓の外側縁と右側腹壁の間に集まる。

腹部

- 側方向の X 線写真では，まれな症例としてヒルシュスプルング病または後腹膜腫瘍がみつかることがある。
- 多くの症例で X 線撮影に取って替わり超音波検査が実施されている。
- 腰部痛，血尿，下痢，触知可能な腫瘤，腹部膨満または炎症性腸疾患が疑われるなどの症状が何 1 つ認められない非特異的な腹痛の場合は，X 線写真上において異常所見を確認することはあまりない。

応用技術

便秘

- 慢性疾患の患児では，非常に高感度のスクリーン・フィルム系を使用する。また，結腸通過時間の検査を依頼されることがある。
- 患児に 30 個の放射線不透過性プラスチック・ペレットを服用させて，5 日後に腹部背臥位前後方向の単純 X 線写真を撮る。
- 5 日後にペレットが存在していない場合は正常である。
- 結腸通過に全般的な遅延がある場合には，ペレットは結腸全体にわたって分布する。
- ペレットが S 字結腸や直腸に集まっている場合には，排出不全が疑われる。
- 2 歳未満の小児でヒルシュスプルング病が疑われるときは，中間の感度のスクリーン・フィルム系を使用する。
- すべての画像において脊椎の適切な評価も可能となるように撮影する。

異物誤嚥の疑い

- 初回の X 線写真では頸部と上腹部を含めるため，高感度のスクリーン・フィルム系を使用する。
- この X 線写真には下顎骨から腸骨稜までを含め，生殖腺には防護具を適用する。
- 誤嚥した異物が最も停留しやすい部位は，頸部，左主気管支が食道と交差する食道中部および食道-胃接合部である。
- 異物が頸部または胸部に認められた場合は，位置を確認するために側方向の X 線写真を撮る。
- 誤嚥後 4 時間以内で異物がまだ食道に停留している場合は，患児に発泡性の飲み物を与え立位にて前後方向の X 線写真を 30 分間隔で撮り，異物の移動を確認

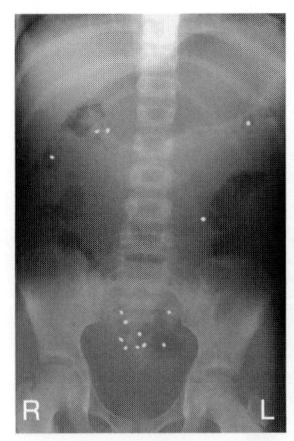

腹部前後方向像（放射線不透過性プラスチック・ペレットの服用 5 日後の撮影で，通過遅延が認められる）

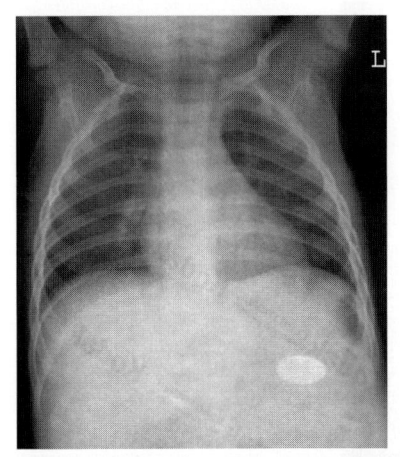

胸部および上腹部像（胃と重なってコイン状の異物が認められる）

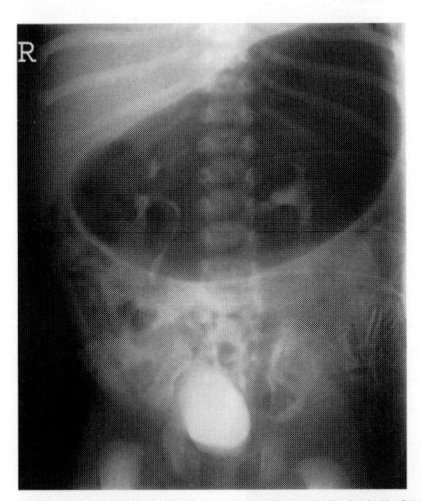

経静脈性尿路造影検査における腹部前後方向像（発泡性の飲み物により胃をガスで膨張させることで腎臓の描出を改善させた）

する。
- 誤嚥後 4 時間以上経過している場合は，患児の口の中に残っていることは考えらず，異物除去を考慮する。
- 異物が確認されなかった場合は，患児が腹痛や嘔吐の

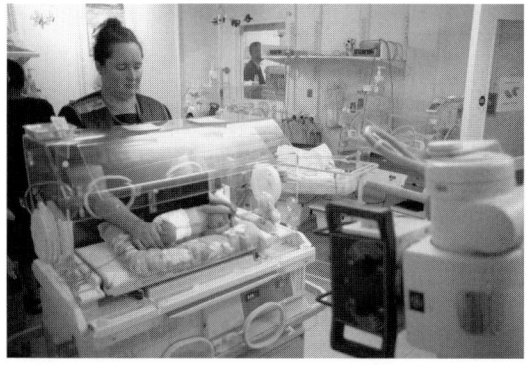

新生児の左側臥位デクビタスのポジショニング（ミニマル・ハンドリングのため，背臥位側方向撮影も選択肢としてある）

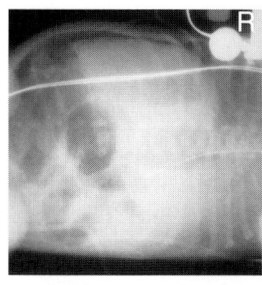

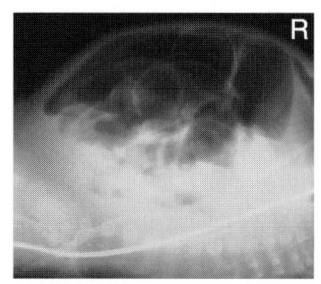

左：腹部左側臥位前後方向デクビタス像（肝臓周辺の腹腔内遊離ガスを示す）。右：背臥位側方向像（前方の腹腔内遊離ガス所見を示す）

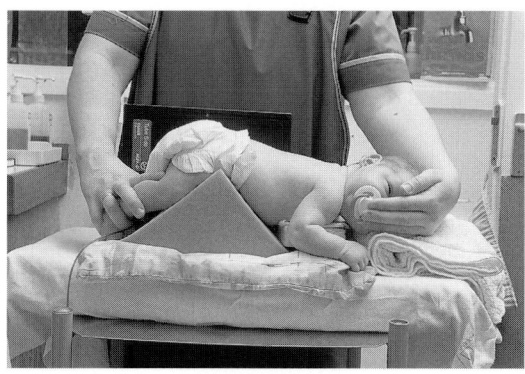

乳児の腹部腹臥位による側方向撮影のためのポジショニング

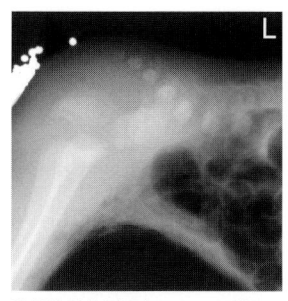

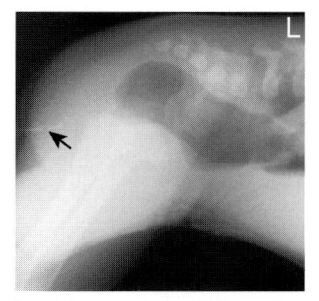

腹部腹臥位側方向における鎖肛の画像。空気の入った腸の下端は，恥骨尾骨ラインとの関連で実証される。左：高位鎖肛で，鉛製ペレットで肛門の解剖学的位置を示す。右：低位鎖肛で，肛門の位置はバリウムで満したチューブ先端にある

腹部

症状を繰り返さない限りX線写真は必要ではない。背臥位の腹部X線撮影は，それらの症状が発現したときに実施する。

- それらのいずれかの症状が発現したら直ちに再診するよう，両親には常に助言しなければならないが，腹部を通過する異物を経時的にX線撮影してほしいという要求に対しては，それにともなう無益な被曝以上の有用な情報は得られないため強く阻止しなければならない。
- 鉛酸電池や水銀電池を誤嚥した場合には，前述したようにX線撮影を実施する。しかしながら電池がまだ胃の中にある場合は，胃酸に対して化学反応することがあるため，通常はメトクロプラミドを投与し，24時間内に腹部X線撮影を繰り返し実施する。その後も電池が胃の中に停滞している場合は，外科受診を勧める。
- ときとして開いたままの安全ピンや針を飲み込む子どもがいる。驚くべきことに，それらはほとんど食道に停滞しないでそのまま通過する。したがって，X線撮影は上述と同様の適用になる。
- 誤嚥された異物が放射線透過性であると思われた場合には，造影検査の適応も考慮する。

注意：腹部の金属の存在を判定するために金属探知機を使用すると，患児への不必要な照射を減らせることがある（Arena and Baker, 1990, Ryan and Tidey, 1994）。

壊死性腸炎の疑い

- 背臥位前後方向の腹部X線撮影では，覚醒している乳児は新生児の胸部X線撮影法の項で記述したのと同じ姿勢で，その両足と両腕を保持する（394頁参照）。
- この場合には，通常は腹部膨満をともなうため，腹部内側まで照射野を絞りすぎないように注意する。
- 穿孔が疑われる場合には，患児を側臥位にして水平線束による前後方向（左側臥位デクビタス）撮影が選択される。肝臓の周辺の腹腔内遊離ガスを検出しやすいように，患者の右側を上に配置する。X線撮影の前に数分間はこの姿勢を維持し，腹腔内遊離ガスが上方に移動してくるようにする。
- 乳児が重症で動かすことが難しいときには，側方向（背側デクビタス）撮影がむしろ選択される。その場合は，肝臓への被曝を軽減するために水平線束を腹部の左側面から入射する。この方法は前後方向撮影と比べ少ない線量で実施できる。
- 男児のために生殖腺防護を行う。

腹部

横隔膜ヘルニアの疑い

胸腹部前後方向撮影が推奨される。

鎖肛（腹臥位のインバートグラム）

側方向（腹側デクビタス）の撮影では水平X線束を使用する。この撮影体位では腸管内のガスが上昇し，最も遠位の腸管をガスで満たすことになるので，閉鎖の高さを評価することができる。X線撮影は出生後24時間以内には実施すべきではない。

患児とカセッテの配置

- 患児を腹臥位にして，三角形の発泡スチロールパッドまたは丸く巻いたオムツを用いて，骨盤と臀部を持ち上げる。
- 約10～15分間，患児をこの位置で維持する。
- カセッテを患児の骨盤の外側面に接するように直に立てて保持し，患児の正中矢状面に対して平行に配置する。

X線束の方向と入射点

- 水平X線束中心を，カセッテの中心に入射する。

注意事項

肛門の解剖学的位置を示す皮膚に鉛製の標識をテープで貼りつける。この標識と最も遠位の腸内ガスとの距離を計測する。

頭部

聞き分けのない乳幼児の診断に適した画質を有する頭部X線写真を撮ることは，おそらく熟達した診療放射線技師であっても，たいそう手を焼く検査の1つである。患児が顔をまっ赤にして泣き叫び続けたり，不安を抱える両親に付き添われた歩き始めの幼児である場合，成人のための撮影技術書に記されたように，容易に検査をすることは難しい。

幼児を固定するために綿毛布で包むこともあるが，目的に応じて成形された発泡スチロールパッドの活用を強く推奨する。

食べ物やおしゃぶりは非常に有益である。布地類，金具類，髪クリップ，ビーズおよび整髪用ジェルをすべて取り外す。子どもに付き添っている介助者が妊娠していないならば，撮影中おもちゃで患児の気を散らしてもらうことも効果のある方法である。

小児の頭部はさまざまな大きさであり，さらに頭蓋骨の成熟度や各種の先天性奇形によって骨密度も多様である。1歳未満では血管溝がみえず，また骨縫合のある領域では骨折と混同することがある。被曝線量の低減を目的として，通常は1歳未満の小児の頭部X線撮影ではグリッドを使用しない。また，アイソセンタ方式の頭部固定装置を使用した場合は，1歳まではグリッドを使う必要はない。

依頼基準

頭部撮影の依頼基準には，RCR（2003）ガイドラインに基づいた頭部外傷の治療上の特殊な勧告が含まれている。

頭部

推奨撮影法

検査は以下の撮影法で実施される。

基本法	後前方向，前後方向(尾側に30°傾斜)，側方向
代替法	前後方向

外傷患児では，以下に示す基準に従って撮影法を応用する。

状態	撮影方向
頭部の強打はなく，意識があり，特別な前頭部外傷がない場合	後前方向または前後方向，患側の側方向
頭部の強打はなく，意識があり，特別な後頭部外傷がない場合	前後方向(尾側に30°傾斜)，患側の側方向
頭部を強打し，意識不明か，骨折の徴候がある場合	後前方向または前後方向，前後方向(尾側に30°傾斜)，患側の側方向

外傷

- 頭部側方向のX線写真には第3頸椎まで含める。
- 一般に水平線束による頭部側方向の撮影を実施するが，6歳未満では蝶形骨洞の含気が不十分なため，必ずしも重要ではない。この年齢以降においては，蝶形骨洞の液面形成像は頭蓋底骨折を示すことがあり，すべての外傷の画像において軟部組織も適切に描出されていなければならない。

頭蓋縫合早期癒合症

- 頭蓋縫合早期癒合症の診断のためには，側方向とX線束を20°尾側に傾けた前後方向撮影によって，大部分の患児で適切にすべての頭蓋縫合を描出することができる。
- 接線方向の撮影は，骨性のこぶの症例で必要となる場合がある。

成人の頭部X線撮影の詳細な説明は238〜248頁に記した。そこに示された技術は年長児の撮影のために直ちに採用することができる。次頁以降に記す撮影法は，1歳児を対象としたもので，大部分の施設で行われているものである。撮影法は，以下のとおりである。

- 前後方向
- 前後方向(30°尾側に傾斜)
- 水平X線束による患側の側方向

放射線医学考察

頭部のX線撮影は単純X線撮影検査のなかでは比較的被曝量の多い検査で，しばしば複数枚の一連のX線写真を必要とするため，その検査の正当性を確認することが不可欠である。臨床各科と放射線科とのよい協力関係と検査依頼の基準の合意は，無用なX線写真を最小限にとどめるために最も重要なことである(Cook et al., 1998)。いくつかの調査研究によると，外傷後の検査依頼のうち，3分の1以上の依頼が不必要であり(Boulis et al., 1978)，さらに骨折がなければ治療法は変わらないことを報告している(Garniak et al., 1986, Lloyd et al., 1997, Masters et al., 1987)。

放射線防護

- 検査目的の正当化，検査方法の最適化，そして慎重な撮影技術は，放射線防護ガイドラインを実践する最も重要な基本方針である。
- 1歳未満の小児に対してグリッドの使用を避けることは，被曝を低減する手段として重要である。
- 頭部のX線撮影を実行するに際して，短い照射時間を考慮することは，特に動きによるボケを回避するために重要である。照射時間は最長でも40 ms以下にする。
- 小児の頭部は7歳までにほぼ成熟する。したがって，この年齢以上の小児では，成人と同程度の撮影条件が必要である。
- 介助者の手をX線写真に写し込んではならない。
- 頭部の大きさに合わせた各種の円錐型の絞り補助具は，頭部の形態を示すのに最適である。非外傷事例においてこの補助具を用いると，甲状腺への不要な被曝を回避できる。絞り補助具は面積線量計より上に装着する(391頁参照)。
- 眼球への被曝は，前後方向に比べ後前方向の方が低減される(Rosenbaum and Arnold, 1978)。

頭部

前後方向

頭部の大きさにより 24×30 cm または 18×24 cm サイズのカセッテを選択する。

患児とカセッテの配置

- 患児を慎重に背臥位に寝かせ，頭部をあらかじめカセッテの上に用意してある発泡スチロールパッドで挟み込むように注意深く載せる。頭部はカセッテの中央線に対して正中矢状面が直角方向になるように配置し，両側の外耳道をカセッテ面に対して等距離にする。
- 患児をこの位置で固定し，介助者に，撮影の間，頭部両側を挟み込んでいる発泡スチロールパッドを保持するように依頼する。通常は，介助者はこの作業を行うために撮影台の先端に配置する。ときには，小児を固定するためにもう1人の介助者の援助を必要とする場合もある。

X線束の方向と入射点

- 眼窩耳孔線 orbito-meatal line に沿って入射するように角度を調節して，X線束中心を鼻根点に合わせる。
- 眼窩部に錐体骨を鮮明に描出することが必要とされる場合は，X線束中心を眼窩耳孔線に対して頭頂側に 20°傾けて鼻根点に入射する。

画像が備えるべき特徴

- X線写真上に全部の頭蓋冠，眼窩および錐体骨が左右対称形に描出されていること。
- 後前方向でX線束を20°尾側に傾けた撮影では，錐体骨が眼窩下縁に描出されていること。
- ラムダ縫合と冠状縫合が左右対称形に描出されていること。
- 頭蓋冠の外板および内板が，加齢に従って鮮明に描出されていること。
- 副鼻腔と側頭骨が年齢に応じて再現されていること。
- 縫合が年齢に応じて描出されていること。
- 頭皮の軟部組織が明るい光源の下で再現されていること。

よくある失敗と対処法

- 介助者の手が顔の周りにあり，X線写真に写り込んでいる。
- 絞りが不十分である。
- カセッテに対して患児が回転している。

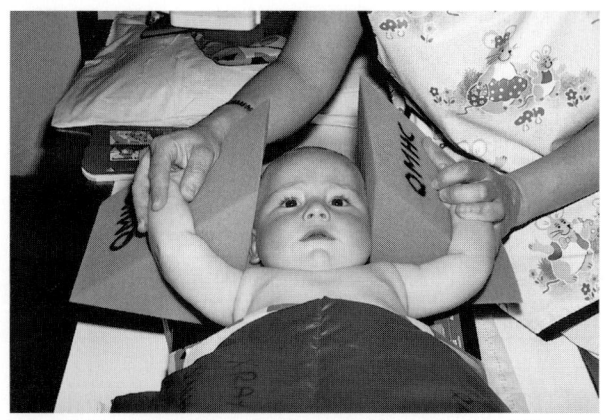

頭部の両側を三角形のスポンジで支えて固定した頭部前後方向撮影のための乳児のポジショニング

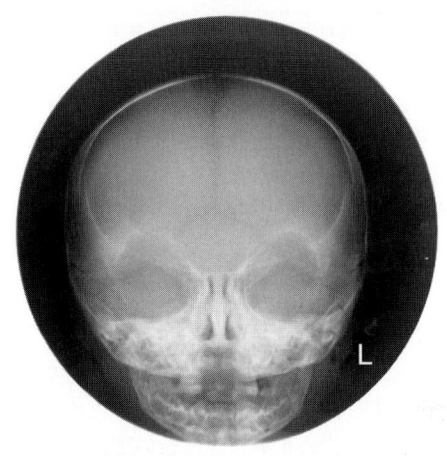

頭部前後方向像（正常）

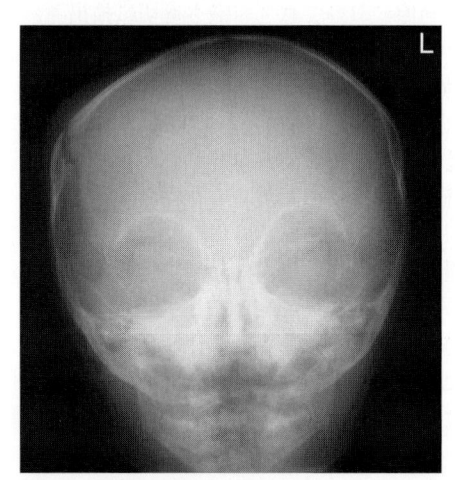

乳児の頭部前後方向像（右頭頂骨骨折）

- 全頸椎や胸部などの不必要な部位がX線写真に含まれている。
- 哺乳瓶やおしゃぶりを活用すると，しばしば患児のポジショニングの保持に有効な場合がある。
- 小児から信頼を得て，本書に記した撮影法に従うことによりこれらの問題は回避できる。

Denton 線束制限技法

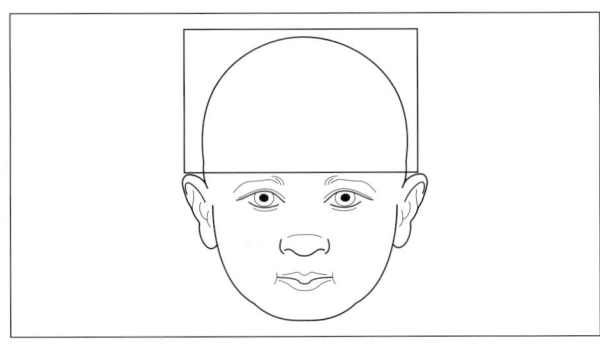

照射野の絞り範囲を示す頭部正面図

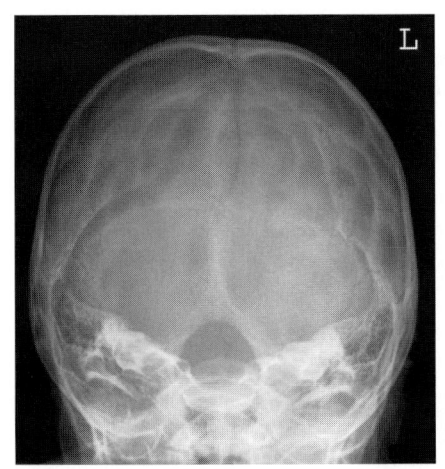

デントン線束制限技法に従ってポジショニングされた，尾側に 25°傾斜した頭部前後方向像（Denton, 1998）

頭部

前後方向（30°尾側に傾斜）

患児とカセッテの配置

- 患児を前述の頭部の前後方向撮影と同じようにポジショニングし，眼窩耳孔線が撮影台に対して直角になるように顎を引かせる。
- 介助者は，発泡スチロールパッドを静かにそして確実に頭部の両側にあてがい固定する。
- カセッテは撮影台の上に縦に置き，カセッテ上縁に頭頂部を配置する。

X 線束の方向と入射点

- X 線束中心を眼窩耳孔線に対して 30°尾側に傾ける（タウン法）。
- デントン Denton 線束制限技法では，眼への照射を回避するために X 線中心束を 25°尾側に傾斜する。照射野下縁が眼窩上縁と一致し，照射野上縁に頭頂部が含まれるようにする。頭部表面の皮膚も照射野に含まれていること（Denton, 1998）（第 8 章，246〜247 頁参照）。
- 小児が顎先を十分に引くことができず，撮影台に対して眼窩耳孔線を直角にすることが難しい場合は，X 線束中心の角度で補正するため 30°を超えることがある。

画像が備えるべき特徴

- 環椎の弓部が大後頭孔を通して描出されていること。
- ラムダ縫合と冠状縫合が左右対称形に描出されていること。
- 上述のように内板と外板，軟部組織と縫合が左右対称形に描出されていること。

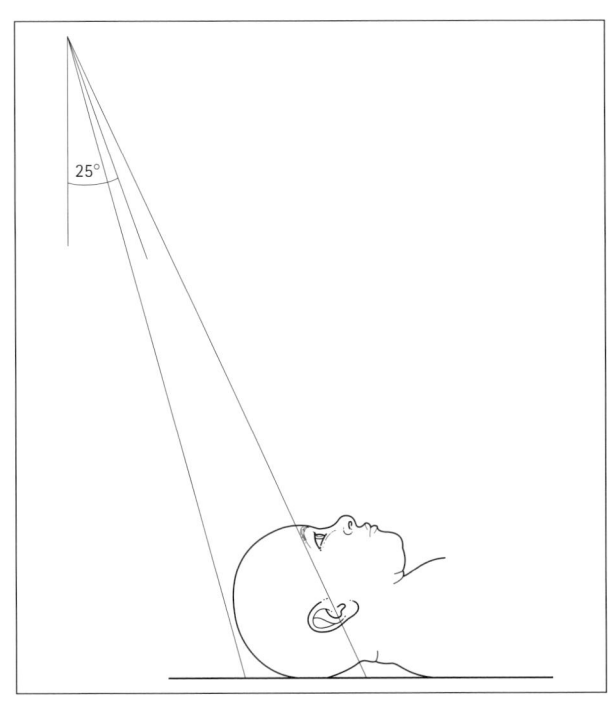

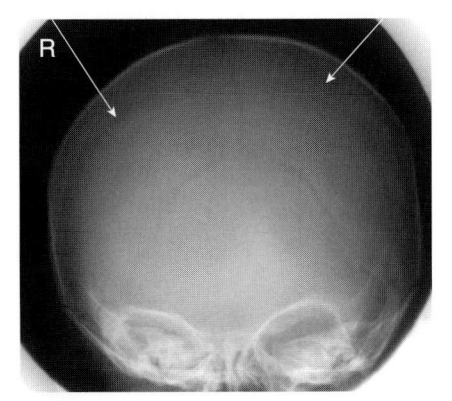

頭部の下に角度 15°の発泡スチロールパッドを置き，X 線管球を尾側に 10°傾けた頭部前後方向による斜入像（1 枚の画像に冠状縫合とラムダ縫合が適切に描出されている）

頭部

背臥位側方向

患児とカセッテの配置

- 撮影台の上に患児を背臥位にし，後頭部がX線写真から欠けないように，あらかじめ用意してある発泡スチロールパッドを頭の下に敷く。
- 両外耳道が撮影台に対して等距離になるように調整することで，正中矢状面が撮影台に対して直角になるように患児の頭部を配置する。
- 頭部は介助者が固定する(写真に示したように年齢によって固定方法が異なる)。
- カセッテは頭部正中矢状面と平行になるように，頭部外側面に対して垂直に支えるが，そのときカセッテ上縁は頭蓋骨頭頂部より5cm上にくるように配置する。

X線束の方向と入射点

- 水平X線束中心は頭部正中矢状面とカセッテに対して直角にして，眼窩間線と水平に入射する。
- X線束中心は，眉間と外後頭隆起の中間に入射する。

画像が備えるべき特徴

- 全部の頭蓋冠と頭蓋底が対称形になっていること。
- 下垂体窩の底が一重線になっていること。
- 前頭蓋窩の底が重なっていること。
- 下顎関節頭が重なっていること。
- 外傷では第3頸椎までが含まれ，正しく側面になっていること。
- トルコ鞍底と外板および内板が，年齢に応じて鮮明に描出されていること。
- 脈管構造と小柱構造が，年齢に応じて鮮明に描出されていること。
- 縫合と泉門が，年齢に応じて不鮮明ながら描出されていること。
- 軟部組織と鼻骨が年齢に応じて再現されていること。
- 蝶形骨洞が再現されていること(6齢未満では含気化していない)。

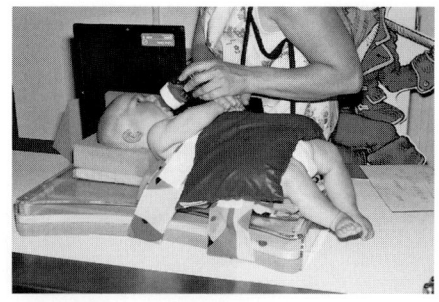

水平X線束による頭部側方向撮影のための6ヵ月乳児のポジショニング(背臥位で固定され哺乳瓶で気をそらされている)

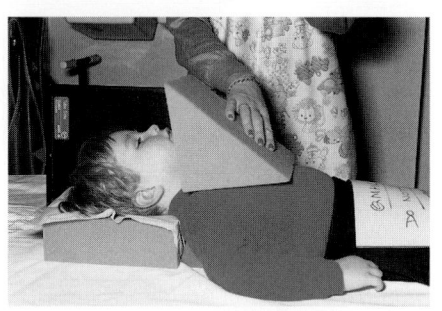

頭部側方向撮影のための3歳幼児のポジショニング(背臥位で頭部を固定するため発泡スチロールパッドを使用)

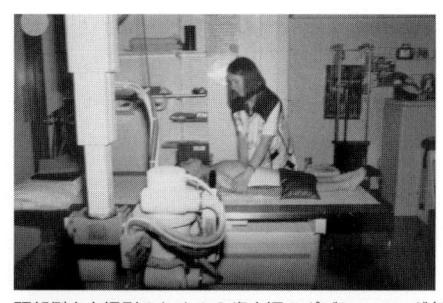

頭部側方向撮影のための6歳小児のポジショニング(背臥位の患児におけるX線管の位置を示す)

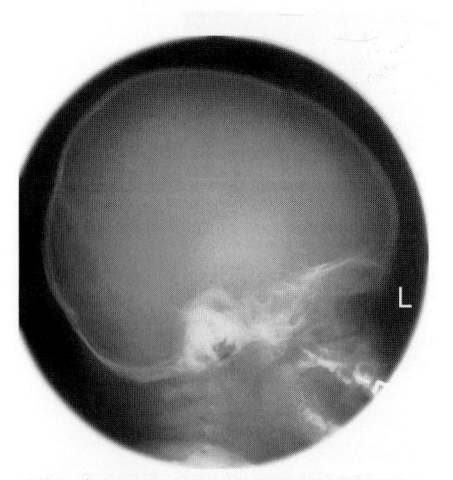

正確にポジショニングされた乳児の頭部側方向像

上顎洞は，3歳未満では十分な含気化がみられない。また前頭洞は6歳未満では発達していない。それゆえ，この年齢以前の小児に対して副鼻腔のX線撮影をするのは正当化されない。副鼻腔の後頭オトガイ方向撮影法は，成人のために記述された立位の副鼻腔撮影法と同じである（270頁参照）。しかしながら小児の撮影では最初に患児の鼻と口をブッキー面の正中線と接触するように配置して，次に眼窩耳孔線が水平に対して35°になるように，ブッキーの中心で頭部をポジショニングする。

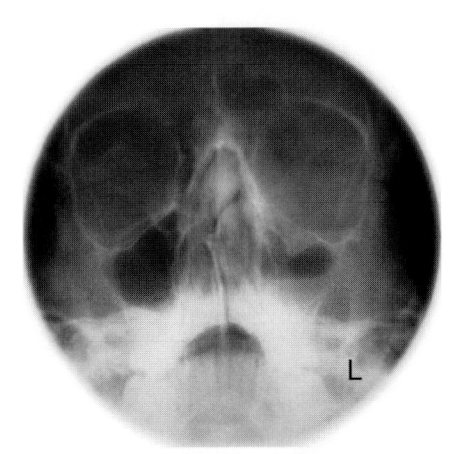

顔面骨後頭オトガイ方向像（左眼窩下縁の吹き抜け骨折で，左上顎洞と左前頭洞の液面形成をともなう13歳男児）

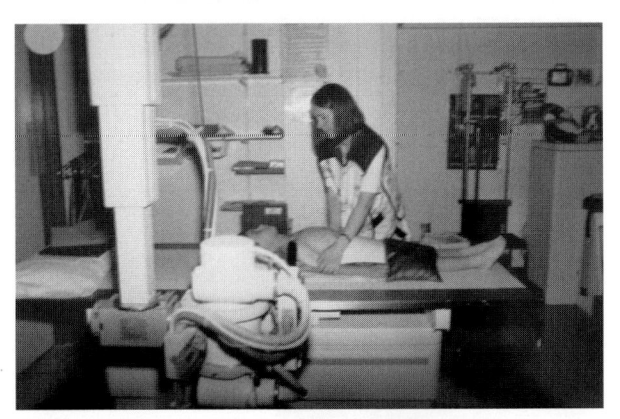

後鼻腔のため顔面側方向撮影のポジショニングを取った患児

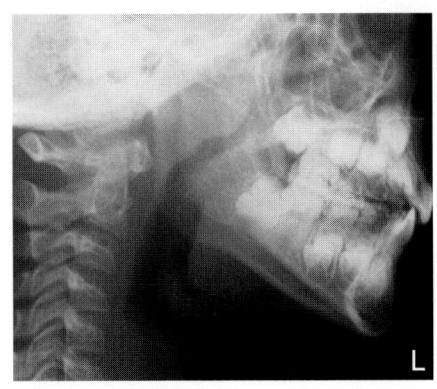

後鼻腔側方向像（6歳児）

副鼻腔

画像が備えるべき特徴

- X線束を正確に絞り込み，前頭洞（6歳以上の小児で含気があるとき）と，上顎洞と上顎歯槽基底部が描出されていること。
- 錐体骨が，上顎洞（含気化を有する部位）の基底部に位置していること。
- 眼窩，副鼻腔と錐体骨が左右対称形になっていること。
- 骨の詳細が鮮明に描出されていること。
- 副鼻腔の軟部組織と粘膜が描出されていること。

後鼻腔背臥位側方向

後鼻腔X線撮影は，通常は鼻腔閉鎖による口呼吸が問題になる4～10歳の患児を対象として実施される。この後鼻腔側方向（背臥位）の画像は，アデノイド（咽頭扁桃）肥大症の診断に用いられるが，単純X線写真で観察するためには後鼻腔が空気で満たされていなければならない。

患児とカセッテの配置

- 小児を撮影台の上に背臥位で寝かせ，カセッテを垂直に保持して患児の頭部側面に密着させる。頭部の正中矢状面とカセッテを平行に保つように頭部をポジショニングする。
- 上部頸椎に下顎角が重ならないように，顎をわずかにあげる。

X線束の方向と入射点

- 水平X線束は下顎枝を中心に入射し，上顎洞から第3頸椎と後咽頭を含むようにする。

注意事項

口を閉じた状態で撮影する。後鼻腔がうまく撮影されない場合は，小児ににおいを嗅ぐ姿勢を取らせて再撮影する。

画像が備えるべき特徴

- 左右の下顎骨頭が重なって描出されていること。
- 骨の詳細構造が鮮明に描出されていること。
- アデノイドの軟部組織陰影が再現されていること［訳註：乳児では，呼気撮影をすると咽頭扁桃が分厚く描出されてしまうため，吸気撮影を心がける必要がある］。

歯科撮影

頭部 X 線規格撮影と歯のパノラマ X 線断層撮影 dental panoramic tomography（DPT）は，現在歯列矯正の欲求が増加しているため，10 代の青少年において最も一般に依頼のある撮影である。これらの X 線写真は，歯列矯正の診断のみを目的としては，通常は 7 歳未満の小児では実施してはならない。しかしながら小児歯科の医師は，歯科治療を始める 3 年も前から「歯の状態」の確認のためにしばしば DPT を依頼する。これは広範囲なう蝕（虫歯）がみられる場合だけ実行されるものである。適切な撮影線量と絞りを定めること，そして不必要な再撮影を回避することに特別な配慮をしなければならない。

成人の歯科 X 線撮影技術の詳細な説明は，第 10 章に示した。

- 側方向による頭蓋計測のためには，段階的なフィルタに加えて三角形の照射筒が，後頭部と甲状腺への照射を回避するために推奨される。
- 全頭部撮影は，頭蓋-顔面奇形の診断に必要である。
- CT による側方向の頭蓋計測法は，低線量の検査の選択肢として考えられる。
- DPT において固定の照射野を用いるときは眼球遮蔽が推奨される。

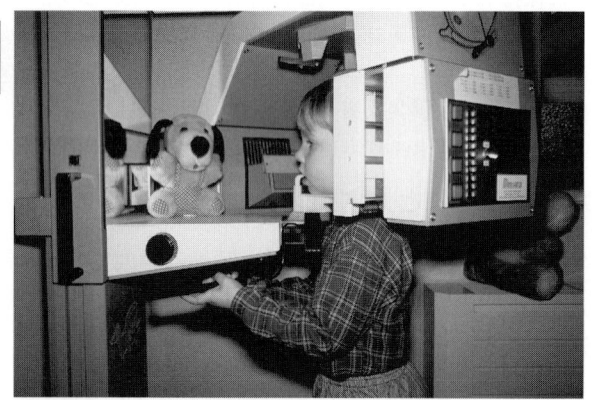

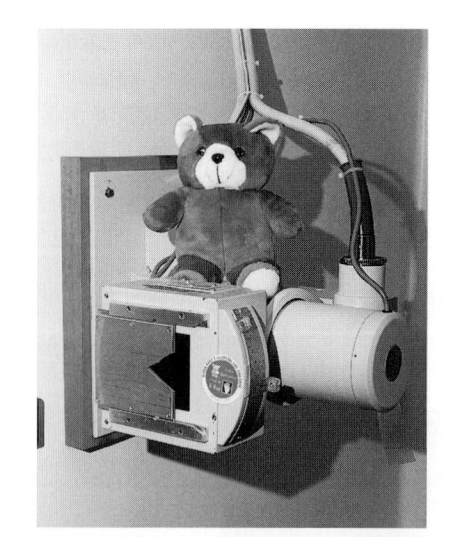

頭部 X 線規格撮影（側方向）のために，X 線管部分に追加装備した三角形の絞り補助具

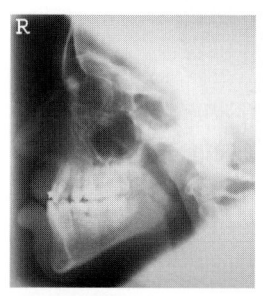

9 歳女児の頭部 X 線規格撮影による画像

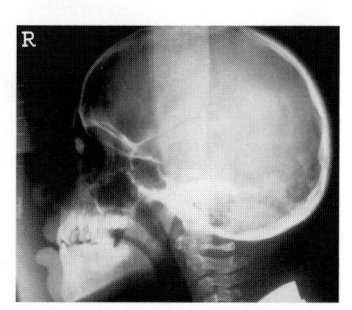

頭蓋底と甲状腺の不必要な照射をともなう三角形絞り補助具またはフィルタ装置のない頭部 X 線規格撮影

眼球遮蔽つき DPT 装置と小児のポジショニング

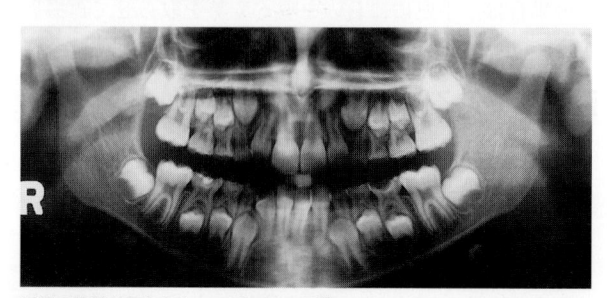

眼球の遮蔽効果を示している DPT 画像

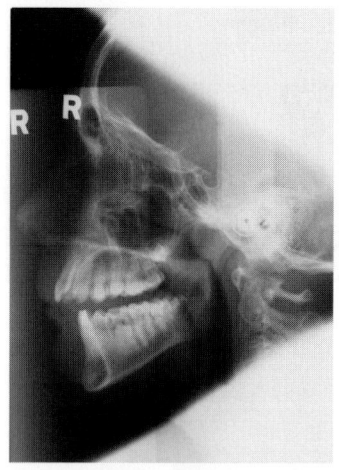

正しく咬合されていない頭部 X 線規格撮影による画像

通常は，最初の骨盤および股関節X線撮影は超音波検査に併用して実施する．放射線防護基準を厳しく適用しなければならない．3歳未満の小児の検査は，患児の被曝量を最小限にすることを確実にするため，グリッドを用いずに高感度のスクリーン・フィルム系により実施する．小児の年齢と体格に応じてカセッテの大きさを決定する．

X線撮影は治療前と治療中に実施するが，そのときに小児は専用の副木あるいはギプスを装着していることがある．

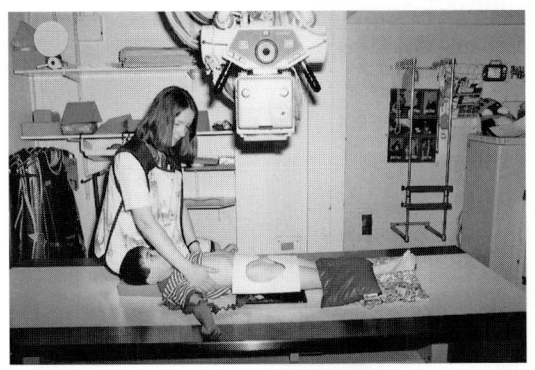

股関節の背臥位前後方向撮影のために窓形防護具をつけた男児のポジショニング

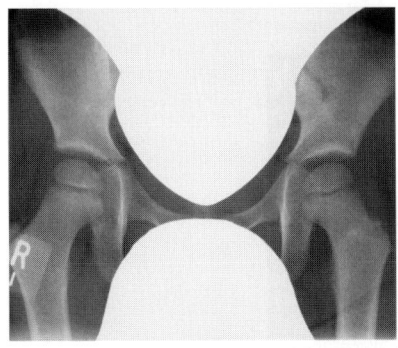

窓形性腺防護具に女性用防護補助具を性腺の上に追加した骨盤の前後方向像

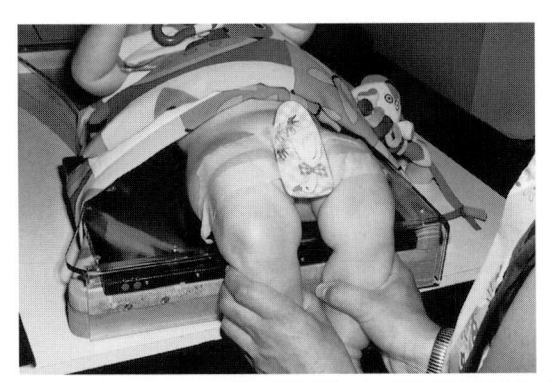

固定具と成形加工された鉛製防護補助具をつけた股関節撮影のための4ヵ月男児のポジショニング

骨盤および股関節

依頼基準

- 股関節痛および跛行（過敏性股関節，ペルテスPerthes病，大腿骨頭すべり症，骨髄炎）
- 先天性股関節脱臼 congenital dislocated hip（CDH）または発育性股関節形成不全 development dysplasia of the hip（DDH）
- 外傷
- 手術後
- 非偶発的外傷や症候群の疑いによる全身骨撮影の一部

推奨撮影法

前後方向撮影は，あらゆる年齢の小児において最も一般的に依頼される撮影法である．

検査は以下の撮影法で実施される．

・DDH/CDH	・背臥位前後方向，立位前後方向
・過敏性股関節	・前後方向，開排位側方向
・大腿骨頭すべり症の手術後	・背臥位前後方向，ラウエンシュタイン法
・外傷	・背臥位前後方向，水平線束による側方向

前後方向

生後3ヵ月の乳児のための撮影法を次に記述する．骨盤と大腿骨上部が十分含まれる大きさのカセッテを選択する．

患児とカセッテの配置

- 患児を撮影台の上に背臥位で寝かせ，撮影台の端にカセッテあるいは特注のカセッテホルダの上端を合わせて，カセッテ中央に対して体幹の正中矢状面が直角になるようにポジショニングする．
- 患児の両腕を抑制せずに体幹の両側に砂嚢を置き，この体位を維持する．
- 患児の両脚を真っ直ぐに保持するには，介助者の両手でそれぞれの脚を包み込むようにしっかりと持つことが肝要であり，親指を膝の上にあてがい，残った4指でふくらはぎの下を包むように指を配置する．
- 撮影台の端にカセッテホルダを設置して撮影する場合は，両膝をそろえて支え，屈曲する．
- 年長児は成人と同様の撮影法で実施する（150頁参照）．

骨盤および股関節

X線束の方向と入射点
- 垂直X線束中心を，カセッテの中心に入射する。

注意事項
手術後，長期間ギプス包帯を装着して治療を受けた患児の大腿骨骨頭の位置確認には，低線量のCTスキャノグラムを用いることがある。

立位前後方向（負荷）
患児が立位可能となるとすぐに，負荷をかけた状態での立位撮影がしばしば依頼される。
- 垂直のカセッテホルダにセットされたカセッテに，骨盤の後面がもたれかかるように立たせる。
- 両側の上前腸骨棘をカセッテに対して等距離にして，正中矢状面をカセッテの中心に合わせる。
- 両方の足首は，40°の角度のついた小さな発泡スチロールパッドによって別々に離し，つま先をまっすぐ前方に向ける。
- 患児が高い撮影台に立っている間は腰を支える。砂嚢を置いて足の周りを安定させる。骨盤の傾きは小さいブロックを用いて修正する。

画像が備えるべき特徴
- 骨盤全体，仙骨および両大腿部の転子下部の領域が描出されていること（腸骨稜は例えばペルテス病のような特殊な股関節の病気では除外することができる）。
- 腸骨翼と恥骨枝が同じ長さで左右対象形に描出されていること。また，大腿骨頸部が縮小して撮影されないようにすること。
- 仙骨と椎間孔が描出される程度は，腸内容物の有無や女児の生殖腺防護具の存在によって変化する。仙腸関節が，大腿骨頸部の描出とともに年齢に応じて再現されていること。
- 海綿質と皮質が再現されていること。
- 転子が年齢に応じて描出されていること。
- 軟部組織が描出されていること。

よくある失敗と対処法
- 患児がカセッテに対して回転している場合，背臥位での状態を注意深く観察し，支えて矯正する技術が必要である。
- 生殖腺防護が不十分であったり，大きすぎるかあるいは外れている場合，目的部位を覆ってしまう。股関節

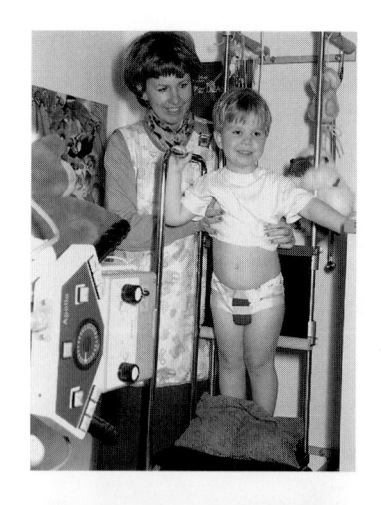

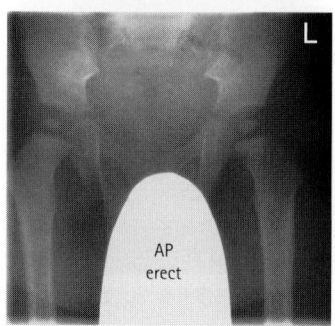

経過観察のための男児の立位前後方向撮影において生殖腺防護補助具をつけている様子と骨盤のX線写真

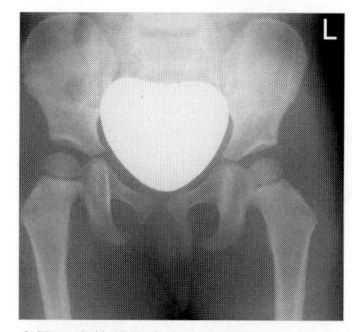

女児の立位前後方向の骨盤撮影において，ハート型の性腺保護補助具をつけた画像

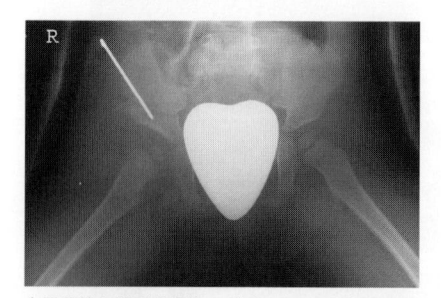

右股関節臼蓋形成術後のギプスをした患児の画像

X線撮影において生殖腺防護は最も重要であり，いろいろな大きさと形状の生殖腺防護具をそろえておく必要がある。非常に慎重な技術と経験が不可欠である。

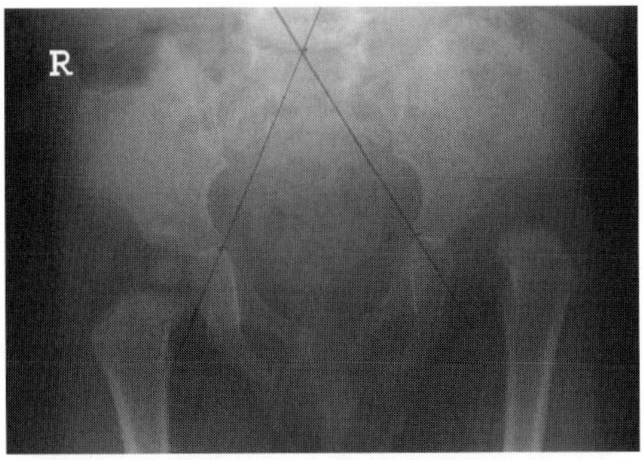

乳児の骨盤。仙骨の中央からY軟骨を通って描かれた線で，その線は上部大腿骨骨幹端内側と交差するが，この画像では明らかな左側の脱臼を示している

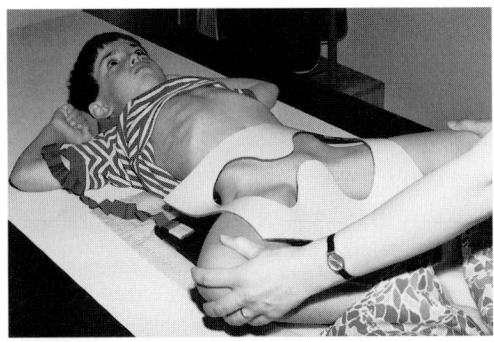

窓型防護補助具をつけた股関節の開排位撮影における小児のポジショニング

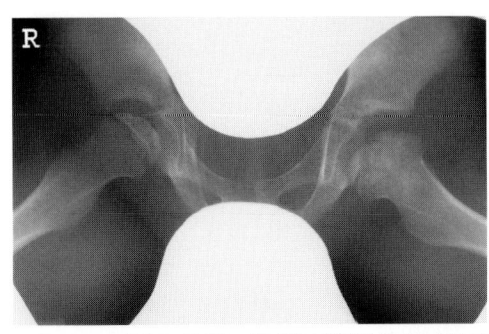

両側ペルテス病を示す男児の股関節の開排位撮影における窓型防護補助具をつけた画像

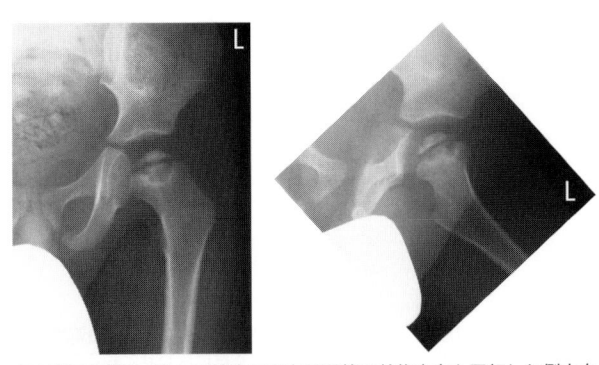

左大腿骨骨頭のペルテス病を示す左股関節の前後方向と回転した側方向像(注意:すべての経過観察のための撮影は生殖腺を保護する)

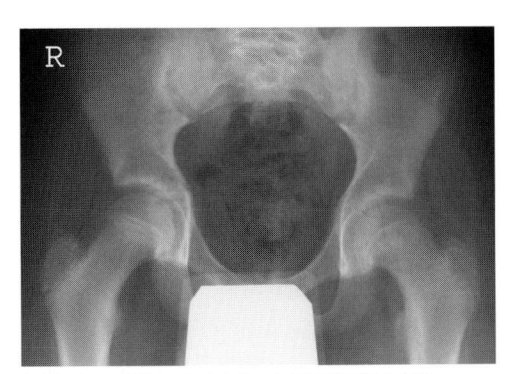

左側の大腿骨骨頭すべり症を伴った股関節前後方向像

骨盤および股関節

放射線防護

- 初回検査では生殖腺防護は行わない。
- その後の検査においては生殖腺防護が必要である。立位撮影が依頼された場合は，生殖腺防護具を所定の位置に巻きつけて固定する。あるいは窓形の絞り補助具を光照射野の下に装着する。

放射線医学的考察

- 小児では，股関節X線撮影は日常的に実施されている検査であるが，最初は超音波検査を実施することを常に考慮しなければならない。
- 仙骨中央からY軟骨を通って引かれる線が大腿骨骨幹端の内側面を通過していれば脱臼を除外する。同様に，シェントンShenton線(閉鎖孔上縁と大腿骨頸部内側に沿った)は途切れてはならない。

フォン・ローゼン Von Rosen 撮影法

　この追加撮影法は，先天性股関節脱臼の診断を確定するために使用される。欠点として偽陽性あるいは偽陰性を引き起こすことがあるため，現在では超音波検査が主流になっている。

　大腿骨骨頭の骨化中心はわずかに外側に外れる傾向にあり，特に先天性股関節脱臼の処置後にみられる。この骨化中心のずれを異常と見間違うことがある。脱臼と骨化中心のずれの程度を最もよく評価できるのは仙骨中央とY軟骨を通る線であり，大腿骨骨幹端の内側面を通る。股関節の前後方向画像におけるこの直線を利用するには，フォン・ローゼン撮影法で行う。

骨盤および股関節

両股関節開排位側方向

この撮影法は，刺激反応性の股関節疾患の精査で前後方向の撮影を補足するために実施される。

患児とカセッテの配置

- 患児を撮影台に置いたカセッテの上で背臥位にし，カセッテの中心に対して体幹の正中矢状面を直角にする。
- 乳児の場合は体幹の両側に砂嚢を置くことにより，両腕を抑制せずにこの位置を維持することができる。
- 骨盤が回転していないことを確実にするには，両側の上前腸骨棘を撮影台から等距離になるようにする。
- 股関節と膝関節を曲げる。
- 両膝を離し，両足の底面を合わせるような姿勢で，両肢をほぼ60°外転させる。
- 小児をこの位置で固定するために，X線透過性のパッドで支えることがある。
- 大腿の脈拍が触れるレベルをカセッテの中心にして，両股関節を含める。

X線束の方向と入射点

- 垂直X線束中心は大腿の脈拍が触れるレベルで正中に入射する。

脊椎（側弯症）

側弯症とは脊柱が横方向に弯曲した疾患の名称である。それは常に弯曲部の脊柱の回転を伴う。通常は脊柱の大部分が含まれるが，その理由として主たる弯曲（胸椎が右側に凸に弯曲することが多い）の上下の1箇所または2箇所で代償的な二次的弯曲が引き起こされるからである。X線撮影は病状の進行度の評価と，対症療法の効果判定，あるいは外科的治療を検討するときの診断のために実施される。

通常は骨格が成長を続けているときにのみ弯曲が進行することから，骨端の融合の程度から成熟度を推定するため，後前方向の画像に腸骨稜を含める。あるいは非利き手のX線写真を撮り，骨年齢を計測することもある。

側弯症の患児の大部分は青少年であり，一般には特発性脊柱側弯症の症例が多い。X線撮影は病状の経過観察のために一定間隔で実施されるが，被曝線量が比較的高い検査であり，さらに小児は放射線感受性が高いことから，放射線防護に対する配慮がきわめて重要である（次項参照）。

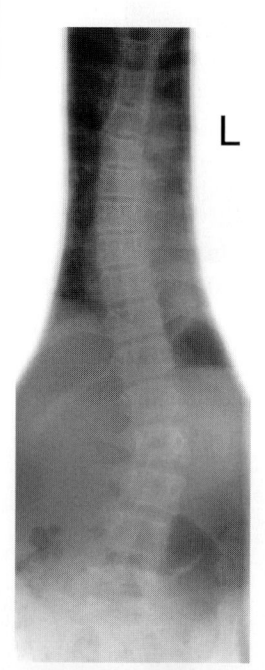

経過観察のための脊椎立位後前方向像。グリッドなしで，より高感度のスクリーン・フィルム系を用い，X線束を脊椎に合わせて絞ることにより発達中の乳房を避けて撮影されている

脊椎後前方向撮影のポジショニング

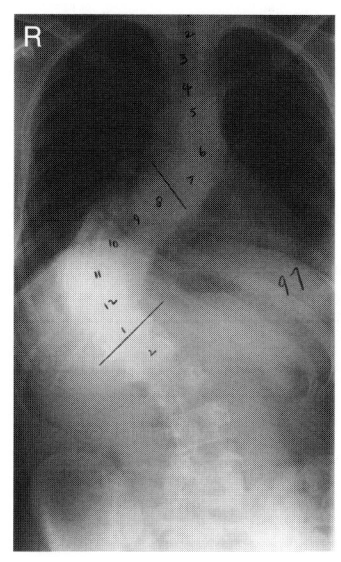

脊椎立位後前方向像（グリッドを使用し，照射野を制限して撮影した初回検査の胸腹部画像。コブ Cobb 角は，側弯度を示す計測値である）

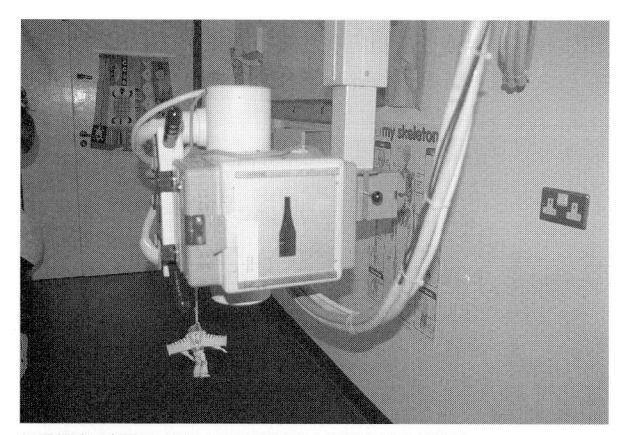

経過観察の撮影に使用される照射野の両側を絞る補助具

脊椎（側弯症）

依頼基準

　部分的な脊椎より，むしろ全脊椎における各種の病態のための依頼基準で，検査は次のとおり指示される。
- 原因不明，先天性，麻痺性および感染後の側弯症
- 二分脊椎
- 症候群の疑い
- 重篤な外傷
- 転移性疾患
- 代謝異常症

　依頼される X 線写真は疾患の病期，患児の年齢および治療法と整形外科医の好みによってかなり異なることがあるが，整形外科と放射線科医との綿密な連携が重要である。

　画像の取得は，コンベンショナルな X 線撮影法あるいはディジタル X 線撮影法によって実施される。コンベンショナルな X 線撮影法の手技は記述されているとおりであるが，ディジタルによる画像取得法と計測方法に関連する詳細については操作説明書を参照するとよい。

- 立位後前方向撮影が一般的である。
- 側方向撮影は初診時に実施される場合がある。
- 撮影は装具の効果をみるために，装着時と装具を取り外したときに，繰り返し実施される。
- 追加の正面撮影として，受動的な矯正の程度の評価と計画的な固定術の範囲を決定するために，患児の背臥位前後方向撮影と両側に屈曲姿勢をとった前後方向撮影が実施される。
- 手術後，肺の拡張を評価するための胸部 X 線撮影，および脊椎に装着した固定器具類の確認のための脊椎の X 線撮影が実施される。

14

脊椎（側弯症）

立位後前方向

相対感度 400 のスクリーン・フィルム系による 35 × 43 cm サイズのカセッテを選択し，胸部用あるいは汎用の垂直カセッテホルダに設置する。初回検査では，グリッドを使用する。

患児が長身で 35 × 43 cm サイズのカセッテに全脊椎を描出することが不可能な場合は，特別に採寸されたスクリーンを装着した長尺カセッテ（一般的には 30 × 90 cm あるいは 35 × 105 cm）を，壁に固定された専用の垂直カセッテホルダに取りつけて撮影する。

患児とカセッテの配置

- 患児の体幹前面をカセッテに密着させて立たせる。
- カセッテ下縁を腸骨稜の下 1.5 cm に合わせ，顎をカセッテ上縁に置き，C7 から S1 までが含まれるようにする。
- カセッテに対して正中矢状面を直角にして，垂直 X 線束中心と一致させる。
- 通常，患児の腕はカセッテの両側にかけるようにするが，低年齢児で脊柱を伸ばすように介助する場合には腕をあげてポジショニングすることがある。
- 立位撮影では，体重が両脚に均等にかかるように，靴を脱がせて両足を解剖学的位置からわずかに開かせる。
- 必要なときには，すでに計測ずみの木製ブロックを足下に敷き，脚長をそろえて骨盤の傾斜を補正する。
- できる限り，腸骨稜上縁を結ぶ線が水平になるようにする。
- 胸腰椎の分岐点（T11/T12 領域）にカセッテの中心を合わせる。

放射線防護

- 乳腺に対する最も効果的な放射線防護法は，後前方向で撮影法することである。
- 経過観察のための撮影には，初回検査と同じ画質は必要としない。
- 患児がとりわけ大きくない限り，グリッドを使用する必要はない。
- 高感度のスクリーン・フィルム系（相対感度 700〜800）を推奨する。これは，初回の X 線検査と比較して 80％の被曝低減となる。すべての X 線写真に腸骨稜を含める必要はない。
- 思春期の女性の発達中の乳腺組織は放射線感受性が高い。乳腺への照射は可能であれば避けるべきであり，その遮蔽を考慮しなければならない。
- 従来のフィルムによる X 線撮影を実施するときは，あらかじめ成形加工されたフィルタ補助具を光照射野に装着することにより，発達中の乳腺，肋骨および生殖腺を防護することができる。

X 線束の方向と入射点

- 水平 X 線束中心を使用し，全脊椎骨が含まれるように X 線束を絞って中心に入射する。
- 第一仙骨分節を確実に含めるため，水平 X 線束の下縁を上前腸骨棘レベルの直下に合わせ，上縁は C7 棘状突起のレベルに合わせる。
- カセッテのカバーする範囲が適正となるように FFD を長くする（180〜200 cm）。

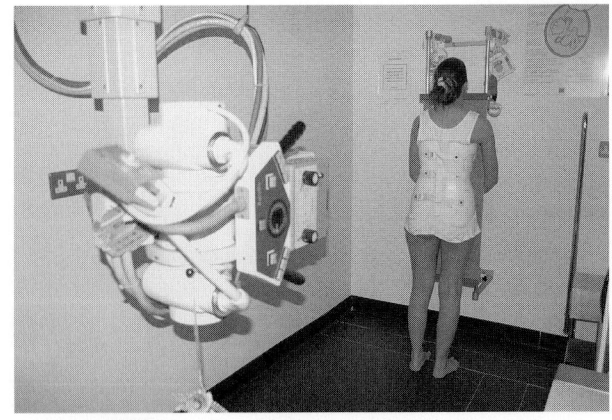

脊椎後前方向撮影における，装具をつけた患児のポジショニング

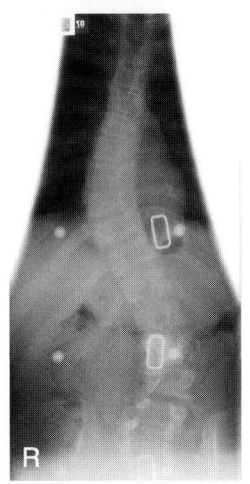

グリッドを使用していない脊椎後前方向撮影で，装具をつけた二分脊椎患児の画像

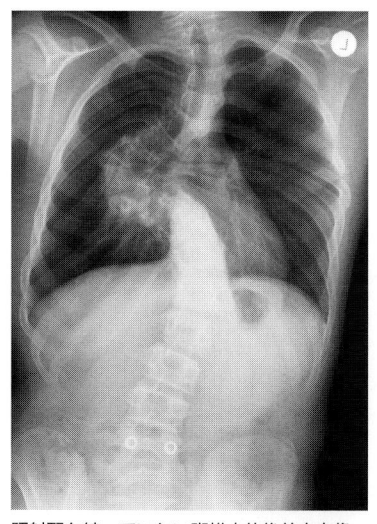

照射野を絞っていない脊椎立位後前方向像

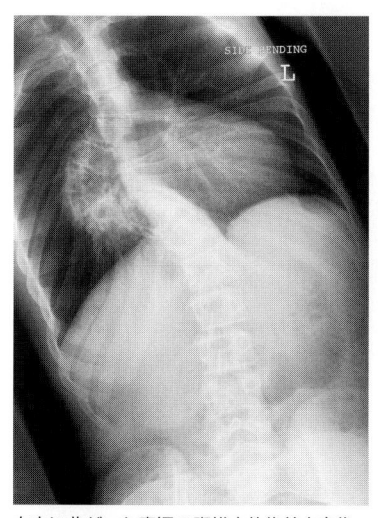

右方に曲がった患児の脊椎立位後前方向像

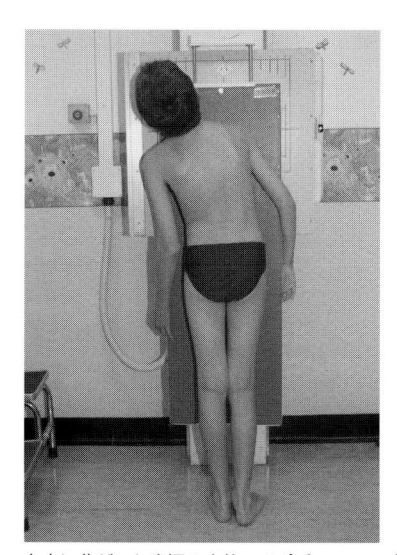

左方に曲がった患児の立位でのポジショニング

脊椎（側弯症）

注意事項

- 経過観察の撮影では，適合するサイズにあらかじめ成形加工されたフィルタ補助具を光照射野に装着して，発達中の乳房，肋骨および生殖腺を防護しなければならない。
- 臨床所見として構造的異常が疑われた場合は，初回のX線写真に頸椎，肋骨および股関節を含めなければならない。
- 骨端の成長から脊椎の成熟度を評価するためには，腸骨稜の内側面が除外されないことが重要である［訳注：腸骨稜の骨端核が腸骨と完全に癒合する時期は椎体の成熟とほぼ一致しており，側弯の進行が停止または遅くなることが知られている］。

よくある失敗と対処法

- 正確な比較を可能にするために，一貫性のある撮影法を保持することが重要である。以後の参考のために患者の撮影法と照射条件を記録して保管しておくことは，不必要な再撮影の減少にもつながる。

画像が備えるべき特徴

- 初回のX線写真には，側弯症を診断するために，弯曲した脊椎の上下部，肋骨および腸骨稜が描出されていること（腸骨稜は女子は10〜18歳，男子は13〜20歳まで）。特発性脊柱側弯症では，頸椎下部から仙椎までの範囲が適切である。
- 構造異常が認められた場合は，頸椎の前後方向画像と絞り補助具を用いた追加検査が必要である。
- 画像は，椎体と椎弓根部が良好に再現され，後椎間関節の描出そして年齢に一致した棘突起と横突起が再現されていること。コブCobb角を計測するためには，椎体の終板が明瞭に描出されていることが重要である。
- 経過観察のための画像は，上述のように弯曲した脊柱と腸骨稜に絞り込んでいること。

脊椎（側弯症）

側方向

　胸部用あるいは汎用の垂直カセッテホルダに相対感度400のスクリーン・フィルム系による35×43 cmサイズのカセッテを選択し設置する。初回検査にはグリッドを使用する。

患児とカセッテの配置

- 垂直カセッテホルダを使用する場合は，患児を素足にして少し開脚させ，脊椎の主弯曲部位の凸側に立たせる。
- 患児がカセッテに寄りかからないように注意する。
- カセッテ下縁が腸骨稜の下方1.5 cmになるように配置する。
- 中腋窩線をカセッテの中心に合わせ，前額面をカセッテに対して直角にする。
- 後者のポジショニングは，前腸骨棘前面を触知して，前腸骨棘の両側を結んだ線がカセッテに対して直角になるように患児を回転させることで確認できる。
- 同様に，左右の鎖骨外側縁を結んだ線をカセッテに対して直角にする。
- 両腕を頭上で組ませる。

X線束の方向と入射点

- 水平X線束中心を用い，全脊椎骨を含むように絞ってカセッテ中央に入射する。
- 仙骨の第1分節が確実に含まれるように，平行線束の下端を上前腸骨棘の高さにする。
- 上端はC7の棘状突起の高さにする。
- すべての解剖学的領域が確実に含まれるように，FFDを長くする（180〜200 cm）。

注意事項

- 特に経過観察のためのX線写真では，線束を平行にして乳腺組織に絶対にかからないように注意する。
- いくつかの重症奇形では，病変の完全な範囲について三次元的な特質を明らかにするために，X線写真の追加，X線透視，CTまたはMRIを依頼されることがある。

放射線医学的考察

- 特発性脊柱側弯症は現在最も依頼の多い側弯症である。

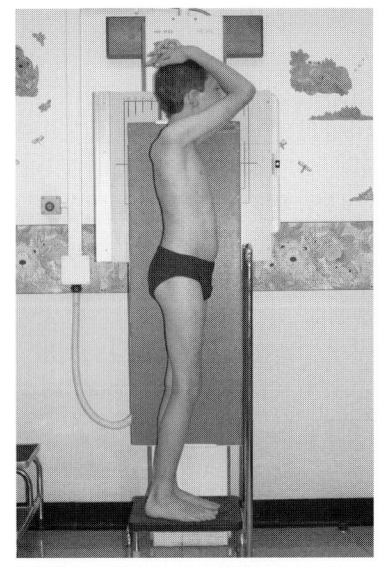

脊椎側方向撮影のためのポジショニング

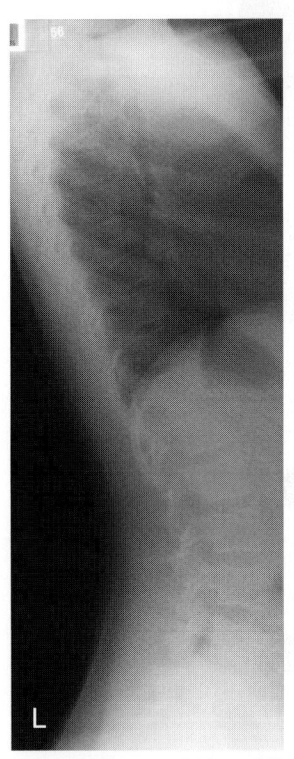

グリッドを使用し，照射野を脊椎に絞った全脊椎側方向像

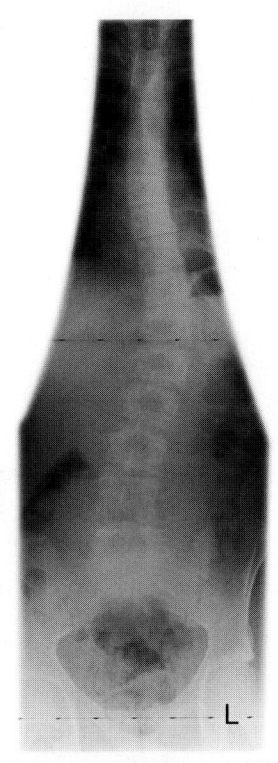

長尺カセッテを使用した全脊椎の側弯症の後前方向像（骨盤の傾きを矯正していない）

る。側弯症の子どもたちは，その他の点においては通常の生活を期待でき，まったくの正常であるが，経過観察のために多くのX線写真を撮る必要がある。それゆえに被曝低減のための対策は重要である。

- 側弯症は早期型発症（5歳以下）と遅発型発症があると

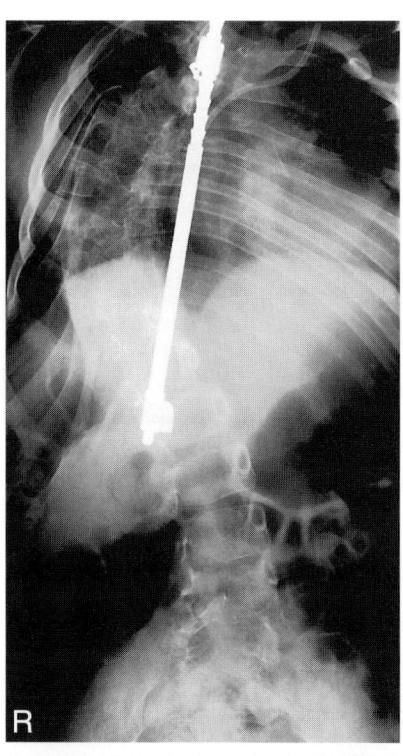

立位後前方向像（ハリントン・ロッドを示す）

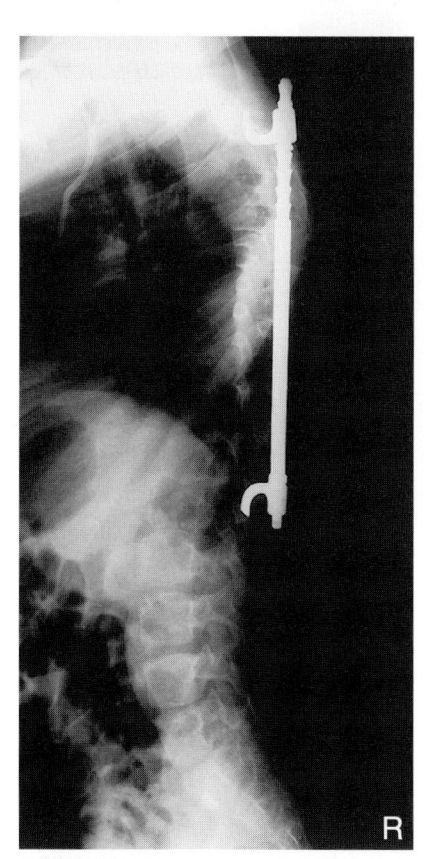

立位側方向像（ハリントン・ロッドを示す）

脊椎（側弯症）

いわれている。早期に大きな弯曲を発症する患児は，心血管系の合併症を生じる危険度が高い。

- 症候性脊柱側弯症は，現在ほとんどの医療機関であまり報告されていない。主な病因は，先天性（半椎を含めて），神経筋疾患および神経線維腫症であり，結核はまれで，ポリオは現在ではきわめて珍しい。しかしながら，基礎疾患の除外診断は非常に重要であり，MRIあるいはシンチグラムは「特発性側弯症」としては非典型的な場合あるいは痛みを伴う側弯症のすべての患児で推奨される（後者の典型的な例は類骨骨腫によるもの）。また，脊髄空洞症のような病変を除外するために，術前のMRI検査を考慮する必要がある。

- 初回の胸腰部脊椎画像上の異常により症候性側弯症が疑われたときは，さらなる診断のために絞り装置を用いた頸椎と骨盤のX線撮影を考慮する。

- 特発性側弯症における側方への弯曲は，右側に隆起がある場合は通常右に凸となっており，垂直軸に対して脊柱のねじれをともなう。これは胸部において肋骨を後方に押し出し，奇形の見苦しさを増加する。このねじれの成分は，外見上疾患の奇形をより複雑にし，胸部の回転は心臓と肺を圧迫する原因になることがあり，一方腰部の弯曲はその後変形性脊椎症にかかりやすくなる。

- 治療の目的は，成長の終わりにおける主要な弯曲を40°以下に保つことである。したがって，15°以下の小さい弯曲は通常治療しない。20°〜40°の弯曲は装具を用いて矯正し，40°以上の弯曲は通常脊椎癒合術（例えば金属のハリントン・ロッド Harrington rod）を行う。ハリントン・ロッドで固定された患児の経過観察のため画像は，ロッドあるいは周囲のルケ Luque ワイヤのいかなる破損をも見つける必要がある［訳注：現在はISOLA法などの多椎固定が可能な脊椎インストゥルメンテーションによる矯正固定が行われている］。

- 適切な治療計画のためには，骨年齢の計測が必要である。骨年齢を手と手関節（Dhar et al., 1993）で測定して判断するのと同様に，腸骨稜骨端核（リッサー Risserの徴候）の発達は骨格の成熟と良好に相関する。腸骨稜骨端核は，最初に外側前方の腸骨稜に現れる。骨端核の成長は後方・正中側へと伸び，最終的に腸骨と融合する。骨形成の増加は側弯の進行の減少と相関する。

脊椎（頸椎，胸椎および腰椎）

ここでは，4歳以下の患児のための頸椎の応用撮影法について述べる。読者は第6章の成人の脊椎のための撮影法の手引きも参考にされたい。

脊椎の依頼基準は全体として少し異なり，以下のとおりである。
- 腰痛（いかなる背部痛も小児では異常である）
- 側弯症（前述のように，全脊椎に対して実施しなければならない）
- 脚および神経原性膀胱における下部運動神経の徴候
- 脊椎または下肢の先天奇形
- 感染症の疑い（骨シンチグラムやMRIが適応となることもある）
- 皮膚の変化による低位脊髄円錐（腰椎部）の疑い（生後6〜8ヵ月まで，通常は最初に超音波が選択される）
- 外傷（脊椎骨折は小児では一般的ではないのでルーチンでないが，重篤な損傷のときには適応となる）

頸椎

成人と同様の撮影法であるが，小児を対象として画像化するには難しい部位もあり，年齢によって変更する必要がある。歯突起は3歳未満では骨化しておらず，また歯突起の撮影は10歳以下の外傷では通常は適応とならない。

特に外傷の場合は，側方向撮影において患児をできる限りまっすぐにすることが最適な評価を可能にする。特に呼気では気管が前方に曲がって後咽頭腔が拡大してみえること，そしてこの年齢におけるC2/C3の仮性亜脱臼は椎間関節が少し平坦であることから起こる動きによる正常変異であることを考慮しなければならない。軸椎の椎体と歯突起との間の成長板を認識する必要があり，骨折と混同してはならない。

4歳未満

前後方向撮影では，18×24 cmサイズのカセッテ（グリッドなし）を撮影台の上に縦に配置する。小児を背臥位に寝かせ，15°の発泡スチロールパッドを肩の下に敷き，顎先を持ち上げる。頭を頭部パッドのくぼみに載せ，まっすぐな体位を保つ。

ポジショニングと固定を補助するために，ブッキー・バンドで体幹を固定することもある。介助者に撮影台の小児の側に立ってもらい，やさしく両腕を支えるよう指示する。

側方向撮影では，水平方向の線束を使用するため，小

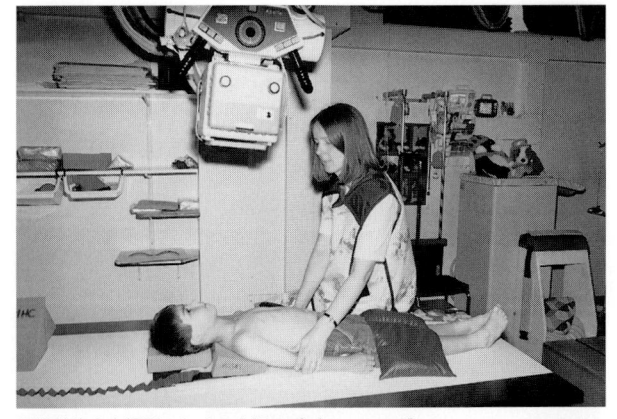

頸椎前後方向撮影のための小児のポジショニング

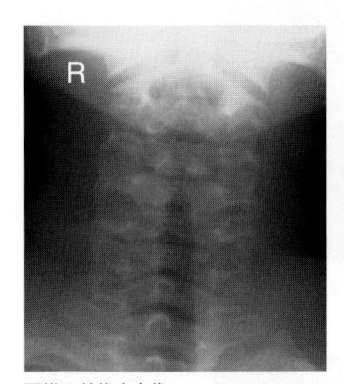

頸椎の前後方向像

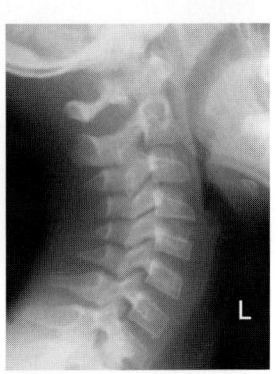

年長児における頸椎の側方向像

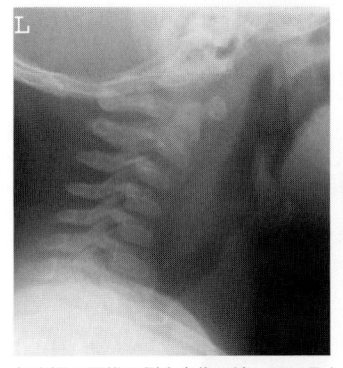

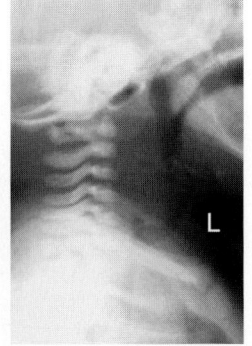

年少児の頸椎の側方向像。泣いているときの生理的な気管の弯曲と生理的な亜脱臼に注目。注意：患児ができるだけ静かなときに撮影された画像が最もよい

児は前後方向撮影と同じ姿勢を保つ。外傷では，C7/T1接合部を撮影するため，介助者は小児の両腕を下方に引いて肩を下げて固定する。乳児の気を散らすために，おしゃぶりまたは飲み物を使用することもある。

注意事項

- 椎体の対象部位とフィルム間の距離は，成人での距離と比較してかなり短くなるため，被曝低減のためにFFDを100 cmにする。
- 年長児の腰部の脊椎すべり症の精査のために，左右の後前斜方向撮影を依頼されることがある。

新生児の両下肢の前後方向像(左下肢が脛骨,腓骨と足の低形成のため短くなっている)

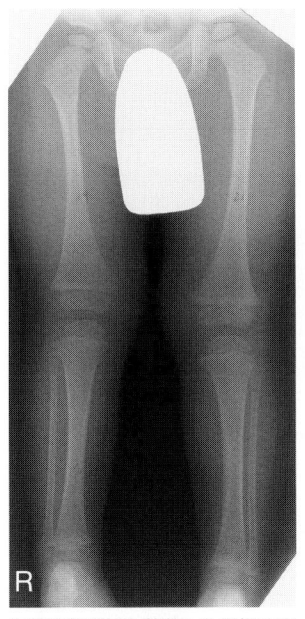

生殖腺防護具を装着した男児の両下肢の前後方向像(右大腿骨が短い)

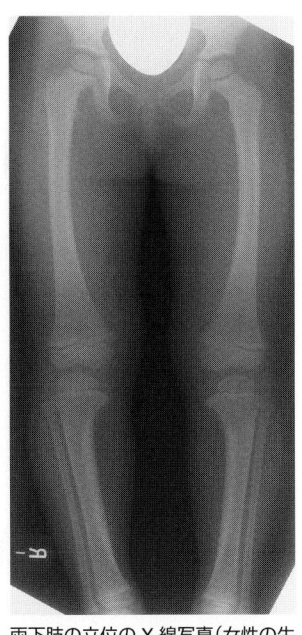

両下肢の立位のX線写真(女性の生殖腺防護具の装着例を示す)

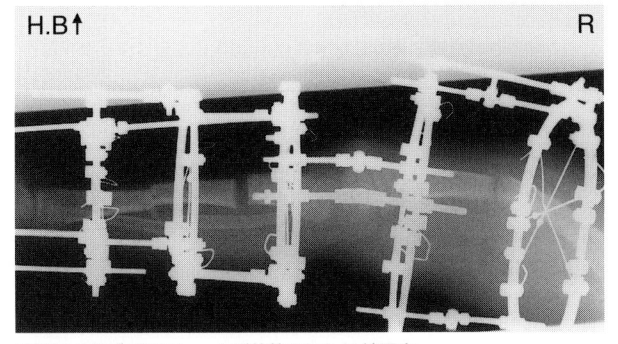

下肢にイリザロフフレームが装着されたX線写真

下肢全長

脚長評価は,側弯症による骨盤の傾斜の結果生じる脚の長さの相違ではなく,実際の下肢の長さを評価するために行われる。

検査は次の方法によって実施される。

- 長いFFDを使用して,大きいカセッテにより両下肢を1回の照射で撮影する。
- 放射線不透過性の目盛りのついた定規が組み込まれている1枚のカセッテで,股関節,膝関節および足関節を各々局所的に撮影する。
- 遠隔操作ディジタル式透視台/Cアーム型画像システムを用いたディジタル取得と画像再構成技術,あるいはCRシステムを用いた1回撮影法。
- 両下肢のCTスキャノグラム。

ここでは,従来の方法についてディジタル式透視検査法の概略と合わせて述べる。ディジタル取得およびCTスキャノグラム法に関するより詳細な方法についてはメーカーの取扱説明書を参照されたい。

放射線医学的考察

- 下肢の長さの違いは,種々の先天的な疾患や成長板の感染あるいは外傷の結果として生ずる。外科的に矯正するためには,X線画像による下肢の正確な計測が必要である。
- 下肢の長さを等しくするためには2つの主要な方法がある。第1の方法は長骨の一端で成長板を融合するもので,第2の方法は短い方の下肢の骨を切断し,外側に装具とフレームを用いて切断面を引き離し固定することにより下肢を長くする。外部の固定装具またはイリザロフ(Ilizarov, 1988)フレームが使われる。イリザロフフレームの方が骨切り部位のずれが少ないので,外部の固定装置を使用した骨延長と比較して,手術後のX線撮影の要請は少なくなる。

画像が備えるべき特徴

次の事項は不可欠である。

- 骨盤,膝および足関節がまっすぐになっていること。
- 骨盤,膝関節と足関節の濃度が,放射線医学的評価に対して適切であること。
- 慎重な絞りにより股関節,膝関節および距骨下関節が描出されていること。
- 海綿質と皮質が描出されていること。
- 軟部組織面が描出されていること。
- 定規を使用した場合,各関節においてまっすぐに配置され,かつみえていること。

下肢全長

放射線防護

- このような装具やフレームを装着している小児では，多くのX線撮影を必要とするが，そのすべての経過観察の撮影において生殖腺防護を実施することが重要である。

1回撮影法

1回照射による検査は，目盛りをつけたスクリーンを装着した長尺カセッテ(35×105 cm)と，それ用に採寸された専用フィルム(3つ折りの1枚のフィルム)を使用して，長いFFD(一般的には180〜200 cm)により実施する。スクリーンは，最も高感度部分を股関節側に，最も低感度部分を足関節側に配置する。カセッテは，立位で撮影を容易にするために特別な垂直ホルダに取りつけられるか，あるいは背臥位で検査する患児に対しては床に配置する。

この撮影法では，拡散したX線束により肢が拡大される。しかしながら，拡大による計測上の長さの誤差は約5％以下であり，例えば実際の長さが50 mmであるときの誤差は2.5 mm以下である。外科的には，この程度の誤差は有意ではないとみなされる。

一方，乳幼児では，特に患児が立てないなど，検査に対して協力が得られない場合は，下肢の長さに合った大きさのカセッテを選択する。可能であれば，十分に大きなFFDが得られる撮影台で検査する。

患児とカセッテの配置

- 前後方向で両脚の背側を長尺カセッテに接するように患児を立たせ，そのとき可能であれば，両腕を胸部の位置で組む。
- 上前腸骨棘をカセッテから等距離にし，正中矢状面がカセッテの中心縦軸と垂直で，かつ一致させる。
- 両脚間の距離は，できるだけ骨盤との位置関係が同じになるようにする。そのためには両足関節の距離が股関節の間の距離と同じになるように足を引き離し，両膝関節の膝蓋骨を前方に向ける。
- 発泡スチロールパッドと砂嚢を用いて，両脚の安定性を保ち，まっすぐにポジショニングする。
- 必要に応じて，骨盤の傾きと両脚を適切な位置関係にそろえるため，短い脚の下にブロックを置いて補正する。

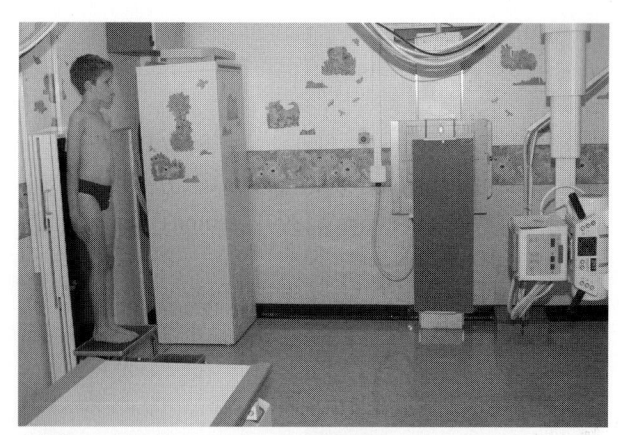

立位脚長1回撮影法におけるX線管球の位置

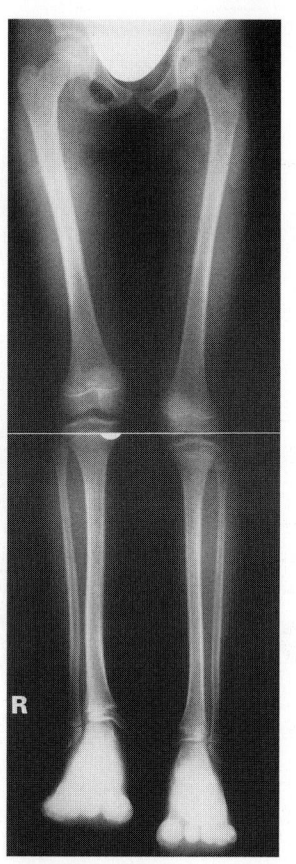

立位で撮影された両下肢のX線写真(右足の下に木製ブロックを置き，骨盤の傾きを矯正した)

X線束の方向と入射点

- 水平X線束中心を膝関節の中間点に入射する。
- X線束を両下肢の股関節から足関節までを含めて絞る。

よくある失敗と対処法

FFDを最大限の距離(180〜200 cm)にして，カセッテに対して可能な限り身体を近づけることにより画像の拡

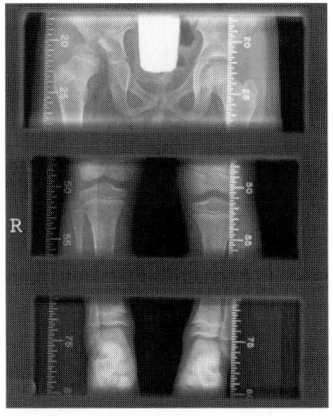

撮影部位を限局して撮影した脚長のX線写真

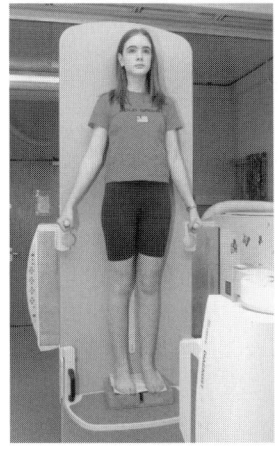

ディジタル式X線テレビ装置による立位脚長撮影のための小児のポジショニング

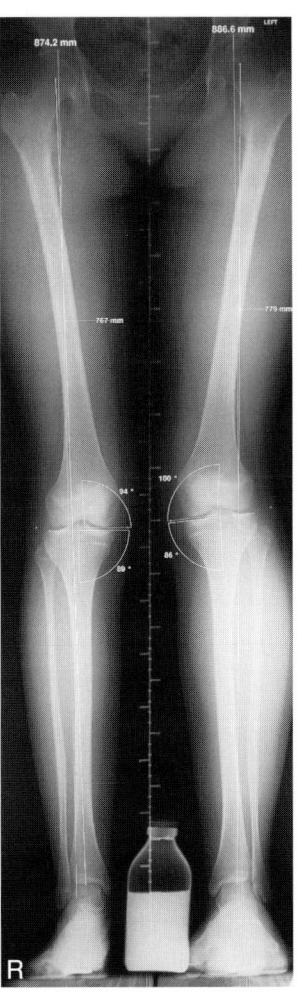

ディジタル式X線テレビ装置による脚長評価のX線写真

大を減少させる。

注意事項

- CRを用いた撮影では，3枚の35×43 cmサイズのカセッテが少し重なりを生ずるように，調節可能な垂直のカセッテホルダに装着する。

下肢全長

- 脚のアライメントの検査であるため，股関節から足関節までの両脚を含み，いかなる臨床的な異常も矯正してはならない。

分割撮影法

- ブッキー・トレイに縦にセットした35×43 cmサイズのカセッテを使用し，3回に分割照射して評価する。その手順としては，X線不透過性の目盛りを1 cm間隔に刻み込んである100 cmのプラスチック定規を2本使用して，X線写真上に下肢と一緒に写し込む。この目盛りはX線写真上に線を書き込み，要求された計測を行うために必要となる。
- その2本の定規を約20 cm離し，かつ目盛りを合わせて平行にして，撮影台の上に長軸方向に配置することによりX線写真上で観察が可能となる。定規はマジックテープで所定の位置に固定する。
- 患児は前後方向撮影のポジショニングの状態で，股関節，膝関節および足関節が定規の間に位置するように両脚をまっすぐにする。股関節は定規の目盛りの上端に位置する。
- 3回分割の撮影を実施するときには，股関節，膝関節と足関節のそれぞれの中央にX線束の中心が入射するようにポジショニングをして，最初に股関節から撮影を始め，X線フィルムの上3分の1の位置に画像を記録する。同様にして，膝関節の画像はX線フィルムの中央部分3分の1の位置を占め，足関節の画像が下3分の1の位置を占めるように撮影を繰り返す。
- X線束中心が各関節の中心に入射されて，いずれもカセッテに対して垂直であるため，この撮影法を使用した計測誤差はわずかである。
- 各関節における写真の濃度とコントラストを一致させるために，各関節における撮影条件を適格に調節する。ブッキー機構からグリッドを除くことによって，結果的に線量を減少することができる。

ディジタル式X線テレビ診断法

この方法では遠隔操作ディジタル式X線テレビ装置を使用して，画像の再構成と距離および角度の計測をするために，専用のソフトウェアを用いる。

この方法では各々の画像が少し重なるように，I.I.とX線管が一定の速度で股関節から足関節まで垂直方向に移動するため，下肢のあらゆる部位の画像を取得することができる。

下肢全長

　撮影の過程で，画像の再構成と較正を行うために，画像の中央に特別な定規が画像化される。重ねられた画像は，専用のソフトウェアを用いて距離の較正が実施され，1枚の全体画像に再構成される。術者によってあらかじめ定義された計測設定を用いて，画像に目印をつけて計測する。この方法ではごくわずかな拡大誤差と最小の視差による影響がある。

　患児の両脚はできる限りまっすぐにする。コイン型の鉛製の塊を患児の踵の加重部の下に置き，木製のブロックを短い下肢の下に置く。画質を改善するために，X線補償フィルタを下肢の間と足首の近くに配置する。解剖学上の右と左のマーカーは，それらが患児の骨と重ならないように撮影台の上に取りつける。

肘

　肘は小児において読影するのが最も難しい検査の1つで，優れた撮影技術を必要とする。

　小児において最も頻度の高い外傷は，上腕骨の下端で，関節丘の直上の骨折である（顆上骨折）。外傷は激しい痛みをともなうだけでなく，さらに不注意な腕の扱いは外傷を悪化させ，近隣の神経や血管のさらなる障害の原因となる。

　腕は強制的に伸ばしてはならず，上肢の回転は回避しなければならない。

　また，ギプス，シーネなどの固定具や三角巾を装着したままで撮影をしなければならないことも多い。これらの固定具は取り外してはならない。

　撮影法は成人と同様に前後方向と側方向を実施するが，橈骨小頭の骨折が疑われる場合は，前後斜方向の撮影を追加する。しかしながら，小児はときどき前後方向撮影のために肘を伸ばすのを嫌がる。患児がより容易に腕を伸ばしやすくする方法として，患児を立たせたりあるいは背臥位にして画像を得るなど，基本的ポジショニングの修正が必要である。

　上腕骨のずれを診断するために，3つのすべての関節が前後方向および側方向それぞれの画像で描出されていることが大切である。

肘

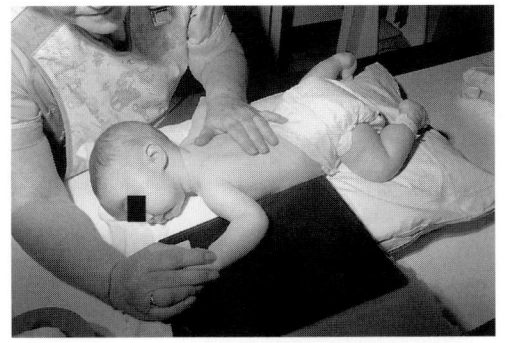

側方向（代替のポジショニング）

背臥位あるいは腹臥位の小児

- 乳児を検査するときは，写真に示すように柔らかい枕またはパッドの上で腹臥位にする。
- 非患側の腕は体幹の脇に置き，頭部を患側に回転させて，患側の肘を曲げて静かにカセッテの上に置く。
- 介助者は，患側の手首を保持し，もう片方の手で患児の背中をしっかりと押さえて動かないようにする。
- X線束中心を上腕骨の軸に垂直にし，かつ外側上顆の中心に入射するために，X線管に角度をつけなければならない場合がある。
- 患児が協力的な場合は，患児を介助者の膝の上に座らせて，肘を曲げてカセッテの上に置く。

立位の小児

- この撮影法はいかなる補助用の吊りひもも取り外さないで実施する。
- カセッテをカセッテホルダに垂直に保持する。
- 小児を横向きに立たせ，次に患側の肘を曲げてその側面をカセッテに接触する。腕を肩から後方にやさしく伸ばす。肘をカセッテに接触したまま，患児を前方に回転させ肘を胸郭から離し，上腕骨の上顆を結んだ線がカセッテに垂直になるようにポジショニングをする。
- 水平X線束中心は内側上顆に入射し，そして肘に線束を絞る。

前後方向（代替のポジショニング）

背臥位の患児

- 患児を撮影台あるいはストレッチャーで仰向けにし，非患側の肩と股関節を持ち上げて，患側をカセッテに密着させる。
- 腕をわずかに外転させるか伸ばす，あるいはそれが難しいのであるならば，前腕を発泡スチロールパッドで支えてわずかに曲げる。内側と外側上顆をカセッテから等距離にする。
- 臨床上重要な疑いがある場合，橈骨小頭の特殊な斜方向の撮影を実施する。
- 垂直X線束中心を上顆間の中間点に入射する。

側方向撮影のために腹臥位でポジショニングされた乳児

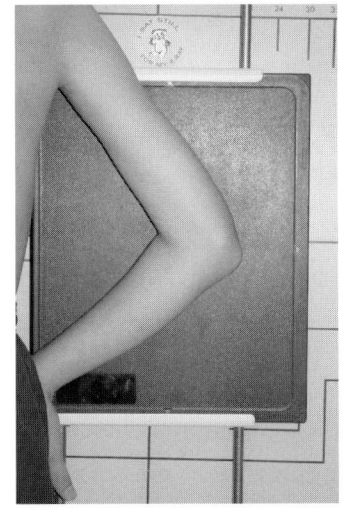

側方向撮影のために立位でポジショニングされた小児

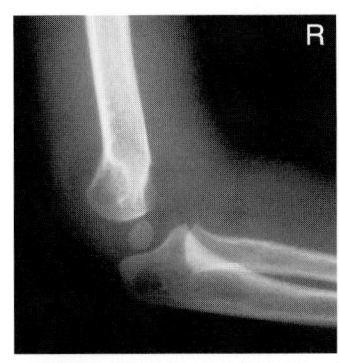

肘関節側方向像（乳児の顆上骨折症例，上腕骨小頭は前上腕線に対して後側にある）

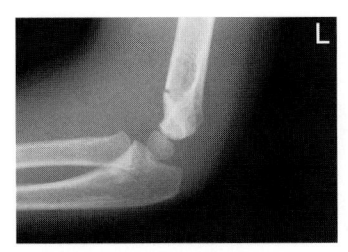

側方向像（年長児の顆上骨折）

肘

立位の小児

- 前後方向撮影のためにカセッテをカセッテホルダに垂直に保持する。
- 患児をカセッテに対して後ろ向きに立たせるかあるいは座らせる。腕をわずかに外転させて，上腕骨の後面がカセッテに接触し，上腕骨の内側と外側上顆がカセッテと等距離になるように体幹を回転する。
- 肘が十分に曲げられる場合，X線束中心は上腕骨に垂直に向け，前腕を通って上顆間の中間点に入射する。
- 肘があまり屈曲できない場合は，X線束は前腕を通らずに水平X線束中心は上顆間の中間点に入射される。

放射線防護

- 患児は撮影台の外側に座るが，脚を撮影台の下に置かない。
- 介助者の手を光照射野から外す。
- すべての介助者は防護エプロンを着用する。
- 光照射野を正確に絞ることが重要である。

よくある失敗と対処法

- 小児が肘を伸ばすことができず，上腕骨と橈骨小頭の最適な画像が得られないときには，肘頭をカセッテの上で平衡に保って撮影する。回避する方法に関しては上述を参照。
- 小児が肘を伸ばすことができない場合，あるいは肘がギプス包帯で屈曲している場合は，最初に顆上骨折を証明するため，上腕骨をカセッテに平行にポジショニングする。急性外傷で骨折がX線画像の上で認めら

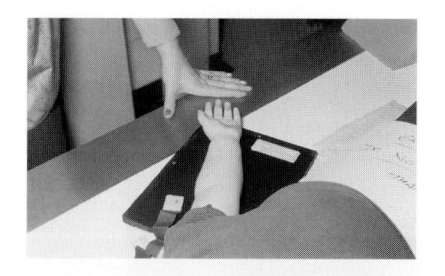

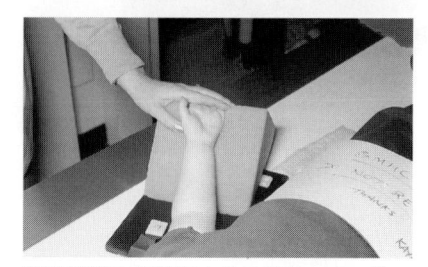

背臥位前後方向撮影のためのポジショニング
（上段は伸展させた肘，下段は屈曲させた肘）

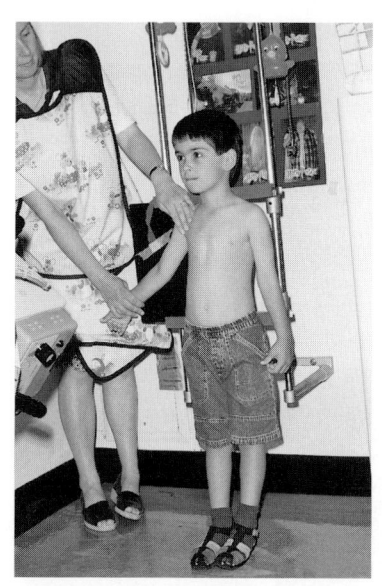

立位前後方向撮影のためのポジショニング

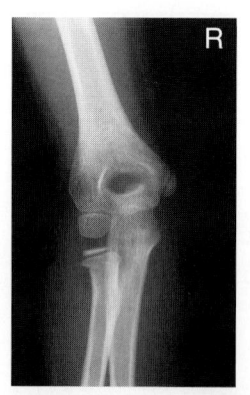

肘関節前後方向像（橈骨頸部のソルター-ハリス Salter-Harris II 型骨折〔訳注：骨端線骨折で，骨折線は骨端線の大部分を通過した後骨幹端に出るもの。骨端線骨折の約70%を占める〕を示す）

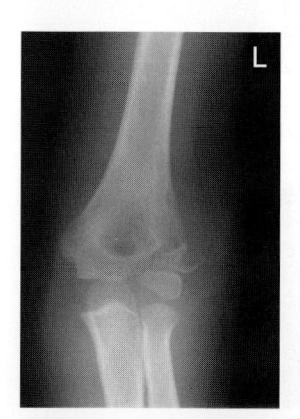

肘関節前後方向像（外側顆部骨折を示す）

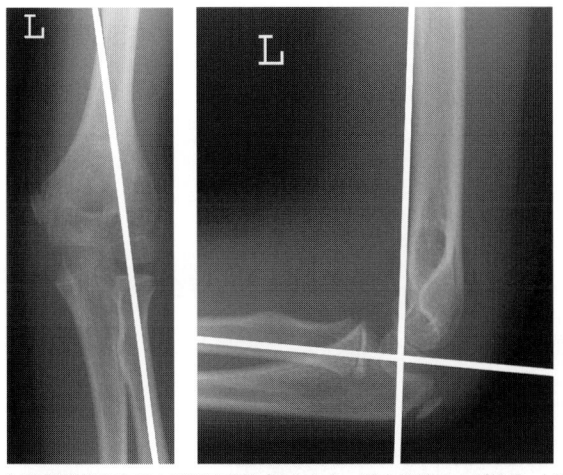

肘関節前後方向および側方向像(骨化中心,前上腕線および橈骨-上腕骨小頭線を示す)

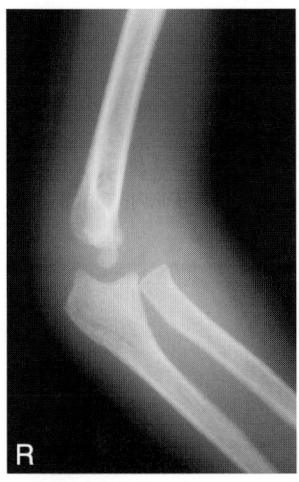

肘関節側方向像(橈骨小頭の脱臼と肘頭骨折を示す)

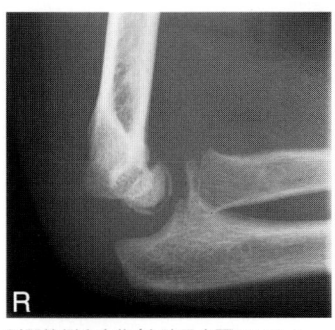

肘関節側方向像(上腕骨小頭のソルター-ハリスⅢ型骨折[訳注:骨端線骨折で,骨折線は骨端線の大部分を通過した後骨幹に出るもの。骨端線骨折の約10%を占める]を示す)

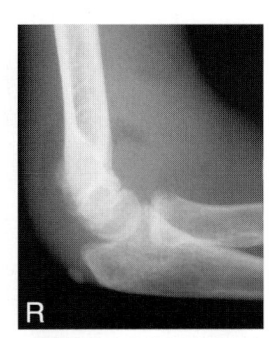

肘関節側方向像(関節内滲出液貯留を示す)

肘

れない場合は,近位橈骨と尺骨を描出するため,前腕をカセッテに平行にして再度撮影する。
- 前腕を正しく回外させる代わりに回内させる。
- 関節を回転させる。最も適切にポジショニングをするためには,肩,肘および手関節を同一平面上にする。

画像が備えるべき特徴

肘の前後方向撮影
- 上腕骨遠位端は,回転や短縮がなくまっすぐになっていること。
- 肘外反角をみるために,橈骨と尺骨が上腕骨に平行で,かつ直線上に配置されていること。
- 橈骨頭が上腕骨小頭と重なっていないこと。
- 上腕骨の遠位3分の1と橈骨および尺骨の近位3分の1を含むように絞られていること。
- 皮質と小柱構造が鮮明に描出されていること。
- 筋肉と脂肪面が描出されていること。

肘の側方向撮影
- 上腕骨の内顆と外顆関が重なり,完全な側面となっていること。
- 上腕骨が橈骨および尺骨に対して直角になっていること。
- 上腕骨の遠位3分の1と橈骨および尺骨の近位3分の1を含むように絞られていること。
- 関節内出血の重要な所見である肘頭脂肪体の変位を含めて軟部組織が鮮明に描出されていること。
- 皮質と小柱構造が鮮明に描出されていること。
- 筋肉と脂肪面が描出されていること。

放射線医学的考察

- 肘関節周辺の骨化中心の出現年齢について確実な知識が必要となるが,適切なテキスト(例えば,Keats and Anderson, 2001)が有用であり,それによって対側の比較画像撮影の必要性を避けることができる。
- 橈骨と上腕骨小頭を通る線は,正面と側面のいずれの画像においても,橈骨の軸と上腕骨小頭の中央を通過する。
- 側方向像で上腕骨の前縁を通る線は,上腕骨小頭の前3分の1を通過する。
- 肘関節の骨化中心の出現する順番は,CRITOE(上腕骨小頭 capitellum,橈骨 radius,内部上顆 internal epicondyle,滑車 trochlea,肘頭 olecranon および外顆 external epicondyle)と記憶するとよい。

骨年齢

推奨撮影法

骨年齢の評価には2つの主要な方法がある。すなわち，GreulichとPyle(1959)のアトラスに照合する方法と，TannerとWhitehouse(1983)による点数評価システムである。それぞれの骨年齢の結果はわずかに異なるので，経時的に計測するためには同じ方法を用いる方がよい。

非利き手を選ぶ。

骨年齢の計測のためには，すべての指と手関節を含む手全体の背掌(後前)方向を撮影する。指をまっすぐにし，骨幹端の輪郭がみえるようにする。

手の背掌方向の撮影法は42頁に記した。

骨成熟は，骨化中心の数，サイズとそのみえ方，そして成長板の幅および融合の程度に基づいて決定する。

放射線医学的考察

女児は男児よりもより骨化が進んでおり，別の基準を使う。小児20人中19人は，暦年齢の平均値から2標準偏差(SD)の範囲内である。標準偏差は年齢とともに変化するため，骨年齢はその年齢での平均値からの変移の程度と1SDの値により評価する。

手根骨の骨化中心がみえない場合は，膝関節の前後方向の撮影を行い，遠位大腿骨と近位脛骨の骨化中心を確認する。それらの骨化中心はそれぞれ36週と37週に出現する。

骨年齢が遅れている小児はその年齢に対して背が低い可能性があり，骨年齢が進んでいる小児は背が高い可能性がある。骨年齢が進んでいる小児でも，骨端の早発性癒合を起こしている場合は成人期で背が低い可能性がある。予測された成人身長は標準表から得ることができるが，それには現在の身長と骨年齢の評価が必要である。通常，骨年齢は潜在的な内分泌異常を疑われた患児で必要とされるが，思春期早発症の患児でもよく依頼される。さらに，骨年齢は重大な栄養失調の疑い，慢性疾患および潜在的な症候群の可能性のある患児でも実施される。ときに症候群の診断は手のX線写真で推測することがあり，例えばターナーTurner症候群では第4指と第5指の中手骨が短い。

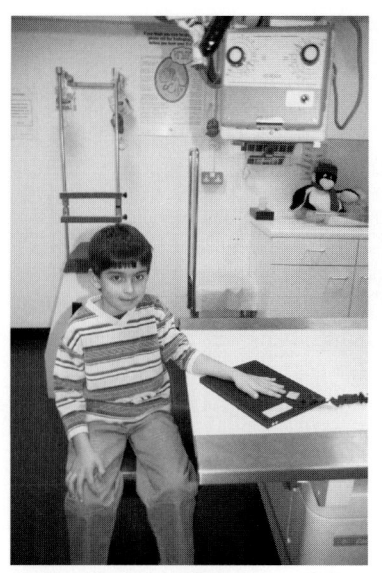

非利き手側の後前方向撮影のためのポジショニング

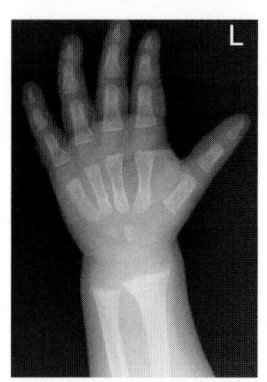

18ヵ月の幼児の手後前方向像(シスチン症とくる病が認められ，骨年齢が6ヵ月遅延(Greulich and Pyle)している)

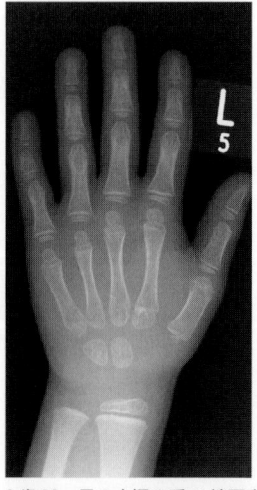

6歳10ヵ月の小児の手X線写真。成長ホルモン欠損症と骨年齢の解離が認められる。この指骨による骨年齢は5歳であり，手根骨の骨年齢は2歳(Greulich and Pyle)である

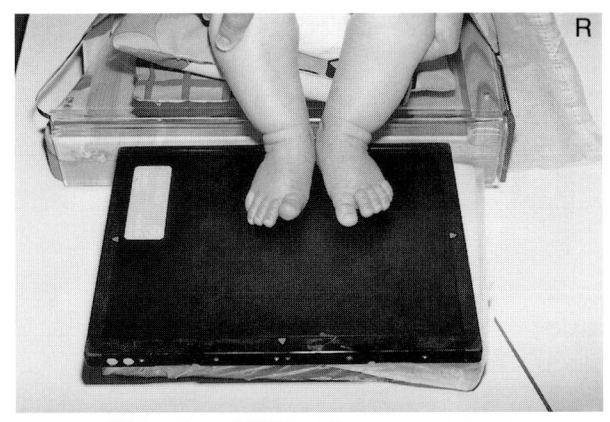

足背底方向撮影のために，足を支えてポジショニングされた乳児

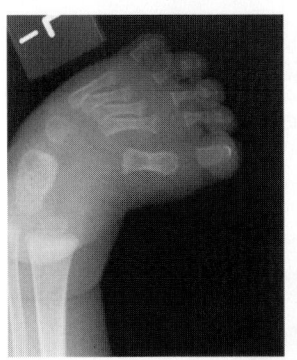

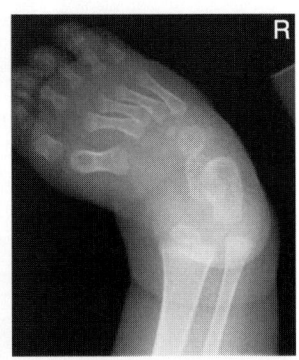

内反尖足を示す乳児の足背底方向像（踵骨と距骨が平行で，重畳されていることに注目）

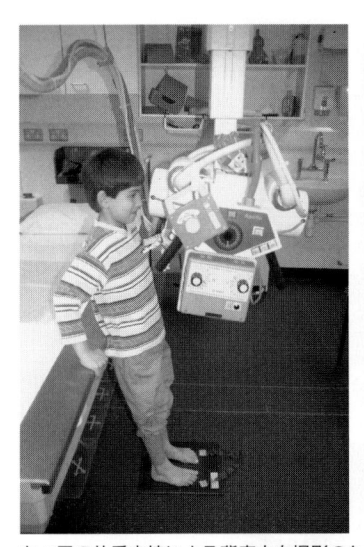

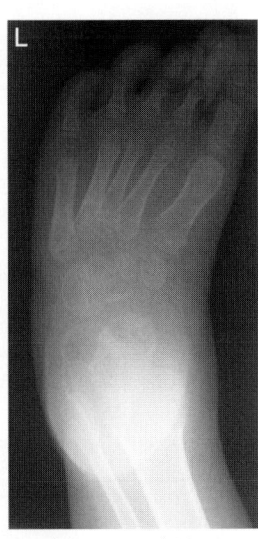

左：足の体重支持による背底方向撮影のためにポジショニングされている年長児の画像。長幹骨の重なりと後足が不明瞭になることを避けるために，わずかに後方に傾いている姿勢に注目。右：4歳男児の足のX線写真で，矯正された先天性内反尖足で前足の内反が残っていることを示している

足の負荷撮影法

立位で体重をかけた小児の足のX線撮影は，次の疾患が疑われるときに実施する。
- 弯足（出生時に認められる先天性の足の変形）
- 痛みをともなう扁平足

推奨撮影法

乳児および歩き始めたばかりの幼児の患側肢の検査は以下の撮影法で行う。

基本法	背底（前後）方向：負荷をかける 側方向：負荷をかける
追加撮影	側方向：負荷強制的背屈 背底斜方向

背底方向：負荷をかける

足を含むことのできる十分大きなカセッテを選択する。

患児とカセッテの配置

乳児
- 乳児をX線撮影台に背臥位にして，足をカセッテの上に置くために患側の膝を屈曲する。
- 脛骨がカセッテに対して垂直になるよう足を調節する。
- 両膝を一緒に保持し，両足を一緒に検査する。
- 体重をかける代わりに，屈曲した膝に圧をかける。

幼児
- 幼児は専用の椅子に座らせて，上述と同じ方法でカセッテの上に両足を置く。年長児の場合は立位で行う。
- 下方への負荷は両膝に加える。
- 前足部の配列を矯正してはならない。

X線束の方向と入射点

- 垂直X線束中心は果間の中央に導かれ，内外果を結んだ仮想的な線に対して直角に入射する。
- 後足部が脛骨と重ならないようにするため，X線束中心を5°～10°頭側に傾ける。

画像が備えるべき特徴

- 後足部の距骨と踵骨の配列が明確にみえ，脛骨と重ならないようにすること。
- 成長と一致した足根骨が描出されていること。
- 軟部組織面が描出されていること。
- 海綿質と皮質が再現されていること。

足の負荷撮影法

側方向：負荷をかける

足を含むことのできる十分大きなカセッテを選択する。

患児とカセッテの配置

乳児
- 患児を撮影台に背臥位にして，正確な側面位の状態で，足首（前足部ではなく）をつけて，足の内側縁がカセッテに接するように，患側の下肢をなるべく内旋する。あるいは，カセッテに足の外側面が接するように，下肢を外旋する。
- 木製の補助ブロックを足裏の下に置き，足首であらゆる尖足変形の補正を確認するため，背屈圧をかけた状態で撮影する。

幼児
- 患児を立位とし，足の内側に接してカセッテ固定用溝にカセッテを設置して検査する。
- 足の反転を防ぐために，脚が外転しないようにする。
- 強制的な背屈または底屈の画像が必要になることもある。

X線束の方向と入射点
- X線束中心を脛骨の長軸に直角にし外果または内果に入射する。幼児に対してはX線束を水平にする。

画像が備えるべき特徴
- 正確な側方向撮影では距骨と踵骨の配列が明瞭にみえていること。
- 踵を上げない状態で足底が補助ブロックに対して平坦になっていること。
- 背側足底撮影法の特徴は上記を参照する。

よくある失敗と対処法
- 背底方向撮影法では，脛骨が後足部を不明瞭にすることも多い。問題を解決するためには線束を10°頭側に傾ける。
- 背底方向の写真濃度は，前足部に対しては適切であるが，より重要な後足部は適切な線量とは限らない。前足部の過剰な透過を避けるために，ウェッジwedgeフィルタ（補償フィルタ）を用いる。
- 側方向撮影法においては，斜方向になると外反足あるいは内反足にみえることがあるため，足が斜位にならないように注意する。

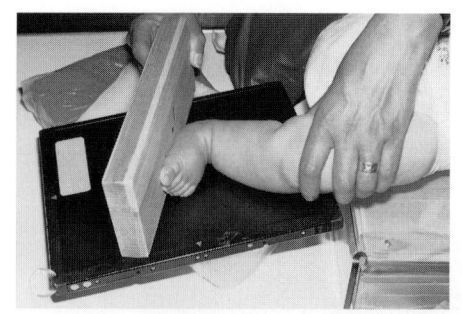

足関節の尖足変形を版木にあてがって矯正し，足側方向撮影のためにポジショニングされた乳児

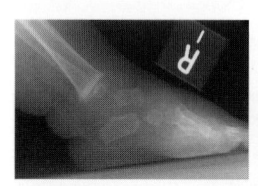

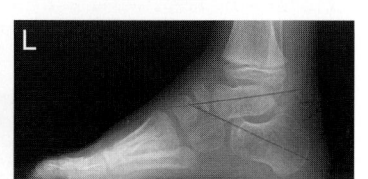

内反尖足の新生児（左）と年長児（右）の足側方向像。新生児では距骨と踵骨が平行を示し，年長児では矯正された足で舟状骨の背面への転位がみられる

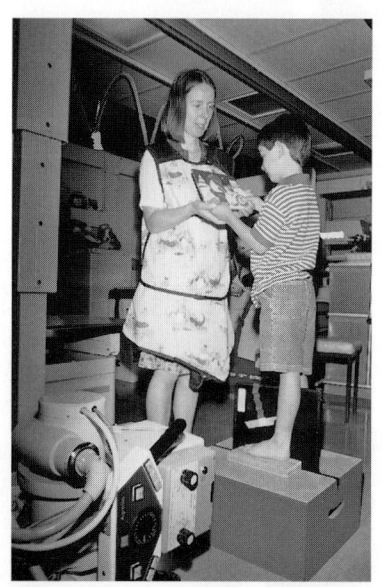

足側方向撮影のために立っている年長児

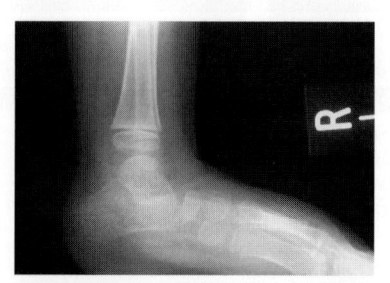

脳性麻痺で距骨がほぼ垂直になった小児の後足外反足の側方向像

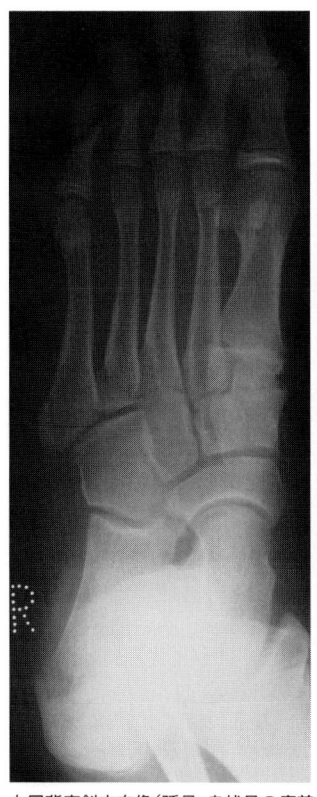

右足背底斜方向像（踵骨-舟状骨の癒着を示す）

放射線医学的考察

　足の X 線写真は，後足部，中央部と前足部における骨の配列を正確に評価することができる。それらの位置を記述するためにはさまざまな専門用語が用いられる。

　弯足 talipes という用語は，足（foot/pes）よりむしろ足関節（距骨）で歩いている患者の古い描写からきている。
踵足と尖足という用語は，足関節に関連した足の位置のことを指す。前者は踵骨の先端が上がった背屈を示し，尖足はウマの足のような踵骨の底屈を示している。

後足部の内反

　後足部の内反は，踵骨を通る軸基準線が体の正中線の方向に外れることを意味する。内反角の程度は，前後方向撮影において距骨-踵骨の角度を測定することで決定されるが，その角度は距骨と踵骨が平行になるにつれ，そして重なるにつれて減少する。距骨の長軸（距骨の中央線）は，第 1 中足骨の基底部の側面を通過し，また距骨と踵骨は側方向像で平行である。

後足部の外反

　後足部の外反は，踵骨を通った軸基準線が体幹の正中線から離れていることを意味する。足の前後方向撮影法での距骨-踵骨の角度は増加し，同様に側方向撮影法では垂直距骨に近くなる。

足の負荷撮影法

　距骨-踵骨の角度は年齢とともに変化しており，成書に記された表と比較するべきである（Keats and Sistrom, 2001）。しかしながら，異常な足でも計測された角度が必ずしも異常を示さないことが知られている。

　側方向の X 線写真で足底弓の評価が可能である。アーチの高さ cavum arch の増加は，外反足あるいは内反足の変形と関係する。平らなアーチ pes planus は，撓性扁平足，足根連立または他の先天的異常による可能性がある。

　先天性内反尖足 congenital talipes equinovarus（CTEV，または内反足）は最も頻度が高い異常である。これは，後足部の尖足，後足部の内反と前足部の内反からなる。出生数 1,000 に対して 1〜4 の割合で発生し，一般に男児でよくみられる。原因不明の疾患であるが，わずかに遺伝的傾向がある。

　先天性踵足は一般的に新生児でみられる疾患であるが，通常は自然に矯正される。しかし，踵骨の外反は根底に股関節脱臼を有していることがある。

　先天性垂直距骨はより重症の外反変形をもたらし，80％は症候群あるいは中枢神経系疾患と関連する。垂直距骨と踵骨の尖足は，凸面形の土踏まずをもたらす（舟状足）。

　内転中足症（CTEV とは区別されるべき）は，後足部が正常で前足部が内転しているが，多くは矯正装具を使用して治療する。

足根骨癒合症

　扁平足の痛みにより足根骨の癒合が疑われる場合，まず嘴状に尖っている距骨を側面像で検索するが，それは距骨-踵骨癒合症によるものであり，確定するには CT が必要である。足の背底斜方向（45°）撮影法は，踵骨-舟状骨癒合症を証明するために必要である。両者の癒合症の形式は，線維性または骨性の癒合である。

注意事項

　足の奇形は慎重なポジショニングを必要とし，変位の分析と治療のため高品質の X 線写真を撮らなければならない。CTEV 患児で本来の配列および矯正ができない尖足の程度を評価するためには，X 線写真は負荷あるいは強制的な背屈で撮影しなければならない。

　足のさまざまな変位例を次頁に示す。

足の負荷撮影法

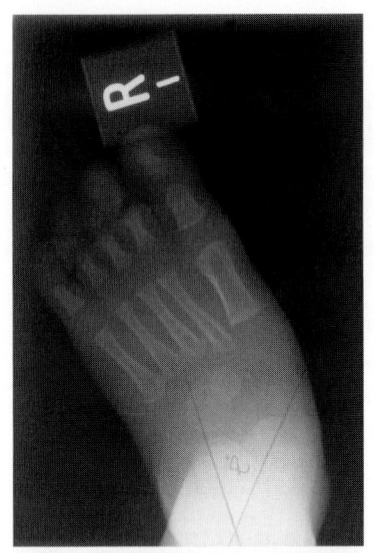

新生児：右足背底方向像（外反踵足を示す）

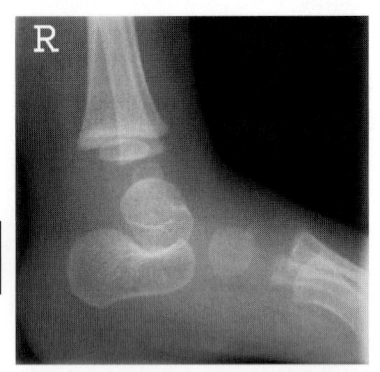

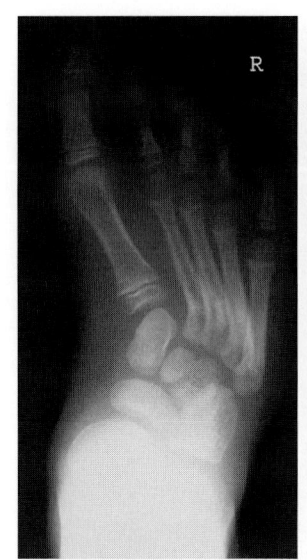

年長児：足背底方向像〔斜めに曲がった足（skew-foot）〕

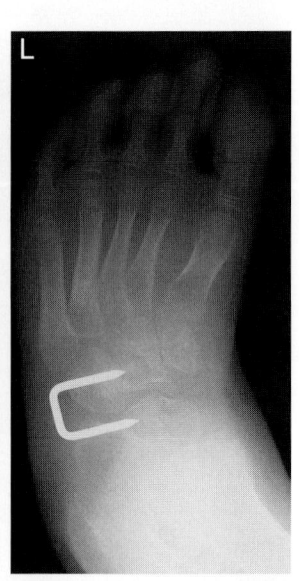

年長児：左足背底方向像（先天性内反尖足で，立方形の骨切りと踵骨-立方骨のU字釘による固定後である）

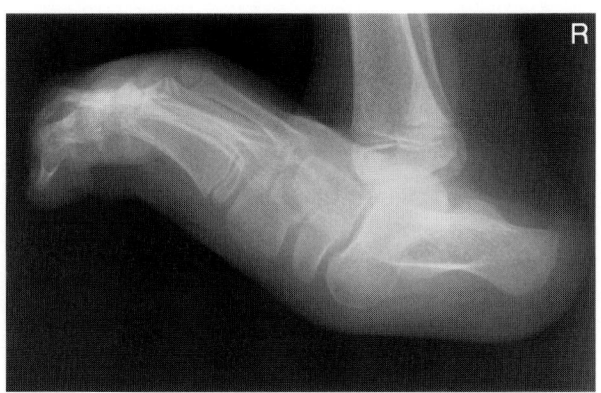

新生児：足側方向像（外反踵足と垂直距骨を示す）

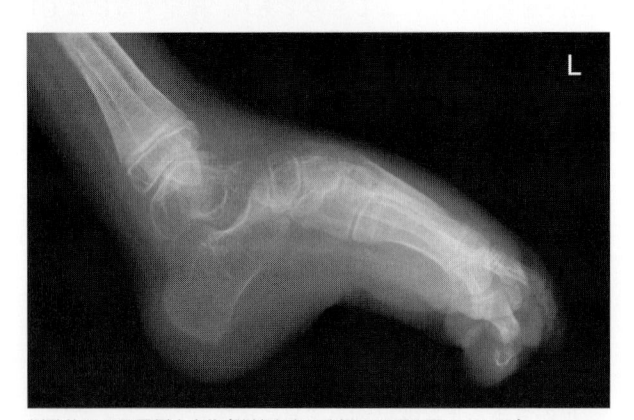

横臥位による足側方向像（脊髄髄膜瘤の患児で，重篤な外反扁平足と垂直距骨を示す）

側臥位による足側方向像（脳性麻痺の患児で凹足を示している）

非偶発的外傷（小児虐待）のための全身骨撮影

基準	例
臨床的な小児虐待の疑い	・皮膚病変 ・網膜出血 ・3歳未満の小帯の断裂
他の理由で撮影されたX線写真で偶発的に検出された骨折の疑い	・頭蓋骨骨折＞幅6mm ・現病歴と一致しない骨折 ・現病歴より古い骨折 ・さまざまな年齢での複数の骨折 ・骨幹端骨折 ・後部または前部の肋骨骨折 ・長幹骨骨折＜1歳 ・異常な骨膜反応

全身骨撮影は非偶発的外傷を診断するための主要な放射線医学的検索であり，全身の骨格を評価するために撮られる一連の画像からなる。

小児に対する非偶発的外傷の証明は，日常的に小児を扱う部門においては，一般的によく起こることであり，重篤で長期にわたる情緒的および身体的傷害を引き起こす。また身体的傷害は，重大な神経学的欠損，精神遅滞を引き起こし，最悪の場合には死に至る。

特定の骨格の傷害は非偶発的外傷が強く疑われる。後部肋骨の骨折（Kleiman and Schlesinger, 1997）および骨幹端の骨折は，非偶発的外傷ではほとんど特徴的な異常所見である。慎重な評価，適正な撮影条件，高度で詳細な骨格のX線写真が，虐待を疑われたすべての乳児にとってきわめて重要である（Carty, 1997, Kleiman and Marks, 1992, Nimkin and Kleiman, 1997, Nimkin et al., 1997）。

撮影のための正当性

全身骨撮影は病態を明らかにするために必要とされるが，同様に骨格の損傷の時期の推定も重要である。なぜならそれらの正確な評価と時期の推定が，法的証拠を提供するためにきわめて重要となる可能性があるからである（Kleiman et al., 1989）。この法的証拠には，依頼基準に示したような骨以外の部位においても一定の詳細な見解を必要とし，さらに来院時の外傷の所見と得られた臨床情報を併せて検討しなければならない（Kleiman et al., 1996）。

症例によっては死後の骨格検査が必要になることがあり，それは有用な追加的な情報提供することができる（Thomsen et al., 1997）。

全身骨撮影は時間外に経験の浅いスタッフのもとで実施する必要はほとんどない（放射線医学的考察を参照）。

依頼基準

全身骨撮影を実施するための標準的基準は上の表のとおりである。

潜在的な骨損傷は3歳以上ではまれであり，多くの非偶発的外傷に対する検査は2歳以下の乳児で実施される。非偶発的外傷が証明された症例において，2歳以下の兄弟がいるときには非偶発的外傷に対する検査が適応となる。

撮影法

次に勧告された撮影法はRCR（英国小児放射線学会 British Society of Paediatric Radiologists, BSPR）により提案されたものである。不顕性骨折は，四肢では20％であるが，肋骨では50％であり，診断に重要であるため肋骨の斜方向撮影が行われる。手の撮影では斜方向撮影が好まれるが，それはねじれと微妙な皮質骨折がより観察されやすくなるためである（Nimkin et al., 1997）。

勧告された撮影法は，以下のとおりである。
- 胸部の前後方向（胸部は全肋骨，鎖骨と肩を写す）
- 腹部（骨盤を含む）
- 左右大腿骨の前後方向（股関節，膝関節および脛骨と腓骨の上部3分の2を含む）
- 左右足首関節の前後方向（脛骨と腓骨の遠位3分の1を含む）
- 左右上腕骨の前後方向
- 左右前腕骨の前後方向
- 脊椎（頸部，胸部，腰部）の側方向
- 頭部の前後方向と側方向（後頭骨骨折が疑われる場合にはタウンTowne撮影）
- 肋骨の斜方向（骨折の発見に最長10日遅れる可能性がある）
- 両手の前斜方向
- 両足の前後方向
- 骨折または異常部位に絞った側方向像

1枚のX線写真で全身の画像を撮影する，いわゆるベビーグラムbabygramは決して行ってはならない。これはまったく不適切で読影不可能な技法である。検査室には2名の医療従事者（例えば，診療放射線技師と看護師）がいなければならない。この2名はX線写真と依頼箋

非偶発的外傷（小児虐待）のための全身骨撮影

に署名して，検査の所用時間を正確に記録する。この法的文書は重要である。ディジタル画像処理と電子的依頼箋においては，患者の診療録に署名して記録を残す。

現在の勧告では，頭部CT検査は非偶発的外傷と関連した硬膜下貯留を除外するために通常は1歳未満において実施されるが，2歳未満においては臨床的にわずかでも疑われたときに実施する。

放射線医学的考察

非偶発的外傷を強く疑わせるような指標が必要である。不適切な全身骨撮影による被曝を回避しなければならず，小児科と放射線科の責任者間で検討した後に検査は依頼されるべきであるし，全身骨撮影で骨折をみつけられなかったときには，訴訟の理由となる。放射線科医の関与が必要な理由としては，診断の質を確実にすること，いろいろな損傷における的確な追加撮影が得られることと，あらゆる繰り返し検査の時機に対する助言が得られるからである。その結果は，骨折の有無によらず，大きな意味を持つことがある（特に家族に対して）。最高水準の臨床医学と放射線医学の親密な協力が重要であり，X線撮影の最も高度な水準によって支えられている。

放射線防護

適切な撮影範囲と，慎重にポジショニングされたX線写真は，より優れた品質が得られるだけではなく，被曝線量も減少できる。付加フィルタ（約2.5mmのアルミニウム固有フィルタ）を用いた高管電圧撮影法は，一般的に小児科領域において被曝を低減する方法として推奨されている。しかし非偶発的外傷の検査では，低い管電圧と大きい管電流量の条件を用いることによって，骨の詳細と軟部組織が最もよく描出される。低管電圧撮影法において，付加フィルタは画質に悪影響を与えるため，取り外して撮影することを勧める。

撮影技術

よく試られ評価されている患児の固定法は，全身骨撮影において高品質な画像を保証するために最も重要である。

患児に対して慎重な扱いが重要であり，依頼医による両親への十分な説明が不可欠である。患児のポジショニングとX線束中心については個々の検査ですでに記したが，撮影技術にいくつかの違いがあり，それを次に概説する。

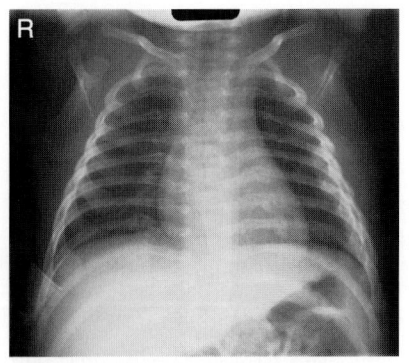

胸部前後方向像（両側の前部肋骨の骨折）

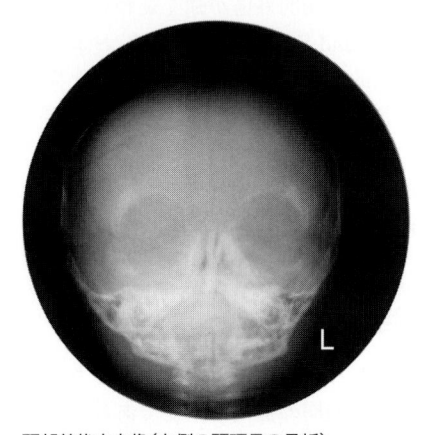

頭部前後方向像（右側の頭頂骨の骨折）

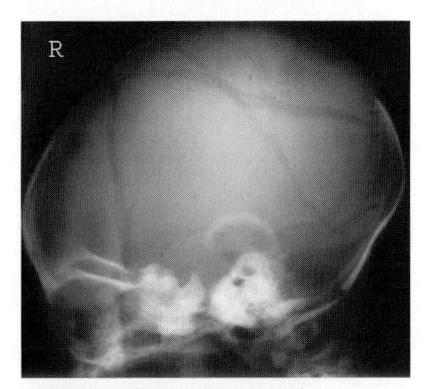

頭部側方向像（両側の頭頂骨の骨折）

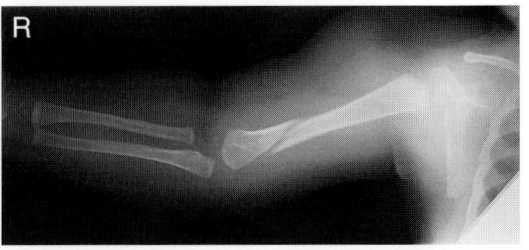

左上肢の肩から手関節までの前後方向像（上腕骨の回旋骨折）

非偶発的外傷（小児虐待）のための全身骨撮影

胸部と腹部
- 肩と全肋骨を含む。
- 動きによるボケを少なくするために，少なくとも相対感度400程度のスクリーン・フィルム系を用いる。
- 骨の詳細を最適に描出するために，X線管電圧は60～70 kVp の間にする。

脊椎（頸部，胸部，腰部）
- 動きによるボケを少なくするために，少なくとも相対感度400程度のスクリーン・フィルム系を用いる。
- 3歳以下で，側方向1枚の撮影ではグリッドを使用しない。
- X線管電圧の設定は最高で70 kVp までとする。

頭部
- 1歳以下の場合は，前後方向および側方向の画像ではグリッドを使用しない。
- 側方向は水平線束を用いて撮影する。
- X線管電圧の設定は最高で70 kVp までとする。

四肢
- 軟部組織および骨の細部を適格に描出するために相対感度200程度のスクリーン・フィルム系と45～60 kVp の範囲の管電圧を用いる。
- 通常は月齢18ヵ月以上では，上腕骨と，橈骨と尺骨の画像は別々に撮影する。
- 大腿骨と脛骨・腓骨の画像は別々に撮影し，大腿骨の画像には膝関節を含める。
- 抑制のため，目盛りつき粘着テープや抑制帯が必要になることがある（右の写真参照）。

よくある失敗と対処法
- 骨端と骨幹端の側方向像は，角骨折 corner fracture として古典的な骨幹端骨折をみつけるために必要である。実際の骨折は骨幹端をちょうど横切る。X線束が中心から外れたかあるいは骨幹端が傾いた X 線写真では，バケツ柄状骨折 bucket-handle fracture としてみられるが，これは容易に見逃すかあるいは骨幹端の骨化の出現で正常変化によるものと考えられる。正しい読影には，正確な撮影技術が必要である。
- 下肢全長を同時に撮影することは避ける。足部だけを固定しようとするときと，抑えつけている間過剰な底屈があるときには骨幹端が傾き，踵で足関節が不明瞭になる。

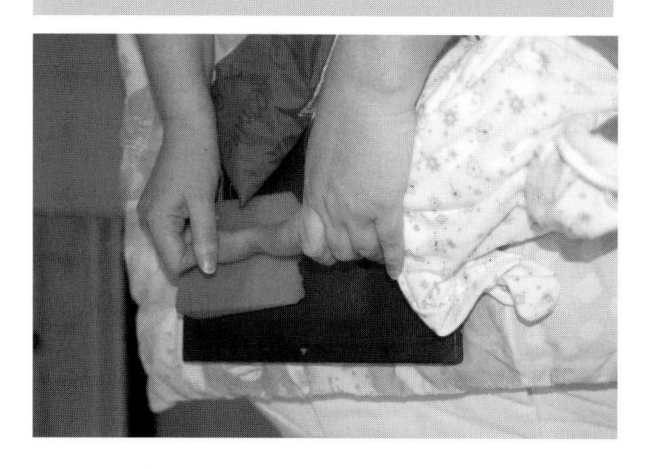

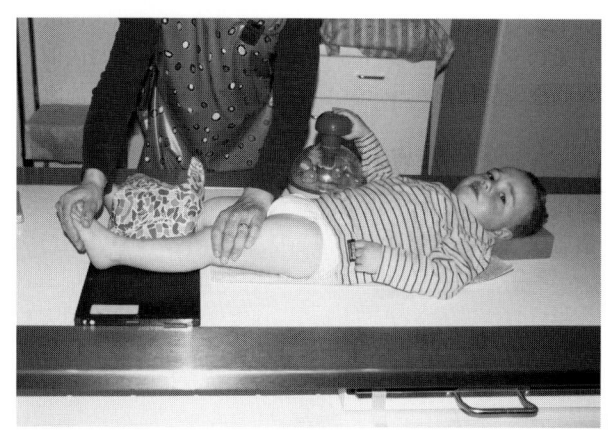

左下肢撮影の最良なポジショニングを得るため患児を保持

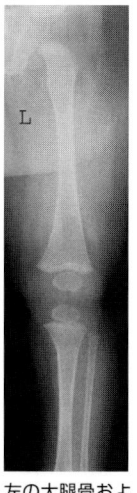

左の大腿骨および脛骨と腓骨の上部3分の2のX線写真（足関節は別々に撮影）

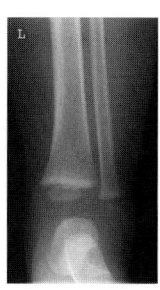

足関節にまっすぐな左足関節前後方向像（まっすぐなX線束により骨幹端の正面像を示す）

非偶発的外傷（小児虐待）のための全身骨撮影

画像が備えるべき特徴

- 骨と軟部組織を詳細に観察するため，きわめて上質なX線写真が重要である。

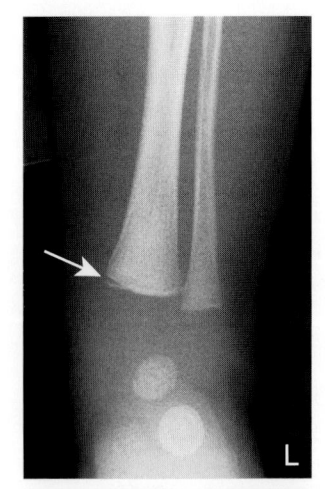

新生児の左足関節のX線写真（脛骨の角骨折）

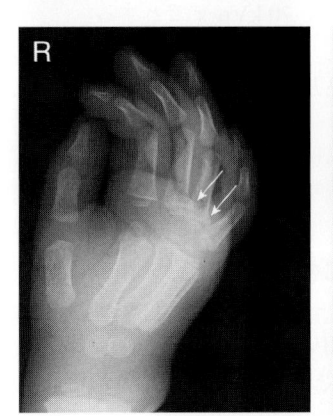

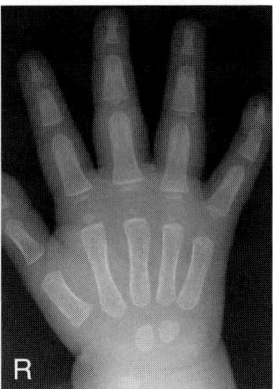

右手斜方向像。左の斜方向のX線写真では第3と第4の基節骨近位に骨折が認められるが，右の同じ患児の背掌方向では，それらの骨折が認められないことに注目すること

非偶発的外傷のための全身骨撮影と同様の撮影技術は，症候群を評価するために用いられる。

症候群の疑いあるいは臨床的に明らかな異常が認められたときにX線撮影を実施する。しかしながら，症候群で通常実施される全身骨撮影は以下に示すようなものがある。

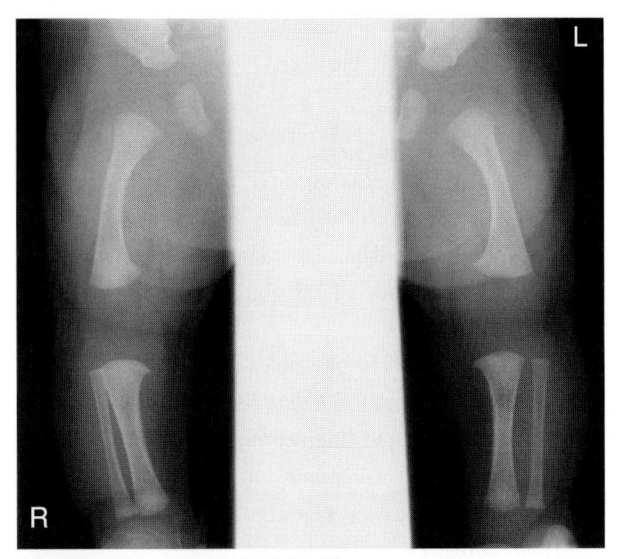

症候群の評価のための全身骨撮影

- 頭部前後方向撮影
- 頭部側方向撮影
- 胸部後前方向あるいは前後方向撮影
- 全脊椎前後方向撮影
- 全脊椎側方向撮影
- 骨盤撮影
- 両脚全体の前後方向撮影（取り扱いの容易さの程度により別々あるいは一緒に1枚の画像で）
- 骨年齢のための非利き手の背掌方向撮影

注意事項

- 臨床的に奇形が認められる場合には上肢，手と足の撮影を実施する。
- 曲がった四肢のために側方向の画像が必要である。

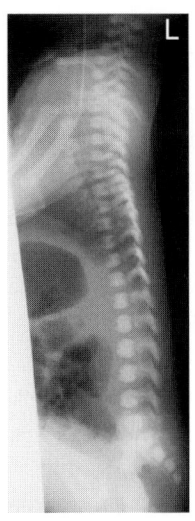

乳児の両下肢のX線写真（軟骨形成不全）

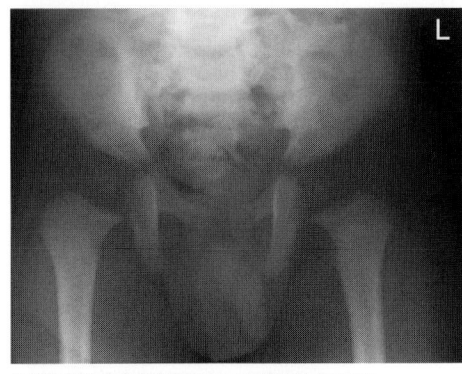

股関節前後方向像（ビタミンD抵抗性くる病）

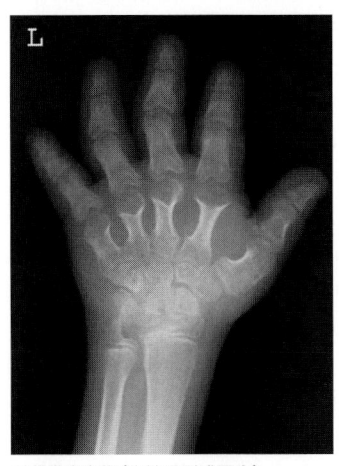

脊椎側方向像（きわめて短い肋骨を持ったジュヌ Jeune 症候群（窒息性胸郭異形成症）を示す）

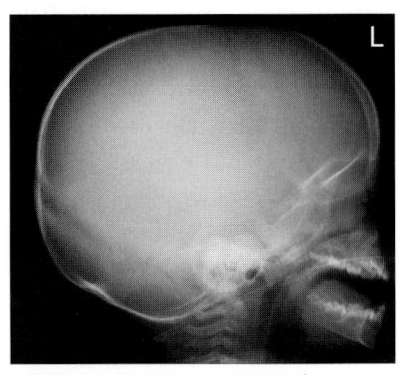

手背掌方向像（先端骨形成不全）

頭蓋側方向像（J字型トルコ鞍を示す）

参考文献

Almen A, Loof M, Mattsson S (1996). Examination technique, image quality, and patient dose in paediatric radiology. A survey including 19 Swedish hospitals. *Acta Radiol* 37(3 Part 1): 337-42.

Andersen PE Jr, Andersen PE, van der Kooy P (1982). Dose reduction in radiography of the spine in scoliosis. *Acta Radiol* 23: 251-3.

Arena L, Baker SR (1990). Use of a metal detector to identify ingested metallic foreign bodies. *Am J Roentgenol* 155: 803-4.

Boulis ZF, Dick R, Barnes NR (1978). Head injuries in children — aetiology, symptoms, physical findings and x ray wastage. *Br J Radiol* 51: 851-4.

Carty H (1997). Non-accidental injury: a review of the radiology. *Eur Radiol* 7: 1365-76.

Cook JV, Shah K, Pablot S, Kyriou J, Pettet A, Fitzgerald M. (1998). *Guidelines on Best Practice in the X Ray Imaging of Children.* London: Queen Mary's Hospital for Children, Epsom and St Helier University NHS Trust and Radiological Protection Centre, St George's Hospital.

Denton BK (1998). Improving plain radiography of the skull: the half-axial projection re-described. *Synergy* August, pp. 9-11.

Dhar S, Dangerfield PH, Dorgan JC, Klenerman L (1993). Correlation between bone age and Risser's sign in adolescent idiopathic scoliosis. *Spine* 18: 14-19.

European Commission (1996). *European Guidelines on Quality Criteria for Diagnostic Radiographic Images in Paediatrics.* Luxembourg: Office for Official Publications of the European Communities. (Available from HMSO Books, London.)

Garniak A, Feivel M, Hertz M, Tadmor R (1986). Skull X-rays in head trauma: are they still necessary? A review of 1000 cases. *Eur J Radiol* 6: 89-91.

Greulich WW, Pyle SI (1959). *Radiographic Atlas of Skeletal Development of the Hand and Wrist.* Stanford, CA: Stanford University Press.

Hansson B, Finnbogason T, Schuwert P, Persliden J (1997). Added copper filtration in digital paediatric double-contrast colon examinations: effects on radiation dose and image quality. *Eur Radiol* 7: 1117-22.

Hart D, Wall BF, Shrimpton PC, Bungay DR, Dance DR (2000). *Reference Doses and Patient Size in Paediatric Radiology.* Chilton: National Radiological Protection Board.

Hilton SvW, Edwards DK (1994). *Practical Paediatric Radiology.* Philadelphia: W.B. Saunders.

Hochschild TJ, Cremin BJ (1975). Technique in infant chest radiography. *Radiography* Jan 41(481): 21-5.

Hufton AP, Doyle SM, Carty HM (1998). Digital radiography in paediatrics: radiation dose considerations and magnitude of possible dose reduction. *Br J Radiol* 71: 186-99.

Ilizarov GA (1988) The principles of the Ilizarov method. *Bull Hospital Joint Dis Orthop Inst* Spring 48(1): 1-11.

Institute of Physics and Engineering in Medicine (2004). IPEM Report 88 *Guidance on the Establishment of Diagnostic Reference Levels for Medical X ray Examination.* York: IPEM.

Jonsson A, Jonsson K, Eklund K, Holje G, Pettersson H (1995). Computed radiography in scoliosis. Diagnostic information and radiation dose. *Acta Radiol* 26: 429-33.

Keats TE, Anderson MW (2001). *Atlas of Normal Roentgen Variants that May Simulate Disease* 7th edn. St Louis, MO: Mosby.

Keats TE, Sistrom C (2001). *Atlas of Radiologic Measurement* 7th edn. St Louis, MO: Mosby.

Kleinman PK, Marks SC (1992). Vertebral body fractures in child abuse. Radiologic-histopathological correlates. *Invest Radiol* 27: 715-22.

Kleinman PK, Schlesinger AE (1997). Mechanical factors associated with posterior rib fractures: laboratory and case studies. *Pediatr Radiol* 27: 87-91.

Kleinman PK, Blackbourne BD, Marks SC, Karellas A, Belanger PL (1989). Radiologic contributions to the investigation and prosecution of cases of fatal infant abuse. *N Engl J Med* 320: 507-11.

Kleinman PK, Nimkin K, Spevak MR, Rayder SM, Madansky DL, Shelton YA, Patterson MM (1996). Follow-up skeletal surveys in suspected child abuse. *Am J Roentgenol* 167: 893-6.

Kottamasu SR, Kuhns LR (1997). Musculoskeletal computed radiography in children: scatter reduction and improvement in bony trabecular sharpness using air gap placement of the imaging plate. *Pediatr Radiol* **27**: 119–23.

Kyriou JC, Fitzgerald M, Pettet A, Cook JV, Pablot SM (1996). A comparison of doses and techniques between specialist and non-specialist centres in the diagnostic X-ray imaging of children. *Br J Radiol* **69**: 437–50.

Lloyd DA, Carty H, Patterson M, Butcher CK, Roe D (1997). Predictive value of skull radiography for intracranial injury in children with blunt head injury. *Lancet* **349**: 821–4.

Lowe A, Finch A, Boniface D, Chaudhuri R, Shekhdar J (1999). Diagnostic image quality of mobile neonatal chest x-rays and the radiation exposure incurred. *Br J Radiol* **72**: 55–61.

Marshall NW, Faulkner K, Busch HP, March DM, Pfenning H (1994). A comparison of radiation dose in examination of the abdomen using different radiological imaging techniques. *Br J Radiol* **67**: 478–84.

Masters SJ, McClean PM, Arcarese JS *et al.* (1987). Skull X-ray examinations after head trauma. Recommendations by a multi disciplinary panel and validation study. *N Engl J Med* **316**: 84–91.

McDaniel DL, Cohen G, Wagner LK, Robinson LH (1984). Relative dose efficiencies of antiscatter grids and air gaps in paediatric radiography. *Med Phys* **11**: 508–12.

McDonald S, Martin CJ, Darragh CL, Graham DT (1996). Dose-area product measurements in paediatric radiography. *Br J Radiol* **69**: 318–25.

McParland BJ, Gorka W, Lee R, Lewall DB, Omojola MF (1996). Radiology in the neonatal intensive care unit: dose reduction and image quality. *Br J Radiol* **69**: 929–37.

Mooney R, Thomas PS (1998). Dose reduction in a paediatric x-ray department following optimization of radiographic technique. *Br J Radiol* **71**: 852–60.

Nimkin K, Kleinman PK (1997). Imaging of child abuse. *Pediatr Clin North Am* **44**: 615–35.

Nimkin K, Spevak MR, Kleinman PK (1997). Fractures of the hands and feet in child abuse: imaging and pathologic features. *Radiology* **203**: 233–6.

Rosenbaum AE, Arnold BA (1978). Postero-anterior radiography: a method for reduction of eye dose. *Radiology* **129**: 812.

Royal College of Radiologists (2003). *Making the Best Use of a Department of Clinical Radiology,* 5th edn. London: Royal College of Radiologists.

Ryan J, Tidey B (1994). Metal detectors to detect aluminium. *Br Med J* **309**: 131.

Ruiz MJ, Gonzalez L, Vano E, Martinez A (1991). Measurement of radiation doses in the most frequent simple examinations in paediatric radiology and its dependence on patient age. *Br J Radiol* **64**: 929–33.

Thomsen TK, Elle B, Thomsen JL (1997). Post mortem examination in infants: evidence of child abuse? *Forensic Sci Int* **90**: 223–30.

Tanner JM, Whitehouse RH, Cameron N, Marshall WA, Healy MJR, Goldstein H (1983). *Assessment of Skeletal Maturity and Prediction of Height* 2nd edn. London: Academic Press.

United Nations Scientific Committee on the Effects of Atomic Radiation (2000). *Unscear Report: Sources and Effects of Ionizing Radiation* Vol. II. Vienna: United Nations Scientific Committee on the Effects of Atomic Radiation.

Vano E, Oliete S, Gonzalez L, Guibelalde E, Velasco A, Fernandez JM (1995). Image quality and dose in lumbar spine examinations: results of a 5 year quality control programme following the European quality criteria trial. *Br J Radiol* **68**: 1332–5.

Warren-Forward HM, Millar JS (1995). Optimization of radiographic technique for chest radiography. *Br J Radiol* **68**: 1221–9.

Wraith CM, Martin CJ, Stockdale EJ, McDonald S, Farquhar B (1995). An investigation into techniques for reducing doses from neo-natal radiographic examinations. *Br J Radiol* **68**: 1074–82.

第 15 章

マンモグラフィ

はじめに 444
　推奨撮影法　444
　ポジショニング用語　445
　乳房の構造　446
　マンモグラフィ撮影用 X 線装置の特徴　447
　一般的な特徴　447
　画像収集　448
　撮影因子　448
　フィルム識別　449
　画像パラメータ　449
　診断要件　449
　画像評価基準　449
　良質な撮影技術の一例　449
　現像処理　450
　放射線防護　450
　品質保証　451
　英国のマンモグラフィ検診サービスの概要　452

放射線医学的考察 453
　概説　453
　病変の性状　454
　病変の診断　455
　治療による変化　456
　その他の画像診断技術　457

45°MLO 方向 458

頭尾方向（基本法） 460

頭尾方向（外側回転） 462

頭尾方向（内側回転） 463

頭尾方向（外側強調） 464

側方向 465
　90°側方向　465
　外内方向　466

腋窩部撮影 467

スポット撮影 468

拡大撮影 469
　全体拡大撮影　469
　パドル拡大撮影　469

定位的（ステレオタクティック）穿刺手技/
マンモトーム生検 470
　手技　471
　術前マーキング　471

乳房インプラント 472

針生検と標本組織の X 線撮影 473
　針生検　473
　乳房組織の X 線撮影　473

はじめに

マンモグラフィは，乳房組織のX線検査（軟部組織X線撮影）である。乳房内の正常構造と病変を描出するためには，鮮鋭度，コントラスト，および解像度を最良にする必要がある。これは，乳房を構成する構造の吸収特性の差が小さく，その小さな差を画像化しなければならないからである。管電圧は通常28kVp程度の低電圧が使用される。乳房組織の放射線感受性を考慮して放射線量は最小にしなければならない。

マンモグラフィは，乳房疾患の既往歴や乳腺の異常が疑われる症状がある女性，あるいは無徴候の女性のスクリーニングとして行われる。特に検診マンモグラフィでは，以前のフィルムとの比較がしばしば必要であり，撮影技術と画質が一定に保たれること（一貫性）が不可欠である。MRIや超音波などの他の撮影法も乳房の画像診断に使用されているが，本章は最も一般的なマンモグラフィについて詳細に述べる。

本書の他の章との整合性を図るため，「患者とカセッテの配置」という見出しでは例外的に「患者」という用語を使用したが，他はすべて「女性」または「被検者」という用語を用いた。マンモグラフィ装置におけるX線方向と中心位置は，ポジショニングによって決定されるため，他の章にある「X線束の方向と入射点」という項目はすべての撮影法の解説から削除した。

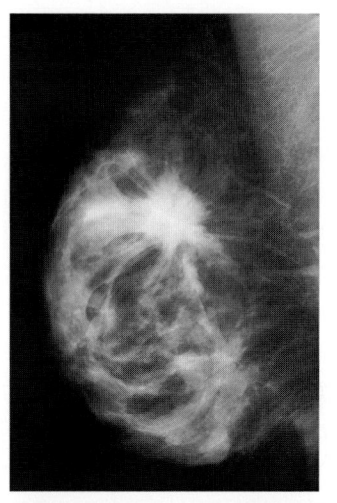

推奨撮影法

検査は以下の撮影法で行われる。

基本法	・45°内外斜方向 medio-lateral oblique（MLO）
	・頭尾方向 cranio-caudal（CC）
追加撮影	・頭尾方向（外側回転）
	・頭尾方向（内側回転）
	・内外方向 medio-lateral（ML）
	・外内方向 latero-medial（LM）
	・腋窩部撮影
	・スポット撮影
	・拡大撮影

辺縁にスピキュラをともなう病変の画像

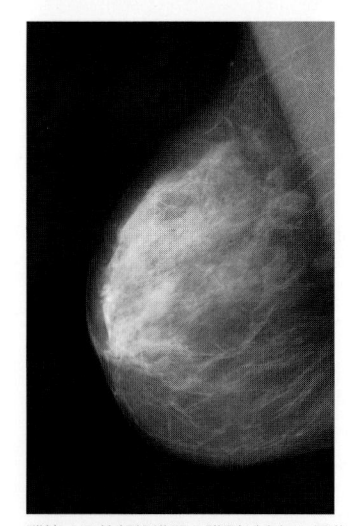

隣接する軟部組織間の識別が良好な画像

マンモグラフィでは，徴候を示す女性や無徴候の女性に対して，2方向の基本法が行われる。基本法で臨床的に指摘されている病変が検出できなかった場合や，病変の描出が不明瞭であった場合に追加撮影が行われる。

撮影法に関する著者注

本章におけるすべての撮影法は，特に記す場合を除いて平均的なサイズの乳房に対する立位での撮影についての記述である。しかし，車椅子の女性の場合は，坐位でも撮影することができる。「女性」という用語は，マンモグラフィ検査を受ける人のすべてが患者というわけではないので，被検者という意味で使用している。まれではあるが，マンモグラフィは男性でも撮影することがある。

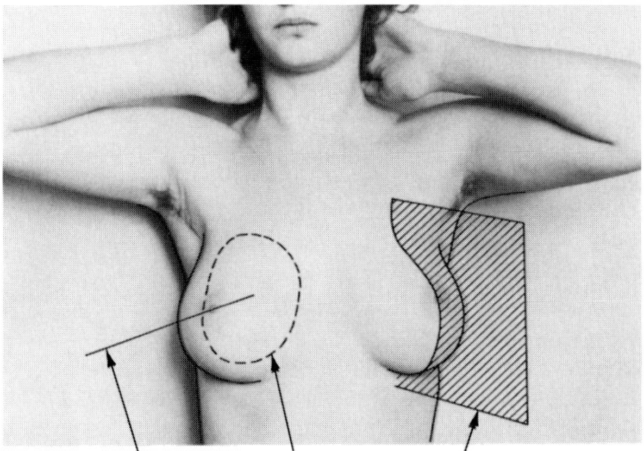

乳房軸
胸壁への付着
垂直面

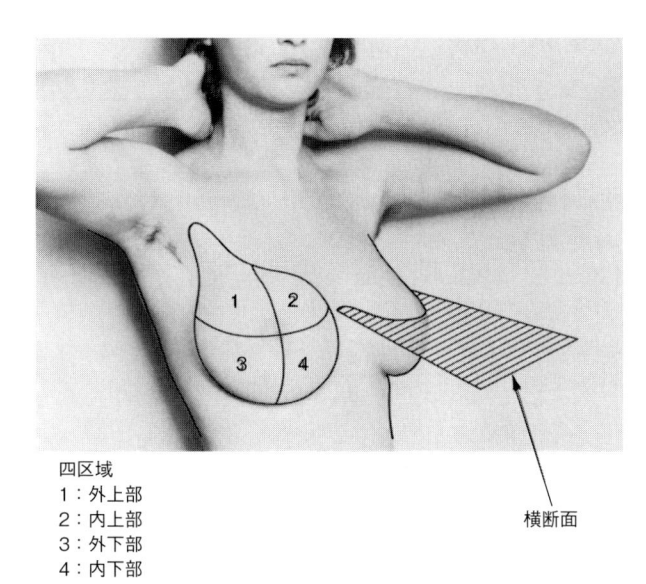

四区域
1：外上部
2：内上部
3：外下部
4：内下部

横断面

はじめに

ポジショニング用語

　乳房は外形の個人差にはかかわらず，乳腺の胸壁への付着部は類円形でほぼ一定である．胸壁への付着は，垂直方向は第2から第6肋骨まで，横断方向は第4肋軟骨のレベルで胸骨外側縁から中腋窩線まで広がる．

　円の中心と乳頭を結ぶ線は**乳房軸**と呼ばれ，マンモグラフィのポジショニングで重要な2つの面がこの乳房軸を通る．**垂直面**(長軸方向)は乳房を内側と外側に分割し，**横断面**は乳房軸を通り垂直面に直行する面である．このように乳房は4つの区域に分割され，それぞれ，外上部，外下部，内下部，内上部と呼ばれる(乳癌取扱い規約第15版，日本乳癌学会編，2006．では，さらに乳輪部，乳頭部，腋窩部に分けられる)．正常な立位において，垂直面は体幹の矢状面に対し20°〜30°の角度をなし，横断面は水平面に対し30°〜50°の角度をなす．

　乳房の外上部が大胸筋の下縁に沿って腋窩へ広がる部分を**腋窩部** axillary tail と呼ぶ．乳腺後隙は，乳腺組織の後方にあり，正しくポジショニングされた場合に描出されなくてはならない(少なくとも一部は)．組織学的には，乳腺組織は15〜20の**乳腺葉**からなり，線維組織の**間質**によって支持されており，さまざまな量の脂肪が含まれる．各乳腺葉には1本の主乳管があり，乳頭に開口する．深部では小葉からの排出のために乳房中で乳管は分岐構造を呈する．各小葉は**小乳管**の集合からなり，腺房上皮細胞からの分泌物はこの乳管を通る．個々の小葉は直径12 mmほどの微細な結節状の陰影としてX線写真上に描出されるが，通常は小葉の重なりのため濃度が

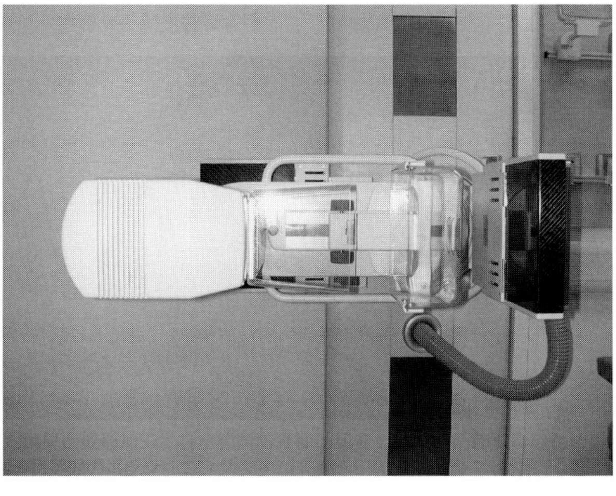

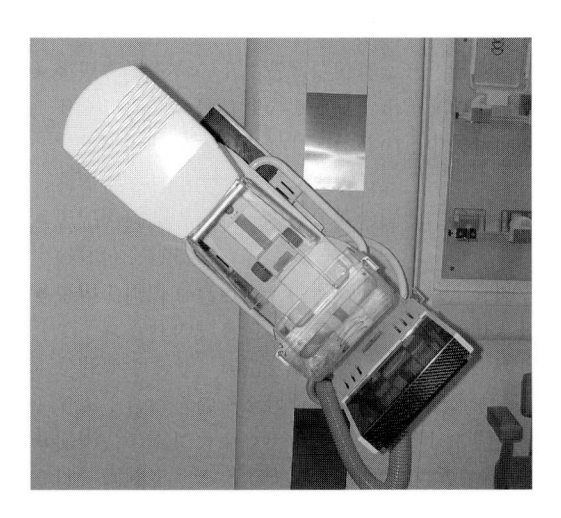

はじめに

多少不均一になる。
　退縮の進行に伴い，小葉は縮小し描出されなくなる。退縮は皮下と乳腺後隙近くの領域から始まり，続いて，内下部，内上部と外下部，最終的に外上部へと進行していく。

乳房の構造

　乳房（乳腺）は女性生殖系の副器官の1つである。成人の乳房は，前〜側胸壁に位置する2つの円形隆起を呈する。また，乳房は胸筋表面に位置し，疎性結合組織と筋膜によって胸筋と分離されている。乳房の広がりは上下は第2肋骨から第6肋骨まで，左右は胸骨の外側縁から中腋窩線までである。外上部は，腋窩に向かって上外側方向に伸び腋窩部を形成する。乳頭は乳房中心にある円錐形の隆起で，おおよそ第4・第5肋間腔レベルに相当する。
　乳房は，腺組織，線維組織，脂肪組織で構成される。乳房のサイズ，形状，硬さは，患者の体格，体型，年齢によってかなり異なる。1つの乳房は，15〜20の葉からなり，それぞれ多数の小葉に分割される。小葉は分泌能を持つ多数の腺房からなり，乳管は乳頭に向かって合流を繰り返し，最終的には1葉に1本の乳管となる。乳管が乳頭に開口する直前は乳管洞となる。
　血液供給は，腋窩，肋間，内胸動脈の分枝から得られる。リンパドレナージの概略を右図に示す。
　乳房の乳腺組織は加齢により退縮して脂肪組織に置換される傾向があり，特に閉経後に顕著となる。脂肪組織

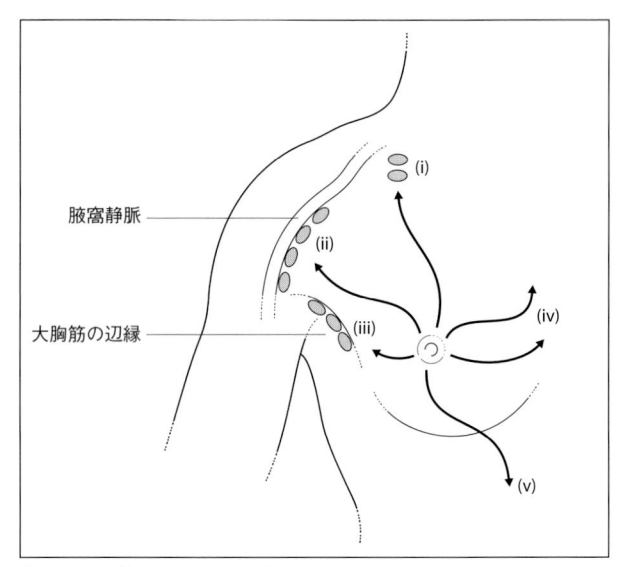

乳房のリンパドレナージの回路図
（ⅰ）鎖骨下腋窩リンパ節，（ⅱ）外側腋窩リンパ節，（ⅲ）胸筋リンパ節，（ⅳ）胸骨傍リンパ節へ，（ⅴ）腹壁へ

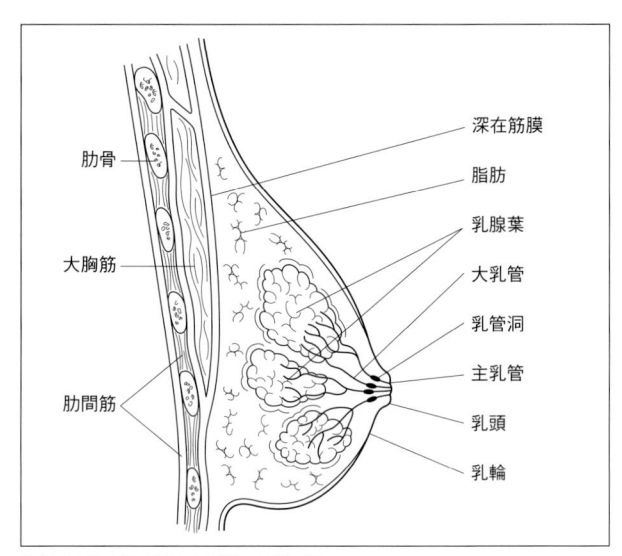

胸筋の反対側に位置する乳房の側面図

は乳腺組織に比べX線透過性が高いので，脂肪性乳房は黒く写る。高脂肪性乳房では，癌のような重大な疾患（高密度でX線写真では白く写る傾向がある）はより容易に描出される。若年者の乳腺組織は，高密度（より白く写る）なので，50歳未満の女性におけるマンモグラフィの感度は低下する。また，若年者の乳房では電離放射線の影響が大きいので，若い女性，特に35歳未満ではマンモグラフィよりも超音波検査が最初に施行されることが多い。

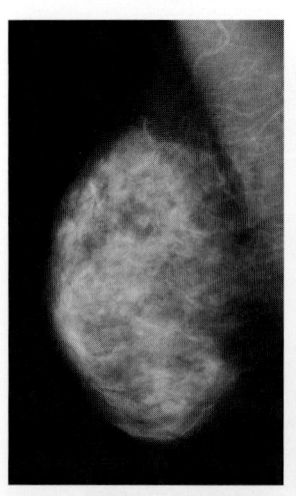

若年成人女性のマンモグラフィ 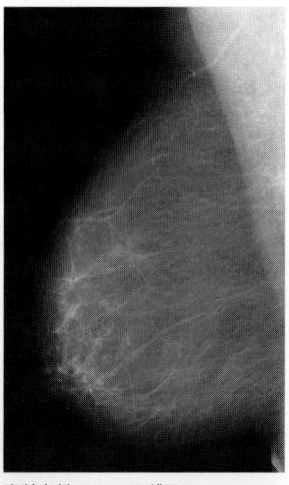　　高齢女性のマンモグラフィ

マンモグラフィ撮影用X線装置の特徴

マンモグラフィ撮影システムは以下の構成要素からなる。
- 高電圧発生装置
- X線管
- ろ過板
- 圧迫器
- 移動型散乱線除去用グリッド
- 画像記録システム
- 自動露出制御（AEC）システム

乳癌を示唆する微細な変化を検出するためには，常に高い装置性能が要求される。

- X線発生器は25〜35 kVpの範囲でかなり正確な管電圧値を維持しなければならない。マンモグラフィ撮影では約100 mAの高管電流を使用し，微小焦点を用いた拡大撮影では約25 mAを使用する。発生器は，一般的に低管電圧リップルを用いた一定電位である。
- X線管の構造も特殊で，ベリリウム窓（ガラスよりも低エネルギーX線の吸収が少ない），小焦点（≦0.06 mm）およびモリブデン（Mo）ターゲットが用いられてる。
- フィルタには，最適管電圧値以下のX線を吸収するために，0.03 mmMoまたは0.5 mmAl当量のフィルタを用いる。2種類のフィルタを備えている装置もあり，使い分けができる。例として，通常は0.03 mmMoを使用し，高密度な乳房では被曝線量低減と良好な画質を提供するため0.025 mmロジウム（Rh）を使用する。
- 乳房圧迫は女性が痛みにがまんできる範囲とする。乳房圧迫は，機械的に200 Nを超える加圧はできない設計となっている［訳注：わが国の「マンモグラフィガイドライン」では，日本人の乳房が欧米に比較して小さく扁平で，denseであることが多く，最大加圧は120 Nを目安とするとしている］。装置によっては自動圧迫器が装備されており，乳房組織が均一に引き伸ばされるように，個々の乳房の特性をもとに最適化して行われる。
- グリッドは，グリッド密度が35本/cm，グリッド比が5：1である。通常は特別にデザインされた移動型グリッドを使用するが，グリッド使用により線量は増加する。標準グリッドは，グリッド比が5：1の直線型

はじめに

で，移動型である。グリッドが必要かどうかは，陽極材質の選択，総ろ過，管電圧，乳腺の密度・厚さによる。許容範囲内の平均入射表面線量で，高品質の画像を得る必要がある。より高密度な乳房，圧迫しても6 cmを超える厚い乳房に対しては，タングステン陽極，アルミニウムまたは他の特殊ろ過板（例えば，ロジウム），高管電圧および散乱線除去用移動グリッドの使用が望ましい。4 cm未満の薄い乳房では，散乱線除去用移動グリッドの使用は必ずしも必要ではない。しかし，実際はほとんどでグリッドが使用される。近年，高透過セルラー（多孔性）グリッドが開発された。これは本質的にはクロス平行グリッドで，不透過グリッド板の垂直方向だけでなく，あらゆる方向の散乱線を減少させる。受像システムについては画像収集の項で説明する。

一般的な特徴

操作性の向上とマンモグラフィ撮影ユニットの軽量化は，装置を使いやすくするために不可欠である。このような特徴は，診療放射線技師（以下，技師）にとっても

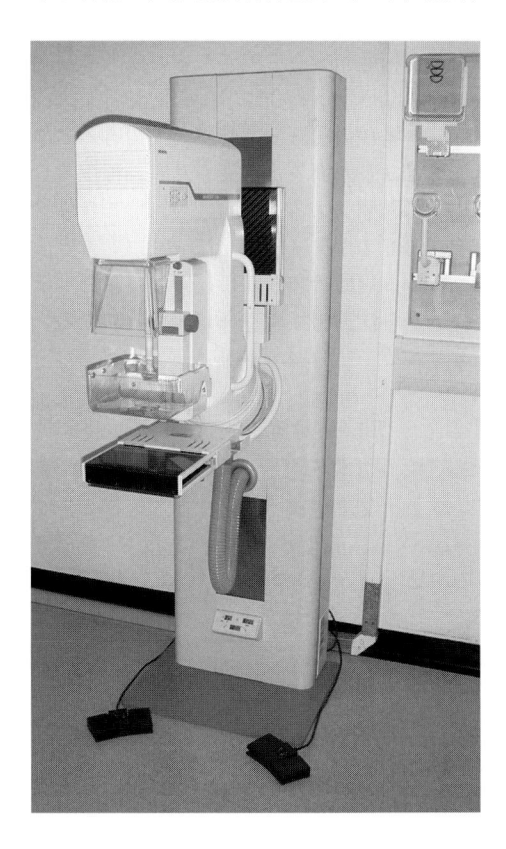

はじめに

被検者にとっても重要なことである。X線管ヘッドが小さいと，技師にとってはポジショニングがしやすく，被検者の女性にとっては不快感が少なくなる。装置は，鋭角の先端や高電圧発生装置の温度上昇によって被検者を傷つけることがないような設計でなければならない。また，立位が不安定な女性や虚弱な女性が体位の安定に利用できるように，装置には手すりがついている。被検者の頭部が線束上に入らないようにフェイス・シールドが組み込まれている装置もある。旋回アームとブッキーは電動式回転ができ，装置の高さを一定に保持したまま回転できる。

数種の最新装置はモジュール式で，新技術が利用できるようにアップグレード可能である。例えば，ディジタルスポット乳房撮影から全乳房ディジタル画像システムへアップグレードできる。

画像収集

マンモグラフィにはさまざまな撮影技術が用いられる。一方，臨床的・技術的に要求される特性のため，マンモグラフィはフィルムベースが不可欠な，数少ない撮像技術の1つである。しかし，良好な臨床画像が得られるディジタル画像技術を用いることができれば，マンモグラフィ撮影でもコンピュータ支援診断(CAD)，遠隔画像診断，ディジタル画像管理・保管が使用できるというような大きなメリットがある。ディジタル画像収集システムには，画像の種類によって選択使用可能なデュアル・モードを有するものがあり，例えば，高コントラスト画像や高空間分解能画像の作成が可能である。

使用可能なイメージ記録方式は以下のとおりである。
- 片面乳剤フィルムと片面増感紙の併用〔スクリーン・フィルム(以下，S/F)系〕
- 輝尽性蛍光体(CR受像器)を用いたディジタル収集
- セレン検出器(DR受像器)を使用するディジタル収集

画像システムの選択は，施設の装備や部門の検査体制に依存する。画像収集にあたり，EC(欧州委員会)基準は，以下のものが見えることを求めている〔訳注：EC基準とわが国の「マンモグラフィガイドライン」(以下，ガイドライン)にある画質評価は異なるので，ACR-156ファントムの評価方法を併記する〕。

EC基準	ACR-156ファントム (S/F系)	ACR-156ファントム (ディジタルシステム)
小円形陰影 3mm以上	線維構造 0.75mm(4点)	線維構造 0.54mm(5点)
微細石灰化 0.2mm以上	模擬石灰化 0.32mm(3点)	模擬石灰化 0.24mm(4点)
	模擬腫瘤 0.75mm(3点)	模擬腫瘤 0.50mm(4点)
	合計10点以上	合計13点以上

Pritchard Report 1987では，画質と画像許容値に対する一定のパラメータを提示した。これらの値は，マンモグラフィ撮影用Leeds標的解像度test object resolution(TOR)(最大値)ファントム試験から得られた。

最小の許容値を以下に示す。

高コントラスト空間分解能	8.9 lp/mm
低コントラスト空間分解能	3.2 lp/mm
大領域低コントラスト検出能	7個(6mm)
微細コントラスト検出能	7個(0.5, 0.25)

撮影因子

マンモグラフィ撮影装置の管電圧は，25～35kVpの間で調整可能である。管電流は，照射時間を最小にするためにできる限り高くし，マンモグラフィに通常使用されている0.3 mm^{2}焦点を用いた場合には約100 mAである。EC基準では，照射時間を2秒以下，焦点を0.6 mm^{2}以下にすべきとしている。0.3 mm^{2}焦点は，幾何学的ボケを減少させる場合に使用され，0.1 mm^{2}焦点は拡大撮影に使用される。AEC(自動露出制御装置)は不可欠である。AECの検出器は，乳房の最も高濃度の部位(通常は乳頭の2 cm背側)の下側に設定できるよう移動可能でなくてはならない。このような仕組みによりどのような大きさの乳房でも十分良好な画像を得ることができる。

AECの検出器の部位は(圧迫板の)表面に表示されているので，技師は，AECの位置を乳房支持台の胸壁側辺縁からの距離2～15 cmの範囲内で移動させ，被検者に合わせて最適な位置に設定することができる。通常AECは，異なったS/F系を使用できるように，最低2つのレベルをセットしておくことができる。また，現像

処理過程の変化による濃度の変動を考慮して，濃度レベルを技師が変更できるようになっていなければならない。マンモグラフィ撮影で良質な画像を得るためには，線量は増加するものの移動グリッドの使用が不可欠である。圧迫された乳房が4 cm未満である場合，EC基準では移動グリッドの使用が必須ではないとしている。撮影記録システムとしてS/F系を使用する場合，EC基準に準拠するためには専用の現像システムを用いた専用の高画質S/F系でなくてはならない。また，焦点-フィルム間距離（FFD）は60 cm以上でなければならない。撮影システムは，直径3 mm以上の円形試料や0.2 mm以上の微細石灰化が描出されるようにしなければならない（EC基準）。照射モードの選択が可能な装置もあり，マニュアルモードでは，技師がすべての照射パラメータを設定する。自動照射時間モード，自動管電圧モード，自動フィルタモードなど，自動照射モードもある。

フィルム識別

フィルムには，乳房の左右を識別するマーカーと撮影法を示すマーカーによる表示を行う。これら2つのマーカーを組み合わせて1つにする場合もある。フィルムマーカーは，フィルムの腋窩側の乳房組織から離れた側に置く。これは，確認しやすくするための国際的取り決めである。

画像パラメータ

以下の表中に示されているのは，最近のECの画像基準である。ECの画像基準を満たすには最低2つの撮影法を行う必要がある。

診断要件

画像基準
- 乳腺全体が鮮明に描出されていること
- 皮膚や皮下組織が鮮明に描出されていること
- 乳頭が側画像として出ていること

はじめに

画像評価基準

画像評価項目

EC基準	マンモグラフィガイドライン*	
	ACR-156 ファントム (S/F系)	ACR-156 ファントム (ディジタル系)
小円形陰影 3 mm以上	線維構造 0.75 mm (4点)	線維構造 0.54 mm (5点)
微細石灰化 0.2 mm以上	模擬石灰化 0.32 mm (3点)	模擬石灰化 0.24 mm (4点)
	模擬腫瘤 0.75 mm (3点)	模擬腫瘤 0.50 mm (4点)
	計10点以上	合計13点以上
入射表面線量 7 mGy (標準的な大きさの乳房で，圧迫乳房厚 4.5 cm，散乱線除去グリッド使用の場合)	平均乳房線量 圧迫乳房厚42 mmで乳腺50%・脂肪50%比率の代表的な乳房において，1回のX線照射あたり3 mGy以下であること (2 mGy以下が望ましい)	

*訳注：わが国のガイドラインを併記する

良質な撮影技術の一例

X線撮影装置	特別専用装置，Moターゲット
焦点サイズ	0.6 mm以下 (EC基準)，大焦点 0.3 mm (公称値)が多い
総ろ過	0.03 mmMo または 0.5 mmAl 当量
散乱線除去用グリッド	特別設計された移動グリッドが必要である
S/F系	専用高画質S/F系と専用の現像機
FFD	60 cm以上
撮影管電圧	25～35 kV
AEC	特別に選択式となっている
照射時間	2秒未満
乳房圧迫	女性が許容できる範囲内で適用されるべきである

はじめに

現像処理

マンモグラフィも将来的にはディジタル画像が主流となるであろうし，実際，利用可能な装置もすでにあるが，S/F系によるマンモグラフィが現在もなお一般的な方法である．EC基準に準拠するためには，専用の現像処理が必要である．さらに，処理装置の安定性を確保するためには，毎日適当量のフィルムを処理する必要がある．乳房撮影でよく用いられるフィルム，すなわちハレーション防止層がある片面乳剤フィルムは，特に処理条件の変化に敏感である．そのようなフィルムの乳剤は，特に可視スペクトルの緑色の感度が高く，これはマンモグラフィ撮影用カセッテにおける片面増感紙（バックスクリーン）からの発光色と一致している．使用されるフィルムは技師の選択により異なるが，放射線感受性が高く低コントラストである乳腺のコントラストを最大にするために，フィルムは高コントラストで高速現像が可能な基準を満たす必要がある．

現像温度 32〜35℃，現像時間 35〜40 秒での現像処理時間は一般的に 2〜3.5 分であったが，現在ではすでに一般的ではない．現在の S/F 系では，例えば Kodak MIN R 2000 の S/F を使用すれば，現像処理時間は 90 秒まで短縮できる．現像時間をさらに短縮するために新たな S/F 系が開発されている．例えば，Agfa Mammoray HT フィルム/Detail R Mammoray スクリーンの場合，現像処理時間は 45 秒である．

このような現像処理時間の短縮は，高コントラストで高解像度かつ低ノイズ，低線量により達成された．現像時間の短縮は業務効率を向上させ，穿刺吸引細胞診 fine needle aspiration (FNA) または手術前のマーキングを行う患者では特に有用である．撮影体位のままの被検者の待ち時間を大幅に短縮できるからである．

現像パラメータは，厳密に管理しモニタする必要があるので，準拠すべき品質管理プログラムが不可欠である．主要パラメータの基準値と許容値は，標準稼働温度で稼働する現像機で感光ストリップを用いて設定される．次に，ベース濃度＋カブリ濃度，感度，コントラスト，最大濃度といったパラメータは，現像機管理チャートを用いてこれらの基準値と比較し記録する．これらの測定では，感光ストリップの同じ段階をいつも使用しなければならない．ベース濃度＋カブリ濃度は 0.20 光学濃度 optical density (OD) 未満であるべきであり，通常は 0.17 OD であるが，±0.03 OD 以上変動する場合には対策を取る必要がある．感度およびコントラストに対する許容限界値はともに ±0.10 OD であり，最大濃度に対する最低限の許容レベルは 3.6 OD である．許容レベル外の変動がある場合はテストを繰り返す．テストが同様の結果になる場合には対策が必要であり，現像機が安定するまで現像処理をすべきでない．

現像機管理チャートは，現像機だけでなく画像システム系全体のモニタのために，新箱のフィルムを使用するときには記録する．現像液を交換した日付も表に記録する．

現像機は保守点検の前後でモニタし，保守点検日も記録しておく必要がある．現像液の補充率，現像機稼働時間，現像温度，銀回収，および残液もモニタする必要がある．適切な現像液の補充は不可欠であり，通常の一般撮影よりも高い補充率が必要である．補充が不十分な場合には，フィルムの品質低下の原因となる．これは，コントラストやフィルム黒化の低下を起こし，感度の低下によって確認できる．

現像機は，毎日の日常点検項目としてモニタしなければならない．そうすることで，システムが許容値を超える前に調整することができる．

品質管理および廃液管理システムに関するコンピュータソフトウェアパッケージも利用できる．

放射線防護

乳房撮影では，乳房組織間の小さな X 線減弱差を最大にするため低管電圧撮影が必要となり，そのため吸収線量は高くなる．使用管電圧での X 線スペクトルの大部分は画像形成には寄与しないものの，乳房線量の増加をきたす．乳房は人体で最も放射線感受性の高い組織の 1 つであり，再撮影を避けるために慎重に撮影しなければならない．生殖腺防護（例えば，鉛エプロンによる）は，特に若い女性と一次 X 線が生殖腺方向に入射する撮影法（例えば，CC 撮影）で利用すべきであろう．使用される X 線管ターゲットの材質と固有ろ過の適切な選択も被曝線量低減に重要である．目的は，最小限の被曝線量で最適な画像コントラストを得ることである．ターゲット材と固有ろ過を慎重に選択することで，画像形成には寄与しないが線量を増加させるような放射線を大部分除去することができる．すなわち，ターゲット材の特性 X 線を利用し，低線量によるコントラストの良好な画像を得ることができるのである．画像形成に必要な放射線を可能な限り多く残し，不要な放射線を可能な限り多く除去する必要があるので，放射線のろ過には吸収スペクトルに K 吸収端を有する材質が用いられる．

実際には，EC 基準で要求されているターゲット材質

はモリブデン（Mo）である。専用撮影装置にはMoターゲットを使用する必要があり，特に0.03 mmMo付加フィルタとともに使用する場合，Moターゲットは極低エネルギー放射線を生成する。このようにして高コントラストの画像が得られるが，被検者の線量は相対的に高くなる。Moフィルタを0.5 mmAl当量のフィルタに変更可能な装置もある。この場合はタングステン（W）ターゲットにより生成されるX線スペクトルに類似してくる。3 mmAlフィルタを用いたWターゲットは，ナロービームのスペクトルになるが，Moターゲットと比較してエネルギーの高いX線となる。コントラストは低下するが，放射線量はMoターゲットを用いた装置より低い。他の利点は，厚い乳房での透過性がよいということである。厚い乳房においてはロジウム（Rh）などの他のろ過材を選択使用できる装置もある。

陽極材質，総ろ過，管電圧の選択および平均入射皮膚線量の許容レベル（散乱除去用グリッドの使用，標準的な乳房サイズの女性で圧迫乳房厚4.5 cmに対してEC基準で7 mGy）において最適な画像品質を得るのに必要である運動グリッドの使用は，検側乳房の濃度と厚さに大きく依存することを理解する必要がある。つまり，濃度が高く，厚い乳房（圧迫厚6 cm超）については，タングステン陽極，アルミニウムまたは他の特別材質のろ過板，高管電圧および散乱線除去用グリッドの使用が望ましい。一方，圧迫厚4 cm未満の薄い乳房では散乱線除去用グリッドの使用は必要ないだろう。

熱可塑性合成樹脂Perspexプレートと呼ばれる圧迫板（手動で位置決めできるが一般的には電動である）は放射線防護の役割も果たす。露光指数が減るので，線量を少なくすることができるからである。さらに，被写体-フィルム間距離（OFD）を近づけることで，幾何学的不鋭を減少させ，さらには動きによる不鋭も減少させることができる。圧迫は，散乱線の発生を抑えてコントラストを向上させ，乳房組織内濃度が均一となり前方のみならず後方の乳腺もよく描出され，また乳房内構造を広げることで乳房組織はより描出されやすくなる。

品質保証

品質保証 quality assureance（QA）は，システムや個々が最適な水準で稼働・実行することを保証するような技術を適用するためのシステムである。装置の部品（例えば現像機）が最適水準で稼働することを保証することにより，品質管理 quality control（QC）は品質保証に寄与する。

Forrest Report 1986は，診断精度が画質に大きく依存する乳房撮影におけるQAの重要性を指摘している。さらに，マンモグラフィの読影レポート作成の際，比較のため以前の検診の画像が必要となることが多く，一貫して標準レベルを保つことが不可欠になると述べている。そして，QAに関するこの報告（Forrest Report 1986）を受け入れるべきであると勧告した。これが結果的に「QAシステムの採用は英国でのマンモグラフィ検診の導入成功にきわめて重要であった」と述べるPritchard Report 1987につながった。その報告はQAシステムの確立に関するガイドラインを示した。QAのための性能評価は規定された項目ごとに実施されるが，マンモグラフィ撮影全体の品質は各項目すべてに依存するので，QAシステムとしてはシステム全体，すなわち評価項目すべての品質を維持しなくてはならないとするもので，評価に対してPritchard Report 1987で指定された項目は，装置の仕様と性能，S/F系とカセッテ，フィルム現像，画質，被検者への放射線量，技師の撮影技術能力，である。

Pritchard Report 1987は，目標値と判定基準，工程目標，QAマニュアル，QC，備品の調達，試験と保守管理，スタッフの教育と能力に関して詳細な指針を提供している。

さらにPritchard Report 1987は，モニタするパラメータの詳細な指針を示している。例えば，X線写真の要件としては，実施した検査の97％以上で診断可能なフィルムが得られ，技術的理由により再検査を要する被検者は3％未満であることとされている。

このガイダンスに従い，放射線技師会 College of Radiographers（CoR）の支援を受けた英国のマンモグラフィトレイナーズグループ Mammography Trainers Groupは，MLO撮影写真の品質を評価することによる技師の能力の評価方法を策定した。この評価方法に従い，英国放射線技師会により，マンモグラフィ撮影技師の認定，およびその後の長期間にわたる能力モニタリングが行われている。現在では，いくつかの大学でこの技術認定制度を取り入れた大学院課程が開講されている。さらに，Pritchard Report 1987を掲げ，地域にかかわらずにすべての女性に標準化された良質な医療の提供を保証するため，中央監視を目的としたQAチームが英国の国民健康保険 National Health Services（NHS）乳癌検診プログラム Breast Screening Programme内に正式に組織化され，設置された。基本的には，すべての地域のQA担当技師とそれぞれの関連する専門家（例えば，医学物理士）の地域代表者で構成される全国レベルの専門家調整委員会である。会議は関連専門団体と共同で開催され，目標を定めて基準を設定する。この委員会では，全体のプログラムの実行と，地域レベルでの専門団体支

はじめに

部の業務貢献を再検討している。地域レベルでは、地域QAマネジャーがおり、それぞれの専門家で構成されるマンモグラフィ検診合同委員会の委員長を務める。この委員会は、QA手順（プロトコル）を策定して地域における実行状況をモニタする。それは、各施設unitレベルに至るまで詳細に検討する。この委員会では、品質を検討するために、多分野にわたる検査員による訪問調査を非公式に行っている。各施設にはQAマネジャーがおり（技師が担当するのが一般的）、その役割は施設内のQA手順を策定し、外部施設のQAへの参加を保証するものである。施設のQA問題を検討する際には、特に個人の実績の評価に関しては、多大な配慮が必要である。

NHS Breast Screening Programmeは、QA手順を説明するための小冊子を発行しており、それには各専門職種に関しても言及されている。このQAプログラムシステムは大きな成功を収めたので、同様の方策が子宮頸部細胞診プログラムCervical Cytology Programmeでも施行されるようになった。近年EC基準も制定され、マンモグラフィ撮影のQAに関するガイドラインを策定しているが、これに関してはすでに述べた。

英国のマンモグラフィ検診サービスの概要

乳癌は英国で最も代表的な乳癌で、女性12人に1人が罹患する。英国での乳癌の罹患率および死亡率は世界で最も高かったので、1985年に英国政府はこの深刻な問題への対処法を検討するための調査報告を委託した。Forrest Report 1986は、50～64歳のすべての女性は3年に1度検診を受けるべきであると勧告し、これが全国的な乳癌検診体制の構築につながったのである。マンモグラフィ検診は、乳癌の早期発見を高める最適な方法であると提唱された。とはいえ、乳癌発症の原因が明らかではないので、乳癌予防の試みは効果がないと考えられている。しかしここ数年の間に、臨床的に発見しにくいほど小さなうちに癌が発見されて早期に治療が開始されれば、乳癌の予後は向上することが認識されるようになってきた。

Forrestは、検診によって死亡率を30％減少させることができると予測し、50～64歳の年齢層を検診の対象とした。乳癌は若い女性ではあまり一般的ではなく、もし発病すると悪性度が高く急速に進行することが予測されるので、若い女性は含まれなかった。また、若年者の乳房は乳腺組織が多いので、疑わしい部分（例えば、微小石灰化）の描出が困難となることも若年者が含まれない理由である。しかし、これまでに試行された検診により、50歳以上の女性の検診は有効であることが示された。

中間期癌 interval cancer [訳注：一定の間隔で癌検診を実施しているとき、前の検診では陰性と判定されたにもかかわらず、次の検診がくる前に自覚症状が出現して癌が発見される例のこと。偽陰性例の1つで、一般的には進行速度が速く予後不良である]をなるべく少なくすることが望ましいが、検診にかかる費用や被曝線量などとのバランスを考慮して、検診間隔は3年に設定された。Forrest Reportの作業班が今後最適な検診間隔の設定を変更する場合には、検診間隔は修正案に従うべきであるとした。

マンモグラフィ検診を受ける無徴候の女性に対しては、当初各乳房のMLO撮影のみを行っていたが、CC撮影も施行する施設も少なくはなかった。そして、乳癌検出の精度を上げるために、1995年の夏から初回の検診では両乳房のCC撮影とMLO撮影の2つが義務化された。2回目以降の検診では、通常、両側MLO撮影のみとされている。

Forrest Reportのもう1つの結論は、各検診施設が技師、放射線科医、病理医、乳房ケア看護師、外科医など熟練した多分野の専門チームを活用できるようにすべきということである。各検診施設における対象女性人口は41,500人とされ、イングランドとウェールズ内で必要とされる検診施設数は120である。

多分野にわたる専門チームは、1～3の検診施設からの委託を受ける。また、質の高いサービスを維持するためには地域ごとの厳密なQAが必要であることが一般に認められている。

マンモグラフィ検診で陰性の女性は、3年ごとに検査される。陽性または疑陽性で追加撮影（例えば、再撮影、拡大撮影、スポット撮影、超音波検査あるいはFNA）が必要とされる場合は、評価施設を受診するように指導される。これは、最初のマンモグラフィ撮影で認められた病変が本当にあるかどうか（偽陽性でないか）、また病変が本当にある場合に良性か悪性かを確認するためである。この過程で重大な異常がなかったことが確認できれば、女性は3年ごとの検診を受けることになる。それ以外の女性の治療は、病変の特性や担当医療チームの方針によって決められる。

65歳以上の女性では希望者のみの検診を行い、一般検診は70歳まで延長されることになっている [訳注：わが国の厚生労働省の乳癌検診に関する指針では、40歳以上を検診対象者とし、視触診併用を原則として両側乳房のMLO撮影を2年に1回実施、40歳以上50歳未満の対象者についてはMLOとCCの2方向撮影を行うこととしている]。

乳房内側部の脂漏性疣贅(写真下部)、乳房外側部にある悪性腫瘍(写真上部)の形状との比較をすること

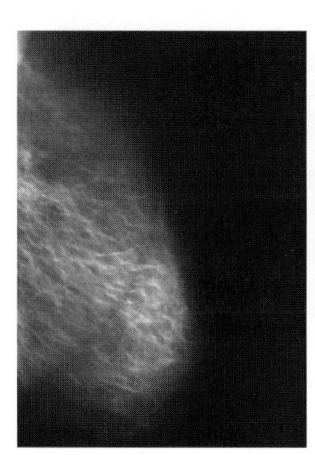

乳腺を横切る線状の低密度域として描出された皮膚の皺

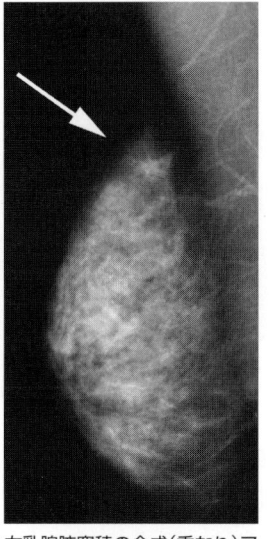

右乳腺腋窩稜の合成(重なり)アーチファクト(圧迫像と超音波によって正常組織の重なりによるものと確認されている)

放射線医学的考察

概説

　同様の考察がマンモグラフィのほとんどの撮影法に適用されるので、本項で一括して述べる。マンモグラフィでの疾患の変化はしばしば非常に軽微であるため、画像収集から読影までのすべての過程で細心の注意を払う必要がある。

　小さなアーチファクトや種々の要因による軽度の不鋭、また種々の技術的欠陥は、見落としや重大な読影ミスに結びつくことがある。

　被検者の動きによる不鋭は、乳房の圧迫による不快感から生じるもので、フィルムチェック時に評価しなくてはならない。マンモグラフィの主な役割は悪性疾患を発見することであるが、乳房組織のあらゆる領域に発生しうるので、乳房全体をカバーすることが不可欠である。

　画像は左右の乳房を比較して読影するので、画像を背中合わせに並べ、左右対称にして観察する。マーカーにより左右と撮影方向を明瞭かつ正確に示すことで読影しやすくなり、氏名が明確に表示されていることも必要である。

　乳剤層の剥離によるアーチファクトは通常は明らかにそれとわかるが、大きな場合は微細石灰化を隠してしまう可能性がある。体臭防止剤(デオドラント)に含まれるタルクやアルミニウム粉末は、腋窩に微細な濃度陰影を生じさせることがあり、微細石灰化と間違えられたり、微細石灰化を覆い隠してしまったりすることがある(ここでいう濃度は、写真濃度ではなく、乳腺組織の高密度領域を意味し、写真上は白く写る)。皮膚病変は小さな境界明瞭な腫瘤として写り、乳腺疾患に間違えられることがあるので、技師はそのような病変の位置に注意することが重要である。脂漏性疣贅は老人でよくみられる病変の1つであり、特有の外観を呈する。皮膚の皺は暗線を呈するため普通はすぐわかるが、不明瞭でわかりにくい場合もあるので皺ができないようにする必要がある。

　合成陰影は、2つ以上の正常構造や乳腺組織の重なりによるアーチファクトである。このような場合は、追加撮影、特にスポット撮影を行うことで解決できる。真の病変の評価には拡大撮影が有用で、腫瘤辺縁や石灰化の詳細な情報が得られる。

放射線医学的考察

病変の性状

マンモグラフィでは，病変の特徴を表す主な4つの所見，すなわち腫瘤，石灰化，構築の乱れおよび局所的非対称性陰影があり，これら4つの項目はそれぞれの特徴に基づいて評価される。

腫瘤

腫瘤は，形状，辺縁，濃度によって評価される。形状には，円形・楕円形，多角形，不整形または分葉形があり，辺縁の性状としては，平滑，（周辺組織により）評価困難，境界不明瞭やスピキュラをともなう，などがある。病変の濃度*は，高濃度，等濃度，または低濃度である。良性病変は，円形または楕円形で，辺縁は平滑，境界は明瞭な傾向がある。一方，悪性腫瘍は，形状と輪郭が不整形で，高濃度(黒化度が低い)を示す傾向がある。低濃度(黒化度が高い)病変は脂肪を示唆し，多くはオイルシスト，脂肪腫，乳瘤などの良性病変である。リンパ節は，しばしば脂肪性中心やリンパ門のような特徴的所見を呈する。

[*訳注：わが国のガイドラインに準拠し，density＝濃度と訳出したが，伝統的にX線写真上の濃淡はフィルムの濃度(黒化度)に従っている。ガイドラインでは「若干の混乱がある」としているが，ここでいう「濃度」の意味は被写体のX線吸収の大きさを表している。一方，マンモグラフィの所見用語の「局所性非対称性陰影」は，density＝「陰影」と表現しており，「density」の取り扱いには一貫性がない]

石灰化

石灰化は，大きさ，形状，数，集簇性，分布がさまざまである。典型的な良性石灰化の形状は多彩で，皮膚の石灰化，血管の石灰化，ポップコーン状の石灰化などがある。石灰乳石灰化は，小嚢胞内の不定形石灰化像であり，斜位撮影で独特のティーカップ形の石灰化を呈する。桿状あるいはリング状の石灰化の多くも良性である。悪性の石灰化は，一般に集簇性で，線状または分枝状を呈し，大きさや形状・分布がふぞろいである。前回の検診の後に出現した石灰化など新たな石灰化は，悪性を疑う(良性の石灰化が出現することもあるが)。石灰化の多くはその所見からは確定診断に至らないので，さらなる評価が必要となる。

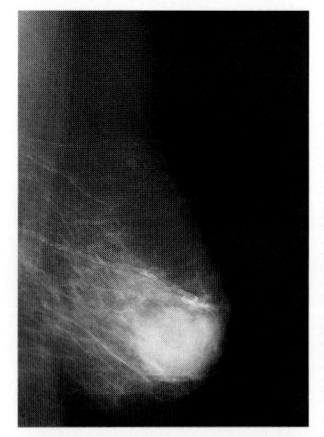

高齢者の境界不明瞭な巨大腫瘤(悪性腫瘍が強く疑われる)

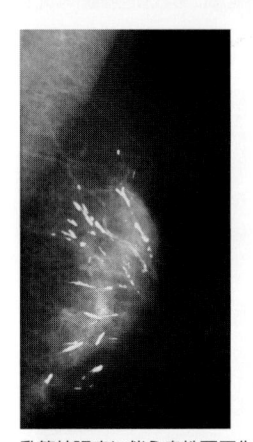

乳管拡張症に伴う良性石灰化

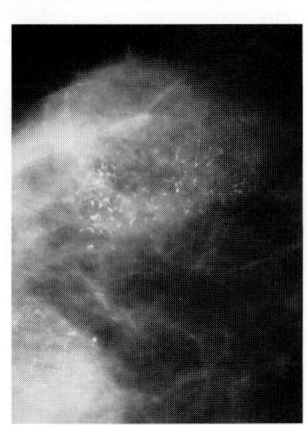

悪性腫瘍に特有の石灰化(不整形な微細石灰化が一側の乳房にみられる場合)

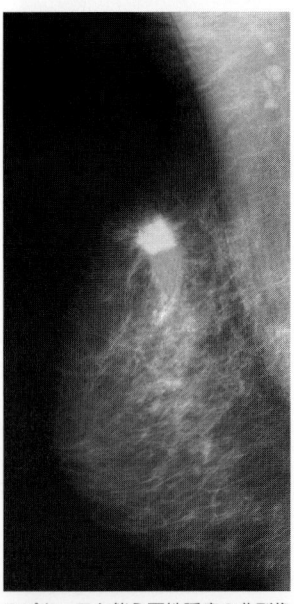

スピキュラを伴う悪性腫瘍の典型像(随伴所見として微細石灰化が描出されている)

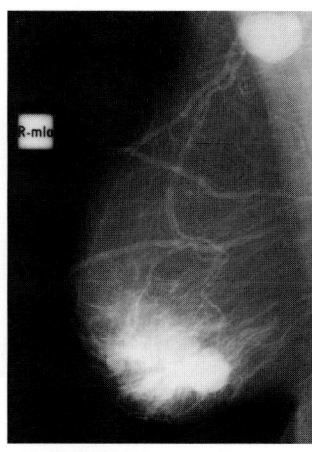

マンモグラフィにおける腋窩リンパ節（左は脂肪中心を有する正常リンパ節，右は同じリンパ節がその後腫瘍で置換されたもの）

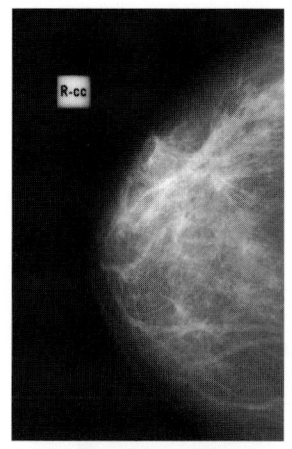

放射状瘢痕の所見に合致したマンモグラフィ

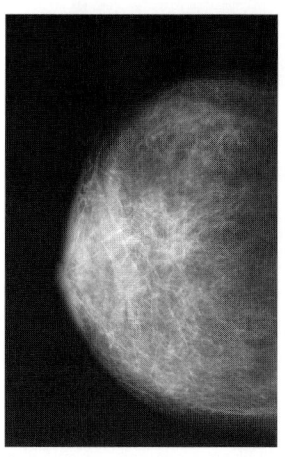

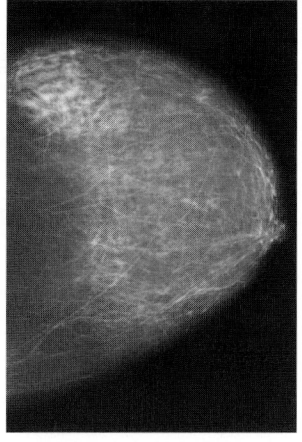

左は右乳房の術後瘢痕と放射線治療による変化を示す．右は比較のための正常な左乳房である

放射線医学的考察

構築の乱れ

構築の乱れ architectural distortion は，悪性腫瘍の多くでみられる特徴である．一方で硬化性腺症，放射状瘢痕，脂肪壊死などの良性病変でもみられる．これらの病変では，組織学的検査でしか良悪性を鑑別できないことが多い．術後瘢痕は，線状のひずみを引き起こす．近年の外科手技で生じるこのような変化は非常に微細であるが，瘢痕化が強い場合には再発所見が隠されてしまう可能性がある．

局所的非対称性陰影

局所的非対称性陰影 focal asymmetric density（FAD）は悪性腫瘍の所見となりうるが，他の悪性を示唆する所見との組み合わせがない場合は特異度が低い．手術での切除や乳腺濃度の低下または加齢に伴う乳腺の急速な退縮による低濃度化（脂肪化）のため乳房濃度は非対称であることがある．良性疾患も非対称性陰影を呈することがあるが，局所的な高濃度陰影は悪性の疑いとみなされる．

その他の特徴

その他の特徴としては，皮膚肥厚，皮膚陥凹，乳頭陥凹，梁柱の肥厚がある．これらの所見は，上述のような主たる病変の特徴と合わせて評価され，臨床写真が参照される場合もある．

病変の診断

良性か悪性かが明らかな病変もある．例えば，70歳でスピキュラを有する高濃度腫瘍で，周囲の構築の乱れや皮膚肥厚，不整形な微細石灰化の集簇を伴っている場合はほぼ悪性であるが，35歳で楕円形の境界明瞭で辺縁平滑な楕円形の等濃度腫瘤でポップコーン状石灰化をともなう場合は良性の線維腺腫と考えられる．

典型的なリンパ節は脂肪中心とリンパ門を有し，オイルシストは境界明瞭で脂肪濃度を呈する．また，乳管拡張症は典型的には拡張した乳管内の棒状ないし管状石灰化をきたす．

しかし，多くの異常は診断に至る特徴的所見を呈さないため，超音波検査や生検による精査を必要とする．単純嚢胞は頻度が高い病変で，円形の境界明瞭な腫瘤あるいはその集簇を示すが，マンモグラフィでは嚢胞であると診断する特異的所見がまったくないので，診断のため

放射線医学的考察

には通常超音波検査やFNAが必要となるのである。

悪性腫瘍に似た所見を呈するものの確定診断が非常に困難な病変もある。放射状瘢痕もその1つで，スピキュラをともなう領域がみられ，中心に小さな腫瘤性陰影がみられることもある。こうした病変は針生検で瘢痕による線維化が示唆されても，外科的に摘出する。脂肪壊死は悪性腫瘍のあらゆる所見を呈する可能性があり，組織学的診断も困難であることがある。

治療による変化

術後瘢痕は，手術部位におけるわずかな線状の等濃度病変を呈するものから，スピキュラを持つ巨大な不整形の高濃度陰影で著しい周囲のひずみや皮膚の変化をともなうものまで，多彩である。後者の場合，再発病変の描出は非常に困難で，以前のフィルムとの比較読影が必須である。このような理由から，局所切除後早期のマンモグラフィによるチェックが行われることがある。

放射線治療は，びまん性梁柱肥厚を伴う濃度上昇を引き起こす。皮膚変化が明瞭に認められることもある。放射線治療を実施していない患者でこのような所見がみられた場合は，乳房のリンパ管炎が示唆される。

乳房インプラントは非常に高濃度で，通常多くの組織を不明瞭にするが，G. W. Eklund医師によって発表された新しい撮影法（以下，Eklund撮影法）で十分な評価が可能となる場合が多い。この方法がうまく施行できない場合は，超音波検査やMRI検査が有用な代替法であるが，その選択は臨床的に行われる［訳注：マンモグラフィ検診精度管理中央委員会の見解では，豊胸術実施者のマンモグラフィ検診は原則として実施しないとしている。診療マンモグラフィ撮影は禁忌ではないが，特別の配慮が必要である］。

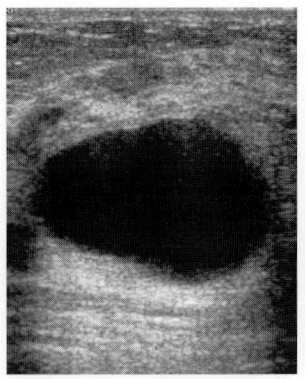

乳腺嚢胞の超音波画像

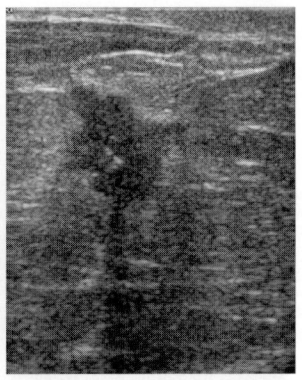

乳癌の典型的な所見を示す超音波画像

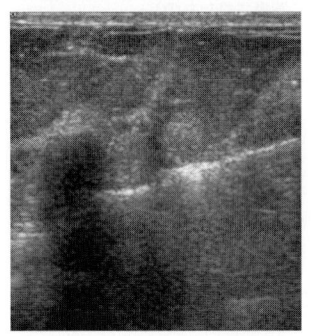

病変に刺入された生検針が確認できる超音波画像

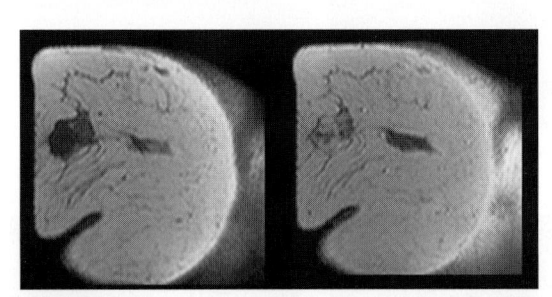

悪性腫瘍のガドリニウムによる造影前（左）と後（右）のMRI画像

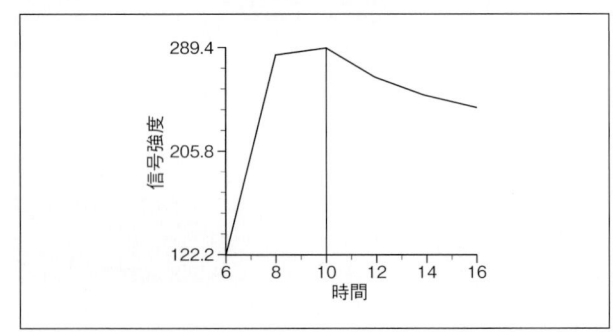

上の写真の5つのピクセルから得られた典型的な悪性腫瘍の時間-信号強度曲線

その他の画像診断技術

乳房検査では，マンモグラフィのほかに超音波をはじめとしたさまざまな画像診断技術が使用される。これらに関しては "Clark's Special Procedures in Diagnostic Imaging"（Whitley et al., 1999. London: Butterworth-Heinemann）の第 11 章に詳細に述べられている。

超音波

超音波は最も広く使用される簡便な画像診断技術で，病変が囊胞であるかどうか決定するためには最良の検査法である。膿瘍や乳管拡張症のような，その他の液体を含む病変も描出できる。まれな疾患である囊胞内腫瘍なども，マンモグラフィよりも超音波検査の方が描出能がよい（超音波検査で偶然発見されることが多い）。超音波では X 線で得られる組織情報とは異なる組織情報（例えば，組織の均質性，音響陰影など）が得られるので，補助的手段として非常に有用である。また，超音波は周辺組織との固着や血流の評価にも有用である。したがって，超音波は，マンモグラフィでは確定困難な腫瘤の評価や針生検のガイドに使用されることがある。

若年者では，乳腺の濃度が高いためにマンモグラフィの感度が低いことと，癌の可能性が低いことの 2 点から，超音波検査は乳癌の診断と放射線被曝の回避の点から重要な役割を有する。

超音波検査はリアルタイムの撮影技術で，簡便かつ迅速，病変の描出も可能であるので，多くのインターベンショナル手技のガイドとして利用される。

MRI

MRI は高価で，比較的検査時間が長く，利用は限定される。また，閉所恐怖症のため検査に耐えることができない患者もいる。他のモダリティと同じように形態学的情報を提供できることに加えて，静脈内へのガドリニウム造影剤の投与後の時間-信号強度曲線によって組織の増強効果が定量化でき，再発腫瘍と線維化（瘢痕）の鑑別では感度が高い。針生検の方が迅速で特異的であるのでよく行われるが，MRI は，多発性病変，インプラントおよびインプラント周辺の組織を評価するのに使用されることがある。MRI は，強い癌家系を有し長年の検診を必要とする若年患者や，ホジキンリンパ腫に対する縦隔への放射線治療後の若年患者の検診に有用なことがある。

放射線医学的考察

核医学

核医学は現在，乳房画像診断における主要なモダリティではない。^{99m}Tc-MIBI を用いたマンモシンチグラフィは，MRI と同等の感度と特異度によって癌腫を検出するという報告がいくつかあるが，利用は限定的である。ほとんどの施設では，確定困難な病変の評価には針生検が最もよく施行される。

標準的な腋窩リンパ節の検索が腋窩リンパ節郭清術からセンチネルリンパ節生検に変わってきたので，放射性核種イメージングの役割が重要になってくるかもしれない。センチネルリンパ節生検は，乳房手術の後遺症を減少させることになるだろう。

45°MLO 方向

　内外斜方向撮影 medio-lateral oblique（MLO）は，他のいかなる1方向撮影よりも多くの乳房組織を描出する。Forrest Report 1986 では，本法が乳癌検診における唯一の必須撮影法であるとしている。1995年の新しい Report では方針が変更され，MLO 撮影と CC 撮影の2方向が乳房検査のルーチンとなった。EC 基準では，マンモグラフィの満たすべき基準として，全乳腺，皮膚，皮下組織がはっきりと描出され，乳頭が側面像として出ているべきであるとしている。

患者とカセッテの配置

- 撮影装置は通常垂直面から45°傾ける。しかし，最適角度は被検者ごとに異なり，非常に痩せている女性では支持台は垂直に近くなる［訳注：ガイドラインでは，下垂乳房45°～50°，標準60°，痩せ型70°～80°としている］。
- フィルムマーカーは，他の撮影法の画像と MLO 画像を区別するためである。
- 被検者を，検側乳房を装置に近づけて撮影装置に向かって立たせる。足は少し開くが，これにより体が安定するとともに，後に撮影体位を取る際，体を傾けることができるようになる。
- 腕（上腕近位）は支持台の上に置き，肘は曲げて支持台の後ろ側に降ろす。乳房下縁がフィルム下縁より2～3cm 上になるように支持台の高さを合わせる。

- 技師は，胸壁に手を当て乳房を前方に引き出す。その際，乳腺の内側縁に拇指を置く。乳房を支持台に密着させるように上方や外側へやさしく伸展させる。これは被検者に前かがみになってもらうとやりやすい。
- 乳房を手で支えたまま検側の肩を挙上させ，腋窩，腋窩部，乳房組織が可能な限り広く描出されるようにもう一方の手で引き伸ばす。
- 外側上方に引き伸ばすように支えながら，もう一方の手で特に乳房側面と支持台との間の皮膚の皺をやさしく取り除く。
- 上腕骨頭と胸壁を結ぶ角度に合わせるように圧迫を始める。被検者の肋骨や胸骨などを傷つけないように十分に注意する必要がある。最初，圧迫板が乳房に触れるまでは非検側の体を支持台から少し離しておき，その後体を内側に少し回転させてもとに戻す。
- 圧迫がほぼ完了したら，皮膚の皺がないことを確認して技師は乳房から手を離す。手を早く離しすぎると乳房が下垂してしまう。
- 乳頭の外形が出るように，フィルム下縁から3分の1の高さに描出されていなくてはならない。乳房の後縁が完全に含まれているのを確認し，乳房下軟部組織 infra-mammary fold もなるべく入れるようにする。乳房が圧迫されピンと張った状態で固定されれば圧迫は適切である。

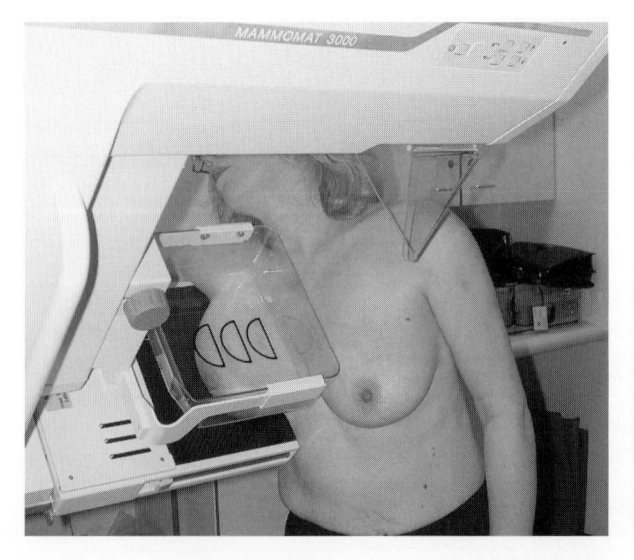

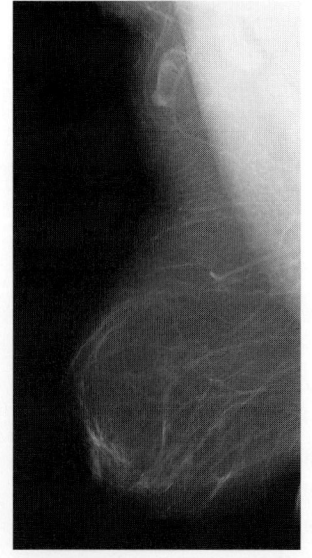

45°MLO 方向像

45°MLO 方向

画像が備えるべき特徴

- 腋窩，腋窩部，乳腺組織，大胸筋および乳房下軟部組織が描出されていること。
- 大胸筋が乳頭の高さまで描出されていること。
- 両側のMLO撮影を「鏡像」のように並べてみた場合，左右対称で，大胸筋下縁の高さが同じ，形成される"V"字の谷が乳頭ラインのレベルになっていること。

よくある失敗と対処法

- 乳房のポジショニングが不適切な場合がある。例えば，支持台が低すぎるために，腋窩リンパ節が描出されないことがある。これは，ポジショニングするときに，乳頭がフィルム下縁から3分の1上の高さにくるようにすれば，確実に修正できる。
- 大胸筋が十分に描出されていないのは被検者が装置に寄りかかっていないためで，乳房の圧迫がゆるくなったり，腕が伸びていなかったり，肩が挙上され支持台に載せられなくなったりする。被検者が装置に寄りかかるように，さらには大胸筋が入るよう支持台上で腕や肩を伸ばすように促さなくてはならない。
- フィルムに全乳房組織が描出されないのにはいくつかの原因がある。仮に，最初のポジショニング時に技師が，検側乳房全体が支持台上に載っていることを確認するために被検者の胸郭を手で触れていなかった場合には，これを修正しなければならない。もし被検者が支持台より後方に立っている場合は，もう少し前方に立つように指示する。
- 乳房下部の描出が不適切である場合は，被検者が装置の方を向いて立ったとき，腰が引けていたり，前かがみになりすぎていたことが原因である。
- 乳房下縁がフィルムに描出されていない場合は，フィルムの高さが適切でなかったか，所定の位置で圧迫して乳腺が固定される前に，技師が乳房から手を離してしまったことが原因である。
- 乳頭陥凹や術後などの理由以外で乳頭が側面像として出ない場合は，被検者の身体がフィルム支持台と平行でないことが原因である。被検者を前方に立たせすぎると，乳頭が回転して乳房組織の下方になってしまう。後方に立たせすぎると，乳頭が乳房正中線上に投影されても乳房組織全域が描出されない。
- 露光不足で不鮮明な画像は，圧迫が不十分なためであることが多い。圧迫時の問題では，圧迫板の上縁が患者の上腕骨頭に近すぎたために，圧迫が十分とならないことが多い。徐々に圧迫していき，ピンと張った状態になったことを確認することで，このようなことが起こらないようにできる。
- 照射線量が不適切であるのは，乳腺組織の中心がAECから外れたためであることが多い。
- 皮膚の皺は線状陰影として描出され，細部を不明瞭にすることがある。乳房の位置が後で変わらないように，乳房を手で支えている間に皮膚の皺を取り除かなくてはならない(下の写真参照)。

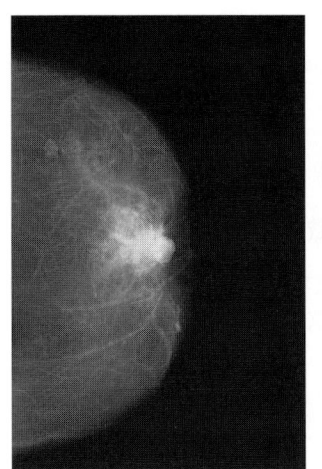

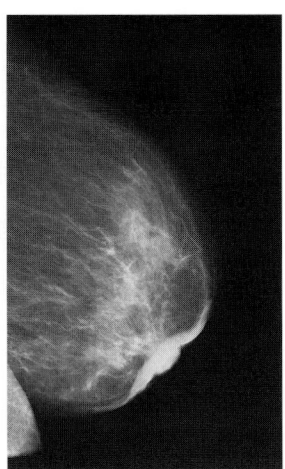

両側(左右)のMLO方向像

左の頭尾方向像では乳頭が側面像として出ていない。比較のための，右の斜方向像では乳頭が側面像として出ている。広範な放射線治療による変化で乳頭が通常よりも明瞭に描出されている

頭尾方向(基本法)

　頭尾方向撮影 cranio-caudal (CC)は，上後方部，腋窩部，内側縁(内側は外側に比べ含まれる乳腺組織が少ないが)を除き乳房の大部分が描出される。

患者とカセットの配置

- X線ビーム軸が垂直下方になるように装置をセットする。
- 被検者を装置の方に向かせ，腕は体の横に下ろす。立位で，水平な支持台に検側乳房が載るように体を15°～20°回転させる。支持台は乳房下部の高さにセットする。
- 技師は被検者の非検側に立ち，乳房が軀幹に垂直となるように手のひらで乳房を持ち上げる。乳房を支持台の上に載せて，技師は手をそっと離す。乳頭は乳房の中央部に側面像として出るようにする。
- フィルムマーカーは，乳房組織から離れた腋窩側に置く(国際的取り決めに従う)。
- 顔は検側乳房の反対方向を向かせる。検側の肩を下げさせて，乳房の外側後方部分がより含まれるように，乳腺の外側部分を支持台に密着させ，また胸筋をリラックスさせる。
- 乳腺を挙上させ，内側に5°～10°傾けることで，乳頭がフィルムの正中線のすぐ内側にくるようなる。乳頭が側面像として出るように乳房の位置を確認する。
- 技師の手で皮膚の皺を取り除きながら平らにし，乳房をフィルム支持台上で慎重に引き伸ばす。
- 乳房から手を離しながら，被検者が耐えることができるレベル(EC基準)でしっかりと乳房を圧迫する。こうして前方組織や後方組織の厚さを均等にする。操作用ペダルがあれば，技師は両手が自由に使え，容易に作業をすることができる。
- 圧迫したら直ちに照射できるような配慮が必要である。圧迫は，照射後可能な限り早く解除する。

画像が備えるべき特徴

- 乳腺組織以外のものが重なって描出されないこと。
- 大胸筋は30～40％の患者で描出される。
- 乳頭が側面像として出るようにし，フィルム中央線の内側に描出されていること。
- 乳房の内側部分がフィルムに描出されていること。
- 乳房の皺が出ていないこと。

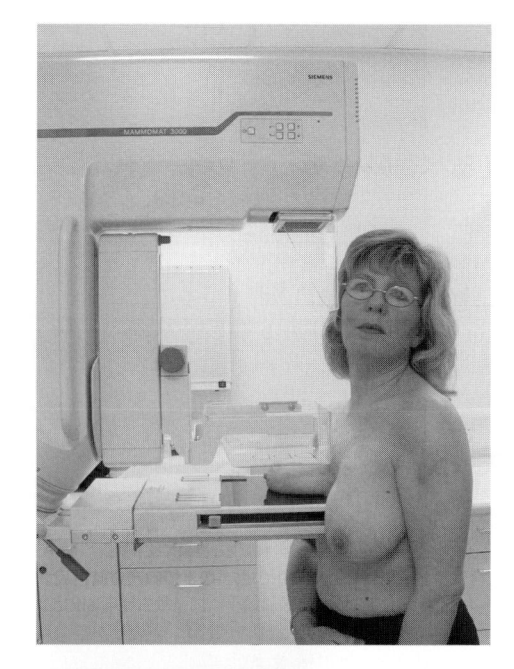

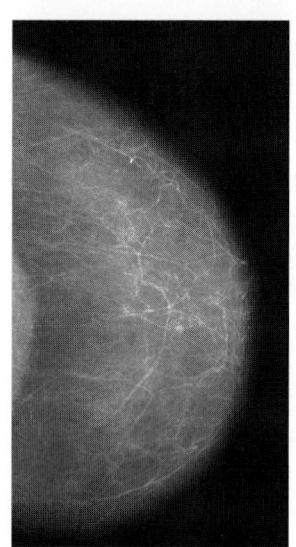

頭尾方向像

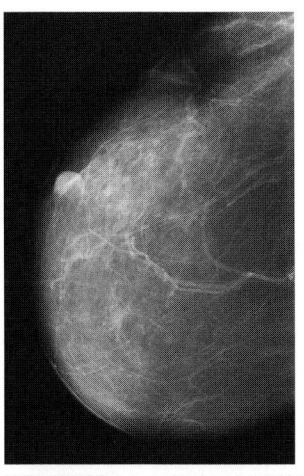

乳頭が側面像として出ていないX線像（術後のひずみによる）

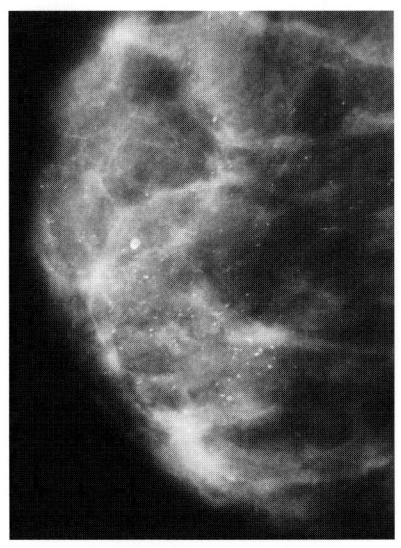

2つのタイプの良性石灰化を示すX線像

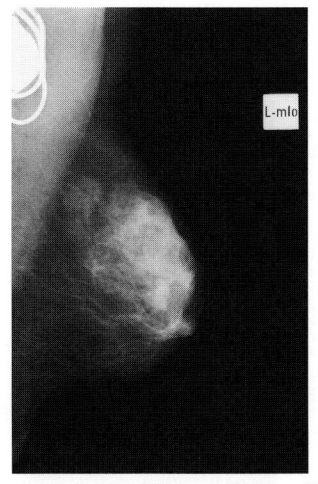

ペースメーカーを装着した患者のX線像

頭尾方向（基本法）

よくある失敗と対処法

- 鎖骨，下顎，大きなイヤリングといった撮像情報に必要のない組織構造などが描出されることがある。これは，ポジショニング時に，厚い圧迫プレートを使用する，頭部をX線管球から離すように傾ける，イヤリングを外させる，などの注意をすることで防止できる。
- 乳頭が側面像として出ないことがある。これはたいていカセッテホルダの高さが適切でないことが要因である。支持台が低すぎる場合，乳頭は乳房組織の下側になる。一方で高すぎる場合，乳頭は乳房組織の上側になる。
- 検側乳房下側の皮膚がカセッテホルダの端に引っかかっている場合も，乳頭が側面像として出ないことがある。乳房を持ち上げて，乳房下側を前方に引き出さなければならない。乳房上面の皮膚がゆるんでいる場合も，乳頭が側面像として出ないことがある。このような場合には，皮膚表面をピンと張り乳房内の組織を適度に引き伸ばすことで乳頭の位置を適切にすることができる。
- 乳頭が固定している被検者では，乳頭を側面像として出すようにすると，乳房組織のどこかが描出されなくなってしまう。したがって乳輪後方領域の鮮明な画像をMLO撮影で得るか，あるいは乳頭直下の追加撮影が不可欠である。
- 乳房のポジショニングが不適切だと，乳房組織のある領域が描出されないことがある。乳房の内側部位がフィルムに描出されない場合，乳房を回転しすぎていることが要因である。乳房の内側への回転が不適切な場合は，乳房の外側面が入らないことになる。
- 乳房組織のヒダは，圧迫完了前に乳房を十分に広げていなかった場合に生じる。ヒダは微細石灰化のような細部病変を不明瞭にするので，ヒダが生じないよう十分な注意が必要である。
- 細部が描出されない露光不足の画像は，たいてい不十分な圧迫によるものである。照射前に乳房の張り具合を手で確認することで解決できる。
- AECを用いた場合に照射量が不十分となるのは，乳房の乳腺部位がAEC上に正確にセットされていないことが要因であることが多い。

頭尾方向（外側回転）

通常のCC撮影では，MLO撮影で描出される乳房の上側4分の1区分における病変が描出されないことが多い。

2つの撮影法で病変を描出することが重要であるが，乳腺の外側4分の1区分，腋窩部，および腋窩の病変を描出するためには，この外側頭尾方向撮影が有用である。

患者とカセッテの配置

- 被検者を装置に向かって立たせ，検側を検査台に対し約45°回転させる。
- 技師は乳房が躯幹と直角になるよう手で持ち上げ，乳頭は側面像として出るようにする。支持台を胸壁に最も近い乳房下部の高さに合わせてつける。
- 支持台上の内側縁近くに乳頭がくるように乳房を支持台に載せ，静かに手を外す。
- 被検者の腕を支持台の側面に持っていき，装置につかまらせる。
- 技師は被検者の背後に立ち，乳房を持ち上げてできるだけ引き伸ばし，乳房組織が可能な限り多く描出されるようにする。
- 可能であれば被検者を約45°反らせて，外側4分の1の部分と腋窩が支持台に接するように被検者の肩を押し下げる。
- 被検者に腕を伸ばさせ，姿勢を維持，安定させるために反対側の手で受診者用ハンドルにつかまらせる。
- 乳房を支持台の上に置いた状態のまま，被検者に装置方向に向かいかがむように指示し，支持台に押しつけるようにする。被検者が45°後方に反ることができなくても，被検者を適切に回転させると上外側4分の1部分の十分な撮影は可能になる。
- 乳頭が側面像として出るようにする。乳房内側部分は描出されないこともある。
- 乳房を手で支えながら圧迫を始める。乳房が動かないように，圧迫がほぼ完了するまで支えている手を離さない。
- 圧迫板は上腕頭と胸郭とを結ぶ角度に合わせてセットする。

画像が備えるべき特徴

- 乳腺の腋窩部がフィルム上に描出されるようなポジショニングとすること。また，乳房組織ができるだけ多く描出されていること。

よくある失敗と対処法

- 腋窩部と腋窩の描出が十分でない場合，それは被検者を背後に反らせる前に乳頭を支持台の内側縁にくるようにしていなかったためである。
- 乳頭が側面像として出なかった場合，乳房の内側部を内方へ回転させることができるように被検者が十分前かがみにならなかったことが原因である。
- 圧迫が不十分である場合，乳房がピンと張っているかどうか確認しなかったこと，あるいは圧迫板が上腕骨頭の近くにいきすぎたことが原因である。
- 照射線量が不十分である場合は，たいていAEC上に乳腺組織の中心がなかったことが原因である。
- 圧迫完了前に乳房を十分に伸展しておかないと，乳房組織にヒダを生じさせる。ヒダにより微細石灰化などの微小病変が不明瞭になることがあるので，ヒダが生じないよう十分に注意する必要がある。

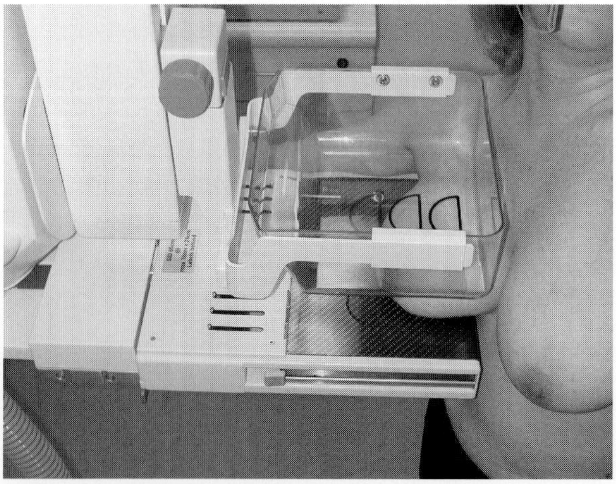

頭尾方向撮影（外側回転）のポジショニング

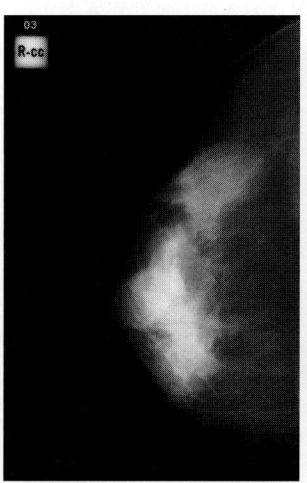

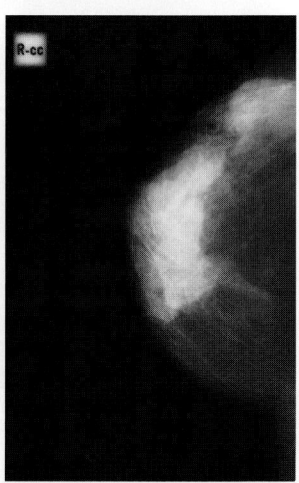

頭尾方向撮影（外側回転）の利点として，乳腺腋窩部まで描出できることを示す

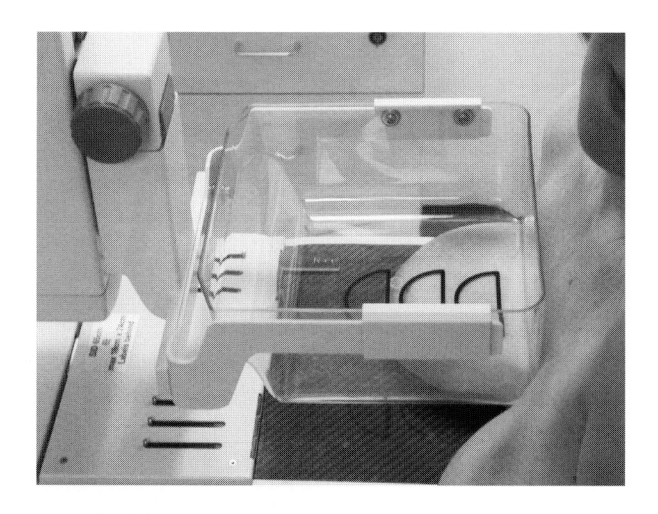

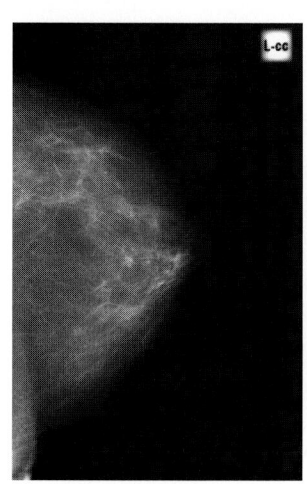

頭尾方向像(内側回転)

頭尾方向(内側回転)

この撮影法は,乳房内側部にある病変の描出に有用である。

患者とカセッテの配置

- 被検者を装置に向かって立たせる。支持台の内側縁から約8cmの所に患者の胸骨がくるようにポジショニングをする。
- 支持台を下げて両側乳房を支持台に載せる。支持台を適度な高さに上げ,検側の乳頭が側面像として出るようにする。
- 患者を静かに装置方向に押す。
- 検側乳房を引き伸ばし,回転させて内側後部の領域が描出されるようにする。技師は,乳房を抑えながら圧迫を始める。次第に手を放し圧迫を完成させる。

画像が備えるべき特徴

- 乳房内側後部が最大限に描出されていること。

よくある失敗と対処法

- 乳房内側4分の1部分を完全に描出できていない場合,患者をさらに装置に向かって押しつける必要があり,また乳房の内側部をさらに回転させる必要がある。
- 乳頭が側面像として出ていない場合,支持台の高さが適切でなかったか,乳房を持ち上げて引き伸ばすのが十分でなかったことが原因である。
- 圧迫が不十分な場合,フィルムは露光不足になる。これは,乳房が十分圧迫されているかどうか確認しなかったことが原因である。
- 照射条件が不適切で露光量が不十分だった場合,これは主に乳腺組織の中心がAEC上にくるようにセットしなかったことが原因である。
- 圧迫完了前に乳房を十分に伸展しておかないと,乳房組織にヒダを生じさせる。ヒダにより微細石灰化などの微小病変が不明瞭になることがあるので,ヒダが生じないよう十分に注意する必要がある。

頭尾方向（外側強調）

　この撮影法は，MLO撮影では腋窩部に高濃度の病変を描出するもののCC撮影では描出されない場合に有用である。この撮影では腋窩部と乳腺組織の中央上方部分が描出される。

患者とカセッテの配置

- 支持台を水平にし，乳房下縁よりやや下側にセットする。
- 被検者を装置の近くに立たせ，乳房を支持台の正中線のやや内側になるようにポジショニングする。患者の足と股関節は支持台方向に向ける。
- 乳房を静かに持ち上げて支持台に載せる。そして，腕を伸ばしてもらい，外側に10°～15°体を傾かせる。患者の胸部を斜めに傾けるが，身体を回転させないようにして患者の身体は装置正面を向けたままにする。
- 圧迫を行って照射し，照射後すぐに圧迫を解除する。

画像が備えるべき特徴

- 乳頭が側面像として出ていること。
- 大胸筋の外側半分の前縁が含まれていること。

よくある失敗と対処法

- この撮影法は撮影の姿勢を取ることも維持することも難しい。被検者の身体を装置正面方向にまっすぐ向かせて，被検者を斜めに回転させないようにすることが重要である。この姿勢を取るのは苦しいので，圧迫，照射，圧迫解除を迅速に行う必要がある。
- 圧迫完了前に乳房を十分に伸展しておかないと，乳房組織にヒダを生じさせる。ヒダにより微細石灰化などの微小病変が不明瞭になることがあるので，ヒダが生じないよう十分に注意する必要がある。
- 詳細が評価できないような露光不足の画像は，主に圧迫が不十分であることが要因である。これは，照射前に十分に乳房が圧迫されていることを手で確認すると避けられる。
- AECを用いたときの不正確な露光量は，多くの場合乳腺部を正確にAEC上にセットしなかったことが原因である。

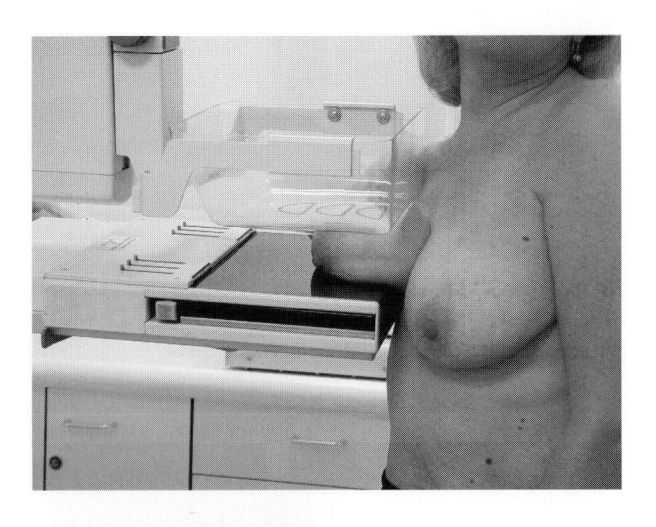

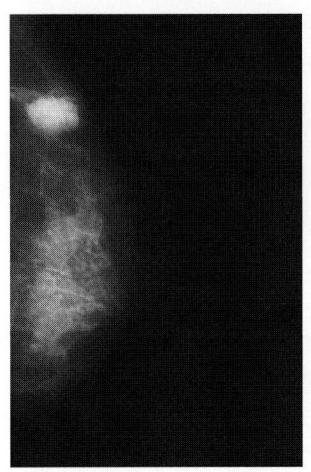

外側強調頭尾方向像（外側の腫瘤が描出されている）

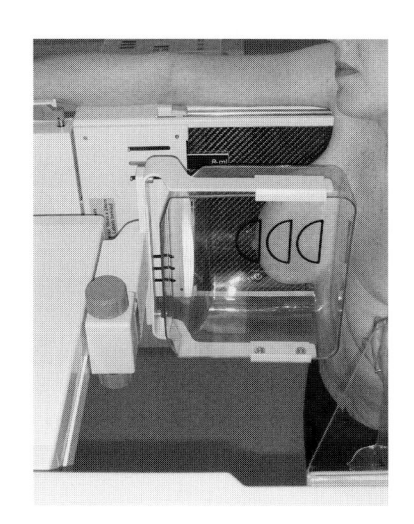

側方向

側方向撮影は，微細石灰化などの局在的な異常領域や，疑わしい病変を明らかにするために有用である。側方向像は，CC撮影に対し90°方向で撮影され，乳頭と病変の関係がよく示される。内外方向（ML）と外内方向（LM）の2つの撮影があるが，内外方向の方がよく用いられる。これは，内外方向撮影では腋窩領域は描出されにくいものの全体としては乳房が外内方向よりも広く描出されるためである。

90°側方向

患者とカセッテの配置

- 装置は，管球と支持台が垂直になるようにセットする。
- 被検者は，装置を向いて立たせ，乳房の外側に支持台がくるようにする。被検者の腕は支持台の後方に回し，姿勢を安定させるために装置をつかませる。胸壁に最も近い乳房組織も描出されるように腰から前かがみになる。
- 乳房下縁も含まれるように装置の高さを調節する。
- 技師は胸郭の側面に手を置き，外側面の乳房を手掌で，内側面の乳房を母指で支えながら前方に引き出す。
- 乳頭が側面像として出るようにするために，被検者を前方に静かに押し，乳房を支持台に対して外上方向に伸ばす。
- 検側乳房に圧迫板が密着するように反対側の肩を後方に引く。胸壁近くの乳腺組織が引っ張られないように乳房をしっかり押さえておく必要がある。
- 圧迫は静かに行う。圧迫板が胸壁側の乳房と接したら，後方に引いていた反対側の肩をまた前方に戻し，真の側面になるようにする。
- 乳房を手で支えたまま，支持台と乳房外側面の間の皮膚の皺を取り除く。
- 圧迫が完了するときに乳腺の位置が動いていないことを確認し手を離す。

画像が備えるべき特徴

- 乳房下縁を含む乳房全体が最適に描出されていること。
- 圧迫による乳腺の厚さはCC撮影と同等であること。

よくある失敗と対処法

- 乳房組織全体が描出されない場合は，技師の手が胸郭の乳腺後縁までつかんでおらず，乳房を支持台に沿って前方に十分に引き出していないことが要因である。
- 乳頭が側面像として出なかった場合，乳頭が乳房組織の背側になっている場合は被検者が支持台に近づきすぎて，乳頭が乳房組織の腹側になっている場合は支持台から離れすぎて立っていたことが要因である。
- 詳細が評価できないような露光不足の画像は，主に圧迫が不十分であることが要因である。これは，照射前に十分に乳房が圧迫されていることを手で確認すると避けられる。
- 照射条件が不適切で露光量が不十分な場合は，主にAEC上に乳腺組織の中心をセットしなかったことが要因であることが多い。
- 圧迫完了前に乳房を十分に伸展しておかないと，乳房

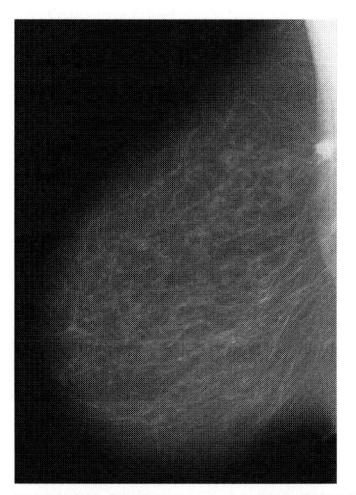

内外方向像（胸壁近くに小さな腫瘍が認められる）

側方向

組織にヒダを生じさせる。ヒダにより微細石灰化などの微小病変が不明瞭になることがあるので，ヒダが生じないよう十分に注意する必要がある。
- 対側乳房の乳頭が描出されている場合は，対側の乳房を押さえておく必要がある。

外内方向

患者とカセッテの配置

- 支持台に胸骨をつける。X線管を遮らないように検側の腕を挙上し，装置の上に置かせる。胴体は支持台に接触させるように内側へわずかに向けさせる。
- 装置の高さは乳房の下縁を含むように調節する。
- 乳頭が側面像として出るように気をつけながら，乳房を静かに内側上方に引き出す。
- 技師は手で乳房を支えながら圧迫を行う。圧迫が完了する際に手を離す。
- この撮影法は内側に位置する病変を描出させるために撮影される。

画像が備えるべき特徴

- 乳房下縁を含む乳房の全体像が描出されていること。
- 圧迫時の乳房組織の厚みがCC撮影と同等であること。

よくある失敗と対処法

- 乳房組織全体が描出されない場合，被検者の身体が十分に前方に押されていないことが原因である。
- 乳頭が側面像として出なかった場合，被検者の腕を強く引きすぎて，体の斜位が強くなり，乳頭が乳房組織の下方になったことが原因である。
- 圧迫完了前に乳房を十分に伸展しておかないと，乳房組織にヒダを生じさせる。ヒダにより微細石灰化などの微小病変が不明瞭になることがあるので，ヒダが生じないよう十分に注意する必要がある。
- 詳細が評価できないような露光不足の画像は，主に圧迫が不十分であることが原因である。これは，照射前に十分に乳房が圧迫されていることを手で確認すると避けられる。
- AECを用いたときの不適切な撮像条件による露光量不足は，たいていAEC上に乳腺部を正確にセットしなかったことが原因である。

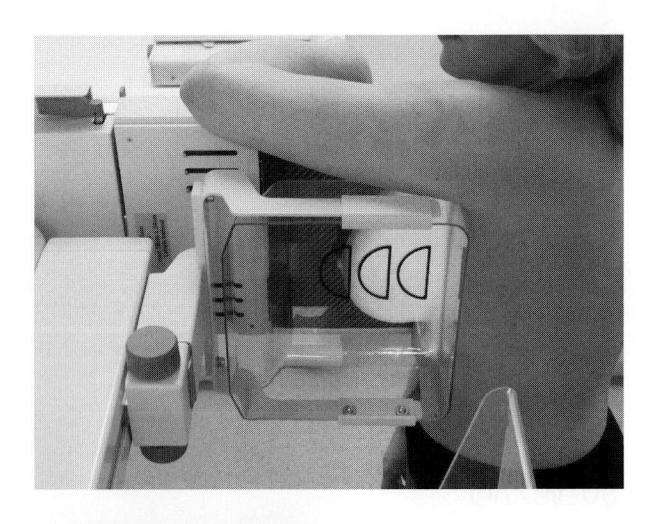

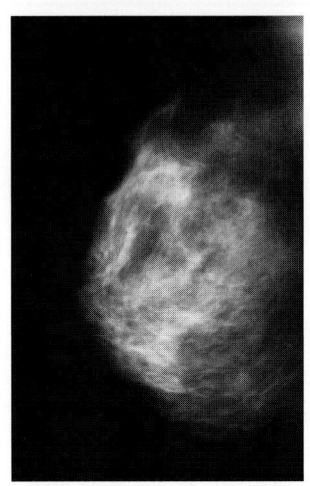

外内側方向像

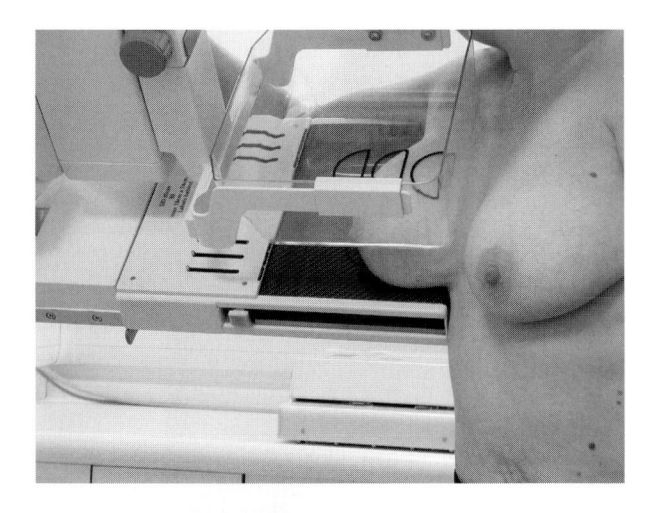

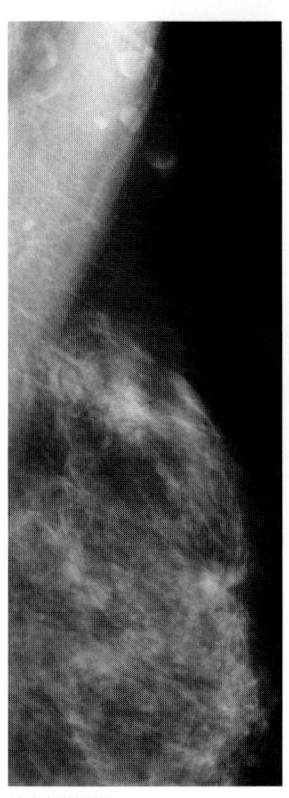

腋窩部撮影像

腋窩部撮影

　この撮影法は，上方は腋窩まで描出することができ，乳癌のリンパ節転移が疑われる場合や副乳腺がある女性に有用である。

患者とカセッテの配置

- 被検者を装置に向かって立たせ，足を正中線に対して約15°回転させる。検側の腕をあげさせて，手は頭上に置かせる。装置から離れないようにする。
- 装置は水平方向に対して斜め45°とし，高さは胸骨上切痕と上腕骨頭(腕を挙上した状態で)のレベルとする。
- 支持台の角が腋窩深部に位置するように，被検者を装置に寄りかからせ，前かがみにする。
- 技師は，支持台の後方から被検者の検側の腕を保持し，後方に引いて上腕骨頭が支持台の端にくるようにして，フィルムの角が腋窩深部にきていることを確認する。腕は挙上して支持台の上に置き，カセッテホルダに寄りかかるようにさせる。
- 厚さを均一にし，腋窩部をよりよく圧迫するために，乳房を前方に引き出して固定する。
- 圧迫して照射し，照射終了後迅速に圧迫を解除する。

画像が備えるべき特徴

- 腋窩部が描出されていること。

よくある失敗と対処法

- 圧迫が不十分であると，露光不足で詳細な評価ができない画像となる。これは，しばしば上腕骨頭あるいは鎖骨が圧迫板に挟まれることによって起こる。
- 圧迫完了前に乳房を十分に引き延ばしておかないと，乳房組織にヒダを生じさせる。ヒダがあると，微細石灰化などの微小病変が不明瞭になることがあるので，ヒダが生じないよう十分に注意する必要がある。
- AECを用いたときの不適切な撮影条件による露光量不足は，たいていAEC上に乳腺部を正確にセットしなかったことが原因である。

スポット撮影

スポット撮影は，病変が疑われる領域に関する追加情報(例えば，病変の境界が明瞭か不明瞭かの判別など)を得ることができる。

通常，スポット撮影は，初めに疑わしい所見が描出された撮影法でもう一度撮像を行う際に放射線科医により指示がなされる。

撮影には小さい圧迫板(パドル)を用い，位置の目印となる構造が特定できるように照射野を絞らず全体を撮像する。

関心領域の位置を正確に把握するためには，標準のマンモグラフィ撮影が必要である。技師は，乳頭から胸壁に向かうどの深さに病変があるか，また乳頭から病変までの(上側，下側，内側または外側の)距離，および皮膚表面から病変までの距離を測定・記録することが必須である。

患者とカセッテの配置

- 被検者は初めの撮影と同様にポジショニングされる。
- 記録された座標を利用して，病変が疑われる部分の中心にAECとパドルが位置するようにする。記録された座標は乳房が十分に圧迫された状態で得られた値であることに注意する必要がある。
- 局所の乳房を十分に圧迫し固定する。
- 座標を再確認する。パドルの中心に関心領域がセットされていれば，皮膚表面に中心点をマークし，圧迫を完全に行う。
- パドルの下に関心領域がない場合，上述のような作業の前に被検者の位置を調整する。
- 使用されるパドルは通常より小さく硬い材質のものである。被検者の協力が得られるように目的と必要性を理解してもらう必要がある。

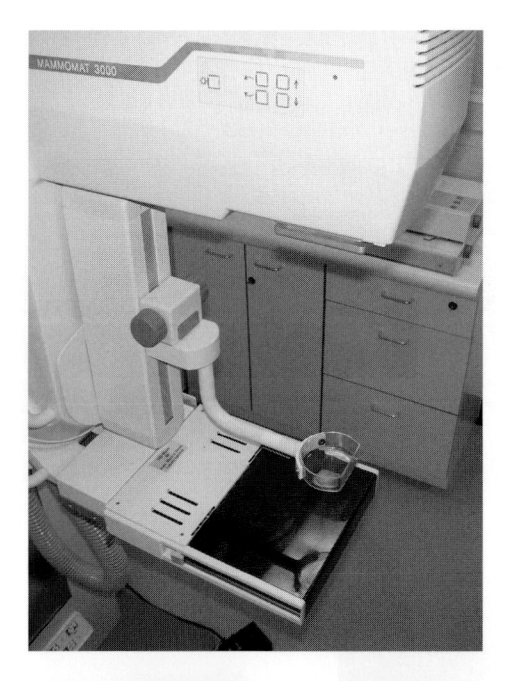

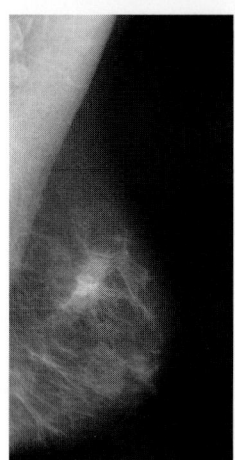

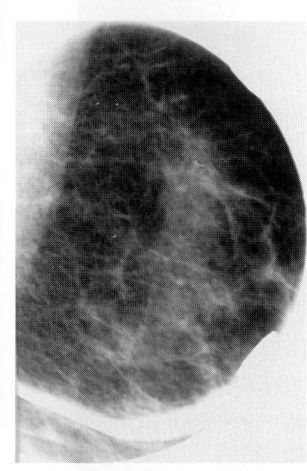

標準のマンモグラフィで不明瞭な領域を認めるが，右の圧迫像では圧迫の効果がよくわかる(圧迫により病変の性状がよりよくわかる)

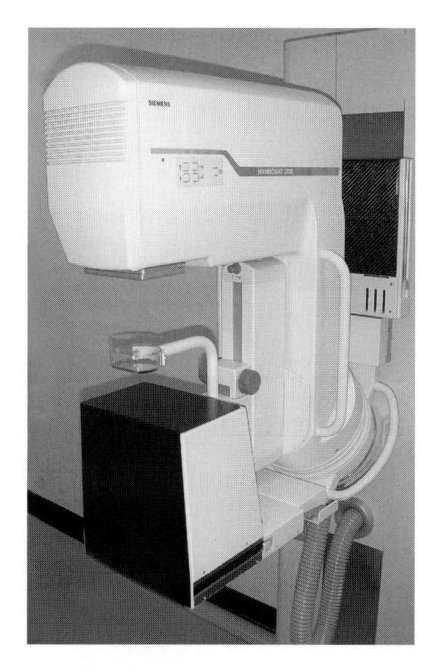

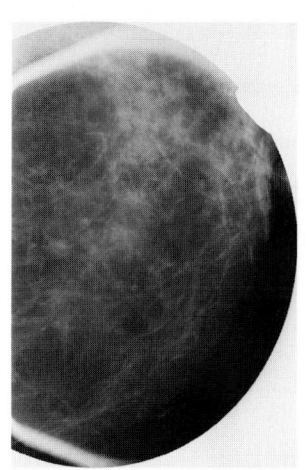

パドル拡大撮影像

拡大撮影

　局所撮影であれ全体撮影であれ，拡大撮影は，微細構造や病変の描出能を向上させるために使われることがあり，診断能は高まる。

- 拡大は，石灰化領域を調べるために最も多く使用される。
- 拡大撮影は，CC撮影法およびMLO撮影法で行われる。
- $0.1 mm^2$ の小焦点が必要であり，一般的に2倍の拡大率が用いられる。
- 拡大撮影が可能なように特別設計された台または塔状の付属品を支持台に取りつけて撮影を行う。拡大率は，通常1.5，1.8，2.0である。
- グリッドは使用しない。
- 大小の圧迫板は，拡大撮影および全体撮影に利用される。
- 小さい圧迫板の利点は，関心領域の圧迫を十分に行うことができることである。石灰化などの疑わしい領域が広域である場合，全領域の描出のため，より大きい圧迫板が必要となる。

全体拡大撮影

- 側方向撮影，CC撮影の順に被検者をポジショニングする。
- 照射野は検側乳房の半分しかをカバーしないので，大きい乳房ではなんらかの測定が必要になることを知っておかなくてはならない。

パドル拡大撮影

- 標準のパドル撮影と同様に，もとの画像で病変の座標を記録することと，前述のようなポジショニング手技が，正しいポジショニングのためには重要である。
- 拡大撮影では，小焦点の使用により照射時間が長くなるので，呼吸停止下で撮影する必要がある。

定位的(ステレオタクティック)穿刺手技/マンモトーム生検

　マンモグラフィ撮影技術の向上と検診マンモグラフィの導入によって，臨床的に触診では困難な乳房病変(非触知乳癌)が数多く検出されるようになった。これらは触診可能な病変と同様に確定診断のためには，さらなる画像診断が必要となる。一般的に，追加のマンモグラフィ撮影と超音波検査は，疑わしい病変の有無の確認のため，また，臨床的重要性の評価のために実施される。これらの画像検査で良性と確定できない非触知病変に対しては，組織学的検査を実施する必要がある。これには以下の検査がある。
- イメージガイド下によるFNA
- 可能な場合はイメージガイド下による針生検

　これらの手技により外科的生検は避けることができる。触診可能な病変ではFNAまたは針生検をフリーハンドで行うことができるが，非触知病変では問題が生じる。

　超音波ガイド下生検は，所要時間が短く正確で，被検者の苦痛が少なく，合併症も少ないので，非触知病変に対してよく施行される。病変が超音波画像上で明確に描出されていれば，ガイド下生検のために問題なく利用できる。一方，超音波画像で描出された病変がマンモグラフィで描出されたものと同じであると確定できない場合，また病変が超音波画像で描出されない場合は，X線ガイド下によるFNAが不可欠である。X線ガイド下によるFNAを施行するための最も正確な方法は，ステレオガイド装置を使用することである。良性病変の非切除から悪性病変の乳房切除術までの治療方針の決定は，細胞学的・組織学的サンプルの結果に基づいて決定されるため，対象部位から確実にサンプリングできる高い精度が求められる。ステレオガイド装置には2つの主なタイプがある。女性を腹臥位の状態で生検を行う専用台と既存のマンモグラフィ撮影装置に取りつけ可能な付属品を用いるものがある。そのうちより一般的である後者について説明する。この手技を受ける女性は不安を抱くので，女性と技師の間に信頼関係を築くことが重要である。検査開始前，および各検査段階で手技に関する十分な説明を行うことは，女性をリラックスさせ，安心させるために非常に重要なことである。

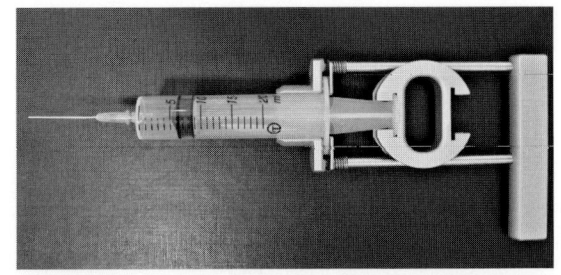

専用の注射針ホルダにセットされたFNA針の例

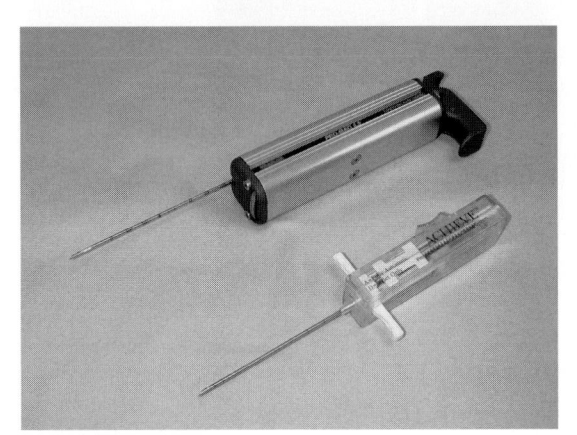

針生検用穿刺針の例

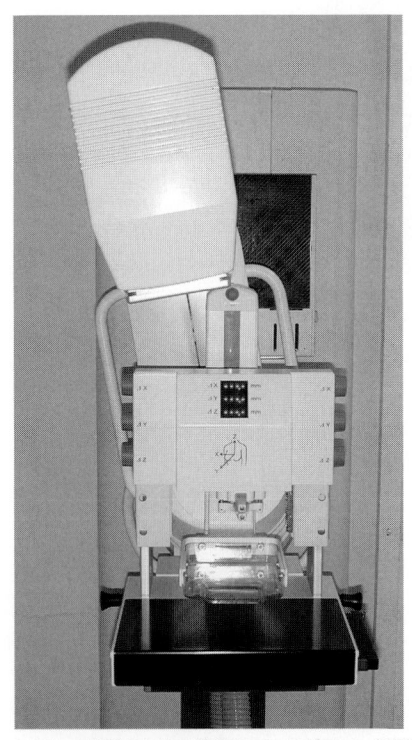

ステレオ撮影のための器具をマンモグラフィ撮影装置に装着した状態

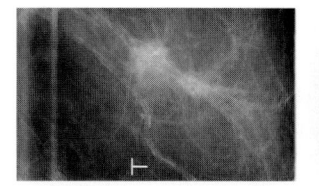

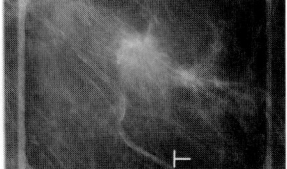

定位的(ステレオタクティック)穿刺手技/マンモトーム生検

手技

　乳房のポジショニング方法は，放射線科医の同意を得ておく必要がある。女性は坐位の状態でポジショニングされ，生検用の窓がついた圧迫板が用いられる。手技の最中，乳房の動きがあればわかるように，圧迫板の窓口輪郭を女性の皮膚にマーキングしておく。ステレオ画像を得るのに必要な管球移動が行われる（通常，正中線の両側に管球を20°傾ける）。X線写真はできる限り迅速に現像し，放射線科医は，病変が明瞭に描出され，圧迫板の生検用の窓に近すぎないことを確認する。病変の位置はステレオ画像から装置上で計算される。生検領域上の皮膚に局所麻酔薬を注入する。針フォルダを正しくセットし，放射線科医が乳房を穿刺する。針先の位置が正しいかどうか確認するために，最初の穿刺時にフィルムによる確認が不可欠であり，それから細胞吸引が行われる。手技には必要に応じて数本の針が用いられ，それぞれの穿刺診で吸引が行われる。

　最新の装置は，生検とスポット撮影のためのディジタルシステムを有している。フィルム処理は，非常に迅速かつ正確なディジタル画像収集と画像再構成により置き換えられてきている。針生検は，通常14Gの太い針を用いて同様の方法で行われる。

術前マーキング

　この手技はFNAまたは針生検の項目で説明した内容と類似している。固定設備は不可欠ではないが，手技の精度は高い。FNA用の針や生検用のガンの代わりに使用されるマーカーワイヤは，生検か切除術を行う外科医の好みによる。このポジショニング手技の目的は，マーカーワイヤを正確に乳房病変内に置くことである。そうすることで，外科医は病変の生検切除diagnostic biopsyを確実に施行することができる。マーカーワイヤチップは，病変内にあることが不可欠なので，乳房を圧迫した状態で病変の深さを正確に評価しなければならない。したがって，ワイヤと病変との位置関係をマーカー挿入後のマンモグラフィで確認する必要がある。

局所病変を示す一対のステレオ画像の例

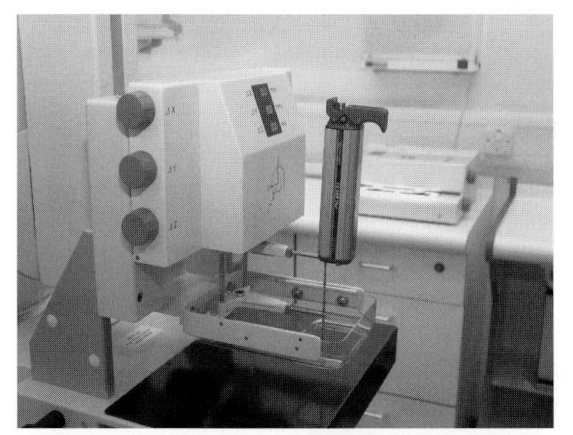

針生検用のガンがセットされたマンモグラフィ撮影装置

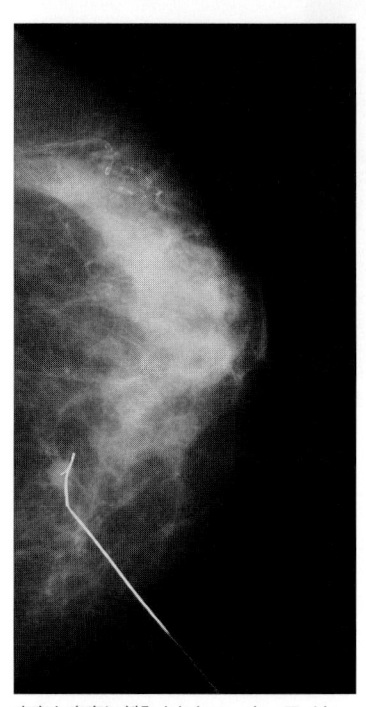

病変と病変に刺入されたマーカーワイヤ

乳房インプラント

　乳房インプラントはX線不透過性であるので，乳腺組織の描出が妨げられることがある。インプラントが乳房組織の大部分を形成する場合は特にそうである。乳房インプラントを有する女性がマンモグラフィ撮影を受ける場合，マンモグラフィの診断能には限界があることをよく知っておく必要がある。このような女性は乳房に対する意識が強いため，彼女らの乳房に対する価値観は尊重されるべきである。担当する放射線科医は，これらの女性のマンモグラフィ撮影に関して，たとえ撮影の限界をよく認識はしていてもやはり検査を希望することが多い，と感じるであろう。増加している人工物（プロテーゼ）で豊胸した乳房は増加しているが，多くの場合，放射線科医は超音波検査やMRI検査を選択する。

　インプラントを有する女性は，インプラントを恥ずかしく思ったり，マンモグラフィ撮影によってインプラントが破裂するおそれがないか不安に陥ることもあるので，女性と信頼関係を築くことが重要である。

　インプラントを有する女性は，基本法，接線撮影またはEklund撮影法を用いて検査する。

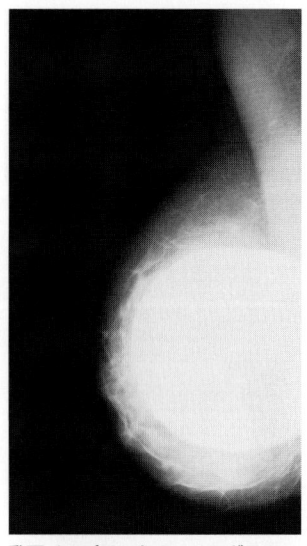

乳房インプラントのマンモグラフィ

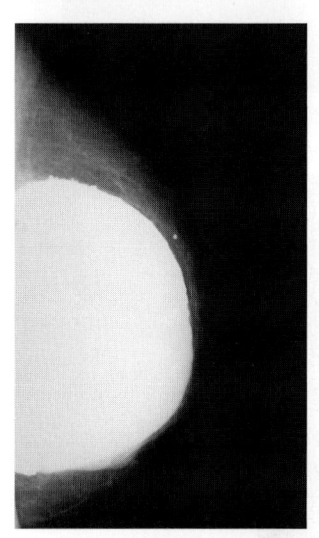

インプラントの劣化によって表面に不整を呈している

撮影手順

- 基本法を使用する場合はCC撮影を先に施行する。
- 乳房を通常どおりにポジションニングし，圧迫は乳房を押える程度にのみ用いられる。
- マニュアルモードで照射しなければならない。乳房がX線不透過性なのでAECによる照射は終了しないこともある。
- 得られたX線写真は，特に照射因子について評価し，必要に応じ再撮影を行う。
- 次に，CC撮影の照射条件に対して約3分の1増しの照射条件を用いてMLO撮影を行う。

注意事項

- 接線撮影は，豊胸術をした女性や局所的なしこりのためにマンモグラフィ撮影が行われる女性で施行されることがある。
- Eklund撮影は，プロテーゼに比較して乳房組織の割合が多い女性に適している。インプラントを乳房の後方に圧迫し，乳房組織のみを圧迫して描出する。

針生検と標本組織の X 線撮影

針生検

　針生検と拡大撮影を必要とする標本組織の X 線撮影は，乳癌の診断，管理，および治療において重要な役割を果たす。471 頁で説明した方法で得られた乳房組織片を撮影して，石灰化を含むまたは石灰化のみからなる乳房病変の有無を判断する。

手技

　針生検で摘出した組織片を，無繊維シートの上に，また乾燥を防ぐために生理食塩水で湿らせた状態の専用の標本ホルダに置く。X 線撮影は，拡大撮影設備を有するマンモグラフィ撮影用台上または標本 X 線撮影用キャビネット内で行う。

標本キャビネット内での X 線撮影

　片面乳剤フィルムが入った 18×24 cm サイズのカセッテの上に，無繊維シートに載せた組織片をセットする。26 kVp，3 mAs の条件で組織片を照射する。適切な X 写真が得られたのを確認次第，組織片をホルマリン液に移し，組織学的検査のためにすぐに検査室に送る。

乳房組織の X 線撮影

　乳房病変の外科的摘出の前に，471 頁で説明したように，術前マーカー法を用いてワイヤを病変の中心に挿入する。

　乳房病変の摘出後に，患者が麻酔下にあるうちに X 線検査のために組織片を撮影室に送る。病変周囲の正常な乳房組織が切除断端から 1 cm 以上確保されていることを確認する。患者がまだ麻酔下にあるうちに実施するので，可能な限り迅速かつ有用な X 線撮影を行う。

手順

　撮影は，拡大撮影機能を有するマンモグラフィ撮影用台上，または標本 X 線撮影用キャビネット内で，片面乳剤フィルムを入れた 18×24 cm サイズのカセッテを用いて行う。

　互いに直行する 2 方向で標本の撮影を行う。

　標本を最初にフィルムの半分側に置き，もう片方を含鉛ゴム布で覆い，ビームを絞って照射する。次に，標本をフィルムのもう片側に 90°回転させて置く。

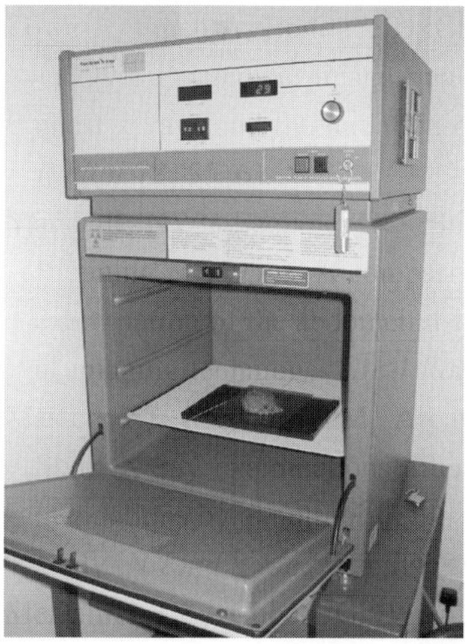

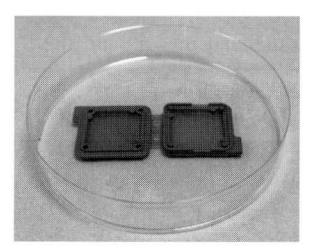

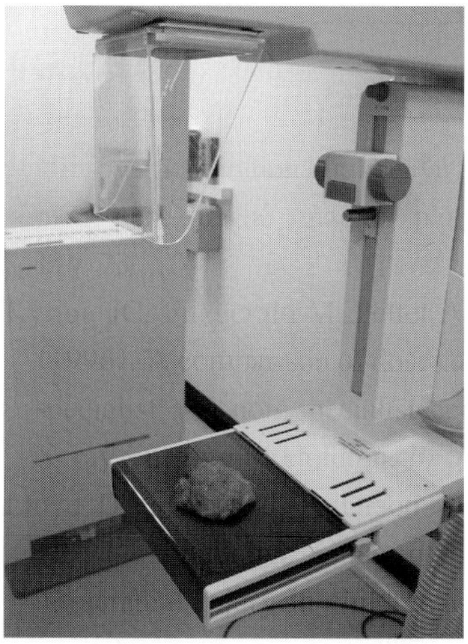

針生検標本用容器

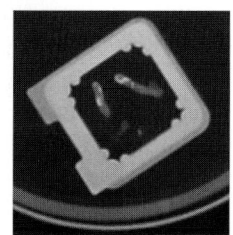

専用容器を用いて撮影された標本の X 線写真

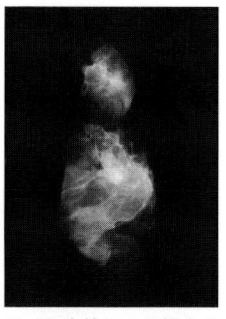

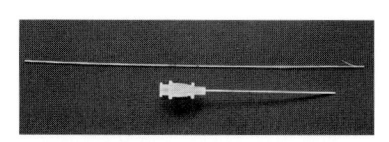

ワイヤ生検に使用されるフックワイヤと挿入針のサンプル

ワイヤ生検による標本の X 線写真

第 16 章

その他のさまざまな撮影法

救急（外傷）撮影 476
   患者の状態の評価　476
   検査計画の立案　476
   技術の適応　477
   患者の状況　478
   装置と撮影について考慮すべき事項　478
   二次外傷救命処置
      Advanced Trauma Life Support（ATLS）　481

体内異物 482
   はじめに　482
   経皮的な体内異物　483
   飲み込まれた異物　484
   吸い込まれた異物　485
   挿入された異物　486
   眼窩内異物　487

断層撮影 489
   はじめに　489
   原理　490
   断層軌道の種類　492
   画質　495
   放射線防護　495
   手順　496
   照射時間と角度　496
   応用　496
   腎臓　497
   前後方向　497
   喉頭前後方向　498
   気管前後方向　498

拡大撮影 499
   原理　499
   応用　501

全身骨撮影 502
   はじめに　502
   推奨撮影法　503

軟部組織 504
   はじめに　504
   撮影法　504

法医学的 X 線撮影 506
   はじめに　506
   法医学的 X 線撮影の分類　506
   解剖用語　507
   法律的問題　507
   装置と補助具　507
   特定区域内の放射線防護規則　507
   報告会について　507
   歯科 X 線撮影法　508
   推奨歯科 X 線撮影法　508
   一般 X 線撮影　509
   出生前（15～40 週）　510
   正面前後方向の全身像　510
   側方向の全身像　511
   出生前（15～40 週）頭部 X 線撮影　512
   側方向　512
   全身骨撮影：時間外　513

救急（外傷）撮影

　診療放射線技師であれば，緊急性の高い外傷を負った患者を検査する際に，体を動かしたり，一定の体位を保持するなど患者からの協力が難しいため，画質を妥協しなければならないときがあることを知っているだろう。このような患者では，重篤な外傷があるかどうかを判断するために高画質が要求されるにもかかわらず，皮肉にも検査の指示に従うことができないため，診断に耐え難い画像となることがある。

　そのため診療放射線技師は，外傷の単純撮影が救急救命室または放射線検査室で行われるとしても，その権限において，画像に関して専門的な判断を行わなければならない。画質を低下するすべての因子とそれらの因子の影響を最小にする方法に関する専門的な知識が必要とされるゆえんである。外傷に関係するすべての適切な撮像条件を詳細に説明することは本章の範囲を越えてしまうが，緊急性の高い外傷患者の撮影を行う際に，すべての診療放射線技師が気を配るべき一連のポイントを述べることは可能であろう。

患者の状態の評価

　検査を行う際の重要な最初のステップは，撮影指示の内容を吟味し，患者の状態を評価することである。外傷に至った過程を評価し，可能であれば現在の身体の状態と可動範囲について患者から聞くことで，診療放射線技師は最大限の診断結果を引き出すための適切な検査計画を立てることができる。

検査計画の立案

　診療放射線技師が複数の検査を必要とする患者を受け入れた場合，効率的に検査ができるよう，全体を通じての検査計画を立案することに十分に時間をかけることは重要である。

　全脊柱・胸部・骨盤の検査を必要とする患者を考えてみよう。すべての側面像の撮影が正面（前後）像の撮影の前に完了していると，より効率的であろう。すなわち，撮影から撮影に移る際の管球の前後移動にかかる時間の無駄を省くことができるからである。

　ストレッチャー上の患者を検査する場合，ストレッチャーを撮影室に入れるときに，どちらの側面像を撮影するかを考慮することもまた重要である。それによってストレッチャーの向きを入れ替えるために検査を途中で中断することなく，身体の適切な面をブッキー台に対して垂直にポジショニングすることができるのである。

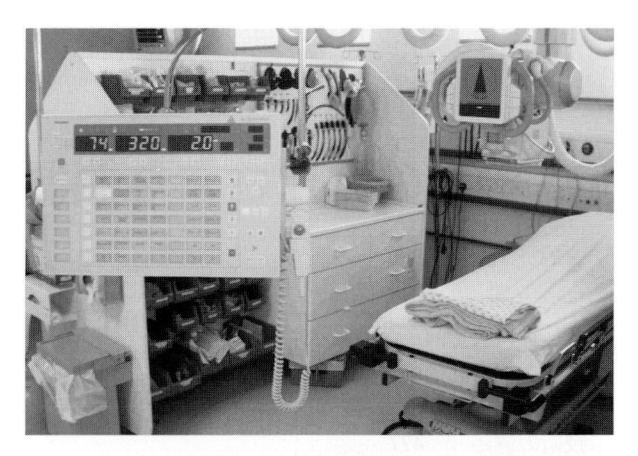

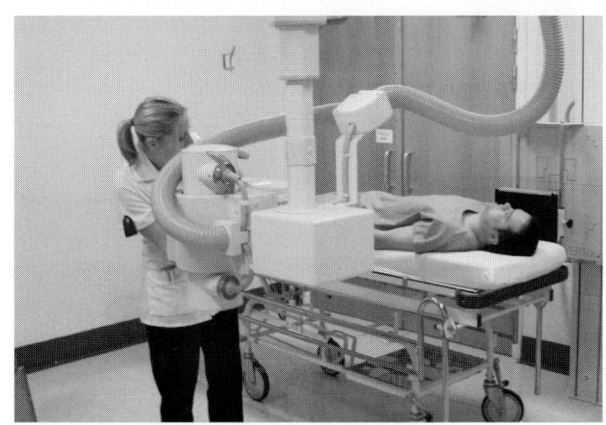

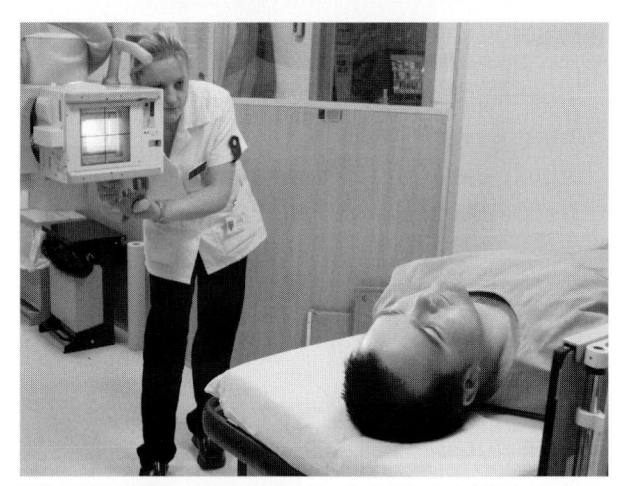

複数の撮影を必要とする外傷の検査は，すべて同一の方向（例えば，側面）を撮影してから他の方向を撮影すれば時間短縮が可能であろう

　救急部門のスタッフとよいコミュニケーションを取ることは検査計画を立案するうえできわめて重要である。それにより，患者の状態と協力を得られる範囲について診療放射線技師は重要な情報が得られるからである。加えて，ポータブル撮影が必要な場合，救急部門に運ぶ機器の選択や救急部門への正確な到着時間を確実なものとするために，良好なコミュニケーションはきわめて重要である。

技術の適応

標準的なポジショニングを取れないなど患者からの協力を得ることが難しいときは，診療放射線技師の能力が，

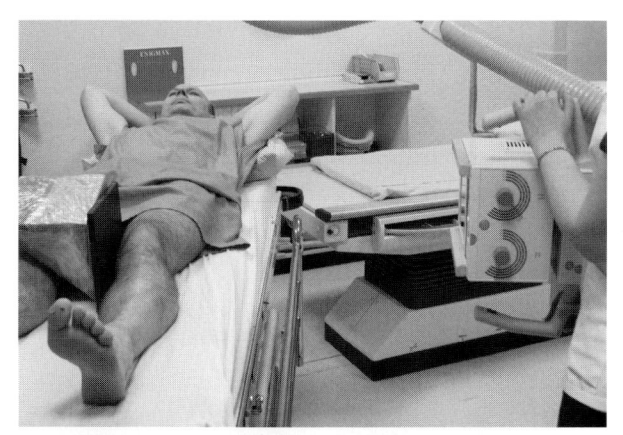

水平X線束による膝関節側方向撮影

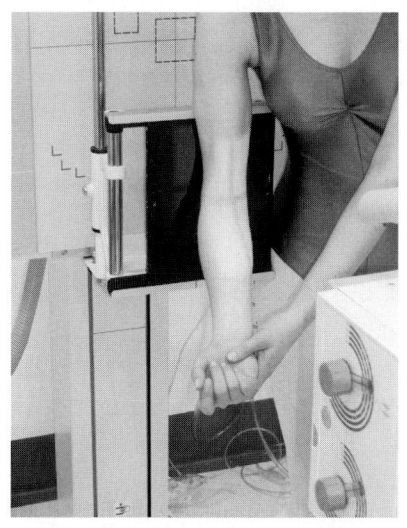

上腕骨顆上骨折に対する肘関節の立位前後方向撮影

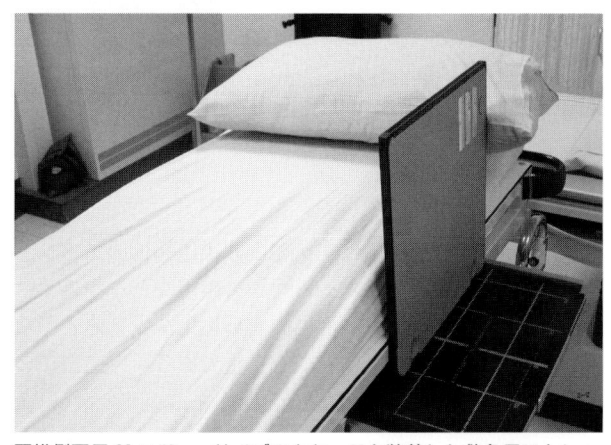

頸椎側面用 30 × 40 cm サイズのカセッテを装着した救急用ストレッチャー

救急（外傷）撮影

外傷患者を撮影する際に診断価値の高い画像を得る技術の源泉となる。

外傷時の一般的な撮影法すべての詳しい説明は本章の範囲を越えている。ここでは，撮影が難しい外傷患者の症例について，診療放射線技師が考慮すべき一連のポイントと理論について説明する。

水平X線束による側方向撮影

この方法は，患者が垂直方向のX線束に対して標準的な側臥位を取れないときに非常に役に立つ方法である。左上の写真の例のように，水平X線束の使用は実際に診断上の利点が多い。膝関節において軟部組織の損傷の指標である脂肪団-関節血症は，標準的な側方向撮影ではみることはできない。

立位，坐位

坐位や背臥位でのポジショニングが難しい患者の場合，状態が許すのであれば，立位になってもらうことが有益であろう。肘関節の上顆骨折を疑う場合などが適例である。坐位では患者は良好な前後像を得るために肘を伸ばすことができないことがあるが，立位での撮影では可能となるだろう。

病態の考慮

診療放射線技師は常に厳密にポジショニングを行い標準的な画像を得ようと努力するが，病態を考慮しないことが多い。それにより重大な診断を見落とすこともあるだろう。例えば関節検査のとき，長管骨にこのような例が起こる。関節部分だけが照射野に限定されている場合，関節付近の長管骨内に広がる病変全体を含んでいない可能性がある。

臨機応変に

診療放射線技師はある特定の方法で撮影を行うことに慣れるべきではない。撮影時に融通が利かなくなり，まれな状況に対処できなくなるからである。頸椎の側方向撮影におけるカセッテの大きさについて考えてみよう。多くの症例では 18 × 24 cm サイズのカセッテが使われているが，垂直方向でこのカセッテを支えることは難しく，特に蘇生室のようなところでは困難であろう。このような状況では，左の写真にあるように，ストレッチャーのカセッテ保持装置にある 30 × 40 cm サイズのカセッテが有用な代替手段になるだろう。

救急(外傷)撮影

患者の状況

外傷患者の容体は悪化しやすいので，外傷患者を常に注意深く観察することは重要である．最初，協力的な患者でも，適切な処置が行われない場合，突然不安定になり，危険な状態に陥ることもある．

これらのことを考慮すると，患者が撮影に協力できるか否かは診断のための画質に対して大きな意味を持つだろう．多くの場合，患者の協力が得られない場合は，それに対応した撮影技術を用いる以外には撮影を完了することができない．しかし，診療放射線技師が患者の協力の範囲内で撮影できる場合もある．以下にいくつかの例を示す．

- 酒に酔った患者：深刻な外傷がない場合には，可能ならば十分な協力が得られる程度に酔いが醒めるまで，検査を延期する．これは診断の難しい可能性のある外傷部位を撮影するときに特に重要である．頭部撮影装置 skull unit を使って得られた顔面骨写真の画質はストレッチャーの上で背臥位で得られた画像よりもはるかに優れている．しかし，ひどく酔った患者に頭部撮影装置を用いて顔面骨検査を行うことは，賢明でないどころか危険である．
- 固定具や衣服によって患者の協力の得られる範囲が過剰に制限されている場合もまた，検査を延期した方がよいであろう．一度，けがが治ってしまえば，固定具を外すことができ，より十分な患者の協力が得られるからである．

装置と撮影について考慮すべき事項

X線機器メーカーによっては外傷撮影専用の撮影システムを提供している．それらは多様な撮影を行うときに，時間の節約や画質の向上に特に有用である．しかし，X線一般撮影室に備えつけられている天井吊り下げ型X線管や立体ブッキー，可動型ブッキー，救急用補助具といった専用の撮影システムで撮影したもので同様な画像を得ることも可能である．また，不可欠というわけではないが，頭部撮影装置は頭蓋骨や顔面骨の画質を向上させるであろう．外傷撮影を行うための部屋に最も望まれるものは空間である．診療放射線技師に十分な広さの撮影スペースがあれば，種々の撮影技術の適応が求められる場合により柔軟に対応することができるだろう．

その他のより専門的な考慮は個別に検討する．

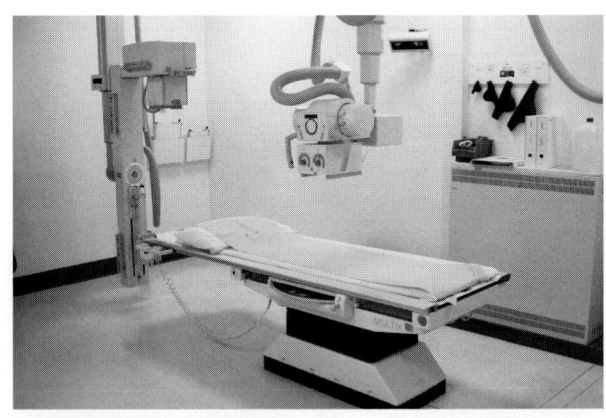

外傷撮影に適した典型的な撮影室

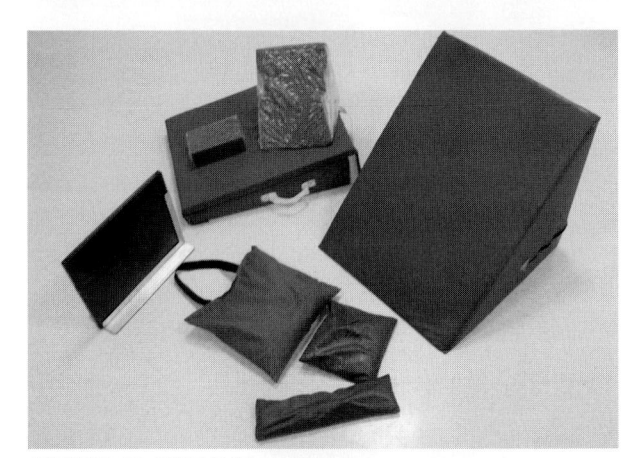

外傷撮影の際に通常使用される固定具

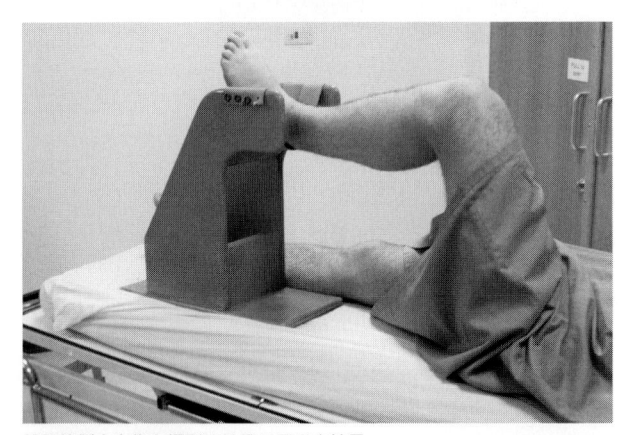

股関節側方向像を撮影する際の足の支持具

固定具

外傷撮影を行う部屋はすべて，X線透過性のスポンジや，患者やカセッテを支えるための砂嚢などを準備すべきである．股関節側方向撮影のために足を支えるような特別な用具は，しばしばとても貴重である．

グリッド

外傷患者の撮影では，技術的な結果として静止グリッ

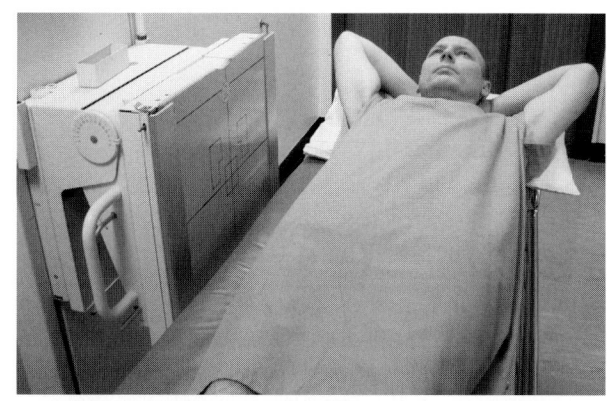

OFD が長くなると幾何学的不鮮鋭度が増加する

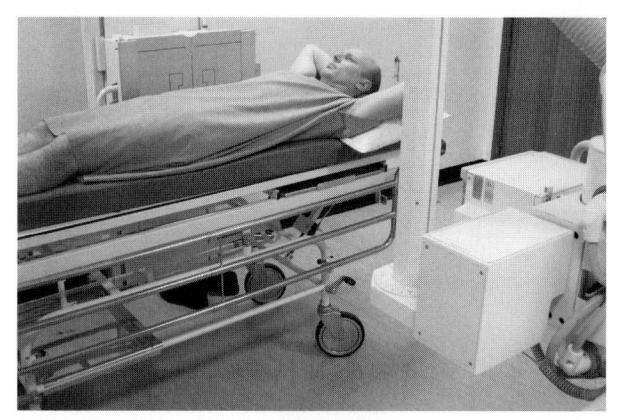

FFD を長くすると幾何学的不鮮鋭度が減少する

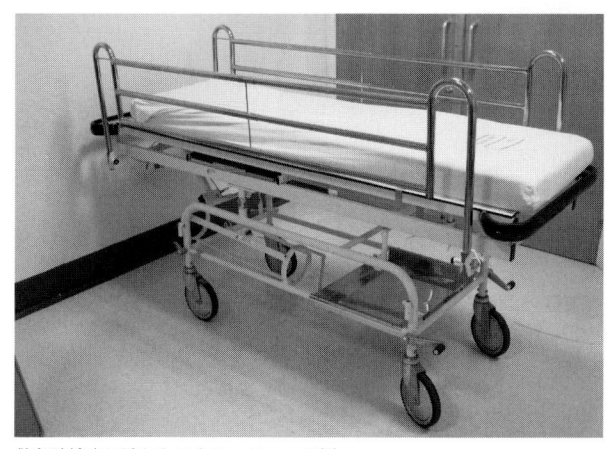

救急時検査に適したストレッチャーの例

ドを使用する場合がある。静止グリッドの能力は，散乱線除去の観点から可動式グリッド装置であるブッキーと比較して十分ではないことから，その使用は最後の手段として行われるべきである。静止グリッドを使用した場合，その格子パターンと相対的に低いグリッド比から，得られる画像は低画質となる。グリッドの種類もまた重要である。集束グリッドを使用した場合，診療放射線技師はそのグリッドの種類に一致した正確な焦点-フィルム間距離（FFD）を保証しなければ，「カットオフ」アーチ

救急（外傷）撮影

ファクトが生じるであろう。

被写体-フィルム間距離

　救急外傷 X 線撮影において，多くの場合に必要とされる技術的な修正を行った結果として，被写体-フィルム間距離（OFD）は大きくなる。水平 X 線束を用いた胸椎あるいは腰椎の側方向撮影がよい例である。患者がストレッチャーの中央に横臥している場合，一般に脊柱はカセッテから若干離れたところに位置する。その結果，拡大と幾何学的不鮮鋭度は強調される。この問題は，グリッドの焦点以内で焦点-被写体間距離（FOD）を増加することにより容易に改善される。この方法を行ったうえで自動露出機構を使用しない場合には，診療放射線技師は撮影条件を上げなければならないことを銘記しておくべきである。

絞り

　外傷 X 線撮影では，散乱放射線が高水準となるために全体の画質が低下する傾向がある。上述したような水平 X 線束による腰椎側方向撮影が代表的な例であろう。通常の側方向撮影と比較して脊柱の両側にある腹部臓器の組織への線量は増加し，また散乱線の増加にもつながる。そのような場合，絞りに十分注意することで，散乱線を大いに減少させ，画質を著しく改善できるであろう。

ストレッチャーの種類

　救急医療ではさまざまな種類のストレッチャーが利用される。それらのうちいくつかは，他の撮影台よりもはるかに単純 X 線撮影に適している。新しいストレッチャーを購入する際には，診療放射線技師が救急スタッフとの密接な関係を維持することを強く勧める。実際に新しいストレッチャーの能力をテストする際に，購入に先立ち，評価期間を設けることは必須である。ストレッチャーに関して考慮すべき事項については以下に詳しく述べる。

カセッテホルダ

　ストレッチャーは，患者の下にカセッテやグリッドを挿入するための可動式トレイか，ストレッチャーの長さと幅にわたって移動するような広いプラットフォームを備えなくてはならない。後者は，患者がストレッチャーの中央に寝ていなかった場合，自由度の高い撮影が可能となる。代替手段として，セパレート型のカセッテホルダを利用するか，または特定の目的に合ったものを作成する必要もあろう。

救急(外傷)撮影

カセットの配置範囲

　ベッドの下のカセットをどのような方法で支えようと，また患者に対してどの位置に置かれていようと，カセットは診療放射線技師の手が届き，かつみえる範囲にあることが重要である。これは，撮影前にX線束に対するカセットの位置を正確に調整するために必須のことである。

OFD

　ベッドの表面からカセットホルダの下部までの距離はできるだけ短くすべきであるが，カセットの位置を調整しやすいような余裕が必要である。この距離が長くなると幾何学的不鮮鋭度が増大し，画質は劣化する。

単一材質でできたストレッチャーの表面

　ストレッチャー表面の材質は完全にX線透過性のものとし(金属棒や金属製蝶番をなくす)，表面を構成する金属の接合部を最小限となるように設計すべきである。表面の金属は，患者の下にカセットホルダを置いて撮影した画像のアーチファクトの原因になる。

垂直カセットホルダ

　ストレッチャーの中には側面の水平入射撮影に役に立つ垂直カセットホルダが備えつけられているものもあるが，必要不可欠なものではない。

画像のアーチファクト

　着衣や救急隊によって装着された固定具によるアーチファクトは，診療放射線技師による患者の撮影を困難にする。頸椎の固定具の下のネックレスやイヤリングは，診療放射線技師が画像を得るまで気づかれず，問題となることが多い。繰り返すが，それぞれの職種間に良好なコミュニケーションを確立し維持することは，そのような問題を伝わりやすくし，結果として生じる支障を気づかせるだろう。

チームワーク

　外傷患者を撮影する際，放射線部内の良好なチームワークは効率性や有効性という好結果につながる。これは放射線部内だけではなく，各職種間にもいうことができる。放射線部と救急部間が密接になれば互いの問題点を理解する助けになり，また，問題を克服したり，高い効率性を得ることができる。多発外傷の患者を撮影する際，1人がポジショニングし，もう1人が画像処理をするような2人体制であると効率性を最大に引き出せるだろう。

撮影条件

　外傷撮影は標準的な撮影状態ではないため，撮影条件

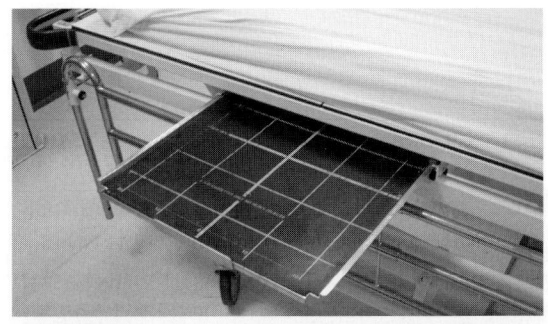

救急時検査に適したストレッチャーのカセット支持台の例

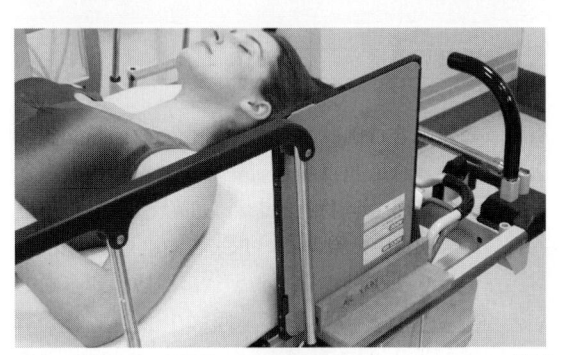

水平X線束を用いた撮影のためのストレッチャーのカセット支持台

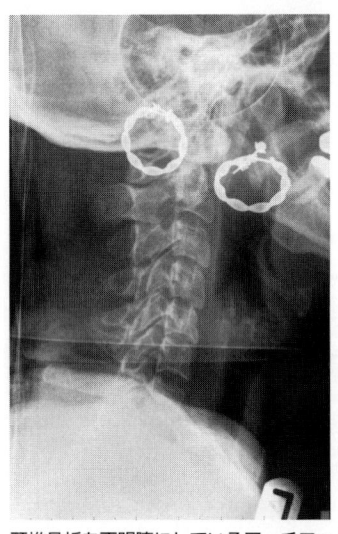

頸椎骨折を不明瞭にしているアーチファクトの例

を調整する必要がある。診療放射線技師が知っておくべき事項は以下のとおりである。

照射時間の短縮

　動きにより不鮮明になるような場合，以下のような方法で撮影時間を短縮させる。

- 管電圧の増加とmAs値の減少。
- 可能であれば管電流を増加させ，撮影時間を短くする。
- 管球負荷を100%まで増やす。通常，X線発生装置はこれよりも少ない負荷で操作している。
- 高速撮影装置を使用し撮影時間の短縮を考慮する。
- 大焦点の使用は短時間撮影を可能とする。

救急（外傷）撮影

コントラスト増強
　画像コントラストを巧みに操るために，管電圧を変えることを考える。例えば，低電圧撮影はガラスのような異物を描出したり，微細な骨折を強調するために役に立つ。一方，高圧撮影は，被写体コントラストのうち大きなコントラスト差を少なくするために役に立つ（脊椎内の異なる部位が好例）。

寛容度
　広いラチチュード（寛容度）を持つ画像システムは，外傷において特に有用である。それは，外傷の撮影において遭遇する条件の変化に応じて巧みに対処することができる。ディジタルシステムはこの点において特に有用である。

自動露出機構
　これは外傷撮影，特に，立位ブッキー台を用いた水平X線束による脊柱撮影において有用である。どのようなときでも，管球は常にブッキーに対して正確に中央になるようにしなければ，適正濃度が得られない。これは最終的な位置を調整している間はブッキー台の中心と管球中心がずれやすいことによる。

画像の正確なラベリング
　外傷撮影では多くの撮影法の変法があり，しばしばそれを用いた撮影が実施される。したがって，正確な診断がなされるためには，例えば背臥位，立位，水平X線束などのラベルを正確に画像に写しこむことが重要である。

二次外傷救命処置　Advanced Trauma Life Support（ATLS）

　これは主要な救急センターから遠く離れた人も含め，重症を負った患者がすべて十分な応急処置を受けられるように米国外科医師会によって始められた包括的なプロトコルであり，患者はできる限り良い状態で高度救急センターまでたどり着くことが可能となる。ATLS マニュアルには詳細な放射線検査を含め，体のあらゆる部位について，さまざまな観点からの明確な最低基準が定められている。これは米国外でも広く利用されている。

　プロトコルに従うと，外傷患者の重傷度を評価するために最初に行われるX線撮影には，頸椎側方向撮影，胸部X線撮影，骨盤撮影が含まれる。しかし，頭部X線撮影は含まれていないことに注意されたい。

　これらは初期診断の一部として，詳細な臨床検査の前に直ちに行われる。詳細な臨床診断の後に，追加撮影や他部位の撮影が必要となることもある。また，ある時点で（臨床上の優先順位で決定された）頸椎の全方向撮影を実施すべきである。

　全方向撮影は，病院ごとのプロトコルによって決定されるが，通常は3方向撮影（前後方向，側方向，軸方向）に外傷部位を中心にいくつかの斜位撮影を追加したものとなる。適切な基本画像が得られなければ，病院ごとのガイドラインにそってCTの使用が必要となるであろう。CTは意識不明で人工呼吸を施されている患者の迅速な検査には向かず，また大線量が必要になる検査である。容易にCT検査を単純X線撮影の代替品とみなすべきではない。ATLSでは，意識が清明で神経学的に異常はないが頸部痛を訴える患者について，頸椎撮影の前に経験が豊富な医師の監視下での頸椎前後屈位の撮影を要求している。**受傷者の脊柱の前後屈撮影は，医師の監視がある場合のみ行うべきである。**

　頸椎骨折を伴っている患者の7〜10％は胸椎および腰椎骨折も併発しており，その箇所も写真上に示される。

　胸椎および腰椎の重大な損傷は，特に他に痛みを伴う部位がある場合，局所的な腫れや痛みがないまま生じることがある。それゆえ，意識不鮮明で頸椎損傷のある患者はもちろん，重篤な外傷があり，他の部位に痛みがある場合は，全脊柱撮影を行うことが適切であろう。

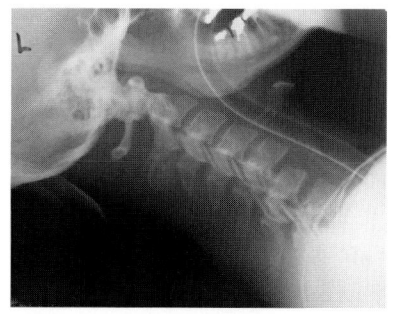

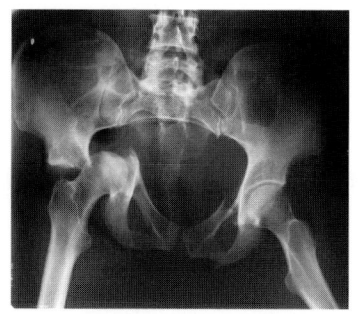

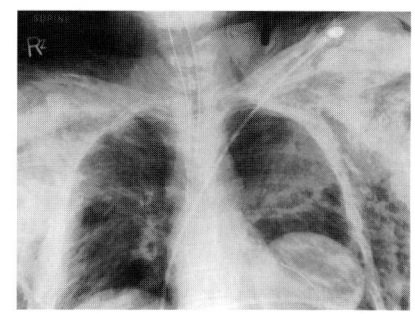

外傷におけるATLSの一連の画像。C5/C6の骨折脱臼，不安定性骨盤骨折および気胸や外科的気腫を示す胸部写真

体内異物

はじめに

多くの異なる物体が，さまざまな状況の下で体の組織や体腔に入り込むことがある。主な侵入方法としては，以下のようなものがある。
- 経皮的
- 経口摂取
- 吸入
- 挿入
- 経眼的

体内異物が非金属で，それに類似したサンプルを利用できる場合には，それをX線透過性容器中の深さ数cmの水中に入れ，異物のX線不透過性を確認するために撮影することができる。異物の存在と位置を証明するために使われるこの方法により，その大きさとX線透過度および位置が決定される。異物がX線不透過性でない場合や，消化管内などのように，異物がみえるようにX線不透過性の物質で覆うことが可能な部位でなければ，体内異物をX線写真によりみることはできない。木，ある種のガラスや低密度物質など，部分的にX線不透過性の体内異物は管電圧の適切な調節によってみえることもある。

CRやDR（direct digital radiography）の空間分解能は従来のX線写真より劣るかもしれないが，これらの機器の電子的な後処理により画質を補うことが可能である。画像の拡大，エッジ強調，ウインドウツールといった画像調整機能を利用することによって，体内異物の存在をより容易に明らかにすることができるのである。加えて，CRやDRのコントラスト分解能は従来のX線写真よりも高く，以前ではX線写真上はみることができなかった木片のような体内異物もみることもできる。

特にCRやDRにより撮影する際には，画像上のアーチファクトを増強し，ガラス片のようなX線不透過性の異物を不明瞭にするため，軟部組織の裂傷に巻きつけられている大きな包帯は外した方がよい。髪にまとわりついた血液で，頭皮にあるガラス片がみえにくくなることもある。

超音波検査は局所的な皮下のX線透過性の異物や生殖器系に対して有効である。

CTまたはMRIは，異物と臓器の関係を示す必要があるときに使われることがある。

注意事項

- MRIは，異物が強磁性物質を含む可能性がある場合

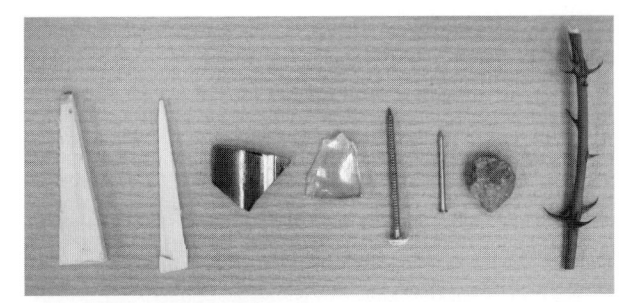

木片，ガラス，金属のサンプル

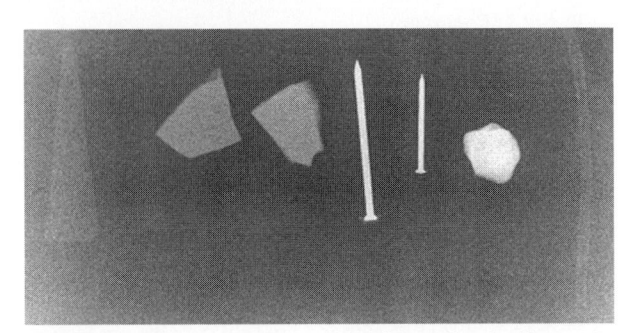

蠟塊を通して撮影した上の物質のX線写真（薄い木片や木の棘はかろうじてみえることに注意）

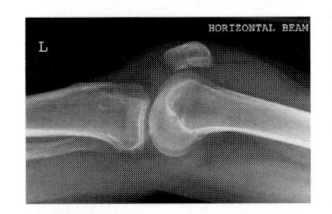

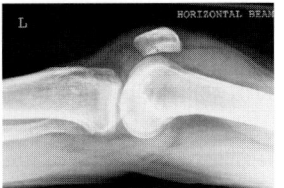

左膝のCR像
左：通常のウインドウ条件，右：軟部組織のウインドウ条件（膝蓋上滑液包の浸出液貯留が鮮明に表示される）

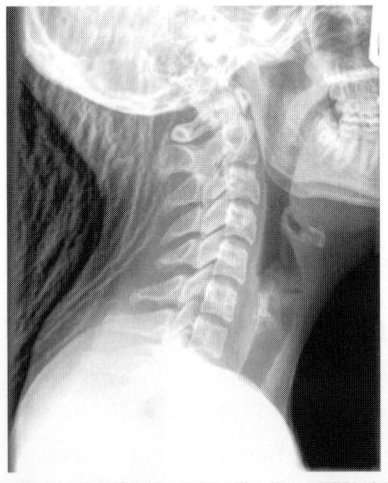

頸椎側方向像（頸部の軟部組織と編んだ頭髪が重なって網目状にみえる）

には施行してはならない。
- 検査を始める前に，衣服，撮影台上の皮膚や髪，ブッキー台，カセッテや増感紙，X線束の絞りのアクリル板などの上に異物と紛らわしいX線不透過性のものが存在しないことを確認しておくことは重要である。

経皮的な体内異物

作業中や路上，家庭内の事故，自傷による外傷に関わる異物として，一般に，金属，ガラス，木片などがあげられる。

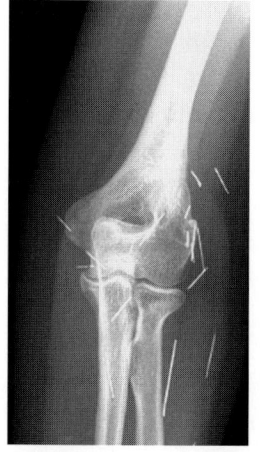

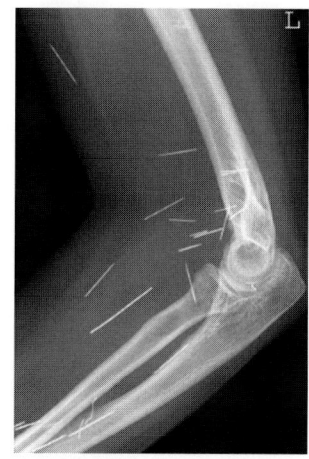

右肘関節前後方向および側方向像（刺入した針が多数示されている）

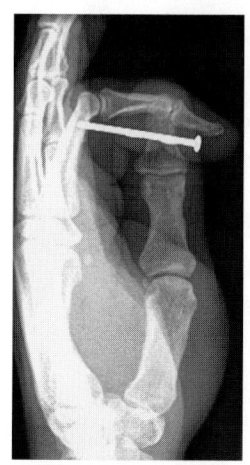

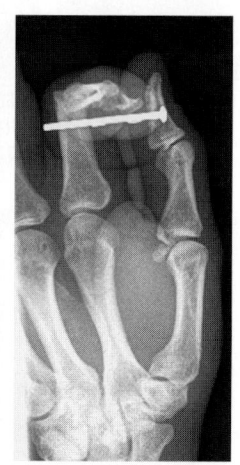

親指背掌方向および側方向像（指先の軟部組織に釘が埋まっている）

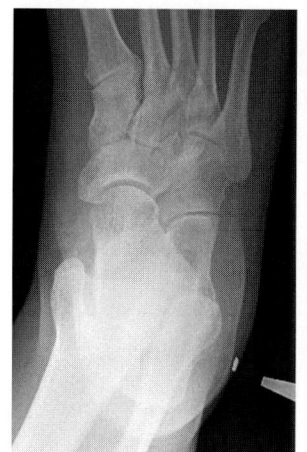

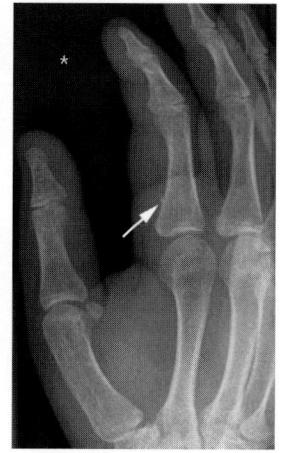

ガラスの異物（画像上の濃度はガラスの大きさと鉛含有率により変化する）

体内異物

患者がX線照射中に動かない場合には，一般に，直角をなす二方向撮影が要求される。特に四肢の検査では必要である。二方向撮影は，通常，疑わしい領域の前後方向または後前方向と側方向である。詳細については，それぞれ関連する章で触れた。

X線不透過性マーカーは異物が入り込んだ場所のすぐ横に置いた方がよい。異物が移動することもあるので，皮膚の表面と異物が入り込んだ場所の周辺の広い領域を同一画像上に含めるべきである。例えば，異物が筋鞘に沿って移動したり，高速で皮膚面に当たった異物は組織中をある程度の深さまで達することもある。

検査する領域を圧迫してはならない。

骨と隣接している異物の関係を示すために斜位撮影が必要となることがある。異物の深さを示すためには接線撮影が要求され，特に頭蓋骨や顔面，胸腹壁の検査で有効であろう。ときには，1枚の接線像があれば頭皮や顔面の軟部組織の中にある表在性異物を示すのに十分な場合がある。

X線撮影技術として，部分的にしかX線を透過しない異物を同定したり，異物が体内に入った際の組織中の空気を示すなど，骨と軟部組織の両方を描出することが必要とされる。

通常のX線写真の最も一般的なX線照射技術は，以下のようなものである。

- 1回の撮影で骨と軟部組織を描出するために，管電圧を十分に高くする。
- 1回のX線照射で1枚のフィルムに骨質の詳細を写し，もう1枚のフィルムに軟部組織を写すために，2種類の相対感度の異なるスクリーン・フィルムを組み合わせるか，あるいは増感紙を使用するものと使用しないものの2種類のフィルムの組み合わせを使用する。

ディジタル撮影機器の使用は，異物の位置の同定において大きな利点となる。CRやDRは，後処理によって1枚の写真から軟部組織と骨の両方をみることができ，エッジ強調やウインドウツールを有効に利用することによって周囲組織に類似したX線透過性を持つ異物をより明確に描出できるのである。

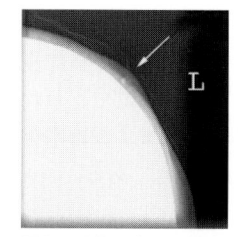

頭皮正接（接線）撮影（軟部組織に埋まったガラスを示す）

体内異物

飲み込まれた異物

　特に幼い子どもは，コイン，ビーズ，針，義歯，魚の骨などさまざまなものを，偶然に，ときには故意に飲み込むことがある。また，麻薬を持ち込む際に税関を通り抜ける手口として，コンドームの中に麻薬を詰め，その後飲み込むという方法がある。

　患者には服を脱ぎ，検査着に着替えるように指示すべきである。異物を飲み込んでからのおおよその時間と不快と感じている場所を確認し，検査時間に追加して撮影指示箋(依頼書)に記録すべきである。しかし，痛みの中には異物が通過するときの擦過傷によるものもある。患者の協力を得ることは，特に幼い子どもでは重要である。X線照射中に体動があった場合，部分的なX線不透過性の異物は見逃してしまうことがある。患者に，検査の前に息止めの練習をさせるとよいだろう。

　患者が幼い子どもの場合，検査は通常，胸部，頸椎，上～中腹部を含んだ1枚の前後方向像に限定される。下腹部の撮影は，幽門を通過できずに胃に停留している異物の存在を確かめるために行われるものであり，通常，生殖腺へのX線量を減少させるために除外される。したがって，胸部だけではなく腹部も十分に観察できるような撮影条件に注意しなければならない。

　年長児や大人では，咽頭や上部食道を観察するために頸部の側方向撮影，食道に対しては胸部の右前斜位方向撮影，消化管の残渣を確認するための腹部前後方向撮影を，この順序に従って必要とされることがある。それぞれの画像は次のX線撮影の前に確認すべきであり，患者の不必要な被曝を避けるためにも，異物が発見された時点で検査を終了する。隣接するX線画像において，重なる領域を十分に確保するためにも，大きなカセッテを使用すべきである。

　X線透過性の異物は少量の硫酸バリウムで概観を示すことができる場合もある。バリウムを飲むことが必要な検査も数例ある。特に，異物が飲み込まれたのか吸い込まれたのかが不明の場合は，消化管内に異物がないことが明らかになれば，気道内のX線不透過性の異物や肺の部分的な虚脱(該当する気管支内のX線透過性の異物の存在を示唆する)の可能性を除外するために胸部後前方向撮影が必要となる。すべての撮影は立位で行われるのが望ましい。感度の高いスクリーン・フィルム系を組み合わせ，短時間でX線撮影を行うべきである。

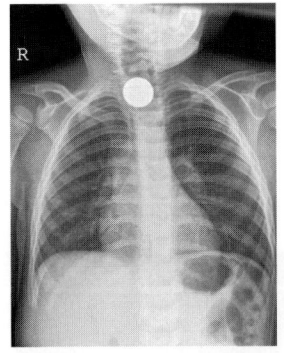

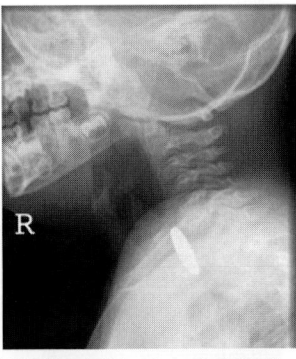

前後方向像および側方向像(子どもの上部食道にとどまったコインを示す)

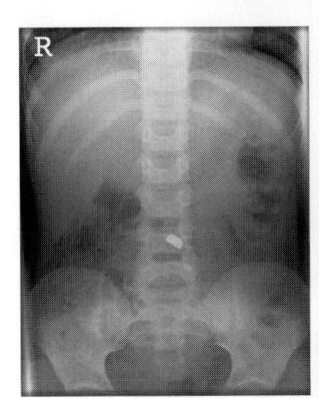

消化管の途中にある時計の電池

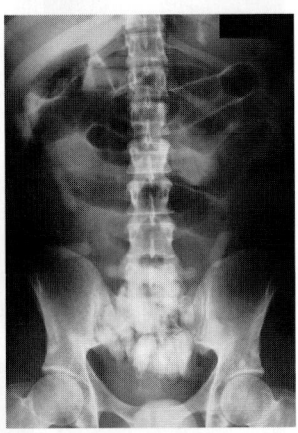

腹部前後方向像(下腹部に小腸閉塞を引き起こすほどの多数の薬物入りコンドームを認める)

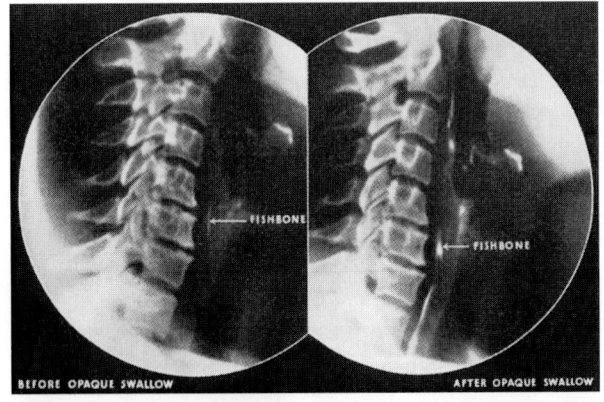

硫酸バリウムの使用により描出された上部食道に刺さった魚骨

頸部軟部組織側方向像(喉頭に刺さった魚骨を示す)

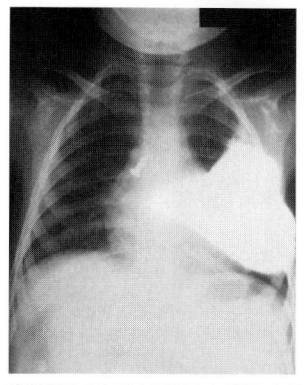

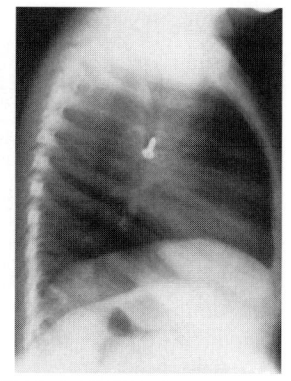

胸部前後方向および側方向像(右主気管支にネジを認める)

体内異物

吸い込まれた異物

　異物が吸い込まれることもある。乳児や幼い子どもは習慣的に口の中にものを入れ，それらを吸入することがある。口を殴られたり，歯科治療中に，折れた歯が吸い込まれることもあるだろう。そのような異物は喉頭や気管，気管支にとどまっていることがある。

　大人の患者の場合は着衣を病院の検査着に着替えるように指示すべきである。最初に，可能な限り同一写真上に頸部も含めた胸部後前方向と胸部側方向を撮影する。小児の検査では代替として胸部前後方向像を撮影する。上咽頭を含む頸部側方向撮影もまた必要な場合がある。万一，X線透過性の異物が吸い込まれた場合，気道の障害物によるエアトラッピング air trapping を示すために，呼気相と吸気相の両方の胸部後前方向像が必要となる。エアトラッピングは呼気相後前方向像での肺のX線減弱の減少(肺野の透過性亢進)と縦隔偏位として証明することができる。異物が縦隔の重なりによって不鮮明になることがあるため，管電圧は十分に高くなければならない。感度の高い撮像系(スクリーン・フィルム系の組み合わせ)とし，短いX線照射時間とすべきである。

　CTやMRIなどの断層像により，有効な情報が付加されることもある。注意：MRIでは異物が動いてしまうことがあるため，鉄材が疑われるときは禁忌である。

　気管支鏡は，その検査中に異物を取り除くことができるため，異物の位置を明らかにする目的で使用されることがある。

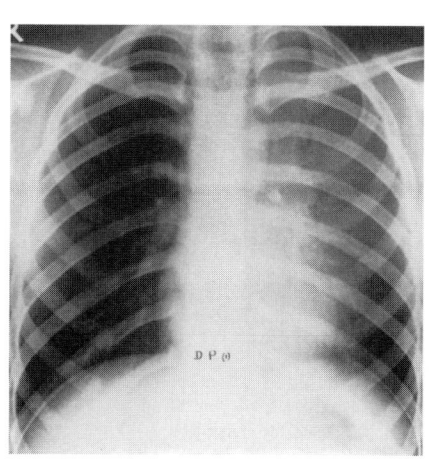

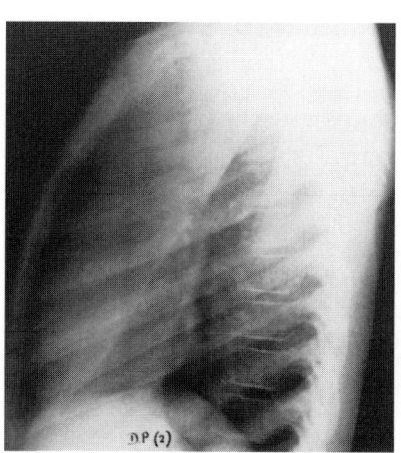

胸部後前方向および側方向像(左上葉気管支に詰まった歯と左肺の無気肺を示す)

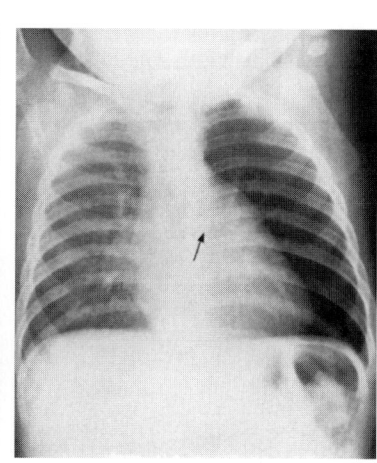

胸部前後方向像(閉塞性肺気腫を伴う左主気管支の異物を示す)

体内異物

挿入された異物

　ときとして異物は体のあらゆる開口部に挿入される。例えば，乳児や幼い子どもは鼻腔や外耳道にものを入れることがある。これらの異物はX線写真の力を借りずにその位置を同定し，取り出すことができるため，X線撮影が必要となることはまれである。

　X線写真が必要とされるときは，その領域の互いに直交する2方向の撮影が必要となろう。

　手術後にガーゼが体内に残されることがある。硫酸バリウムを染み込ませたポリビニルクロライド（PVC）からなるX線不透過性繊維が含まれたガーゼが使用されていれば，X線写真上で位置を明らかにできる。

　子宮内の避妊具を発見するためには超音波検査を第一選択とすべきである。超音波検査は利用可能な部位であれば，X線被曝を伴わず，軟部組織内の異物の発見にきわめて有効である。

　バイブレータのようなものが直腸内に停留した症例もある。このような場合，1枚の骨盤前後方向撮影が必要となるであろう。自傷傾向のある患者は，さまざまなものを体腔や皮下に挿入することがある。

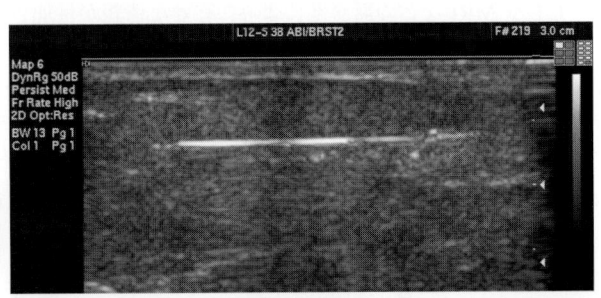

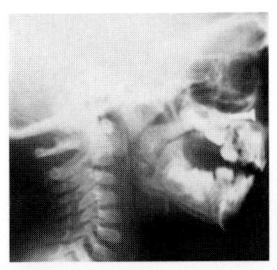

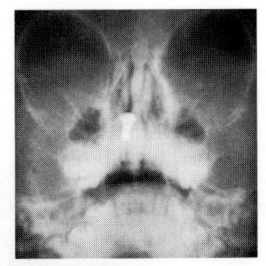

顔面側方向および後前方向像（右鼻腔のネジを示す）

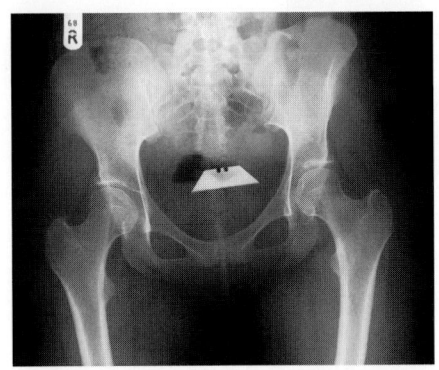

骨盤前後方向像（膣に挿入されたスタンレーナイフの刃を示す）

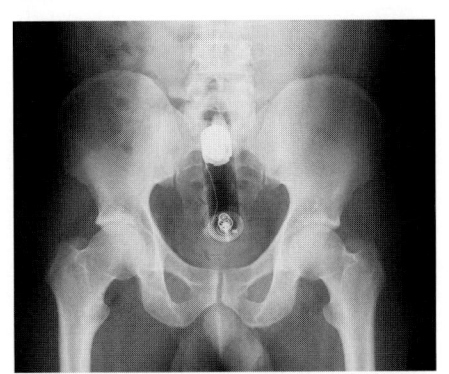

骨盤前後方向像（直腸に挿入されたバイブレータを示す）

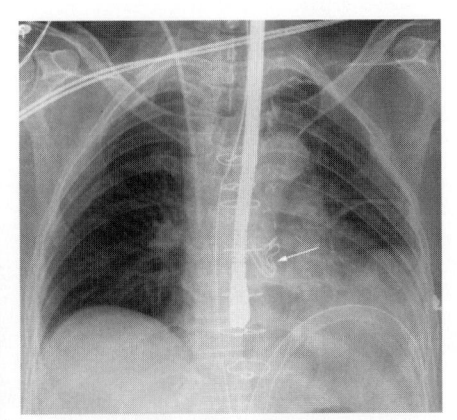

体表軟部組織に埋まった針の超音波画像

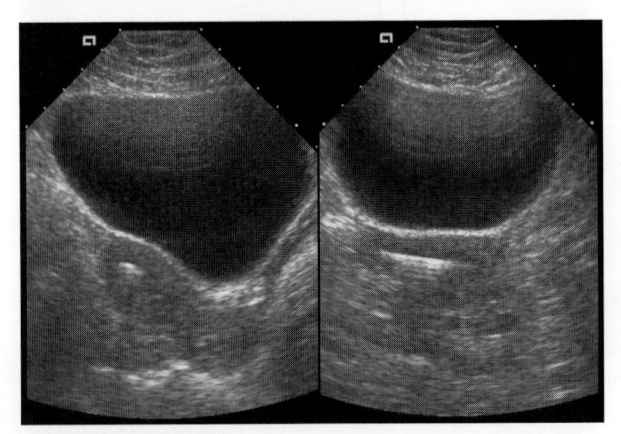

子宮内避妊具の超音波画像

手術室のポータブル撮影による胸部前後方向像（遺残ガーゼを示す）

眼窩内異物

眼窩内異物としては，作業中，路上，家庭内の事故による，金属，レンガ，ガラスの小さな破片などがある。

眼窩内に X 線不透過性の異物の存在が疑われる場合は，単純 X 線写真が第一選択の検査となる。さらに異物を探索したり，X 線透過性の異物が予想される場合は CT 検査がきわめて有効である。CT は眼窩の内側や上縁にある脆弱な骨の損傷についての診断情報や，眼窩上壁が破壊されている場合の脳損傷を明らかにすることが可能である。超音波は皮膚の表面にある異物や軟部組織の損傷の発見に有効であるが，眼窩内の極小異物の検出にはあまり役に立たない。眼球用超音波検査を直ちに実施することは難しく，深い傷に超音波検査用ジェルを入れることになり特に危険である。

X 線写真上での位置の同定は以下に示す 2 段階で行われる。

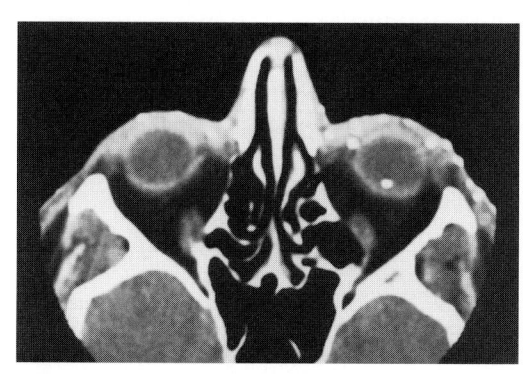

多数の異物を示す CT 画像

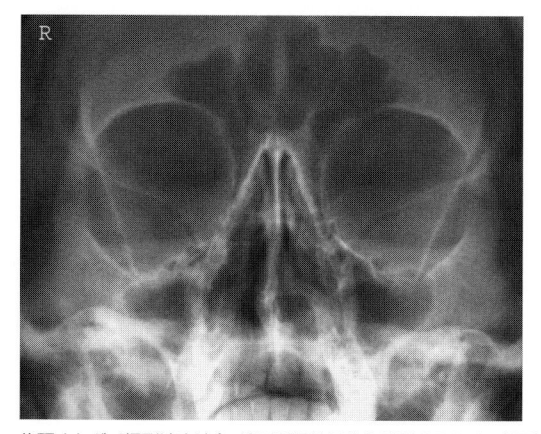

後頭オトガイ撮影法変法（X 線不透過性異物を確認するために撮影，正常）

体内異物

- 眼窩内にある X 線不透過性の異物の存在を確認すること。
- 異物が眼球内にあるのか，眼球外にあるのかを決定すること。

鮮明で詳細な画像が不可欠である。そのためには，小焦点（0.3 mm^2），ヘッドバンドによる頭部の固定，高解像度のスクリーン・フィルム系の組み合わせが推奨される。0.1×0.1×0.1 mm 以下のサイズの金属片が X 線写真で発見されることもある。

増感紙のクリーニングは細心の注意を払い，異物と混同するおそれのあるアーチファクトとなるようないかなる汚れや傷もあってはならない。特に，完璧にクリーニングされた増感紙のカセッテは，これらの検査のために他のカセッテとは別に保管しておくとよいだろう。

X 線不透過性の異物の確認

カセッテ面と OM 基準線（OML）を 30°とした後頭オトガイ方向［訳注：ウォーターズ Waters 法と呼ばれることが多い］が，仰臥位または立位で撮影される。どちらの場合でも，頭部は固定しなければならない。この方法の詳細については 271 頁に記載されている。小さな異物を可視化するために必要とされる最大の解像度が必要となることから，理想的には頭部撮影専用装置を使用する。

この撮影方法では，垂直あるいは水平の X 線束に対して OM 基線が 30°となるように顎をあげる。この体位は，眼窩壁がカセッテと平行になるように配置することにより，ちょうど眼窩端前下部の下に錐体稜が投影される。水平または垂直な X 線束による撮影の場合，中心線は瞳孔間線に向けられる。その X 線束を，両眼窩を含むように絞るか，または片方だけに絞るかは，その部門の取り決めによる。

注意事項

- 頭蓋骨によって異物の有無が不明瞭な場合，軟部組織の側方向撮影が必要となることもある。
- 増感紙の汚れによるアーチファクトが疑われる場合，再撮影が必要となる場合もある。
- 眼窩内で X 線不透過性の異物を認めた場合，位置を同定するための画像を撮影する前に，患者に眼科医を受診させ，眼科医が異物を取り除くことを決定するか，または画像により異物の位置を同定するための CT や超音波の撮影指示を出すまで患者を待たせることが賢明であろう。

体内異物

眼窩内異物の位置の同定

　眼球中央に対する異物の位置を同定し，異物が眼球の中にあるか外にあるかを決定する方法として，患者に異なる方向を見るように要求する撮影がある。そのため，患者が凝視できるかどうか，すなわち，与えられたマークを見続けられることを確認しなければならない。

　この検査には頭部撮影専用撮影台の使用が望ましく，以下のような撮影が要求される。

- 後頭オトガイ方向撮影法変法(271頁参照)では画像の中央に，瞳孔間線の中央が一致するように調整する。2枚撮影し，1枚は普通に正面視(前向き)とし，もう1枚は撮影中，眼球を内転(鼻側を向く)させて撮影する。
- 側方向(269頁参照)では，外眼角に中心線を一致させる。3枚撮影し，1枚は普通に正面視(前向き)とし，1枚は視線を上向きにした状態，1枚は視線を下向きにした状態で撮影する。

　それぞれの撮影において，患者は，X線照射中はあらかじめ決められたマーカーや指示したものをしっかりと見ていなければならない。異物が撮影された3枚の側方向像を写し取り，異物影の間を結ぶ直線を引く。そして異物影の中間で垂直二等分線を引く。交点がわずかに眼窩の頬骨端の前にある場合は，2つの垂直二等分線の交点は眼球の中心を示す。この場合，異物は眼球の中にある。

　交差点が頬骨端から離れていれば，それは異物が周囲の組織や筋肉の中にあることを示している。

　さらに，写し取られた後頭オトガイ方向像は，異物の側方向の動きをプロットすることができ，瞳孔中心に対する前後方向の位置を示す。

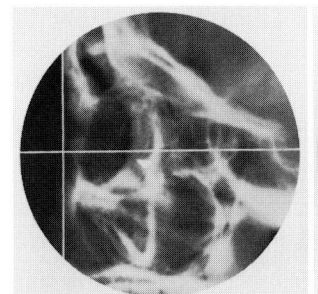

眼窩側方向像(正面視) 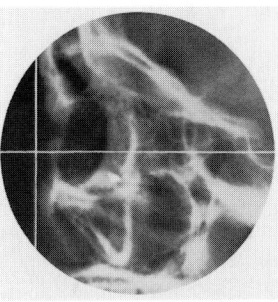　眼窩側方向像(上向きの視線)

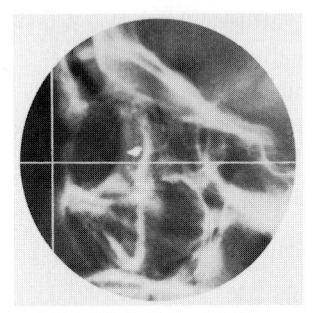

眼窩側方向像(下向きの視線)

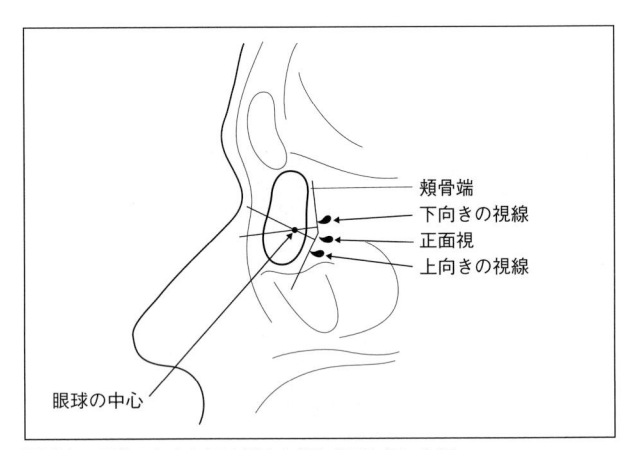

眼球内の異物の存在を示す側方向像から写し取った図

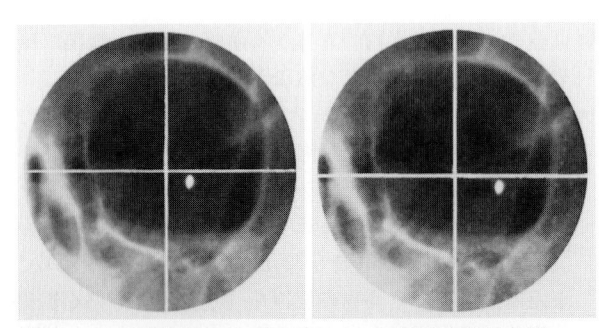

後頭オトガイ方向撮影法。左：正面視，右：左眼球を内転(右方視)

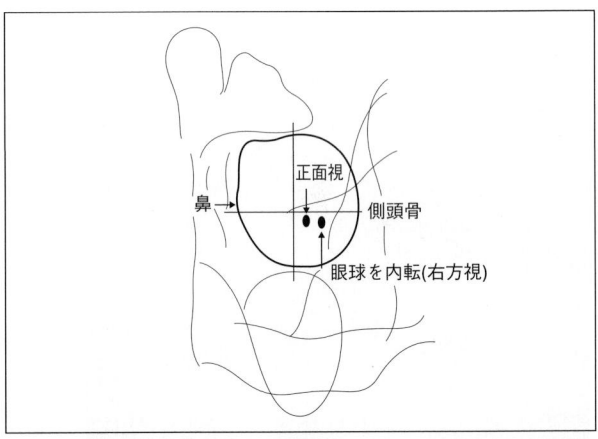

眼の中心の後方にある異物を示す後頭オトガイ像から写し取った図

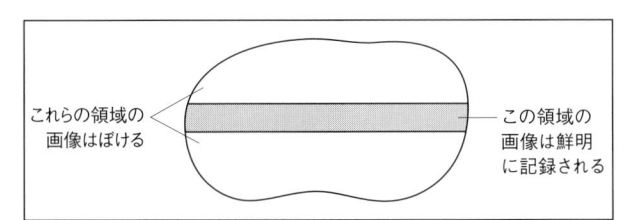

断層撮影の理論を示す図
（これらの領域の画像はぼける／この領域の画像は鮮明に記録される）

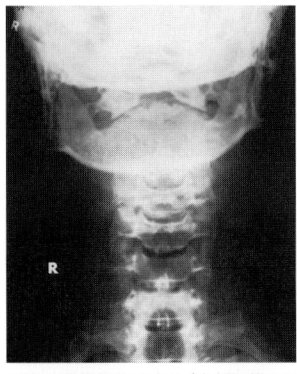

通常の頸椎前後方向像（上部頸椎に下顎骨が重なっている）

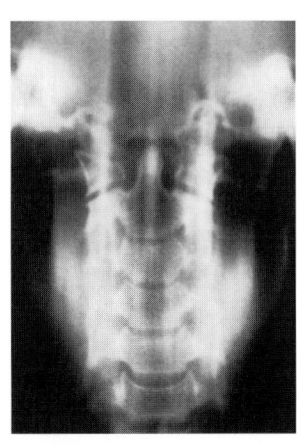

断層撮影（照射中にX線管とカセッテが動く）

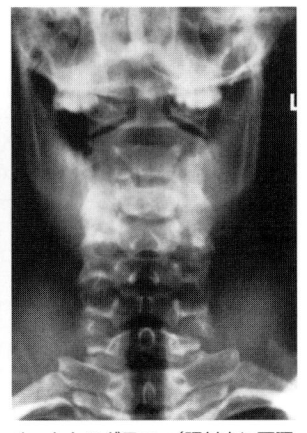

オートトモグラフィ（照射中に下顎を動かす）

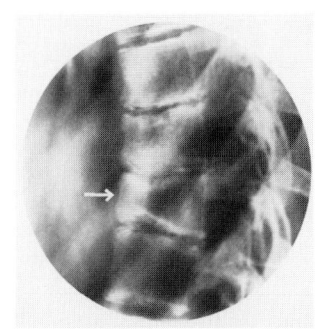

オートトモグラフィ（長い照射の間，静かに呼吸する）

断層撮影

はじめに

　従来のX線写真は，人体中を透過するX線の経路に沿って，幾重にも重なる厚みを持った層（深さ）から得られる像を重ね合わせることにより形成される二次元画像である。人体のある1つの層（深さ）における構造物の像は，その上と下の層（深さ）の構造物の像と重なって一緒に観察される。

　CTが登場し広く普及する以前は，断層撮影法として知られる技術が用いられていた。断層撮影用付属装置を装着した従来のX線装置または断層撮影専用装置により，選択された断層面以外の構造物の像を不鮮明にすることで，患者の持つ構造物または裁断面の画像を記録するものである。これを達成する方法はいくつかあり，そのほとんどが照射中に装置や患者をなんらかの方法で動かすという形を取っている。しかし，どの方法においても基本的な原理は同じである。照射中，画像検出器に対して求めていない層（深さ）の像を動かすために物理的な動きを発生させて，その像をぼかす。選んだ断層面（深さ）の画像は，フィルムとの位置関係では静止し続けており，その層（深さ）が明確に記録される。断層撮影は，患者が静止している間にX線管球とカセッテの同調した動きを必要とするものである。照射中に患者のみを動す場合には，これをオートトモグラフィ autotomography と呼ぶ。

オートトモグラフィ

　この技術では，可視化したい部位はX線照射中静止させ，重なる部分は患者を動かすことにより不鮮明な画像とする。可視化したい部位は固定されなければならない。十分な動きを可能にして，望まない断層面の画像をぼかす長い照射時間を用いる。

　オートトモグラフィの最も一般的な応用例として2つがあげられる。1つは，頸椎前後方向撮影で，頸椎を覆い隠している下顎骨が鮮明に写らないようにするため，X線照射中患者に口を開けたり閉じたりさせて撮影する。もう1つは胸椎側方向撮影で，胸椎を明瞭にみえるようにし，肋骨と肺を不鮮明にするため，X線照射中患者に静かに呼吸させて撮影をするものである。

16

489

断層撮影

原理

　前述のとおり断層画像は，患者，画像記録装置とX線管球との相対的な運動によって作成することができる。実際には，X線管球とカセッテを移動させ，一方で患者を静止させることによって断層画像を得ることができる。

　X線管球とカセッテが患者に対して相対的に動くことにより，被写体の異なる深さにある構造の投影像は，異なった速度で動くことになる。その構造がX線管やカセッテに近ければ近いほど，より高速で動くことになる。断層中心となる深さの部位の画像を取り出すため，カセッテが同じ速度で動くことができるようにX線管はカセッテトレイと一体の構造となっている。それゆえ，断層中心となる画像だけが，動いている間，画像検出器の同じ部分に記録される。その他のすべての層（深さ）における部位の画像構造は，カセッテと異なる速度で移動するため，動いている間は画像検出器の同じところに記録されないことになり，その結果，ぼかされる。

　以上から，周囲の層（深さ）の不鮮明な画像を取り除いて，被写体のある1つの層（深さ）にある構造の輪郭だけをより鮮明に記録することができる。

　動いている間断層面上の画像の拡大率に変化がないことが，画像の不鮮明さを生み出しており，重要な要件となっている。一定の拡大率を確保するためには，移動中は次のような関係が保たれなければならない。

$$\frac{FFD}{焦点-断層中心間距離} = 一定$$

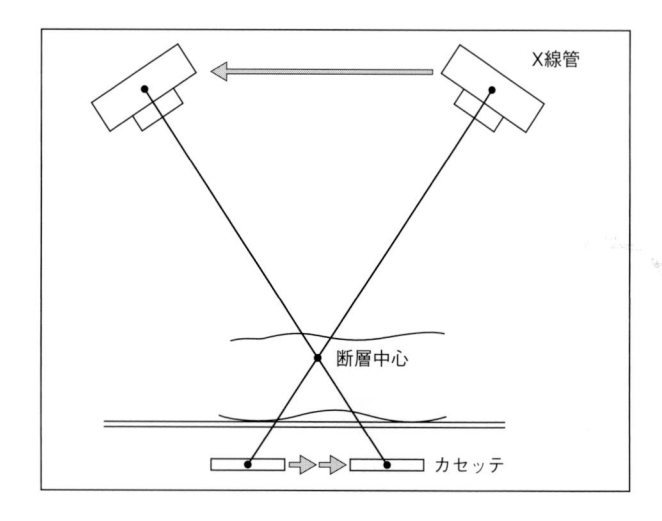

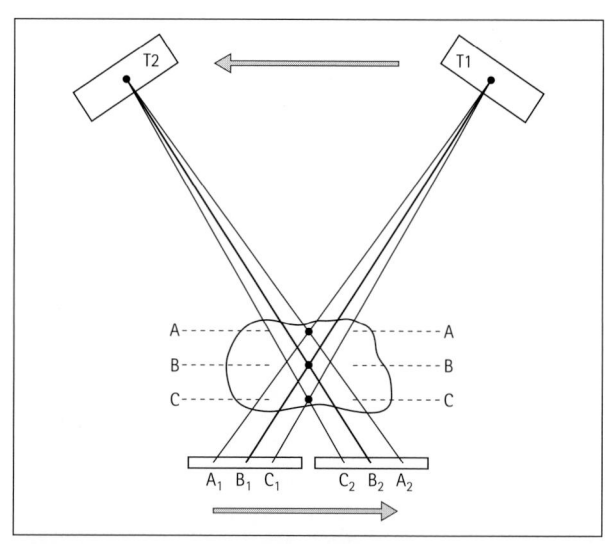

X線管はカセッテとBでの断層中心を結ぶ線上にある。X線照射している間にX線管がT1からT2までを動くとき，照射を通じてB層の画像は画像記録面と同じ速度で動き，同じ箇所が記録されるため，画像が鮮鋭である。A層の画像は画像記録面よりも速く動くためぼける。一方，C層の画像は画像記録面よりも遅く動くためぼける

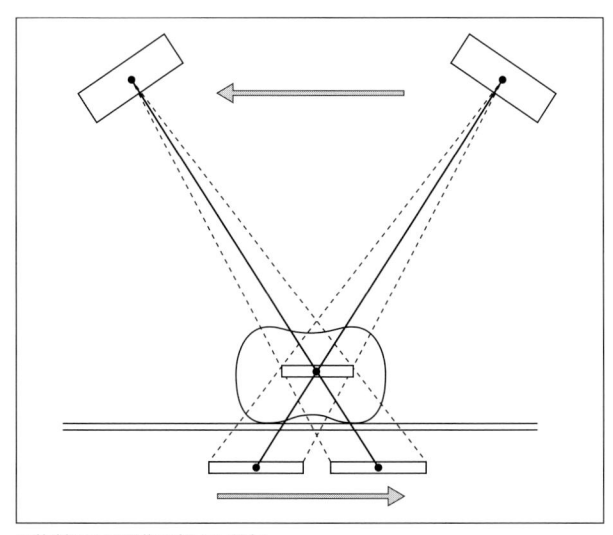

目的断層面は画像記録面と平行

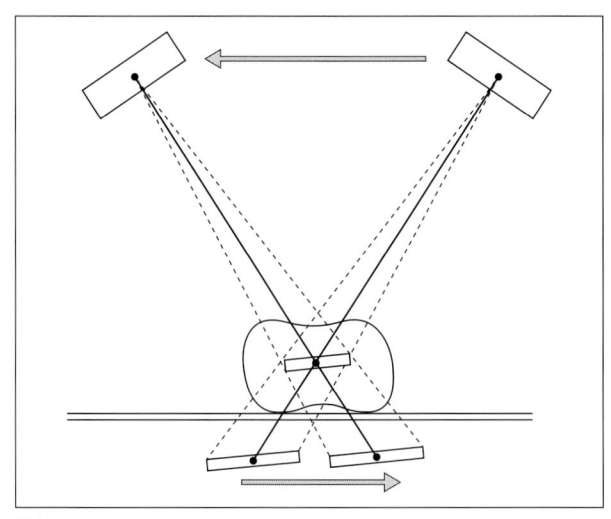

斜断層撮影法

断層撮影

鮮明に記録された断層面は目的断層面 object plane と呼ばれ，画像記録面と平行である。

通常，画像記録面は撮影台の天板と平行であり，したがって目的断層面は断層中心の位置で天板に平行となる。もし，画像記録面が撮影台天板に対して一定の角度を持つならば，X線管球が移動中，記録される画像も同じ角度を持つことになる。これは斜断層撮影法と呼ばれる。

断層面の深さ

断層撮影では患者のどのような水平面でも選択できるように，天板上の断層中心の高さは可変となっている。患者が必要とする断層面に合わせて天板上で断層中心が上下する(断層中心可変)か，または，断層中心は固定位置にあり，必要とする断層面を断層中心の位置に合わせるため天板が上下する(断層中心固定)。

天板上の断層中心の高さは目盛りで示されている。管球とカセッテ支持台を結ぶ支柱 connecting rod の上部にX線管球の焦点があり，下部にカセッテがある場合は，カセッテに平行な断層中心のレベルの水平面が断層面として鮮明に写る。カセッテが本来ある位置よりも上方または下方にある場合は，本来の断層中心の上方または下方の断層面が鮮明に写ることになる。

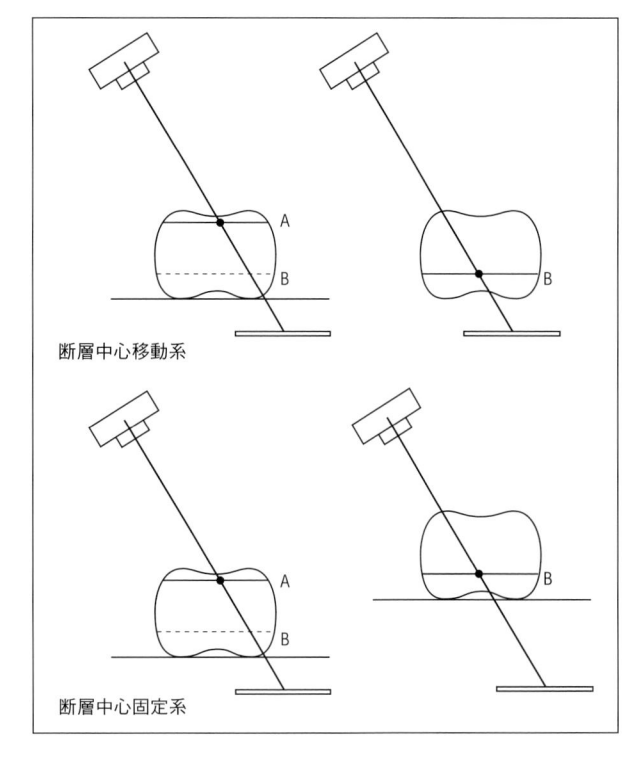

断層中心移動系

断層中心固定系

断層撮影

断層軌道の種類

　CT が使われる以前，従来の断層撮影が広く用いられていたときには，さまざまな種類の管球/フィルム軌道が，不必要な部分を効果的にぼかすために使用されていた。それらは，軌道の複雑さが増す順に以下のようなものがある。
- 直線
- 円
- 楕円
- 渦巻
- 8 の字(リサージュ)
- ハイポサイクロイド

　断層専用装置は直線軌道のほか，すべての軌道を求められていた。現在では，断層撮影は主に尿路撮影に限られていることから，以下にこの撮影に適当なボケを発生させる直線軌道についてのみ考察する。

直線軌道の特徴

　直線軌道は断層撮影の軌道中で最も単純である。X 線管球と画像記録面は，天板に平行に直線に移動する。FFD は移動中に変化し，移動の中間点で最も小さくなる。平行平面移動 line-to-line 軌道は，通常，天板の長軸方向への移動の一方向のみに制限されている。しかし，天板に平行となるようにどのような方向でも線形軌道を取ることが可能な装置もある。これとは異なるものに，以下のようなものがある。

- **円弧-平面移動 arc-to-line 軌道**：X 線管球は天板の上方で弧を描いて動き，画像記録面は天板の下方で天板に平行に直線に移動する。この方式は一般的で典型的な軌道である。移動している間，FFD/焦点-断層中心間距離の割合が変化し，結果として目的断層面の画像の拡大率も連続して変化する。この方式は若干の不鮮明さを生じるが，拡大率の変化が小さければ，画像は観察者に鮮明であると認められであろう。
- **円弧移動 arc-to-arc 軌道**：X 線管球と画像記録面が，断層中心を回転中心にして弧を描くように移動する。移動している間，画像記録面は天板に平行であり，FFD は一定である。
  注意：直線軌道は「線状の縞」を発生するという欠点がある。これは断層面のすぐ外側の構造物によって生じた擬似影である。これはボケが不完全なためで，選択された断層面の鮮明な画像に不鮮明な線影像が重なって写る。

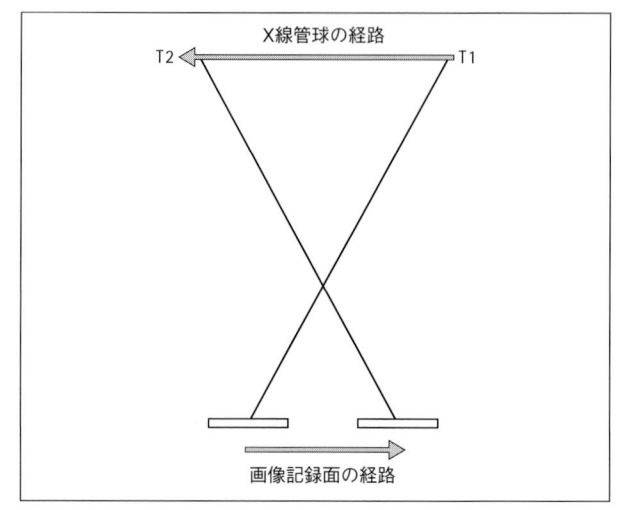

直線-直線

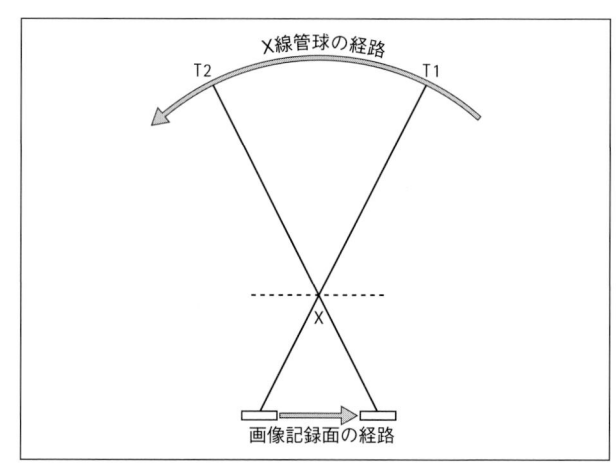

円弧-直線

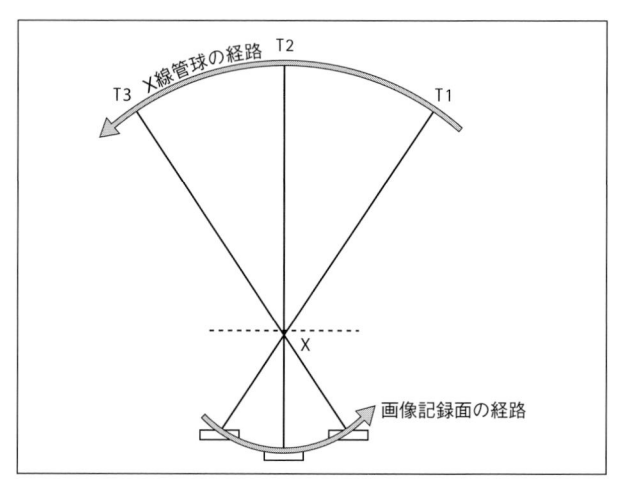

円弧-円弧

断層撮影

照射角

　照射角は，X線照射中にX線管球が移動する角度である。画像に写る断層厚に逆比例する関係にある。直線

断層撮影では，通常約2°～40°の範囲の角度が用いられる[訳注：X線照射した範囲とX線管の運動中心とのなす角をX線照射角(ϕ)という。X線束中心と鉛直線のなす角度をX線管傾斜角(θ)という]。

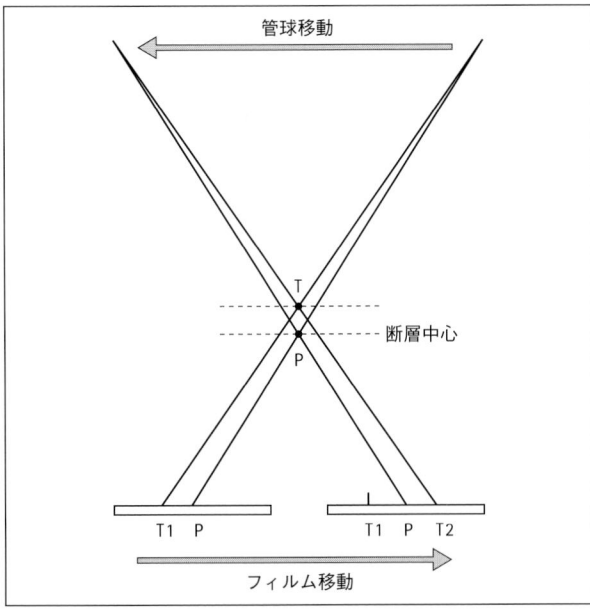

断層厚

　断層中心の平面における構造物(部位)でフィルムに平行な像のみが，管球の移動を通じてフィルムの同じ部位に投影される。この断層面は非常に薄い。この目的断層面から外れる構造物(部位)の像は画像記録面に呼応して移動するが，もしこの移動が小さいならば(約0.6 mm以下)，認識可能な画像となる。それゆえ，可視化された断層面はある程度の厚みを持っている。投影像の相対的な移動量とその結果としての断層厚は照射角度，すなわち照射中にX線管球が移動するその角度に依存する。照射角度が大きくなればなるほど，断層厚はより薄くなる。目的断層面から離れるに従って連続的に鮮鋭度が劣化するため，断層面には明瞭な境界が存在しない。

　断層厚もまた断層中心の上下の構造物との距離に依存する。断層中心の上方の構造物の像は，断層中心の下にあるものよりもよりぼけ，それゆえに断層厚は断層中心の下方よりも上方のほうがより薄くなる。この事象の実用上の意義としては，もし構造物が患者の管球側にあれば，目的断層面に近い構造をより簡単に消し去ることができることである(左図参照)。

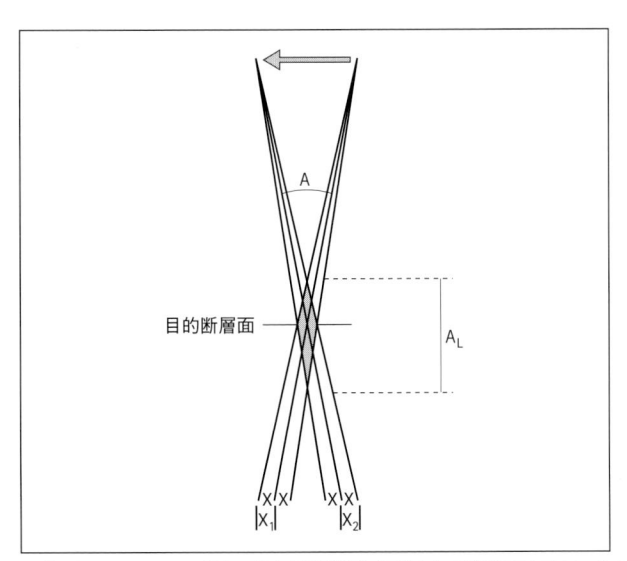

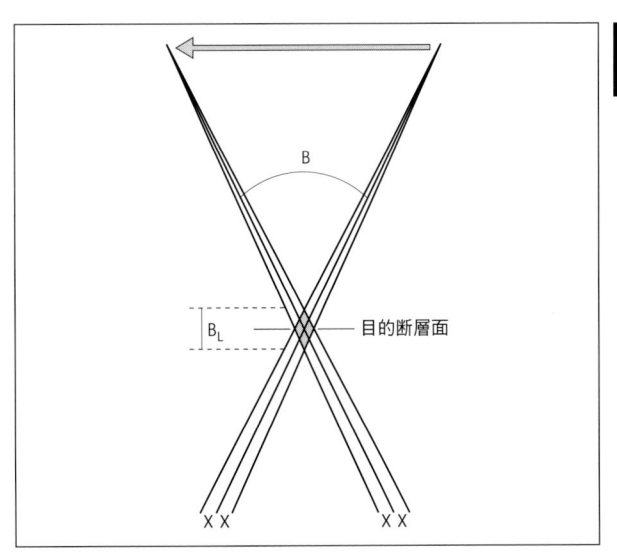

図は，管球が動いている間，P(断層中心の深さ)の画像がフィルムの同じ箇所に記録され，鮮明な画像となることを示している。Tは断層中心よりも上方の面であり，その画像はT1からT2まで動く。しかし，もしその距離が約0.6 mm以上なければ，鮮明な画像として許容される。それゆえ，層の厚さはTまでである。断層中心よりも下の層の厚さも同様である

2X(すなわち，$X_1 + X_2$)は，観察者が鮮明な画像として許容できるフィルム上の画像移動(約0.6 mm)の総計である。それゆえ，照射角がAであればA_L層を，照射角がBであればB_L層を含む被写体画像が鮮明にみえる。角度が大きくなればなるほど，層は薄くなっていく

断層撮影

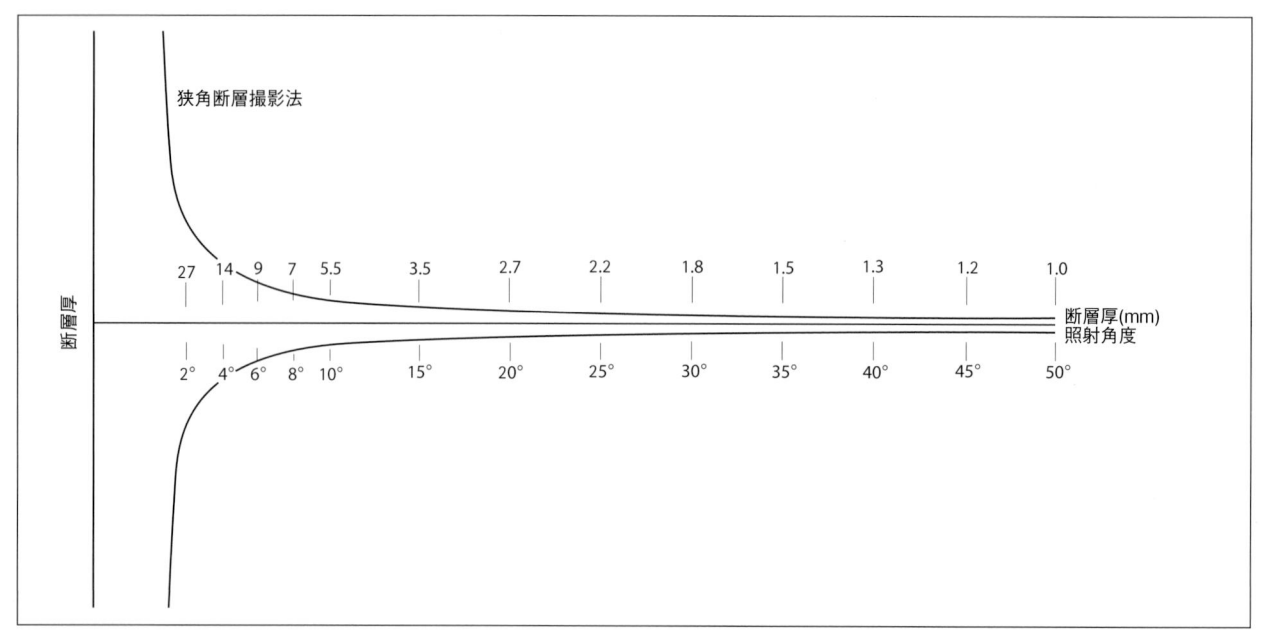

断層厚は許容できる画像のボケに基づいて計算することができるが，その厚さは目的断層面の外側にある構造物の放射線不透過性や形状にも依存している。X線不透過性の構造物やX線管球の軌跡上にある構造物は「ぼかす」ことをより困難とし，それらの双方の要因により視覚できる断層厚は増加する。

上のグラフは，断層厚が照射角度によってどのように変化するかを示している。大きな照射角度では，照射角度の変化に対して断層厚はほとんど変化しない。それに対して小さな照射角度では，小さな照射角度の変化で断層厚は大きく変化する。

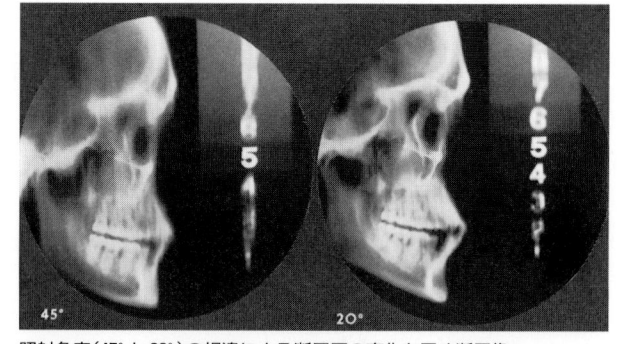

狭角断層撮影法（ゾノグラフィ zonography）

この用語は，比較的厚い断層像を得るために，小さな照射角度の断層撮影を応用したものを指す。この断層撮影は狭角断層撮影法（ゾノグラフィ）として分類され，明確な照射角度は存在しない。しかし，一般的に10°かそれ以下の照射角度のものをいう。

照射角度（45°と20°）の相違による断層厚の変化を示す断層像

断層厚と断層間隔

狭角断層撮影法では，例えば断層厚は2cm以上で2cmの間隔が使われる。実際には，通常，10°の照射角度と1cmの間隔で使われている。広い照射角度の断層撮影では断層間隔を近づけ，断層面の重なりを確実にする。

断層撮影の拡大率

すべての投影された画像では，断層像にある程度の拡大が存在する。拡大率(M)は次式で表される。

$$M = \frac{FFD}{焦点-断層中心間距離}$$

画質

一般的に，断層画像の画質は，鮮鋭度とコントラストに関して，通常の単純X線写真の画質と同じではない。

コントラスト

被写体の薄い層しか記録されないために，本来のコントラストは低い。この難点は，非常に薄い断層像を得るために，より大きな照射角度を用いることによりさらに大きくなる。大部分が軟部組織の領域の場合，診断に必要なコントラストを得るために，断層厚は少なくとも1cmの厚さが必要であろう。

コントラストを改善するためには，可能な限り小さな照射野としてX線束を絞るなど，散乱線を防ぐための特別な注意が必要である。コントラストをさらに改善するためには，被写体を透過できる範囲で最小の管電圧を選ぶ方法がある。

鮮鋭度

単純撮影によるX線画像と同じように，不鮮鋭度は患者の体動(Um)，焦点サイズ(Ug)，増感紙(Us)に関連する。さらに，断層装置の移動も不鮮鋭度の原因となる(Ut)。

そのため，不鮮鋭度を最小限とするには，焦点サイズの選択，患者の固定や増感紙に特別な注意を払わなければばらない。

照射時間と照射角度

照射時間と管電流(mA)の調整は，一度，照射角度が決められると自動的に決定される。AEC装置は，ある一定のフィルム濃度を確保するため照射中に自動的に管電流を調節する。

求める断層の深さの決定

およその深さは過去の経験や同様の断層撮影の記録からわかるであろう。わからない場合は，断層像の深さは前後方向像と側方向像から推定できる。

断層中心の高さは，患者ごとに明らかに変化する。断層中心の高さは，発泡スチロールのマットの使用の有無もよるし，使う場合にはその厚さにも依存する。

放射線防護

患者への放射線量を低減するために通常の処置が取られるが，特に断層撮影に応用できる実用的ないくつかの方法がある。

- 検査部位の深さと位置は，なるべく検査前に，それができなければ断層撮影の早い段階に，正確に同定しなければならない。
- 可能であれば，撮影する断層枚数を減らすために，検査領域がフィルムと平行になるように患者をポジショニングする。
- 頭部の断層撮影において，水晶体への放射線量を減らすために，可能であれば患者を腹臥位にする。
- 診断可能な最小のX線照射野とすることは，放射線防護の観点からだけでなく，画像のコントラストを改善するうえでも不可欠である。
- 診療放射線技師は，不注意による再撮影を避けるために，検査の全過程で体系化された手順に従わなければならない。

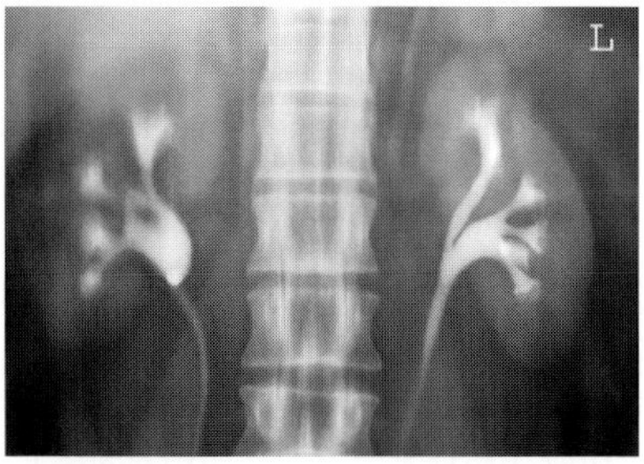

断層撮影

軟部組織領域ではコントラストをつけるため，厚い断層厚(狭角断層撮影法)が必要となる

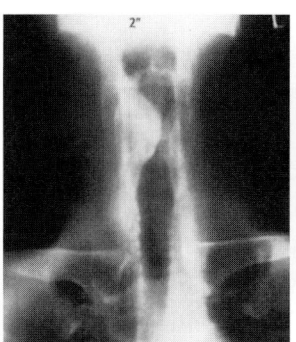

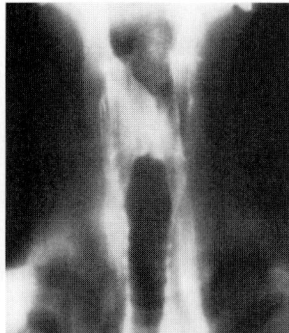

直線軌道30°。空気，骨，軟部組織を含む薄い層ではコントラストが得られる

断層撮影

手順

　下記の手順は，断層撮影を準備し実施する際のガイドとして使用される。
- 撮影指示箋を読み理解する。描出すべき領域の深さ，大きさ，位置を同定するために，以前に撮影された写真を確認すべきである。
- 使用する照射角度を，病変を含む撮影領域の厚みと消し去る部位の形状を考慮したうえで選択する。
- 検査の説明を患者に行う。その後，患者をポジショニングし撮影台に固定する。
- X線束中心は撮影部位の中心に合わせ，X線束をよく絞ること。
- 断層中心の高さを合わせ，照射角度を選択する。
- カセッテに適切なX線マーク［訳注：断層の深さやR，Lのマーク］をつけ，所定の位置に置く。
- X線管球を移動開始位置に移動する。
- X線照射の前に，患者に最後の説明を行う［訳注：「息を吸って止めます」など］。
- 断層画像を確認し，位置，濃度，コントラストや撮影範囲が良好であれば，さらに残りの断層面を撮影する。
- 記録すべき断層の厚さと距離との関係により断層中心の高さは変化する。

照射時間と角度

　照射時間は，X線管球がすべての移動を十分完了できるよう大きめに設定すべきである。それは，照射角度を対称的なものとし，移動する角度，つまり，得られる断層厚を確実なものとする。患者の体動が問題となる場合は，数秒間の照射時間を必要とする複雑な軌道の選択は制限を受けることになろう。

　可変速装置を使用することにより，mAs値の照射時間とmAの選択が可能となる。

　いかなる検査においても，照射角度が画像形成に等しく寄与するとは限らない。そのような場合，管球が軌道を移動している間，部分的にX線の発生が調整される。例えば，喉頭の直線軌道による前後方向断層撮影（尾頭方向）において，X線は管球の移動し始めのみ照射する［訳注：応用例として後述される］。

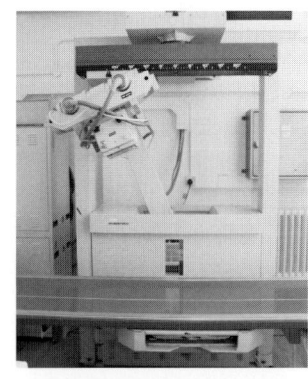

専用断層装置による直線断層撮影：X線管球の開始位置

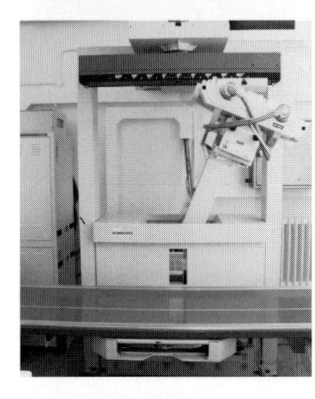

専用断層装置による直線断層撮影：X線管球の終了位置

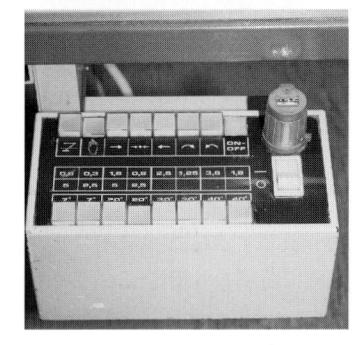

断層中心の高さと照射角度の調整制御

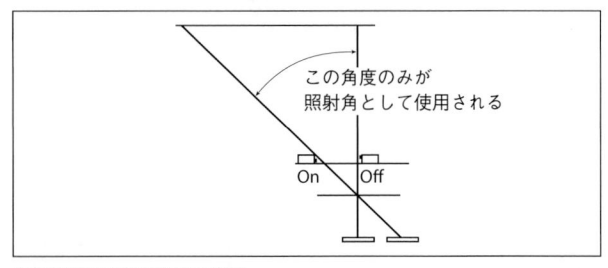

非対称照射角度技術の概要図

応用

　CTの広範な普及により，従来からの断層撮影の使用は減少した。従来の断層撮影法は，重なる消化管ガスの影響を減らすために尿路造影検査において用いられている。CTでは限界がある，あるいは難しいような構造物に対してはまだ使用されるだろう。

　この2つの応用例として，喉頭と気道があげられる。

尿路系の断層撮影の患者ポジショニング。経静脈性尿路造影が実施されている間、通常は腹部圧迫が行われることに注意

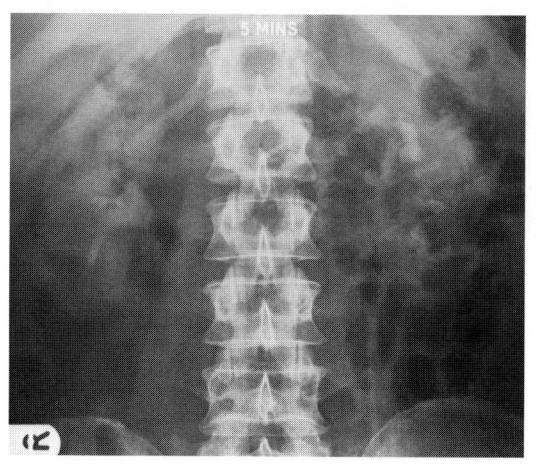

消化管ガスにより腎臓領域が不明瞭になった造影開始5分後の画像

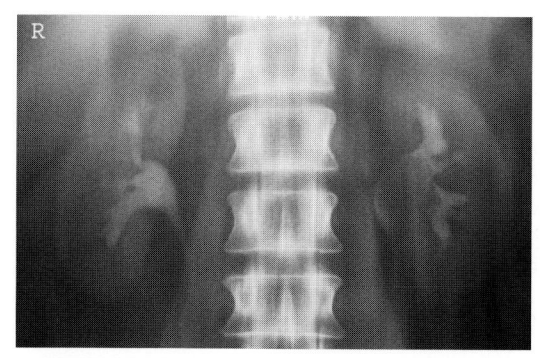

腎臓断層撮影像（腎臓領域のガスが除去され、左腎盂領域に腫瘍を認める）

断層撮影

腎臓

このような状況下，断層撮影法は，重なる解剖学的な構造から分離して尿路系を画像化する効果的な，そして単純で安価な方法としてしばしば使用される。描出が求められる構造が比較的厚いので（前後撮影），ゾノグラフィ，あるいは狭角断層撮影が厚い断層厚を得るために用いられる。

断層撮影は，両腎杯に重なるガス像を避けるために尿路造影剤の静注後10〜20分の間，あるいはネフログラムを得るために静注終了直後に行われる。後者の方法である腎断層撮影は，腎嚢胞と腎腫瘍の区別や腎内と腎外の腫瘍を区別するのに使われたが，CTや超音波に取って代わられた。

注意事項

例えば10°といった狭角は厚い層（およそ5 cm）を描出し，腎臓全体の輪郭を1回の照射で描出可能とするが，重なった消化管の影を効果的に消し去れないだろう。

ガス像をぼかすためには，20°，30°あるいは40°まで使用しなければならないこともある。

前後方向

患者とカセッテの配置

- 患者を背臥位とし，撮影台中央で体の正中矢状面を直角とする。

X線束の方向と入射点

- 垂直X線束中心を胸骨頸切痕 suprasternal notch と恥骨結合の間を通る中線に入射する。

断層中心

- 8〜11 cm

注意：マットレスを使う場合には，その厚みを考慮し，断層中心の高さを選択しなければならない。

断層軌道

- 直線軌道10°：ゾノグラフィ。
- 直線軌道30°：重なる消化管ガス像を除去するため。

断層撮影

喉頭前後方向

患者とカセッテの配置
- 患者を背臥位とし，撮影台の中央で体幹と頭部は正中矢状面に垂直とする。
- 垂直X線束中心は甲状軟骨隆起より下方1cmに入射する。

断層中心の高さ
- 皮膚表面から0.5〜4cmの深さ。

断層軌道
- 直線軌道20°。X線管球は尾頭方向に移動し，下顎と顔面骨が喉頭に重なるのを避けるために40°の移動の最初の半分が使用される。
- 本質的に高い被写体コントラストを有する領域なので，高い管電圧（90kVp以上）を使用してもよい。これは記録される直線の縞状影を低減する。
- 断層撮影は静かに呼吸をしながら行うか，または，声帯の異常な動きを特定するため患者に「イー」と声を出させながら撮影するとよい。

気管前後方向

　気管は，輪状軟骨下縁の起始部から胸骨角のレベル直下の気管分岐部まで下方向に，そしてわずかに後方へ向かって走行している。患者を背臥位にすると，気管は撮影台に対して約20°の角度をなし，上端は下端よりも撮影台から離れる。X線フィルムと気管を平行にするために，体幹下部を枕で持ち上げる。または，カセッテトレイと撮影台の下面の間に十分な間隔があるならば，頸部側のカセッテの縁を上げてカセッテトレイを約20°傾ける。

患者のポジショニング
　患者は背臥位で撮影台の中央に寝かせ，体幹と頭部の正中矢状面を垂直にする。体幹下部は上述したように持ち上げる。これは，患者が顕著な前弯姿勢を取っている場合は必須である。垂直X線束中心を患者の輪状軟骨と胸骨角の間の正中矢状面に合わせる。

断層中心の高さ
- 胸骨切痕から4〜5cmの深さ。

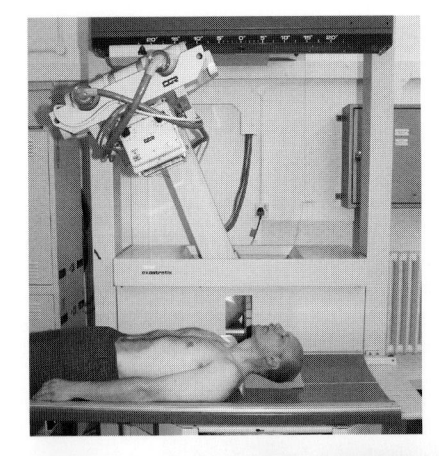

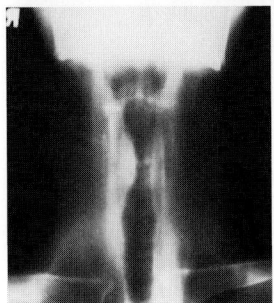

喉頭

気管および気管分岐部

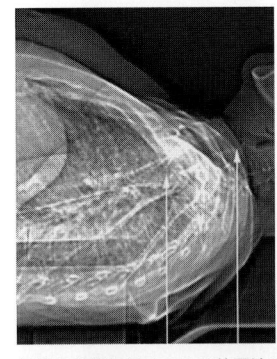

気管の角度を示すCTの位置決め画像

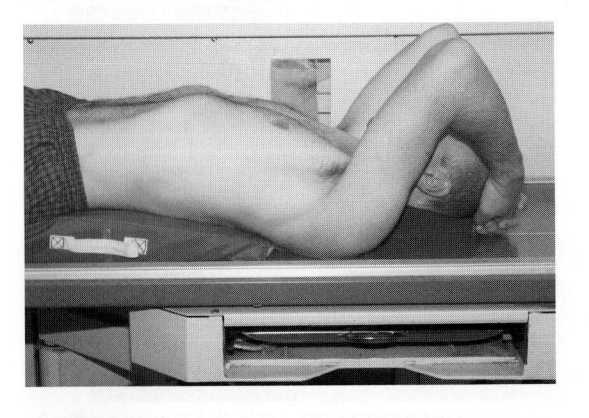

断層軌道
　直線横断軌道10°：さらに薄い断層厚が必要であれば，断層角を大きくする。

原理

症例によっては，微細な部分をよりわかりやすくするために，X線画像を拡大することができれば診断に役立

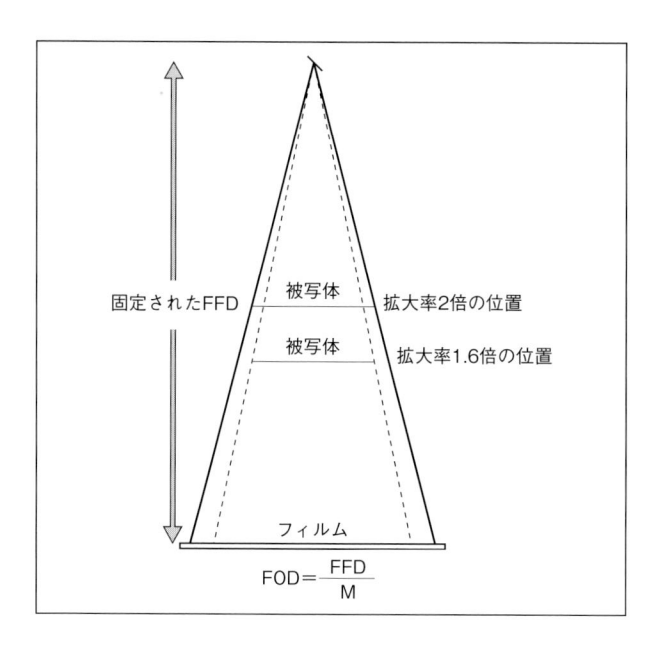

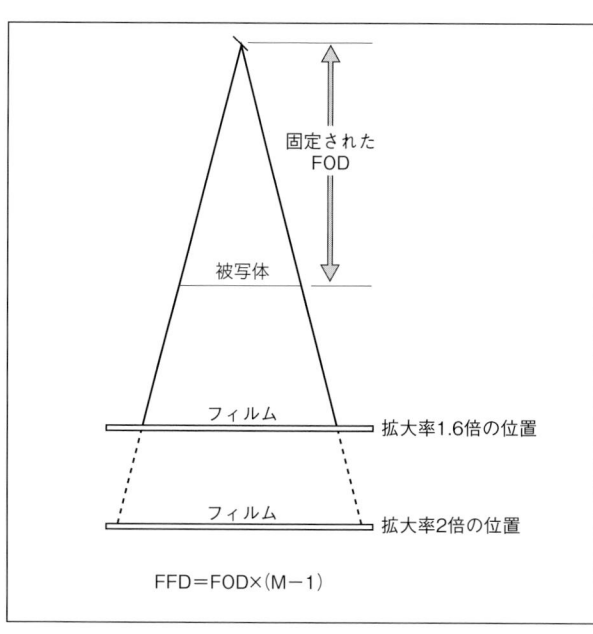

拡大撮影

つ。ディジタル画像ではこの拡大は電子的に得ることができるが，従来のスクリーン・フィルム撮影では，拡大像をつくるためにX線照射時に被写体とフィルムの距離を離すことによって得られる。この場合，X線焦点からのX線の線錐が直接，拡大像をつくる。

拡大率（M）は次式により計算される。

$$M = \frac{被写体の画像上の大きさ}{被写体の実際の大きさ} = \frac{FFD}{FOD}$$

FOD（あるいはOFD）は目的部位または病変の中央部を計る。

FFDを一定とした場合

FFDを一定とした場合，X線管の焦点に被写体を近づけることにより拡大率は上がる。拡大率を与えるFODは次式で計算される。

$$FOD = \frac{FFD}{M}$$

例えば，FFDを100 cmに一定にして，1.6倍の拡大率が必要であれば，FODは次式のようになる。

$$FOD = \frac{FFD}{M} = \frac{100}{1.6} = 62.5 \text{ cm}$$

FODを一定とした場合

患者への皮膚線量を調整できるようにFODを90 cmまたは100 cmに固定すると，拡大率は被写体からフィルムを離すことによって大きくなる。OFDは拡大率から次式で計算される。

$$OFD = FOD(M - 1)$$

例えば，拡大率が1.6倍でFOD 100 cmであれば，OFDは以下のとおりである。

$$OFD = 100(1.6 - 1) = 60 \text{ cm}$$

同様に，拡大率が2倍で同じFODでは，OFDは以下のようになる。

$$OFD = 100(2 - 1) = 100 \text{ cm}$$

例えばOrbix（頭部撮影専用装置／シーメンス社製）のような装置では，拡大率に合わせて被写体（患者）からカセッテを離すような設備を備えている。

拡大撮影

　直接的に拡大した画像の作成技術は拡大撮影と呼ばれている。この撮影方法は，OFD を最小とした撮影と比べて体動と幾何学的不鮮鋭度が増加するが，写真上の不鮮鋭度は増加しないという利点がある。しかし，このような拡大画像は OFD を最小とし，同じ焦点サイズで撮影された写真よりも，常に鮮鋭さに欠けることを銘記しておかなければならない。

　許容範囲といえる鮮鋭度を持った拡大画像は，体動による不鮮鋭度と幾何学的不鮮鋭度を最小にとどめるようにして，ようやく得られるものである。

体動による不鮮鋭度（ボケ）

　OFD を大きくすることによる直接的な拡大は，患者の固定不足や不随意の動きによるいかなる動きも OFD が大きくなったことにともなって写真上に拡大されることから，患者を完全に固定できる場合にのみに実行可能である。それゆえ，この技術は骨構造または涙管のように骨に埋もれた構造の拡大画像を作成するのに適している。拡大撮影では，支持装置，バインダ（固定ベルト），砂嚢やパッドのような固定具を使用し，患者には動かないように指示すべきである。

幾何学的不鮮鋭度

　幾何学的不鮮鋭度は，X 線が点焦点ではなく，被写体とフィルムの間の距離が画像の拡大によって付加された画像の半影を増加させるために起こる。それゆえ，与えられた焦点の大きさについて，幾何学的不鮮鋭度が大きくなりすぎて診断上必要な微細な部分が失われることがないように，拡大率には限界がある。焦点サイズが小さければ小さいほど，診断に受け入れられる画像の拡大率はより大きくなる。

　幾何学的不鮮鋭度（U_g）に関して，画像の拡大率（M）と焦点サイズ（f）の間の関係は次式で与えられる。

$$U_g = f(M - 1)$$

　例えば，幾何学的不鮮鋭度を 0.3 mm に制限するのであれば，その焦点サイズで得られる最大の拡大率は以下のようになる。

焦点サイズ(mm)	最大拡大率
0.1	4.0
0.2	2.5
0.3	2.0
0.6	1.5
1.0	1.3

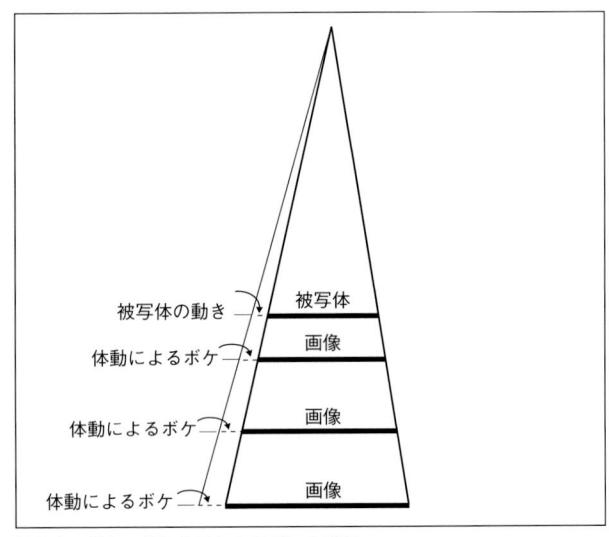

拡大率の増加に伴う体動によるボケの増加

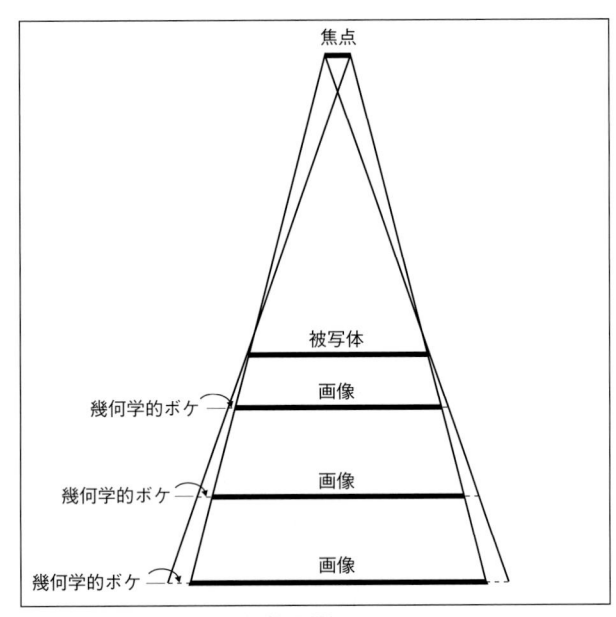

拡大率の増加に伴う幾何学的ボケの増加

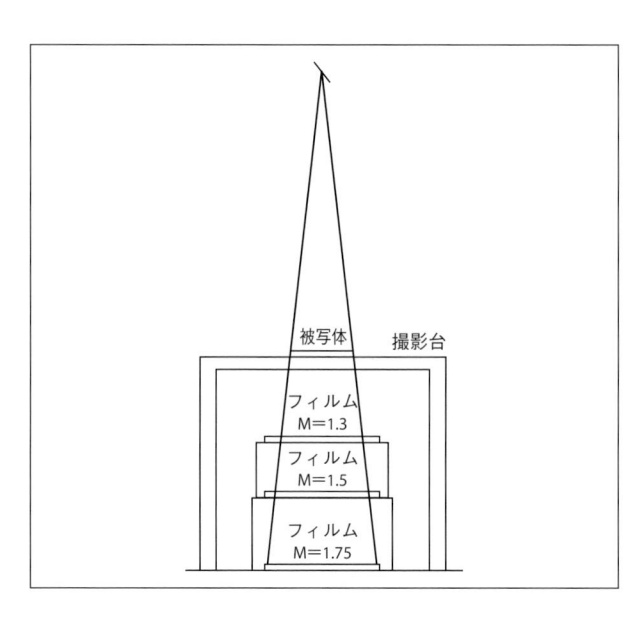

拡大撮影

散乱線

拡大撮影を行う場合，通常 FFD の増加に対応して mAs が増加する。なぜなら，極小焦点が使われるため，利用可能な mA 値が減少し，通常よりも長い照射時間が必要となるからである。それゆえ，患者の固定は必須となる。mAs と照射時間を減少させるために，散乱線用グリッドを使用する必要はない。フィルムに到達する散乱線量は患者とカセッテの間の空気層により減少するため，グリッドを用いなくても十分であろう。患者から放出された散乱線はまた，患者に接したカセッテ上にも到達するだろうが，散乱線のある程度はフィルムの外側に散乱される。

さらに，散乱線の発生量を減らすために可能な限り小さな照射野を使用するとよいだろう。

カセッテの支持

患者から一定の距離にカセッテを支持する方法が必要である。この目的に合致しているのは，同一中心頭蓋骨撮影装置で，検査時にカセット支持台から撮影部位までの距離や拡大率を正確に変化させることができる。

応用

撮影時の照射線量が増加したことや，CR および DDR の使用が増加したために，拡大撮影は主に鼻涙管撮影での頭蓋骨撮影に限定されるようになった（Whitley et al., 1999, p380, 10 章参照）。

拡大撮影は，舟状骨の骨折を疑う場合に，手根骨撮影にも使われる。

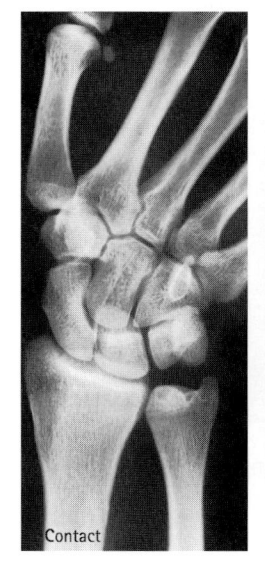

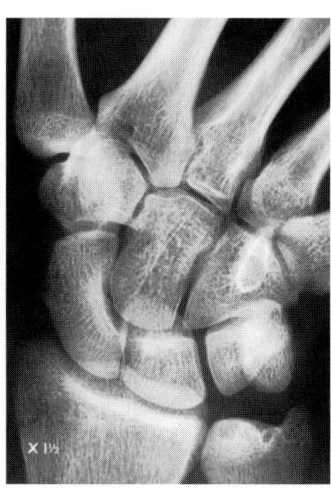

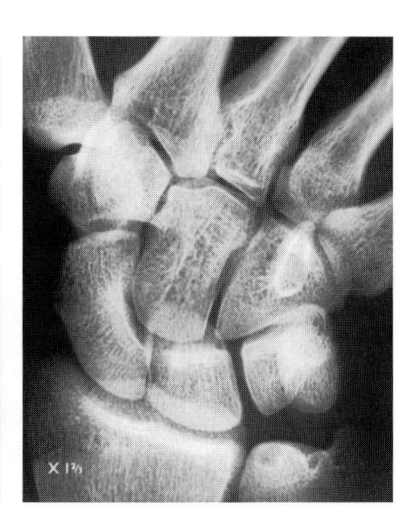

全身骨撮影

はじめに

　全身骨撮影の最も一般的な適応は，小児の非偶発的外傷（虐待）の疑われる症例であり，骨損傷の存在の有無，多発性および発症の時期を確かめる必要のある場合に用いられる。撮影法とプロトコルについては第14章（435頁参照）に詳しく述べられている。

　成人の場合，全身骨撮影が用いられるのは多発性外傷（多くは交通事故による）がほとんどである。ATLSの画像検査についての詳細は，481頁に記した。

　その他の状況で，成人の全身骨撮影が有用なものは，形質細胞の悪性疾患である骨髄腫が疑われる患者の診断および評価である。通常，診断は血液中の異常な免疫グロブリンの検出により行われるが，確定診断が難しい場合，単純X線撮影が用いられる。骨髄腫は，腫瘍内に骨性沈着物による造骨性反応を起こすことが少ないため，骨シンチグラフィ検査ではしばしば陰性となる。

　現在の核医学検査が主流となる以前は，単純X線写真による全身骨検査は，転移性疾患やいくつかの代謝異常をはじめとするさまざまな疾患の診断・評価の第1選択として使用されていた。

　現在，単純X線撮影は，高集積部位 hot-spot が転移によるものか，変性によるものか，またはパジェット病 Paget's disease のような他の病変によるものかを判断するなど核医学検査でより明確さが必要とされるような，問題解決のために使用されている。X線撮影は，副甲状腺機能亢進における褐色細胞腫の発生や病的骨折の検出などの合併症を評価する際に使用されることもあるが，現在の生化学検査の進歩によって，ほとんどの代謝性・内分泌性疾患では全身骨撮影の必要性はないとされている。

　疾患に応じて投薬方法を修正することが一般的になって以来，炎症性関節症，特に関節リウマチの経過や治療に対する反応をモニタリングするため，定期的なX線撮影がますます使用されるようになった。これは一般に，手足の小さい関節に制限されるだろうが，他の部位でも同様に臨床的適応があれば撮影されるであろう。

　MRIは骨格の構造に加え，軟部組織の情報が得られる。感度も優れ，さまざまな病態構造の検出能が高いため，脊髄圧迫の疑いの評価では，他の画像診断法の大部分がMRIに取って代わられている。

　全身骨撮影を実施する際には，必要とされる臨床情報と施設ごとの撮影プロトコルに撮影法を合わせなければならない。担当の臨床医・放射線科医からの指示は正しい撮影法を決定するために重要である。

適応症	撮影法
骨髄腫と代謝疾患（臨床所見と施設ごとのプロトコルの適応）	頭蓋骨側方向 胸部後前方向 腰椎側方向 骨盤（上部大腿骨を含む） 左上腕骨前後方向 右上腕骨前後方向
関節リウマチ（撮影法の注意点：すべてが要求されることはまれであり，これ以外のものが要求されることがある）	胸部後前方向 胸腰椎前後方向・側方向 胸腰椎前後方向・側方向 仙腸関節 頸椎（屈曲と伸展） 両手背掌方向（手関節を含む） 膝関節前後方向 両足背低方向

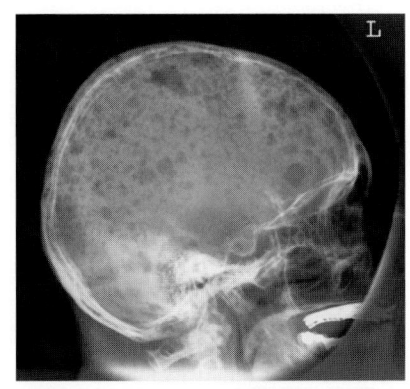

頭蓋骨側方向像（典型的な骨髄腫に特徴的な多発性の打ち抜き像がみられる）

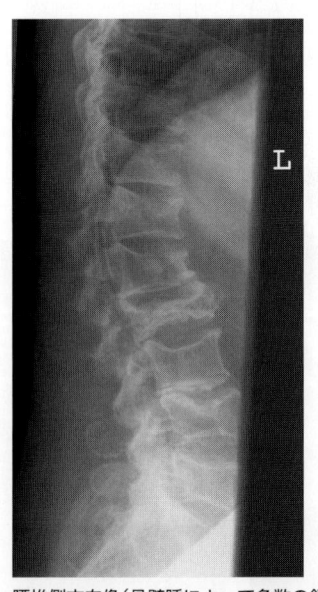

腰椎側方向像（骨髄腫によって多数の領域で椎体の圧潰を認める。照射野の過剰な絞りによって下位の2椎体の一部が欠けている）

肩関節前後方向像（上腕骨・肩甲骨，鎖骨，肋骨に骨髄腫の多発性の打ち抜き像がみられる）

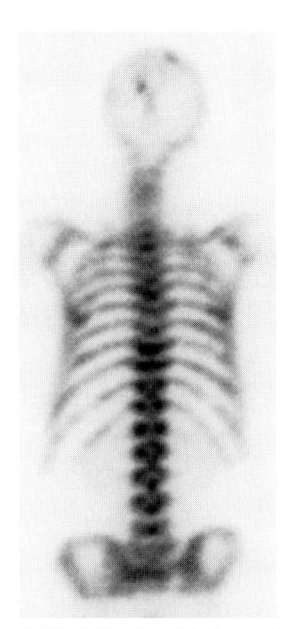

前立腺癌骨転移症例の骨シンチ画像（骨格へのRIの取り込みが上昇し，腎への取り込みが欠損している）

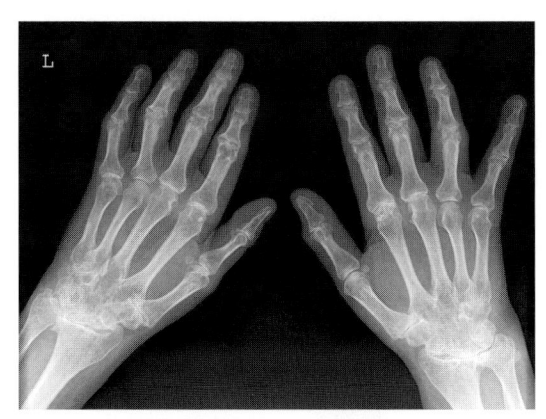

血清反応陰性関節炎患者の手および手関節背掌方向像

全身骨撮影

推奨撮影法

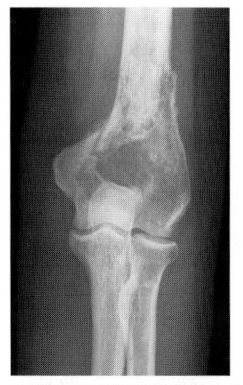

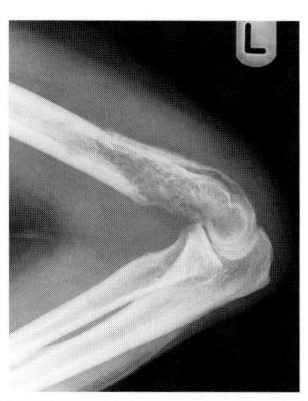

骨髄腫の患者の肘関節前後方向像および側方向像（多発性の打ち抜き像と上腕骨の病的顆上骨折がみられる）

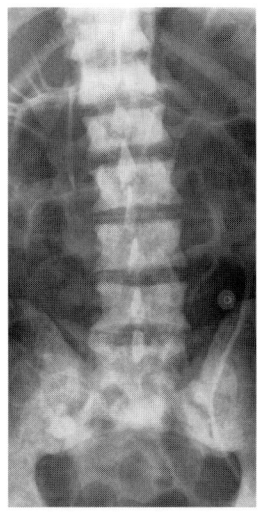

腰椎前後方向像（前立腺癌によるびまん性の骨硬化性転移を示す）

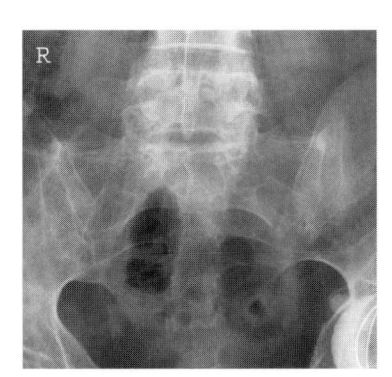

左と同一患者の後前方向像（この状況下でしばしばみられる仙腸関節の融合を示す）

503

軟部組織

はじめに

　軟部組織のX線撮影は，一般に造影剤を使用しない筋・皮膚・皮下組織および腺組織の撮影に対して使用される用語である。通常，隣接する構造間のX線減弱差はほんのわずかであり，被写体コントラストが低い。しかし，脂肪は他の軟部組織よりも密度が低いため，X線写真上の黒化度は高い。したがって，脂肪は隣接する軟部組織の構造の輪郭を表し，脂肪組織の影は皮下組織内，筋膜，筋肉および腱の間に描出される。軟部組織を上手に描出するためには，特に従来のスクリーン・フィルム系を利用して撮影する場合，以下の点に十分に注意しなければならない。

- X線写真コントラスト：適切な撮影法の使用，散乱線の低減。
- 画像の鮮鋭度：患者の固定，小さなX線焦点，撮影法に合わせたフィルムおよびスクリーン・フィルム系の選択。
- アーチファクトの回避：増感紙を使用しない（ノン・スクリーン）撮影法，入念に清掃された増感紙，包帯を避ける，皮膚や検査衣の皺や重なりの回避。

　皮下嚢腫や疣贅などの皮膚腫瘤は，病変と紛らわしい陰影となる可能性がある。放射線科医の誤解をまねきかねない他の問題となる特徴とともに，撮影指示箋に記載されている必要がある。

撮影法

　軟部組織撮影では数種類の撮影法が用いられる。これらは，標準的な管電圧を使用するものと標準的でない管電圧を使用するものの，大きく2種類のカテゴリーに分類される。

標準的な管電圧

　さらに3種類のサブカテゴリーに分けられる。

- 空気影や脂肪体 fat pad に隣接する軟部組織内の異常部位の輪郭が示されるときの通常の撮影法の使用。
  - 滑液包内の液体貯留による関節に隣接した脂肪体内の陰影欠損
  - 肥大した咽頭扁桃による鼻咽頭に含まれた空気の陰影欠損
- 2つ以上のフィルムまたはスクリーン・フィルム系を使用した1回照射法による骨の詳細と軟部組織の両方の描出。
  - 顔面骨，鼻骨，顔面の軟部組織
  - 腱の石灰化，肩関節の骨の詳細
- ウェッジフィルタを使用し，ウェッジの厚い部分で軟部組織上のX線束を減弱させる。
  - 顔面の軟部組織と顔面骨や頭蓋骨を1枚のフィルムで撮影する頭部X線規格撮影（セファログラフィ cephalography）
  - 足全体を撮影する際の足指の軟部組織の観察

標準的でない管電圧

　この照射方法もまた，標準以下での管電圧，低管電圧および高管電圧の3つに分類される。

標準以下での管電圧

　この用語は，多くのX線装置で利用可能な最低の管電圧である 45 kVp 以下の場合に用いられる。小さな焦点サイズに合わせ，可変および固有のフィルタを持つX線管を備えた，改変されたまたは特別製の装置が必要である。そのような管電圧の使用は，隣接している軟部組織のX線減弱差を増強し，その結果，被写体コントラストを増強する。平均階調度の高いフィルムまたはスクリーン・フィルム系の使用によって，X線写真コントラストはさらに増強される（濃度で3以上）。この露光法の例としてはマンモグラフィがある。

低管電圧

　この用語は，通常の同一領域の撮影で使用される標準の管電圧よりも 15〜20 kVp 低い場合に用いられる。この場合，骨の詳細は得られない。この撮影法は，四肢の石灰化，例えば動脈や腱の石灰化，寄生虫による石灰化，表在腫瘍に用いられる。通常，撮影領域の側方向の輪郭（プロファイル）像で描出される。

高管電圧

　この用語は，同一部位の通常の撮影よりも管電圧が 20 kVp もしくはそれ以上高い場合に用いられる。高い管電圧によって軟部組織のX線減弱差が小さくなり，被写体コントラストが減少する。その結果，広範囲に及ぶ多くの組織が描出される。例として，バリウム注腸二重造影検査において，腸壁を詳細に描出する際に用いられる。CRを使用すると，エッジ強調（異なった組織の境界の増強）が減少したコントラストを埋め合わせする。

注意事項

　ディジタル画像技術では，通常の管電圧を利用している場合でも，画像表示のウインドウ設定により，容易に軟部組織領域の描出が可能である。

頭部 X 線規格撮影側方向像（1 枚に頭蓋骨と顔面の軟部組織の両方が写っている）

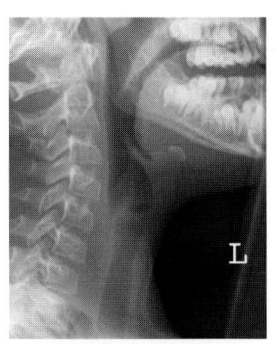

頸部の軟部組織側方向像

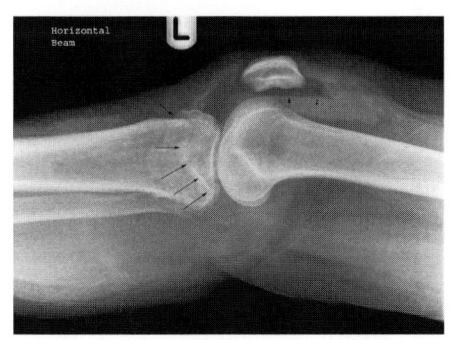

水平線束による膝関節側方向 CR 画像（軟部組織が描出されるウインドウ条件が取られ，脛骨高原の陥凹骨折（↑印）と脂肪血性関節症（▲印）を示す軟部組織が描出されている）

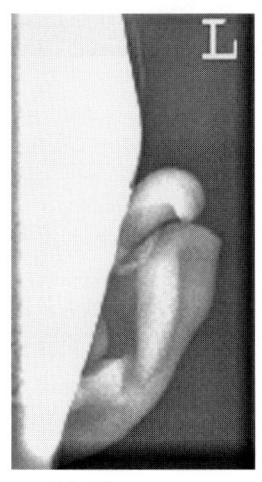

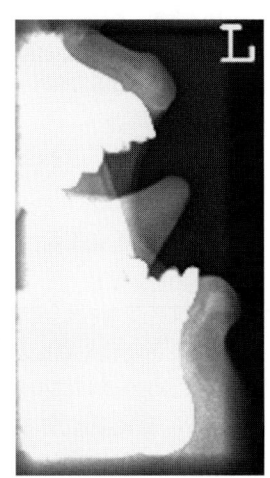

耳の外傷画像　　　舌の軟部組織画像

軟部組織

撮影法の選択

　軟部組織における病変を描出するために最も適当な撮影法は，検査中，撮影領域に隣接している骨を離して撮影することである。通常，本書の適当な章に記された撮影法が用いられるが，検査中にその領域の撮影に輪郭（プロファイル）像が必要となることもある。

空気によって描出される病変

　軟部組織の病変は体腔内の空気によって描出されることもある。例えば，頸部の側方向像では，咽頭扁桃の肥大が後方の鼻咽頭の気道中に描出される。アデノイド切除後，気道中に軟部組織が描出されることはない。このような症例では，通常の撮影条件が選択される。
　軟部組織における空気は外科的気腫として知られており，外傷，特に肋骨骨折や直腸などのような腹部臓器の穿孔によって生じる。X 線写真には広い範囲が含まれていなければならない。そのため，高管電圧の使用が適している。

脂肪によって描出される病変

　脂肪は減弱係数が他の軟部組織より低く，X 線写真では高透過性濃度として示される。滑液包の液体貯留は，関節に隣接する脂肪体内に陰影を生ずることがあり，X 線中心を水平方向とした撮影法では，血液-脂肪の液面像が描出される。それゆえに，関節撮影で使用される管電圧は，骨と軟部組織の両方を描出するのに十分であることが不可欠となっている。
　脂肪腫は良性の境界明瞭な「脂肪性の腫瘍」で，隣接している組織より X 線透過性が高く，したがって X 線写真上ではより濃い領域として描出される。通常の撮影条件が使用される。

軟部組織内の石灰化

　通常，動脈，腱，靱帯，および寄生虫などによる四肢の石灰化は，低管電圧撮影により最もよく描出される。体幹の石灰化には，通常の撮影条件が用いられる。

骨と隣接する軟部組織

　関節リウマチ，痛風，骨化性筋炎および骨髄炎などの場合，軟部組織の膨張と石灰化が認められることがある。そのため，骨と軟部組織の両方を十分に描出できる管電圧であることが不可欠である。

16

505

法医学的 X 線撮影

はじめに

　法医学 forensic medicine は法律に基づいて医学知識，特に病理学を用いて死因を決定することである。

　法医学的 X 線撮影は，法医学との関連で補助手段となるように放射線医学の知識を使用したものである。"forensic" という言葉はラテン語の "forensic" が起源であり，「法廷」を意味する。法廷とはローマ法を基本として，公開討論をするまたは法律に関する議論をする場所である。法医学的人類学は形質人類学の法律分野への応用である。

　X 線写真は個々の死体（犠牲者）を扱うときに要求され，列車や航空機事故のような大惨事があったときには大規模に実施される。

　画像はまた，ひどく腐爛したときや白骨化したときに個人を識別するために必要となる。この個人の識別は，共同墓地に埋葬された戦争や市民暴動の犠牲者について行われる場合もある。

　[訳注：従来の剖検に代えて，あるいは司法解剖の必要性を判断するために CT や MRI などの画像検査を行う場合があり，死亡時画像病理診断 autopsy imaging（Ai）といわれる。わが国では，2004 年 1 月に Ai 学会が設立されている]

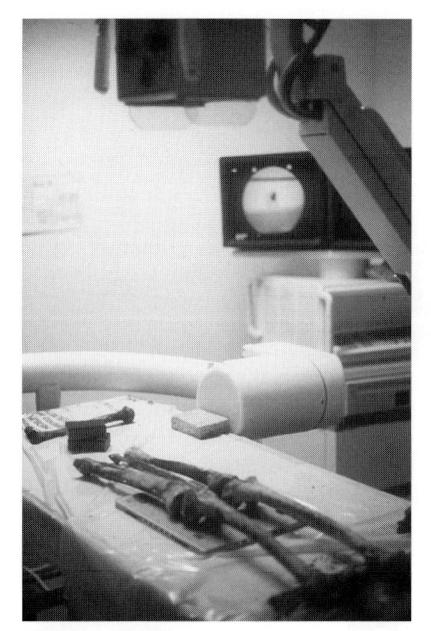

下肢骨の X 線撮影

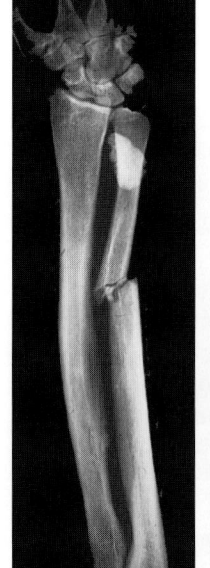

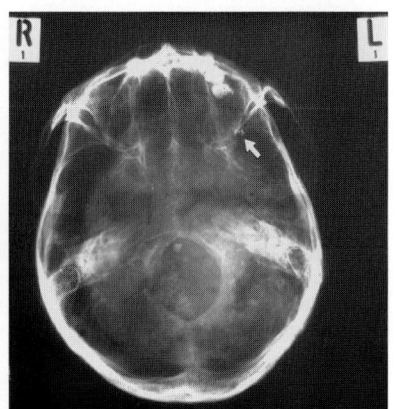

法医学的 X 線撮影の分類

　死体の X 線写真はさまざまな医学的目的によって撮影される。
- 胎児・新生児
- 個人の確認
- 死亡原因

　これらの検査のすべては検死官によって指示され，立ち会っている病理医が特別な部位の撮影指示を出す。

　死後の画像は，死亡原因となったかもしれない生前の病気や外傷の確認のために撮影される。

　生存しているか死亡した患者での法医学的 X 線撮影のもう 1 つの領域は，小児や高齢者に対する非偶発性外傷（虐待）の評価である。

　高齢者の虐待では画像化する範囲を病理医が指示し，小児虐待では病院で作成されたプロトコルに従って，生存または死亡している患者に対して行われる。

　虐待における放射線診断の最大の落とし穴は，最適化

尺骨骨折　　　頭蓋底撮影

されていない画像（露光不足，露光過剰，位置不良）である。

　プロトコルは必要な投影法を決める。正常でみられる骨構造のわずかな変化や断裂をとらえるために，高画質の画像を得るための高い技術が必要である。

　X 線検査から最大限の情報を得るために画像化を必要とする特殊な領域は病理医が指示する。

解剖用語

純粋にこの状況だけに使用される臨床的用語はない。患者が生存していても死亡していても解剖用語は一般的に同じである。

法律的問題

英国診療放射線技師会の1999年の声明では，「法医学的X線撮影とは，裁判で使用される証拠の収集のために医学知識を応用する」ことである。

すべての法医学的検査を同格にするためには，なんらかのガイドラインと証拠の記録手段が必須である。
- 撮影されたすべてのX線写真には撮影者（診療放射線技師）のサインが必須。
- 日付，ID番号は画像に写し込む。
- 画像数とすべての撮影は公式に確認され，診療放射線技師と立会人によって署名されなければならない。
- オリジナルの画像を複製してはいけない。

装置と補助具

法医学的X線撮影に必要な撮影装置は多彩であり，何を撮影するか，施設外で撮影するか否かによって決まる。以下のような装置があげられる。
- ポータブルX線撮影装置
- 歯科用X線撮影装置
- X線透視装置
- ディジタルX線撮影装置
- X線CT装置（据置型，移動型）
- MRI装置（据置型，移動型）
- 暗室を含めたフィルム処理施設

標準的なポータブルX線撮影装置を使用できるなら，カセッテ，グリッド，現像機が必要である。

カセッテの大きさや増感紙のタイプは撮影部位によって決定される。

電源や水道は施設外での撮影には必要である。

透視装置やディジタル画像を取り扱う場合，画像処理，ディジタル保存などへの対応が必要である。

必要な補助具を以下に示す。
- 防護衣（ガウン，エプロン，手袋，マスク）
- カセッテを保護するプラスチックバッグ
- 清掃用具
- パッドと砂嚢
- 放射線不透過性マーカー
- 文房具

法医学的X線撮影

特定区域内の放射線防護規則

法医学的X線写真が施設内（すなわち信託病院：英国の国公立病院に相当）で撮影される場合には，すべての放射線検査は放射線防護に関する施設内規則を遵守するべきである。

緊急の死体安置所で作業する場合には，特別に特定区域内の規則が引かれる必要があり，以下にあげた項目の確認が含まれる。
- 放射線防護監督官 the radiation protection supervisor (RPS)。
- 放射線防護アドバイザー the radiation protection advisor (RPA)：RPAは，診療放射線技師の雇い主（すなわち，信託病院）のRPAである。
- 管理区域を決定すること（境界の設定と看板の設置）。
- 管理区域はX線管球から少なくとも半径2mに設定（垂直X線束の場合）。
- 管理区域に立ち入るすべての人への防護衣の着用の義務化。
- 放射線モニタリング機器を管理区域の境界に設置。
- 水平X線束を使用するときは，可能な限りシールドのある方向へ向け，管理区域をX線管球から6mまで広げること。

報告会について

いかなる状況下であっても法医学的X線写真を撮影するときの危険の影響を評価することは，この仕事に関わる専門職の福祉と支援にとって必要不可欠である。診療放射線技師はストレスを表す徴候や症状と，それらを上手に処理するために手助けする方法を知っておくべきである。

これらの専門職のボランティアに対してサポート体勢が整えられるべきであり，専門家の支援を受けることが可能でなければならない。

大事故の後の報告会は警察における標準的な手続きであり，これらの事故に関係した診療放射線技師も参加するべきである。

法医学医的X線写真は，可能であればボランティアの診療放射線技師によって撮影されるべきである。

法医学的 X 線撮影

歯科 X 線撮影法

　死体の確認で最初に行われるのは歯型の比較である。検査は死体の腐敗や死後の状態にかかわらず施行される。

　歯科医は死体の歯の状態を把握するために指示を出す。専門家による視覚的および臨床的評価に加えて，歯科 X 線撮影が要求される。

　撮影された画像は生前の歯型や記録と照合し，死体を確認する証拠とする。次に示す画像所見は歯科医による死体の最終確認の助けとなるだろう。
- 充填物と治療状態
- 歯根の形態
- 埋伏歯
- 歯列
- 手術痕跡

推奨歯科 X 線撮影法

　歯科医は標準的な歯牙および顔面撮影を指示する。最大限の情報を得るために実施される第一選択の撮影法は以下のとおりである。
- 下顎標準的咬合法
- 上顎標準的咬合法
- 口内法 X 線撮影
- 下顎 X 線撮影

　これらの撮影法の詳細は第 10 章を参照されたい。

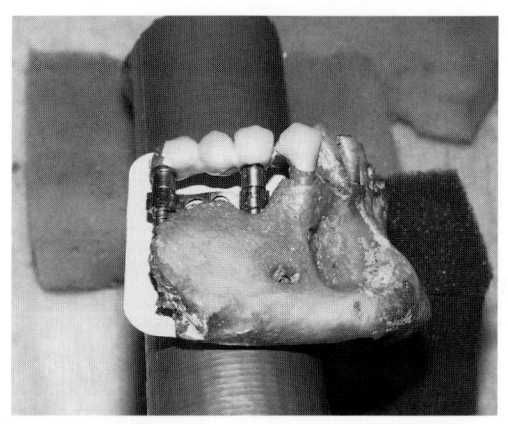

下顎骨の断片の画像

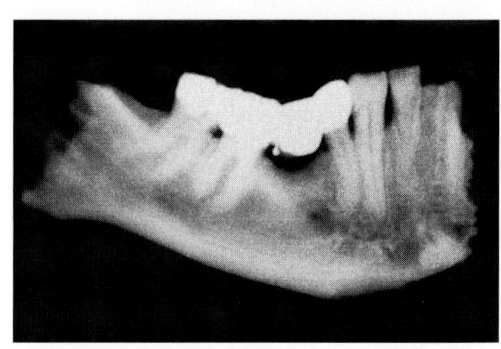

航空機事故で回収された下顎部分の X 線画像（事故後の火災の熱で金冠が溶けている）

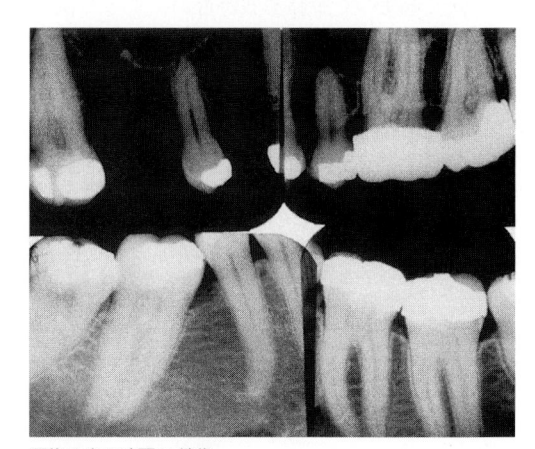

死後の歯の咬翼 X 線像

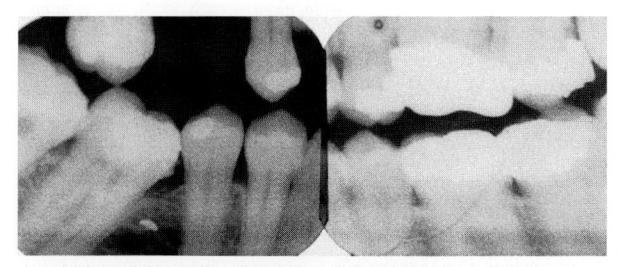

上の症例での生前と死後の歯の咬翼 X 線像の比較

一般 X 線撮影

撮影技術の適用

歯科および一般 X 線撮影は通常の撮影法と違っている。

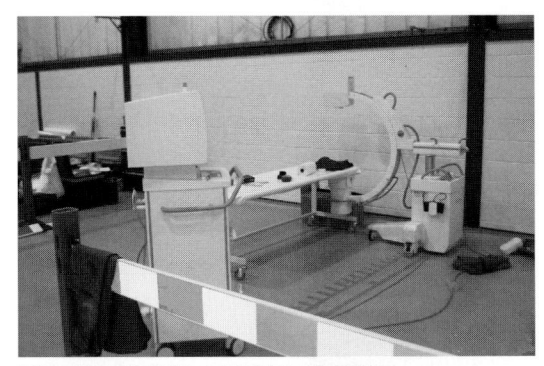

透視 X 線装置を装備した遠隔地の死体安置所

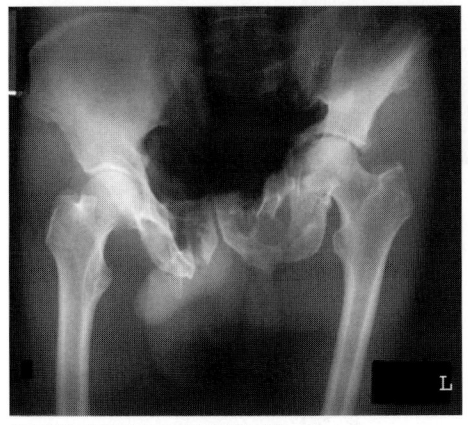

航空機事故犠牲者の重症骨盤外傷

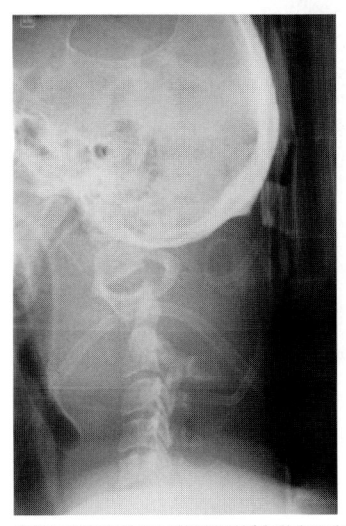

広範な頸部外傷の二輪運転者(食道内の空気に注目)

法医学的 X 線撮影

法医学的 X 線撮影の大多数は施設(放射線部門)から離れているのでポータブル X 線撮影装置を使用する。法医学的 X 線撮影は,永続的にせよ,一次的にせよ,死体安置所にて行われる。

死体の状況に応じて撮影枚数,撮影方向が決定される。死体は袋詰め(例えば,遺体袋)されている場合があり,衛生や安全管理,感染などの面から利点があるものの,X 線撮影のためにポジショニングするのには制約がある。

死体や遺体袋の中に鋭利なものや危険物がないことに注意を払う必要がある。診療放射線技師は自分自身や他の人に対する潜在的な危険性を十分に認識する必要がある。

法医学的画像を得るための検査はバラエティに富んでおり,プロトコルを固定化するべきではない。

それぞれの検査を施行するにあたり,すべての基本的撮影技術を適用することが必要である。

全身を撮影するためには最適なスクリーン・フィルム系が入っているカセッテを選択する。代替として,特別な異常(病変)を確認するために全身の検査をCアーム透視撮影装置にて行うことがある。この装置は法医学的画像を記録し分類するための画像記録システムを備えている。

この装置で遺体袋に入っている死体を撮影する場合,撮影漏れの部位をなくすために撮影範囲を重複させることが重要である。床に印をつけると,I.I.の位置の重なりを確認するのに有効である。

必要ならば,外傷の広がりや特徴などのより多くの情報を得るために直交する2方向からの撮影を行う。

より詳細な法医学的検索のため,病理医によって摘出された臓器を撮影することがある。

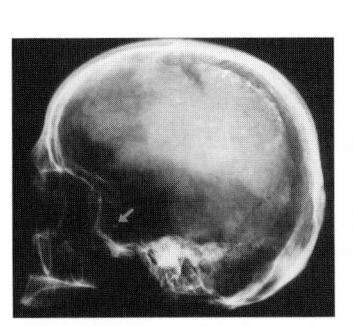

頭部側方向像(弾丸の通過痕跡を示す)

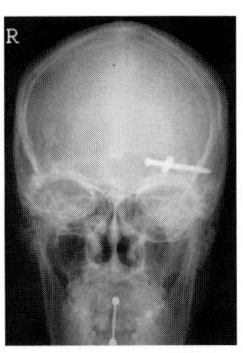

釘打機による至近距離での自傷

法医学的 X 線撮影

出生前（15～40 週）

一般的解説
- 病理医用に検死官の指示で全身骨撮影を行う。
- 撮影依頼箋によって確認し，胎児の四肢につけられた識別バンドにて二重に確認する。
- 一般的には全身像 babygram（ベビーグラム）を前後方向，側方向の 2 方向から撮影する。
- 胎児の週齢によって頭蓋骨の前後方向，側方向を撮影する。
- 画像は相対感度 400 のスクリーン・フィルム系または CR/DDR システムを使用する。
- 画像は放射線科専門医が読影する。
- このとき確認された異常によっては追加撮影を行う。

画像撮影技術
- スタッフの衛生と安全の確保は必須であり，検査は 2 人の診療放射線技師で行うことが望ましい。こうすることで，相互感染の危険性を減らし，各個人の防護を高めることにつながる。
- X 線撮影室を準備する。カセッテはビニルシートで覆うが，皺になってアーチファクトをつくらないように注意する。

正面前後方向の全身像
- 胎児はカバーで覆われたカセッテの上に背臥位に寝かす。
- 四肢は可能な限り前後方向になるように置き，テープや砂嚢を使用して位置を保持する。
- 適切な部位すべてが得られるように X 線は身体の中心に入射し，照射野の絞りに注意する（詳細は第 14 章参照）。
- マーカーは必ず照射野内に入れる。
- 撮影条件は胎児の大きさに合わせて調整する。

注意事項
通常，この目的で使用される X 線撮影室には詳細な撮影条件表が設置されている（例：25 週の胎児で 56 kV，1.4 mAs）。

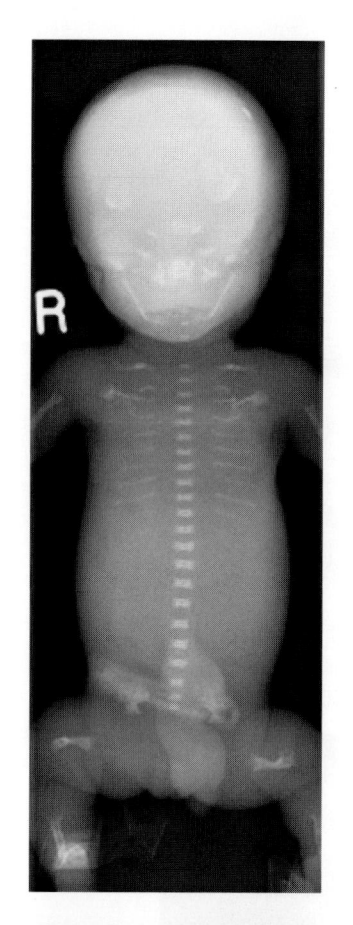

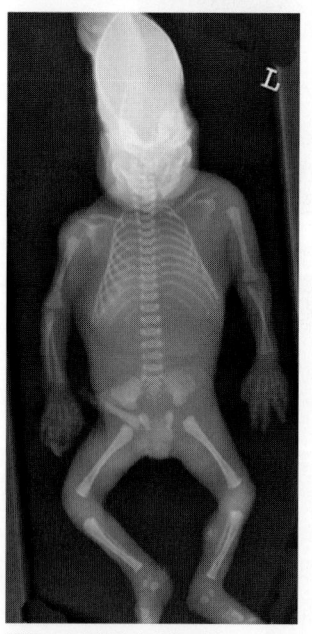

胎児の全身前後方向像の例

確認
カセッテは撮影後，日付，ID 番号を含む正しい情報が写し込まれていることを確認したうえですみやかに目印をつける。

法医学的 X 線撮影

側方向の全身像

- 胎児はカバーで覆われたカセッテの上に側臥位に寝かす。カセッテサイズは胎児の大きさに合わせる。
- 四肢は可能な限り側面となるように固定する。このとき，テープ，砂嚢，柔らかい包帯などを使用して位置を保持する。
- 適切な部位すべてが得られるように X 線は身体の中心に入射し，照射野の絞りに注意する（詳細は第 14 章参照）。
- マーカーは必ず照射野内に入れる。個々の四肢を正確に同定するには，印をつける必要がある。
- 撮影条件は胎児の大きさに合わせて調整する。

注意事項

通常，この目的で使用される X 線撮影室には詳細な撮影条件表が設置されている（例えば，25 週の胎児で 56 kV, 1.4 mAs）。

確認

カセッテは撮影後，日付，ID 番号を含む正しい情報が写し込まれていることを確認したうえですみやかに目印をつける。

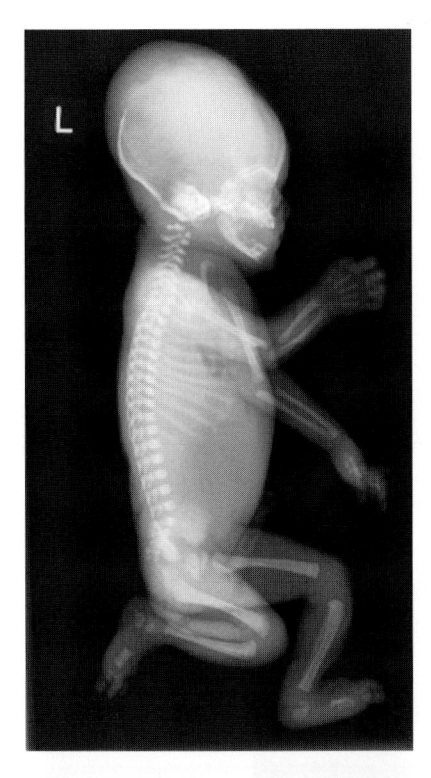

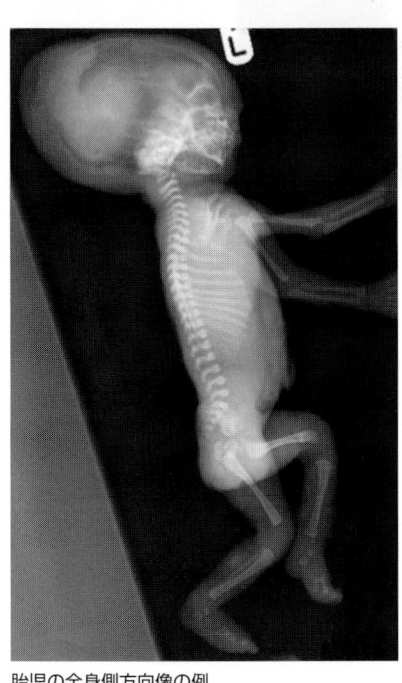

胎児の全身側方向像の例

法医学的 X 線撮影

出生前（15〜40 週）頭部 X 線撮影

正面前後方向撮影

- カバーで覆われた 18 × 24 cm サイズのカセッテまたはイメージングプレートの上に胎児を仰臥位に寝かせる。
- 胎児の頭部は通常，前方に屈曲しているので，肩の下に 15°くらいの楔形のスポンジを挿入し OM ラインがカセッテに対して直角になるように固定する。
- 柔らかい包帯や布を使って頭部を固定し，回旋を防ぐ。
- 詳細な撮影法は第 14 章を参照されたい。

注意事項

通常，この目的で使用される X 線撮影室には詳細な撮影条件表が設置されている（例えば，25 週の胎児で 56 kV, 1.4 mAs）。

側方向

- 18 × 24 cm サイズのカセッテまたはイメージングプレートの上に，胎児を側臥位にして寝かせる。
- 撮影台とカセッテに平行になるように，顔面の下に柔らかい包帯や布を入れて頭部を固定する。
- 詳細な撮影法は第 14 章を参照されたい。

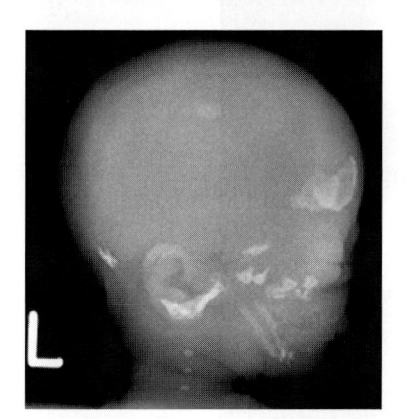

注意事項

通常，この目的で使用される X 線撮影室には詳細な撮影条件表が設置されている（例：25 週の胎児で 56 kV, 1.4 mAs）。別の撮影法は水平 X 線束の使用で，胎児の状態によって適宜使用する。

確認

カセッテは撮影後，日付，ID 番号を含む正しい方向と情報が写し込まれていることを確認したうえですみやかに目印をつける。

撮影後

- X 線装置と撮影室は病院のプロトコルによって清掃する。
- 撮影指示箋と画像は放射線専門医が報告書を作成するために適切なところへ送る。

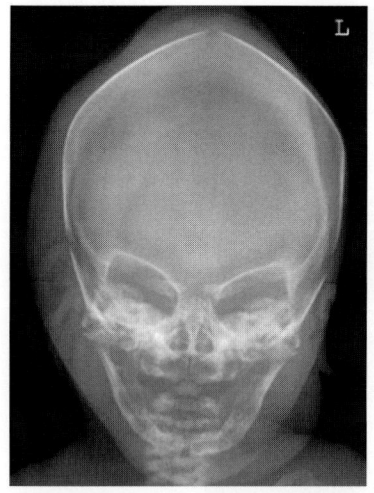

胎児の頭部前後方向像

胎児の頭部側方向像

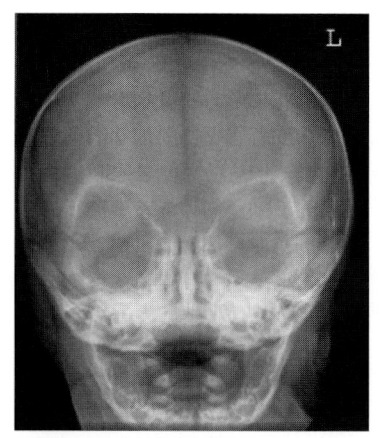

1歳幼児の頭部前後方向像

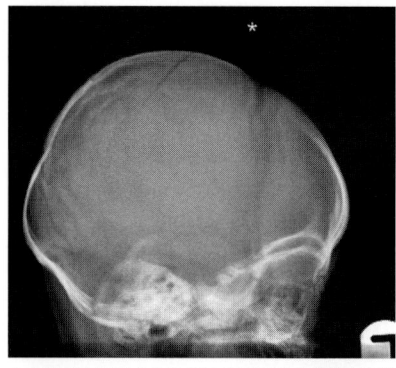

上の写真と同じ1歳幼児の頭部側方向像（頭頂部に骨折を示す）

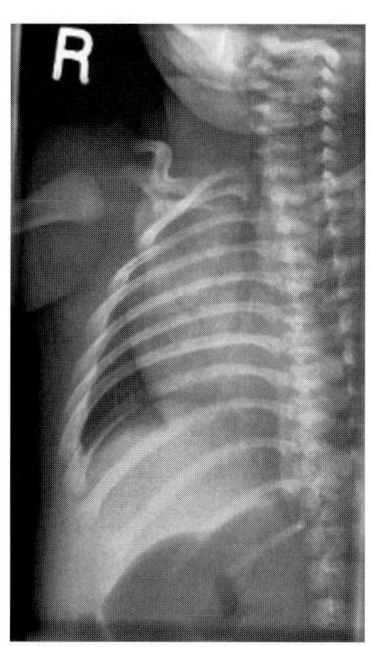

右肋骨前斜位方向像

法医学的 X 線撮影

全身骨撮影：時間外

乳幼児突然死症候群 cot death や不慮の死での全身骨撮影のプロトコルは，小児の非偶発性外傷（虐待）における検査と同様であり，第14章で詳細に示した（435〜439頁）。しかし時間外という状況では，この仕事を施行するためガイドとして下記に示すプロトコルを採用すべきである。このような撮影依頼があるのはまれであり，プロトコルはチームそれぞれのメンバーの役割と責任を明確にすることに役立ち，さまざまなケースでの多様な指示に対応できる。標準的 X 線写真を示す。

プロトコル例

- 呼び出された診療放射線技師は，救急部看護師，死体安置所技師との連携を保つ。
- すべての検査は放射線部門にて行う。
- 検査中の付き添いやすべてのスタッフの名前を記録する。
- 検査を施行する時間を決めておく（可能なら通常の勤務時間内に施行する）。
- 小児の検査が行われる場合は，小児放射線専門医に連絡する。
- 大人の検査が行われる場合は，待機している放射線科専門医に連絡する。
- すべての検査に立会人が必要である。それには，救急部看護師，警察官，検死官があたる。
- 立会人は検査中ずっと付き添い，いかなるときも付添い人のいない状態をつくってはいけない。
- 対象物を正確に確認し，すべての画像に日付と名前が正確に入っていなければならない。左右のマーカーは検査のたびにすべての画像に写し込まれていること。
- 検査が終了した時点で，放射線科医の報告書をつけて画像を検死官に手渡す。
- 極端な状況，すなわち放射線科専門医が到着する前に検死官が死体を移動させる指示を出したとき，報告書を後から作成するために，以下のような指示箋が放射線科専門医に渡っていることを確認することが重要である。

　撮影者名
　撮影指示者名
　撮影（検査）日
　読影日時

参考文献

Merten DF, Carpenter BLM (1990). Radiologic imaging of inflicted injury in the child abuse syndrome. *Pediatric Clinics of North America*, 37, 815-37.

College of Radiographers (1999). *Guidance for the Provision of Forensic Radiography Services*. London, College of Radiographers.

Whitley AS, Alsop CW, Moore AD (1999). *Clarke's Special Procedures in Diagnostic Imaging*. London, Butterworth Heinemann, p. 380.

和文索引

あ

アイソセンタ式頭部用X線診断装置　235
アウトレット位　85, 86
圧迫器　447
圧迫乳房厚　451
圧迫板(パドル)　468
アデノイド　411
アモルファスセレン　24
アライメント　140, 141

い

1回撮影法　424
移動型X線装置　356
イニオン　232, 233
異物誤嚥　397, 402, 404
イメージインテンシファイア(I.I.)　21, 359
医用画像管理システム　25
イリザロフフレーム　423
インターベンショナルウロロジー　378, 379
咽頭　196〜197
咽頭扁桃　411
インバートグラム　388, 406

う

ウェッジフィルタ　432, 504
ウォータース法　487
烏口突起　105

え

エアギャップ　171, 204
エアトラッピング　485
腋窩中線　220
腋窩部　445

液面形成　262, 269, 279, 280, 358
壊死性腸炎　402, 405
遠位指節間(DIP)関節　43
円弧移動軌道　492
円弧-平面移動軌道　492
遠心　286

お

オイルシスト　454, 455
横臥位　4
横隔膜　345, 346
横隔膜下膿瘍　345, 346
横隔膜ヘルニア　406
凹足　434
横断面　3
オスグッド・シュラッター病　130, 133
オートトモグラフィ　175, 183, 489

か

回外　6
回外斜方向　46
外眼角　232
開口位　276
外後頭隆起　232, 233
外耳孔　232, 233
外傷性整形外科手術　372, 373
外側方向　2
外転　6
回内　6
開排位側方向　416
外反膝　131, 140
外反踵足　434
外反母趾　113
下位肋骨　224, 225
下顎角　197

515

下顎管　273
顎骨　316〜319
角骨折　437
拡大　17
拡大撮影　499〜501
拡大率(M)　490, 494, 499
確定的影響　35
確率的影響　35
下肢　107〜141, 365, 423〜425
下肢のアライメント　140, 141
顆上骨折　426, 427
カセットトンネル装置　365
画像圧縮　27
画像記録面　491
肩　79〜105
下大静脈　216
カットオフ　32
過敏性股関節　413
ガレアッチ骨折　62
眼窩下縁線　232, 233
眼窩下点　232, 233
眼窩耳孔線(OML)　232, 265, 268
眼窩中央線　232, 233
眼窩内異物　487
観血的整復固定術(ORIF)　374
寛骨臼　157
寛骨臼骨折　144
環軸亜脱臼　171
冠状面　3, 232, 233
関節滲出液　130
関節リウマチ　45, 177, 502
肝臓　345
管電圧(kV)　14, 29
顔面骨　265〜276

き

気管　198, 199
気管支透亮像　206
気管内チューブ　360
気胸　209, 211
輝尽性蛍光体　289
輝尽性蛍光板(CRプレート)　22
輝尽発光(PSL)　23

逆タウン法　247
脚長評価　423
逆のジューデット法　157
逆行性腎盂造影(RP)　378
救急撮影　476〜481
救急用補助具　478
吸収線量　34
急性腹症　337
仰臥位　4
胸郭(胸部)　196〜199, 394〜401
狭角断層撮影法　494
胸郭動揺　222
胸腔ドレーン　360
胸骨　228〜230
胸骨上切痕　198
胸鎖関節　101, 102
頬側　286
胸椎　181〜183, 422
強皮症　49
胸部大動脈瘤　207
鏡面像　338
極小焦点　501
局所的非対称性陰影(FAD)　454, 455
距骨下関節　122〜125
キルヒナー鋼線　374
近位脛腓関節　127
近位指節間(PIP)関節　43
緊急末梢血管出血　382

く

屈曲　6
グリッド　24, 31
グリッド比　32
グリッドファクタ　32
くる病　430
グレイスケール　13
グレーデル法　204

け

脛胸椎　180
脛骨　126
脛骨プラトー　128

頸静脈孔　251
経静脈性尿路造影（IVU）　338
頸切痕　199
携帯型X線装置　356
頸椎　170〜179, 364, 422
頸椎骨折　481
経皮的腎結石摘出術（PCNL）　378
頸肋　227
結節間平面　334
肩甲骨　103, 104
肩甲上腕関節　87, 88
肩鎖関節　96
腱の石灰化　93〜95

こ

口蓋側　286
口外法　282, 288
光学濃度　12
咬合法　282, 308〜315
咬合面　286
格子比　32
後前方向（PA）　7
後足部の外反　433
後足部の内反　433
構築の乱れ　454, 455
喉頭　196, 197
後頭前額方向　279
後頭前頭方向（OF）撮影　236
高度治療室（HDU）　354
口内法　282, 288
後方向　2
後方斜位　8
咬翼法　282, 294〜296
後弯曲　167
股関節　150〜157, 413〜415
黒化度　13
国際歯科連盟（FDI）表記　284, 285
国際放射線防護委員会（ICRP）　35
骨化性筋炎　139
骨画像　203
骨棘　120
骨切り術　372
骨髄炎　413

骨髄腫　502
骨性胸郭　207, 222, 223
骨セメント　366
骨年齢　430
骨盤　158〜160, 365, 413〜415
骨盤腔　340〜344
コブ角　419
コーレス骨折　60
根尖撮影法　282, 297〜307
コンソリデーション　207
コントラスト　13
コンピューテッドラジオグラフィ（CR）　13

さ

臍帯静脈カテーテル（UVC）　396
臍帯動脈カテーテル（UAC）　396
鎖肛　406
鎖骨　97〜100
鎖骨骨折　99
三果骨折　117
サンプリングピッチ　25
散乱X線　16

し

ジェファーソン骨折　173
シェントン線　147, 151
耳介線　233
耳介面　232, 233, 257
歯科X線撮影　281〜330, 412
子宮卵管造影　381
軸位横断面　233
耳孔線（OML）　233
篩骨洞　262
歯式　284
思春期早発症　430
矢状面　3
視神経管　250
視神経孔　250
シスチン症　430
指節（IP）関節　42
膝蓋骨横骨折　130
膝蓋骨骨折　130

膝蓋軟骨化症　　　133
膝関節　　　128〜137
実効線量　　　34
自動露出制御（AEC）　　　24, 391, 447
脂肪血関節症　　　130, 132
死亡時画像病理診断（Ai）　　　506
斜位　　　8
写真濃度　　　12
斜断層撮影　　　491
舟状骨　　　52〜55
舟状骨腰部骨折　　　55
集中治療室（ICU）　　　354
手関節（手首）　　　57〜60
主観的なコントラスト　　　14, 15
手根管　　　56
手根中手骨関節　　　42
手指　　　48, 49
手術室におけるX線撮影　　　369〜382
シュタイマンピン　　　374
術中胆道造影　　　380
ジューデット法　　　153, 157
ジュヌ症候群　　　439
シュラー法　　　254
消化管穿孔　　　339
上顎歯軸方向咬合法　　　309
上顎洞　　　262
症候性脊柱側弯症　　　421
上後腸骨棘（PSIS）　　　147
踵骨　　　120
上肢　　　39〜78
照射角　　　493
上前腸骨棘（ASIS）　　　147
上大静脈　　　216
焦点サイズ　　　500
焦点-フィルム間距離（FFD）　　　17, 29, 390
小児虐待　　　385, 435〜438, 502
小児のX線撮影　　　383〜440
小葉　　　445
上腕骨顆上骨折　　　64, 70〜72
上腕骨幹　　　73, 74
上腕骨頸　　　76〜78
上腕骨結節間溝　　　75
歯列　　　283
心胸郭比（CTR）　　　217

腎結石　　　338, 341
人工関節　　　366
人工関節置換　　　140
人工股関節　　　139
シンシナティフィルタ　　　397
シンシナティフィルタ補助具　　　401
心臓　　　216〜221, 357〜360, 368
唇側　　　286
伸展　　　6
腎・尿管・膀胱部単純撮影（KUB）　　　337
心肥大　　　219
心不全　　　219
人類学的基準線　　　232, 233, 257
人類学的基準面　　　232, 233, 257
腎瘻造設術　　　378

す

垂直カセッテ保持器　　　398
垂直距骨　　　434
髄内釘固定　　　375
スイマー法　　　180
スカイライン撮影　　　132, 133
スクリーン・フィルム系　　　21
スコッチテリア　　　189, 191
ステレオガイド装置　　　470
ステレオタクティック　　　470
ステンバー法　　　256
ストライカー法　　　90, 92
ストレス撮影　　　117, 119, 131
スピキュラ　　　454, 455
スポット撮影　　　444, 453, 468
スミス骨折　　　60

せ

生殖腺防護　　　392
正中矢状面　　　232, 233, 257
成長ホルモン欠損症　　　430
脊髄随膜瘤　　　434
脊柱側弯症　　　207, 416〜421
脊椎　　　165〜194, 416〜422
脊椎すべり症　　　189, 422
脊椎弯曲　　　167

石灰化腱炎　93
石膏ギプス　59, 118
舌側　286
切端　286
セファログラフィ　504
鮮鋭度　18
全顎検査　307
仙骨　192, 193
前後方向（AP）　7
穿刺吸引細胞診（FNA）　450
全膝関節人工関節置換　141
線質係数　34
前縦隔腫瘍　213
全身骨撮影　413, 435〜439, 502, 503
全身像　510
センチネルリンパ節生検　457
仙腸関節　161〜163
先天性股関節脱臼（CDH）　413
先天性踵足　433
先天性心疾患　397
先天性垂直距骨　433
先天性内臓逆位　205
先天性内反尖足（ETV）　433, 434
前頭後頭方向（FO）撮影　236
前頭洞　262
前方向　2
前方斜位　8
前方脱臼　88
前腕　61, 62
前弯曲　167

そ

造影剤　14
増感紙　30
側臥位　4
足関節　116〜119
足根骨癒合症　433
足趾　114, 115
側斜方向"Y"撮影　88
足底面　109
足背面　109
足部　110〜113
側方向　7
側方斜位　9
組織加重係数　34
ゾノグラフィ　494
ソルター-ハリスⅡ型骨折　428
ソルター-ハリスⅢ型骨折　429

た

代謝異常症　417
大腿骨近位端骨折　144
大腿骨幹部　138, 139
大腿骨折　366, 367
大腿骨頭すべり症　413
大動脈　216〜221
体内異物　482〜488
ダイナミックヒップスクリュー（DHS）　373, 376, 377
タイリング　24
ダイレクトラジオグラフィ　13
タウン法　245
脱臼　144
ターナー症候群　430
多発性外傷　502
胆管系　350
胆石　351
断層画像　489〜498
断層厚　493
断層中心可変　491
断層中心固定　491

ち

恥骨結合亜脱臼　144
恥骨結合上辺縁　147
窒息性胸郭異形成症　439
チップ骨折　49
中手骨底骨折　47
中手指節（MP）関節　42, 43
中心静脈圧ライン　360
蝶形骨洞　262
腸骨坐骨線　147
腸骨恥骨線　147
長尺カセッテ　140, 418
腸重積症　402
重複壁徴候　363

腸閉塞　338
直立位　4

つ

吊り上げ式牽引　367

て

手　42〜47
底屈　109
ディジタルラジオグラフィ（DR）　23
デクビタス　4, 200, 405
デクビタス撮影　159
デュアルエネルギーサブトラクション　203
デンシティ　12, 13
デントン線束制限技法　409

と

ドイツ水平面　232
頭蓋骨（頭部）　231〜259, 406〜410
頭蓋縫合早期癒合症　407
等価線量　34
瞳孔中央線　232, 233
橈骨遠位部骨折　60
橈骨頭骨折　70
頭頂　232
頭尾方向撮影（CC）　444, 460
頭部X線規格撮影　327〜330, 504
頭部用X線診断装置　235
10日規則　341, 388
特発性脊柱側弯症　416
特発性側弯症　421
トーマス副子　366
トルコ鞍　249
トンネル撮影　137

な

内外斜方向撮影（MLO）　444, 458
内側方向　2
内転　6
内転中足症　433

内反膝　131, 140, 141
ナジオン　232, 233
軟骨形成不全　439
軟骨骨炎　156
軟部組織　203, 504, 505

に

2回撮影法　345, 346
二次外傷救命処置（ATLS）　481
28日規則　388
二重壁サイン　339
二等分法　293, 297
二分脊椎　417
乳腺葉　445
乳房インプラント　472
乳房下軟部組織　458
乳房軸　445
乳幼児集中治療病棟　354, 368
乳幼児突然死症候群　513
尿管結石　341
尿路　347, 348
妊娠ルール　337, 341, 347

の

ノーガード位　46

は

肺　200〜215, 357〜360, 368
背屈　109
ハイポサイクロイド　492
肺紋理　206
バケツ柄状骨折　437
破砕骨折　49
発育異形成症　144
発育性股関節形成不全（DDH）　413
パドル　468
パノラマX線撮影　282, 320〜326
針生検　470, 473
ハリントン・ロッド　421
パルマー表記　284
破裂骨折　173

和文索引

半臥位　4
バンカート病変　90
半軸位　245
半導体検出器　289
反復性脱臼　90～92
ハンマー指奇形　49

ひ

非外傷性矯正整形外科手術　372
引き寄せ締結法　374
非偶発的外傷(NAI)　385, 413, 435～438, 502
ピクセルサイズ　25
ピクセルピッチ　25
腓骨　126
尾骨　194
鼻根点　232, 233
肘　63～70, 426～429
被写体コントラスト　13, 14
被写体-フィルム間距離(OFD)　17
ひずみ　17
非対称照射角度技術　496
ビタミンD抵抗性くる病　439
左後方斜位(LPO)　8
ビット数　25
腓腹筋頭種子骨　133
病院情報システム(HIS)　25
病的骨折　502
病棟X線撮影　353～368
ヒール効果　182
ヒル-サックス病変　90～92
ヒルシュスプルング病　402
品質管理(QC)　451
品質保証(QA)　451

ふ

フィルファクタ　24
フィルムホルダ　290
フォン・ローゼン撮影法　415
負荷撮影法　431
吹き抜け骨折　271
腹臥位　4
腹側デクビタス　406

副鼻腔　277～280, 411
腹部　340～344, 402～405
腹部大動脈瘤　339
不顕性骨折　435
ブッキー台　22
フラットパネル検出器　23
フラットパネルディテクタ(FPD)　24
フルフィールドマンモグラフィ　22
フルマウス検査　307
分割撮影法　425

へ

閉口位　276
平行平面移動軌道　492
平行法　293, 297, 302
ペースメーカー　359
ベネット骨折　51
ベビーグラム　435, 510
ベーラー角　120
ベリリウム窓　447
ペルテス病　156, 413, 414
変形性関節症　131, 141
変形性脊椎症　421
便秘　404
扁平足　113, 431

ほ

法医学的X線撮影　506～513
膀胱　349
放射線部門情報システム(RIS)　25
放射線防護　34
補球位　46
ボクサー骨折　47
母指　50, 51

ま

慢性便秘　402
マンモグラフィ　443～473
マンモトーム生検　470

み

右後方斜位(RPO) 9
眉間 232, 233
ミリアンペア秒(mAs) 29

む

無菌領域 371
ムチウチ症 177

め

メゾヌーブ骨折 127
メチシリン耐性黄色ブドウ球菌(MRSA) 355
面積線量(DAP)計 392

も

目的断層面 491, 493
モリブデン(Mo) 447, 450
モンテギア骨折 62

や

ヤコビー線 147

ゆ

幽門平面 334
遊離ガス 339, 344, 361, 362
遊離体 137

よ

腰筋膿瘍 339

腰仙移行椎 186
腰仙接合部 190, 191
腰椎 184〜189, 422

ら

ラウエンシュタイン法 146, 153
ラグスクリュー 377

り

リサージュ 492
リスフラン脱臼骨折 111
リスホルム式頭部用X線診断装置 235
硫酸バリウム 484
リンパドレナージ 446

る

涙痕像 147
ルケワイヤ 421
ルックアップテーブル 27

れ

レイノー病 49

ろ

ロジウム(Rh) 447
肋骨横隔膜角 202, 209, 399
ローランド骨折 51

わ

弯足 431

欧文索引

A

AEC（automatic exposure control）　24, 391, 447
Ai（autopsy imaging）　506
air bronchogram　206
air trapping　485
anterior　2
anterior oblique　8
AP（antero-posterior）　7
architectural distortion　455
arc-to-arc 軌道　492
arc-to-line 軌道　492
ASIS（anterior superior iliac spine）　147
ATLS（advanced trauma life support）　481
autotomography　489
axillary tail　445

B

babygram　435, 510
ball catcher 位　46
Bankart lesion　90
Bennett 骨折　51
Böler 角　120
bucket-handle fracture　437
Bucky 台　22

C

CC（cranio-caudal）　444, 460
CCD（charge-coupled device）　23
CC 撮影　452
CDH（congenital dislocated hip）　413
cephalography　504
Cincinnati フィルタ　397
CML（cantho-meatal line）　232
Cobb 角　419

Colles 骨折　60
contre-coup fracture　273
corner fracture　437
coronal　3
cot death　513
CR（computed radiography）　13, 22
CR プレート　22
CTR（cardiothoracic ratio）　217
cut off　32

D

DDH（development dysplasia of the hip）　413
DDR（direct digital radiography）　22
decubitus　4
density　12
Denton 線束制限技法　409
DHS（dynamic hip screw）　373, 376, 377
DHS プレート　377
DICOM（Digital Imaging and Communications in Medicine）　26
DIP（distal interphalangeal）関節　43
DAP（dose area product）meter　392
double floor　249
double wall sign　363
DR（direct radiography）　13
DRL（diagnostic reference level）　34

E

Eklund 撮影法　456
erect　4
ETV（congenital talipes equinovarus）　433

F

FAD（focal asymmetric density）　455

FDI（Fédération Dentaire International）表記　284
FFD（focus-to-film distance）　17, 29, 30, 390
fill factor　24
FNA（fine needle aspiration）　450, 470, 471
FOD（focus-to-object distance）　17
forensic medicine　506
FPD（flat panel detector）　24
fronto-occipital（FO）撮影　236
full field mammography　22

G

Galeazzi 骨折　62

H

Harrington rod　421
HDU（high dependency unit）　354
Hill-Sachs lesion　90
Hirschsprung 病　402
HIS（hospital information system）　25
HL7（health level 7）　26

I

I.I.（image intensifier）　21, 359
ICRP（International Commission on Radiological Protection）　35
ICU（intensive care unit）　354
Ilizarov フレーム　423
infra-mammary fold　458
inion　232
interventional urology　378
invertogram　388
IP（interphalangeal）関節　42
IVU（intervenous urography）　338

J

Jacoby 線　147
Jefferson 骨折　173
Jeune 症候群　439
Judet 法　153, 157

K

Kirchner 鋼線　374
KUB（kidney ureter bladder）　337

L

LAO（left anterior oblique）　8
lateral　2, 7
lateral decubitus　4
lateral oblique　9
Lauenstein 法　153
line-to-line 軌道　492
Lisfranc 脱臼骨折　111
lordosis　207
LPO（left posterior oblique）　8
Luque ワイヤ　421
LUT（kook-up table）　27

M

Maisonneuve 骨折　127
mAs　29
medial　2
MLO（medio-lateral oblique）　444, 458
MLO 撮影　452
Monteggia 骨折　62
MP（metacarpophalangeal）関節　42, 43
MRSA（methicillin-resistant Staphylococcus aureus）　355

N

NAI（non-accidental injury）　385
nasion　232
Nørgaard 位　46

O

oblique　8
OFD（object-to-film distance）　17
OF（occipito-frontal）撮影　236
OML（orbito-meatal line）　232
operative cholangiography　380

ORIF（open reduction and internal fixation） 374
Osgood Schlatter 病　130
osteotomy　372

P

PA（postero-anterior）　7
PACS（picture archiving and communication system）　25, 26
Palmer 表記　284
PCNL（percutaneous nephrolithotomy）　378
Perthes 病　413, 414
PIP（proximal interphalangeal）関節　43
posterior　2
posterior oblique　8
prone　4
PSIS（posterior superior iliac spine）　147
PSL（photostimulable luminescence）　23

Q

QA（quality assureance）　451
QC（quality control）　451

R

radiographic contrast　14
RIS（radiology information system）　25
Raynaud 病　49
RBL（radiographic baseline）　232
RBL（Reid baseline）　232
Rolando 骨折　51
RP（retrograde pyelography）　378
RPO（right posterior oblique）　9

S

sagittal　3
Salter-Harris II 型骨折　428
Salter-Harris III 型骨折　429

semi-recumbent　4
Shenton 線　147
skull unit　235
Smith 骨折　60
Steinmann ピン　374
Stryker 法　90
subject contrast　13
subjective contrast　14
supine　4

T

teardrop　147
tension band wirings　374
tiling　24
transverse　3
Turner 症候群　430

U

UAC（umbilical artery catheter）　396
UVC（umbilical vein catheter）　396

V

Von Rosen 撮影法　415

W

Waters 法　487

X

X 線撮影基準線（RBL）　232, 233
X 線写真コントラスト　14, 15
X 線不透過性マーカー　483

Z

zonography　494

●監訳者略歴●

島本佳寿広（1, 11, 13, 14, 16章）
- 1983年　名古屋大学医学部卒業
- 1988年　名古屋大学医学部放射線医学講座
- 1998年　名古屋大学医学部保健学科
　　　　　放射線技術学専攻
- 2002年　同教授
- 現在に至る

山田和美（2～6章）
- 1961年　千葉大学医学部附属診療エックス線技師学校卒業
- 1961年　小平記念東京日立病院
- 1982年　同院放射線科 科長
- 2001年　同院退職

齋藤陽子（7～9, 12, 15章）
- 1984年　弘前大学医学部卒業
- 1988年　弘前大学大学院医学研究科修了
- 1992年　弘前大学医学部附属病院放射線科 講師
- 2002年　弘前大学医学部保健学科
　　　　　放射線技術科学専攻 教授
- 現在に至る

丸橋一夫（10章）
- 1974年　東京電子専門学校卒業
　　　　　診療放射線技師免許取得
　　　　　日本大学歯学部付属歯科病院放射線室
- 現在に至る

クラークX線撮影技術学

2009年11月1日　初版第1刷発行

編著者	A.S.ホワイトリー　C.スローン　G.ホードリー　A.D.ムーア　C.W.オルソップ
監訳者	島本佳寿広　山田和美　齋藤陽子　丸橋一夫
発行人	西村正徳
発行所	西村書店

東京出版編集部
〒102-0071 東京都千代田区富士見2-4-6
Tel.03-3239-7671　Fax.03-3239-7622
www.nishimurashoten.co.jp

印　刷　亜細亜印刷株式会社
製　本　株式会社難波製本

本書の内容を無断で複写・複製・転載すると，著作権および出版権の侵害となることがありますので，ご注意下さい。

ISBN978-4-89013-386-4